辅助生殖技术丛书

凤凰医学
Phoenix MedPub

辅助生殖技术 1 实验室视角

原著第 6 版

Textbook of Assisted Reproductive Techniques

Volume 1: Laboratory Perspectives *Sixth Edition*

主　编　[澳]戴维·K. 加德纳(David K. Gardner)
[以]阿里埃勒·韦斯曼(Ariel Weissman)
[英]科林·M. 豪尔斯(Colin M. Howles)
[以]泽埃夫·肖哈姆(Zeev Shoham)

主　译　刘　平　乔　杰

副主译　孙海翔　李　蓉　徐艳文　孙　赟　林　戈　靳　镭

CRC Press
Taylor & Francis Group

江苏凤凰科学技术出版社 · 南京

图书在版编目(CIP)数据

辅助生殖技术. 1，实验室视角 : 原著第6版 / (澳)戴维·K. 加德纳等主编 ; 刘平，乔杰主译. -- 南京 : 江苏凤凰科学技术出版社，2025. 8. -- ISBN 978-7-5713-4942-4

Ⅰ. R339.2

中国国家版本馆CIP数据核字第2025MW6886号

辅助生殖技术1:实验室视角(原著第6版)

主　　编	[澳]戴维·K. 加德纳(David K. Gardner) [以]阿里埃勒·韦斯曼(Ariel Weissman) [英]科林·M. 豪尔斯(Colin M. Howles) [以]泽埃夫·肖哈姆(Zeev Shoham)
主　　译	刘　平　乔　杰
责任编辑	胡冬冬
责任校对	仲　敏
责任监制	刘文洋
责任设计	徐　慧
出版发行	江苏凤凰科学技术出版社
出版社地址	南京市湖南路1号A楼,邮编:210009
出版社网址	http://www.pspress.cn
照　　排	南京新洲印刷有限公司
印　　刷	南京新洲印刷有限公司
开　　本	890 mm×1 240 mm　1/16
印　　张	24.75
字　　数	800 000
插　　页	4
版　　次	2025年8月第1版
印　　次	2025年8月第1次印刷
标准书号	ISBN 978-7-5713-4942-4
定　　价	228.00元(精)

Textbook of Assisted Reproductive Techniques Volume 1: Laboratory Perspectives 6th Edition/by David K. Gardner, Ariel Weissman, Colin M. Howles, Zeev Shoham/ISBN: 978-1-032-21478-8

江苏省版权局著作权合同登记号　图字:10-2024-204 号

译者名单

主　译

刘　平　北京大学第三医院

乔　杰　北京大学第三医院

副主译

孙海翔　南京大学医学院附属鼓楼医院

李　蓉　北京大学第三医院

徐艳文　中山大学附属第一医院

孙　赟　上海交通大学医学院附属仁济医院

林　戈　中信湘雅生殖与遗传专科医院

靳　镭　华中科技大学同济医学院附属同济医院

译　者（按姓氏笔画排序）

丁　莹　上海交通大学医学院附属仁济医院

丁晨晖　中山大学附属第一医院

于　多　北京大学第三医院

马冰馨　华中科技大学同济医学院附属同济医院

王　洋　北京大学第三医院

王　超　北京大学第三医院

王迎曦　北京大学第三医院

王珊珊　南京大学医学院附属鼓楼医院

王超君　上海交通大学医学院附属仁济医院

方　丛　中山大学附属第六医院

厉心愉　上海交通大学医学院附属仁济医院

石小丹　北京大学第三医院

冯　雪　北京大学第三医院

朱丽霞　华中科技大学同济医学院附属同济医院

朱琴玲　上海交通大学医学院附属仁济医院

任一昕　北京大学第三医院

任秀莲　北京大学第三医院

庄新杰　北京大学第三医院

刘　畅　上海交通大学医学院附属仁济医院

刘丹丹　北京大学第三医院

许　言　中山大学附属第一医院

苏殿三　上海交通大学医学院附属仁济医院

李　元　中信湘雅生殖与遗传专科医院

杨　纨　北京大学第三医院

杨　硕　北京大学第三医院

杨　蕊　北京大学第三医院

杨殊琳　华中科技大学同济医学院附属同济医院

何艺磊　北京大学第三医院

何亚琼　上海交通大学医学院附属仁济医院

汪　萌　华中科技大学同济医学院附属同济医院

宋雪凌　北京大学第三医院

张　旭　重庆市妇幼保健院

张　娜　北京大学第三医院
张　琦　重庆市妇幼保健院
张　婷　上海交通大学医学院附属仁济医院
张孝东　重庆市妇幼保健院
张顺吉　中信湘雅生殖与遗传专科医院
张硕屏　中信湘雅生殖与遗传专科医院
张楚悦　上海交通大学医学院附属仁济医院
陈军玲　上海交通大学医学院附属仁济医院
陈胤伟　华中科技大学同济医学院附属同济医院
陈泰来　上海交通大学医学院附属仁济医院
陈攀宇　中山大学附属第六医院
林胜利　北京大学第三医院
胡　静　中信湘雅生殖与遗传专科医院
姚桂东　郑州大学第一附属医院
袁　媛　中山大学附属第一医院
顾亦凡　中信湘雅生殖与遗传专科医院
徐　蓓　华中科技大学同济医学院附属同济医院
殷　莉　华中科技大学同济医学院附属同济医院
郭小妮　重庆市妇幼保健院
郭倩颖　北京大学第三医院
黄　博　华中科技大学同济医学院附属同济医院
黄　颖　北京大学第三医院
龚　斐　中信湘雅生殖与遗传专科医院
董熙远　华中科技大学同济医学院附属同济医院
韩树标　重庆市妇幼保健院
曾　扬　中山大学附属第一医院
路　瑶　上海交通大学医学院附属仁济医院
廉　颖　北京大学第三医院
翟君钰　上海交通大学医学院附属仁济医院
戴　灿　中信湘雅生殖与遗传专科医院
魏　熙　北京大学第三医院
瞿　仪　北京大学第三医院

主编简介

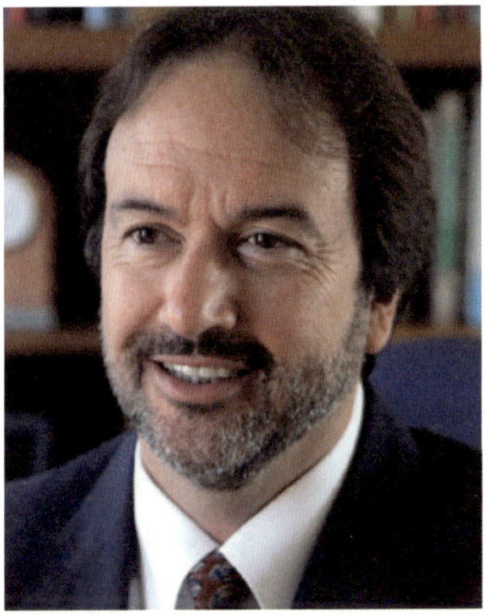

戴维·K. 加德纳(David K. Gardner),博士,澳大利亚勋章获得者,澳大利亚科学院院士,墨尔本生殖医学中心主任,墨尔本大学生物科学学院特聘教授。

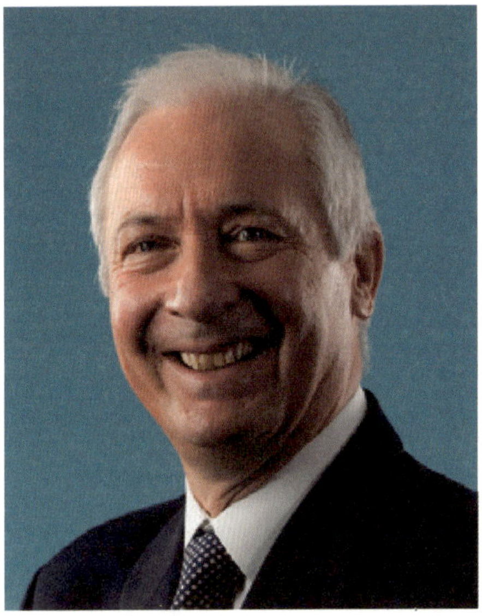

科林·M. 豪尔斯(Colin M. Howles),博士,英国皇家医学院院士,英国爱丁堡大学名誉研究员,现就职于瑞士日内瓦的 Aries Consulting SARL 公司。

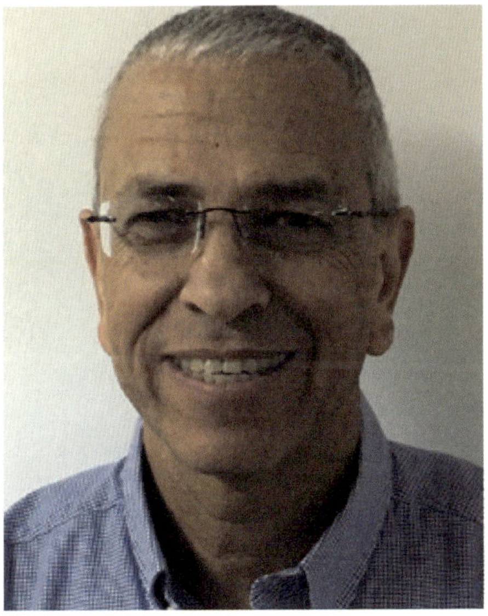

阿里埃勒·韦斯曼(Ariel Weissman),博士,以色列霍伦伊迪丝·沃尔夫森医疗中心妇产科 IVF 中心高级医师,特拉维夫大学医学系妇产科学全职教授。

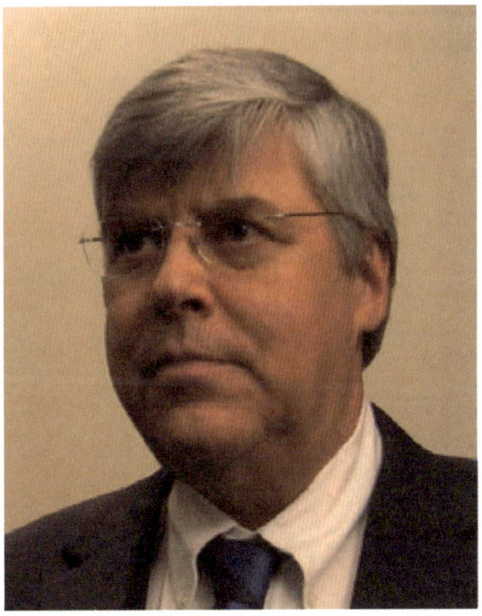

泽埃夫·肖哈姆(Zeev Shoham),博士,以色列希伯来大学教授,IVF 中心顾问,IVF-Worldwide 联合创始人。

原著编者

Ashok Agarwal
Global Andrology Forum
American Center for Reproductive Medicine, Case Western Reserve University, Ohio

Pilar Alamá
IVIRMA Global
Valencia
Spain

Mina Alikani
High Complexity Clinical Laboratory Director and Clinical Consultant
New York, New York

Yanina D. Alvarez
Institute for Molecular Bioscience
The University of Queensland
Brisbane, Australia

Christopher LR Barratt
Department of Reproductive and Developmental Biology
Medical School, Ninewells Hospital, University of Dundee
Dundee, Scotland

Alison Campbell
CARE Fertility Group, Nottingham, United Kingdom

Antonio Capalbo
Juno Genetics
Rome, Italy

Ching-Chien Chang
Reproductive Biology Associates
Atlanta, Georgia

Stephanie Cheung
The Ronald O. Perelman and Claudia Cohen Center for Reproductive Medicine
Weill Cornell Medicine
New York, New York

Danilo Cimadomo
IVIRMA global research alliance
GENERA
Clinica Valle Giulia
Rome, Italy

Ana Cobo
IVIRMA Global
Valencia, Spain

Jacques Cohen
Conceivable Life Sciences
New York City, USA

Nava Dekel
Department of Immunology and Regenerative Biology
Weizman Institute of Science
Rehovot, Israel

Thomas Ebner
Kepler University Hospital
Linz, Austria

Eric J. Forman
Division of Reproductive Endocrinology and Infertility
Columbia University Fertility Center
New York, New York

David K. Gardner
Melbourne IVF, Melbourne
and
School of BioSciences
University of Melbourne
Melbourne, Australia

Akhil Garg
IVI RMA Global
Valencia, Spain

Rosaria Gentile
University of Pavia
Pavia, Italy

Daniella Gilboa
AiVF
Tel Aviv, Israel

Antonia Gilligan
Alpha Environmental, Inc.
Emerson, New Jersey

Debra A. Gook
Reproductive Services, Royal Women's Hospital and Melbourne IVF
and
Department of Obstetrics & Gynaecology
University of Melbourne
Melbourne, Australia

Dale M. Goss
School of Biomedical Engineering
University of Technology Sydney
and
IVF Australia
Sydney, Australia

Irit Granot
IVF Unit, Herzliya Medical Center
Herzliya, Israel

Johan Guns
Quality Assurances and Regulatory Affairs, Medical Laboratories and Tissue Establishments
UZ Brussel
Brussels, Belgium

Alan H. Handyside
School of Biosciences

University of Kent
Canterbury, United Kingdom

Chloe He
Wellcome/EPSRC Centre for Interventional and Surgical Sciences
University College London, and Apricity
London, United Kingdom

Cristina Hickman
Apricity and Institute of Reproductive and Developmental Biology
Imperial College London, Hammersmith Campus
London, United Kingdom

Tuong M. Ho
IVFMD and HOPE Research Center
My Duc Hospital
Ho Chi Minh City, Vietnam

George Hughes
Assisted Conception Unit
Ninewells Hospital
Dundee, United Kingdom

Jenna S. Hynes
Division of Reproductive Endocrinology and Infertility
Columbia University Fertility Center
New York, New York

Federica Innocenti
IVIRMA Global Research Alliance
GENERA
Clinica Valle Giulia
Rome, Italy

Ronny Janssens
Brussels IVF
Centre for Reproductive Medicine
UZ Brussel
Brussels, Belgium

Neringa Karpaviciute
Apricity
London, United Kingdom

Olena M. Kocur
The Ronald O. Perelman and Claudia Cohen Center for Reproductive Medicine
Weill Cornell Medicine
New York, New York

Masashige Kuwayama
Advanced Institute of Reproductive Technologies
Tokyo, Japan

Chelsey A. Leisinger
Ovation Fertility
Baton Rouge, Louisiana

Kelly Lewis
Melbourne IVF
Melbourne, Australia

Marcos Meseguer
IVF Unit, IVI Valencia
Valencia, Spain

Inmaculada Moreno
Carlos Simon Foundation-INCLIVA Instituto de Investigación Sanitaria
Valencia, Spain

Neelke De Munck
Brussels IVF
Centre for Reproductive Medicine
UZ Brussel
Brussels, Belgium

Zsolt Peter Nagy
Reproductive Biology Associates
Atlanta, Georgia

Lily Ng
Ronald O. Perelman and Claudia Cohen Center for Reproductive Medicine
Weill Cornell Medicine
New York, New York

Yvonne L. Odey
Institute of Cell Biology and CDBS
University of Edinburgh
Edinburgh, United Kingdom

Helen C. O'Neill
Institute for Women's Health
University College London
London, United Kingdom

Sinan Ozkavukcu
Department of Reproductive and Developmental Biology
Medical School, Ninewells Hospital, University of Dundee, and Assisted Conception Unit, Ninewells Hospital
Dundee, United Kingdom

Gianpiero D. Palermo
Ronald O. Perelman and Claudia Cohen Center for Reproductive Medicine
Weill Cornell Medicine
New York, New York

Giles Anthony Palmer
International IVF Initiative Inc
Hudson, New York

Ludovica Picchetta
Sapienza University of Rome
Rome, Italy

Maurizio Poli
Juno Genetics
Rome, Italy

Kimball O. Pomeroy
Ivy Fertility, San Diego, CA

Michael L. Reed
Fertility Center of New Mexico
Albuquerque, New Mexico

José Remohí
IVIRMA Global
IVI Valencia
and
University of Valencia
Valencia, Spain

Laura Rienzi
IVIRMA Global Research Alliance
GENERA
Rome
and Department of Biomolecular Sciences,
University of Urbino "Carlo Bo",
Urbino, Italy

Zev Rosenwaks
Ronald O. Perelman and Claudia Cohen Center for Reproductive Medicine

Weill Cornell Medicine
New York, New York

Maria Ruiz-Alonso
Igenomix Research and Development
Valencia, Spain

Denny Sakkas
Boston IVF
Boston, Massachusetts

José María de los Santos
IVIRMA Global
Valencia, Spain

María José de los Santos
IVIRMA Global
Valencia, Spain

Rakesh Sharma
American Center for Reproductive Medicine and Cleveland Clinic
Cleveland, Ohio

Kaylen M. Silverberg
Texas Fertility Center
Austin, Texas

Carlos Simon
School of Medicine
Valencia University
Valencia, Spain

Cecilia Sjöblom
Westmead Fertility Centre, Reproduction and Perinatal Centre
Faculty of Medicine and Health, University of Sydney
Sydney, Australia

Sydney Souness
Ronald O. Perelman and Claudia Cohen Center for Reproductive Medicine
Weill Cornell Medicine
New York, New York

Katrien Stouffs
Medische Genetica
UZ Brussel, Vrije Universiteit Brussel
Brussels, Belgium

Evelyn E. Telfer
Institute of Cell Biology and CDBS
University of Edinburgh
Edinburgh, United Kingdom

Jeremy G. Thompson
Reproductive Success Group
Robinson Research Institute
The University of Adelaide
Adelaide, Australia

Filippo Maria Ubaldi
IVIRMA global research alliance
GENERA
Clinica Valle Giulia
Rome, Italy

Alberto Vaiarelli
IVIRMA global research alliance
GENERA
Clinica Valle Giulia
Rome, Italy

María Ángeles Valera
IVIRMA, Valencia, Spain Fundación IVI
Instituto de Investigación Sanitaria La Fe
Medicina Reproductiva
Valencia, Spain

Steven A. Vasilescu
University of Technology
Sydney, Australia

Matthew D. VerMilyea
Ovation Fertility
Leander, Texas

Feilpe Vilella
INCLIVA Health Research Institute
Valencia, Spain

Lan N. Vuong
Department of Obstetrics and Gynecology
University of Medicine and Pharmacy at Ho Chi Minh City
Ho Chi Minh City, Vietnam

Majid E. Warkiani
University of Technology Sydney
Sydney, Australia

Melanie D. White
Institute for Molecular Bioscience
The University of Queensland
Brisbane, Australia

Philip Xie
Weill Cornell Medical College
New York, New York

Nikica Zaninovic
Ronald O. Perelman and Claudia Cohen Center for Reproductive Medicine
Weill Cornell Medicine
New York, New York

译者前言

我们有幸组织和完成了原著 *Textbook of Assisted Reproductive Techniques* 第 6 版中文版的翻译工作。该原著自 2001 年首版出版以来，已经历经 5 次修订，第 6 版于 2024 年与读者见面。原著共分为两个分册，即"实验室视角"和"临床视角"。

我们认为这部著作是辅助生殖领域最具影响力的参考书之一，值得我们翻译、学习。原著作者聚焦胚胎实验室技术发展和临床前沿问题，系统地论述了辅助生殖技术应用中的基础理论、临床实践、质量控制、运行管理、操作规范等，并通过多次再版及时进行更新和补充，使其内容兼具理论和实践指导价值。

本译著由国内辅助生殖领域的著名专家和顶尖团队倾力完成，翻译过程中力求准确传达原著精髓，同时兼顾中文表达的流畅性。本书的出版离不开原著作者、出版社以及所有参与翻译和审校工作的同仁的辛勤付出，在此谨致以诚挚的谢意。

希望本书能为国内辅助生殖领域的医生、护士、胚胎实验室工作人员、科研人员和医学生提供有益的参考。

受翻译水平以及可能对部分原文理解欠精准等因素的影响，译文中难免存在疏漏之处，敬请广大读者批评指正。

主译 刘平 乔杰

原著前言

本书第 1 版于 2001 年出版。自世界上第一例试管婴儿 Louise Brown 在英国诞生后约 45 年，该书迎来了第 6 版。值得注意的是，每一版都记录了人类辅助生殖技术的各种发展和变化。

在过去的 20 余年中，我们见证了单胚胎移植的广泛实施，以及利用新一代测序技术进行滋养层活检和基因分析，从而明确染色体拷贝数，并根据患者需要为其提供精确的基因诊断。这种单个优质胚胎移植的转变使我们更接近"单胚胎移植，单胎活产"的目标。卵母细胞和胚胎的冷冻保存均已由既往的慢速程序化冷冻转变为玻璃化冷冻。卵母细胞冷冻保存已成为保存生育力的一种实际可行的方法，尤其是对肿瘤患者和希望保存生育力的年轻女性而言。实验室培养技术和培养设备（包括延时成像）的改进也有助于在不降低活产率的情况下实行单胚胎移植。令人兴奋的是，现在有更多的技术用于精子评估，体外成熟也促进了体外受精（in vitro fertilization，IVF）潜在新方法的发展。

在过去的 20 余年中，促排卵方案已发生了巨大转变。促性腺激素释放激素（gonadotropin releasing hormone，GnRH）拮抗剂方案于 1999 年被首次报道，经过 10 余年的时间已被临床广泛认可。由于可以使用 GnRH 激动剂来触发卵泡成熟，该方案已逐渐成为促排卵治疗的首选，并促进了"无 OHSS 诊所"这一概念的形成。大量新的 FSH 制剂已在临床使用，它们为患者提供了更多便利，也提高了用药的精确度（使用预充笔），但并没有提高活产率。这也反映了整个 IVF 治疗过程的复杂性，尤其是胚胎实验室在提高周期成功率方面仍旧发挥着关键作用。

遗憾的是，在本书的撰写过程中，我们失去了几位编者，他们都是我们亲爱的朋友和同事，我们怀念他们，也感谢他们在有生之年为生殖医学做出的巨大贡献：

- Marinko Biljan
- Isaac Blickstein
- Jean Cohen
- Howard W Jones Jr
- Michelle Lane
- Ragaa Mansour
- Queenie V Neri
- Lynette Scott
- Carl Wood
- Yury Velinsky

最后，我们还痛失了这一领域的先驱之一 Bob Edwards，他为本领域做出的巨大贡献让我们有幸站在巨人的肩膀上继续前行。

戴维·K. 加德纳（David K. Gardner）
阿里埃勒·韦斯曼（Ariel Weissman）
科林·M. 豪尔斯（Colin M. Howles）
泽埃夫·肖哈姆（Zeev Shoham）

目　录

1 建立辅助生殖技术实验室的更新指南 …… 1
Jacques Cohen, Mina Alikani 和 Antonia Gilligan

2 质量控制:保持实验室的稳定性 …… 10
Ronny Janssens, Neelke De Munck 和 Johan Guns

3 IVF 实验室的关键绩效指标 …… 17
Alison Campbell

4 云质量控制:数字化质量控制 …… 22
Giles Anthony Palmer

5 辅助生殖技术实验室:现行标准 …… 33
Cecilia Sjoblom

6 精子评估 …… 53
Chelsey A. Leisinger, Kaylen M. Silverberg 和 Matthew D. VerMilyea

7 精子制备技术与最新 ICSI 精子优选方法 …… 65
Sinan Ozkavukcu, George Hughes 和 Christopher LR Barratt

8 精子染色质评估 …… 79
Ashok Arwal 和 Rakesh Sharma

9 卵母细胞的收集和选择 …… 108
Laura Rienzi, Rosaria Gentile, Federica Innocenti, Danilo Cimadomo, Alberto Vaiarelli 和 Filippo Maria Ubaldi

10 ICSI 卵母细胞的准备与评价 …… 119
Irit Granot 和 Nava Dekel

11 卵母细胞体外成熟技术的临床应用:它在 ART 中发挥什么作用 …… 129
Tuong M. Ho 和 Lan N. Vuong

12 卵胞质内单精子注射技术 …… 139
Sydney Souness, Philip Xie, Stephanie Cheung, Olena M. Kocur, Lily Ng, Zev Rosenwaks 和 Gianpiero D. Palermo

13 人类胚胎活检程序 …… 153
Maurizio Poli, Ludovica Picchetta 和 Antonio Capalbo

14 受精评估 …… 162
Thomas Ebner

15 人类胚胎培养系统 …… 170
David K. Gardner

16 胚胎选择:基于形态学与生理学分析 …… 193
Denny Sakkas 和 David K. Gardner

17 胚胎质量评估:时差成像评估胚胎形态发育 …… 211
Akhil Garg, María Ángeles Valera 和 Marcos Meseguer

18 人工智能 …… 232
Daniella Gilboa

19 人工智能在配子和胚胎选择中的应用 …… 238
Chloe He, Neringa Karpaviciute, Cristina Hickman 和 Nikica Zaninovic

20 玻璃化冷冻技术 …… 252
Debra A. Gook 和 Kelly Lewis

21 人类卵母细胞玻璃化冷冻 …… 260
Masashige Kuwayama

22 人类胚胎玻璃化冷冻 …… 267
Zsolt Peter Nagy 和 Ching-Chien Chang

23 卵子库的管理 …… 285
Ana Cobo, Pilar Alamá, José María De Los Santos, María José De Los Santos 和 José Remohí

24 严重男性因素不育:遗传效应和基因检测建议 …… 295
Katrien Stouffs

25 植入前胚胎非整倍体遗传学检测:改善临床结局 …… 305
Jenna S. Hynes, Eric J. Forman 和 Alan H. Handyside

26 子宫内膜容受性的诊断、胚胎-子宫内膜相互对话及子宫内膜微生物组学 …… 312
Maria Ruiz-Alonso, Inmaculada Moreno, Feilpe Vilella 和 Carlos Simon

27 人工配子:卵母细胞 …… 324
Evelyn E. Telfer 和 Yvonne L. Odey

28 微流控与微细加工技术如何改善人类辅助生殖技术中的诊断与治疗 …… 335
Dale M. Goss, Steven A. Vasilescu, Majid E. Warkiani, Jeremy G. Thompson 和 David K. Gardner

29 人类生殖中的基因组编辑 …… 352
Helen C. O'Neill

30 制订 IVF 实验室的灾难应急计划 …… 360
Kimball O. Pomeroy 和 Michael L. Reed

31 静态成像揭示人类早期胚胎发育过程 …… 366
Yanina D. Alvarez 和 Melanie D. White

1

建立辅助生殖技术实验室的更新指南

Jacques Cohen, Mina Alikani 和 Antonia Gilligan

引　言

辅助生殖技术(assisted reproductive technology, ART)实验室建立和运行的方式虽然多种多样,各不相同,但均十分成功。在创建一个新的辅助生殖诊所或开放的实验室系统时,牢记这一点至关重要。ART 的设施已从最初只具备基础设备的体外受精(in vitro fertilization, IVF)实验室,发展到了配备全套 ART 专业设施,并且一些中心还扩展出了更多的空间用于临床培训和研究。在过去的 10 年中,随着自动化胚胎培养和全胚冷冻技术的引入,IVF 实验室发生了重大变革。预计不久后还会有更多类似的变革。IVF 实验室技术包括显微操作技术,如卵胞质内单精子注射(intracytoplasmic sperm injection, ICSI)、玻璃化冷冻、冷冻储存、配子和胚胎处理等向自动化的转变需要更高的技术要求,甚至更专业的空间环境。随着自动化和小型化的发展,一些空间可能会减少,而样本数量的不断增多,以及在冷冻存储过程中较大的可跟踪样本的自动化设备的使用,使得冷冻存储等其他空间可能会增加。本章所阐述的内容不包括将配子和胚胎转运到其他地点的配子采集实验室,虽然这种模式也能获得成功,但仍缺乏有力的证据表明其能够产生最佳结果[1,2]。转运的卵母细胞可以进行 IVF、ICSI 或者冷冻保存,在某些情况下,对于那些因受到政府法规限制而不能采用某些特殊辅助生殖技术治疗手段的患者来说,“转运 IVF”是一种备受青睐的替代方案[2,3]。在本章,我们将讨论更典型的功能齐全的实验室,这些实验室与卵母细胞采集、冷冻储存和胚胎移植室毗邻。本章重点讨论了实验室建立过程中的特殊问题,关于培养系统、培养液、补给、活性测定、配子和胚胎的操作与处理,玻璃化冷冻以及冷冻储存等内容,读者可参考本教科书的其他相关章节。开罗国际专家会议就 ART 实验室空气质量要求的建设、技术和操作方面达成了 50 项共识,包括场地适宜性、新建筑设计标准和实验室调试等方面[4]。该共识为现有实验室提供了标准,并为建设新实验室提供了指南。开罗共识还就目前的实验室操作提出了指南,例如如何减少培养箱和环境空间中的可挥发性有机化合物(volatile organic compounds, VOCs)。

人员和经验

在设计一个设施完备的配子和胚胎培养室时,需要特别关注环境、场地和设备等诸多问题,由于这些问题对实验室的成功运行至关重要,所以在建设过程中工作人员需要认真执行操作流程。一般来说,临床实践的成功,尤其是 ART,几乎完全依赖于医疗和实验室人员的技能和经验水平。在建立一个实验室时,规划者首先会寻找设施和场地,但在此之前必须考虑人员配置和病例数量,而对于实验室工作人员来说,对工作的热情是取得成功的另一个关键因素。因为 ART 领域专业的教学和技能考试相对稀缺,大多数临床胚胎学家都是以传帮带的方式接受培训,IVF 培训机构很少,并且缺乏国际公认的指南。现在美国一些机构提供了非学徒式的实践培训,可选择几周到数月不等的一对一培训,这在传统的内部培训方式上迈出了重要一步。为了获得良好的临床结局,必须谨慎和合理地评估个人能力,因此实验室工作人员、主任和胚胎学家必须考虑各自的经验与其职责之间的匹配度[5,6]。

本章旨在为有经验的从业人员提供建立新实验室所需的信息。建立一个新的实验室,或彻底翻新现有设施是一门艺术,就像 ART 实践本身一样。如果没有经验丰富的胚胎学家、技术人员和临床医生大量参与,我们不建议由管理人员、工程师或建筑师建造新的实验室和 ART 诊所。此外,要征求现有实验室工作人员的意见,而不是让外部顾问做出所有决定。

我们应该建立一个系统程序,以追踪员工在关键临床和实验室步骤中的表现,例如胚胎移植效率、ICSI 和活检的熟练程度等。使用传统的追踪系统或数字记录可以轻松实现这一目标。某些监管机构,如美国病理学家学会(College of American Pathologists, CAP)和英国人类受精与胚胎学管理局(College of American Pathologists, HFEA),可以为胚胎学家提供指导和签发资质证书,有时甚至是非常专业的培训,如 ICSI 操作、胚胎活检、对 IVF

实验室和男科实验室进行指导。但是,到目前为止,这类证书只增加了工作量,并没有保证实验室技能的成熟运用,而且可能在跨境情况下失效。

传统观念在实验室建设中也发挥了一定的作用。例如,在一些亚洲国家,胚胎学主任通常是医学专业人士。因此,学术头衔往往被视为比实际资格更重要。那么是什么使一个人有资格成为实验室主任或胚胎学家呢?答案并不简单。一般而言,包括美国生物分析委员会(American Board of Bioanalysis, ABB)在内的现行许可机构认为,接受过普通病理学或生殖医学培训并拥有医学博士学位的个人有资格获得相应资质。在满足其他一些要求的情况下,他们可以被任命为实验室主任。然而,病理学家不一定有配子和胚胎细胞培养的经验,一些生殖医学专家,如泌尿科医生和免疫学家,可能从来没有从事过配子和胚胎的研究。在某些国家,指导实验室的医学从业者甚至没有配子和胚胎操作经验。就像伽利略因接受哥白尼的天文学说而被罗马宗教裁判所审判时所说的那句名言"Eppur si muove"(意为"地球仍然在转啊"),一旦确立了规则,即使是愚蠢的规则,也很难改变。

员工的实践和统计要求

目前对胚胎学家的经验要求的程度存在较大分歧。当开始一个新项目时,临床胚胎学各方面的实践经验是必不可少的。即使是经验丰富的胚胎学家和动物科学家也应该由经验丰富的临床人员直接监督。密切监督的时长取决于所需技能的类型、每日的病例量和执行操作所需的时间。显然,在 1 年时间内处理 100 个病例与在 6 周内处理相同数量的病例是完全不同的情况,因此,监管周期也应该根据病例数量进行相应调整。经验不仅取决于病例量,还取决于卵子数量,因为工作量与卵泡刺激方案的类型和程度成正比。

实验室工作人员数与预期周期数的最佳比例一直存在争议,遗憾的是,在这个问题上经济学扮演了过于重要的角色。随着新技术和治疗模式的常规应用,在过去的 10 年间 IVF 实验室操作的复杂性显著增加,因此需要更加慎重地考虑人员配备[6]。据测算,完成一个"传统"IVF 周期的操作大约需要 9 h,而现在的周期可能需要 20 h 才能完成。因此,实验室安全高效运行所需的胚胎学家的人数也有所增加。基于对实验室任务及其复杂性的全面分析,近 10 年前引入了交互式人员计算器,以协助实验室主任和管理人员确定人员需求[6]。由于总体工作量取决于诊所的质量保证程序、培养方法、平均获卵数以及配子和胚胎的冷冻保存率,因此该计算模式需要不断更新。近年来,辅助生殖技术实验室已经向使用冷冻储存设施过渡,尽管具备明显的优势,并且已有一种机器人系统获 FDA 批准(TMRW,美国),但仍未实现自动化和对样本的连续数字跟踪。总的来说,可以肯定的是,实验室工作人员相对于病例的比例应该足够高,这样不仅有助于保证胚胎学家的安全操作,还可以为实施质量控制、继续教育和培训提供足够的时间,以保持其 ART 成功率所需的高标准。工作人员的疲劳程度不仅与操作数量有关,还与其互动能力以及辅助生殖技术的高强度相关。在国家卫生系统内,以及在以最低预算提供广泛的医疗保险服务的情况下,维持这些标准具有挑战性,但并非不可克服。通过对西方国家不同医疗服务系统的结果进行比较,发现患者并未从这些限制中受益。尽管这种比较有局限性,但以胚胎计算的活产率和新鲜、冷冻周期的累计数据被视为客观评估指标[7]。

理想情况下,胚胎学家的工作范围包括所有胚胎学和男科学的内容,医疗和外科手术除外。胚胎学家通常还要参与患者管理、卵泡监测、遗传咨询、市场营销以及实验室运行和管理等其他重要工作。必须承认,这些任务可能会分散他们的主要责任。首先,胚胎学家的最主要职责是确保配子和胚胎操作、培养过程的安全进行。其次,同样重要的是,胚胎学家应进行常规检查和测试,通过记录事故、变更、意外事件和纠正措施的详细日志,来保持质量控制标准。在所有这些职责中,可以明确定义以下七个职位:主任、主管、高级胚胎学家、胚胎学家、实习生、助理和技术员。此外,还可能存在其他职位,如胚胎植入前遗传学检测和研究的岗位,验证新程序的岗位,以及负责质量控制监督、技术监督和行政管理工作的岗位。显然,对于较小规模的中心来说,并非所有这些单独的岗位都是必要的,可以将任务合并。

尽管这些岗位职责看似细枝末节,但在英国剑桥 Bourn Hall 诊所的 IVF 实验室,在手术初期最重要的职位之一是专业核对者和胚胎学助理。设置这个职位的想法来自 Jean Purdy,他是 Patrick Steptoe 和 Robert Edwards 的第三位合伙人,他参与了 Louise Brown 诞生的工作。在配子和胚胎操作过程中,助理能够全程有效地进行监督,尤其是在大量患者同时接受治疗的情况下。"核对者"还确保胚胎学家只进行他们有资质的操作。有趣的是,最近的文献表明,并非所有 IVF 实验室都普遍和充分理解或采用这一关键概念。在一组实验室[8]研究中,进行失效模式和效应分析(failure mode and effects analysis, FMEA)后,发现配子和胚胎错配风险很高,因此引入了更强大的核对程序取代了原有的"有限但实际上无效"的核对过程。作者指出,希望经 FMEA 优化之后,将"核对胚胎学家"作为一个正式职位,并专门为核对轮班工作进行培训。乐观的一面是,此项研究和其他显示核对系统有效性的类似研究将鼓励更多的实验室重新审视其操作过程,并分配足够的资源,以确保实验室工作的安全性和效率。

设施、设计和预算

在 IVF 发展的早期阶段,考虑到环境因素(如压力等)可能影响患者的治疗结果,一些诊所会选择建在偏远地区。而现在,实验室通常设在城市中心和大城市地区,以便服务当地众多人口。重要的是,患者应该了解,在他们之前已经有数百万人接受过类似治疗,并且一般来说,IVF 虽然复杂,但却是一种常规的医疗程序。显然,实验室地点的选择对新项目非常重要。最近发展出了更好的测定环境基线质量的方法,这有利于实验室选址。现在人们已经意识到,一些建筑物和建筑场所内可能会存在对细胞组织培养有内在危害的物质[10-13]。最新研究已证实,空气质量差和可挥发性有机化合物(VOCs)对 IVF 结局有直接的影响[4,12,14]。实验室的设计应基于预期的病例量和其所包含的亚专科,在开展和完成设计之前,必须(通过环境检测)评估当地的建筑物是否符合 IVF 实践活动的许可条件。这里包含五种基本的设计类型:

1. 仅进行转运工作的实验室。
2. 实验室临近临床门诊部,只使用部分时间。
3. 全日制诊所,使用便携式培养箱运输卵子。
4. 配有临床区域的综合实验室。
5. 可移动的临时实验室。

在制订新实验室的基本设计方案之前,必须考虑环境因素。虽然现代实验室的空气质量可以在一定程度上得到控制,但无法完全与外部环境和毗邻的建筑隔离开。设计师首先应该确定在未来一段时间内,该建筑或周边场地是否计划进行翻新、拆除或任何重大变化,并熟悉城市规划,还需要了解历史环境数据和趋势、将来的建设以及维护人员对实验室的维护和服务的能力。任何与建设相关的活动都可能对拟建的实验室产生重大的负面影响。还应确定主风向、工业危害和一般污染报告(如臭氧测量)。即使这些因素都被认为是可接受的,在建筑区域内外,仍有必要进行基本的空气采样和 VOC 浓度测定。在评估 IVF 实验室中有害醛类等 VOC 时,传统的浓度单位是十亿分之一(ppb)。然而,这需要使用复杂的方法如气相色谱法和质谱法来测定。近年来总 VOC 含量已成为评估实验室条件的一种方法。可以使用价格合理的手持式检测仪来测量百万分之一(ppm)的浓度,但至少要配备一种易于使用的基于云端的手持检测仪(如美国 Graywolf 检测仪),可以实时测定 VOCs 的 ppb 级别浓度,尽管该设备相对昂贵。根据初步检测的结果,我们将确定清除实验室区域 VOCs 所需的设计要求。在大多数情况下,可以通过增加每小时交换新风量的办法[7-14],提高实验室内的空气压力(超过 2.5~5 mmH_2O),这有助于实验室内 VOCs 的去除,同时也保证了实验室的洁净度。开罗共识[4]为实验室设计和维护这一关键要素制订了重要的标准。建议将总 VOC 浓度控制在 500 $\mu g/m^3$ 以下(400~800 ppb,根据种类而定);醛类浓度应低于 5 $\mu g/m^3$。经验表明,醛类对体外受精可能具有极高的毒性,即使是在低浓度条件下。目前很少有手持设备能够准确地量化这组化学物质。

实验室的墙壁和天花板的可穿透性要绝对最低。通常需要坚固的天花板、密封的照明和密闭的连接设施。与许多供应商所声称的相反,商业吊顶使用双面胶带和夹子并不是理想选择。门需要密封,并且可上锁。管道和设备的布置必须使得常规和紧急维护以及维修工作能够在实验室之外进行,从而最大程度减少对实验室工作的干扰。使用开放式增压设计来处理空气效果不佳。在理想情况下,经过化学和物理过滤的外部空气被 100%输送至密封的供风、回风管道内,在提供更清洁的空气的同时,可以最大限度地延长化学过滤器的使用寿命,并为 IVF 实验室提供低 VOCs 浓度的清洁空气。但在温度超过 32 ℃、相对湿度超过 85%的外部常规气候条件下,100%的室外空气可能导致不可接受的湿度水平(>60%),为霉菌生长提供了可能。在这种情况下,可以部分使用实验室内部回风。使用 50%的室外空气和 15%~30%的内循环气体,可以有效维持实验室压力和控制相对湿度。传统的医疗手术室设计要求有 10%~15%的室外空气。

送风设备可以用再循环空气补充外部空气,并进行处理以控制 VOCs 水平。在极少数情况下,实验室会要求全时段的空气再循环,即使外部空气在大多数时间内可能是完全干净的。然而,在没有进行适当的化学分析的情况下,通常错误地将外界空气判定为受到污染,而室内空气通常被认为“更清洁”,因为它可能“闻起来”更好。但在大多数实验室中,实际情况恰恰相反,设计师不应该凭直觉来做出这些判断。此外,还需根据气候和季节变化来全面控制湿度。在相对湿度低于 40%的情况下,系统应能够向空间供应温度高达 30~35 ℃的空气。应谨慎安排层流设备的进风口和出风口,以避免某些局部位置温度改变,或使设备暴露于空气污染中,导致空气质量发生变化。层流超净台和显微操作工作站不应离送风装置太近,以避免对无菌区域的影响,并最大限度地减少工作台面温度降低。可以使用类似二级安全柜或新生儿隔离培养箱式的半封闭工作站,以优化工作环境,弥补培养箱和工作站之间的不足。因此,在建造之前,对所有实验室家具和设备进行详细的布局和评估是至关重要的。

必须选择一位经验丰富的专业建筑师和一位机械工程师。要确保其具有建造洁净生物实验室方面的经验。有些设计师建议使用“环保”或“绿色”产品,但仅依靠“天然”产品并不能保证实验室的清洁。在一个案例中,带有绿色环保标志的木材被发现是甲醛的主要来源,地板表面涂层使用了乙烯基塑料和橡胶的再生利用材料,因为它对环境的影响较小,然而,没有考虑这种材料会大量释放吸附的气体。

对施工的监督也是至关重要的。熟练的承包者可能会凭借自己的经验行事,不完全听从建筑师的指令。他们必须向总承包商和施工人员解释为何使用这些新颖的施工技术。并且使用未经测试的方法和产品不仅会对工程造成损害,还会影响工程款项的支付。建议签署合同。强烈建议与施工人员对最初的操作和材料进行讨论,并由资深胚胎学家和知情的建筑师对工程进行定期的检查。

就像建造一家世界级餐厅,需要考虑的不仅仅是食物本身,营造一种特别的环境和氛围也是同样重要。合理的模块配置能够确保高工作压力的 IVF 实验室的安全和舒适。对培养箱、配子处理区域(层流间或保温箱)以及显微操作台进行合理布局,从而减少转移培养皿和试管的距离。理想情况下,胚胎学家完成一个完整的操作,向任何方向的移动距离应不超过 3 米。这样不仅效率高,而且能最大限度地减少实验室人员在繁忙工作中发生意外的风险。即使胚胎学家不需要在存储柜和其他设备之间走动,设计和建立一个包含耗材用品、气体和液氮供应,工作站、冰箱和培养箱等设施的工作区模块也是可行的。这样的模块化设计可以在更大的操作空间内重复,有助于处理大量的配子和胚胎。出于管理的考虑,精子制备和冷冻保存可以放在相邻的区域。根据预期的病例数、操作类型和平均获卵数,确定所需模块数量及预计的胚胎学家人数。实验室应为每个员工提供充足的工作空间,以确保及时完成所有操作。其他区域可以包括简单的配子操作工作站和集中放置培养箱的区域。冷冻和储存设施通常位于单独的空间内;如果分开,这些区域应该始终与主实验室相邻。存储空间可以通过壁橱或带负压的房间进一步分隔。近年来随着玻璃化冷冻技术的成功应用,胚胎学实验室发生了巨大的变化。玻璃化冷冻使得在自然周期移植成为常规。即使对于未来处置不确定的样本,也可以非现场存放,存储空间也由过去的一个小房间扩展成相当大的冷冻储存设施。由于供应商提供了 IVF 实验室的所有基本需求,因此对辅助活动,如培养液制备等区域的需求显然正在减少。管理工作应该设在与主要实验室不同的办公室,采用不同的空气处理系统,但目前尚无文书工作对结局影响的前瞻性研究。

最后需要重点强调的是,精液处理室最好是单独的,同时要与一个或多个取精室相邻。精液处理室应该有足够的空间用于镜检、冷冻和无菌分区。在处理过程中对患者样本进行适当的隔离是必要的,因此在进行第一次操作之前,就应根据这一需求进行设计。在规划取精室时需要考虑很多因素。该房间应该位于走廊尽头,最好有自己的出口、应该是隔音的、不能太大、有洗手池,并尽可能维持负压环境。房间内还需提供明确指导以便进行 ART 所需精液的采集。房间还应与精液处理室相邻,并且二者之间应设有双层门(窗),便于样本传递。此外,还需设置呼叫系统,方便患者取好样本后通知胚胎学家,这样男性患者就无须将标本容器带出取精室。

设备和储存

实验室应准备一份详细的设备清单,并对照每项物品的放置位置进行核对,以此作为日后维护日志的基础。为避免出现意外故障,在实验室设计中为关键设备设置备用装置至关重要。同样,要准备两个或更多的备用培养箱,至少一个备用的卵泡抽吸泵和显微操作仪(配备激光系统)。现在一些国家要求必须配置备用的液氮容器。有些备用设备不需要放在身边,因为制造商可能会提供备用设备。然而许多仪器和设备一旦发生故障,就会影响患者治疗,而供应商的库存在不断变化,因此这些细节需要反复检查。与当地的其他部门或胚胎学研究实验室合作也可能是有用的,这样在出现意外故障时,可以交换关键的设备。

在考虑培养箱的数量和类型时,需要进行深入思考(详细综述见文献[15])。培养箱与患者的比率取决于培养箱的大小和容量,不同实验室之间差异很大。显然,培养箱的数量和类型,以及培养箱开门的次数和时长都会影响结果。原则上,每个培养箱的病例数应该保持在最低水平。小型箱式培养箱处理的病例数不应超过 2~3 例。不建议将患者使用的培养皿放入桌面培养箱中。一个患者的培养皿应该放在一个舱室里,最好有自己的盖门。在进行显微操作和其他基本操作时可以使用其他通用的培养箱,以进一步减少培养箱开门的次数。不同患者的培养皿或试管在空间上要严格分隔,这一原则必须被严格遵守和执行。建议对培养箱进行跟踪检测,甚至包括每个培养箱内的隔层和舱室,以便持续评估其性能。在培养箱内设单独舱室可能是有益的,这一设施可以由某些供货商提供。当实验室没有病例时,需要对培养箱等设备进行维修和清洁。在停工期很少的实验室,为培养箱和其他设备放置脚轮有助于将其移至实验室外进行维护。新的培养箱和其他与配子和胚胎接触的设备,在使用之前必须进行“热处理”或“散味”处理,以去除有害物质。设备的类型和制造商不同,其操作规程也有所不同。

当实验室设计者有几种选择时,应提前规划紧急供应和疏散路线。ART 中最容易受到影响的方面是冷冻保存。在发生火灾或停电等紧急情况时,不能使用电梯,需要使用其他方法重新安置装满液氮的液氮罐,或将冷冻样品放置在临时容器中。这似乎是一种极端的考虑,但仍需制订计划,尤其是对于储存了数以千计样本的大型实验室而言。可以在建筑物出口附近建立一个单独的储存库,用于存储长期样品,这些样品占据了大部分的存储空间。但因其不在实验室内,所以需要反复检查。所有存储配子和胚胎的液氮罐,都应配备远程液氮监控报警系统。应该合理规划液氮和其他气瓶的运输通道,要简单易达,而且实验室和运输车之间无须经过楼梯。需要注意的是,由于液氮的外溢和运输容器的摩擦,运输通路的地板通常会在几个月内受损,因此需要有备用的运输通道。

液氮容器和医用气瓶应优先考虑放置在紧邻实验室的壁橱或有外部通道的通风小房间内。气瓶可直接运送至该房间,不会影响实验室区域;各类管道则从该房间引入实验室。由于蒸汽比压缩气体更清洁,因此目前三气培养箱供气方案中,首选利用液氮甚至液氧产生的蒸汽。液氮蒸汽可以通过歧管系统和最少的管道被泵入冷冻实验室。所用管道应该正确安装和绝对隔热,以确保其不发生泄漏或冷凝水,同时实现节能。医用气体可使用预先洗涤的乙烯基/聚四氟乙烯衬里管道(如氟化乙烯丙烯)送入实验室,这种管道具有较高的湿度、温度和紫外线辐射稳定性。为了便于以后的维护,每一个培养箱的供气管道都应被准确标记。或者,也可以使用由不锈钢制成带有压缩配件的固体歧管系统。尽可能避免应用民用管道中使用的焊接或钎焊铜线;可以使用铜衬里,但在实验室使用前应进行长时间的清洁和净化。铜线连接不应进行焊接,因为这可能导致持续污染。这一建议可能与现有的建筑规范相冲突,但可以找到无污染的替代方案。还应安装一些隐藏在墙壁和天花板里的备用线路或管道,以备日后翻新或设施扩建。

大中心应考虑使用外部的大容量二氧化碳和液氮存储罐,以解决培养箱或冷冻保存的供给问题。这些储存罐应放置在可以直接连接运输车辆的位置,然后通过加压气体管道和低温管道分别将二氧化碳和液氮输送到 IVF 实验室使用。

设计通道门和配电箱时,应考虑到笨重和复杂的设备如何放置。建筑师应充分了解所有设备规格,以避免出现门的宽度和高度不足的错误。即使通常情况下电力供应可靠,也应常规安装应急发电机。这些要求可由电气工程师决定。幸运的是,这些设施不需要安装在实验室内,但必须放置在通风良好、不容易发生水淹的区域。也可以考虑使用不间断电源设备(uninterruptible power systems, UPS),但其电容量可能有限且成本高昂,此外,还应检查建筑物的主要电源接入和配电中心的位置,不建议与其他部门或公司共用电力线路。断路器应该被安装在胚胎学家和建筑维护人员都易于找到的位置。了解建筑物,尤其是实验室的机械和电气工程方面的知识将会对工作有所帮助,而将所有建筑学相关设施的问题都留给其他专业人员会适得其反。胚胎学家需要参与设施管理,并及时了解建筑物内外的建设决策。

IVF 实验室应规划充足的存储空间。如果没有专门的存储空间,实验室空间就会被占用,所有的橱柜都会被填满,这会破坏原始设计的优势。储存区域要具备足够容量,以确保能够储存充足数量的各种材料,从而实现稳定供应。新物资会长时间释放多种化合物,包括一次性无菌物品在内,这是在实验室设计中包括储存区域的另一个原因,这本身就足以证明储存空间存在的合理性。许多实验室的物资储存在实验室内,这些物品释放的有害气体已被证实为空气污染的主要因素。单独的储存空间保证了良好的空气质量,特别是在具备单独的空气处理系统和负压供应时。储存空间应该足够大,以便安放笨重的物品和放置箱子的移动货架。员工应该尽量避免出于便利而习惯性地携带过多物品进入实验室,否则将使周密的设计失去意义。作为一种可行的临时解决方案,可以考虑在实验室储物柜内采用单独的负压空气处理技术,以最大限度地减少 VOCs 的释放。

显微镜和细胞的观察

倒置显微镜在配子和胚胎的一般操作中起着至关重要的作用,它们经常与显微操作系统一起使用,但仍有许多人认为倒置显微镜是一种奢侈品。对胚胎进行清晰观察是准确选择移植和冷冻胚胎的关键;如果设备是一流的,则可以快速、准确地进行观察[16]。即便如此,详细的评估仍然需要油层覆盖以减少长时间暴露造成的损害。每一台工作站和显微镜都应该配备照相机、摄像机和监视器。可以将照片放在患者档案中,在将配子安全放回培养箱后,可以通过视频与同事快速分析胚胎特征,这也有助于培训新的胚胎学家。胚胎的相关记录可以上传到患者的健康信息系统、安全的云端或保存在机构的安全服务器上。Hoffman 和 Nomarski 等光学设备更为理想,因为它们能够更好地实现细节和深度的最佳观测。新的观察方法,如使用偏光显微镜观察内部结构(如纺锤体)需要额外的设备,但可以纳入常规操作[17]。理想情况下,拍摄的照片应以数字方式存储在诊所的医疗数据库中,供查阅使用。

新一代时差成像系统的发展使得对胚胎发育进行连续、不间断的监测成为可能。这也是一种不可或缺的教学工具。然而,由于设备成本较高,许多实验室望而却步。该技术所需设备相当庞大,在实验室设计和空间规划方面需要单独考虑。

施工、改造和建筑材料

施工和改造都可能在 ART 实验室的环境中暂时或永久性地产生各种化学物质,从而对手术结果产生严重的不良影响[10-12,18,19]。研究已经证实外部环境对 IVF 的成功率会产生影响,污染物会对 IVF 实验室产生显著的负面影响[10,20],如胚胎发育迟缓或异常,受精失败或受精率降低,植入率降低、流产和治疗周期失败等。许多有害物质都属于有机化学物质,主要源自地板、橱柜和其他建筑材料以及实验室设备上的油漆、黏合剂等。我们必须意识到实验室建设阶段可能引发的长期问题,这一点至关重要,此外,后续相邻区域的改造也可能引发类似甚至更为严重的问题。应当向邻近的租户明确告知配子和胚胎在培养过程中的敏感性,至少 IVF 实验室人员应该监督邻近区域的变化,尽量减少潜在的危害。而大楼附近新建筑的建设问题更加严峻,像街道建设这样的城市工程具有不可预测性,而且无法人为控制。应与邻居保持良好的关系,并与建筑物业主和城市规划者建立工作联系,以便随时了解即将发生的变化。

建设新实验室或进行区域改造,应遵循以下原则。首先,要拆除和重建的区域(非新建实验室时)需与 IVF 实验室完全隔离。隔离程度应达到相当于石棉或铅减排项目的水平。隔离应通过以下途径进行:①物理屏障,由聚乙烯板组成,必要时用双头螺栓支撑;②减少进入建筑区域的通道,通道安装前后两道门;③建筑垃圾应通过外部通道运出,只有经妥善处理后,才能使用内部通道;④建筑区域维持负压,将废气排至室外,排气口位置要远离实验室进气口,还要综合考虑主风向和外部气流;⑤喷漆或使用黏合剂时增加室内风扇,以最大限度地去除有害烟雾;⑥编制和记录所用涂料、溶剂和黏合剂的安全数据表(safe data sheeting, SDS;过去称为材料安全数据表,material safe data sheeting, MSDS)。

由于设备的规格可能会在没有通知的情况下更改,因此对制造商及其代表进行随访调查可能是有益的。实验室的负压需要持续的、可视化的监控,例如通过浮球或管式压力计或简单的纸条测量。如果经济条件允许,在施工现场外,还需定期对颗粒物、醛类和有机物进行采样。另外,可以使用示踪气体进行气密性检测。要向拆迁和施工的总承包商详细介绍保护 IVF 设施的必要性和实现这一目标的方法,如果可能的话,应对关键具体人员做详细介绍。可以系统地使用内置活性炭和高锰酸盐过滤颗粒的大型过滤装置,并测定有机物的吸收量,在施工期间应增加更换过滤器的频率。

建筑材料的选择

许多材料会释放大量的 VOCs,比较典型的包括油漆、黏合剂、胶、密封剂及填缝剂等,它们会释放烷烃、芳烃、醇类、醛类、酮类以及其他有机物。本节概述了减少这些物质释放所需采取的步骤。在实验室内使用涂料时,必须对表面进行处理,选择 VOC 含量低的水性漆。在喷漆过程中,应使用大的工业建筑风机来进行辅助通风,将废气排到室外。明显影响空气质量的涂料应该做排放物测试(有一些供应商可以做这种测试)。建筑材料一般可通过安全数据表(safety data sheeting, SDS)进行排放测试。不同种类的材料和使用方法增加了检测的复杂性,已经有多种方法来识别和量化建筑材料和家具释放的化合物。室内用的油漆必须是水性的,并且其中丙烯酸、乙烯基丙烯酸、醇酸或丙烯酸乳胶聚合物的含量应较低。达到这些规格的涂料也含有一定浓度的无机成分。低挥发性的漆也包含一些低浓度的有机物。任何室内使用的涂料都不能含有甲醛、乙醛、异氰酸盐、活性胺、酚类和其他水溶性挥发性有机物。黏合剂、密封剂及填缝剂也会出现和涂料一样的问题,室内使用的这些材料应避免含有甲醛、苯甲醛、苯酚等类似物质,这些材料没有水性配方,并且成分也各不相同。在条件允许的情况下,硅胶材料是首选,特别是在进行密封和填缝时。关于组织培养实验室建设过程中所使用材料的完整指南清单可参考其他资料[21]。

竣工后的热处理和预运行

新的 IVF 实验室或实验室周边的新设施常会遭到周围居民的投诉,他们对这些新建筑和新家具释放的化学物质感到不适。许多物质的环境水平可以通过进行"热处理"来降低。一种典型的方法是将新实验室区域的温度提高 10~20 ℃并增加通风量,甚至可以接受更高的温度。提高温度和空气交换有助于去除 VOCs。在施工完成时,应适当提高空气处理系统的参数设置，以便于对新建区域进行热处理。如前文所述，该系统必须能够在温度为30~35 ℃、相对湿度低于40%的情况下为实验室提供空气供应。热处理的时间一般为10~28天，在此期间应关闭实验室。如果原有的系统无法达到温度要求，可以使用辅助电加热的方式达到要求。在热处理期间，应打开并持续运行所有的照明设备和一些辅助设备。当然，为避免有毒有害物质的重新分布，通风至关重要，并最终达到反复净化空气的目的。当然，在热处理期间，应对辅助设备进行监控。

热处理原则也适用于新购买的培养箱或其他实验室设备。在培养箱微环境中，去除VOCs尤为重要。在条件允许的情况下，应提前几个月购买培养箱，在一个洁净安全、温度较高的环境中空转进行热处理后再投入使用，现有的胚胎实验室环境不适合培养箱的热处理。

在ART实验室中，可用的大多数设备尚未在设计和制造中达到无VOC的水平。因此，在新设备投入使用之前，应特别注意尽可能地消除或降低VOC水平。即使是专为IVF领域设计的设备，大多数制造商在产品手册中也没有说明VOC的释放问题。通常建议在安装设备之前，先打开包装、清洗消毒和预运行设备，以消除“新车气味”。

培养箱应提前拆封、检查、清洁、散味、开机运行和校准测试。虽然完成这一过程可能需要花费几个月的时间，但这通常是一项非常重要的任务，它可以确保培养箱性能达到最佳状态。在可能的情况下，调高培养箱温度可加速VOCs的释放。如果在制造商推荐的使用温度范围内将培养箱温度调至40~45 ℃，则可以有效地促进VOCs的释放。不同型号的培养箱在VOCs的释放方面差异很大。进行精准的VOCs测试可能既昂贵又费时，建议对特定型号进行测试，确定新型号培养箱释放VOCs和散味可能需要的时间，以便作为参考。

手持式VOC检测仪可协助监测总VOC含量的下降，然而其测量结果的准确性无法与环境有机化学家的测试相提并论。手持式VOC检测仪测量技术通常不够灵敏，难以监测低分子量的VOCs。然而它们价格合理，易于操作，并能提供一种监测VOC减少程度的方法，以帮助确定释放VOCs的时间是否足够。

新培养箱通常会采用小鼠胚胎实验（mouse embryo assay，MEA）（一个真实培养系统的模拟）进行测试，这已经成为新培养箱调试过程的一部分。目前，大多数实验室使用盖油的培养方法。虽然油可以很好地过滤潜在的VOCs，但可能无法保护培养系统免受所有类型VOC的侵害，尤其是醛类等低分子量化合物。培养箱的MEA检测应包括盖油培养和开放式培养两种方式，用于评估培养箱的准备是否成功。双MEA方法适用于加湿培养箱系统，但对于无加湿功能的培养箱则可能不适用。大多数无加湿功能的干式培养箱系统采用培养箱腔室空气内循环，结合安装VOC过滤器的策略去除VOCs。不盖油的开放式培养箱通常不能与未加湿的培养箱一起使用。应采纳制造商的建议，未加湿的培养箱可能需要更长的散味时间，应在使用前进行测试，确认其不存在VOC的排放问题后方可使用。在热处理后应更换VOC过滤器，然后再进行MEA检测。

层流超净台和封闭式操作台也是不可忽视的重要潜在VOC的来源。它们应该得到足够的时间运行和散发味道，否则将增加实验室的VOC负荷。从制造角度来看，应选择具有低VOC释放特性的高效空气过滤器（high-efficiency particulate air filter，HEPA）和化学过滤器，然而这些过滤器仍然需要散发味道。当层流超净台和封闭式操作台散味时，必须注意将它们置于经HEPA过滤后的洁净环境中，也可以在将它们转移到胚胎实验室后更换其过滤器。

在热处理完成后应进行IVF实验室的预运行，以验证实验室是否符合设计规范。实验室的通风和密闭性应通过使用基础气流测量和示踪气体研究的一系列测试来验证。同时还需要通过对颗粒物水平的测量来确认高效空气过滤系统工作是否正常。可以依据美国联邦标准209E进行颗粒物采样。在新设施中，微生物检测通常使用安德森采样器进行需氧菌和真菌等微生物采样，并结合后续的微生物培养和鉴定来进行。VOC水平的检测也是必需的，可行的方法可在美国国家生态环境局（Environmental Protection Agency，EPA）的协议中找到，方法包括在μg/m^{3}水平下敏感的气相色谱/质谱和高效液相色谱法[22-25]。

维护、规划和灭菌

即使最优秀的系统和设计，若缺乏细心维护，最终也将面临失效。实验室需要定期更换其采暖、通风和空调系统（heating，ventilation，and air conditioning，HVAC）的过滤器并对其管道进行清洁，传送带和化学净化液也需要更换。粗效空气过滤器最容易发生故障。这些低成本的过滤器是用来阻挡较大的灰尘颗粒、植物碎片、昆虫和其他杂质。如果这些过滤器得不到定期且适当的更换，将导致其失效，进而污染HVAC单元。同时，也要定期检查和更换HEPA和化学净化溶液，维护人员应该及时向实验室汇报他们所发现的情况。

IVF实验室应配备用于手术器械灭菌的设备。只要释放出的蒸汽可迅速排到外部，确保设施内的相对湿度控制在正常范围,就可持续使用高压灭菌器。高压灭菌器不应放置在 HVAC 系统上,应置于密闭结构的房间内,并将蒸汽直接排至室外。不建议使用冷杀菌剂。高压灭菌器产生的醛类物质,如戊二醛和邻苯二醛,可能会传送进入 IVF 实验室内。

保 险

辅助生殖技术已在世界范围内得到广泛应用,受到各项法律法规和伦理委员会的综合监督。在 ART 的快速发展和进步的过程中,暴露出了新的法律争论点,例如随着社会对单身男女和同性伴侣的接纳程度提高,他们中许多人要求接受 ART 治疗,这导致患者群体在发生变化;胚胎捐赠,配子捐赠以及配子内遗传物质捐赠;治疗年龄的限制;选择性减胎;植入前遗传学诊断以及代孕等问题的出现,让整个社会也面临各种挑战。由于社会因素、宗教信仰和法律不同,这些问题在不同国家之间也存在很大差异。

另外,由于部分国家的社会医疗保障并不包含辅助生殖技术,这加剧了一些寻求 ART 治疗的患者的经济和精神压力。这意味着,尽管成功率普遍提高,但与治疗失败有关的 ART 诉讼数量仍在增加。因此,实验室人员及其所有者应在开业前获得一份足够高水平和高质量的保险单,特别是要考虑到一些容易引发诉讼的问题,包括:

- 在取卵手术前取消治疗周期。
- 妊娠失败。
- 患者身份识别错误。
- 冷冻储存事故。

即使是经验丰富的医务人员,也可能面临这些问题,尽管他们认为自己不太可能出错。因此,在实施 ART 之前,必须制订相关流程,以确定潜在的问题并制订解决方案。

总 结

令人惊讶的是,在竞争激烈、经济效益有限、许多地区和国家现有 ART 服务几乎接近饱和的情况下,仍有许多专业人员继续建立新的辅助生殖机构,当然,这些表象可能具有误导性。但在 ART 领域,始终需要存在值得患者信赖、引领行业发展的卓越辅助生殖机构。

本章旨在为建立一个卓越的、经过深思熟虑和周密计划的 ART 实验室提供一些指导意见。尽管无法完全保护从业者免受不良事件的影响,但本章介绍了如何合理设计、建造和运行 ART 实验室的相关理念,这些指导意见是经过几十年的实践经验和研究精心编制而成的,对 ART 的成功起着至关重要的作用。应全方位综合考虑本章相关内容,而不是将其分解成各个组成部分,部分或有选择性地采用。请谨记,为了确保未来不出现失误,并使您和您的患者能够成功前行,务必坚持原则,摒弃图省事走捷径的想法,避免给 ART 的实施造成不良影响。

(石小丹译,任秀莲、林胜利校)

参考文献

[1] Jansen CA, van Beek JJ, Verhoeff A, Alberda AT, Zeilmaker GH. *In vitro* fertilisation and embryo transfer with transport of oocytes. Lancet. 1986; 22:676.

[2] Raffoa FGE, Blaquier J. Transport IVF/ICSI: Results of a 25-year experience. JBRA Assist Reprod. 2018; 22:123.

[3] De Sutter P, Dozortsev D, Verhoeff A et al. Transport intracytoplasmic sperm injection (ICSI):A cost effective alternative. J Assist Reprod Genet. 1996; 13:234-7.

[4] Mortimer D, Cohen J, Mortimer SJ, Fawzy M, McCulloh DH, Morbeck DE, Pollet-Villard X, Mansour RT, Brison DR, Doshi A, Harper JC, Swain JE, Gilligan AV. Cairo Consensus on the IVF laboratory environment and air quality: Report of an expert meeting. Reprod Biomed Online. 2018; 36:658-74. doi: 10.1016/j.rbmo.2018.02.005.

[5] Kovačič B, Plas C, Woodward BJ, Verheyen G, Prados FJ, Hreinsson J, De los Santos MJ, Magli MC, Lundin K, Plancha CE. The educational and professional status of clinical embryology and clinical embryologists in Europe. Hum Reprod. 2015; 30:1755-62.

[6] Alikani M, Go KJ, McCaffrey C, McCulloh DH. Comprehensive evaluation of contemporary assisted reproduction technology laboratory operations to determine staffing levels that promote patient safety and quality care. Fertil Steril. 2014; 102:1350-6.

[7] Abdalla HI, Bhattacharya S, Khalaf Y. Is meaningful reporting of national IVF outcome data possible? Hum Reprod. 2010; 25:9-13.

[8] Intra G, Alteri A, Corti L, Rabellotti E, Papaleo E, Restelli L, Biondo S, Garancini MP, Candiani M, Viganò P. Application of failure mode and effect analysis in an assisted reproduction technology laboratory. Reprod Biomed Online. 2016; 33:132-9.

[9] Cimadomo D, Ubaldi FM, Capalbo A, Maggiulli R, Scarica C, Romano S, Poggiana C, Zuccarello D, Giancani A, Vaiarelli A, Rienzi L. Failure mode and effects analysis of witnessing protocols for ensuring traceability during PGD/PGS

cycles. Reprod Biomed Online. 2016; 33:360-9.

[10] Cohen J, Gilligan A, Esposito W, Schimmel T, Dale B. Ambient air and its potential effects on conception *in vitro*. Hum Reprod. 1997; 12:1742-9.

[11] Cohen J, Gilligan A, Willadsen S. Culture and quality control of embryos. Hum Reprod. 1998; 13(Suppl 3):137-44.

[12] Fox JT, Ni P, Urrutia AR, Huynh HT, Worrilow KC. Modelling the equilibrium partitioning of low concentrations of airborne volatile organic compounds in human IVF laboratories. Reprod Biomed Online. 2023; 46:54.

[13] Heitmann RJ, Hill MJ, James AN, Schimmel T, Segars JH, Csokmay JM, Cohen J, Payson MD. Live births achieved via IVF are increased by improvements in air quality and laboratory environment. Reprod Biomed Online. 2015; 31:364-71.

[14] Esteves SC, Bento FC. Implementation of cleanroom technology in reproductive laboratories: The question is not why but how. Reprod Biomed Online. 2016; 32:9-11.

[15] Swain JE. Decisions for the IVF laboratory: Comparative analysis of embryo culture incubators. Reprod Biomed Online. 2016; 28:535-47.

[16] Alikani M, Cohen J, Tomkin G et al. Human embryo fragmentation in vitro and its implications for pregnancy and implantation. Fertil Steril. 1999; 7:836-42.

[17] Navarro PA, Liu L, Trimarchi JR et al. Noninvasive imaging of spindle dynamics during mammalian oocyte activation. Fertil Steril. 2005; 83(Suppl 1):1197-205.

[18] Hall J, Gilligan A, Schimmel T, Cecchi M, Cohen J. The origin, effects and control of air pollution in laboratories used for human embryo culture. Hum Reprod. 1998; 13(Suppl 4):146-55.

[19] Boone WR, Johnson JE, Locke AJ, Crane MM 4th, Price TM. Control of air quality in an assisted reproductive technology laboratory. Fertil Steril. 1999; 71:150-4.

[20] Morbeck DE. Air quality in the assisted reproduction laboratory: A mini-review. J Assist Reprod Genet. 2015; 32:1019-24.

[21] Gilligan A. Guidelines for Material Use in the USA during Construction of a Tissue Culture Laboratory. Emerson, NJ: Alpha Environmental, 2015.

[22] Seifert B. Regulating indoor air. Presented at the 5th International Conference on Indoor Air Quality and Climate, Toronto, Canada, 1990; 5:35-49.

[23] Sarigiannis DA, Karakitsios SP, Gotti A et al. Exposure to major volatile organic compounds and carbonyls in European indoor environments and associated health risk. Environ Int. 2011; 37:743-65.

[24] Federal Standard 209E. Washington, DC: General Services Administration, US Federal Government, 1992.

[25] Compendium of Methods for the Determination of Toxic Organic Compounds in Ambient Air, US EPA 600/4-84-041, April 1984/1988. [Available from the US EPA through the Superintendent of Government Documents, Washington, DC.]

2

质量控制
保持实验室的稳定性

Ronny Janssens, Neelke De Munck 和 Johan Guns

引　言

从 Edwards 和 Steptoe 发明体外受精(in vitro fertilization, IVF)至今已经近 40 年。在这几十年间,医学辅助生殖(medically assisted reproduction, MAR)的实践已经从一种新的、试验性的手术发展成为治疗不孕症的常规方法,并得益于新技术如卵胞质内单精子注射(intracytoplasmic sperm injection, ICSI)、时差培养、胚胎植入前遗传学检测(pre-implantation genetic testing, PGT)、冷冻保存等技术的推动,同时也得益于持续进行的研究、更好更安全的产品和培养液开发、商业公司更严格的质量控制以及对可能影响辅助生殖治疗结局因素的深入理解。尽管随着时间的推移,成功率有所提升,但识别具体哪些实验室操作对成功率的提高产生了贡献仍然具有一定的挑战性[1]。根据美国高性能中心的一项调查,医生、胚胎学家和相关工作人员的专业经验、方法的一致性、注重细节以及良好沟通被认为是优秀结果的重要因素。

随着胚胎学研究向全球常规应用的发展,我们看到了对胚胎学实验室日益增加的监管要求和专业标准制订。21 世纪初,美国和欧洲当局发布法规以确保人体组织和细胞的质量和安全性,现在欧盟成员国执行欧盟人体组织与细胞指令(European Union Tissues & Cells Directive, 2004/23/EC,EUTCD)[2]。

尽管美国和欧洲立法不同,并且各个欧盟成员国对 EUTCD 的解释及转化为国家立法也有所差异,但在任何辅助生殖技术实验室中都有一个共同要求,即实施质量管理体系(quality management system, QMS)。

"一切顺利,直到灾难降临。"还记得史密斯船长吗?1912 年泰坦尼克号沉没时他是一位资深的掌舵者。然而事情并非总按预期发展,灾难或错误随时可能发生。所有胚胎学家都将面临墨菲定律:任何可能出错的事情最终都会出错。我们的挑战和职业责任是打败墨菲定律,并比史密斯船长更优秀,而质量管理正是达成此目标的有力工具。

尽管有时被视为负担,但质量管理在支持诊所成功方面发挥着重要作用。它是避免不必要和无法控制的波动的工具,并确保方法和细节上的一致性,以便随着时间的推移而实现稳定结果。质量管理(以及相关的质量管理标准)包括风险管理、验证、标准操作程序、沟通和培训等基本要素,从而实现标准化。

风险管理

治疗受到内部和外部因素的影响,这些因素会导致实现期望结果时存在不确定性。这种不确定性所带来的影响被称为"风险"。前瞻性风险管理[3]是一种处理未来可能造成伤害的事件的工具[4]。它包括识别和应对任何此类威胁的策略和技术,并为积极决策提供一个严谨的环境(或避免墨菲定律)。如今,风险管理已成为认证或合规标准中必不可少的要素,甚至对于某些监管机构如英国人类受精与胚胎学管理局(Human Fertilisation and Embryology Authority, HFEA)[5]和欧洲药品质量管理局(European Directorate for the Quality of Medicines & Healthcare, EDQM)[6]而言是强制性要求。在风险评估程序中,需要确定风险、原因、后果以及可以采取的措施来最小化风险。有许多风险评估技术[7],但最常用的两种是"失效模式与效应分析(failure mode and effects analysis)(主动型)"和"故障树分析(fault tree analysis)(回顾型)"。在引入或更改程序之前进行主动型风险评估是一种很好的做法。《欧洲组织与细胞良好操作规范》(*Euro Good Tissue & cell Practices*, Euro GTP Ⅱ)提供了评估和量化风险所需的实用工具[8]。一旦确定了风险,就可以通过控制或应对来减少事件发生的可能性或后果(影响)。安装设备监测系统(equipment monitoring system, EMS)是 IVF 实验室有效处理风险的一个典型示例。设备监测系统可以增加对设备故障情况的检测,并通过及时报警防止有价值的生物材料损失。尽管安装实时设备监测系统需要很大的投资成本,但事实已经证明,即使对于一个小型实验室而言,自动化系统不仅能提高功能性,还能在 3 年内节省费用[9]。监测和报警是质量控制和保持实验室稳定性所必需的工具,并且也是被欧盟指令 2006/86/EC[10]、ISO 15189:2012[11]和 HFEA 行为准则[5]所要求的。

验证

ISO 对验证的定义是“通过提供客观证据来确认已经满足特定预期用途或应用的要求”。IVF 是一个过程(一组相互关联或相互作用的活动,将投入转化为产出)。验证的基本目标是确保过程的每个步骤和每个变量被识别和控制,并减少过程变异性,以使最终产品符合客户要求(例如持续的高妊娠率)。

美国食品药品监督管理局(Food and Drug Administration, FDA)[12]和欧洲药品质量管理局(EDQM)[6]发布了指南,概述了过程验证的一般原则。在设计阶段就应该考虑质量、风险、安全性和功效。在 IVF 中,“最终产品”的质量无法衡量,因此需要了解并控制影响因素(基础设施、设备和公共服务),并且需要对整个过程中所有步骤进行监控。

理想情况下,前瞻性验证是首选方法,然而在现有 IVF 诊所中这种方法并不总是可行。根据 EDQM 的规定,在长期实践中遵循已发表方法或使用相同材料和设备,操作简单且仅涉及少量组织和细胞操作的机构,可以依赖持续质量控制和定期审查来确保流程的可靠性。这些机构仍需记录其验证策略,并根据风险评估说明其方法,同时应进行回顾性确认以确保其关键流程是否达到预期(临床)结局。确保内容包括场地、设备、供应商、软件、材料、耗材、试剂以及人员资质认证,并且必须编制正式的报告。在验证过程中,必须明确定义各个过程控制点以监测整个流程。

在引入新方法(过程设计)常规使用之前,无论是因为特定方法的验证条件发生变化(其他仪器、环境变化等),还是因为方法本身发生了改变[12,13],均需要进行过程验证。

在常规使用中,需要定期验证关键参数,并且如果在现代技术上可行的话,需要实现持续过程验证,以确保该过程保持在受控状态。需要进行验证的实验室流程包括清洁和消毒程序、精子处理、IVF/ICSI、卵子采集、胚胎培养、冷冻保存和胚胎移植。

此外,为了确保设备能够始终按照预定规格以最小的变异进行工作,需要对其进行合格性验证。设备的合格性验证分为三个阶段:安装合格性验证(installation qualification, IQ)、操作合格性验证(operational qualification, OQ)和性能合格性验证(performance qualification, PQ)。IQ 是第一步,在这一阶段要确保设备根据制造商的规范正确安装。例如,在一个坚固的、无振动的平面上安装新的培养箱,并将室温控制在规定的范围内,同时连接 CO_2 和主电源。接下来是 OQ 阶段,在这个阶段中,需要对设备进行校准和测试以记录关键参数的基线数据。对于培养箱来说,确定 CO_2、温度和氧气的设定点是非常重要的,需要使用独立、经过校准的测量设备来核实这些参数。然后是 PQ 阶段,在这一阶段测试培养箱在可接受容差范围内长时间运行的能力。之后,应由具有一定资质和培训经验的责任人员定期对设备、使用程序和系统进行维护监控与校准。所有校准和设备合格参数应相符国际标准,并通过标记、编码或识别方式明确显示其校准状态及再校准日期。若某一设备长时间未被使用,则需确认其校准状态方可投入使用。

文档记录

在任何质量管理体系中,良好的文档记录都是必不可少的一部分。过程验证、设备确认和实验室标准操作程序需要被正确而完整地记录下来。这些文件应由实验室主任或委派的管理者批准,并定期进行审查和更新。在引入任何新的或更改后的程序进入例行工作之前,员工应接受具体且与其岗位相关的培训。

变更控制

质量管理的核心原则是变革,持续改进是计划、执行、检查、行动的循环。无论何时更改流程或程序,都应该证明和记录变化的影响,以确保这种变化不会对流程产生不利影响。

变更控制是一种系统性方法,用于确保任何对流程、设备、仪器、设施等有意修改都能协调引入,并减少可能引入培养体系中不必要或多余的变化的可能性[14]。

如果出现未经批准且可能对质量、安全或功效产生影响的非计划偏差,则应将其注册为质量管理体系中的不符合项。

变更控制的关键原则是理解和记录所做事情背后的原因、时间、地点、责任人员、完成方式及结果如何。

在实施之前可能需要重新验证或进行临床测试的变更(基于风险分析做出决策),包括可能会影响流程的设施和设备[如洁净室,供暖、通风和空调系统(heating, ventilation and air conditioning, HVAC)]的变更,材料(如穿刺针或移植导管)或试剂(培养液)方面的变更,过程本身的变更(引入新技术或基于当前知识得出结论),支持系统方面的变化(清洁、供应或信息技术)。所有可能影响质量、安全性和功效的改动都应经过合理证明、记录、批准(或拒绝)、沟通,并告知实验室人员且在实践中落地。

变更请求程序应纳入质量管理体系。

质量控制和质量保证

在IVF实验室里,只有一件事是真正重要的:一切。这是一次旨在建立IVF培养条件的共识指南的国际专家会议的结论[15]。该报告针对不同的主题提出了50多个共识指南要点:胚胎培养——基本原则和交互影响;IVF实验室温度;培养时的湿度;二氧化碳控制和培养液pH值;胚胎培养的氧分压;工作站——设计与工程;培养箱——维护培养环境;显微操作——维持稳定的理化环境;处理方法;评估方法;培养液——缓冲体系和pH值、总体组成和蛋白质补充剂、人类胚胎培养的序贯或一步培养液;使用与管理——冷链运输及储存;测试设备——校准与认证、实验室设备及其实时监测等方面。

详细确定方案中对于提供所需质量至关重要的过程方面(通过适当验证)必须进行正确监测。定期监测关键绩效指标[16]可以有效证明临床表现,然而遗憾的是,妊娠率下降可能只在较晚阶段才能真正被发现。因此,建立严格的质量控制程序、例行程序和控制手段非常重要,以确保程序和设备正常运行,并使流程保持可控性。

本节着重讨论记录温度和气体浓度等环境参数所使用的仪器和技术,并讨论了实验室人员、基础设施、设备、培养液及接触性耗材的质量控制与质量保证问题。

基础设施和环境

洁净室和空气质量

已有多位作者报道了环境毒物与受精和胚胎发育之间的关系[17,18]。最近,实验室内采用正压、高效颗粒空气(high-efficiency particulate air, HEPA)过滤器对实验室空气进行过滤,可挥发性有机化合物(volatile organic compounds, VOCs)的过滤以及使用化学活性化合物被确定为高效体外受精程序中常见的要素[1]。目前大多数现代IVF中心都设在洁净室内。

洁净室的供暖、通风和空调系统(HVAC)的功能应通过建筑监控系统(building monitoring system, BMS)进行监测。空气质量要求可能因国家而异,尽管目前国际上一致认为ART实验室应达到GMP C级[19]标准,但大多数IVF实验室都位于ISO 7~8级或EU GMP D至C级的洁净室中。一旦明确了其空气质量要求,在资格认证的正式流程中必须证明其符合指定分类标准。资格认证通常由执行符合ISO 14644-1和ISO 14644-3标准规范测试的检测机构每年进行一次[20]。随后需要进行监测以控制性能,包括静止状态和运行状态下的监测[21]。

空气质量监测[22]包括在非工作状态和工作状态下对粒子和微生物进行计数。在开始之前,监测程序需要确定采样频率和地点、每个地点的采样数量、采样体积和测试方法。这种工作方式源于医药指南,目前尚未被ART和其他组织/细胞机构所熟悉。欧盟国家参考了EU GMP[23]的附件1,该附件详细说明了颗粒物和微生物测试技术,类似于美国cGMP[22]和美国药典中用于人用药品生产的描述[24]。这些制药指南可以指导ART机构建立一个监测程序。

此外,EU GMP对静止状态下的环境监测和无菌过程运行中的监测进行了区分。静止状态下的环境监测旨在验证环境是否准备好进行即将到来的活动,而无菌过程监测旨在确保人员、流程和环境在操作期间处于控制之下。

用粒子计数器对颗粒物进行计数可以是建筑管理系统(BMS)或环境设备监测系统(EMS)的一部分,也可以监测实验室空气中的可挥发性有机化合物(VOCs)。市售光电离型VOCs检测仪能够在ppm范围内进行测量,具有4~20 mV输出,并可轻松连接到任何实时设备监测系统上。监测VOCs可能会发现在工作时间之外由于清洁人员未遵守清洁和消毒的程序、使用未经批准的清洁剂所引入的危险性和毒性产物。

应该确定维护服务和更换滤芯的计划(根据HEPA滤芯的颗粒计数和对活性炭及VOC滤芯饱和度的分析),并记录滤芯更换日期和批号。应在实验室与进行维护工作的公司达成的服务协议中明确规定预防性维护计划。

温度和相对湿度

洁净室中环境温度的绝对值并不是医学辅助生殖(MAR)过程所关注的重点(应遵守职业健康和安全规则),但为了控制微生物污染,环境温度不应超过25 ℃。低温干燥条件下,微生物污染物的繁殖将受到抑制。然而,当洁净室内的相对湿度(relative humidity, RH)超过50%、温度超过25 ℃时,则会增加细菌滋生的风险。另一方面,相对湿度低于35%时会促进静电产生、引起工作人员的不适感以及对黏膜和眼睛的刺激。40%~50%的环境相对湿度可以最小化细菌和呼吸道感染对工作环境造成的影响,并提供舒适的工作环境。此外,在环境温度超过30 ℃时,将影响培养箱的正常运行。为保证实验室的最佳性能,维持稳定的环境温度至关重要,避免设备(加热台和培养箱)的表面温度波动,同时,配备监测与报警系统以便实时监控环境温度的变化情况。

在新建洁净室的设计阶段,应注意工作站和培养箱的位置选择,避免直接位于过滤空调出口前方或下方。

通常由建筑管理系统(BMS)负责监测环境温度和相对湿度。

光

已有大量文献[25, 26]阐述了阳光直射和强烈的白色荧光灯对哺乳动物受精卵和胚胎的影响,大多数实验室限制了配子和胚胎暴露在光线下的时间。在操作和处理过程中[27]95%的光能来自显微镜卤素灯,特别是蓝波区域(400~500 nm)的光对受精率和胚胎是有害的[28]。因此,推荐在显微镜上使用绿色滤镜。

气体供应

现在有确凿证据表明,胚胎培养时的低氧浓度与活产率增加相关。培养箱依赖于气体的供应来调节其内部环境[29]。根据培养箱的设计不同,其供气方式是100% CO_2和100% N_2(具备集成混合装置的培养箱),或是定制混合气5%~6% CO_2、5% O_2和89%~90% N_2(没有集成混合装置的MINC™桌面培养箱、BT37桌面培养箱)。所有气体都应该是最高质量的,气体管道上应该安装VOC过滤器。带有气体混合单元的培养箱具有传感器,当气体供应出现故障时可以发出警报,但使用预混气体的培养箱则不同,没有气体浓度传感器。后者可以通过在培养箱腔室内放置一个培养皿大小的红外CO_2传感器[30]来监测。

实验室设备及实时监控

长期以来,实时监测(real-time monitoring, RTM)被普遍认为难以实现,主要是因为缺乏精确的CO_2传感器、布控点太多、布线及增加传感器和数据传输器的成本高昂。如今,随着低成本的无线技术、互联网、智能手机和平板电脑的普及,这些制约因素已逐步被克服。并且现在有了价格合理的解决方案,可以向监测系统及其使用者(如实验室管理员)提供重要的实时信息。实时监测系统有助于降低设备故障造成的“损失”,提高管理层的安全性与系统的可靠性。此外,由于监管机构已经认识到监测带来的益处,这一要求现在已被纳入专业指南[31]、法规要求[10]和认证标准[11]中。

可以通过使用独立于设备的监测传感器来连接并测量温度和气体水平(CO_2、O_2和VOCs)。此举的可行性在于,它使得对设备内置传感器读数漂移的检测成为可能,进而能够核实制造商所宣称的性能指标;同时,还能对如电力中断等环境状况进行监测。

气压、相对湿度、气流传感器和粒子计数器可与设备监测系统连接,但通常这些参数都被整合进建筑管理系统(BMS)中使用。在实验室环境下进行空气监测时,设备监测系统也需要作为其中一部分,因为环境温度的偏差会对显微镜加热台的温度调节产生影响。

可实时监测的数字信号包括培养箱门的状态及设备报警信号,甚至能够读取数字推荐标准(RS)-232或RS-485等接口。得益于现代网络系统,对设备的精确控制成为可能,数据亦可通过安全的互联网连接进行远程访问;若发生意外事件或设备故障,智能警示系统将向实验室管理员发送预先设置好的警报信息。此外,在选择监控系统时还需考虑技术性报警功能(如传感器中断、监视装置故障或网络异常)以增强其可靠性。当然,借助现代技术手段,我们也可以通过电话、电子邮件或短信方式发送警报,但警报信息程序应该是双向的,以便确认收到并记录相关提示信息。若在规定时间内未收到任何反馈,则应激活自动级联系统。

培养系统

温度

尽管目前卵母细胞处理和胚胎培养的最佳温度尚不明确,但轻微降温可以影响卵母细胞的细胞骨架[32]和纺锤体[33],而降温后再复温的恢复能力有限[34]。这表明人类减数分裂纺锤体对温度变化非常敏感,在体外操作过程中保持接近37 ℃的恒定温度对正常受精和随后的胚胎发育至关重要。这些温度效应具有不可逆性,因此,避免不当的温度暴露显得至关重要。温度流失可能出现在卵泡穿刺、体视显微镜和显微操作仪的加热台上进行操作、培养箱中培养以及胚胎移植等过程。应在盖油的培养皿和试管中使用校准探头进行温度测量。选择合适的测量探头很重要。轻薄型、快速响应的无屏蔽T型热电偶可用于检测小范围内部温差,并且在测量加热台时性能良好;而更精确的固定在培养皿上的小型探头则更适合于准确测量培养箱内部的温度。虽然电阻式温度传感器(Pt100和Pt1000)是最稳定和准确的传感器,但将其安装到小尺寸培养箱中较为困难。因此,热敏电阻温度传感器可能是一个更好的选择。具有0.1 ℃精确度的热敏电阻温度传感器现已广泛普及且价格合理。其响应速度快,高灵敏度使其在检测培养箱温度变化方面表现出极佳性能。当然,只有通过使用正确校准的传感器和仪器才能进行精确的温度测量,如果设备和传感器使用不当,这些测量结果将毫无意义。掌握测量科学知识的是对实验室工作人员的一项基本要求,然而这是许多实验室所缺乏的。

培养液和pH值

培养液的选择超出了本章的范围。对于培养液来说,没有理想的pH值,因为这个数值会因培养液和制造商不同而有所变化,但通常在7.1~7.4。碳酸盐缓冲培养液的pH值由溶解在培养液中的CO_2浓度调节,这是通过调节培养箱内气体中CO_2分压来实现的。因此,通过实时监测仪器(RTM)仔细检测培养箱的性能非常重要。红外线CO_2传感器很容易集成到大容量培养箱中。在小体积桌面培养箱中安装红外线 CO_2 传感器更具挑战性，但某些品牌的桌面培养箱可能有此功能。虽然现代化、控制良好的培养箱可以使培养液保持稳定的 pH 值，但在培养皿拿出培养箱后培养液的 pH 值会增加。通常会用在培养液上盖油的方法来减缓 pH 值的增加。盖油除了能够稳定 pH 值，还可以减少培养液内水分的蒸发和热损失，并防止颗粒物的污染[35]。

然而，如图 2-1 所示，盖油对 pH 值的保护作用是相当有限的。当培养皿的盖子打开，使盖油的培养液直接暴露在环境空气中，其 pH 值会立即升高。如果盖好盖子，将培养皿从培养箱中取出 10 min 后 pH 值开始升高。因此，在对受精卵和胚胎进行评分时最好将培养皿盖好。在具有 CO_2（和温度）调节功能的隔离装置内进行操作可以避免 pH 值的波动。

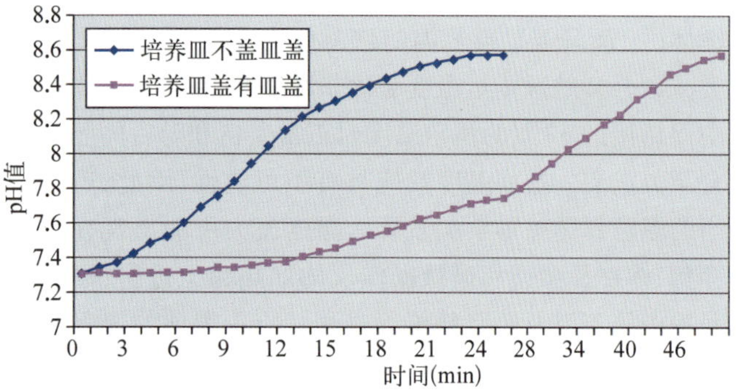

图 2-1　盖油的培养液的 pH 值在环境空气中随时间变化

出于质量控制的目的，每批培养液应在预平衡后测量其 pH 值，并确认其在分析证书中指定的范围内。传统的玻璃电极 pH 值测量仪在技术上具有挑战性（需要从培养箱中取出样品进行测量，测量温度应为 37 ℃，并且必须在环境空气中进行测量），而且耗时较长。更好的解决方案是使用培养箱中连续记录 pH 值的记录仪或使用即时血气分析仪（只适用于培养液，不适用于 HEPES 或 MOPS 缓冲液）。

渗透压

商品化培养液的渗透压范围为 255～298 mOsm/kg[36]。大多数胚胎实验室在盖油的培养液微滴中培养胚胎。微滴制备过程可能会影响培养液的渗透压，从而影响胚胎发育[37]，因此应该对微滴制备过程进行标准化，并对员工进行培养皿制备的培训。随着最近的发展，出现了非加湿桌面培养箱、延长培养时间而不必更换的一步式培养液，监测渗透压已成为质量控制（开封后和存储期间）和过程控制（测量培养 5～6 天后使用过的培养液）中重要的一部分。因此，每个胚胎实验室都应该有一台冰点渗透压仪。

接触材料

在整个 IVF 过程中，如取卵针、培养皿、ICSI 针和移植导管等一次性耗材被广泛使用，应该明确选择一种耗材，并在验证过程中记录其性能。许多不同制造商提供胚胎培养用的耗材。不幸的是，通过精子活力检测[38]或鼠胚实验（mouse embryo assay，MEA）[39]表明其中一些耗材对配子和胚胎有毒性作用。

美国生殖医学会（American Society for Reproductive Medicine，ASRM）[40]的实践指南要求与精子、卵或胚胎接触的材料应该是无毒的，并且供应商应该通过适当的生物测定或动物模型进行测试。在欧洲，所有与人体接触用于移植的材料和试剂必须作为医疗器械通过欧盟医疗器械法规（Medical Device Regulation，MDR）[41]认证后方可使用。这包括但不限于取卵针、移植导管、塑料器皿、玻璃器皿、培养液和蛋白质来源。欧洲人类生殖与胚胎学会（European Society of Human Reproduction and Embryology，ESHRE）[31]的指南要求培养液应经过鼠胚实验，而欧洲指令则要求这些耗材（培养液）由供应商进行充分的生物测试，但缺乏对于如何进行鼠胚实验的共识或标准。影响鼠胚实验灵敏度[42]的变量有培养起始点（卵母细胞、受精卵或 2 细胞期胚胎）、每单位体积培养液中培养的胚胎数量、培养液和白蛋白使用情况、培养液暴露方案（培养液体积和暴露时间），以及盖油的使用等因素，因此制造商可以轻易地修改其检测条件，既可以最大化灵敏度（高拒绝率），也可以降低灵敏度（低拒绝率）。产品说明书或分析证明并不提供具体信息，导致用户无法判断公司声明“经过鼠胚实验”的真实价值。因此，实验室应该要求供应商提供这些信息，并根据供应商在提供有关检测条件、暴露方案和验收标准方面的透明度来选择供应商。

实验室人员

实验室人员的数量和资质是维持实验室稳定的关键因素，建议的人员配备水平为每年每 120 个促排卵周期需要一个全职的“实验室”或“实际动手操作”的胚胎学家[43]。就像任何技术的熟练程度都会直接影响可测量的结果一样，监测绩效对于确认程序是否正确和最佳地执行至关重要。这种监测旨在发现与协议偏离并确定纠正和改进机会。示例的监测指标包括：ICSI 周期的 2PN 率（双原核受精卵数/注射总成熟卵数×100%）、卵子退化率（卵子退化数/注射总成熟卵数×100%），冷冻保存或玻璃化冷冻周期中的胚胎完全复苏率（复苏后完整且可利用的胚胎数/冷冻或解冻胚胎总数×100%），临床妊娠率（临床妊娠数/胚胎移植的周期数×100%），活检后胚胎继续发育率（活检后继续发育的胚胎数/活检胚胎总数×100%），胚胎活检样本扩增的阳性率(分子信号呈阳性胚胎数/活检胚胎总数×100%),冷冻卵母细胞复苏率(复苏后存活的卵母细胞数/玻璃化冷冻的卵母细胞总数×100%)以及辅助孵化胚胎的植入率(孕囊数/移植辅助孵化的胚胎总数×100%)[44]。

核对

质量定义之一是满足明确或隐含的需求,换句话说就是满足患者期望。IVF 过程中样本的可追溯性是治疗的基本方面,并涉及核对方案。对人工双人核对方案的失效模式影响分析清楚地展示了人工核对存在的漏洞和风险[45]。基于条形码或射频识别标签的自动化电子系统可以取代人工核对[46]并降低配子错配的风险。根据我们的经验,这种电子核对系统能够减少工作人员的焦虑和心理压力,提高工作效率。

(郭倩颖译,廉颖、刘平校)

参考文献

[1] Van Voorhis B, Thomas M, Surrey E, Sparks A. What do consistently high-performing *in vitro* fertilization programs in the U. S. do? Fertil Steril. 2010; 94:1346-9.

[2] Directive 2004/23/EC of the European Parliament and of the Council of 31 March 2004 on setting standards of quality and safety for the donation, procurement, testing, processing, preservation, storage and distribution of human tissues and cells. Official Journal of the European Union 7. 4. 2004.

[3] ISO 31000:2009. Risk management—Principles and guidelines, 2009.

[4] Mortimer D, Mortimer ST. Quality and Risk Management in the IVF Laboratory. Cambridge: Cambridge University Press, 2005.

[5] Human Fertilisation and Embryology Authority. *Code of Practice*, 8th edition, 2015. www. cambridge. org

[6] https://www. edqm. eu. Accessed on 17/02/2021.

[7] ISO 31010:2009. Risk management—Risk assessment techniques. 2009.

[8] http://www. goodtissuepractices. eu/. Accessed on 17/02/2022.

[9] Mortimer D, Di Berardino T. To alarm or monitor? A cost-benefit analysis comparing laboratory dial-out alarms and a real-time monitoring system. Alpha Newsletter. 2008; August:1-7.

[10] Directive 2006/86/EC implementing Directive 2004/23/EC of the European Parliament and of the Council as regards traceability requirements, notification of serious adverse reactions and events and certain technical requirements for the coding, processing, preservation, storage and distribution of human tissues and cells. Official Journal of the European Union 25. 10. 2006.

[11] ISO 15189: 2012. Medical laboratories—Requirements for quality and competence, 2012.

[12] FDA (CDER, CBER, CVM). Process Validation: General Principles and Practices, 2011.

[13] Ludwig H. Validation of Analytical Methods and Procedures. http://www. labcompliance. com/tutorial/methods/

[14] OECD Principles of Good Laboratory Practices. http://www. oecd. org/chemicalsafety/testing/oecdseriesonprinciplesofgood laboratorypracticeglpandcompliancemonitoring. htm

[15] Cairo 2018 Consensus Group, "There is only one thing that is truly important in an IVF lab: Everything" Cairo consensus guidelines on IVF culture conditions. Reprod BioMed Online. 2020.

[16] ESHRE Special Interest Group of Embryology and Alpha Scientists in Reproductive Medicine. Electronic address: Coticchio. biogenesi@ grupposandonato. it. The Vienna consensus: Report of an expert meeting on the development of ART laboratory performance indicators. Reprod Biomed Online. 2017; 35(5):494-510. doi: 10. 1016/j. rbmo. 2017. 06. 015.

[17] Cohen J, Gilligan A, Esposito W, Schimmel T, Dale B. Ambient air and its potential effects on conception. Hum Reprod. 1997; 12:742-9.

[18] Johnson JE, Boone WR, Bernard RS. The effects of volatile compounds (VC) on the outcome of *in vitro* mouse embryo culture. Fertil Steril. 1993;Suppl 1:S98-9.

[19] Mortimer D, Cohen J, Mortimer S, Fawzy M, McCulloh D, Morbeck D, Pollet-Villard X, Mansour R, Brison D, Doshi A, Harper J, Swain J, Gilligan A. Cairo Consensus on the IVF laboratory environment and air quality: Report of an expert meeting. Reprod BioMed Online. 2015; 4:516-22.

[20] International Standard Organisation. Cleanrooms and associated controlled environments—Part 1: *Classification of air cleanliness by particle concentration*, ISO 14644-1, 2015.

[21] International Standard Organisation. Cleanrooms and associated environments—Part 2: *Monitoring to provide evidence of cleanroom performance related to air cleanliness by particle concentration*, ISO 14644-2, 2015.

[22] Guns J, Janssens R, Vercammen M. Air quality management. In: Practical Manual of In Vitro Fertilization: Advanced Methods and Novel Devices. Nagy ZP, Varghese AC, Ashok A (eds.). New York, NY: Springer, pp. 17-

25, 2012.

[23] European Union. EU Good Manufacturing Practice. Medicinal Products for Human and Veterinary Use. Annex 1: Manufacture of Sterile Medicinal Products (corrected version), 91/356/EEC, 2008.

[24] USP29-NF24. Microbiological Evaluation of Clean Rooms and Other Controlled Environments. Baltimore, MA: United States Pharmacopeia, 2010.

[25] Schumacher A, Fischer B. Influence of visible light and room temperature on cell proliferation in preimplantation rabbit embryos. J Reprod Fertil. 1988; 84:197-204.

[26] Takahashi M, Saka N, Takahashi H, Kanai Y, Schultz RM, Okano A. Assessment of DNA damage in individual hamster embryos by comet assay. Mol Reprod Dev. 1999; 54:1-7.

[27] Ottosen LDM, Hindkjar J, Ingerslev J. Light exposure of the ovum and preimplantation embryo during ART procedures. J Assist Reprod Genet. 2007; 24:99-103.

[28] Korhonen K, Sjövall S, Viitanen J, Ketoja E, Makarevich A, Pëippo J. Viability of bovine embryos following exposure to the green filtered or wider bandwidth light during in vitro embryo production. Hum Reprod. 2009; 24:308-14.

[29] Bontekoe S, Mantikou E, vanWely M, Seshadri S, Repping S, Mastenbroek S. Low oxygen concentrations for embryo culture in assisted reproductive technologies. Cochrane Database Syst Rev. 2012; 7:CD008950.

[30] https://planer. com/products/petrisense-ph-co2-sensor. html

[31] Magli MC, Van den Abbeel E, Lundin K, Royere D, Van der Elst J, Gianaroli L. Revised guidelines for good practice in IVF laboratories. Hum Reprod. 2008; 23:1253-62.

[32] Almeida PA, Bolton VY. The effect of temperature fluctuations on the cytoskeletal organization and chromosome constitution of the human oocyte. Zygote. 1995; 3:357-65.

[33] Pickering SJ, Braude PR, Johnson MH, Cant A, Currie J. Transient cooling to room temperature can cause irreversible disruption of the meiotic spindle in the human oocyte. Fertil Steril. 1990; 54:102-8.

[34] Wang WH, Meng L, Hackett RJ, Odenbourg R, Keefe DL. Limited recovery of meiotic spindles in living human oocytes after cooling-rewarming observed using polarized light microscopy. Hum Reprod. 2001; 16:2374-8.

[35] Characterization and comparison of commercial oils used for human embryo culture. Hum Reprod. 2022 Jan 28; 37(2): 212-25.

[36] Swain JE, Pool TB. Culture media in IVF: Decisions for the laboratory. In: Practical Manual of In Vitro Fertilization: Advanced Methods and Novel Devices. Zsolt PN, Alex CV, Ashok A (eds.). New York, NY: Springer, 2012.

[37] Swain JE, Cabrera L, Xu X, Smith GD. Microdrop preparation factors influence culture-media osmolality, which can impair mouse embryo preimplantation development. Reprod Biomed Online. 2012; 24:142-7.

[38] Nijs M, Franssen K, Cox A, Wissmann D, Ruis H, Ombelet W. Reprotoxicity of intrauterine insemination and *in vitro* fertilization-embryo transfer disposables and products: A 4-year survey. Fertil Steril. 2009; 92:527-35.

[39] Van den Abbeel E, Vitrier S, Lebrun F, Van Steirteghem A. Optilized bioassay for the detection of embryology contaminants. Hum Reprod. 1999; 114.

[40] The Practice Committee of the American Society for Reproductive Medicine and the Practice Committee of the Society for Assisted Reproductive Technology. Revised guidelines for human embryology and andrology laboratories. Fertil Steril. 2008; 90(Suppl 3):S45-S59.

[41] Regulation (EU) 2017/745 of the European Parliament and of the Council of 5 April 2017 on medical devices, amending Directive 2001/83/EC, Regulation (EC) No 178/2002 and Regulation (EC) No 1223/2009 and repealing Council Directives 90/385/EEC and 93/42/EEC. Official Journal of the European Union 5. 05. 2017.

[42] Boone WR, Higdon HL, Johnson JE. Quality management issues in the assisted reproduction laboratory. J Reprod Stem Cell Biotechnol. 2010; 1:30-107.

[43] Alpha Scientists in Reproductive Medicine. The alpha consensus meeting on the professional status of the clinical embryologist: Proceedings of an expert meeting. Reprod Biomed Online. 2015; 30:451-61.

[44] Go KJ. 'By the work, one knows the workman': The practice and profession of the embryologist and its translation to quality in the embryology laboratory. Reprod Biomed Online. 2015; 31:449-58.

[45] Rienzi L, Bariani F, Dalla Zorza M, Romano S, Scarica C, Maggiulli R, Nanni Costa A, Ubaldi FM. Failure mode and effects analysis of witnessing protocols for ensuring traceability during IVF. Reprod Biomed Online. 2015; 31:516-22.

[46] Thornhill AR, Brunetti XO, Bird S, Bennett K, Rios LM, Taylor J. Reducing human error in IVF with electronic witnessing. Fertil Steril. 2011; 96(3):S179.

3

IVF 实验室的关键绩效指标

Alison Campbell

引　言

关键绩效指标(key performance indicators, KPIs)是体外受精(in vitro fertilization, IVF)实验室进行质量监控和持续改进的必要工具。

众多因素作用于IVF实验室的绩效。这些因素包括患者管理、配子质量、实验室和培养环境、设备、流程、耗材以及实验室团队的技能和经验水平。IVF实验室在成功的IVF治疗中起关键作用,因此经常是严格审查的重点。然而,可以用来衡量实验室绩效的观察指标数量众多,导致设计和选择KPIs较为复杂。

使用KPIs的最简单,也可以说最实用、最有效的方式是识别出高级别的,或是标志性的KPIs,通过定义最少的流程或处理数量,以实现可靠的分析。除此之外,在需要时能进一步深入探究额外的指标是有益的,以便精确找出并解决系统中潜在的弱点。

这些标志性的KPIs有助于识别需要进一步审查的领域或流程,或是促进流程或实践中变更的有效性。纵向监测对于趋势分析也很重要,并可为潜在问题提供早期预警。

KPIs的背景化

由于影响IVF实验室生育治疗绩效和结局的因素很多,包括科学的、临床的、环境的和人口统计的特征,因此尝试将KPIs置于具体背景中是有帮助的,尤其是在比较不同的实验室或时间段内。在CARE Fertility集团,我们开发了一个简单的工具,已证明该工具有助于依据一定时间段内接受治疗患者的条件,来确定成功率。图3-1展示了该工具输出的一个示例。它使用了四个参数:卵母细胞提供者的年龄、AMH、获卵数和单胚胎移植,将患者的预后从非常差到非常好进行分类。这些简单分类中的患者构成比使我们能够预测和比较多个诊所的结果,并能了解和快速确定特定时间段内的结果是否未达到KPI目标值。通常,KPI未达标的时间段与依据该工具的标准被认为预后非常差或差的患者占比较高的时间段相吻合。

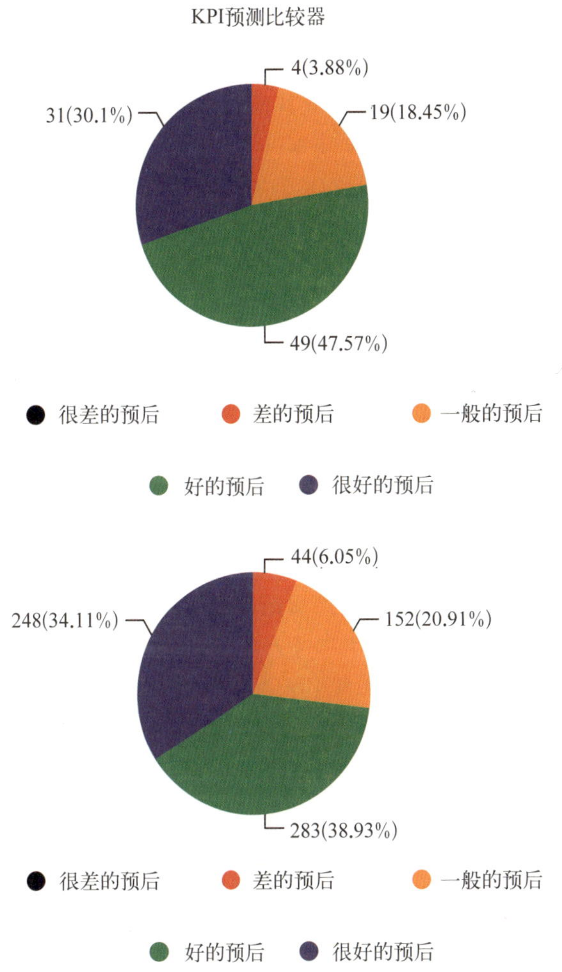

很好的=≤35岁,≥9获卵,抗米勒管激素=10~30,单胚胎移植。好的=不满足一个参数。一般的=不满足两个参数。差的=不满足三个参数。很差的=不满足所有参数。

图3-1　通过简单的患者条件预测KPI

KPIs的使用

仔细考虑使IVF实验室的KPIs有价值的因素是很重要的。这些因素必须是可测量的、可靠的并且可信的。使用者应对用于计算这些绩效指标(performance indicators, PIs)的数据质量有信心,这将使指标具有可重复性和可靠性。使用专家共识推动的 PIs 是明智的,因为它能参照经过专家仔细考虑的标杆值。在维也纳共识定义的实验室 PIs 中,将高级别且最重要的指标称为“关键”——即 KPI,它们与 IVF 实验室的核心业务相关。其他被称为 PI 的指标有助于审查特定的操作或步骤,虽然 PI 被评估的频率可能不如 KPI,但仍应收集准确数据,以便在需要时进行更详细的分析。参考指标(reference indicators, RIs)能用于反映某些事情的代理指标,或用于执业者或实验室之间的标杆分析,由于这些指标涉及实验室以外的方面,因此较难被控制或影响。

如前文所述,很多变量是实验室无法控制的(如患者的临床因素),或影响甚微的(如医疗实践)。尽管有些挑战性,确保实验室 KPIs 能与实验室业务紧密而非脆弱的关联仍是非常重要的。尽管大型数据集可有助于最小化极端值的影响,但许多 IVF 实验室可能需要较长时间才能整理到足够的数据,到那时事情可能已经发生了变化。

参考人群和 KPI

由于患者因素能影响 IVF 和卵胞质内单精子注射(intracytoplasmic sperm injection, ICSI)治疗的实验室及临床结局,因此在评估 KPIs 时,推荐采用一个参考人群,以排除会干扰结果的极端值和变量。ESHRE 和 Alpha 专家共识组提出了以下参考人群纳入标准:

- 卵母细胞来自小于 40 岁的患者。
- 使用自体、新鲜的卵母细胞行 IVF 或 ICSI 助孕。
- 使用新鲜或冷冻的射出精子。
- 非植入前遗传学检测(preimplantation genetic testing, PGT)周期。

考虑到数据集的大小以及当前的实践结果,可以修改这个列表来减少排除项,可将行卵母细胞玻璃化冷冻/解冻助孕的患者纳入参考人群,同时考虑患者冷冻保存卵母细胞时的年龄。这是因为据广泛报道,解冻卵母细胞的治疗效果与新鲜卵母细胞相似。

使用参考人群进行 KPI 监测可以提供一组异质性较低的数据,从而能够在网络、地区、国家和更广泛的范围内,对不同实验室的结果进行更可靠的基准化比较。前提是所有参与者都同意使用这一参考人群,并且数据记录准确无误。一旦确定,应保持参考人群的标准而不常规修订,这样才能进行纵向监测和趋势分析。

除非诊所的治疗周期数非常多,利大于弊(如不需花费较长时间来完成进行有价值分析所需的治疗周期样本量),使用更狭窄的参考人群(如卵母细胞来自年龄小于 30 岁的患者)才可能是有用的。

一些诊所倾向于使用多个参考人群,其中一个人群被视为“金标准”。这一人群拥有非常好的预后,例如纳入首次 IVF/ICSI 助孕周期、卵母细胞来自年轻患者且数量在“最佳”范围内、正常的精液参数和单胚胎移植等。

在诊所网络中使用 KPI

专家共识指南的使用有助于实验室将自身绩效与已报道的行业规范或指标进行对比。然而,一些实验室可能需要处理不同比例的复杂病例,并为患者提供与其他实验室不同的治疗方法,因此可能无法充分获益于通用的 KPIs。

诊所集团(或诊所网络)正变得越来越普遍,集团内实验室的优势之一,是能够根据患者亚群或治疗类型直接比较 KPI。而不是与那些在操作上缺乏一致性的实验室进行直接比较。

直观比较多个实验室关于特定 KPIs 的绩效时,漏斗图特别有用,它考虑了进行治疗的次数,并确定实验室绩效是否在控制范围或目标值范围内。图 3-2 展示了 CARE Fertility 集团在拥有 10 家诊所时的一个漏斗图示例。在所示期间,所有诊所的绩效都高于控制范围下限。漏斗中描绘的每个菱形代表一家诊所,根据每个诊所一年承担的 IVF 治疗数绘制各自的 IVF 受精率。

一个 KPI 内部的变化:例如 IVF 受精率

一些 KPIs 中可能发生多种不同的变化,使用者可能需要依据自己实验室的实际情况选择最适合自己的解读方案。根据惯例和专家共识,IVF 受精率应该按照以下方式计算:

IVF 正常受精率(%)= 具有 2 个原核和 2 个极体的卵母细胞数除以授精的卵冠丘复合物(cumulus oocyte complexes, COC)数(乘以 100%)。

与此相关的共识 KPI 建议合格值≥60%,标杆值(期望目标)≥75%(维也纳共识,2017)。

这是一个 KPI 的典型例子,存在多个合理的备选解读方案。这个 KPI 计算中的分母可能会受到临床操作规程的影响,而这通常是实验室团队无法控制的。如果临床流程没有标准化,这个 KPI 的用处就会降低。例如,尽管卵

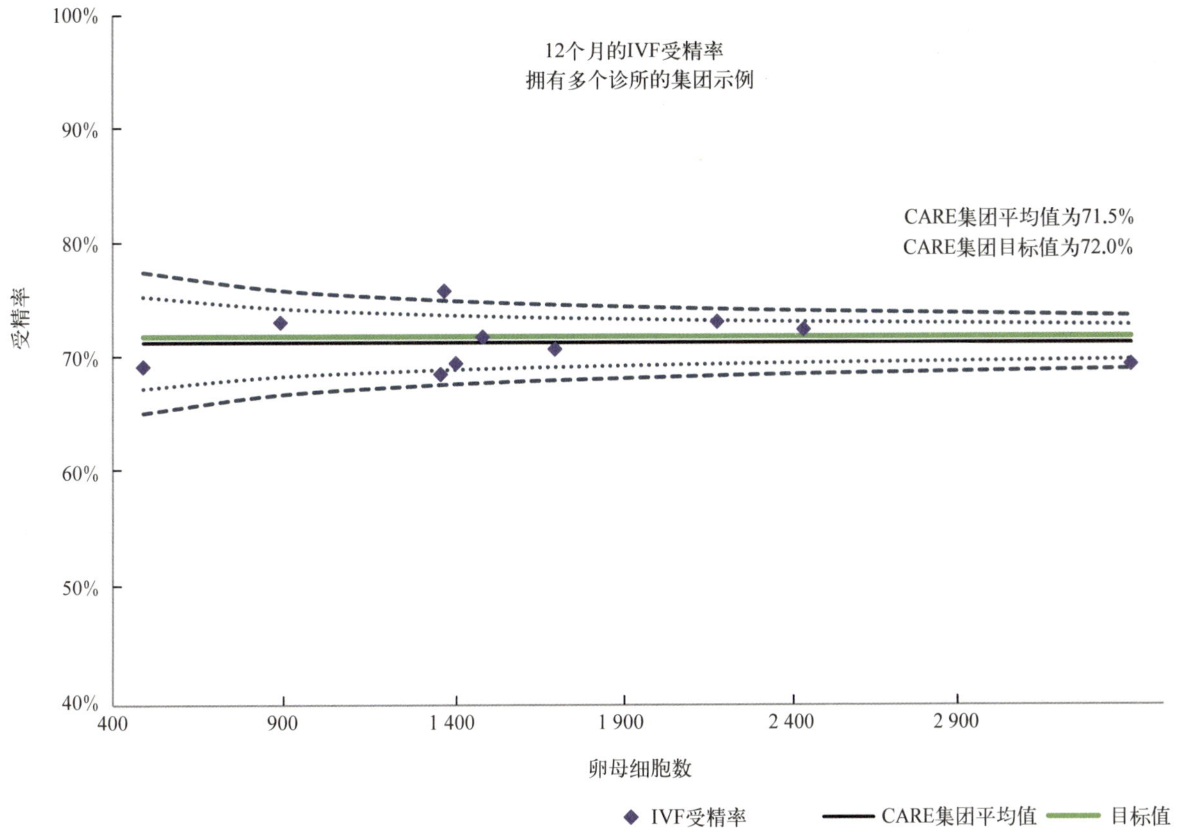

图 3-2 IVF 受精率的漏斗图示例

泡冲洗通常不被推荐或不被视为最佳方案，但仍有一些诊所或医生这样做。特别是较小卵泡的冲洗会导致取出成熟度较低的卵冠丘复合物，因而“IVF 正常受精率”较低。因此，选择 KPI 时需要仔细考虑，使用者应该注意它们的局限性。

用直觉提示

除非能够非常规律地利用大量数据进行更新，否则很多 KPIs 在设计上将会是时效性较低的，因此 IVF 实验室内仍需要持续地进行审查和质疑。实验室工作人员也应牢记自身观察力、经验和直觉的重要性，以发现实验室中潜在问题的早期迹象。

在 20～30 年前的很多 IVF 实验室中，每日都有一个声音指示的质量指标！配备压力泵的计算机控制冷冻仪会产生嘈杂噪声，通常在下午可以听到它的声音，这表明高质量的剩余胚胎正在被冷冻保存。如果没有听到这个恼人但令人安心的声音，那就提示至少当天的胚胎质量可能不佳。在如今繁忙的实验室中，由于弹性工作制和越来越多样化的岗位设置，胚胎学家工作的连续性降低或在 IVF 实验室内的花费时间较少，以致无法做出敏感和实时的观察，并在 KPI 生成之前发现潜在的问题。

跨学科团队的沟通对于确保监督和早期预警至关重要。例如，在使用新引进的促性腺激素后，超声医生说他们注意到卵泡的生长模式有所不同，那么这种情况应该被记录下来，并提前评估 IVF 实验室的卵母细胞成熟度和受精情况。

另一个关于观察和报告 IVF 实验室内异常情况重要性的真实例子，是在接近胚胎紧密化的阶段出现空泡，这提示培养环境中渗透压可能发生偏差，需要进一步检查，但这种情况可能在核心 KPI（如囊胚形成率）中无法被发现。

IVF 实验室中的责任担当

一些 IVF 实验室的 KPIs 指标采用“责任担当”的策略。虽然这让一些人觉得是非常规的并且感到不舒服，但通过对实验室流程中各个执业者的绩效进行透明和定期的审查，在识别和确保最佳操作以及持续改进方面非常有效。

例如，在 CARE Fertility 集团，每个实验室团队成员操作的多个结果变量都会定期自动生成并进行审查，如：

- 精子制备、卵母细胞回收、卵丘细胞去除、IVF 及 ICSI 的受精率。
- 胚胎移植的植入率。
- 卵母细胞/囊胚玻璃化冷冻解冻的复苏率。
- 解冻胚胎的植入率。

对医生也采取了类似的方法。

如果采用这种方法，就需要和员工明确沟通，这需要大家共同承担，主要目的是维护患者的利益并强调最佳的操作。同时，非常重要的是，每个员工都要理解 IVF 过程中存在大量的干扰因素，这些“责任担当”的结果应该仅仅被视为可能的而非绝对的提示。例如，如果一位员工擅长某个操作，比如行 ICSI 后观察到的受精率达到 90%，那么有必要仔细审查其操作，并安排他与表现较差的员工一起进行观察和培训。

总的来说，更关注细节，更仔细观察 IVF 实验室的绩效，就可能获得更好的结果。

已发表的推荐 KPIs：它们仍然适用吗

2017 年，一个专家会议公布了一份关于辅助生殖实验室 PIs 的全面和通用的共识报告[1]，为 IVF 和 ICSI“新鲜”治疗周期推荐了 12 个 KPIs、5 个 PIs 和 2 个 RIs，同时提出了这 19 个指标的合格值和标杆值。这些 KPIs 在图 3-3 中进行了总结和定义。

大约 10 年前，发表了一份关于冷冻保存的专家共识会议记录，提出了冷冻保存的 14 个 KPIs 及其标准值。

随着临床实践的发展，单囊胚移植、胚胎植入前非整倍体遗传学检测(PGT-A)以及“全胚冷冻”(即胚胎不在促排卵周期内新鲜移植，而是冷冻保存，在后续的冻胚周期解冻移植)所占比例不断升高，一些既往建立的 KPIs 可能不再那么适用。最近发表的一些文章考虑了这一点，并提出如果患者的治疗计划发生变化(如从新鲜移植到全胚冷冻)，KPIs 是否需要转变[2,3]。由于囊胚冷冻保存操作和结果的显著变化，维也纳共识小组提出了一种囊胚冷冻复苏的 KPI。

另一个未被包含在维也纳共识中但最近被证实有用的 KPI 是第 5 天可利用囊胚率。和临床结局相关的 KPI 相比，这类 KPIs 的优势在于可被用于检测一个可控变化的有效性，或对一个负面趋势发出警告。在该 KPI 的计算中，分子为胚胎数(而非周期数/移植胚胎数)，这使得其具有在周期数较低的诊所中检测 KPI 变化的优势[4]。维也纳共识在其发表后不久便受到了批判性评价[5]。

最近的一篇文章探讨了根据女性年龄对维也纳共识进行精细微调的必要性。有趣的是，文章的结论是大部分实验室观察指标都是可靠的，与女性年龄无关。然而，与延长胚胎培养相关的 KPIs 应根据女性年龄进行微调，因为优质囊胚率与女性年龄独立相关[6]。

KPIs	✓ 合格值	★ 标杆值	KPIs	✓ 合格值	★ 标杆值
1. IVF 受精率	≥60%	≥75%	7. 第 3 天胚胎发育率	≥45%	≥70%
2. ICSI 受精率	≥65%	≥80%	8. 第 5 天胚胎发育率	≥40%	≥60%
3. IVF 受精失败率	<5%	<5%	9. 成功活检/装管率	≥90%	≥95%
4. ICSI 退化率	≤10%	≤5%	10. 囊胚冷冻复苏率	≥90%	≥99%
5. 第 2 天卵裂率	≥95%	≥99%	11. 卵裂期胚胎植入率	≥25%	≥35%
6. 第 2 天胚胎发育率	≥50%	≥80%	10. 囊胚植入率	≥35%	≥60%

定义	
1. 2PN 数/授精 COC 数	7. 8 细胞胚胎数/2PN 数
2. 2PN 数/授精卵母细胞数(ICSI)	8. 囊胚数/2PN 数
3. 无 2PN 周期数/促排卵周期数(IVF)	9. DNA 扩增成功胚胎数/活检胚胎数
4. 退化卵母细胞数/授精数(ICSI)	10. 完整囊胚数/解冻囊胚数
5. 卵裂胚胎数/2PN 数	11. 孕囊数(超声监测)/卵裂期胚胎移植数
6. 4 细胞胚胎数/2PN 数	12. 孕囊数(超声监测)/囊胚移植数

图 3-3 维也纳共识参考指标

KPIs 的未来

在全球 IVF 实验室中，KPIs 的使用方式多种多样，多样性既体现在 KPIs 在 IVF 实验室的应用价值，也体现在其方法的复杂性和细节方面，即从基础的、特定目的的使用到高度复杂、自动化的系统。

随着 IVF 临床和实验室普遍向数字化和自动化方向发展，未来的 KPI 监测可能会变得更加省力、快捷和灵敏，并有可能融入大型和实时的数据集。

目前已经有一些商品化的工具可以实现实验室数据的半自动化处理，能让实验室人员自定义报告、图表、面板和功能。这些工具可以使用 CSV 文件或其他格式，允许用户在不同参数和患者亚群之间切换，并提供并行比较。

随着数据集越来越详细和数字化，以及数据存储和传输变得更加灵活，人工智能和深度学习可能会被越来越多地用于检测和预测 IVF 实验室的 KPIs[7]。

（张硕屏译，顾亦凡、林戈校）

参考文献

[1] ESHRE Special Interest Group of Embryology, Alpha Scientists in Reproductive Medicine. The Vienna consensus: Report of an expert meeting on the development of art laboratory performance indicators, Human Reproduction Open. 2017; 2017(2):hox011. https://doi.org/10.1093/hropen/hox011

[2] Fabozzi G, Cimadomo D, Maggiulli R, Vaiarelli A, Ubaldi FM, Rienzi L. Which key performance indicators are most effective in evaluating and managing an in vitro fertilization laboratory? Fertil Steril. 2020; 114(1):9-15. doi: 10.1016/j.fertnstert.2020.04.054.

[3] Wang HT, Hong PP, Li HY, Zhou W, Li T. Use of a new set of key performance indicators for evaluating the performance of an *in vitro* fertilization laboratory in which blastocyst culture and the freeze-all strategy are the primary treatment in patients with *in vitro* fertilization. J Int Med Res. 2021; 49(9):3000605211044364. doi: 10.1177/03000605211044364.

[4] Hammond ER, Morbeck DE. Tracking quality: Can embryology key performance indicators be used to identify clinically relevant shifts in pregnancy rate? Hum Reprod. 2019; 34(1):37-43. doi: 10.1093/humrep/dey349. Erratum in: Hum Reprod. 2019 Apr 1; 34(4):780. PMID: 30517659.

[5] Lopez-Regalado ML, Martínez-Granados L, González-Utor A, Ortiz N, Iglesias M, Ardoy M, Castilla JA. Critical appraisal of the Vienna consensus: Performance indicators for assisted reproductive technology laboratories. Reprod BioMed Online. 2018; 37(2):128-32.

[6] Zacà C, Coticchio G, Vigiliano V, Lagalla C, Nadalini M, Tarozzi N, Borini A. Fine-tuning IVF laboratory key performance indicators of the Vienna consensus according to female age. J Assisted Reprod Genet. 2022 Apr; 39(4):945-52.

[7] Bormann CL, Curchoe CL, Thirumalaraju P, Kanakasabapathy MK, Gupta R, Pooniwala R, Kandula H, Souter I, Dimitriadis I, Shafiee H. Deep learning early warning system for embryo culture conditions and embryologist performance in the ART laboratory. J Assist Reprod Genet. 2021; 38(7):1641-46. doi: 10.1007/s10815-021-02198-x.

推荐阅读

ESHRE Clinic PI Working Group, Vlaisavljevic V, Apter S, Capalbo A, D'Angelo A, Gianaroli L, Griesinger G, Kolibianakis EM, Lainas G, Mardesic T, Motrenko T, Pelkonen S, Romualdi D, Vermeulen N, Tilleman K. The Maribor consensus: Report of an expert meeting on the development of performance indicators for clinical practice in ART. Hum Reprod Open. 2021; 2021(3):hoab022. doi: 10.1093/hropen/hoab022.

4

云质量控制
数字化质量控制

Giles Anthony Palmer

最深刻的技术是那些消失无踪的技术。它们融入人们的日常生活,直到与日常生活无法区分。

——Mark Weiser,计算机科学家[1]

质量控制升级以适应云时代

质量管理是现代临床胚胎学的基石。它已不再是新颖的理念,而是一项早已确立的信条,即一个成功的体外受精(in vitro fertilization, IVF)实验室需要高水平的质量控制,通过持续地实施、评估、反思和纠正的循环来确保不断改进[2]。

事实上,很难回忆起IVF实验室的质量控制尚未被如此重视的时候。如今,质量控制要么被高度关注,要么被强制执行[3-6]。但在20世纪80年代初,第一个IVF助孕的孩子诞生后,质量控制还依赖于自我激励。国家机构和协会逐步地制订了质量指南,并发布了最佳实践指南,强调了建立全面质量管理体系的必要性[7,8]。

Lynette Scott是最早关注质量控制本身的人之一,她在1993年使用小鼠胚胎生物检测法对胚胎培养的很多方面进行了仔细分析,以观测诸如水的类型、培养基的成分、接触材料和培养箱环境等变量的影响[9]。另一项更具临床指导意义的研究是Matson在1998年描述的内部质量控制、外部质量保证以及审核的机制,这些是监测实验室绩效的有用工具,其巩固了临床胚胎学家的一个观念,即"将工作从主观艺术转变为客观科学"对IVF的成功是有益的[10]。

尽管质量控制工具已普遍被采用,但在过去的几十年里,它们并没有取得太大的进展。大多数诊所仍然使用过时的方式来记录实验室数据,对结果也只是进行粗略的分析[11]。为什么在这个电子时代,数据常被埋藏在文件夹和活页夹中而很少被分析,只有在诊所面临审查时才被检查?其中一个可能的原因是质量控制还没有实现标准化。当今,世界各地实验室的质量控制实践至少可以被描述为是充满异质性的。我们不清楚每个实验室是如何追求其各自的质量卓越,这可能大致基于前任实验室管理者留下的传统、关于最佳实验室条件的最新观点以及生产商的推荐。

一个不断发展的IVF实验室有很多需要检查的参数,而且随着实验室新技术的增加,每个最新的设备都会带来其自身质量控制的挑战。

在质量控制过程中,我们应该从本质上了解自己实验室的哪些因素?

是液氮罐的蒸发速率?是培养箱的气体消耗速率?是卵胞质内单精子注射(intracytoplasmic sperm injection, ICSI)时加热板的最佳温度?或者是卵母细胞采集时加热台表面的最佳温度?

我们被告知实验室中的一切都很重要[12],但应该监控到何种程度才合适呢?实验室的最佳环境条件是什么?哪些是至关重要的监控点,而哪些是不必要的?

要回答这些问题,我们必须从问题的根源入手,即质量控制是耗时的,而且其执行方式通常会干扰工作流程。

收集和深入分析实验室数据仍然受到纸笔记录方式的阻碍。任何认真解读这些数据的尝试至少需要将数据转录到电子工作表中,这需要一个烦琐的步骤,可能会引入错误[13]。相比之下,使用基于云计算的移动应用程序(application, APP)将减少文书工作,并提供一种现代的、方便的且有洞察力的数据查看方式。

自2000年中期以来,云计算已经改变了企业处理信息技术的方式[14]。它向任何诊所或公司提供计算服务,无须内部服务器,通过互联网连接多台电脑和服务器形成网络。这些服务受到密切监控,一旦出现问题便会立即解决,用户无须担心维护和系统升级。云计算允许用户在任何地方访问数据,并创建了一种远程监控周期性质量控制数据的方式。

在其他行业中,使用云计算进行质量控制已经存在很多年,这是航空航天、国防、制药、制造、电子和汽车等行业良好实践的重要组成部分(Advantive 公司,美国)。股东将这种服务视为一种主动工具以提升产品性能,与IVF行业类似,如果产品性能不合规,股东可能会面临罚款、运营关停以及严厉的法律干预。

质量控制报告的核心在于监测周期性偏移。如果未加以检查,偏移可能会严重影响结果,并提示设备的性能和状况下降。Wadewale 和 Desai[15]描述了六种基本的偏移类型,它们在没有进行电子记录时难以被识别,细微的变化可能会被忽视,而突然的变化可能会被错过或短暂地忽略。使用电子手段可以精确地分类数据,更快地反映和适应这些变化,无论这些变化是突然的、递增的、逐步偏离的,还是反复的、短暂的或仅仅是“噪声”(图 4-1)。

居家办公、随处办公、灵活工作时间等“新常态”以及人们的新观念[16],使云计算成为利用先进技术进行远程实验室质量控制的先决条件。

Reflections(IVFQC, Althea Science 公司,美国)是专为 IVF 实验室设计的一款基于云技术的应用程序。它是一系列旨在改进质量控制数据记录和处理的应用程序之一,只要有互联网连接就可以随处访问,它为诊所提供了一份可随时检查的电子账本,包括实验室日志、记录的参数和统计分析。无论数据是纸质形式还是电子形式,都必须进行分析,而这款基于云技术的应用程序提供了一个平台,可以清晰简洁地添加仪器参数,并生成数据统计和数据波动的报告(图 4-2)。

Reflections 专为 IVF 实验室设计,可通过个人电脑、智能手机或平板电脑进行访问。其数据输入格式可以完全自定义,以模仿任何以前使用纸质表格和剪贴板进行数据记录的方式。

在缺乏标准指南以及辅助生殖技术(ART)实验室质量控制实践的全球信息空白的情况下,本文作者报道了一项关于这个应用程序的全球用户使用习惯的研究结果[17]。这项新的“行动号召”[11]研究涉及 12 个国家的 36 个实验室,旨在评估使用这款可自适应调整的云端质量控制应用程序的实验室之间的差异性和相似性。

依据实验室中设备的功能,将设备和质量控制数据分为不同的范畴,如“培养箱”“空气质量”“加热台”“冷冻储存容器”等,对相应的数据进行个体分析和整体分析。

结果并不令人意外,胚胎学家的关注点主要集中在培养箱上,培养箱仍然是实验室的“主力军”,所有数据条目中有 50%归于这一范畴;其次是加热台和冷冻室的读数,各占数据条目的 11%;所有数据点的 9%用于检查表,在应用程序上对某些方案的遵守情况进行了电子记录。

该研究揭示了全球各地诊所不同的习惯以及所接受的最低阈值和最高阈值的不同范围,如培养箱中 O_2 和 CO_2 的浓度,以及加热台、加热板、冰箱和冷冻仪的温度值。

在记录日常测量值方面,参与的实验室都会测量培养箱的参数,91%的实验室记录了加热台的参数,41%的实验室记录了医用气体管道的参数。有趣的是,尽管有建议指出目视检测是生殖样本冷冻储存风险管理中的最低要求[18],仅有 36%的诊所对液氮罐进行了人工监测。

诊所之间数据收集的密度也各不相同。为了量化这种差异,研究者制订了一个质量控制勤勉度的替代指标——平均数据得分(mean average data score, MAD),它通过将每日的数据条目数除以监测的仪器数来突出显示

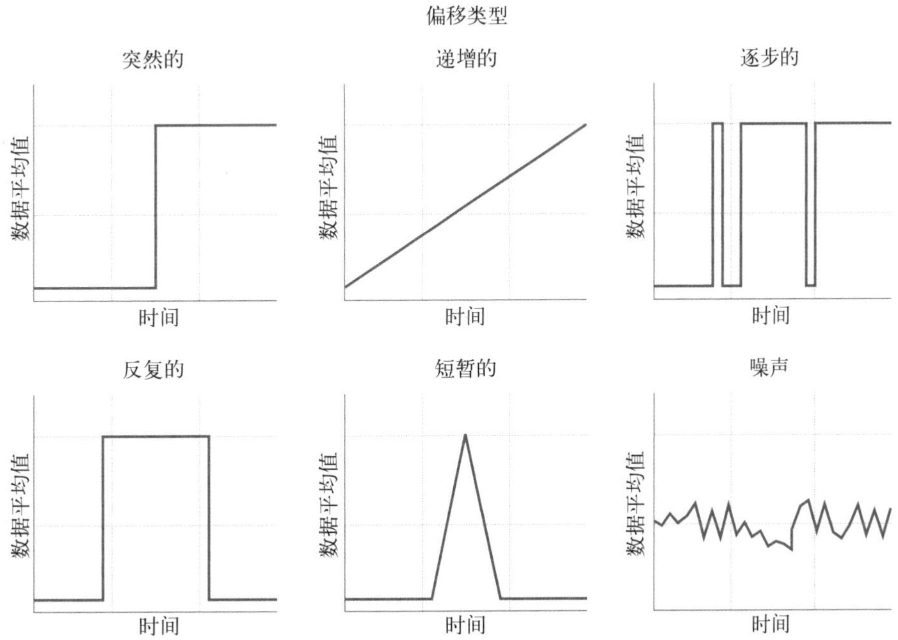

图 4-1 偏移类型(已获许可改编自文献[15])

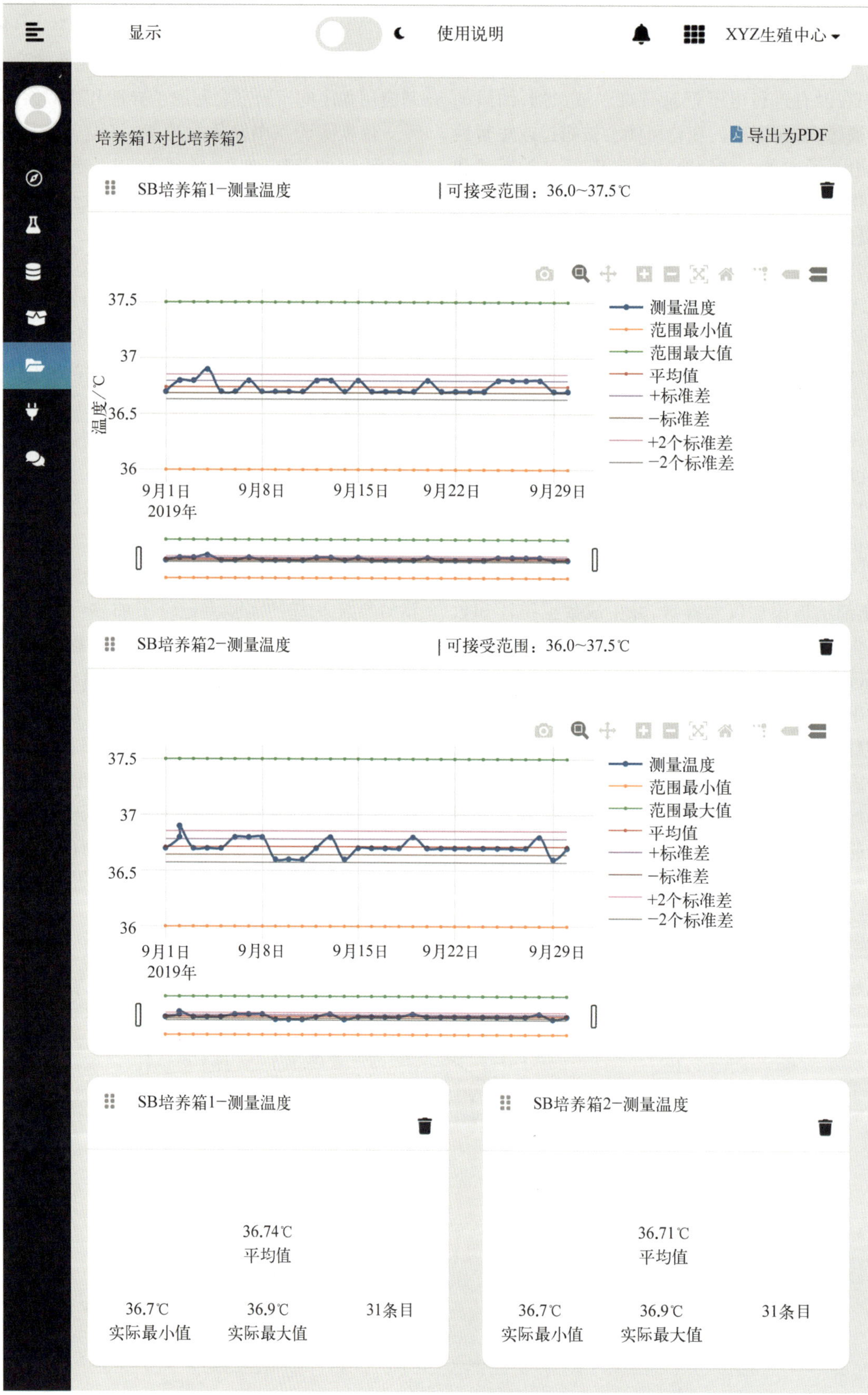

图 4–2　代表性屏幕显示，展示实验室设备温度输入随时间的变化和统计数据

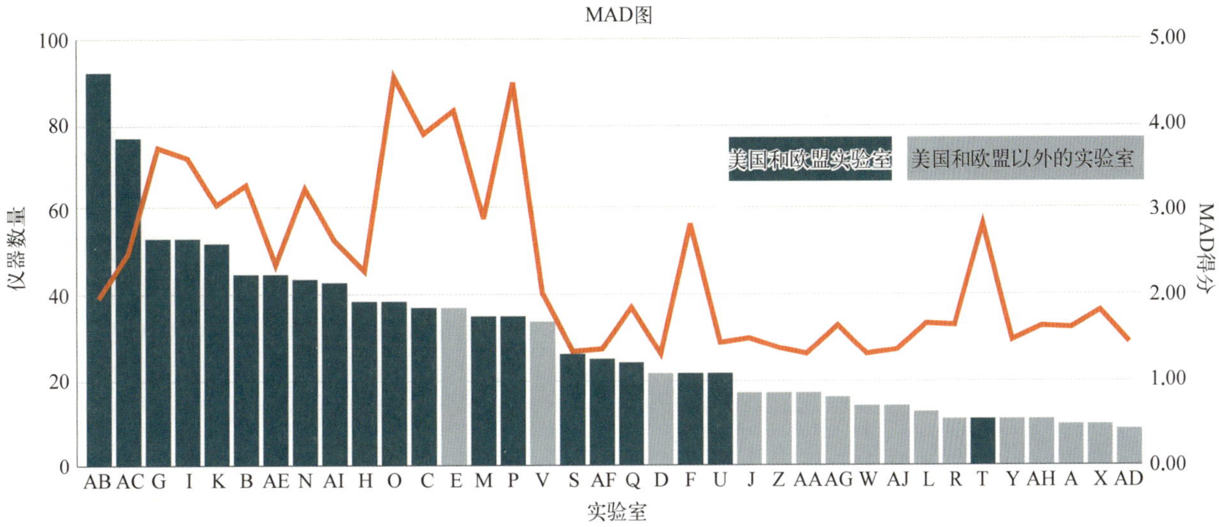

图 4-3 最高的 MAD 得分来自传统上卫生部门对 IVF 管理更为严格的国家。本研究中,MAD 得分排名前 50%的诊所中,有 89%位于欧洲或北美洲(改编自文献[19])

最认真的诊所(图 4-3),结果显示各诊所之间得分差异很大。

得分越高说明进行人工质量控制读数越频繁,这与诊所的工作量和规模无关。如果将来日常检查能实现标准化,则各诊所的 MAD 得分应该相似。

目前尚不清楚 MAD 得分较高的实验室是否拥有更高的成功率,但在一项后续研究中,作者注意到诊所在报告习惯上存在明显差异,且 MAD 得分较高的诊所多位于具有严格监管机构的地区[19]。

尽管很多实验室的设备都受到实时监控并连续记录,但不应低估人工检查频率的重要性,每日至少需要目测检查设备一次[20]。日常记录通常由实验室团队中资历较浅的成员负责,这可以极大地帮助年轻科学家成长为临床胚胎学家,拥有职业所必需的基本能力和解决问题的技能[21]。

最后,执行电子"实验室日志"的日常职责可以防止数据录入被意外遗漏或忽视。警报和提醒可以使胚胎学家注意到任何偏离预期结果的情况。

简而言之,云计算提供了最广泛的数据访问路径,允许更多的高级胚胎学家能同步管理一个或多个实验室,追踪员工完成任务的进度并远程查看数据录入。

当云看起来像塔楼时

很少有人会否认质量控制已经让 IVF 实验室的工作更加安全,通过纠正和预防性措施来进行持续改进,但仍需证明它能改善临床结局。虽然云计算为实验室数据的统计和图形解读提供了即时访问的途径,但数据仍被屏蔽于"信息孤岛"中,被部门化分割,与 IVF 诊所的其他数据流割裂开来。

仍有一个问题有待解答:这些测量参数中,是否有任何一项能与临床结局相关联?尽管有 200 多个因素可能共同影响 IVF 结果[22],但现在患者就诊的每一步都可以通过电子病历进行追踪,从首次会面、诊断和治疗计划,到追踪配子和胚胎在体外停留期间及其后续命运的情况。将这些数据与质量控制数据相关联,无疑是解决这个问题的第一步。

尽管担心如果发生不良状况,诊所会因此变得弱势并面临诉讼,但拥有健全质量控制体系的诊所不应过分担忧。最终,我们应该能像"商业智能"那样使用诊所的所有数据,分析绩效、目标和运营情况,形成数据驱动的决策,以提高成功率。

虽然我们的领域中许多创新迅速被应用于 IVF 实验室,但质量控制数据的处理和数字化方面的改变似乎面临着一些阻力。近年来,临床胚胎学家的职责发生了变化,由于对规章制度和文档记录的要求不断增加,日常工作中加入了大量的管理任务,导致他们花费在屏幕前的时间越来越多[23]。或许质量控制所涉及的工作被视为烦琐且耗时的,因此不受欢迎。

为了避免在类似情况下出现的不满情绪,如临床医生认为电子文书工作过于繁重,这与患者"面对面交流"的时间相冲突[24,25],并导致过度劳累[26],我们必须更聪明地工作以避免这些缺点。确实,拥抱自动化、人工智能和大数据的这股热潮可能是胚胎学家角色的一个必要转折点,这时技能可能变得不那么重要,而信息技术将越来越倾向于被证明是有利的[27]。

数字化实验室

我们一直处于一个快速发展的行业中,四十多年的发展历程中不断融入各科学领域的新成果[28]。自动化[29,30]以及近期大数据和人工智能的使用[31]有助于追求精益求精,提高决策的精确度、准确性和可重复性。在达到这一目标之前,临床胚胎学与其他医学实验室仍有很大不同,它很大程度上是手工操作,要求良好的手眼协调能力,需要通过实践和能力评估的教学来掌握精确、细致的技能[32]。

然而,工作场所内部也在不断变化,资深成员的离职把岗位留给了新一代胚胎学家,他们更擅长应对我们行业中信息技术扩展所带来的遗留问题[33]。

"液态的期望"是指在其他技术先进的活动,如在线预订、流媒体服务、电子商务和物流[34]中,用户(如年轻的胚胎学家和患者)所享受到的体验会被期望渗透到ART行业,预示着新的数字创新将更快得到实施。

事实上,越来越多的任务正转向云端——推动所有事物在任何地方、任何时间都能被访问。智能手机使用的普及为患者和ART专业人员创造了更好的互动机会[35],确保透明、合规的电子审查和追踪记录得以保存。远程医疗现在已广泛应用于卫生服务[36,37],并相应地从这种整合模式中获益。患者可以通过应用程序来增强参与感,如辅助生殖技术协会(Society for Assisted Reproductive Technology)发布的"SART mobile"[38],该应用程序将患者与美国的不孕症资源和信息连接起来,而Salve(Salve Technologies有限公司,英国)则使用基于云技术的"患者互动平台"来简化客户就诊流程,提升患者体验。

甚至有人正在研究通过移动设备在家中进行精子密度评估,只需使用智能手机即可准确、精准地测量活动精子的密度[39]。

对于胚胎学家,也有像ART Compass LLC和Proficient Lab LLC这样的应用程序,它们使用云计算来处理实验室质量管理的很多内容,而这些内容以前仅限于在个人电脑上处理。现在,可以通过手机或平板电脑移动访问培训记录、标杆分析、个人KPIs等,从而消除了文书工作,优化了培训和能力考核记录,同时让临床胚胎学家专注于个人的发展及义务。

随着越来越多的公司向ART行业提供新产品,各种设备和仪器之间的兼容性和连通性成为人们关注的问题。通过使用应用程序编程接口(application programming interphase, API),任何两个系统都可以将云服务连接在一起,从而加速了这种协同作用。这些安全密钥像"电子握手"一样,是促进更广泛服务的重要进步,使来自不同公司的各种期望可以轻松地通过单个设备进行远程访问。

API至关重要的一个作用是对IVF实验室关键设备的全天候监控。在许多国家,这是强制性的要求[4,40],我们需要一种现代方法来追踪关键数据流。虽然许多系统依赖于多点通信或射频发生器的中继系统来提醒诊所工作人员,但现在已经有了易于安装的智能设备可供使用。这些传感器可以通过API将实时监控数据直接发送到云端,无须经过中间服务器,完全绕过任何传统网络,从而提供一个无须路由器、服务器或接入点的系统(如Pharma-Watch™,美国)。

近期在配子和胚胎本地存储安全性方面的多项进展表明,可以降低冷冻储存中不可避免的风险。2018年发生的灾难性事件导致丧失了数千个冷冻储存的卵母细胞和胚胎[42,43],此后人们呼吁进行反思[41]。通过云端监控液氮罐,特别是使用热成像技术(如Cryosentinel LLC公司),可以快速直观地了解液氮罐的完整性,并可能有效缓解目前对于灾难性真空故障事件发生后反应时间的担忧[44]。

此外,新技术可能有助于弥补当前在监管链中存在的不足。数十年来质量控制一直得益于实验室电子核对系统所提供的可追溯性和问责制。这种"台式标签"技术通过使用条形码或射频识别(radio frequency identification, RFID)来标记样本(如IMT Matcher™, RI Witness™)以确保遵守规程,并通过胚胎实验室中附近的警报设备来减少样本错配。然而,这种技术尚未用在冷冻室中。

现在可以使用温度耐受的RFID标签来追踪位置,这些标签要么直接浸入液氮[45],要么包埋在一个胶囊中[46],从而可以在液氮罐内定位样本。此外,使用自动化存储系统(如TMRW Life Sciences公司)可以减少传统上检查和审核的需求,新型软件和机器人的使用能够大大提高冷冻样本管理的效率。

使用专用的干式运输液氮罐,结合云技术,可以严密监控运输中的冷冻配子和胚胎,实现"冷链监管"。目前,除了核心温度,还可以对方向、距离和振动等许多其他指标进行条件监测,这些信息可以与云端进行双向传输(如SmartPak™, Cryoport Systems, LLC公司),从而降低风险,并为诊所和患者提供关于正确运输条件和珍贵样本精确位置的保障。

自20世纪90年代中期以来,手机已经深度融入我们的生活。2001年,3G技术的出现为手机提供了移动数据处理能力,并迅速普及[47]。而最近兴起的5G技术将为云计算服务带来重大改进,实现低延迟甚至零延迟,并且其连接的设备不仅限于手机。

移动技术已经从简单的通信设备发展为无处不在的

数据分析工具[48],为我们快速便捷地获取实验室质量数据提供了可能性,但这也带来了一定的代价。

乌云

增加对临床数据的访问也有其弊端。数据存储的安全性显然是至关重要的,许多国家对于医疗机构内部和云端数据传输都有严格的指导方针。美国颁布的《健康保险流通和责任法案》(*Health Insurance Portability and Accountability Act*, HIPAA)是一系列联邦监管标准,规定了健康信息的合法使用和披露。该法案主要包括三个组成部分——隐私、安全和数据泄露通知规则。所有数据的使用都必须符合 HIPAA 的规定[49]。

加拿大也有类似的严格法律,通过《个人信息保护和电子文件法》(*Personal Information Protection and Electronic Documents Act*, PIPEDA)来管理个人信息和身份识别数据[50]。澳大利亚的《隐私法》(*Privacy Act*),最近针对互联网数据的处理进行了修订[51]。欧洲议会通过了《通用数据保护条例》(*General Data Protection Regulation*, GDPR),这是一项个人数据保护要求的管理制度[52]。云计算的安全性和隐私性仍然面临诸多挑战,许多服务使用了双因素认证和端到端加密技术(移动银行服务用户对此非常熟悉),从而提供了一种更安全的存储和保护数据的方式。然而,行业必须始终保持警惕。

在 2020 年 COVID-19 疫情时期,随着家庭和远程办公系统使用的增加,网络犯罪也开始猖獗[53]。因此,必须采取强有力的措施来防止犯罪活动的恶意访问,确保诊所对网络犯罪,特别是勒索软件攻击保持警惕,此类攻击已经给全球多家诊所造成了严重的后果[54]。

任何违反保密规定的行为都会带来严重后果,而大多数安全漏洞是由于员工疏忽大意、不熟悉数据安全造成的。因此,建议定期开设数据安全意识课程,帮助"终端用户"了解他们的义务,学习数据处理规范[55],并始终对数字威胁保持警惕。

我们的社会正变得越来越互联,但出于安全考虑,数据碎片化成为国家和组织之间信息共享的一个主要问题。区块链技术或许能解决这一问题:利用云,或者说云中的多个网络,可以将信息包按照"逐个区块"的方式唯一地标记到现有数据上。这创建了一个信息链,一个不可更改的账本[56],可以在以太币中流动并被追踪和验证。区块链技术因其在加密货币中的使用而闻名,这一最新进展为医疗行业开辟了新的机会,为跨医疗系统,甚至跨国界的数据和研究材料交换提供了一种有效的方式[57]。

最后,系统绝不能"宕机"。当依赖第三方管理数据处理需求时,必须始终保持业务的连续性。大型云计算提供商正在解决这个问题,他们持续备份数据,并在其电子架构中采用冗余设计,以确保在发生个别故障时能够立即启动备用系统。此外,通过在不同地理区域进行跨区域部署云服务器以及设置备份的"热待机"服务器,以实现"容错服务"[58]。

雾层中的质量控制

传感器正在变得越来越小。微机电系统使得智能设备能够以低功耗进行简单且经济的数据收集,促进了被称为"物联网"(internet of things, IoT)的互联设备网络的出现[59]。

这个由电子设备组成的"生态系统"中,网络连接和计算能力延伸至物体、传感器以及通常不被视为计算机的日常物品,使这些设备能够在最少的人为干预下生成、交换和消费数据。人类互联网正变成物联网,而这离不开云计算的助力,以及移动网络标准 5G 的发展所带来的超快连接能力[60,61]。根据 Cisco Systems 公司的数据,2020 年有 76 亿台活跃的 IoT 设备,这一数字到 2030 年将增长到 241 亿台[62]。目前,IoT 技术在"智能家居"中最为常见,家中的电器设备可以通过万维网进行监测和控制[63,64]。这项技术正在迅速扩展到其他多个领域,如智能电网、垃圾管理、农业和能源管理等。医疗市场对 IoT 的兴趣也日益增长[65],IoT 技术在保障患者安全、提高员工满意度和运营效率方面有巨大的潜力。

IoT 已在糖尿病患者中做了大量的工作,一些应用案例使用 IoT 智能胰岛素笔作为持续血糖监测设备,以防止高血糖和低血糖的发生[66]。

其他"智能设备"也正被试用于治疗哮喘[67]和帕金森病[68]等疾病。使用嵌入式传感器和微型 RFID 标签的智能药品包装,可以在密封包装被打开后,监测患者居家用药的依从性[69]。

很多智能手表和我们熟悉的很多可穿戴设备,近乎可以被称作医疗设备。这些设备与皮肤直接接触或通过衣物与皮肤接触,有助于使用者的身心健康。现在有许多专利被用于测量特定的人体生理参数,如心率、呼吸频率和血压等[70]。相似地,触觉或触摸技术利用压力或振动与操作者进行交互。这种"力学反馈"在游戏控制台上最为常见,自 2015 年以来一直以轻敲的方式应用于智能手表和健康监测仪[71]。

事实上,Amazon 已经为一款触觉腕带申请了专利,该腕带可以引导仓库员工找到正确的库存位置,并在包裹出现错误时提醒他们[72]。

这种新的感官感知技术能否引导 IVF 实验室中胚胎学家的操作,并防止出错呢?

如果这些新设备能够记录我们在 IVF 实验室的活动，追踪我们的移动，监测我们的设备，使操作过程完全透明化，这难道不是一个大胆的设想吗？

一项研究描述了使用布局合理的 IoT 传感器网络在 IVF 实验室进行质量控制，这些传感器可以实时测量温度、湿度和挥发性有机化合物（volatile organic compounds，VOCs）含量等关键环境参数[73]。

IoT 结合人工智能已经应用于质量控制，用于维护工业机器，分析机器参数的偏移和预测性维护。该系统还可以进一步训练，以预测机器在需要维护或更换之前的剩余使用寿命[74]。

同样，我们或许能够利用这项技术来检测我们在日常生活中的变化，将其作为一个早期预警系统，监测绩效，自我故障诊断，并召唤工程师进行维修！

分析和处理大多数 IoT 数据的理想位置是靠近这些设备，为此，“雾计算”得到了发展。在自然界中，雾是低空形成的云，“雾计算”这个术语由 Cisco Systems 公司在 2015 年创造的[75]，它表示一个分布式计算机系统，由能够同时执行网络操作和计算操作的“节点”组成，这些节点更接近设备和用户。

“雾计算”具有低延迟的优势，因为这些节点更接近用户，可以提供即时响应，并且由于信息在网络的不同节点进行聚合，不会丢失连接，因此所需的带宽较小。在一个复杂的分布式系统中，由大量节点组成的庞大网络以及可能采用的区块链安全技术确保了高度的安全性[76]。

在经典应用中，IVF 实验室的质量控制只是简单的文档记录，以表明设备和仪器在预定的范围内运行。然而，通过使用 IoT 和可穿戴设备，我们可以转向一种被动的数据收集方法，实现实验室所有流程的完全透明化。

从 2000 年初到中期开始采用电子核对的技术解决方案[77]，到如今已经发展为一种新的记录系统，该系统最终将在不干扰工作流程的同时，创建所有与实验室相关事物的大数据！

我们正逐步接近 Mark Weiser 首次描述的“普适计算”时代[78]，届时我们将能够在任何地点、任何情况下获得计算服务。我们依赖云计算技术为我们提供了快速、可靠和安全的计算服务。

在我们自己所处的环境中，移动电话应用程序、保障关键设备安全的连续监控系统、众多的 IoT 设备和可穿戴设备共同构成了一个综合体系，可以追踪和监控 IVF 实验室周围的事件和状况。实验室事件的精确时间、方案遵守情况、员工能力以及设备监测都可以轻易地记录和监控。这些高科技对工作流程的影响很小，但有可能在不久的将来改变我们对“智能实验室”中质量控制数据收集方式的看法（图 4-4）。

随着质量管理的实施，ART 实验室流程不断得到改

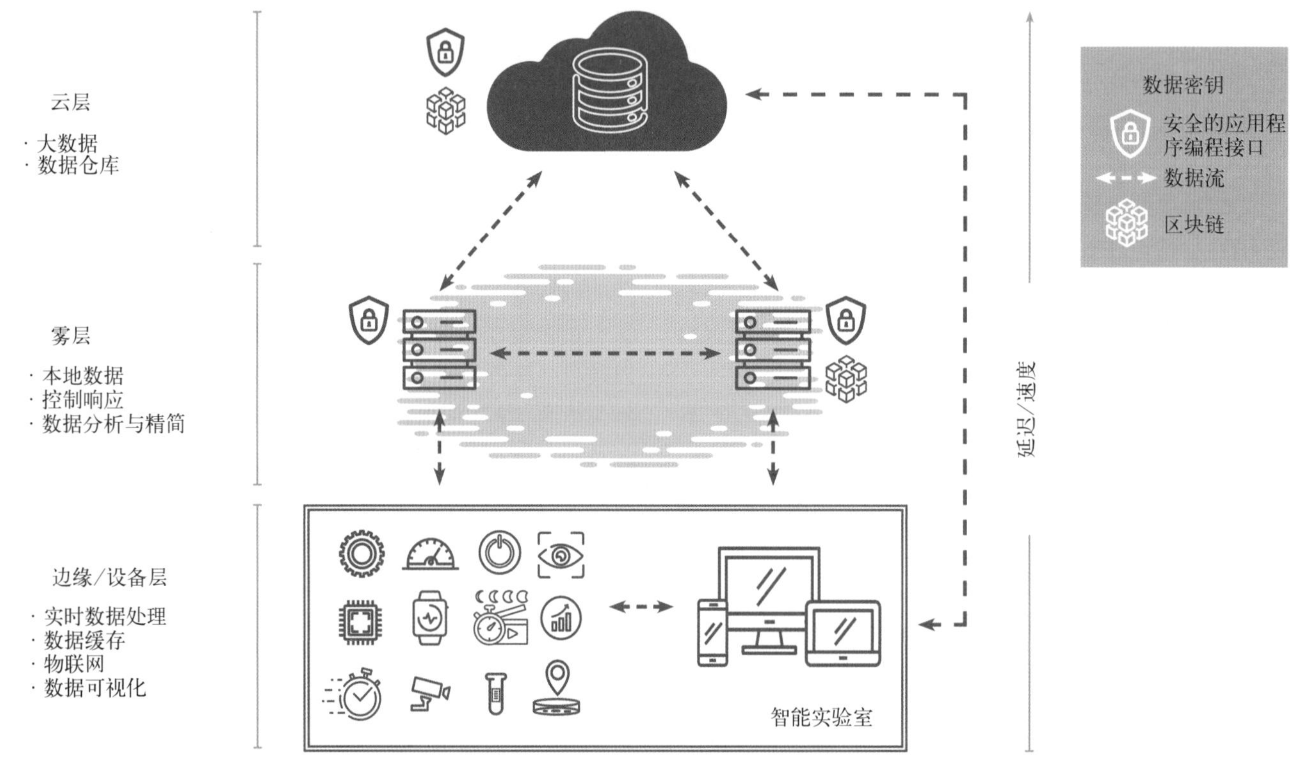

图 4-4　智能实验室

进和优化，现在是时候意识到借助现有的云服务，我们仅需承担最小的努力和不便，即可进行数据处理，并发挥最大的计算能力。

IVF 实验室的质量控制无疑可以从更数字化的整合，以及全球范围内胚胎学家更积极的实施中获益，现在只待观察新技术的发展能否为我们进行质量控制的方式带来更光明的前景——为这片云带来一些希望。

（张硕屏译，顾亦凡、林戈校）

参考文献

[1] Weiser M. The computer for the 21st century. Sci Am. 1991 September; 265(3):94-104.

[2] Mortimer ST, Mortimer D. Quality and Risk Management in the IVF Laboratory. Cambridge, UK: Cambridge University Press, 2015.

[3] HFEA. 23. The quality management system. Code of Practice, 9th Edition, pp. 244, 2021.

[4] U. S. Department of Health and Human Services, Centers for Medicare and Medicaid Services. Medicare, Medicaid and CLIA programs; laboratory requirements relating to quality systems and certain personnel qualifications. Final rule. 42 CFR 493. Fed Regist 68:3640-3714; 2021.

[5] Canadian Fertility & Andrology Society. Competency Guidelines for ART Laboratory Professionals in Canada. 2022. https://cfas.ca/ART_Lab_Competency_Guidelines.html.

[6] Reproductive Technology Accreditation Committee of the Fertility Society of Australia and New Zealand. Records of QC validation, maintenance and service of equipment including the frequency of testing. 2022. https://www.fertilitysociety.com.au/wp-content/uploads/20211124 - RTAC-ANZ-COP.pdf.

[7] Practice Committee of the American Society for Reproductive Medicine, Practice Committee of the Society for Assisted Reproductive Technology. Revised minimum standards for practices offering assisted reproductive technologies: A committee opinion. Fertil Steril. 2014; 102(3):682-6.

[8] De los Santos MJ, Apter S, Coticchio G, Debrock S, Lundin K, Plancha CE, Prados F, Rienzi L, Verheyen G, Woodward B, Vermeulen N, ESHRE Guideline Group on Good Practice in IVF Labs et al. Revised Guidelines for good practice in IVF laboratories. Hum Reprod. 2016 Apr; 31(4): 685-6. doi: 10.1093/humrep/dew016.

[9] Scott LF, Sundaram SG, Smith S. The relevance and use of mouse embryo bioassays for quality control in an assisted reproductive technology program. Fertil Steril. 1993; 60(3): 559-68.

[10] Matson PL. Internal quality control and external quality assurance in the IVF laboratory. Human Reprod. 1998; 13(Suppl_4):156-65.

[11] Gardner DK, Pool TB. Contemporary quality control in the IVF laboratory: Heading to the cloud? Reprod Biomed Online. 2019; 39(1):1-2.

[12] Group CC. There is only one thing that is truly important in an IVF laboratory: everything' Cairo consensus guidelines on IVF culture conditions. Reprod Biomed Online. 2020; 40(1):33-60.

[13] Mays JA, Mathias PC. Measuring the rate of manual transcription error in outpatient point-of-care testing. J Am Med Inform Assoc. 2019; 26(3):269-72.

[14] Kratzke N. A brief history of cloud application architectures. Appl Sci. 2018; 8(8):1368.

[15] Wadewale K, Desai S. Survey on method of drift detection and classification for time varying data set. Int Res J Eng Technol. 2015; 2(9):709-13.

[16] Popovici V, Popovici AL. Remote work revolution: Current opportunities and challenges for organizations. Ovidius Univ Ann Econ Sci Ser. 2020; 20:468-72.

[17] Palmer GA, Kratka C, Szvetecz S, Fiser G, Fiser S, Sanders C, Tomkin G, Szvetecz MA, Cohen J. Comparison of 36 assisted reproduction laboratories monitoring environmental conditions and instrument parameters using the same quality-control application. Reprod Biomed Online. 2019; 39(1): 63-74.

[18] Pomeroy KO, Reed ML, LoManto B, Harris SG, Hazelrigg WB, Kelk DA. Cryostorage tank failures: Temperature and volume loss over time after induced failure by removal of insulative vacuum. J Assist Reprod Genet. 2019; 36(11): 2271-8.

[19] Palmer GA, Kratka C, Szvetecz S, Fiser G, Fiser S, Sanders C, Tomkin G, Szvetecz MA, Cohen J. Instrumentation Monitoring Diligence in IVF Laboratories Worldwide. Barcelona: ISIVF, pp. 24-26, Oct 2019.

[20] Hreinnson J, Quality management. In A Practical Guide to Setting Up an IVF Lab, Embryo Culture Systems and Running the Unit. Vargese A, Sjoblom P, Jayaprakasan K. (eds.). New Delhi: Jaypee Publishers, pp. 87-93, 2013.

[21] Choucair F, Younis N, Hourani A. The value of the modern embryologist to a successful IVF system: Revisiting an age-old question. Middle East Fertil Soc J. 2021; 26(1):1-6.

[22] Pool TB, Schoolfield J, Han D. Human embryo culture media comparisons. In Embryo Culture. Totowa, NJ: Humana Press, pp. 367-86, 2012.

[23] Campbell A, Cohen J, Ivani K, Morbeck D, Palmer G, Mortimer S. The in vitro fertilization laboratory: Teamwork and teaming. Fertil Steril. 2022 Jan; 117(1):27-32.

[24] Flanagan ME, Militello LG, Rattray NA, Cottingham AH, Frankel RM. The thrill is gone: Burdensome electronic documentation takes its toll on physicians' time and attention. J Gen Intern Med. 2019; 34(7):1096-7.

[25] Payne TH. EHR-related alert fatigue: Minimal progress to date, but much more can be done. BMJ Qual Saf. 2019; 28(1):1-2.

[26] Melnick ER, Dyrbye LN, Sinsky CA, Trockel M, West CP, Nedelec L, Tutty MA, Shanafelt T. The association between perceived electronic health record usability and professional burnout among US physicians. In Mayo Clinic Proceedings. 2020 Mar 1 (Vol. 95, No. 3, pp. 476-487). Elsevier.

[27] Rienzi L, Fauser B. Future challenges for clinical embryologists. Reprod Biomed Online. 2021; 43(6):973-5.

[28] Niederberger C, Pellicer A, Cohen J, Gardner DK, Palermo GD, O'Neill CL, Chow S, Rosenwaks Z, Cobo A, Swain JE, Schoolcraft WB. Forty years of IVF. Fertil Steril. 2018; 110(2):185-324.

[29] Meseguer M, Kruhne U, Laursen S. Full in vitro fertilization laboratory mechanization: Toward robotic assisted reproduction? Fertil Steril. 2012; 97(6):1277-86.

[30] Gardner DK. The way to improve ART outcomes is to introduce more technologies in the laboratory. Reprod Biomed Online. 2022; 44(3):389-92.

[31] Swain J, VerMilyea MT, Meseguer M, Ezcurra D. AI in the treatment of fertility: Key considerations. J Assist Reprod Genet. 2020; 37(11):2817-24.

[32] Go KJ. 'By the work, one knows the workman': The practice and profession of the embryologist and its translation to quality in the embryology laboratory. Reprod Biomed Online. 2015; 31(4):449-58.

[33] Garcia EC, Garcia EC, Kundu I, Kelly MA, Guenther GA, Skillman MPASM, Frogner BK, PhD (2021) The Clinical Laboratory Workforce: Understanding the Challenges to Meeting Current and Future Needs. American Society for Clinical Pathology and Center for Health Workforce Studies, University of Washington.

[34] Ground-breaking Study by ASCP and University of Washington Proposes Innovative Strategies to Address Laboratory Workforce Shortage. 2021. https://www.ascp.org/content/news-archive/newsdetail/2021/05/17/groundbreaking-study-by-ascp-and-university-of-washington-proposes-innovative-strategies-to-address-laboratory-workforce-shortage#.

[35] Klonoff DC, Kerr D. Digital diabetes communication: there's an app for that. J Diabetes Sci Technol. 2016; 10(5): 1003-5.

[36] Curchoe CL. Smartphone applications for reproduction: From rigorously validated and clinically relevant to potentially harmful. EMJ Repro Health. 2020; 6(1):85-91. https://doi.org/10.33590/emjreprohealth/20-00033.

[37] Maitra A, Tripathi S, Shankar A. Telemedicine: An application of cloud computing. In Recent Trends in Communication and Electronics. Boca Raton, FL: CRC Press, pp. 456-459, 2021.

[38] The Society For Assisted Reproductive Technology. https://apps.apple.com/us/app/sart-mobile/id1370121034.

[39] Agarwal A, Selvam MK, Sharma R, Master K, Sharma A, Gupta S, Henkel R. Home sperm testing device versus laboratory sperm quality analyzer: Comparison of motile sperm concentration. Fertil Steril. 2018; 110(7):1277-84.

[40] HFEA. Code of Practice (2018) T24, Annex 13, 26. Equipment and materials. Pg 165, 2018.

[41] Alikani M. Cryostorage of human gametes and embryos: A reckoning. Reprod Biomed Online. 2018; 37(1):1-3.

[42] Jury Finds Tank Maker Responsible for Lost Eggs and Embryos, Awards $15 Million. https://www.courthousenews.com/juryfinds-tank-maker-responsible-for-lost-eggs-and-embryos-awards-15-million/.

[43] US Litigation relating to: No. 3:20-cv-05047 (A. J. and N. J.) No. 3:20-cv-04978 (L. E. and L. F.) No. 3:20-cv-05030 (M. C. and M. D.) No. 3:20-cv-04996 (O. E.) No. 3:20-cv-05041 (Y. C. and Y. D). https://casetext.com/case/in-re-pac-fertility-ctr-litig-9.

[44] Pomeroy KO, Marcon M. Reproductive tissue storage: Quality control and Management/Inventory software. Semin Reprod Med. 2018; 36(5):280-288. doi: 10.1055/s-0038-1676851.

[45] Palmer GA, Parker PA, Dawson-Smith KJ, Igbokwe NN. Improving sample identification and reducing risks during cryostorage of vitrified gametes and embryos using radio frequency identification (RFID) tags that operate while samples are immersed in liquid nitrogen. SLTB 2019-Seville, 04 October 2019.

[46] Logsdon DM, Grimm CK, Schoolcraft WB, McCormick S, Schlenker T, Swain JE, Krisher RL, Yuan Y, Collins MG. Evaluation of the TMRW vapor phase cryostorage platform using reproductive specimens and in vitro extended human embryo culture. F S Sci. 2021; 2(3):268-77.

[47] Mogal AK. Wireless mobile communication-a study of 3G technology. Int J Adv Network Appl. 2012; 3(5):1.

[48] Rothman BS, Gupta RK, McEvoy MD. Mobile Technology in the perioperative arena: Rapid evolution and future disruption. Anesth Analg. 2017; 124(3):807-18.

[49] US Department of Health and Human Services and US Office for Civil Rights, 1996; Health Insurance Portability and Accountability Act of 1996. https://www.hhs.gov/hipaa/for-professionals/security/laws-regulations/index.html.

[50] Officer of Privacy Commissioner of Canada: Personal Information Protection and Electronic Documents Act, 2019. https://www.priv.gc.ca/en/privacy-topics/privacy-laws-in-canada/the-personal-information-protection-and-electronic-documents-actpipeda/.

[51] Australian Government. Office of the Australian Information Commissioner. The Privacy Act, Australia, 1988. https://www.oaic.gov.au/privacy/the-privacy-act.

[52] The European Parliament and the Council of the European Union. Directive 95/46/EC (General Data Protection Regulation), 2016. https://eur-lex.europa.eu/eli/reg/2016/679/oj.

[53] Govender I, Watson BW, Amra J. Global virus lockdown and cybercrime rate trends: A routine activity approach. J Phy: Conf Ser. 2021; 1828(1):012107.

[54] BBC Hack leaves fertility clinic medical data at risk. 2022 https://www.bbc.co.uk/news/technology-59156683.

[55] Wood CC, Banks WW Jr. Human error: An overlooked but significant information security problem. Comput Secur. 1993; 12(1):51-60.

[56] Kumar T, Ramani V, Ahmad I, Braeken A, Harjula E, Ylianttila M. Blockchain utilization in healthcare: Key requirements and challenges. In 2018 IEEE 20th International Conference on e-Health Networking, Applications and Services (Healthcom). 2018 Sep 17 (pp. 1-7). IEEE.

[57] Hickman CF, Alshubbar H, Chambost J, Jacques C, Pena CA, Drakeley A, Freour T. Data sharing: Using blockchain and decentralized data technologies to unlock the potential of artificial intelligence: What can assisted reproduction learn from other areas of medicine? Fertil Steril. 2020; 114(5):927-33.

[58] Cristian F. Understanding fault-tolerant distributed systems. Commun ACM. 1991 Feb; 34(2):56-78.

[59] Huff MA (2017). MEMS. In Internet of Things and Data Analytics Handbook, H. Geng (Ed.). Wiley Online Library, NJ. https://doi.org/10.1002/9781119173601.ch9.

[60] Sultan N. Making use of cloud computing for healthcare provision: Opportunities and challenges. Int J Inform Manag. 2014; 34(2):177-84.

[61] Russell CL. 5 g wireless telecommunications expansion: Public health and environmental implications. Environ Res. 2018; 165:484-95.

[62] Cisco (2020) Number of IoT Devices Expected to Reach 24.1 Bn in 2030: Report https://transformainsights.com/news/iot-market-24-billion-usd15-trillion-revenue-2030.

[63] Jie Y, Pei JY, Jun L, Yun G, Wei X. Smart home system based on IoT technologies. In 2013 International Conference on Computational and Information Sciences. 2013 Jun 21 (pp. 1789-1791). IEEE.

[64] Pavithra D, Balakrishnan R. IoT based monitoring and control system for home automation. In 2015 Global Conference on Communication Technologies (GCCT). 2015 Apr 23 (pp. 169-173). IEEE.

[65] Dang LM, Piran M, Han D, Min K, Moon H. A survey on internet of things and cloud computing for healthcare. Electronics. 2019; 8(7):768.

[66] Sargunam B, Anusha S IoT based mobile medical application for smart insulin regulation. In 2019 IEEE International Conference on Electrical, Computer and Communication Technologies (ICECCT). 2019 Feb 20 (pp. 1-5). IEEE.

[67] Chapman KR, Barnes NC, Greening AP, Jones PW, Pedersen S. Single maintenance and reliever therapy (SMART) of asthma: A critical appraisal. Thorax. 2010; 65(8):747-52.

[68] Lakshminarayana R, Wang D, Burn D, Chaudhuri K, Galtrey C, Guzman NV, Hellman B, James B, Pal S, Stamford J, Steiger M. Using a smartphone-based self-management platform to support medication adherence and clinical consultation in Parkinson's disease. NPJ Parkinson's Disease. 2017 Nov 13; 3(1):1-0.

[69] Yang G, Xie L, Mäntysalo M, Zhou X, Pang Z, Da Xu L, Kao-Walter S, Chen Q, Zheng LR. A health-IoT platform based on the integration of intelligent packaging, unobtrusive bio-sensor, and intelligent medicine box. IEEE Transact Industr Informat. 2014 Feb 24; 10(4):2180-91.

[70] Qiu H, Wang X, Xie F A survey on smart wearables in the application of fitness. In 2017 IEEE 15th Intl Conf on Dependable, Autonomic and Secure Computing, 15th Intl Conf on Pervasive Intelligence and Computing, 3rd International Conference on Big Data Intelligence and Computing and Cyber Science and Technology Congress (DASC/PiCom/DataCom/CyberSciTech). 2017 Nov 6 (pp. 303-307). IEEE.

[71] Horcher AM. A tap on the wrist: Security usability for wearables. In Proceedings of the 2nd workshop on inclusive privacy and security. 2015 Jul 22.

[72] Amazon Technologies Inc. (2018) Wristband haptic feedback system, Patent No. US 9,881,273 B2.

[73] Sra M, Panda K, Rath S. A web of IOT sensors to automate quality control in an IVF embryology lab. J Int Soc Telemed eHealth. 2017; 5(GKR):e55.

[74] Kanawaday A, Sane A. Machine learning for predictive maintenance of industrial machines using IoT sensor data. In 2017 8th IEEE International Conference on Software Engineering and Service Science (ICSESS). 2017 Nov 24 (pp. 87-90). IEEE.

[75] Khanagha S, Ansari S, Paroutis S, Oviedo L. Mutualism and the dynamics of new platform creation: A study of cisco and fog computing. Strateg Manag J. 2022; 43(3):476-506.

[76] Abdalah AN, Mohamed A, Hefny HA. Proposed authentication protocol for IoT using blockchain and fog nodes. IJACSA. 2020; 11(4). http://dx.doi.org/10.14569/IJACSA.2020.0110491.

[77] Novo S, Barrios L, Santalo J, Gómez-Martínez R, Duch M, Esteve J, Plaza JA, Nogués C, Ibáñez E. A novel embryo identification system by direct tagging of mouse embryos using silicon-based barcodes. Human Reprod. 2011; 26(1): 96-105.

[78] Weiser M. Some computer science issues in ubiquitous computing. Commun ACM. 1993; 36(7):75-84.

5

辅助生殖技术实验室
现行标准

Cecilia Sjoblom

引　言

质量保证(quality assurance,QA)、质量控制(quality control,QC)和质量认可,这些概念似乎涉及了我们社会中的广泛功能。辅助生殖技术(assisted reproduction technology, ART)机构尤其需要QC体系和标准化,以确保所有方法的可重复性,并确保所有工作人员都能胜任其职责。当考虑到ART的可能风险时,QC体系的必要性变得更加明显。

在ART实践的这些年里,我们已经获得了关于如何运行ART实验室,以及使用什么方法来取得最终成功的广泛知识。面对未来,我们遇到了实验室的安全性和效率等其他变量,质量和标准化成为关键特征。多年以来,关于如何进行ART的专业、国家和国际指南已经建立,许多国家都有关于如何实践ART的立法[1]。其中,英国、澳大利亚和美国已经建立了一个系统,根据该系统,ART诊所必须获得许可才能实施这些技术,并且诊所和实验室由第三方机构进行审核,以确保正确的执业[2-5]。然而,随着对实施质量体系重要性的认识的不断提高,大多数诊所选择遵守一系列可用标准。

本章首先概述了最常见的实验室标准以及一些地区/国家的指南和法规。然后为寻求符合国际公认标准的实验室提供了一个简单的"操作"指南。最重要的是,本章超越了标准而建立了一些成功的关键决定因素,这些因素是相互依存的,用于保持高质量标准、安全性并改善体外受精(in vitro fertilization, IVF)实验室的结果。

标　准

国际标准和监管框架

国际标准化组织(International Organization for Standardization, ISO)9001,其现行版本为9001:2015质量管理体系——要求[6],是ART诊所中使用最广泛的标准,涉及整个组织的质量体系。该标准涵盖了质量管理的需求和资源(人员和设备)的供给,其中一个重要部分涉及顾客满意度和如何改进服务。关于ISO 9001:2015的更详细概述请参考第32章[7]。

ISO 17025:2012规定了检测和校准实验室能力的一般要求[8],是实验室认可的主要国际标准。它是基于欧洲标准(European Norm, EN)45001[9],并最初以相应的ISO/国际电工委员会(International Electrotechnical Commission, IEC)指南[10]为模型。本标准的范围是专业性的,旨在保证方法的有效性,并包括质量体系和活动的技术部分,如方法验证、QA、QC和设备校准。1997年,斯堪的纳维亚生殖中心成为第一个根据该国际标准获得认可的IVF实验室[11]。

随着实验室认可的增加,旨在标准化检测和校准实验室的ISO 17025显然不能完全适应和涵盖医学检测实验室的复杂性。因此,颁布了针对医学实验室的ISO 15189,它针对质量和能力提出了特定的要求,以协助认可医学检验中使用的方法。它于2003年首次颁布,目前的第4版于2022年12月颁布[12]。它用于医学实验室的认可,汇集了ISO 9001的质量体系要求和ISO 17025的能力要求,并解决了医学实验室的具体需求。

欧洲和澳大利亚的大多数医学实验室都是根据ISO 15189认可的,这两个实验室标准之间存在差异,ISO 15189侧重于患者的治疗效果,而不降低对准确性的要求,它不仅强调测量的质量,还强调医学实验室提供的整体服务。其语言和术语是医学专业领域所熟悉的,它突出了研究前和研究后问题的重要特征,同时也注意到了医学实验室的伦理和信息需求。ISO 15189:2022基于风险,解决了实验室之间对于质量管理体系和能力要求等价性的需求。随着潜在患者和实际患者流动性的不断增加,这种需求变得更加明显——收集这些患者医疗数据的系统必须独立于他们的位置进行标准化。

位于欧盟(European Union, EU)的IVF实验室必须遵守《关于人体组织与细胞的捐赠、获取、检测、处理、保存、储存和分发的质量和安全标准的指令》,通常称为《欧盟组织与细胞指令》(*European Union Tissue and Cells Directive*, EUTCD)及其指南/支持文件[13-17]。欧洲人类生殖与胚胎学会(European Society of Human Reproduction and Embryology, ESHRE)颁布了一份关于 EUTCD 的立场文件[18],要强调的是,无论 ESHRE 的建议如何,每个欧盟国家对该指令的解释都不同。然而,EUTCD 的一个部分非常明确:对质量体系的要求。该指令规定,组织机构应采取一切必要措施,确保质量体系至少包括以下文件:标准操作程序(standard operating procedures, SOPs)、指南、培训和参考手册。当然,通过获得 ISO 15189 认可,这一要求将与指令的其他几项要求一起得到满足。EUTCD 目前正在更新中,2022 年 7 月欧盟委员会颁布了一项"欧洲议会和理事会关于应用于人类的人源性物质的质量和安全标准的法规提案",并废除了指令 2002/98/EC 和 2004/23/EC[19]。这一更新将考虑 ART 在技术、流行病学和临床方面的发展[20]。在欢迎该倡议并在很大程度上支持这些提案的同时,ESHRE 正在准备关于这些提案的立场声明[21]。

国际联合委员会(Joint Commission International, JCI)是一个非营利性组织,主要是致力于提高患者安全认可,他们为世界各地的医院和医疗机构提供认可。JCI 有一系列标准,包括临床实验室认可标准[22]。世界卫生组织(World Health Organization,WHO)与 JCI 合作制订了患者安全解决方案的核心计划。它引起了对患者安全和实践过程的关注,这有助于降低医疗程序所涉及的风险。最新的建议建立在包括患者身份识别在内的"九种患者安全解决方案"的基础上,并推荐在四个基本类别中采取行动:①风险管理和质量管理体系;②策略、方案和系统;③员工培训及能力;④患者参与[23]。

临床与实验室标准协会(Clinical and Laboratory Standards Institute, CLSI)是另一个全球性的非营利性标准制订组织,虽然 CLSI 标准主要适用于美国,但对提高实验室质量和安全性有很大的帮助[24]。

美国病理学家学会(College of American Pathologists, CAP)与美国生殖医学会(American Society for Reproductive Medicine, ASRM)合作制订了符合生殖实验室要求的标准。这一生殖认可计划提升了实验室的质量和安全,并得到了辅助生殖技术协会(Society for Assisted Reproductive Technologies, SART)的认可,成为衡量 IVF 机构满足会员资格的标准[25]。

对于 IVF 实验室来说,《生产质量管理规范/实验室管理规范》(*Good Manufacturing Practice/Good Laboratory Practice*, GMP/GLP)这两个指南可能不太适合。这些标准适用于研究型实验室和制药行业,然而,许多 IVF 诊所的有限资源往往难以满足指南对实验室设施的要求[26,27]。

除了这些基于质量体系的标准,还有许多针对 IVF 的具体标准和指南,包括《世界卫生组织人类精液检查与处理实验室手册》[28]、关于胚胎评估的 Alpha/ESHRE 共识文件[29]以及 ART 实验室绩效指标[30]。Alpha 共识小组发表了一份关于冷冻保存的共识,建立了慢速冷冻和玻璃化冷冻的关键绩效指标(key performance indicators, KPI)和标杆值[31]。

国家和地区标准

虽然 ISO 标准涵盖了 IVF 实验室质量体系的基本要求,但许多地区和国家都有具体的指导方针、法律和法规。需要注意的是,虽然其中一些监管框架只是标准,而另一些则是获得执照的要求或法律,当涉及检查和审核时,实验室应遵守这些标准。

欧洲

随着 EUTCD 的实施,所有处理配子和胚胎的 IVF 实验室都必须有一个质量体系,并满足指南的要求以及符合国家对它的解释。

因此,欧盟的大多数 IVF 实验室已持有或正在努力获得 ISO 15189 或 ISO 17025 的正式认可。如本章前面所述,ESHRE 颁布了《修订后的 IVF 实验室良好实践指南》(*Revised Guidelines for Good Practice in IVF Laboratories*),为实验室专家提供了一份易于浏览的指南,并满足了指南的一些要求[32]。在英国,所有 IVF 诊所都必须获得人类受精和胚胎管理局(Human Fertilisation and Embryology Authority, HFEA)的许可[33],HFEA 执业规范(HFEA Code of Practice, HFEA CoP)中详细介绍了进一步规范 IVF 实验室的指南[34]。具体而言,如本章后面所述,CoP 包含了对于风险管理、样本身份识别和胚胎学人员配备的要求。随着英国脱离欧盟,新的 HFEA 欧盟退出法案已经出台[35]。此后,HFEA 对标准许可条件进行了修改,反映了 EUTCD 在实验室空气质量、可追溯性、医疗器械和组织进口方面的一些核心要求[36]。

澳大利亚和新西兰

在澳大利亚,生殖技术认证委员会(Reproductive Technology Accreditation Committee,RTAC)负责 IVF 诊所的许可。虽然 RTAC 执业规范(Code of Practice, CoP)[5]远不如英国全面,但它包含了关键标准,重点是风险管理、人员配备和样本身份识别,以及进一步的质量管理体系要求。除执业规范外,澳大利亚生育协会还颁布了技术公告,对所有单位和认证机构的教育交流提供建议和指导。这个技术公告不是强制执行的[37]。在新西兰,虽然 RTAC 执照是非强制性的,但大多数诊所都持有 RTAC 执照。虽然大多数 IVF 诊所都持有 ISO 9001 认证,但许多诊所还获得了国家检测机构协会(National Association of Testing Authorities, NATA)根据 ISO 15189 对于一些关键方法的认可,例如精液分析。然而,很少有实验室拥有整个 IVF 实验室流程的 ISO 15189 认可。

亚洲

在本文发表时,亚洲很少有 IVF 实验室获得 ISO 15189 或类似标准的认可,而且实验室认可并未普及。然而,人们对标准化的兴趣和需求越来越大。该地区的许多私立 IVF 中心都通过了 ISO 9001 认证。

土耳其伊斯坦布尔纪念医院是该地区第一家获得 ISO 15189 认可的 IVF 实验室(考虑到土耳其是一个位于欧洲和亚洲交界处的跨洲国家)。

随着中国引入对 ART 的严格监管,获得 ART 中心运营批准变得越来越具有挑战性。原国家卫生部(Ministry of Health)于 2001 年颁布了第一批关于 ART 的法规,这些条例一直沿用至今[38]。这些法规对设施、人员、设备、临床管理、质量保证/质量控制、体外受精的适应证和禁忌证、卵胞质内单精子注射(ICSI)、卵子捐赠、胚胎植入前遗传学检测(PGT)等方面以及各种伦理问题都有详细的要求。此外,自 2006 年起,原国家卫生部要求每 2 年对 ART 治疗的提供者进行控制性检查,并为 ART 专家提供认可培训。中华医学会生殖医学分会(Chinese Society of Reproductive Medicine of the Chinese Medical Association)积极参与了详细的 ART 治疗指南的制订和实施。2015 年,原国家卫计委颁布了《人类辅助生殖技术配置规划指导原则(2015 版)》[*Health Commission issued the Guidelines for the Configuration Planning of ART* (2015 edition)],指导各省(自治区、直辖市)科学规划 2015—2020 年 ART 技术的发展,并于 2021 年颁布新版[39]。该指导原则提出,各地区应制订《ART 技术应用规划(2021—2025 年)》[*Guidelines that a Plan for the Application of ART* (2021—2025)],包括各省(区、市)开展 ART 技术工作的医疗机构。该指导原则明确要求,各地在制订本应用规划时,要更加注重保障社会公共福利,优化资源供给效率,提高服务质量。应用规划的编制原则包括质量安全优先、分类指导管理、合理规划布局、稳定有序发展[39]。

印度的 ART 技术受最近公布的《辅助生殖技术(法规)法案》[*Assisted Reproductive Technology (Regulation) ACT*](2021 年 12 月)和《代孕法》(*Law on Surrogacy*)(2022 年 1 月)的管辖[40]。印度医学研究委员会(Indian Council of Medical Research, ICMR)颁布了《国家 ART 诊所认可、监督和监管指南》(*National Guidelines for Accreditation, Supervision, and Regulation of ART Clinics*)(未立法)[41]。该指南涵盖了员工资格和实验室程序等问题,但 ACT 和 ICMR 指南都没有对质量体系的正式要求。2021 年 11 月,印度辅助生殖学会(Indian Society for Assisted Reproduction, ISAR)颁布了《体外受精临床安全和伦理实践共识指南》(*Consensus Guidelines on Safety and Ethical Practices in In vitro Fertilization Clinics*),旨在帮助印度各地的胚胎学实验室对实践过程进行标准化并改善其结局[42]。该指南涵盖了广泛的主题,但重要的是强调了质量控制(QC)、人员培训和资格、安全/风险管理以及身份识别(ID)和可追溯性的必要性。ISO 认证在私人 IVF 诊所并不普遍,但拥有 IVF 部门的大型医院普遍获得了 ISO 认证。

在日本,IVF 服务历来都是自费的,补助金制度支付了部分费用;然而,这一情况在 2021 年 3 月底发生了改变。从 2022 年 4 月起,IVF 及相关服务由国家保险系统承保。在将 IVF 引入国家保险体系之前,日本妇产科学会(Japan Society of Obstetrics and Gynecology, JSOG)制订了一项临床指南,该指南不仅为保险体系中包括哪些内容及不包括哪些内容奠定了基础,还为治疗实践和技术的证据水平提供了一些指导。尽管 JOSG 颁布了其他涵盖 IVF 的指南,但没有一个指南全面涵盖实验室实践过程和质量体系的要求。因此,一些诊所创建了自己的伞式组织,称为日本辅助生殖技术标准化研究所(Japanese Institution for Standardizing Assisted Reproductive Technology, JIS-ART)[43],用于在 IVF 中实施共同的质量实践过程。

在新加坡,卫生部(Ministry of Health)对私立医院和诊所的辅助生殖服务提出了严格的许可要求。它涵盖了质量控制、设施、胚胎学培训和样本身份识别的需求[44]。新加坡所有 IVF 技术的提供者都是根据 RTAC CoP[45]的国际版本进行认证的。

中东

许多伊斯兰国家的 ART 受到很多宗教裁决(fatwas)(伊斯兰学者颁布的关于伊斯兰法律的宗教意见)的影响[46]。1980 年,埃及爱资哈尔清真寺大酋长盖德·哈克·阿里·盖德·哈克阁下颁布了第一份与 ART 有关的宗教裁决。其核心要求是夫妇必须结婚,并且禁止使用供精或供卵[47]。

除宗教裁决外,中东地区 IVF 实验室很少有其他的法规和标准,也很少有实验室获得国际标准的正式认可,但许多较大的医院都拥有 JCl 和 ISO 认可。

沙特阿拉伯有一个全面的宗教裁决,其中包括对书面的 SOP、保护样本 ID 和防止混淆等方面的要求。卫生部(Ministry of Health)已经开始制订标准,一些中心已经接受了当局的审核[46]。

阿拉伯联合酋长国(United Arab Emirates, UAE)由于地理位置优越、富裕并对游客友好,因此吸引了来自中东和欧洲各地的 IVF 患者。阿联酋有严格的法律来规范 IVF,要求所有中心都必须获得卫生部(Department of Health, DOH)的执照,所有实验室都要定期接受审核。2019 年更新了关于医疗辅助生殖的第(07)号联邦法律[48],并于 2022 年颁布了《卫生部辅助生殖技术服务和治疗标准》(*DOH Standard for Assisted Reproductive Technology Services and Treatment Issued*),用于指导新法律的实施。该标准要求实验室必须在成立后 6~12 个月获得 CAP 生殖[25]或 ISO[12]的认可。现有实验室需要在 2023 年 2 月前满足这些认可要求[49]。该法规包括对拥有硕士学位和博士学位的胚胎学工作人员的要求,并规定了持续培训、实验室设施、书面的方案与流程以及质量控制的要求。

Chokri Kooli 博士最近的一篇综述对中东及其他地区伊斯兰国家的 ART 法律和法规进行了全面概述[50]。

拉丁美洲

拉丁美洲生殖注册中心(Registro Latinoamericano de Reproduccion Asistida)(红色 LARA)覆盖了拉丁美洲大多数诊所。尽管成为该组织的成员是自愿的,但 70%~80% 的诊所参与了数据收集、认可及持续职业发展培训计划。该认可包括外部审核,并遵循 ART 中心及其胚胎学与男科实验室认可的标准规则[51],其中包括 QC、KPI、员工要求、设备及材料。

每个国家都有各自卫生部门的法规,新的 IVF 中心/实验室在建立时必须遵守这些法规,许多实验室会参考美国同行的建议。ASRM 正在为美国以外的实验室提供认可服务;然而更常见的情况是,胚胎学家根据他们的知识,并考虑到他们的财务情况以及从全球其他诊所学到的东西,来建立实验室设施和流程。

每个国家也有当地的胚胎学学会。在阿根廷,再生生物研究协会(Asociacion para el Estudio de la Biologia de la Reproduccion, ASEBIR)设有一个特别的兴趣小组,专注于为协会成员提供实验室质量方面的指导。ASEBIR 开发了一种名为 Cassandra 的计算器,用于计算进行所有胚胎学实验室活动所需的人员数量和时间,以确保人员配备水平的安全性[52]。

北美洲

2004 年,加拿大联邦政府通过了《人类辅助生殖法》[*Assisted Human Reproduction (AHR) Act*],加拿大卫生部(Health Canada)负责与人类辅助生殖相关的联邦职能[53,54]。2016 年,加拿大卫生部宣布,他们打算执行该法案的某些条款,特别是 2020 年生效的《AHR 法案》第十条《精子和卵子安全法规》(*Safety of Sperm and Ova Regulations*)[54]。指导文件《精子和卵子安全法规》涵盖了一系列领域,如配子和胚胎处理、质量管理、员工要求和设施等[55]。此外,加拿大生殖和男科学会(Canadian Fertility and Andrology Society, CFAS)已经颁布了一系列临床实践指南,并正在努力制订由其 ART 实验室特别兴趣小组编制的关于 IVF 实验室活动的全面专业标准,以及培训和能力要求,包括所有 ART 实验室科学家的持续职业发展[56]。

在美国,ASRM 与生殖生物学家和技术学家协会(Society for Reproductive Biologists and Technologists, SRBT)的实践委员会最近颁布了人体胚胎学、男科和内分泌学实验室的最新综合指南[57,58]。该出版物提供了胚胎学实验室工作人员教育、培训、继续教育和经验的最低要求指南。它进一步对美国实验室认证及认可要求、美国联邦食品药品监督管理局(US Federal Food and Drug Administration, FDA)的监管义务以及质量管理体系的实施进行了非常清晰的概述[58]。

如何获得实验室认可

需要强调的是,所有的质量标准绝不是相互独立的。新的 ISO 15189:2022 以 ISO 17025:2017 为蓝本,主要区别在于 ISO 15189 中使用了医学实验室术语。反过来,二者都符合 ISO 9001:2015。因此,新的 ISO 15189 标准以风险为基础,以患者为中心,促使实验室在流程和质量管理中将患者的风险考虑在内。ISO 15189:2022 还比以前的标准具有更大的灵活性,在“应”规定之后使用“如适用”等表述。这使实验室在应用标准时能够考虑自己的情况。这两个标准(ISO 17025 和 ISO 15189)的质量体系要求都是基于 ISO 9001。因此,已获得 ISO 9001 认证诊所内的实验室在寻求其他标准认可时,将同时获得两个已有实验室标准体系要求的主要部分。获得认可的第一步,是建议诊所先获得 ISO 9001 认证;有关此主题的更多详细信息,请参阅第 32 章。在贯穿本章节后续部分讨论的要求,将是在 ISO 15189 或 ISO 17025 的实验室认可过程中,在 ISO 9001 认证已有要求之上(以外)的其他内容。例如,范围、组织和文档控制在所有标准中都可以找到,并且许多要求是相同的,但本章进一步讨论的要求将是除了 ISO 9001 认证已经需要实施的内容,还有 ISO 15189(以下简称标准)所要求的内容。ISO 9001、ISO 17025 和 ISO 15189 的相关表格可以在标准中找到。

准备开始

获得认可的第一步是确保组织中的每个人都希望实

现相同的目标。充分了解每个人如何从认可中受益,将使该过程更容易。确保这一点的一个好方法是在整个过程中召开员工会议,并从一开始就让所有员工参与进来。组织在尝试实施质量控制系统时最常犯的错误,是没有让每个人都参与进来。将项目划分为更小的部分并分配个人责任,使所有员工都能参与准备工作。这也将使实施变得更容易。

确保涵盖标准中所有要求的一个好方法是使用 ISO 15189:2022 标准目录作为模板来建立目录,然后可以评估需要添加到质量手册和其他文档中的内容。需要注意的是,虽然标准对管理结构、内部审核或文件控制有要求,但实验室标准中有一些 ISO 9001 中没有的更具体的要求,这些要求需要添加到具体程序中。

方法和标准操作程序(SOP)

检查流程(ISO 15189:2022; 7.3, 7.4)

我们在胚胎学实验室使用的方法和流程及其效能对临床的妊娠结果有直接影响。因此,我们将这些方法标准化,并确保其具有可重复性非常重要。简而言之,实验室中所有胚胎学家应以相同的方式使用相同的耗材和设备进行 ICSI,确保胚胎学家 A 在周一完成的 ICSI 与胚胎学家 B 在周五完成的 ICSI 完全相同,并具有相同的技能水平。确保正确方法的效能是通过一系列步骤来实现的。首先,我们需要确保使用的流程和方法是正确的,并与 ART 的最新发展保持同步。因此,一个明确的起点应该是文献检索,还可以从研讨会、外部培训和访问其他诊所获得知识。该标准规定,我们“应选择和使用经过验证的方法,以确保临床准确性”。一旦胚胎学团队成员之间就方法的细节达成一致,就需要将其书面记录。描述实验室中使用的方法或过程的文件通常称为 SOP。一个好的 SOP 应该遵循一个固定的格式,旧版的 ISO 15189:2012; 5.5.3 中包含了非常好的 SOP 布局指南[59]。SOP 标题后应附有该方法的简短临床描述。分析原理需要包括对方法的理论描述和对当前文献的回顾。SOP 应概述对执行该过程的胚胎学家的能力要求。配子和胚胎的收集与处理应包括取样程序和温度等物理环境因素。请记住,SOP 中的所有变量,例如涉及温度测量的变量,都必须给出一个精确的范围,然后描述如何测量温度、温度计的精度以及校准的频率和方式。应清楚地描述样本的标记方式,并考虑到与 IVF 实验室工作相关的风险[60],标记应合乎逻辑且清晰,以完全消除样本混淆的风险(有关详细信息,请参阅本章后面的“样本身份识别、核对和预防错误识别”部分)。程序步骤的描述应以简单的方式编写,以便任何受监督的新工作人员都可以很容易地遵循这些步骤。

请列出用于该方法的所有设备,并参考操作说明和校准方法。胚胎学家应了解并清楚地讨论所涉及的任何安全常规和职业危害。最后应包括有关该方法的所有教科书或出版物的参考文献。

该标准要求所使用的程序应满足实验室服务用户的要求,优先采用已确立/权威教科书、同行评审文本或期刊上已经发表的方法。如果使用内部方法,则这些方法需要针对预期用途进行适当的验证,并由实验室进行充分的书面记录。该标准要求与所有流程相关的文件和所有支持文件都能方便员工查阅(7.3.1 c),文件最好是数字化的,因为在洁净区域(胚胎学实验室)中应尽量减少纸张的使用。

当 SOP 在编写时,需要传达给胚胎学团队的所有成员,在文件正式颁布和实施之前,允许他们发表评论、提供反馈并提出修改建议是很重要的。检查所有胚胎学家是否遵循新 SOP 的方法进行审核,建议在 SOP 颁布 3 个月后审核所有流程。如果审核结果发现书面 SOP 与胚胎学家的手工操作程序之间存在差异,要么需要更改 SOP 以反映实际的手工操作程序,要么需要对工作人员进行再培训,并提醒他们遵循商定的 SOP 的重要性。没有胚胎学家可以持续在标准化的高质量 IVF 实验室中“以自己的方式”做事。

一旦 SOP 完全实施,审核表明我们已经达到了要求的可重复性,那么我们需要问:它是否有效?我们一致同意的方法成功了吗?该标准被称为“验证”和“确认”(7.3.2),它是确认 IVF 实验室使用的技术和方法适用于产生优质的胚胎、持续妊娠以及活产。所有方法必须定期进行验证,SOP 应包括验证的频率和方式的信息。EUTCD 包含了对验证的要求,在英国,HFEA CoP[34]要求 IVF 实验室的所有过程都要进行验证。在实验室中使用的一些方法和技术可能难以进行验证,使用受精率、退化率和妊娠率的回顾性分析来验证 ICSI 和 IVF 是可以接受的。当考虑到证明无效假设或妊娠率小幅增加所需的样本量时,对新技术的适当验证可能变得非常困难。一种新培养基的精确确认需要在每个研究组中进行数百例患者试验。验证和研究之间的微妙界限增加了验证实践的复杂性,并且提出了关于进行验证是否需要伦理批准的问题[61]。然而,强烈建议在实验室中定期验证其他操作,例如制备培养皿时渗透压的变化、去除颗粒细胞过程中的温度波动以及培养箱中的温度分布。在实验室所有加热台对不同类型培养皿中的培养基进行温度验证时,应确认加热台合适的表面温度范围。

配子和胚胎的处理

检验前和检验后过程（ISO 15189:2022；7.2,7.4）

该标准对如何收集和储存样本（即配子和胚胎）有具体要求，并指出检验前过程会影响预期过程的结果。必须正确安全地识别样本身份，并且必须考虑所有关于规范患者样本身份识别的法律（有关详细信息，请参阅本章后面的“身份识别、核对和防止错误识别”章节）。样本应附有一份书面的、标准化的要求，说明样本应该用于什么程序。治疗需求不明确的情况很常见，本来可以进行常规 IVF 的夫妇由于沟通不畅而最终使用了 ICSI。在评估精子样本方面具有丰富经验的资深胚胎学家，更适合在治疗当天与夫妇一起在精子样本洗涤后再做出 IVF 或 ICSI 的最终决定，而不是由咨询的医生仅根据精液分析报告来决定 IVF 或 ICSI。在冷冻胚胎移植（embryo transfer，ET）周期中，明确的要求同样重要，以确保胚胎在正确的时间解冻，确保子宫内膜/胚胎同步。采集精子时，患者应注明采集日期和时间，实验室也应记录采集日期和时间。注意精子样本采集时间很重要，因为射精液样本需要在产生后 40 min 内处理。由于处理延迟导致精子-精浆长时间暴露［活性氧（ROS）暴露］会造成精子 DNA 损伤/突变负荷增加，从而导致受精结局和胚胎发育不佳。标准 7.2.4.2 的章节提供了关于实验室必须包含哪些信息的指南。确保患者知情同意是检验前过程（12）和检验后过程（7.2.4）的另一个关键部分，特别是关于冷冻保存的材料。

通常，在精子处理和卵母细胞采集相关的实验室 SOP 中，记录了在检查前和检查后收集样本的程序。然而，重要的是要包括这些程序标准的具体要求并将它们文件化。

实验室表单和报告

报告和发布结果（ISO 15189:2022；7.4）

我们在实验室记录的配子和胚胎评估的详情在标准中被称为报告。结果的报告应始终准确、清晰、明确和客观。这就要求实验室表单标准化，并遵循一套格式。它们应该以整洁的方式填写——不允许乱涂乱画。实验表单上的所有条目和评估都应附有日期和签名。对于精子评估，应说明误差的来源和测量的不确定性，并对每种方法进行正确的计算。正式报告，如精液分析报告，也应在发布前由高级男科医生/胚胎学家检查并签字。

许多实验室都有计算机化的数据库，并将实验室表单中的信息输入数据库。重要的是要理解手写的实验室表单被视为数据源，因此需要进行正确地存档，而不是在计算机录入后被销毁。如果实验室想实现无纸化，就必须做到真正的无纸化，并允许在没有中间纸张的情况下将数据直接录入计算机。考虑到签名和核对的必要性，可能很难创建一个完全无纸化的 IVF 实验室。该标准很好地概述了对于报告的要求（12）。

胚胎学实验室

设施和环境条件（ISO 15189:2022；6.3）

实验室需要确保其环境条件适合安全地处理配子和胚胎，并且不会使结果失效或对任何程序的质量产生负面影响。简而言之，这意味着 IVF 实验室的设计方式必须使任何程序的结果都是最佳的，并且不受环境参数的影响。该标准进一步要求我们考虑患者、访客、实验室使用者和医护人员的安全。

IVF 治疗后的活产结局在不同国家、不同诊所，甚至在同一个诊所的不同月份之间都有不同的结果。人们普遍认为，年龄和不孕原因等患者体征是影响结局的主要因素。考虑到不同的患者群体，实验室参数的稳定是非常重要的。对环境进行定义并设定可接受的工作条件范围将有助于减少可变因素，并使患者成为唯一的变化因素。确实，这可能因国际、国家或地区规定而异，但是标准中有一些明确的需求是普遍适用的。有一些环境因素也不容忽视。

实验室总体布局

取卵和胚胎移植的手术室应靠近实验室。实验室布局应进一步确保配子和胚胎的安全处理；狭小、拥挤的实验室会带来重大事故风险，导致配子和胚胎的丢失。

实验室绝不能兼做胚胎学家办公室。实验室里需要最低限度地使用纸张，因为这会增加空气中的颗粒物含量。因此，实验室只应保存正在进行的治疗所必需的患者记录。实验室也不适合使用纸板箱，因为纸板箱有很高的真菌感染风险。此外，实验室不是耗材的储藏室；实验室内只应储存每周所需的耗材，进一步的储存可以在其他地方进行管理。实验室所安装的设备应仅限于绝对必要使用的那些；再说一遍，实验室不是存放实验室旧设备的储藏室。

出入规则

该标准规定，实验室区域的出入应受到控制（6.3.2）。

实验室应通过使用门锁、刷卡或其他访问控制来确保有限的出入权限。实验室还应保持证明谁有权出入实验室的文件。对于进入实验室的要求应该有书面文件和实施的规则,包括更换衣服和鞋子、使用发罩和口罩以及洗手。尽管一些胚胎学家坚持认为换衣服和遮盖头发并不重要,但重要的是要理解胚胎学及配子和胚胎的处理是无菌过程,需要保护样本免受微生物和污染物的影响。如果胚胎学家使用自己的衣服或只使用最低程度的覆盖物(如实验室外套),就不可能达到正确的洁净度。最好的做法是更换衣服,最好使用低起球、无脱落材料制成的手术服;由于棉质材料起球较多,不宜使用。许多胚胎学家抱怨这些手术服不舒服,他们不会使用它们,因为棉质材料更舒服。但重要的是要明白,我们成为胚胎学家并不是为了舒服——我们需要做对配子和胚胎最有利的事情。此外,所有的头发都应该被遮住,同样有些人可能会认为帽子是一种时尚物品,如果允许头发在外面的话,它看起来会更好,但需要提醒他们在进入实验室之前把所有的头发都塞进帽子。换上洁净的鞋子是不言而喻的。最好的做法是在实验室里穿白色鞋底和鞋面的鞋子,这样可以很容易地发现鞋子上的任何溅出物。此外,鞋架应设计成鞋底朝外悬挂,以便每日检查鞋子的清洁度。如果在实验室外使用有色鞋,很容易发现有人忘记换鞋。进入实验室前,应使用合适的消毒液洗手。此外,实验室内不应佩戴珠宝、留长指甲、使用指甲油和香水。

健康与安全

必须确保实验室全体员工的安全。这包括在处理未经筛选的患者材料时,通过使用Ⅱ类生物安全柜来提供一个将任何感染性污染物的传播风险降至最低的环境。此外,在低温储存设施中安装低氧报警器和通风装置(注意胚胎学实验室不应兼作低温储存设施)。

温度

IVF 实验室的最佳温度是一个备受争议的问题;然而,它必须被定义为一个有限的范围。一些胚胎学家认为,实验室温度升高有助于降低胚胎从培养箱运输到加热台过程中发生降温的风险。然而,较高的实验室温度将为微生物和污染物提供一个完美的环境。所有实验室设备都设计为在室温下运行,通常定义为23±2 ℃,除非实验室能够在不同的温度下进行过程验证,否则该范围将是标准要求的范围。没有温度控制的实验室是不合格的。

光线

胚胎对光照极其敏感;然而,关于实验室或显微镜下的光是否会伤害胚胎,人们的意见分歧很大。一项针对仓鼠和小鼠胚胎的大型研究已经很好地证明,冷荧光会增加囊胚中 ROS 的产生和细胞凋亡,并减少足月胎鼠的发育[62]。胚胎在最低光照条件下处理,试验组暴露在冷白光、暖白光或正午阳光下 5~30 min。在暴露于冷白光下并移植到受体母鼠的囊胚中,44%的囊胚发育至足月(第19天),而对照组为73%;在暖白光下,58%的囊胚发育至足月(第19天)。当胚胎仅暴露在阳光下1 min时,只有25%的胚胎发育到足月,35%的胚胎被吸收。根据这些发现,最好的做法应该是在实验室里有一个昏暗的灯光,并遮闭所有的灯光。

空气质量

另一个备受争议的领域是实验室对洁净空气的需求,这也受到了 EUTCD 地区性解释的影响。该标准要求注意细菌和尘埃的存在,强烈建议实验室定期监测空气中的颗粒物计数和挥发性有机化合物(volatile organic compounds, VOCs)的含量,并使用接触平板进行表面微生物的监测,例如使用沙氏葡萄糖琼脂(Sabouraud dextrose agar, SDA;用于检测真菌)和胰蛋白胨大豆琼脂(trypticase soy agar, TSA;用于检测细菌),以及类似的(TSA 和 SDA)沉降平板进行空气采样。平板应暴露在实验室、手术室和治疗室的关键位置 4 h。实验室中超净台或操作舱室内菌落数的可接受范围为0,超净台外菌落数<10。

总体清洁方法

IVF 实验室应始终保持洁净,实验室标准要求经常实施定期的清洁程序并进行记录,通过主动签名确认清洁的过程。不建议使用刺激性的洗涤剂,应使用70%酒精进行清洁,然后使用无菌水或其他经过胚胎学检测的产品,如Oosafe® 消毒剂(SparMED, Stenlose,丹麦)[63]。蒸汽清洁器适用于地板的清洁。

培养基、器械及耗材

(ISO 15189:2022; 6.6,6.8,6.4)

ART 中使用的所有器械,如培养基和耗材,都会影响治疗结局。首先,实验室需要自行决定对培养基、取卵针、培养皿等器械的要求。这包括对培养基、取卵针或塑料器皿的毒性范围以及小鼠胚胎试验的结果。有确凿的证据表明,我们在胚胎学实验室中使用的许多器械和耗材确实具有生殖毒性,我们有责任确保不使用会使胚胎暴露于应激状态的物品[64]。重要的是要考虑所有适用的国家、地区或地方性法规。EUTCD 规定,所有与细胞、配子或胚胎接触的器械都需要根据欧盟器械指南[65,66]进行检测,并带有欧洲合规(Conformité Européenne, CE)标志。实验室还必须确定器械从供应商到实验室的安全运输要求,以及在到达时如何检查器械以确保它们符合规定的范围。例如,必须有一个系统来确保装有培养基的运输盒在到达时仍然处于冷却状态。这可以通过在到达时将温度探头插入运输盒中,或要求培养基供应商将温度数据记录器与培养基一起打包,就可以在培养基到达时将其连接到计算机,并确定内部温度在整个运输过程中始终保持恒定和正确。此外,耗材在使用前必须经过验证。一些实验室选择培养剩余胚胎或在新批次的培养基中进行精子存活试验;但是,此类验证并不是标准所要求的,如果真的有必要,可以进行讨论。如果所有器械都符合欧盟器械法规,则它们应该已经过严格检测。ISO 15189 仅要求实验室主动检查制造商出具的检测报告,并确认报告符合自己的使用范围。

当器械被接收使用时,正确存放它们以确保其持续适合使用至关重要。实验室必须通过定义确切的仓储环境来确保正确地存储器械。冰箱和冰柜的温度范围至关重要,培养基应储存在保证全程温度恒定的医用冰箱中,而普通的厨房冰箱则不适合[67]。储藏室的总体环境也很重要,因为塑料器皿不适合在高温下使用。

所有采购的用品、试剂和耗材应包含在实验室库存中。库存信息应包括次号(批号)、接收日期和使用日期。器械清单应包括唯一标识、到货日期、使用日期、上次校准或维修的日期,以及维修和校准的周期。实验室需要保留一份经批准的供应商名单,并且每年对所有供应商进行严格评估。

任何与特定患者配子或胚胎接触的器械批号或次号,都需要记录在该患者的个人记录上。

只有一个当前在实验室中使用的批次列表,并通过日期以及对患者使用器械的推测来得出结论是不合适的。

有一个计算机化的文档系统是很有好处的,这样每个周期都会有一个批次的记录页。这个页面包含了一个完整的培养基和实验室用品的列表以及使用的批次,通过简单地点击鼠标,就能够对从培养基到微量移液管的每个操作步骤中使用的材料进行标记。

设　备

(ISO 15189:2022; 6.4)

实验室应具备确保提供最佳服务所需的所有设备。标准要求有书面的预防性维护程序,实验室管理者有责任定期监控并确保所有设备具有适当的服务、校准和功能。在获得认可的实验室中使用的所有设备都必须清楚地贴上唯一标识符、上次校准或服务的日期,以及重新校准/服务到期的日期或过期标准。除此之外,所有使用的设备应包括在设备记录中,其中包含 ISO 15189:2022; 6.4.7 中列出的信息。在设备投入使用前,应有明确的书面流程来验证设备的功能(6.4.3)。IVF 实验室使用的设备标准通常非常高,但如果维护不当,即使是最好的设备也可能出现故障,不能发挥最佳功能。所有胚胎学家都应该对如何操作所有设备有扎实的知识,并且应该有书面的实施程序,以便在设备发生故障时采取行动。培养箱等关键设备应始终连接到自动拨号器,使工作人员能够在非工作时间内对任何故障均能迅速响应。

设备应通过试运行进行验证;例如,在实验室使用新的离心机之前,必须进行一系列模拟精子制备实验并进行书面记录。

监测和可追溯性

(ISO 15189:2022; 6.3,6.4,6.6,7.3)

第 2 章详细介绍了设备和实验室参数的监测方法以及参考设备的可追溯性[68]。

监测 KPI

大多数具有质量体系的诊所都会监测 KPI。与实验室环境参数的监测类似,每个诊所都必须就绩效范围达成一致并进行书面记录。通常,在监测活产、临床妊娠和受精等参数时没有上限;但是有必要设定一个下限,并制订当 KPI 低于约定的范围时立即行动的书面计划。

与实验室监测相关的必不可少的 KPI 包括但不限于:IVF 和 ICSI 的受精率、ICSI 的退化率、解冻后胚胎的存活率以及 ET 的妊娠结局。标杆管理和 KPI 监测是备受争议的话题,必须强调的是,试图根据不同实验室的 KPI 进行标杆管理是徒劳的,因为实验室绩效会受到患者选择等因素的影响。KPI 的最佳标杆值是根据内部确定的“金标准”患者完成的。这是预后良好患者的一个子集,该组患者的指标应该非常稳定。例如,整体患者受精 KPI 下降,而相应的“金标准”患者没有下降,这表明该问题与进入实验室的患者有关。然而,“金标准”患者的 KPI 下降,肯定表明操作可能存在问题。

应监测整个实验室以及每个胚胎学家与医生的 KPI。重要的是要强调,在监测个人绩效时保密的重要性,任何胚胎学家的绩效在给定范围以下时都需要接受培训,但不要忽视这可能导致胚胎学家的压力和自信心下降。所有工作人员都需要明白,监测不是惩罚人的一种方式,而是确保所有胚胎学家都以同样的高标准执行操作,最大限度地减少变量。个人绩效监测的另一个重要结果是确定成绩特别高的人,以便其他人可以学到更多,从而提高整体成功率。

Alpha/ESHRE 共识小组颁布了一份详细的 ART 实验室绩效指标指南,并提供了清晰的示例和解释[30]。同样,ESHRE 诊所绩效指标(ESHRE Clinic PI)工作组也颁布了 ART 临床实践的绩效指标[69]。

质量保证

确保结果的有效性(ISO 15189:2022; 7.3.7)

QA 确保你以正确的方式做正确的事情,QC 确保你所做的是你所期望的。总之,QA 是以过程为导向的,QC 是以产品为导向的。在讨论 QA/QC 时,很容易混淆;然而,术语并不重要——重要的是实验室有适当的控制机制,以确保它们按照 SOP 和最高标准运行。标准(12)要求实验室同时具备内部质量控制(IQC)和外部质量保证(EQA),以监测所用方法的有效性。这些要求包括内部和外部控制以及实验室间/实验室内比较和验证。实验室需要查明结果的不确定性。对于胚胎评分等主观参数,这可能很困难;然而,对于精子评估则容易实现。通过所有参与精子制备的实验室工作人员对一系列精子样本的评估,可以计算出变异系数,通常会产生 10%~15%的变异。

该标准还要求所有胚胎学家/男科学家定期评估精子样本以及胚胎图片或视频,通常至少每 3 个月评估一次。实验室管理者有责任记录这些比较的结果,计算变异度,并解决所有的偏差。收集样本和照片并进行实验室内比较需要一定的时间,除此之外,标准还要求实验室参与实验室间的比较。实验室可以与其他中心共享胚胎图片和精子样本,并建立实验室间的比较方案,尽管该标准明确规定,当有组织的外部方案可用时,不应使用此类自行开发的程序。在英国,大多数实验室都参与了英国国家外部质量评估服务(UK National External Quality Assessment Service, UK NEQAS)的男科和胚胎学形态学计划,该计划使用在线资源、DVD 和/或甲醛固定的样本进行评估[70]。UK NEQAS 与瑞士软件开发公司 Gamete Expert 合作,将其平台用于 EQA 程序[71]。

James Stanger 博士运行了一个基于网络的实验室间比较的方案,这些方案包括评估所有阶段的人类植入前胚胎、精子形态和浓度以及卵泡的超声测量(www.fertaid.com)。该计划每月对胚胎和精子进行评估,并允许实验室管理者使用这些信息进行实验室内比较。由于每种不同的方案在世界各地都有 200~300 名参与者,实验室内比较方案为实验室管理者在发现偏差时,实施纠正措施提供了坚实的参考[72]。所有上述 EQA 与《ISO/IEC 17043:2010 合格评定——能力验证的通用要求》基本一致,这是标准[73]的要求。

患者联系

咨询服务(ISO 15189:2022; 5.3.3)

在大多数 IVF 诊所中,胚胎学家与患者没有或很少联系,对确切治疗方案选择的投入也很少。在一个获得认可的实验室中,该标准要求实验室主动对治疗选择和任何实验室结果的解读提供建议。如前所述,一些决定,例如使用 IVF 或 ICSI 使卵母细胞受精,应由高级胚胎学家而不是医生做出。最终方法是让夫妇/患者在卵母细胞和精子采集后,与胚胎学家坐下来进行"取卵后(oocyte pick up,OPU)聊天"。这使得胚胎学家有机会与夫妇/患者讨论精子和卵母细胞的质量和数量等问题,并就未来的最佳程序向他们提供建议。这个简短的聊天还应该包括提醒这对夫妇/患者存在风险和成功;也就是说,总是存在受精失败、卵裂失败或囊胚发育失败的风险。如果夫妇/患者被提醒这些风险,那么在不太可能发生的受精失败真的发生时,给他们打电话的压力就会减轻一些。

评估和审核

(ISO 15189:2022; 8.8)

审核可以是内部的或外部的,纵向的或横向的,也可以是面向过程的或面向系统的。因此,人们很容易混淆和陷入术语中,错过了通过审核改善系统并为患者提供服务的大好机会。在审核中发现不符合项并不是坏事,这证明了质量体系正在运行,我们有能力识别自身的弱点和错误,并准备学习和改进它们。关于内部审核的总体原则,见第 32 章[7]。

内部审核

实验室标准更精确地规定了审核的确切结果是什么以及正确的审核过程需要什么。在准备、编写和实施内部审核程序时,ISO 15189 明确地说明了究竟需要什么。现行标准要求实验室采用基于风险的方法来审核过程之间的间隔，应该经常审核对患者高风险的过程。如果之前的审核结果不佳，则要求更频繁地审核特定流程，以确保纠正措施是有效的。

外部审核

如果实验室旨在寻求 ISO 15189 的正式认可，则由国家合格评定机构（National Authority for Conformity Assessment）进行外部审核。获得正式认可总是有好处的，但在许多国家无法获得这种正式认可，而且由于这是一个相当昂贵的过程，一些实验室选择在没有获得正式认可的情况下声明他们遵守了标准。

当实验室准备进行正式认可时，他们需要先申请认可，国家机构将评估他们是否具备进行审核的适当专业知识。如果没有，他们可以向国际实验室认可合作组织（International Laboratory Accreditation Cooperation，ILAC）[74]或欧洲认可组织（European Accreditation）[75]的其他成员寻求帮助，这些成员拥有合适的经验丰富的审核员。在申请的同时，实验室必须提供完全合规的质量体系的证据，所有寻求认可的方法都必须经过一系列内部审核，这一点至关重要。这些内部审核的结果文件是对申请的补充。然后，认可机构会安排一次预审核，以评估实验室的准备情况，并根据预审结果安排正式的认可审核。认可审核完成后，首席审核员或任何技术专家只能建议实验室获得认可。这一建议随后被递交给认可机构的董事会，由董事会决定是否授予实验室认可。

超越标准

虽然胚胎学实验室可以被视为任何其他临床医学实验室，但其处理的样本的精细程度存在一些重大差异。虽然日常病理学实验室的错误大多可以通过重新采样来纠正，但胚胎学实验室的错误可能会给患者带来无法弥补的重大创伤[60]。因此，我们承认这些差异，并实施有助于保护我们免受事故影响的流程非常重要。尽管一些国家和地区的指南承认这些差异，但世界各地的 IVF 实验室需要了解并解决这一问题。有三个主要领域不仅涉及保护患者的配子和胚胎，而且还旨在保护在实验室工作的胚胎学家：①对胚胎学家进行培训，以确保处理这些脆弱样本和实施复杂 IVF 流程的工作人员得到适当的培训；②适当的样本身份识别流程；③实施风险管理流程。

胚胎学家的培训和认可

人员（ISO 15189:2022；6.2）

临床胚胎学是一个技能要求很高的职业，胚胎学家的技能和知识是 IVF 成功的主要因素。考虑到胚胎学家培训对结果的影响，显然每个临床 IVF 实验室都需要制订正式的培训计划。

在查看国际 ISO 标准时，对人员的要求没有明确定义。该标准规定，实验室需要规定所有过程和活动的能力要求，包括教育、资格认证、培训、再培训、技术知识技能和经验的要求（6.2.2a）。此外，职责范围应与书面记录的职位描述中的职责一起进行明确概述。应有明确书面记录的程序，用于引进和培训新进的工作人员，以及长期缺勤或休假后重新聘用的工作人员，并附有关于如何出具能力证明的文件。实验室管理层应为每位员工制订继续教育和职业发展方面的目标（6.2.4）。这些目标应在年度评估中进行评估和讨论，并书面记录，评估结果要保密。

近年来，临床胚胎学家的培训和认可/认证越来越受到关注。自 1995 年以来，英国已经为胚胎学家制订了正式的培训计划。最初的课程是通过临床胚胎学家协会（Association of Clinical Embryologists，ACE，ACE 认证）提供的，包括至少两年的实践和理论培训。2019 年，ACE 投票决定与生物医学男科医生协会（Association of Biomedical Andrologists）及英国男科学会（British Andrology Society）合并，并在 2020 年成立了生殖和临床科学家协会（Association of Reproductive and Clinical Scientists，ARCS）。ARCS 是一个统一的专业协会，涵盖了生殖科学和研究的各个方面，现在是胚胎学职业发展的驱动力[76]。接受培训的胚胎学家通过国家医疗服务体系（National Health Service，NHS）科学家培训计划（Scientist Training Program，STP）管理的培训项目进行注册[77]。这是一个为期 3 年的研究生入学计划，提供固定期限的聘用期，并在最终毕业后授予持有人来自认可大学的生殖科学硕士学位。STP 培训后，临床胚胎学家通过医疗保健科学学院（Academy for Healthcare Science，AHCS）或临床科学家协会（Association of Clinical Scientists，ACS）进行注册[76]。注册后，胚胎学家可以申请成为皇家病理学家学院（Royal College of Pathologists）的成员。

2008 年，ESHRE 推出了胚胎学家认证，旨在认证临床胚胎学家在 IVF 领域的工作能力，并为胚胎学家提供正式认可[78]。它提供了两种不同的认证途径：临床胚胎学家课程，面向至少拥有自然科学/生命科学的理学学士学位的胚胎学家，在 ART 实验室中至少有 3 年人类配子和胚胎的实践经验，以及至少 50 次核心胚胎学操作程序。高级临床胚胎学家课程适用于具有理学硕士或理学博士学位的候选人，他们需要具备至少 6 年的 ART 实验室实践经验，以及至少 50 次核心胚胎学操作程序。所有符合要求的 ESHRE 会员都可以申请。评估内容包括一本日志，概述了培训中包含的程序以及完成的最低限度病例,并通过多项选择题的考试。该认证过程得到了欧洲医学专家联盟(Union Européenne des Médecins Spécialistes, UEMS)及其欧洲专家医学评估委员会(Council for European Specialists Medical Assessment, CESMA)的验证和认可。ESHRE 还提供胚胎学继续教育学分系统,证书每 3 年更新一次都需要学分。自 2008 年启动以来的 10 年中,该计划已认证了 773 名临床胚胎学家和 493 名高级临床胚胎学家。2012 年,该认证向非欧洲考生开放。2018 年,在印度组织了 22 名考生的远程现场试点考试,同时在日内瓦举行了主要考试[79]。由于 COVID-19 大流行,2020 年的考试被取消,2021 年考试首次在线举行。

在加拿大,CFAS 颁布了应用培训计划以及 ART 实验室专业人员能力评估和发展指南。虽然 CFAS 不是一个认证或监管机构,但 CFAS 计划旨在制订所有 ART 实验室专业人员都应遵守的标准,并验证个人是否达到这些标准[56]。

在美国,ASRM 实践委员会和 SRBT 最近颁布了人类胚胎学、男科学和内分泌学实验室的综合指南[58]。这些指南阐明了胚胎学实验室工作人员对教育、培训、继续教育和经验的最低要求,以及为确保安全操作所建议的最低工作人员数量。

在澳大利亚,生殖技术科学家正在正式开展胚胎学培训,旨在建立未来的认证和持续的专业发展体系。随着 ESHRE 认证的日益普及,他们的临床胚胎学考试成为最广为接受的 ART 实验室科学知识测试,但各个诊所仍然需要找到对其胚胎学家进行正规培训的方法。每个诊所都应该有书面的培训程序,清楚地说明受训者在被批准独立工作之前必须履行的最低监督程序。对于 ESHRE 认证,这包括 OPU、精液分析和制备、授精、ICSI、受精卵和胚胎评估、ET、卵母细胞/胚胎冷冻保存以及卵母细胞/胚胎解冻等 50 个程序。显然这些程序的结果也需要评估,受训者必须满足诊所设定的 KPI 才能获得批准。为了确保在理论部分的培训中,受训者能够知道为什么,而不仅仅是知道如何操作,建议在植入前遗传学诊断和胚胎发育等主题的作业中包含一个小型考试。为了满足职业持续发展的需要,允许胚胎学家参加会议和研讨会,并参与科学研究,这些也是至关重要的。

样本身份识别、核对和防止错误识别

IVF 实验室最关键的任务之一是确保配子和胚胎的身份正确。多年来,有许多关于错误识别的报道,如果在胚胎移植前识别出错误,充其量只会导致周期取消;最坏的情况是在胚胎移植或出生后发现错误,则会导致悲剧发生。这些错误通常是由受过训练的人员由于分心、疲劳或匆忙等原因而不遵循已知程序造成的[80,81]。另外,它也可能是由于核对方案和流程编写不当,或根本不存在相关制度引起的(主动失效与潜在失效)。错误识别的解决方案是开发可靠的身份识别程序,并对其进行风险评估(详细信息请参见"风险的识别、管理与预防"部分)。

欧盟组织指令要求适当的样本身份识别,其核心是每个样本具有的唯一标识符。然而,HFEA CoP 提供了涉及安全样本身份识别程序的最严格指南[34]。在英国,拥有强大的 ID 系统是获得执照的必需要求(强制性要求 T71, HFEA CoP),所有 IVF 实验室必须制订流程,以确保不会发生配子或胚胎错配或错误识别。随之而来的是,需要对 IVF 实验室过程中所有关键环节的样本识别进行双重核对。核对者必须在检查步骤时签名,记录必须保存在每个患者的病历档案中。除了这一许可要求,指导方针还规定所有配子和胚胎样本至少要标明患者的全名和以下两种标识符:出生日期、医院编号、NHS 编号/社区卫生索引(community health index, CHI)编号或唯一捐赠者标识符。值得注意的是,患者的姓名或出生日期并不是唯一的标识符。每次配子或胚胎更换容器(培养皿或试管)时都必须进行核对,检查人员应充分了解他们正在核对的过程,只允许在 HFEA 许可证上有署名的、接受过培训的诊所工作人员进行检查。在精液样本交接、取卵、胚胎移植等过程中,需要患者主动参与身份识别。

在澳大利亚,RTAC CoP 关于身份识别和可追溯性的关键标准 7(RTAC CoP Critical Criterion 7 on Identification)规定了要求至少有三种形式的身份识别,以确保所有人员和样本的可追溯性[5]。强烈建议进行双重核对,但不是强制性的;相反,CoP 要求实验室每年对这一流程进行审核和风险评估。关于患者与样本身份识别(Patient and Sample Identification)的技术公告(技术公告 4)非常详细,并提供了强有力的身份识别指南,但它不是强制性的[37]。同样,ESHRE 实验室指南包括了一节关于患者身份识别及其生殖细胞可追溯性的内容[32]。

虽然大多数实验室使用人工双重核对,但身份识别检查也可以是电子化的,有几个核对系统可用于胚胎学领域。所应用的技术包括射频技术和条形码技术。自动化系统的优点是其准确性不受注意力不足或核对方案不佳的影响[81],并且其错误率明显低于人工错误率[0.001% *vs.* (1%~3%)][82]。因此,通过引入电子核对可以减少错误识别的发生,并可能为患者安全增加额外的保障[82,83]。最近的一项研究表明,除了提高安全性,应用电子核对方法还可以改善流程的运行时间和效率[84]。从患者的角度来看,通过电子核对改进身份识别流程并将风险降至最低,这是受欢迎的。在一项针对 408 名接受 IVF 患者的调查中,超过 90%的患者担心错误,其中 92%的患者证实,引入电子核对将减少他们对实验室生物样本混淆的担忧[85]。

然而,需要强调的是,目前所有的电子核对系统都是基于在试管和培养皿上贴有某种类型的贴纸,在印刷和贴标签时肯定会发生错误。此外,虽然这些系统不是万无一失的,但它们价格昂贵,有些体积庞大,占用了大量空间。IVF 电子核对系统的发展还处于起步阶段,该技术很可能在未来得到完善。

除了针对 IVF 的 HFEA CoP、RTAC 公告和 ESHRE 指南,还有几项关于患者与样本身份识别的标准及建议。CLSI 关于患者与样本身份识别准确性(Accuracy in Patient and Sample Identification)的指南[83]描述了为实施准确的患者与样本身份识别,所需要的流程和系统的基本组成部分。它涵盖了从检验前阶段到结果报告的整个过程,强调了员工培训、风险评估和使用唯一标识符的重要性,它涉及人工核对和电子核对系统。前面提到的 WHO/JCI 的"九种患者安全解决方案"以患者身份识别为核心[23]。ISO 标准还要求使用正确的样本标签;但是,它们几乎没有提供有关安全解决方案的信息。

使用人工双重核对当然有巨大的优势,但总是有轻微的风险,这样的程序可能会导致错误,因为我们不能将胚胎学家的劳动力增加一倍。IVF 实验室事故的一个主要来源是人员配备不足,在处理胚胎时被打断,可能会产生灾难性的后果。在繁忙的 IVF 实验室环境中,科学家需要在正在处理的患者材料和他们被要求检查的患者材料之间反复切换[86,87]。在实践中,主要操作者中断自己的工作流程以找到"核对者",而"核对者"中断自己的任务以执行双重检查。Daniel Brison[88]估计在一个人员充足的 IVF 实验室中,每个胚胎学家在自己的工作量之外,上午还核对了 15~20 个其他程序。如今许多实验室的胚胎学家数量很少,而且由于有核对程序,这不仅会增加工作量,而且当胚胎学家不得不中断工作以核对流程中的某个步骤时,还会增加分心的风险。此外,处于压力下的人们和系统在匆忙的情况下往往会表现不佳,众所周知,压力会影响许多部门的人员绩效,包括 IVF 实验室。大多数诊所都有患者数量增加的时期,却没有相应的补偿人员配备水平。系统性加班、超负荷工作、认知高负荷和长期人员短缺导致了诱发错误的环境[89-91]。此外,其他形式的压力,如培训不足和缺乏指导,也被认为是身份识别错误的来源[92]。

在实验室中引入强大、安全的 ID 系统时,最好的开始方式是避免无谓的重复工作。即使你的实验室位于英国境外,HFEA CoP 指南第 18 条也提供了很好的指导,说明如何确保混合正确的配子和移植正确的胚胎[34]。为简单起见,IVF 实验室必须有书面的核对方案,并且所涉及的每个步骤都必须进行风险评估(书面记录)。作为实验室标准化的一部分,应有书面的 SOP 和流程图,并且很容易识别配子或胚胎更换试管或培养皿的每个步骤。只需在每个步骤的实验室表单上添加一个核对签名(这个流程本身应该已经在表单上有了一个签名)。核对要求的一个例外是所谓的强制功能,例如当诊所在某一天只收到一个精子样本时,因此当样本从一个试管转移到另一个试管时,将存在强制功能。如果诊所利用这一点,则必须对其进行风险评估。

实验室流程的第一步是接收配子、精液样本或卵母细胞,最后一步是胚胎移植,HFEA CoP 强调了患者参与这一关键身份识别步骤的必要性。在这里,重要的是实施一个积极的患者身份识别过程,这是预防错误的基础[93]。简单地说,胚胎学家会要求患者大声读出他/她的名字以及你选择的任何其他标识符,如出生日期,同时需要有另一名核对者——医生或护士——来确认这一积极的身份识别步骤正在进行。

核对过程本身也需要正确完成。它应包括三个主要组成部分:①容纳配子或胚胎的容器,标记有 ID;②将样本移入新容器时,标记相同的 ID;③患者文件(即实验室表单,包含患者完整的身份识别信息)。除了这三个组成部分,执行"移动"的胚胎学家(主操作者)还将按照来自样本容器、新容器和实验室表单的信息,大声朗读患者姓名和唯一标识符,然后由核对者大声复述。

其他非常重要的因素是标识符本身的强度和质量。最重要的是需要一个强大的、唯一的标识符和名称。由于出生日期太弱且不被认为是唯一的,诊所或实验室需要创建一个夫妇特定的识别号,如单位编号或夫妇编号。不建议使用患者特定的编号,如病历编号,因为胚胎大多属于夫妇,而不是仅属于一名患者。然后,需要以清晰、安全的方式将该标识、名称和夫妇编号粘贴在容器上。最广泛使用的标签是用无毒笔进行手写。通常,ID 写在管子的侧面和盘子的底部(按照从外面的镜像方式书写),以便于观察。印刷贴纸也在使用;然而应该明确的是,贴纸含有胶水,当放置在潮湿的培养箱中时,会导致 VOCs 增加,进而对胚胎产生毒性。另一种方法是用小注射器将 ID 蚀刻到塑料中,但刮擦塑料也会增加 VOCs,并可能对胚胎产生毒性。此外,蚀刻的细节看起来非常模糊,从清晰核对的角度来看,不能认为是安全的。最后,ID 应始终贴在实际携带样本的容器部分。在培养皿或试管的盖子上贴标签是不可接受的。

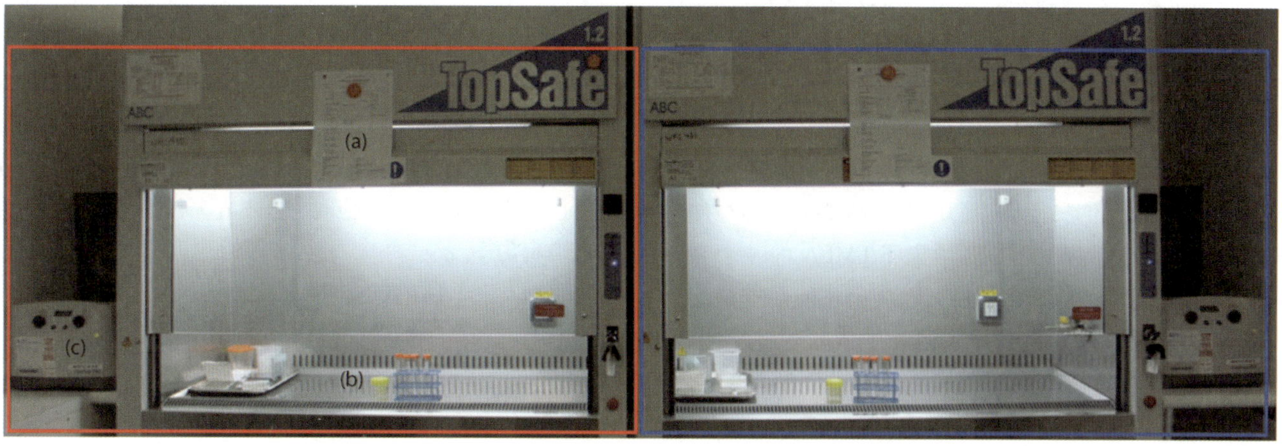

图 5-1 红色和蓝色精子制备区域分别包含完整精子制备所需的所有设备。(a)患者的文档,将红色工作区域分配给该患者。(b)带标签的样本杯和制备试管进入该区域时,应进行双重核对。(c)只有目前在红色区域制备的样本在该区域指定的离心机中进行离心。制备工作完成后,在分配给下一位患者之前,对该区域进行消毒

如果一个过程涉及配子或胚胎在短时间内多次更换容器,例如精子制备或胚胎冷冻/解冻,那么核对整个区域是可以接受的。例如,一个制备精子的实验室可以有多个生物安全柜,其中一台指定的离心机和其他设备被分配到特定的工作区域。请注意,每个工作区域必须有一台指定的离心机,如果采用这种方法,则不能将两个样本在一起离心。当样本被带入该区域时,可以同时看到所有涉及的试管,整个过程从头到尾只会处理一个样本(图 5-1)。显然,如果在适用的情况下,这个过程需要进行风险评估。

正确的标签和核对程序将有助于最大限度地降低错误识别的风险,但任何时候都必须绝对只处理一对夫妇的样本。同时制备多个精子样本,或同时冷冻或解冻多个患者的胚胎,会带来混淆的巨大风险,永远不应该这样做。

风险的识别、管理与预防

根据 WHO 的数据,六分之一的夫妇在受孕过程中遇到困难,需要某种形式的辅助生殖方法[94]。2019 年,全球有超过 800 万名儿童通过 ART 治疗而出生。据估计,每年有超过 250 万次治疗周期,每年分娩 50 万例,在撰写本文时,这一数字可能超过 1 000 万例[95]。随着全球 IVF 周期数量的增加,就像在医学和卫生的其他领域一样,错误是固有的。但重要的是要记住,这些错误通常是由多种因素的复杂相互作用引起的;只有极少数情况下,它们是由于个人的粗心大意或不当行为造成的。从历史上看,预防策略几乎完全依赖于加强医护工作者的细心,而不是解决错误的根源[96]。责备和寻找替罪羊的行为通常是一种对不良事件的常见反应,这是一种永远无法改善系统并防止事件再次发生的方法。将责任归咎于个人,通常伴随着"它永远不会再发生"的承诺[97]。表 5-1 列出了 IVF 诊所风险管理方法的关键变化,为了防止错误和识别风险,IVF 实验室必须引入强大的风险管理,包括在这些风险实际发生之前对系统和结构进行分析,从而将风险管理嵌入胚胎学家的日常工作中。国际标准 ISO 31000:2018 风险管理指南(Risk Management Guidelines)[98]是被最广泛认可的处理、管理和预防风险的工具。实施该标准不仅将大大降低不良事件和未遂事件的风险,而且还为如何在事件发生时从事件中吸取教训,并防止它们再次发生提供工具。ISO 31000 将就如何制订风险管理政策提供明确的指南,并清楚地概述需要包括的内容。

错误和事故是由失效引起的,这些失效可分为主动失效或潜在失效[99,100]。主动失效是由于违反方案、失误或错误造成的。潜在失效或错误包括引起错误的条件,如工作量、疲劳、知识、监督、设备以及防御方面的弱点,包括不可行的程序或关闭故障警报。潜在失效嵌入在所有系统中,因为不可能预见所有产生错误的情况。然而,由于主动失效是预先存在的,它可能在不良事件发生之前被识别出来。因此,这些情况往往是风险管理系统的目标。

实验室风险管理的第一步是清楚地了解胚胎学家所采取的方案和程序。这应该已经作为质量体系和 SOP 要求的一部分。通过使用过程图和流程图,可以很容易地识别出可能具有高风险的领域和程序,但总体风险管理必须包括所有流程和程序。Mortimer 和 Mortimer[101]通过提出和回答三个基本问题,对风险管理进行了简单的总结:什么会出错?我们该怎么办?如果发生什么事,我们将如何解决?有三个核心工具可以帮助我们解决风险并回答这些问题:失效模式和效应分析(failure mode and effects analysis, FMEA)、根本原因分析(root cause analysis)以及审核。

一种全面主动应对风险的方法是利用FMEA。与许多提高质量和安全的方法一样,FMEA起源于军队、航天和航空工业,但现在它被用作包括医疗卫生在内的许多行业的错误预防工具。FMEA的目的是试图考虑过程可能出错的每一种方式,出错的严重性,以及如何改进过程以避免失效。重要的是,团队中的所有胚胎学家都参与使用FMEA评估每个过程。表5-2给出了FMEA的一个简单格式。第一步是确定要评估的过程,我们将使用授精作为例子,混合卵母细胞和精子用于体外受精。然后,找出可能出错的地方(潜在的失效模式)。例如,胚胎学家忘记授精,将错误的卵母细胞和精子混合,丢失卵母细胞,撞到盘子。然后,问:“失效的结果是什么?”它可能是受精失败,产生拥有“错误的父母”的胚胎或孩子,并减少妊娠的机会。

然后,使用1~10的等级评估失效的严重性,1表示没有效果,10表示非常严重。对于受精失败,人们可能会认为严重性为8,但产生一个混淆胚胎的严重性为10。一旦确定了问题的严重性,就要处理导致失效的不同原因。在这种情况下,可能是由于匆忙、人员配备水平低、流程差、缺乏检查清单和没有核对系统。然后,给这种情况发生的频率打分,从1分表示没有发生过(从未在任何IVF诊所发生过),到10分表示风险很高(经常发生)。忘记授精在所有诊所都有发生,但有人会说这种情况罕见,所以发生率是2~3分是合适的。然后,讨论并列出当前的控制方法(如使用每日工作表或提醒),然后评估我们检测到失效的可能性。由于忘记授精,在第二天早上发现没有精子并且未受精的卵母细胞时,这种情况很明显,我们可以将它指定为1,表示每次发生这种情况时都能够检测到。然而如果发生了混淆,这可能完全没有被发现,应该给9~10分;错误将在未被发现的情况下传递给患者,或者在IVF方面,由此产生的胚胎将被移植,最后让患者或孩子来检测失效的发生。然后,通过将严重性、发生率和可检测性相乘,计算风险优先级编号(risk priority number, RPN),对于忘记授精,这是8×3×1=24。现在初步分析已经完成,胚胎学团队的任务是降低RPN。我们需要积极讨论如何改变流程,让团队中的每个人都能提出建议。请记住,我们有时可以逐渐习惯我们自己的最佳做法,但应该考虑受训者的建议,毕竟他们为我们提供了一双新鲜的眼睛。防止授精的失效可以通过引入每日工作表和检查表,以及进行核对和改进ID检查来实现。当这些建议的更改被讨论、记录和实现后,将为严重性、发生率和可检测性分配一个新的数值,新的RPN应该明显低于原始的RPN。

表5-1 IVF诊所风险管理方法的转变

过时的方法	现代的方法
主要目标	
为了保护IVF诊所的声誉	通过更好地了解影响事件风险的系统性因素,提高患者安全,最大限度地减少对胚胎和配子的伤害和降低错误识别风险
报告	
只承认以书面形式提交的报告	报告方式多种多样:纸质表格、电子表格、电话、匿名报告和人对人报告
调查	
只调查严重的事件	鼓励报告“未遂事件”,并调查和讨论潜在原因
发生不良事件时逐一约谈员工	与整个团队召开根本原因分析会议
纠正/预防措施	
责备和培训(或解雇)	执行临界分析图表并确定“未遂事件”或不良事件的根本原因
与相关部门合作制订纠正措施	与团队合作制订安全改进计划
调查信息保密	制订纠正措施并与整个IVF团队分享
沟通	
仅在必要时与患者交谈,并对事件/发现含糊其辞	建议临床主任直接与患者交谈,并与他们讨论任何意外结果和错误;让他们评估为确保下一位患者的环境安全而采取的措施
长期随访	
假设已经采取了措施来纠正发生的问题,并且只在再次发生问题时才注意到没有采取任何措施	监视和审核以确定变更措施是否已经启动,以及变更是否产生了效果

来源:改编自文献[96]。
缩写:IVF,体外受精。

表 5-2 失效模式及影响分析工作表示例

项目/功能	潜在失效模式	失效的潜在影响	S 严重性等级(1~10)	潜在原因	O 发生率等级(1~10)	当前控制方法	D 可检测性等级(1~10)	RPN(风险优先级编号)	建议和行动	采取的行动	新的 S(1~10)	新的 O(1~10)	新的 D(1~10)	新的 RPN

FMEA 练习不仅是一种能够通过所采取的行动降低风险的数学练习，而且也是一种让所有胚胎学家都意识到 IVF 过程的每一步都涉及哪些风险的好方法，而这种意识本身可以帮助降低风险。已经发表了一些关于将 FMEA 应用于胚胎学实验室流程的优秀研究，包括核心的胚胎学过程[102,103]、PGT[104]以及核对[105]。

即使是最好的风险管理系统也会发生事故和未遂事件。那么当事故发生时，可以做些什么呢？答案是根本原因分析，这是风险管理系统中的反应性组成部分。根本原因分析只是对事件发生的原因进行分析。一个简单的例子是，在最近试验一种新的培养箱时，当将培养皿放入其中时，培养箱盖突然掉落在胚胎学家的手上，导致培养基溢出，23 个卵母细胞中有 1 个丢失了。根本原因分析包括在实验室会议上讨论这个事件：以前发生过吗？以前有没有发生过盖子掉落而没有发生事故的未遂事件？但我们也讨论了如何将培养皿放入培养箱中：我们有时需要携带不止一个培养皿吗？我们进一步联系了供应商，看看这是否是培养箱本身的问题。得出的结论是，我们试验的培养箱盖不能倾斜，如果打开而不抓住它，就会有风险。我们实施了一项新程序，在任何时候都只能携带一个盘子并放入培养箱中，始终允许一只手自由地托起培养箱盖。在任何时候都不适合重新回到陈旧、过时的思维方式：我们去何处追究责任，这永远不会带来改进。更复杂的根本原因分析可以像 FMEA 那样专注于如授精失效等问题，但这里是在事后进行根本原因分析，而不是事前主动预防。Mortimer 和 Mortimer[101]提供了一个有趣的例子，通过分析受精结局不佳的根本原因，对受精培养基的配方进行了重新设计。

我参与的许多根本原因分析得出的结论是，人员配备水平不合适。必须强调的是，过度劳累和培训不力等人员配备问题是造成事故的主要原因。此外，工作人员还存在不承担职业责任、不尽职尽责或不遵循方案的问题，他们不应该继续在实验室工作[101]。

最后，审核是解决和分析风险的一个非常有效的工具。对所有的意外事件进行根本原因分析，将提出更改和持续改进的建议。为确保这些措施得到实施并确实有效，需要进行内部审核(见“评价和审核”部分)。

安全实践的另一个方面是制订强有力的应急计划。应始终有一个书面记录的、获得一致同意的备选计划。这将包括为所有设备提供备份，如至少两台显微镜、加热台和离心机。对于更昂贵的设备，如 ICSI 设备、卵母细胞抽吸泵和控制性冷冻仪，有时诊所买不起两套，需要与另一家 IVF 诊所就设备的使用达成书面协议。

总结和未来展望

在胚胎学实验室中完成标准化系统的应用，这一漫长而繁重的过程后，人们可能会问：这对胚胎学家和诊所的结果意味着什么？毫无疑问，引入和全面实施质量体系可以使胚胎学家的工作方法和方式标准化。故障排除、设备维护和环境也得到了改进和标准化。这保证了一对夫妇的配子和胚胎获得最佳的处理，并且不可避免地会改善他们的结局。

全世界进行的 ART 治疗周期数量每年都在增加，随着我们所使用技术的改进，更多的婴儿因 IVF 技术而出生。随着结局的改善，我们的目标是未来将更加关注治疗的安全性以及 ART 出生儿童的长期健康。随之而来的是对标准化和质量改进的需求。质量管理体系的引入将确保可重复性和可追溯性，这对于这些儿童的未来随访至关重要。

面对未来，我们需要提高实验室操作对胚胎健康长期影响的理解，承认我们的一些方法可能会分娩许多的婴儿，但在考虑 IVF 受孕儿童的成人期健康时，这些技术可能是有害的。一项对瑞典 IVF 出生儿童超过 25 年随访的综述显示，与卵裂期移植相比，囊胚移植后出生儿童的早产和先天性畸形的风险更高[106]。一项研究比较了不同生殖中心之间供卵周期的整倍体率，结果显示，一些中心的整倍体率在 70%~80%，而其他中心的整倍体率低至 40%~50%[107]。考虑到捐赠的卵母细胞的性质在某种程度上是标准化的，这些结果强烈表明实验室的操作可能导致整倍体率的高低差异。考虑到这两项研究的结果，显然不理想的胚胎培养和操作具有远远超出囊胚发育、成功妊娠和活产的长期影响。这表明我们在临床胚胎学实验室所做的工作，与 IVF 出生儿童的成人期健康密切相关。这进一步凸显了标准化的重要性，同时实施超越标准的流程，致力于改善风险管理，对临床胚胎学家进行健全而全面的培训,以及确保正确的身份识别和防止混淆的流程。

最后,重要的是要承认,质量管理以及永无止境地致力于改善我们的服务、超越标准是迈向未来的唯一途径,届时我们可以保证所有患者获得安全、高效的 IVF 治疗,并确保出生的孩子能够持续健康地生活。

致 谢

感谢 Diego Ezcurra 博士对本章内容的指导。衷心感谢那些帮助提供国家和地区法规信息的朋友们:David Mortimer、Marie Claude Léveillé、Helen Priddle、Devika Gunasheela、Rebecca Sun、Lychee Li、Marcus Hedenskog、CT Yeong、David McCulloh、Ahmad Suleiman 和 Semra Kahraman。

(顾亦凡译,戴灿、林戈校)

参考文献

[1] Präg P, Mills MC. Assisted reproductive technology in Europe: Usage and regulation in the context of cross-border reproductive care. In Childlessness in Europe: Contexts, Causes, and Consequences. Kreyenfeld M, Konietzka D (eds.). Cham: Springer, pp. 289-309,2017.

[2] Dawson KJ. Quality control and quality assurance in IVF laboratories in the UK. Hum Reprod. 1997; 12(12):2590-1.

[3] Pool TB. Practices contributing to quality performance in the embryo laboratory and the status of laboratory regulation in the US. Hum Reprod. 1997; 12(12):2591-3.

[4] Lieberman BA, Matson PL, Hamer F. The UK Human Fertilisation and Embryology Act 1990-how well is it functioning? Hum Reprod. 1994; 9(9):1779-82.

[5] Code of Practice for Assisted Reproductive Technology Units. Fertility Society of Australia Reproductive Technology Accreditation Committee (RTAC) 2021 [1/3/2022]. Available from: https://www. fertilitysociety. com. au/wp-content/uploads/20211124-RTACANZ-COP. pdf.

[6] ISO 9001: 2015. Quality Management Systems—Requirements. 6th ed. Geneva: International Organization for Standardization; 2015.

[7] Alper M. Quality management in reproductive medicine. In: Textbook of Assisted Reproductive Techniques. 6th ed. Gardner DK, Weissman A, Howles CM, Shoham Z (eds.). London: CRC Press, 2022.

[8] ISO 17025:2012. General Requirements for the Competence of Testing and Calibration Laboratories. Geneva: International Organization for Standardization. 2005, 2012.

[9] EN 45001. General Criteria for the Operation of Testing Laboratories. Geneva: International Organization for Standardization, 1989.

[10] ISO/IEC Guide 25. General Requirements for the Competence of Calibration and Testing Laboratories. 3rd ed. Geneva: International Organization for Standardization. , 1990.

[11] Wikland M, Sjöblom C. The application of quality systems in ART programs. Mol Cell Endocrinol. 2000; 166(1):3-7.

[12] ISO/DIS 15189(en) Medical laboratories—Requirements for quality and competence Geneva: International Organization for Standardization; 2022 [1/5/2022]. 4th ed. Available from: https://www. iso. org/obp/ui/#iso: std: iso: 15189: dis:ed-4:v1:en.

[13] Directive 2004/23/EC of the European Parliament and of the Council of 31 March 2004 on setting standards of quality and safety for the donation, procurement, testing, processing, preservation, storage and distribution of human tissues and cells: Official J Eur Union. 2004; 102:48-58 [1/3/2022]. Available from: http://eurlex. europa. eu/Lex-UriServ/Lex-UriServ. do? uri=OJ:L:2004:102:0048:0058:en:PDF.

[14] Guide to the Quality and Safety of Tissues and Cells for Human Application: Council of Europe European Directorate for the Quality of Medicines & HealthCare (EDQM); 2019 [1/3/2022]. 4th ed. Available from: https://www. edqm. eu/documents/52006/75920/transplantation + leaflet + guide + quality+safety+tissues+and+cells+human+application+4th+edition + 2019. pdf/7804294d - 81dd - 2933 - c1a5 - 04fb152a4c87? t=1648045555391.

[15] Commission Directive 2006/17/EC of 8 February 2006 implementing Directive 2004/23/EC of the European Parliament and of the Council as regards certain technical requirements for the donation, procurement and testing of human tissues and cells (Text with EEA relevance): Official J Eur Union. 2006; 38: 40 - 52 [1/3/2022]. Available from: http://eur-lex. europa. eu/legal-content/EN/TXT/? uri = celex%3A32006L0017.

[16] Commission Directive 2006/86/EC of 24 October 2006 implementing Directive 2004/23/EC of the European Parliament and of the Council as regards traceability requirements, notification of serious adverse reactions and events and certain technical requirements for the coding, processing, preservation, storage and distribution of human tissues and cells (Text with EEA relevance): Official J Eur Union. 2006; 294:32-50 [1/3/2022]. Available from: https://eur-lex. europa. eu/LexUriServ/LexUriServ. do? uri = OJ: L: 2006: 294:0032:0050:EN:PDF.

[17] Commission Directive 2012/39/EU of 26 November 2012

amending Directive 2006/17/EC as regards certain technical requirements for the testing of human tissues and cells (Text with EEA relevance):Official J Eur Union; 2012; 327: 24-25 [1/3/2022]. Available from: https://eur-lex. europa. eu/legal-content/EN/TXT/? qid = 1463631863044& uri = CELEX:32012L0039.

[18] ESHRE position paper on the EU Tissues and Cells Directive EC/2004/23: ESHRE; 2007 [1/3/2022]. Available from: https://www. eshre. eu/~/media/sitecore-files/Guidelines/Guidelines/Position-Papers/Tissues-and-cells-directive. pdf? la=en.

[19] Proposal for a regulation of the European parliament and of the council on standards of quality and safety for substances of human origin intended for human application and repealing Directives 2002/98/EC and 2004/23/EC: Official J Eur Union; 2022/0216 (COD) [20/07/2023]. Available from: https://eur-lex. europa. eu/legal-content/EN/TXT/PDF/? uri=CELEX:52022PC0338.

[20] Updating the EU Tissue & Cells Directives Focus on Reproduction: ESHRE; 2020 [1/3/2022]. Available from: https://www. focusonreproduction. eu/article/ESHRE-News-Annual-Meeting-2020-Fehily.

[21] The EU's tissue and cell directives will shortly be superseded by a new single legislation; ESHRE outlines the 'key considerations': Focus on Reproduction; 2022 [20/07/2023]. Available from: https://www. focusonreproduction. eu/article/ News-in-Reproduction-SoHo.

[22] Joint Commission International Standards for Laboratories. fourth ed: Joint Commission International; 2021. Available from: www. jointcommissioninternational. org.

[23] WHO Collaborating Centre for Patient Safety Solutions. Patient Safety Solutions [1/3/2022]. Available from: http://www. ccforpatientsafety. org/Patient-Safety-Solutions.

[24] Clinical and Laboratory Standards Institute [1/3/2022]. Available from: http://www. clsi. org.

[25] Reproductive Accreditation Program: College of American Pathologists (CAP); [1/5/2022]. Available from: https://www. cap. org/laboratory-improvement/accreditation/reproductive-accreditation-program.

[26] Commission Directive 2003/94/EC, Laying down the principles and guidelines of good manufacturing practice in respect of medicinal products for human use and investigational medicinal products for human use: Official J Eur Union. 2003; 14:L262/22-6 [1/3/2022]. Available from: https://eur-lex. europa. eu/legal-content/EN/TXT/? uri = CELEX:32003L0094.

[27] EU GMP Annex 1: Manufacture of Sterile Medicinal Products-revision November 2008: European Commission; 2008 [1/3/2022]. Available from: https://www. gmp-compliance. org/fles/guidemgr/annex%2001[2008]. pdf.

[28] WHO laboratory manual for the examination and processing of human semen. 6th ed. Bjorndahl L (ed.). Geneva: World Health Organization, 2021.

[29] The Istanbul consensus workshop on embryo assessment: proceedings of an expert meeting. Hum Reprod. 2011; 26(6): 1270-83.

[30] The Vienna consensus: report of an expert meeting on the development of ART laboratory performance indicators. Reprod Biomed Online. 2017; 35(5):494-510.

[31] Te Alpha consensus meeting on cryopreservation key performance indicators and benchmarks: proceedings of an expert meeting. Reprod Biomed Online. 2012; 25(2):146-67.

[32] Eshre Guideline Group on Good Practice in IVF Labs, De los Santos MJ, Apter S, Coticchio G, Debrock S, Lundin K, et al. Revised guidelines for good practice in IVF laboratories (2015)†. Hum Reprod. 2016; 31(4):685-6.

[33] Human Fertilisation and Embryology Authority (HFEA). Available from: www. HFEA. gov. uk.

[34] Human Fertilisation and Embryology Authority (HFEA). Code of Practice 2019 [updated October 2021; 1/3/2022]. 9th edition. Available from: https://portal. hfea. gov. uk/media/1756/2021-10-26-code-of-practice-2021. pdf.

[35] The Human Fertilisation and Embryology (Amendment) (EU Exit) Regulations 2020 No. 1307 legislation. gov. uk: United Kingdom Parliament; 2020 [23/05/2022]. Available from: https://www. legislation. gov. uk/uksi/2020/1307/contents/made.

[36] Chair's letter 09/06/2021-CH(21)02: Human Fertilisation and Embryology Authority (HFEA); 2021 [23/5/2022]. Available from: https://portal. hfea. gov. uk/knowledge-base/chair-s-letters/3445.

[37] Reproductive Technology Accreditation Committee RTAC Technical Bulletins. Available from: https://www. fertility-society. com. au/code-of-practice/.

[38] Chinese ART laws and regulations can be obtained by contacting the National Health and Family Planning Commission of the PRC. Available from: http://en. nhc. gov. cn/.

[39] Interpreting the regulations 2021: 关于 2021 版指导原则的解读:Chinese Society of Reproductive Medicine (CSRM); 2021 [22/5/2022]. Available from: http://www. nhc. gov. cn/fys/s3581/202101/68396c1041bc4326a1fbd2c0687dbf2f. shtml.

[40] Assisted Reproductive Technology (Regulation) ACT: Indian Ministry of Law and Justice; 2021 [1/5/2022]. Availa-

ble from: https://www. indiacode. nic. in/bitstream/123456789/17031/1/A2021-42%20. pdf.

[41] National Guidelines for Accreditation, Supervision & Regulation of ART Clinics in India. Indian Council of Medical Research National Academy of Medical Sciences (India). 2005 [1/3/2022]. Available from: https://main. icmr. nic. in/sites/default/files/guidelines/Prilim_Pages. pdf.

[42] Malhotra J, Malhotra K, Talwar P, Kannan P, Singh P, Kumar Y, et al. ISAR Consensus Guidelines on Safety and Ethical Practices in In vitro Fertilization Clinics. J Hum Reprod Sci. 2021; 14 (Suppl 1):S48-68.

[43] Japanese Institution for Standardizing Assisted Reproductive Technology (JIS-ART). [1/5/2022]. Available from: https://jisart. jp/.

[44] Revised Licensing Terms and Conditions on Assisted Reproduction Services Imposed Under Section 6(5) of the Private Hospitals and Medical Clinics Act [Cap 248]: Ministry of Health Singapore. 2019. Available from: https://www. moh. gov. sg/licensing-and-regulation/regulations-guidelines-and-circulars/details/revised-licensing-terms-and-conditions-on-assisted-reproduction-services-imposed-under-section-6 (5)-of-the-private-hospitals-and-medical-clinics-act-cap-248.

[45] Code of Practice for Assisted Reproductive Technology Units, International Edition, Fertility Society of Australia Reproductive Technology Accreditation Committee. 2018 [1/3/2022]. Available from: https://www. fertilitysociety. com. au/wp-content/uploads/2018 - RTAC-International-COP-FINAL-1. pdf.

[46] Inhorn MC. Making Muslim babies: IVF and gamete donation in Sunni versus Shi'a Islam. Cult Med Psychiatry. 2006; 30 (4):427-50.

[47] Ali A. The Conditional Permissibility of In Vitro Fertilisation Under Islamic Jurisprudence al-Ghazzali Centre Awareness Paper. al-Ghazzali Centre For Islamic Sciences & Human Development. Available from: www. alghazzali. org.

[48] Federal Law No. (07) of 2019 Concerning the Medically Assisted Reproduction. Department of Health UAE, 2019 [22/5/2022]. Available from: https://mohap. gov. ae/app_content/legislations/php-law-en-96/mobile/index. html#p=1.

[49] DOH Standard for Assisted Reproductive Technology Services and Treatment. Department of Health UAE, 2022 [22/5/2022]. Available from: https://www. doh. gov. ae/-/media/1FF4AC8529104411A2D274670A76709B. ashx.

[50] Kooli C. Review of assisted reproduction techniques, laws, and regulations in Muslim countries. Middle East Fertil Soc J. 2019; 24(1):8.

[51] Normas para la acreditacion de centros de reproduccion asistida y sus laboratorios de embriologia y andrologia. Version 15 2020 [1/5/2022]. Available from: https://redlara. com/images/arq/Normas-AC-version-15%20ago2020. pdf.

[52] Calculadora Raproduccion Asistida CASSANDRA, Human resources calculator in assisted reproduction: ASEBIR, [1/5/2022]. Available from: https://asebir. com/cassandra-calculadora-de-rrhh/? idioma_cassandra=en.

[53] Assisted Human Reproduction Act. S. C. c. 2 Department of Justice Canada, 2004 [1/5/2022]. Available from: https://laws-lois. justice. gc. ca/PDF/A-13. 4. pdf.

[54] Assisted human reproduction. Health Canada, 2021 [1/5/2022]. Available from: https://www. canada. ca/en/health-canada/services/drugs-health-products/biologics-radiopharma ceuticals-genetictherapies/legislation-guidelines/assisted-human-reproduction. html.

[55] Guidance Document Safety of Sperm and Ova Regulations. Health Canada, 2021 [23/5/2022]. Available from: https://www. canada. ca/en/health-canada/programs/consultation-safety-sperm-ovaregulations/document. html.

[56] Canadian Fertility and Andrology Society (CFAS), ART Lab Special Interest Group [1/5/2022]. Available from: https://cfas. ca/art-lab-sig. html.

[57] Practice Committee of the American Society for Reproductive Medicine, Practice Committee of the Society for Assisted Reproductive Technology, and Practice Committee of the Society of Reproductive Biologists and Technologists. Minimum standards for practices offering assisted reproductive technologies: a committee opinion. Fertil and Steril. 2020; 113(3): 536-41.

[58] Practice Committees of the American Society for Reproductive Medicine (ASRM) and the Society for Reproductive Biologists and Technologists (SRBT). Comprehensive guidance for human embryology, andrology, and endocrinology laboratories: management and operations: a committee opinion. Fertil Steril. 2022; 117(6):1183-202.

[59] ISO 15189: 2012. Medical laboratories—Requirements for Quality and Competence. 3rd ed. Geneva: International Organization for Standardization, 2012.

[60] van Kooij RJ, Peeters MF, te Velde ER. Twins of mixed races: consequences for Dutch IVF laboratories. Hum Reprod. 1997; 12(12):2585-7.

[61] Hartshorne GM, Baker H. Fads and foibles in ART: where is the evidence? Hum Fertil (Camb). 2006; 9(1):27-35.

[62] Takenaka M, Horiuchi T, Yanagimachi R. Effects of light on development of mammalian zygotes. Proc Natl Acad Sci U S A. 2007; 104(36):14289-93.

[63] Oosafe MEA tested IVF laboratory disinfectants. Denmark, Sparmed, Stenlose [1/5/2022]. Available from: https://www. sparmed. dk/en/products/disinfectants/.

[64] Nijs M, Franssen K, Cox A, Wissmann D, Ruis H, Ombelet W. Reprotoxicity of intrauterine insemination and in vitro fertilization-embryo transfer disposables and products: a 4-year survey. Fertil Steril. 2009; 92(2):527-35.

[65] Council Directive 93/42/EEC of 14 June 1993 concerning medical devices, OJ L 169, 12/7/1993. Amended by Directive 2007/47/EC of the European Parliament and of the Council of 5 September 2007 (OJ L 247, 21. 9. 2007). [1/5/2022]. Available from: https://eur-lex. europa. eu/LexUriServ/LexUriServ. do? uri = CONSLEG: 1993L0042: 20071011:en:PDF.

[66] Directive 98/79/EC of the European Parliament and of the Council of 27 October 1998 on in vitro diagnostic medical devices. OJ L 331, 7/12/1998. Amended by Commission Directive 2011/100/EU (OJ L 341, 22/12/2011) [1/5/2022]. Available from: https://eur-lex. europa. eu/legal-content/EN/TXT/? uri = CELEX% 3A01998L0079 - 20120111.

[67] Liperis G, Sjöblom C. Quality control in the IVF Laboratory: continuous improvement. In: Morbeck DE, Montag MHM (eds). Principles of IVF Laboratory Practice: Optimizing Performance and Outcomes. Cambridge: Cambridge University Press, 2017, pp. 79-87.

[68] Janssens R, Munck ND, Guns J. Quality control maintaining stability in the laboratory. In: Gardner DK, Weissman A, Howles CM, Shoham Z (eds). Textbook of Assisted Reproductive Techniques. 6th ed. London: CRC Press, 2022.

[69] ESHRE Clinic PI Working Group; Vlaisavljevic V, Apter S, Capalbo A, D'Angelo A, Gianaroli L, et al. Te Maribor consensus: report of an expert meeting on the development of performance indicators for clinical practice in ART. Hum Reprod Open. 2021; 2021(3):hoab022.

[70] United Kingdom National External Quality Assessment Service (UK NEQAS), 2023. [1/5/2022]. Available from: https:// ukneqas. org. uk/.

[71] GameteExpert, 2010. [1/5/2022]. Available from: https://gamete-expert. com/.

[72] QAP online FertAid, 2002. [1/5/2022]. Available from: http://www. fertaid. com/.

[73] ISO/IEC 17043:2010 Conformity assessment—General requirements for profciency testing. Geneva: International Organization for Standardization, 2010.

[74] International Laboratory Accreditation Cooperation (ILAC), 2023. [1/5/2022]. Available from: https://ilac. org/.

[75] European Accreditation. [1/5/2022]. Available from: https://european-accreditation. org/.

[76] The Association of Reproductive and Clinical Scientists (ARCS). [1/5/2022]. Available from: https://www. arcscientists. org/.

[77] The National Health Service (NHS) Scientist Training Programme (STP). [1/5/2022]. Available from: https:// www. healthcareers. nhs. uk/explore-roles/life-sciences/reproductive-science/training-development-and-registration.

[78] European Society of Human Reproduction and Embryology (ESHRE) certifcation for clinical embryologists, 2021. [1/5/2022]. Available from: https://www. eshre. eu/Accreditation-and-Certification/Certifcation-for-embryologists. aspx.

[79] Kovačič B, Prados FJ, Plas C, Woodward BJ, Verheyen G, Ramos L, et al. ESHRE Clinical Embryologist certification: the first 10 years. Hum Reprod Open. 2020; 2020(3): hoaa026-hoaa.

[80] Technology Solutions to Patient Misidentification—Report of Review: Australian Commission on Safety and Quality in Health Care, 2008 [1/5/2022]. Available from: https:// www. safetyandquality. gov. au/sites/default/files/migrated/19794-TechnologyReview1. pdf.

[81] Lusky K. Patient ID systems offer smart start. CAP Today. 2005 [1/5/2022]. Available from: http://www. captodayonline. com/Archives/feature_stories/1005_Patient_ID_systems. html.

[82] Aller R. Positive patient identification: more than a double check (Positive patient identification systems and tools). CAP Today. 2005 [1/5/2022]. Available from: http:// www. captodayonline. com/Archives/surveys/1005_System_Survey. pdf.

[83] CLSI. Accuracy in Patient and Specimen Identification. 2nd ed. CLSI standard GP33. Wayne, PA: Clinical and Laboratory Standards Institute, 2019.

[84] Holmes R, Wirka KA, Catherino AB, Hayward B, Swain JE. Comparison of electronic versus manual witnessing of procedures within the in vitro fertilization laboratory: impact on timing and efficiency. F S Rep. 2021; 2(2):181-8.

[85] Forte M, Faustini F, Maggiulli R, Scarica C, Romano S, Ottolini C, et al. Electronic witness system in IVF-patients perspective. J Assist Reprod Genet. 2016; 33(9):1215-22.

[86] Kerr A. A problem shared...? Teamwork, autonomy and error in assisted conception. Soc Sci Med. 2009; 69(12): 1741-9.

[87] Adams S, Carthey J. IVF witnessing and electronic systems. HFEA commissioned report comparing the relative risks of witnessing systems, 2006.

[88] Brison D. Reducing risk in the IVF laboratory: implementation of a double witnessing system. Clinical Risk. 2004; 10(5):176-80.

[89] Amalberti R, Auroy Y, Berwick D, Barach P. Five system barriers to achieving ultrasafe health care. Ann Intern Med. 2005; 142(9):756-64.

[90] Leape LL, Berwick DM. Safe health care: are we up to it? BMJ. 2000; 320(7237):725-6.

[91] Toft B, Mascie-Taylor H. Involuntary automaticity: a work-system induced risk to safe health care. Health Serv Manage Res. 2005; 18(4):211-6.

[92] Kennedy CR, Mortimer D. Risk management in IVF. Best Pract Res Clin Obstet Gynaecol. 2007; 21(4):691-712.

[93] Lippi G, Blanckaert N, Bonini P, Green S, Kitchen S, Palicka V, et al. Causes, consequences, detection, and prevention of identification errors in laboratory diagnostics. Clin Chem Lab Med. 2009; 47(2):143-53.

[94] Edi-Osagie E, Hooper L, Seif MW. The impact of assisted hatching on live birth rates and outcomes of assisted conception: a systematic review. Hum Reprod. 2003; 18(9): 1828-35.

[95] Fauser BC. Towards the global coverage of a unified registry of IVF outcomes. Reprod Biomed Online. 2019; 38(2): 133-7.

[96] Kuhn AM, Youngberg BJ. Te need for risk management to evolve to assure a culture of safety. Qual Saf Health Care. 2002; 11(2):158-62.

[97] Wu AW. Medical error: the second victim. The doctor who makes the mistake needs help too. BMJ. 2000; 320(7237): 726-7.

[98] ISO 31000:2018 Risk management—Guidelines. 2nd ed. Geneva: International Organization for Standardization, 2018.

[99] Reason J. The contribution of latent human failures to the breakdown of complex systems. Philos Trans R Soc Lond B Biol Sci. 1990; 327(1241):475-84.

[100] Reason J. Human error: models and management. BMJ. 2000; 320(7237):768-70.

[101] Mortimer ST, Mortimer D. Quality and risk management in the IVF laboratory: Cambridge University Press, 2015.

[102] Intra G, Alteri A, Corti L, Rabellotti E, Papaleo E, Restelli L, et al. Application of failure mode and effect analysis in an assisted reproduction technology laboratory. Reprod Biomed Online. 2016; 33(2):132-9.

[103] Rienzi L, Bariani F, Dalla Zorza M, Albani E, Benini F, Chamayou S, et al. Comprehensive protocol of traceability during IVF: the result of a multicentre failure mode and effect analysis. Hum Reprod. 2017; 32(8):1612-20.

[104] Cimadomo D, Ubaldi FM, Capalbo A, Maggiulli R, Scarica C, Romano S, et al. Failure mode and effects analysis of witnessing protocols for ensuring traceability during PGD/PGS cycles. Reprod Biomed Online. 2016; 33(3):360-9.

[105] Rienzi L, Bariani F, Dalla Zorza M, Romano S, Scarica C, Maggiulli R, et al. Failure mode and effects analysis of witnessing protocols for ensuring traceability during IVF. Reprod Biomed Online. 2015; 31(4):516-22.

[106] Finnström O, Källén B, Lindam A, Nilsson E, Nygren K-G, Olausson PO. Maternal and child outcome after in vitro fertilization-a review of 25 years of population-based data from Sweden. Acta Obstet Gynecol Scand. 2011; 90(5): 494-500.

[107] Munné S, Alikani M, Ribustello L, Colls P, Martínez-Ortiz PA, McCulloh DH, et al. Euploidy rates in donor egg cycles significantly differ between fertility centers. Hum Reprod. 2017; 32(4):743-9.

6

精子评估

Chelsey A. Leisinger，Kaylen M. Silverberg 和 Matthew D. VerMilyea

引　言

在不孕症患者中，有40%患者的病因是精子生成或功能异常，有时还合并有其他因素。一系列的检测和治疗方法已经被推荐并持续用于女性不孕的评估，然而，一直以来男性因素基本上是被忽视的。大多数的现代辅助生殖技术（assisted reproduction technologies，ART）机构，仅对男性进行粗略的评估，很少超出精液分析的范畴。男性与女性之间的这种差异有几个原因。首先，大多数ART从业者都是妇科医生或妇科亚专科医生，在男性不育或亚不育的评估方面，他们接受的正式培训很少。其次，从理论上讲，泌尿科医生本应该在这一领域占据主导作用，但是他们却很少将不育男性的评估规划在他们的论文或研究计划中。第三，或许是最重要的，精子功能测试仍然是一个非常有争议的研究领域。已有许多测试方法被推荐，但很少有方法接受过正确且科学的广泛评估。因为灵敏度差或特异性差、方法标准化不足、研究设计不理想、结果评估存在问题，以及缺乏长期随访，那些已经进行过评估的测试方法一直受到批评。尽管大多数针对女性不孕的诊断方法也受到了许多相同的批评，但在这场争辩中，测试的优势仍然占据主导地位。第四，与女性不孕一样，男性不育的原因也肯定是多方面的。由于受精过程涉及多个步骤，因此不可能有一项精子功能测试是万能的。除了到达受精部位，精子还必须经历获能以及具备有功能的顶体用于穿透卵丘细胞和透明带，以便精子头部能够与卵膜融合。此外，精子还必须激活卵母细胞，随后经历核解凝集、雄原核形成以及雌雄原核融合。最后，随着卵胞质内单精子注射（intracytoplasmic sperm injection，ICSI）技术的出现，精子功能测试的重要性进一步降低。近年来，每年实施的ART周期中，超过一半都使用了ICSI技术。许多机构的ICSI周期甚至达到了100%[1]。随着现代ART实验室中受精率、囊胚率和妊娠率的提高，有关精子功能测试在ART中的确切作用的疑问越来越多。本章回顾了适用于精子评估的技术，并探讨了在现代ART中应用这些技术时面临的问题。

病　史

在初次咨询时，对不育夫妇进行详细的病史询问，通常会发现可能影响精液质量的状况。以下是需要考虑的一些重要因素：

1. 生育史，包括与当前伴侣和其他伴侣的既往妊娠史。

2. 夫妇性生活，包括性生活的频率和时长以及不孕的持续时间。

3. 既往医疗和手术史，应特别关注性传播疾病、前列腺炎或附睾炎，以及阴囊外伤或手术，如精索静脉曲张修复术、输精管切除术、腹股沟疝修补术和输精管吻合术。

4. 既往和现在的药物、毒品、毒素和不良环境的暴露史，如在极端温度下工作或进行休闲活动。

精液分析

精液分析目前依然是评估男性生育力的标志性诊断方法。众所周知，即使是生育力正常的男性，其精液样本也可能随着时间而发生显著的变化[2]。这种自身变异性降低了单次分析获得信息的诊断价值，因此通常需要额外的分析。同时，从文献记录的“不育”患者的样本分析也可以看出，所揭示的缺陷可能不足以阻止怀孕的发生，而只是降低了怀孕的概率，即所谓的亚生育力。显然，一次成功的妊娠取决于精液质量中复杂变量组合以及女性生殖系统固有的多个因素，所有因素都必须功能完善。目前，世界卫生组织（World Health Organization，WHO）定义的精液分析正常标准已被广泛接受。表6-1列出了第4版、第5版和最新的第6版的标准参数。

表6-1　世界卫生组织制订的精液分析参考值

参数	参考值		
	第4版	第5版	第6版
精液体积	>2.0 mL	1.5(1.4~1.7) mL	1.4(1.3~1.5) mL
精子浓度	20×10^6	$15(12\sim16)\times10^6$	$16(15\sim18)\times10^6$
精子总数	40×10^6	$39(33\sim46)\times10^6$	$39(35\sim40)\times10^6$

续表

参数	参考值		
	第4版	第5版	第6版
总活力	50%	40%(38~42)	42%(40~43)
前向运动	25	32%(31~34)	30%(29~31)
存活率	50%	58%(55~63)	54%(50~56)
pH值	7.2	7.2	7.2
精子形态	15%	4%(3.0~4.0)	4%(3.9~4.0)

来源:数据来自文献[5-7]。

注:液化:在室温下(第5版)和37 ℃(第6版)60 min内完成。外观:均质,灰色,乳白色。黏稠度:不连续的液滴从吸管口滴下。白细胞:低于100万/mL。

每当新版本的WHO精液分析标准发布,正常或参考值都会更新。当前(第6版)的数值来源于回顾性研究[3,4],这些研究观测了禁欲2~7天的男性精液参数,他们的伴侣在停用避孕措施后的12个月内成功怀孕。与既往版本相比,第5版和第6版列出的参数均有显著变化,这些变化部分归因于对上述男性精液样本的观测结果。环境因素的影响可能导致精子密度、活力和正常形态参考值逐渐下降。然而,形态学参考值的巨大变化主要是由于第5版和第6版中建议使用了严格的Kruger形态学方法。本章的精子形态学部分将讨论该方法的重要性。

精液采集

当你在安排精液分析时,必须向患者提供指导,以确保采集到最佳的精液样本。尤其对于在临床机构外采集精液的患者,书面指导是非常有用的。在初步的不孕症评估中,应在禁欲2~7天后采集精液样本[2]。尽管较短的禁欲时间可能会提高精子活力,但它可能会影响精液量和精子密度。较长的禁欲时间可能会降低精子活力。考虑到男性精液质量的自然可变性,初次采集的精液可能无法准确反映该患者射出精液的典型情况。在禁欲2~7天后进行第二次采集,可以消除初次精液采集时的紧张情绪,并提供第二个样本,从而确定一组典型的精液参数。精液质量变化的另一个原因可能是采集地点的变化。可以理解的是,许多男性在诊所采集精液时会遇到困难。虽然在家中采集没有那么令人不安,但由于距离或时间安排的原因,有时是不可行的。如果在诊所采集精液样本,由于患者适应度的提高,第二次及后续的采集通常会比第一次更好。

第二次采集还可以用于确定患者的最佳禁欲期。手淫是首选的采集方法。不建议使用润滑剂,因为大多数润滑剂都有杀精作用,但一些矿物油和少数水基润滑剂是可以接受的。由于某些男性不管是在诊所还是在家中手淫采集都可能存在较大困难,因此必须提供另一种采集方法。在性交时使用某些硅胶避孕套(精液采集装置)也是另一种选择。不应采用中断性交的方式,因为这种方法往往会丢失富含精子的最初几滴精液,而且容易将细菌带入样本容器[2,4]。

标本保存

从采集到检查,对射出精液的适当保存至关重要。样本应只收集在经批准的、无菌的、无毒的、塑料的一次性杯子中。许多其他塑料容器对精子有毒,尤其是精子在容器中停留的时间过长时,比如需将样本从其他地方送到实验室。清洗过的容器可能含有肥皂或以前的残留物,这可能会杀死或污染精子。精液应在采集后60 min内送达实验室,并在运输过程中保持室温。这些建议旨在分析前保持精子的最佳存活率。

容器标签

标本容器标签上记录的信息应包括男性的姓名和唯一的识别号。通常使用出生日期或诊所分配的患者编号。标签上记录的其他有用信息应包括采集的日期和时间,以及自上次射精以来的天数。当从患者处收到样本时,重要的是要确认标签上提供的信息完整且准确,并根据标签记录下来。

标本检查

液化与黏稠度

当精液样本送达实验室时,会检查其液化与黏稠度情况。尽管二者相似,但它们是截然不同的两个因素[8,9]。液化是精液从半液体状态自然转变为液体状态的过程。在这个过程完成之前,精子被包含在类似凝胶的基质中,这阻碍了它们的均匀分布。为了确定浓度、活力或形态而从这种不均匀分布的精子中取出的样本,可能无法真正代表整个标本。液化过程发生在15~30 min内,精子被释放并分布在整个精液中。液化不完全可能会妨碍精子在样本内的均匀分布,从而影响精液分析的准确性。新鲜射出的精液中的凝块是由精囊分泌物形成的。这种凝块的液化是由前列腺分泌的酶促成的。在没有凝块的情况下,水样精液可能表明射精管缺失或精囊功能异常。在存在凝块的情况下,液化不足可能表明前列腺酶缺乏[10,11]。

黏稠度是指液化后的样本从吸管尖端形成液滴的趋

势。如果液滴能自由形成并落下，则样本的黏稠度正常。如果液滴无法形成，或者精液无法轻易地被吸入吸管，说明黏稠度较高。即使液化已经完成，这种高黏稠度仍然存在。高黏稠度的精液也可能阻碍精子的均匀分布。使用酶（如胰凝乳蛋白酶[12]）处理或通过 18 号针头抽吸精液，可以降低黏稠度，改善精子分布，然后再取出部分样本进行计数。应记录任何添加含有酶培养基的情况，因为这会影响实际的精子浓度。在计算总精子数时，必须考虑新的体积。

精液体积

精液体积可以用刻度为 0.1 mL 的血清学吸管测量。记录体积，并将其乘以精子浓度，以获得样本中的总精子数。稀释前的正常精液体积应该大于 1.3 mL[13]。

精子浓度

有多种计数板可用于确定精子浓度，包括但不限于血细胞计数板、Makler 计数板和 MicroCell。无论使用哪种类型的计数板，都需要从均匀混合的精液样本中取出部分样本，放置在 37 ℃的计数板上。计数板制造时具有一定的深度，能使精子在一个非常薄的层中均匀分布。计算格子内的精子数量，并根据所使用的计数板类型的公式进行计算。通过增加计数中的行数、方格数或视野数，可以提高准确性。应在将精液加载到计数板上后立即进行精子计数。如前所述，特定患者的精子计数可能会从一次射精到另一次射精出现显著变化。这一观察结果适用于可育男性和不育男性，进一步使精子浓度的正常范围定义复杂化。使用历史对照进行的人口统计学研究将精子浓度<1 600 万/mL 定义为异常（第 6 版[13]）。一些研究者观察到，当男性精子计数<1 600 万/mL 时，怀孕的发生率显著降低；然而，怀孕的概率并没有随着精子浓度超过这一阈值而按比例增加。

精子活力

精子活力可能受多种因素影响：

1. 患者的年龄和整体健康状况。
2. 自上次射精以来的时间（禁欲时间）。
3. 患者接触过的外部影响因素，如过热或毒素。
4. 采集方法。
5. 从采集到分析的处理时长和处理的充分性。

当取出一部分精液样本并放置在 37 ℃预热的计数板上时，应立即进行计数和活力检测。如果使用带有网格的计数板来计算精子数量，则可以同时确定活力和浓度。通过使用多点式细胞计数器来计算活动精子和非活动精子的数量，然后将这些数字相加，得出真正的精子浓度。随着计数精子数量的增加，浓度和活力的准确性也会提高。如果使用水浸片来确定活力，则应使用载玻片上的多个区域，并且每次计数应包括至少 200 个精子。在检查样本的活力之前，应检查载玻片或计数板上是否有精子凝集的迹象。凝集是指活动的精子附着在其他精子上，其中包括头对头、头对尾或尾对尾。出现这种情况也可能表明精液中存在精子抗体。精子凝集的严重程度根据 1~4 的等级进行评估。1 级表示零散的（每个凝集体<10 个精子），2 级表示中等的（每个凝集体 10~50 个精子），3 级表示大量的（每个凝集体>50 个精子），4 级表示严重的（所有精子凝集）。应记录凝集的类型和程度。这不应与精液中精子黏附到其他细胞碎片上或非活动精子相互附着（聚集）相混淆。在任何情况下，精子凝集都可能影响精子计数和活力的准确性[1,13]。

精子活力是实现受精和妊娠的最重要的先决条件之一。精子的头部必须在体内通过生殖道的屏障，长途跋涉到达卵母细胞的部位。精子必须具有足够的活力，才能穿透丘细胞层和透明带，然后与卵母细胞膜（卵膜）融合。然而，从未有研究描述过完成受精和妊娠所需的确切的活力阈值水平[12]。这可能是由于评估活力时使用的设备和技术的差异所致。

前向运动

精子活力表示精子运动的定量参数，以百分比表示，而精子前向运动则表示精子运动的质量，以主观量表表示。典型的量表试图描绘在计数板网格上观察到的大多数精子所展现的运动类型。前向运动的精子也可以通过精子的活力来计算，即表现出“前向活力”的精子所占的百分比。随着显微辅助受精技术的成功应用，前向运动的实用性已变得相对有限。然而，对于那些单独量化前向运动的实验室来说，0 分表示无活力，1 分表示有振动运动但没有前向运动，2 分表示有缓慢、不规则的前向运动，3 分表示有相对直线的前向运动，而 4 分表示有快速的前向运动[13]。

精子存活率

当活力评估显示运动精子的比例较低（小于 50%）时，进行精子存活率染色可能是有益的。这是一种用来区分存活的非活动精子和死亡精子的方法。该技术将在稍后的精子功能部分进行讨论。

其他细胞类型

在计数板或载玻片上观察精子时，还可能看到其他类型的细胞。这些包括来自尿道的内皮细胞、来自皮肤的上皮细胞、未成熟的精子细胞以及白细胞。其中最常见且最重要的是被称为"圆形细胞"的细胞类型,包括未成熟的精子细胞和白细胞。为了区分它们,可以取一部分精液样本置于载玻片上形成薄层并风干。细胞被固定在载玻片上,然后使用 Wright-Giemsa 或 Bryan-Leishman 染色剂进行染色。当在400倍或1 000倍放大镜下观察时,主要根据细胞核形态来区分细胞类型。未成熟的精子在细胞质中有1~3个圆形的细胞核。多形核白细胞也可能是多核的,但染色方法通常会显示其不规则形状的核之间的特征性核桥[1]。可以使用过氧化物酶染色来识别粒细胞,并将其与未成熟精子区分开来。每毫升精液中白细胞数量超过100万可能提示尿道或附属性腺存在感染,这些腺体提供了大部分精浆。此类感染可能导致不育[1,14]。可以对这些样本进行培养,以便鉴定出致病性微生物,并采取相应的治疗措施。除了细菌,白细胞本身也可能导致不育。它们尤其可能是体外受精过程中的有害因素。可以将精液样本通过一层硅胶珠进行离心来去除白细胞;细胞产生的毒素,称为白细胞介素,可能穿过该层并聚集在含有精子的下层培养基中。如果将精子用于卵母细胞的受精,浓缩的毒素将与卵母细胞接触数小时。这些毒素可能对卵母细胞和受精发育而来的胚胎造成有害影响。ICSI 可以减轻精液样本中白细胞的有害影响,避免了卵母细胞长期暴露于毒素的情况。

精子形态

根据世界卫生组织(WHO)第6版标准,应采用 Kruger 严格标准对精子形态进行评估(图6-1)[15]。建议使用巴氏染色法对载玻片进行染色,尽管也可以使用其他方法进行适当的评估和验证[13]。必须使用光学显微镜的油镜,在1 000倍放大率的明场下计数至少200个精子[13]。WHO 第6版评估正常形态精子的标准包括以下内容:

- 头部:光滑;呈椭圆形;长度5~6 μm,直径2.5~3.5 μm;顶体必须占精子头部的40%~70%。
- 中段:细长,轴向附着;宽度小于1 μm,长度约为精子头部长度的1.5倍;无胞质小滴,胞质小滴小于精子头部的50%。
- 尾部:单条、未断裂、笔直,无扭结或卷曲,长度约45 μm(图6-2)[13,15-17]。

依据 Kruger 等人描述的标准,非明确正常形态的精子应被视为异常。精子正常形态率达到或超过4%应被视为正常结果,正常形态率低于4%则为异常[16,17]。据报道,正常精子形态与受精潜力直接相关。这可能是由于异常精子无法将遗传物质输送至卵母细胞中。从视频记录来看,异常精子更可能出现运动能力减弱、异常或缺失的情况。这种运动能力的减弱或异常可能是因为头部形状异常导致的流体动力学效率低下、尾部结构异常阻碍正常运动,以及/或运动所需的能量产生不足[18,19]。除了运动能力受损,异常精子似乎也无法像正常精子那样与卵母细胞的透明带结合。这一点已在采用半透明带结合试验的研究中得到证实[20]。体外受精进一步阐明了正常精子形态在受精过程和妊娠中的作用。

计算机辅助精液分析

计算机辅助精液分析(CASA)最初是为了提高手动主观精液分析的准确性而开发的。它的目标是建立一种标准化、客观、可重复的精子浓度、活力和形态的检测方法。这项技术还可以描述精子的运动。自动化的精子运动测量(即动力学)包括直线速度、曲线速度和平均角位移(表6-2)。使用 CASA 需要专门的设备,包括相差显微镜、摄像机、录像机、视频监视器、计算机和打印机。

进行 CASA 时,精子被放置在专为 CASA 设备设计的载玻片或毛细管中,然后在内部放大装置下观察。摄像机记录精子细胞的移动图像,然后计算机将这些帧数字化。数字化的图像由像素组成,这些像素的位置变化被逐帧记录。每分钟产生30~200帧。记录每个精子的位置变化,并计算它们的轨迹(图6-3)[21]。通过这种方式,还可以检测和记录超活化运动。超活化的精子表现出鞭子样的鞭打运动,这被认为是从精液中分离出来并具备受精能力的精子[21,22]。迄今为止,考虑到结果的有效性和可重复性,CASA 一直未能成为男科实验室的标准程序。然而,随着技术的进步,这些设备的准确性越来越高,为进行更加标准化和客观的精液分析提供了机会[23]。在严重少精子症或精子数量过多的情况下,精子浓度的准确性似乎会降低。在少精子症的情况下,机器可能会将碎片误计为精子而导致精子数量被高估。在精子聚集的情况下,高浓度的精子数量可能会被低估。由于软件处理活动精子与非活动精子之间碰撞的方式,高精子浓度也可能导致计数过高。在这些情况下,稀释样本可能有助于提高计数的准确性[22,23]。多位研究者已经评估了 CASA 识别的精子运动参数预测受精潜力的能力,已确定某些类型的运动对实现与受精相关的特定行为(如穿透宫颈黏液和结合透明带)至关重要。然而,CASA 预测妊娠的总体潜力仍待阐明。关于结果的可重复性和可靠性及其结果解释的问题持续存在,仍然限制了 CASA 的常规使用。使用荧光 DNA 染色与 CASA 相结合可能有助于提高其可靠性。此外,随着对精子运动动力学的理解不断加深,在确定特定类型男性

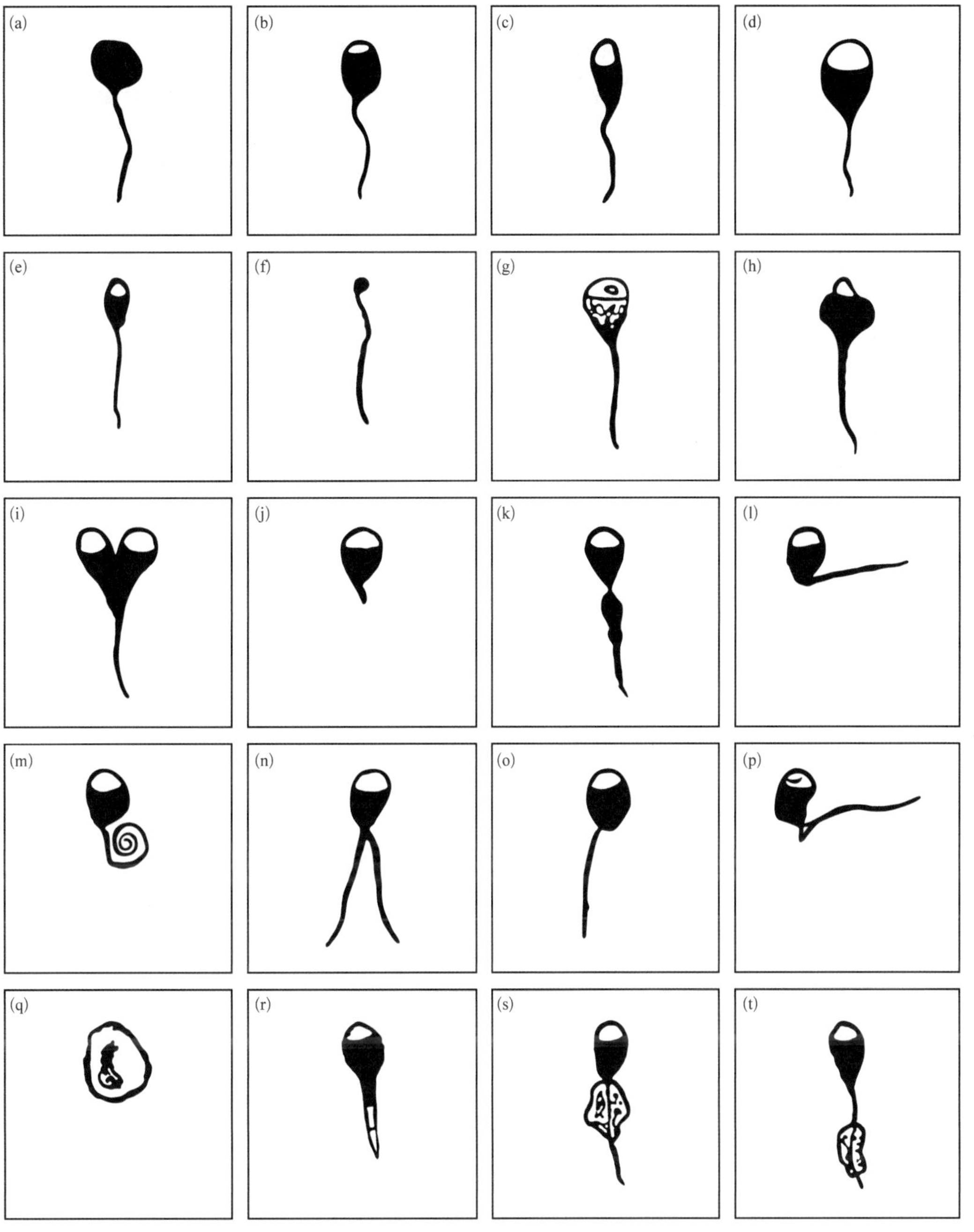

图6-1 精子畸形的不同类型。(a) 圆头/无顶体;(b) 小顶体;(c) 长头;(d) 巨头;(e) 小头;(f) 针形头;(g) 空泡头;(h) 无定形头;(i) 双头;(j) 松弛头;(k) 无定形头;(l) 颈部断裂;(m)尾部卷曲;(n) 双尾;(o) 非轴向尾部附着;(p) 多重缺陷;(q) 未成熟生殖细胞;(r) 长形精子细胞;(s) 近端胞质小滴;(t) 远端胞质小滴(摘自文献[17],已获许可)

因素患者应采用的最佳辅助生殖技术方面,CASA 可能发挥不可或缺的作用[24]。

精子抗体

由于成熟精子是在青春期后形成的,它们可以被男性免疫系统识别为外来蛋白质。在睾丸中,精子受到支持细胞紧密连接的保护,免受循环免疫球蛋白的影响。只要精子位于男性生殖道的管腔内,它们就会被隔离而避免受到免疫系统的攻击,不会产生针对其表面抗原的抗体。如果血-睾丸屏障被破坏,可能会引发免疫反应。导致生殖道破坏并引发抗体形成的最常见原因包括输精管切除术,精索静脉曲张修复术,睾丸活检、扭转、创伤和感染[25,26]。一旦形成,抗体就会被分泌到附属腺体的液体中,特别是前列腺和精囊。射精时,这些腺体的液体贡献了精液中的大部分体积。这些抗体随后可以与精子接触,并可能导致

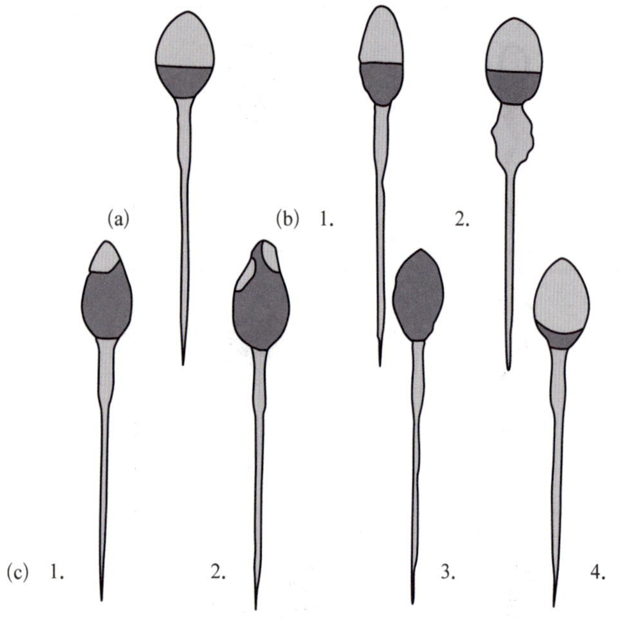

图 6-2 快速染色精子的示意图。(a) 正常形态;(b.1) 轻微的无定形头;(b.2) 颈部缺陷;(c.1 和 2) 顶体异常小;(c.3) 无顶体;以及(c.4) 顶体占精子头部的 70%(摘自文献[17],已获许可)

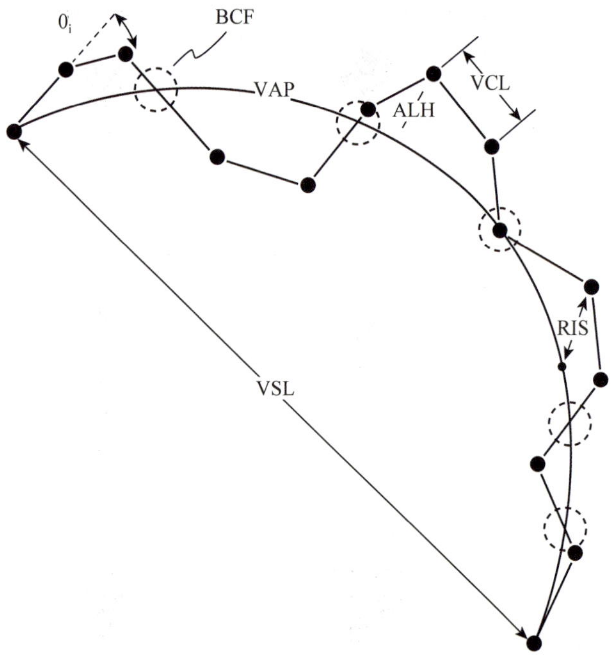

图 6-3 单精子追踪中涉及的运动学测量实例。缩写:ALH,头部侧摆幅度;BCF,鞭打频率;RIS,立管位移;VAP,平均路径速度;VCL,曲线速度;VSL,直线速度(根据文献[22]中的数据编译)

它们凝集。在女性中,由于性交或人工授精而将精子无创地引入生殖道似乎并不是产生精子抗体的因素。然而,诱发创伤或将精子引入生殖道外的黏膜的行为可以诱导抗体的形成。这类事件包括性交过程中阴道黏膜的创伤,或通过口交或肛交[26]将精子沉积入胃肠道。目前有几种方法用于检测精子抗体的存在。其中最常见的两种方法是混合凝集反应(mixed agglutination reaction, MAR)和免疫珠结合试验。ICSI 的广泛应用减少了这些测试的使用和益处,现在的常规做法是避免任何抗体的形成。

表 6-2 计算机辅助精液分析中的运动学测量值

符号	名称	定义
VSL	直线速度	从精子头部的起始位置到其最后位置之间的直线上的时间平均速度
VCL	曲线速度	精子头部沿其实际二维运动轨迹的时间平均速度
VAP	平均路径速度	精子头部沿其空间平均轨迹移动的时间平均速度
LIN	直线性	曲线轨迹的直线性(VSL/VCL)
WOB	摆动性	精子头部实际轨迹相对其平均路径的摆动程度(VAP/VCL)
STR	前向性	空间平均路径的直线性(VSL/VAP)
ALH	头部侧摆幅度	精子头部实际轨迹相对其平均轨迹的偏离程度(平均轨迹使用矩形滑动平均法计算)
RIS	立管位移	精子头部实际轨迹与其平均路径(采用自适应平滑算法)之间的点对点距离
BCF	鞭打频率	精子曲线轨迹越过其平均路径轨迹的时间平均速率
HAR	平均谐波路径	精子曲线路径围绕其平均谐波路径的振荡的基本频率(HAR 采用傅里叶转换计算)
MAG	幅度的幅值	HAR 频谱峰值的幅度的平方(MAG 是衡量原始轨迹在其基本频率下的平均路径周围的峰值到基本谐波峰值的分散程度)
VOL	基本谐波下面积	幅度谱中的基本谐波峰值下的面积
CON	样本浓度	每毫升精液或培养基中的精子浓度
MOT	活力百分比	活动精子百分比(人工分析时,活力被定义为鞭毛摆动;在计算机辅助精液分析中,活力被定义为每个精子的最小直线速度达到一定的阈值)

来源:来自文献[22]的数据。

混合凝集反应(MAR)

该试验首先将精液、IgG 或 IgA 包被的乳胶珠或红细胞以及 IgG 或 IgA 抗血清混合,在显微镜载玻片上孵育后,在 400 倍放大率下观察,计数至少 200 个精子。如果存在抗体,精子会与包被的乳胶珠或红细胞形成团块。如果没有抗体,精子将自由游动。每个进行试验的中心必须确定具有临床意义的抗体浓度水平。世界卫生组织认为,≥50%的结合水平具有临床意义。该试验仅用于检测男性体内的直接抗体,并不涉及乳胶珠与精子的特定附着位置。

免疫珠结合试验

直接免疫珠试验是通过将 IgG 或 IgA 包被的乳胶珠和洗涤后的精子在载玻片上混合来进行的。洗涤后,将精子与 IgG 或 IgA 包被的乳胶珠一起放置在载玻片上,并在 200 倍或 400 倍放大率下观察。与 MAR 试验类似,该试验可用于检测男性体内的直接抗体。如果没有抗体,乳胶珠不会附着在精子上。如果存在抗体,小的乳胶珠将直接附着在精子上。与 MAR 相比,该试验可能提供更多的信息,因为其结果考虑了乳胶珠结合的精子数量、参与结合的抗原类型以及乳胶珠附着在精子的特定位置。

该试验也可用于检测女性血清、卵泡液或宫颈黏液中产生的抗体,方法是将这些体液与先前检测抗体呈阴性的洗涤后精子一起孵育。为了进行间接试验,已知的直接抗体阴性精子被洗涤,并与待测试的体液在 37 ℃下孵育 1 h。随后清洗掉体液,将精子重新悬浮,并与 IgG 或 IgA 包被的乳胶珠在载玻片上混合。通过观察乳胶珠附着的百分比和位置来解读试验结果。历史上,世界卫生组织第 3 版标准认为,结合度≥20%代表阳性结果。而世界卫生组织第 4 版、第 5 版和第 6 版标准则认为,结合度≥50%为阳性结果。通常认为,结合度≥50%具有临床意义[12,27]。抗精子抗体检测的临床价值基于这样一个观察结果,即抗体浓度的显著增加可能会损害受精。据报道,抗体阳性的精子可能难以穿透宫颈黏液。虽然在这些情况下,宫腔内授精或体外受精可能改善受精结局,但抗体水平>80%,加上精子浓度、活力或形态不佳,则可能需要行 ICSI 以实现最高的受精率[24]。

精子存活

完整的质膜是精子存活能力的一个组成部分,并可能是其生物学/诊断指标。其基本原理是,存活的精子拥有完整的质膜,可防止某些染色剂通过,而非存活的精子膜有缺陷,允许精子被染色。几种活性染色剂已被用于此目的,它们包括伊红 Y、台盼蓝和/或尼格罗辛[28]。在明场或相差显微镜下观察时,这些染色剂可用于区分存活但不动的精子与死精子。因此,在确定可用于 ICSI 的不动存活精子的百分比方面,该方法发挥重要作用。不幸的是,像伊红 Y 这样的染料是特定的 DNA 探针,如果它们进入存活的精子或卵母细胞,可能会产生毒性作用,因此那些接触过染料的精子不能用于 ICSI 或授精。流式细胞术也被用于确定精子存活率。流式细胞术基于的原理与活性染色一样,即完整的质膜将阻止核酸特异性染色剂通过。一些技术,如 Noiles 等人描述的双重染色,可以区分完整的细胞膜和受损的细胞膜[29]。

低渗肿胀试验

评估精子质膜的另一种方法是低渗肿胀试验(hypo-osmotic swelling test, HOST)。该试验是基于这样一个观察结果,即所有活细胞对水都是可渗透的,尽管渗透程度不同。人类精子膜的液压传导系数[在 22 ℃时为 2.4 μL/(min · atm)]是哺乳动物细胞中最高的之一[30]。

最初描述的低渗肿胀试验是将精子样本置于约 150 mOsmol 的低渗条件下[31]。这种环境不足以导致细胞裂解,但会导致精子细胞肿胀。随着尾部肿胀,纤维导致精子尾部卷曲,这种变化可以通过相差显微镜、微分干涉对比或霍夫曼光学技术检测出来。阳性试验的正常范围通常被认为是得分≥60%,即至少有 60%的细胞表现出尾部卷曲。阴性试验被定义为卷曲率<50%[32]。这个试验最初引起了大量的关注,作为体外评估受精能力的替代方法,一些研究者将其与精子穿透试验(sperm penetration assay, SPA)进行比较,并报道了良好的相关性[33,34]。HOST 的使用率并没有显著增加,但在某些特定情况下可能是有益的,例如不动精子的患者(如纤毛运动障碍患者)[35]。

精子顶体检测

顶体是类似于溶酶体的细胞内细胞器,它在精子核的顶端部分形成一个类似帽子的结构[36]。顶体含有多种水解酶,包括透明质酸酶、神经氨酸酶、前顶体素、磷脂酶和酸性磷酸酶。这些酶在释放时被认为有助于精子穿过卵丘细胞团,并可能有助于穿过透明带(图 6-4)。事实上,只有发生顶体反应的精子才能穿过透明带、结合卵膜,并与卵母细胞融合[37]。精子一旦获能,就能够发生顶体反应。这种反应似乎是由精子质膜与外顶体膜在多个位点融合触发的,使得顶体酶扩散到细胞外空间。这导致质膜和顶体溶解，暴露出精子头部上方的内顶体膜（图 6-5）。虽然电子显微镜已经拍摄了许多顶体完整和顶体反应后精子的精美图片，但并非总是能够确定无顶体的精子是否真正发生了顶体反应，或者它们可能已经死亡。此外，并非所有男科医生都能使用电子显微镜技术。这凸显了开发顶体反应生化标志物的必要性。在 20 世纪 70 年代、80 年代和 90 年代，人们描述了多种生化试验，这些试验使用了多种凝集素、抗体和染料。尽管它们似乎与电子显微镜的结果有很好的相关性，但这些试验仍然是耗时的且难以开展[35,38]。当代检测顶体状态的方法采用荧光植物凝集素或单克隆抗体，这些物质更容易通过荧光显微镜被检测到[39,40]。这项试验并未被常规使用，因为 ICSI 技术的使用绕过了顶体与透明带结合的步骤。

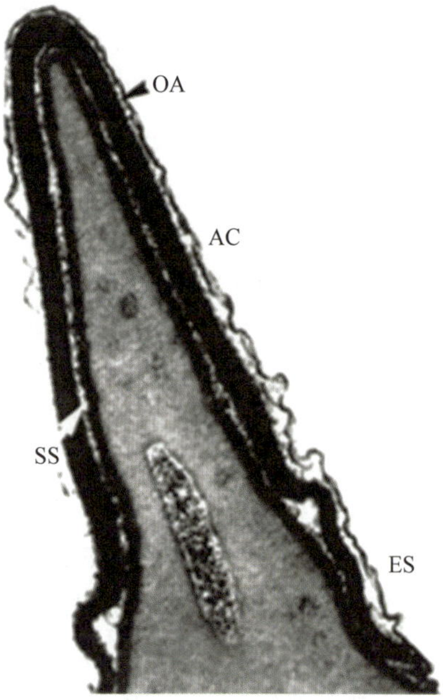

图 6-4 顶体完整的精子头部。缩写：AC，顶体帽；ES，赤道段；OA，顶体外膜；SS，顶体下间隙（摘自文献[17]，已获许可）

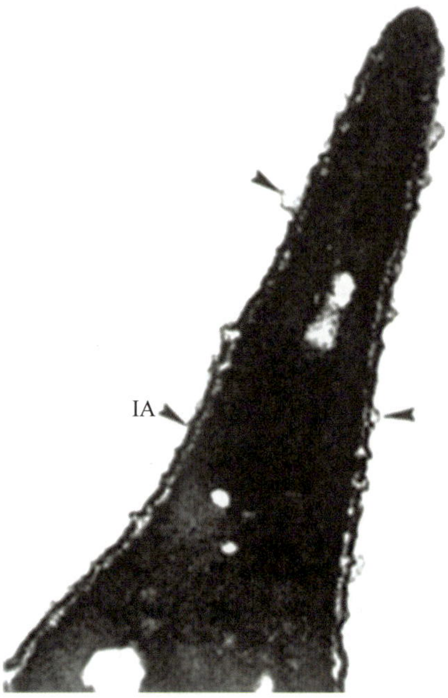

图 6-5 顶体反应后的精子。缩写：IA，顶体内膜（摘自文献[17]，已获许可）

其他生化试验

如前所述，前顶体素是顶体中存在的主要酶之一。顶体素的酶促作用与顶体是否完整并不一定相关，因此已有研究描述了检测顶体素存在的测定法[41]。据报道，生育能力正常的男性顶体素活性高于不育男性[42]；然而，没有前瞻性评估将顶体素活性与 ART 患者的受精率相关联。像其他所有需要能量合成和转运的组织一样，精子中也含有可测量的肌酸磷酸激酶水平。人们已经描述了两种同分异构体，即 CK-M 和 CK-B，并且注意到在可育男性和不育男性精液样本中这些异构体的水平存在差异。具体来说，精子正常的男性 CK-M 水平高于 CK-B 水平，而少精子症男性的 CK-B 水平更高[43]。在同一项研究中，研究人员发现，CK-M/CK-B 比率超过 10% 的精液样本在 IVF 中的受精率高于比率较低的样本。很少有其他研究涉及这个问题。

精子穿透试验

1976 年，Yanagimachi 等人首先提出了精子穿透试验（sperm penetration assay，SPA）或仓鼠卵子穿透试验的概念[44]。该试验测量精子经历获能、顶体反应、穿透卵膜和解凝集的能力。在这个试验中，首先处理金黄仓鼠的卵母细胞以去除透明带。由于透明带的功能之一是赋予精卵识别的物种特异性，因此其存在会妨碍该试验的进行。然而，去除透明带显然会使 SPA 不能检测精子是否存在透明带受体。

去除透明带后，将人类精子与仓鼠卵母细胞一起孵育 48 h，并计算发生核解凝集的穿透次数。最初描述时，人们希望该试验能与人类精卵体外受精能力相关联。虽然该试验旨在评估精子与卵膜融合的能力，但它也间接评估了精子获能、顶体反应以及精子进入卵胞质中的能力。然而不幸的是，该试验的设计本身存在一个固有的缺陷，即无法评估精子结合并穿透透明带的能力。这一因素仍然是困扰该试验的主要缺陷之一。在 20 世纪 80 年代，人们发表了多项关于 SPA 的改良方法。这些改良包括在试验进行前对精子制备技术的修改，例如诱导顶体反应或与

TEST 蛋黄缓冲液(Fuji Film Irvine Scientific, Irvine, CA)一起孵育;对试验方案本身的修改;以及对评分系统的修改[45,46]。已发表的研究结论之间差异很大,如有研究发现 SPA 可以识别出从 0 到 78%的男性,他们的精子在 ART 程序中无法使卵母细胞受精[47]。大部分对 SPA 文献的批评都集中在该试验的标准化程度低、重复性差以及缺乏一个标准的正常范围。

尽管一些报道提示 SPA 与生育力之间存在相关性,但无论是大规模的文献综述[47]还是前瞻性的长期(5 年)随访研究都未能证明这种相关性[48]。事实上,一项来自 34 项前瞻性对照研究包含 2 906 名受试者的荟萃分析表明,SPA 是预测受精能力的较差指标[49]。鉴于这些因素,对该试验的支持已逐渐减弱。

半透明带试验

研究表明,精子-透明带结合试验与随后的 ART 受精之间存在显著的相关性。这促使欧洲人类生殖与胚胎学会(ESHRE)男科特别兴趣小组建议在男性高级评估中纳入此类试验[50]。与 SPA 类似,半透明带试验(the hemizona assay, HZA)采用精子和无活性卵母细胞进行体外受精能力评估[51]。然而,在这个试验中,两种配子都来自人类。如前所述,HZA 评估精子获能、顶体反应以及紧密结合透明带的能力。通常,ART 过程中未受精的卵母细胞会被切成两半,然后将可育捐赠者的精子(500 000/mL)添加到其中一个半透明带,将受试男性的精子添加到另一个半透明带。经过 4 h 的孵育后,移出所有半透明带并用移液管吹打,以去除松散附着的精子。然后,通过将紧密结合于半透明带的受试精子数量除以结合于另一个半透明带的对照(可育)精子数量,来计算半透明带精子结合指数(HZI):

$$\mathrm{HZI}=\frac{\text{已结合受试精子数量}}{\text{已结合对照精子数量}\times 100}$$

该试验旨在评估精子与透明带本身结合的能力。尽管 HZA 相对昂贵、耗时且难以执行,但有一些数据提示 HZA 可能有助于识别 ART 成功前景较差的个体(图 6-6)[52,53]。最近一项采用受试者工作特征曲线分析的前瞻性研究也表明,HZA 结果可用于预测 ART 过程中的受精情况,且具有高的灵敏度和特异性[54]。与其他几项精子功能试验不同,HZA 试验已经确定了临界值(35%)为体外受精成功的预测指标。此外,已证明 HZI 超过 30 的患者妊娠率显著高于 HZI 低于 30 的患者(40.6% *vs.* 11.1%, $P<0.05$)[55]。如果存在精子与透明带结合的问题,使用 ICSI 可以为成功受精提供一种替代方案。

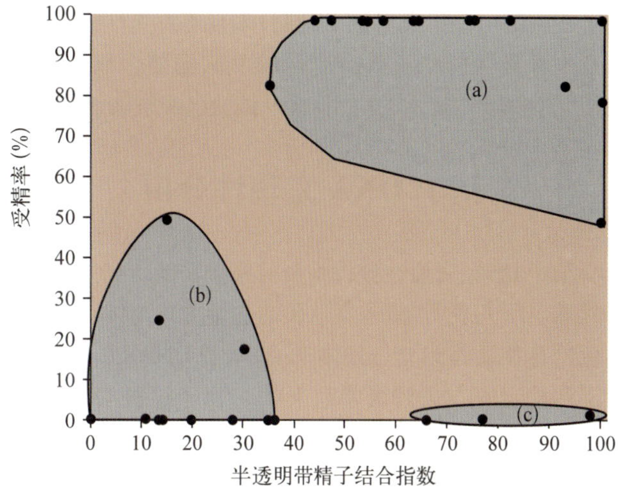

图 6-6 半透明带精子结合指数和受精率的聚类分析。(a) 受精良好;(b) 受精不良;(c) 假阳性结果(摘自文献[55],已获许可)

甘露糖结合试验

另一种历史上的测试方法是甘露糖结合试验,用于评估精子与透明带结合的能力。这是一种体外测试,基于一系列观察结果,即精-卵相互作用涉及精子表面受体与透明带表面上的特定互补受体的识别。这种透明带受体似乎是一种糖蛋白,其主要的糖基是甘露糖[56]。在一系列巧妙的实验中,Mori 等人发现,通过向培养基中添加一系列糖类,可以抑制精子与透明带的结合。虽然许多糖会损害结合,但添加甘露糖会完全抑制精子与卵母细胞的相互作用[57]。在体外试验中,将与白蛋白偶联的甘露糖标记探针与精液样本共同孵育,可以对精子进行差异染色(图 6-7)。那些能够结合探针的精子被认为具有精子表面受体,用于结合富含甘露糖的透明带糖蛋白。包括我们研究

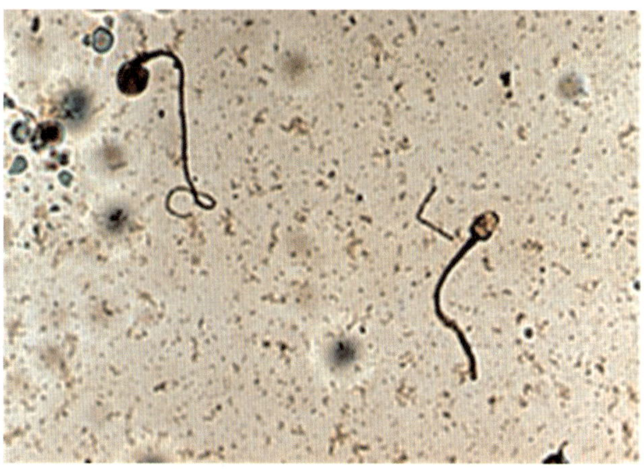

图 6-7 甘露糖阳性(棕色)和甘露糖阴性(透明)精子(由 Tammy Dey 和 Kaylen Silverberg 提供)

小组在内的一些研究者随后证明,来自可育男性的精子比来自不育男性的精子具有更强的甘露糖结合能力[58-60]。然而,随着 ICSI 技术的应用,这一试验已经被淘汰。

精子 DNA 完整性分析

精子 DNA 完整性分析是当前精子功能研究的一个重要领域。研究表明,精子染色质的包装方式与体细胞中的染色质存在显著差异。具体来说,精子 DNA 以一种非常紧凑和稳定的方式被组装起来[61]。由于这种 DNA 组装或精子染色质本身可能受到多种方式的损伤,因此已经开发出了几种精子染色质评估试验。这些试验主要有两种类型:直接试验,如"彗星试验"和"末端脱氧核苷酸转移酶 dUTP 缺口末端标记试验(TUNEL 试验)";以及间接试验,如精子染色质结构分析或吖啶橙试验[62]。直接试验检测 DNA 中的实际断裂,而间接试验则测量经酸处理后精子内单链(异常)和双链(正常)DNA 的相对比例。几项研究的数据表明,不育男性的精子 DNA 损伤程度显著高于可育男性[61,63,64]。也有研究表明,在经历反复流产的夫妇中,男性伴侣也存在类似情况。尽管如此,目前还没有确凿的证据证明精子 DNA 完整性检测的结果与自然妊娠率或 ART 助孕的妊娠率之间存在相关性。因此,美国生殖医学会实践委员会建议,不应将精子 DNA 完整性检测作为不孕夫妇的常规检查项目[65]。

总 结

总之,近期在精子及精子功能的诊断评估方面取得了许多进展。尽管已经描述了多种精子功能测试,但对于测试的作用以及应执行哪些适当测试的问题,仍缺乏共识。由于精子功能的复杂性,不可能出现单一的测试方法,能具有足够的敏感性、特异性、阴性和阳性预测值,以作为所有受影响男性的首选诊断工具。更可能的情况是类似于女性不孕症,即根据需要采用一系列测试,每项测试评估特定的功能。考虑到配子显微操作(如 ICSI)方面的巨大进展,精子功能测试在当代男科学实验室中的整体相关性可能是一个更核心的问题。尽管这个问题颇具争议,但精子功能测试很可能将在不孕男性的评估中继续发挥作用。正如 ART 并非所有不孕女性的首选治疗方法一样,显微操作也不太可能成为所有不孕男性的标准治疗方法。精子功能的金标准仍然是有能力在体外使卵母细胞受精。因此,为了继续解决上述问题,研究者有责任设计适当的前瞻性试验,以全面评估这些测试。对于那些显示出与体外受精具有统计学上显著相关性的测试,我们必须进一步评估其临床意义,从而有望开发出适当的诊断算法。

(戴灿译,张硕屏、林戈校)

参考文献

[1] Centers for Disease Control and Prevention. Assisted Reproductive Technology National Summary Report 2016. Available online: https://www.cdc.gov/art/pdf/2016-report/ART-2016-National-Summary-Report.pdf (accessed on 8 September 2020).

[2] World Health Organization. WHO Laboratory Manual for the Examination of Human Semen and Sperm-Cervical Mucus Interaction, 4th ed. New York, NY: Cambridge University Press, pp. 60-1, 1999.

[3] World Health Organization. WHO Laboratory Manual for the Examination of Human Semen, 5th ed. Geneva: WHO Press, pp. 223-5, 2010.

[4] Cooper TG, Noonan E, von Eckardstein S, et al. World Health Organization reference values for human semen characteristics. Hum Reprod Update. 2010; 16:231-45.

[5] World Health Organization. WHO Laboratory Manual for the Examination of Human Semen and Sperm-Cervical Mucus Interaction, 4th ed. New York, NY: Cambridge University Press, 1999, pp. 60-1.

[6] World Health Organization. WHO Laboratory Manual for the Examination of Human Semen, 5th ed. Geneva: WHO Press, 2010, pp. 223-5.

[7] World Health Organization. WHO Laboratory Manual for the Examination and Processing of Human Semen, 6th ed. Geneva: WHO Press, 2021, 9-82.

[8] Alexander NJ. Male evaluation and semen analysis. Clin Obstet Gynecol. 1982; 25:463-82.

[9] Overstreet JW, Katz DF, Hanson FW, Foseca JR. A simple inexpensive method for objective assessment of human sperm movement characteristics. Fertil Steril. 1979; 31:162-72.

[10] Overstreet JW, Davis RO, Katz DF, Overstreet JW (eds.). Infertility and Reproductive Medicine. Clinics of North America. Philadelphia, PA: WB Saunders, pp. 329-40, 1992.

[11] Koren E, Lukac J. Mechanism of liquefaction of the human ejaculate: Ⅰ. Changes of the ejaculate proteins. J Reprod Fertil. 1979; 56:493-500.

[12] Lukac J, Koren E. Mechanism of liquefaction of the human ejaculate: Ⅱ. Role of collagenase like peptidase and seminal proteinase. J Reprod Fertil. 1979; 56:501-10.

[13] World Health Organization. WHO Laboratory Manual for the Examination of Human Semen, 6th ed. Geneva: WHO Press, pp. 1-159, 2021.

[14] Cohen J, Aafjes JH. Proteolytic enzymes stimulate human sper-matozoal motility and *in vitro* hamster egg penetration. Life Sci. 1982;30:899–904.

[15] Van Voorhis BJ, Sparks A. Semen analysis: What testsare clinically useful? Clin Obstet Gynecol. 1999;42:957–71.

[16] Gangi CR, Nagler HM. Clinical evaluation of the subfertile man. In: Infertility and Reproductive Medicine. Clinics of North America, Diamond MP, DeCherney AH, Overstreet JW (eds.). Philadelphia, PA: WB Saunders, pp. 299–318, 1992.

[17] Sathananthan AH, Selvaraj K(eds.). Visual Atlas of Human Sperm Structure and Function for Assisted Reproductive Technique. Singapore: Serono, 1996.

[18] Kruger TF, Acosta AA, Simmons KF, et al. Predictive value of abnormal sperm morphology in *in vitro* fertilization. Fertil Steril. 1988;49:112–17.

[19] Kruger TF,Menkveld R, Stander FS, et al. Sperm morphologic features as a prognostic factor in *in vitro* fertilization. Fertil Steril. 1986;46:1118–23.

[20] Katz DF, Overstreet JW. Sperm motility assessment by video micrography. Fertil Steril. 1981;35:188–93.

[21] Coetzee K, Kruger TF, Lombard CJ. Predictive value of normal sperm morphology: A structured literature review. Hum Reprod Update. 1988;4:73–82.

[22] Enginsu MF, Pieters MGEC, Dumoulin JCM, et al. Male factor as determinant of *in vitro* fertilization outcome. Hum Reprod. 1992;7:1136–40.

[23] Tomlinson MJ, Pooley K, Simpson T, et al. Validation of a novel computer-assisted sperm analysis (CASA) system using multitarget-tracking algorithms. Fertil Steril. 2010;93:1911–20.

[24] Donnelly ET, Lewis SEM, McNally JA, et al. In vitro fertilization and pregnancy rates: The influence of sperm motility and morphology on IVF outcome. Fertil Steril. 1998; 70:305–14.

[25] Davis R. The promise and pitfalls of computer aided sperm analysis. In: Infertility and Reproductive Medicine. Clinics of North America, Diamond MP, DeCherney AH, Overstreet JW (eds.). Philadelphia, PA:WB Saunders, pp. 341–52, 1992.

[26] Irvine DS. The computer assisted semen analysis systems: Sperm motility assessment. Hum Reprod. 1995; 10(Suppl 1):53–9.

[27] Krause W. Computer assisted semen analysis systems: Comparison with routine evaluation and prognostic value in male fertility and assisted reproduction. Hum Reprod. 1995; 10 (Suppl 4):60–6.

[28] Marshburn PB, Kutteh WH. The role of antisperm antibodies in infertility. Fertil Steril. 1994; 61:799–811.

[29] Golumb J, Vardinon N, Hommonnai ZT, et al. Demonstration of antispermotozoal antibodies in varicocelerelated infertility with an enzyme-linked immunosorbent assay (ELISA). Fertil Steril. 1986;45:397–405.

[30] Helmerhost FM, Finken MJJ, Erwich JJ. Detection assays for antisperm antibodies:What do they test? Hum Reprod. 1999; 14:1669–71.

[31] Bronson R. Detection of antisperm antibodies: An argument against therapeutic nihilism. Hum Reprod. 1999; 14:1671–73.

[32] World Health Organization. Manual for Examination of Human Semen and Semen-Cervical Mucus. Cambridge: Cambridge University Press, pp. 1–12, 1987.

[33] Noiles EE, Ruffing NA, Kleinhans FW, et al. Critical tonicity determination of sperm using dual fluorescent staining and flow cytometry. In: *Reproduction in Domestic Animals*, (Suppl 1) Boar Semen Preservation Ⅱ. Proceedings of the Second International Conference on Boar Semen Presentation. Johnson LA, Rath D (eds.). Beltsville, MD: Paul Parey, pp. 359–64,1991.

[34] Noiles EE, Mazur P, Watson PF,et al. Determination of water permeability coefficient for human spermatozoa and its activation energy. Biol Reprod. 1993;48:99–109.

[35] El-Nour AM, Al Mayman HA, Jaroudi KA, et al. Effects of the hypo-osmotic swelling test on the outcome of intractyoplasmic sperm injection for patients with only nonmotile spermatozoa available for injection: A prospective randomized trial. Fertil Steril. 2001; 75:480–4.

[36] Chan SYW, Fox EJ, Chan MMC. The relationship between the human sperm hypoosmotic swelling test, routine semen analysis, and the human sperm zona free hamster ovum penetration test. Fertil Steril. 1985;44:688–92.

[37] Jeyendran, RS, Van der Ven HH, Perez-Pelaez M, et al. "Development of an assay to assess the functional integrity of the human sperm membrane and its relationship to other semen characteristics." *Reproduction* 70. 1 (1984):219–228.

[38] Joshi N, Kodwany G, Balaiah D, et al. The importance of CASA and sperm function testing in an *in vitro* fertilization program. Int J Fertil Menopausal Stud. 1996; 41:46–52.

[39] Critser JK, Noiles EE. Bioassays of sperm function. Semin Reprod Endocrinol. 1993; 11:1–16.

[40] Yanagmachi R Mammalian fertilization. In: The Physiology of Reproduction, 2nd ed, Knobil E, Neill JD (eds.). New York, NY: Raven Press, pp. 189–317,1994.

[41] Holden CA,Hyne RV, Sathananthan AH, et al. Assessment

of the human sperm acrosome reaction using concanavalin a lectin. Mol Reprod Dev. 1990; 25:247-57.

[42] Liu DY, Clarke GN, Martic M, et al. Frequency of disordered zona pellucida (ZP)-induced acrosome reaction in infertile men with normal semen analysis and normal spermatozoa-ZP binding. Hum Reprod. 2001; 16:1185-90.

[43] Oehninger S, Franken DR, Sayed E, et al. Sperm function assays and their predictive value for fertilization outcome in IVF therapy: A meta-analysis. Hum Reprod Update. 2000;6: 1160-8.

[44] Chan PJ, Corselli JU, Jacobson JD, et al. Spermac stain analysis of human sperm acrosomes. Fertil Steril. 1999; 72: 124-8.

[45] Kennedy WP, Kaminski JM, Van der Ven HH, et al. A simple clinical assay to evaluate the acrosin activity of human spermatozoa. J Androl. 1989; 10:221-31.

[46] Mohsenian M, Syner FN, Moghissi KS. A study of sperm acrosin in patients with unexplained infertility. Fertil Steril. 1982;37:223-9.

[47] Huszar G, Vigue L, Morshedi M. Sperm creatinine phosphokinase M-isoform ratios and fertilizing potential of men: A blinded study of 84 couples treated with *in vitro* fertilization. Fertil Steril. 1992; 57:882-8.

[48] Yanagimachi R, Yanagimachi H, Rogers BJ. The use of zona-free animal ova as a free system for the assessment of their fertilizing capacity of human spermatozoa. Biol Reprod. 1976; 15:471-6.

[49] Aitken RJ, Thatcher S, Glasier AF, et al. Relative ability of modified versions of the hamster oocyte penetration test, incorporating hyperosmotic medium of the ionophore A23187 to predict IVF outcome. Hum Reprod. 1987; 2:227-31.

[50] Jacobs BR, Caulfield J, Boldt J. Analysis of TEST(TES and tris) yolk buffer effects on human sperm. Fertil Steril. 1995; 63:1064-70.

[51] Mao C, Grimes DA. The sperm penetration assay: Can it discriminate between fertile and infertile men? Am J Obstet Gynecol. 1988; 159:279-86.

[52] O'Shea DL, Odem RR, Cholewa C, et al. Long-term follow-up of couples after hamster egg penetration testing. Fertil Steril. 1993; 60:1040-5.

[53] Oehninger S, Franken DR, Sayed E, et al. Sperm function assays and their predictive value for fertilization outcome in IVF therapy: A meta-analysis. Hum Reprod Update. 2000;6: 160-8.

[54] ESHRE Andrology Special Interest Group. Consensus workshop on advanced diagnostic andrology techniques. Hum Reprod. 1996; 11:1463-79.

[55] Burkman LJ, Coddington CC, Franken DR, et al. The hemizona assay (HZA): Development of a diagnostic test for the binding of human spermatozoa to the human hemizona pellucida to predict fertilization potential. Fertil Steril. 1988; 49: 688-97.

[56] Oehninger S, Acosta AA, Marshedi M, et al. Corrective measures and pregnancy outcome in *in vitro* fertilization in patients with severe sperm morphology abnormalities. Fertil Steril. 1989;50:283-7.

[57] Liu DY, Baker HW. High frequency of defective sperm-zona pellucida interaction in oligoozospermic infertile men. Hum Reprod. 2004; 19:228-33.

[58] Coddington CC, Oehninger SC, Olive DL, et al. Hemizona index (HZI) demonstrates excellent predictability when evaluating sperm fertilizing capacity in *in vitro* fertilization patients. J Androl. 1994; 15:250-4.

[59] Arslan M, Morshedi M, Arslan EO, et al. Predictive value of the hemi zona assay for pregnancy outcome in patients undergoing controlled ovarian hyperstimulation with intrauterine insemination. Fertil Steril. 2006; 85:1697-707.

[60] Mori K, Daitoh T, Irahara M, et al. Significance of d-mannose as a sperm receptor site on the zona pellucida in human fertilization. Am J Obstet Gynecol. 1989; 161:207-11.

[61] Mori K, Daitoh T, Kamada M, et al. Blocking of human fertilization by carbohydrates. Hum Reprod. 1993; 8:1729-32.

[62] Tesarik J, Mendoza C, Carreras R. Expression of d-mannose binding sites on human spermatozoa: Comparison of fertile donors and infertile patients. Fertil Steril. 1991; 56: 113-18.

[63] Benoff S, Cooper GW, Hurley I, et al. Human sperm fertilizing potential *in vitro* is correlated with differential expression of a head-specific mannose ligand receptor. Fertil Steril. 1993; 59:854-62.

[64] Silverberg K, Dey T, Witz C et al. D-Mannose binding provides a more objective assessment of male fertility than routine semen analysis: Correlation with *in vitro* fertilization. Presented at the 49th Annual Meeting of the American Fertility Society, October 11-14, 1993, Montreal, Canada.

[65] Agarwal A, Said T. Role of sperm chromatin abnormalities and DNA damage in male infertility. Hum Reprod Update. 2003;9:331-45.

7

精子制备技术与最新 ICSI 精子优选方法

Sinan Ozkavukcu, George Hughes 和 Christopher LR Barratt

引　言

体内精子的选择

在性交过程中射出的精子在体内经历了一个有挑战性的选择过程[1]。在人类和许多其他物种中，到达输卵管的精子数量比射精时的数量少了数万倍[2]。到达输卵管的精子群的精子功能增强归功于获能和超活化的一系列过程[3]。女性生殖道所形成的复杂解剖通道以及精子的竞争共同促使功能较弱的精子被淘汰[1]。女性生殖道中存在主动和被动屏障，如阴道 pH 值、宫颈黏液、输卵管开口位置的不确定性以及对精子的免疫反应，都有助于筛选单个精子与卵母细胞受精[4-6]。有初步证据表明，在排卵的卵巢同侧输卵管中能积累更多数量的精子，这不仅归因于输卵管蠕动收缩[7,8]，还与卵泡期晚期时同侧附件温度和激素浓度的升高有关[9]。因此，用趋向性方法（引导精子朝向或远离特定刺激物，如趋化性、趋热性）来分离精子已经成为一种越来越受欢迎的体外精子优选的方法[10,11]。

由于辅助生殖技术的常规应用，人们已经能够绕过前面提到的许多复杂机制，帮助有需求的不孕症夫妻实现体外受精。关于经过子宫颈、子宫和输卵管筛选的精子在功能上是否优于原始射出精液中的精子仍有争议。在体外分离出最佳精子群体用于体外受精（IVF）的方法被称作精子选择/制备技术。

无论实验室采用何种授精方式，目前的体外精子选择方法都可以在原始精液中分离出优质精子，并在理论上增加选择具有高受精能力的精子的机会[12]。

从精浆中分离精子

精子洗涤的目的是将精子从精浆中分离，从而去除对其功能产生不利的因素。除精子选择外，为准确进行精子功能测试，精液液化后应立即将精浆和精子分离。精子在精浆中过长时间孵育会增加其暴露于潜在有害因素中的风险，这些因素主要包括非生精细胞（如免疫细胞）、部分未成熟的精子、上皮细胞和细胞质残基产生的氧自由基（ROS）[13]。适量的 ROS 产物有利于精子获能，但当它们积累到病理水平时，则可造成精子的损伤[14]。Torra-Massana 等人最近发表的一篇文章证明了延迟精子洗涤会导致不良临床结局。该研究结果显示，精子洗涤前的最佳孵育时间为 20 min，一旦超过这一时间，无论供卵还是自卵的受精率都会显著降低[15]。此外，其他一些研究也得出了类似结论。还有证据表明，一旦完成对精液的洗涤并将其与精子细胞分离后，在生理溶液中的进一步孵育不会造成额外损伤[16-21]。

与其他体液不同，精液不是一种均质悬浮液，而是由几个分泌器官所分泌的物质组成。射精是两个连续的神经内分泌反射过程，包括泌精和射精两个步骤。70%的精液来自精囊，另外的 30%则来自前列腺和附睾。大量细胞学和生化学研究表明，最先分泌排入射精管的是前列腺液和附睾尾部分泌物，附睾尾部是成熟精子的主要来源[22-26]，再之后是大量的精囊液排出，里面只包含少量精子。因此射出精液的初始部分富含精子，后面是量多但精子含量少的精囊液。在性交过程中，射精后宫颈黏液会被富含精子的第一部分冲洗，进而使得精子迅速通过子宫。这一生理过程与体外精液采集程序有明显不同。在临床环境中，通过手淫将全部精液样本采集到一个容器中时，暴露于来自精囊腺的分泌物可能会影响精子的生理功能。有研究对分步射精法的有效性进行了比较，但结果相互矛盾，并且该方法在临床精液采集方面并不实用[24,26-28]。

精子洗涤

建议用适当的培养液稀释精液后离心，将精浆与细胞成分分离。精子洗涤并非是一种有效的精子筛选方法，因为洗涤不能将活精子与已经死亡和快要死亡的精子、细胞碎片、细菌、上皮细胞或免疫细胞分开，相反，它会将所有这些成分收集为离心管底部的紧密沉淀。但洗涤是一种简单地去除精浆中 ROS、前列腺素、毒物和其他污染物（如梯度介质、固定剂、抗体、需要洗涤的染料）的方法。在进行多项诊断检查之前，以及在冷冻保存精子前后，均可方便地

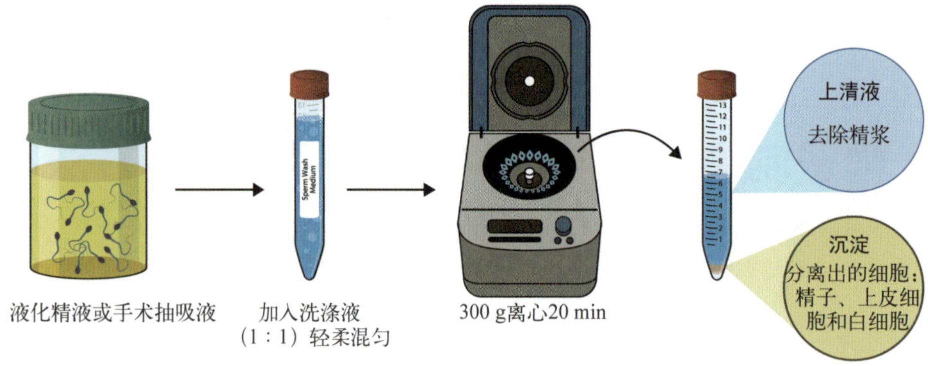

图7-1 精子洗涤基本方法

进行此操作[29]。简单的精子洗涤适用于射精量极低的患者(如重度少弱精子症、隐匿精子症)、逆行射精或有睾丸/附睾穿刺的病例。精子洗涤的基本程序见图7-1。

离心对精子有害吗

许多研究指出,通过离心进行精子制备由于离心力的作用使细胞压缩,导致沉淀中细胞堆积,引起细胞膜和线粒体损伤,从而增加ROS的产生[30]。目前尚不清楚ROS是直接由精子细胞产生的还是由精液中的其他细胞产生[31],但有观点认为,影响ROS增加的是离心时间而不是离心速度[32]。

离心过程的目的是去除精浆中存在的ROS,但矛盾的是,离心过程本身也会导致ROS的产生。众所周知,由于精浆中也含有抗氧化物质,通过离心去除精浆会减少超氧阴离子的清除[33]。目前精子筛选方法的共识是少用或不用离心。

体外精子选择的方法

传统IVF精子选择方法:上游法和密度梯度离心

上游法

精子向上游动的过程模拟了精子通过宫颈黏液迁移的自然过程,这是IVF实验室中常用的一种技术,可以将活力好的精子从微小的碎片、白细胞和生殖细胞中分离出来。射出的精液可以采用快捷的直接上游法:将液化的精液置于离心管底部,并在上面直接覆盖精子洗涤液,当精子游出精浆时,上层培养液会汇集活动的精子,与含有碎片、精浆和不动精子的下层培养液分开(图7-2)。随后,直接将上层培养液小心地移出,收集活动精子,完成最终的精子制备[34]。

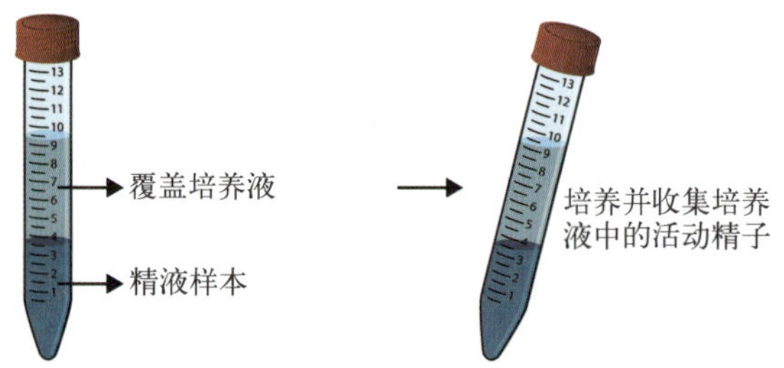

图7-2 直接上游法快速分离活动精子

上游法的另一种方法是先洗涤精液,离心去除上清液,再用新鲜的精子洗涤液轻轻地覆盖沉淀物,离心管在37 ℃以45°的角度孵育45~60 min(以增加迁移表面积),但需根据最初的精子浓度和活力来调整最佳孵育时间。孵育后,吸取上清液用于接下来的授精(图7-3)。

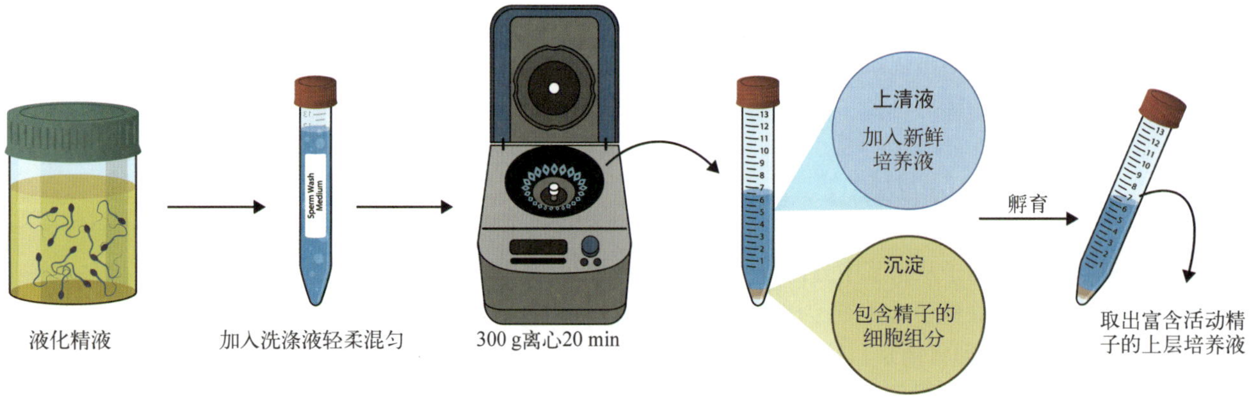

图7-3 上游法

因回收的活动精子数量低，少弱精子症的精液样本不宜采用上游法，精液过度黏稠也可能对上游法反应不佳。

密度梯度离心法(DGC)

梯度分离技术是一种简单快速地从精浆中分离精子的方法，通常用于人工授精(IUI)、体外常规受精(IVF)和ICSI 的精子选择[35]。密度梯度离心法(DGC)和上游法(SU)是目前公认的精子制备的基本方法，在许多研究中都将它们进行了比较，它们之间的优势已经在各项研究中被报道。DGC 是将精液覆盖在含有硅烷包裹的二氧化硅胶体的密度梯度层上进行离心，离心力使细胞迁移并以不同的密度梯度聚集。由于正常精子含有高度聚集的 DNA，它们的密度(1.10 g/mL)高于异常精子。不同密度的细胞聚集在与其密度相同的梯度层上而被称为密度梯度离心[36]。使用 DGC 制备精子能将活动力强的精子与碎片、白细胞、非生殖细胞和退化生殖细胞分开。最常使用的是非连续密度梯度加离心洗涤两步法，收集到的精子可直接使用或进一步上游。简单地说就是将两种不同浓度的梯度液(多为 45%~90%或 40%~80%)小心分层加至锥形离心管的底部，然后将相同体积的原始精液覆盖在顶部。梯度液可以按照所需的浓度配制，但市面上有很多商品化即用型试剂可供选择。梯度离心获得的不含精浆的精子悬液，进一步用精子洗涤液洗涤去除梯度液(图 7-4)。在精液中精子数量非常少的情况下，可以使用单层(连续)或减少体积的非连续 DGC(mini-DGC)来富集精子的数量。目前尚不确定这种方法对于参数异常的精液是否有额外的益处[37,38]。

由于相关研究数量有限且样本规模较小，关于密度梯度离心(density gradient centrifugation, DGC)和泳上法(swim-up, SU)处理后 ART 结果的比较尚显不足。近期的一项 Cochrane 荟萃分析纳入了四项随机对照试验(randomized controlled trial，RCT)，旨在比较经 DGC 或 SU 处理的精液样本后的人工授精临床妊娠率(clinical pregnancy rate, CPR)。结果显示，SU 组与 DGC 组之间的 CPR 无显著差异[39]。同样，另外一项研究在比较使用 DGC 或 SU 精子后的累积活产率(CLBR)后发现两组之间也没有显著差异[40]。密度梯度法适用于精液参数正常和参数不佳的样本，即使原始精液精子浓度低时也会富集到更高活性的精子群[41]。

目前还没有足够的证据表明使用不同的精子制备方法可以改善 IVF 和 ICSI 周期的结局[40]。DGC 和 SU 方法为目前体外精子筛选制备的金标准。因此，我们在应用新的精子筛选方法时，应当仔细对比新技术与传统精子筛选方法的不同，以确定是否可以从中获得更好的收益。

手术抽吸/提取样本的制备

可通过显微附睾穿刺取精术(MESA)、经皮附睾精子抽吸术(PESA)、睾丸精子抽吸术(TESA)和睾丸切开取精术(TESE)从男性生殖道获取附睾或睾丸抽吸液。如果在 TESE 操作过程中使用立体显微镜并在高倍放大镜下检查曲细精管，从而采集到精子，则称为显微镜下睾丸切开取精术(mTESE)。一般来说，可以在促排卵前进行诊断性取精术并冷冻精子，以确保在取卵当天有精子用于 ICSI 受精。由于低质量精子的冻融复苏率较低，对于非梗阻性无精子症，也可在取卵手术当天进行手术取精[42]。

附睾抽吸物中含有大量活动精子及少量的红细胞和非生殖细胞，可采用 DGC 作为后续的提取制备方法。然而，若预计活动情精子的数量极少，则简单洗涤可能更为适宜[35]。

要释放附着于曲细精管内的细长成熟精子细胞("睾丸精子")，需采用酶消化法或机械法。酶消化法是将睾丸组织与胶原酶在 37 ℃下孵育 1.5~2 h，并每隔 30 min 将悬浮液涡旋振荡一次。孵育结束后以 100 g 离心 10 min，然后用显微镜检查精子释放的情况[43-45]。

机械方法包括使用玻璃盖片或细针(如一次性结核菌素注射器所附带的)，将在培养液中浸泡的睾丸组织进行机械分离，直至产生离散的组织匀浆[46]。这样获得的睾丸提取样本含有不同的细胞和结缔组织成分，因此建议在机械分离后使用 DGC 方法获得干净的制备样品。

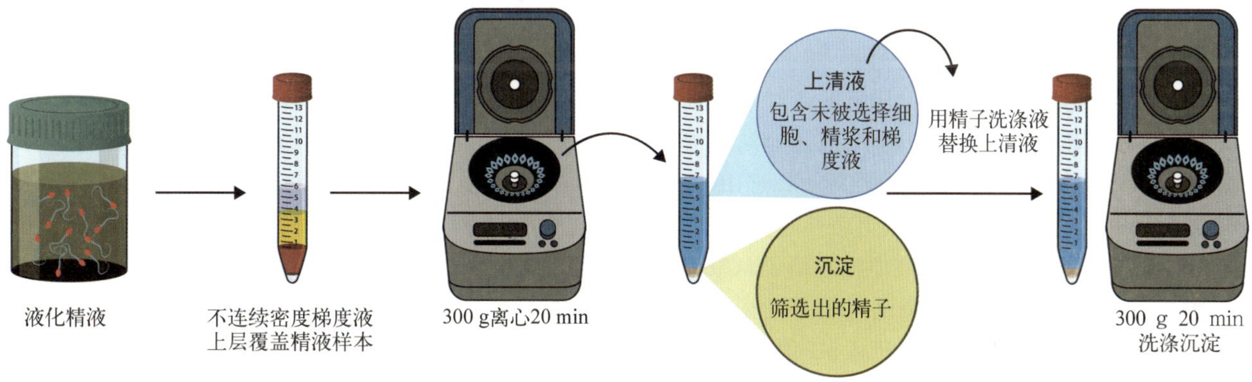

图 7-4 非连续密度梯度离心步骤

制备具有潜在病毒载量的样本

新型和改良的抗病毒药物的应用显著提高了携带血源性病毒(BBVs)患者的预期寿命和生活质量。生殖中心对携带病毒或感染疾病患者的管理旨在提供适当的治疗方案,以增加受孕机会,同时降低病毒水平传播(人传人)和垂直传播(母传婴)的风险。

在携带病毒或感染疾病的患者中,建议在单阳夫妇中(一方为 BBV 阳性,另一方未感染),或者当双方都检测出乙型肝炎病毒(HBV)、丙型肝炎病毒(HCV)或人类免疫缺陷病毒(HIV)阳性时,应根据不孕的原因决定用于 ART 的具体方法,包括 IUI、IVF 和 ICSI[47-53]。

在治疗感染者时,建议采用特定的精液制备程序以减少或根除病毒载量[47,49,54,55]。由于垂直传播的风险理论上是仍然存在的,因此寻求生育治疗的 BBV 患者在开始任何治疗前均必须咨询传染病专家。

目前,尚无有效的精液制备技术能筛选出不含 HBV DNA 的精子,现有证据也不建议对精液或精子进行 HBV DNA 检测[47,56-59]。对于 HCV 阳性患者的精液处理,建议采用非连续的 DGC、洗涤然后再上游的方法[51,60-68],而对于 HIV 阳性患者,则特别推荐使用双重洗涤步骤[69-74]。无论采用哪种精液处理技术,HIV 阳性的男性患者用于辅助生殖的精液样本在制备后都应使用聚合酶链反应(PCR)进行检测。在男方 HIV 阳性的单阳夫妇中,只有当精液样本 HIV 检测阴性后才可以用于辅助生殖。按规范流程处理的精液就没有必要进行 HCV 的 PCR 检测。对于人类 T 淋巴细胞病毒 Ⅰ/Ⅱ 或寨卡病毒检测呈阳性的精液样本,目前尚无比较不同精液制备方法的研究,如需进一步了解,请参考 ESHRE 关于携带病毒或感染疾病患者的辅助生殖指南[47]。

逆行射精患者精子样本的制备

逆行射精是指射精时精液射入膀胱,导致无精或少精。造成逆行射精的原因有:糖尿病未得到控制,神经系统疾病,某些药物的副作用,各种前列腺、腹部、盆腔手术和放疗等。尿液因其渗透压高和 pH 值低而对精子具有细胞毒性,因此在辅助生殖治疗周期中,应迅速从尿液中分离精子[75-77]。虽然逆行射精的药物治疗可以选用 α-肾上腺素能激动剂、抗胆碱能药物和抗组胺药物,但获取精子的首选方法是射精后从患者尿液中提取精子。患者需在取精前 1~2 h 口服碳酸氢钠或氯化钠,以碱化尿液。预先用药可中和尿液的高酸性成分,升高 pH 值,从而提高任何存活的精子保持其活力与运动特性的概率[78]。当患者到达男科实验室进行样本采集时,会提供一个用于收集精液的容器。同时需准备另一个容器,内加 9 mL 精子洗涤介质,置于 37 ℃备用。如果射出精液中无精子,则需要将尿样收集至含有洗涤介质的容器内。立即将尿样分装到几个试管中,并以 300 g 转速下离心 10 min。离心后,弃掉所有上清液,将沉淀收集到装有新鲜精子洗涤液的无菌试管中,并在显微镜下评估最终悬浮液中是否有活动精子。对于用于 ART 的精子,建议使用双层 DGC 技术制备[79]。Jarupoonpol 等人建议离心机转速为 700 g,这样可获得更多的活动精子,而且通过 TUNEL 检测法评估,DNA 碎片风险并未增加[80]。

不动精子样本的精子制备

不动精子症是一种罕见的情况,但在低精液参数、全身性疾病以及精液冷冻-复苏后仍可见到。如果射出的精液中所有精子均无活动能力,首先应考虑精液采集不当的可能性。临床上不动精子症最常见的原因是手淫时使用洗涤剂类润滑剂和肥皂等导致的。若属此情况,建议询问患者并向其提供正确的取精注意事项。市场上的一些润滑剂对精子无毒,在不孕不育治疗期间使用这些润滑剂是安全的[81]。

《世界卫生组织人类精液检查与处理实验室手册》建议[35],如果两次精液分析均提示精子活力低于 40%,应进行存活率试验。使用磷酸二酯酶抑制剂(PDEI)进行精子运动刺激检测可能有助于诊断和进一步决定授精过程中的干预措施。对一些罕见的基因突变,如 Kartegener 综合征(由于纤毛轴丝结构缺陷导致的不动精子症),可以通过详尽的病史采集、基因突变筛查以及在透射电子显微镜下检查纤毛结构做出明确诊断。对这些患者来说,唯一的治疗方法是采用 ICSI,并建议采用不同的方法以识别和挑选具备运动能力的优质精子。在 PDEI 耐药的情况下,建议使用电刺激[82]、低渗肿胀[83]、激光辅助[84]和精子头部双折射特性来进行相应评估[85]。

磁激活细胞分选法(MACS)

磷脂酰丝氨酸(PS)是一种广泛存在于真核生物细胞膜中的磷脂。一般情况下翻转酶将 PS 头部区域稳定在细胞膜内层,但在细胞凋亡和坏死的早期阶段,细胞表面的促翻转酶释放 PS 并将其头部区域翻转到膜外[86]。这种半胱天冬酶介导的 PS 外翻在凋亡中是不可逆的[87]。膜联蛋白 V 与外翻的 PS(EPS)有很高的亲和力,可以通过免疫标记法进行检测。磁活化细胞分选(MACS)就是根据这一原理来去除凋亡精子(即膜联蛋白 V 阳性细胞)(图 7-5)。

有关 MACS 筛选精子的有效性,研究结果并不一致。

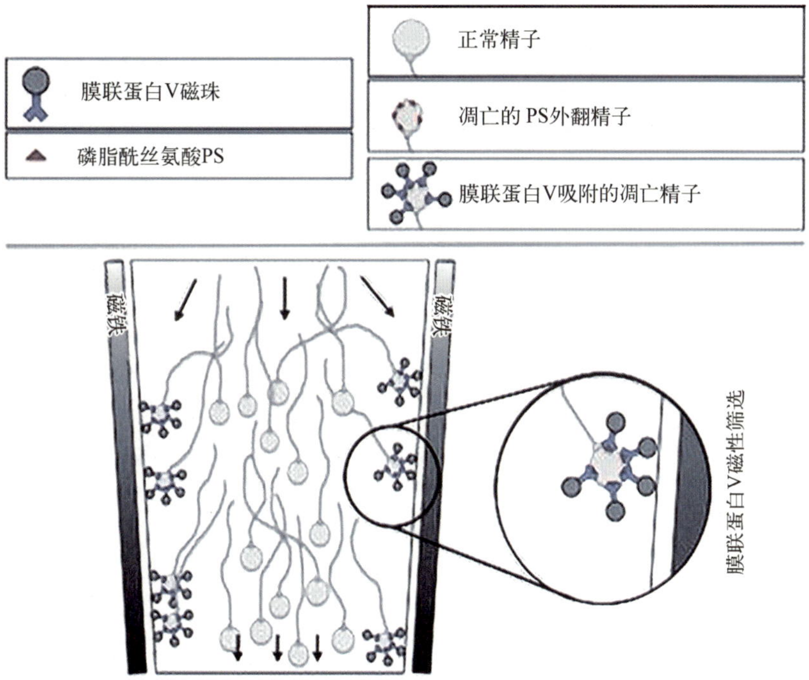

图 7-5 磁激活细胞分选精子原理(经授权修改自文献[104])

除了对 MACS 与常规精子选择技术进行比较,还有一些研究探讨了应用 MACS 的顺序。据报道,当 MACS 与 DGC 同时使用时,PS 外翻精子平均减少 70%,精子存活率和活力也有所提高[88]。也有研究认为,DGC 之前先用 MACS 的效率更高[89-91]。Bucar 等人研究表明,MACS 联合 DGC 和上游法,制备出的精子 DNA 碎片水平较低[92]。一些研究评估了 MACS 在特定患者群体中的应用,在 DNA 碎片高[93-95]、畸形精子症[94,96,97]、精索静脉曲张和不明原因不育夫妇中都获得了良好临床结局[98]。最近的一项随机对照试验显示,与 DGC 相比,使用 MACS 选择精子的持续妊娠率显著提高,但是流产率没有差异[99]。Sánchez-Martín 等人的研究认为,无论精子 DNA 碎片率高低,MACS 都能显著降低自卵或供卵 ICSI 周期的流产率[100]。也有研究认为,使用 MACS 与常规精子制备方法的精子活力、形态和 DNA 碎片率[101]、活产率[102]和流产率[100]没有差异。一项包括供卵和未选择男性的随机对照试验显示,MACS 并不能改善 ICSI 周期的临床结局[103]。

总之,尚无足够的证据推荐 MACS 方法单独应用或与其他常规精子选择方法结合使用。最近的一项 Cochrane 系统综述表明,MACS 对临床妊娠率、活产率和流产率的改善没有明确证据,或低质量证据[104,105]。一项随机对照试验评估了 MACS 的产科和围产儿结局,未观察到对围产儿的副作用[106]。鉴于这些结果,MACS 优选精子从短期不良结局来看似乎相对安全,但对于不同适应证仍需进行更多的临床研究。

基于微流体的精子选择方法

目前已开发出微流体系统,用于模仿精子在女性生殖道中的运动,包括宫颈管、输卵管腔及复杂的输卵管上皮,以分离出具有高受精潜力的精子亚群。其中部分系统能够营造真实的流体环境,并支持精子在不同流速梯度和生物物理力作用下进行筛选。不过,目前市场上的大多数设备都旨在创建静态的微通道,根据精子的运动能力,通过迷宫般的路径进行筛选(图 7-6)。

另一种微流控方法利用的是精子感知和响应某些外部物理刺激的趋向性。女性生殖道可以将精子与卵丘-卵母细胞复合体(COC)结合并筛选出具备最高能力和运动性的精子群体,这一特质为开发新型微流控装置提供了新方向[107]。一些介质,如孕酮,可能增加人类精子获能并使精子产生趋化性[108],孕酮已被证明可以激活钙离子通道 CatSper、增加 Ca^{2+} 内流[107]。一些新型微流控装置则是基于排卵后 COC 会释放一些趋化性因子的趋化性设计的[108-114]。

在微流体环境中产生的液体流动力还揭示了精子逆流而上的趋势,即趋流性。微流控装置旨在模拟子宫-输卵管内由于纤毛运动、肌肉收缩和液体分泌而产生的不确定液流。利用趋流性是研究动态微流控装置的热点。Jeon 等人最近设计了一个具有惯性通道的多维-双螺旋微流控模型,用注射器泵控制液体流动,在微通道内形成

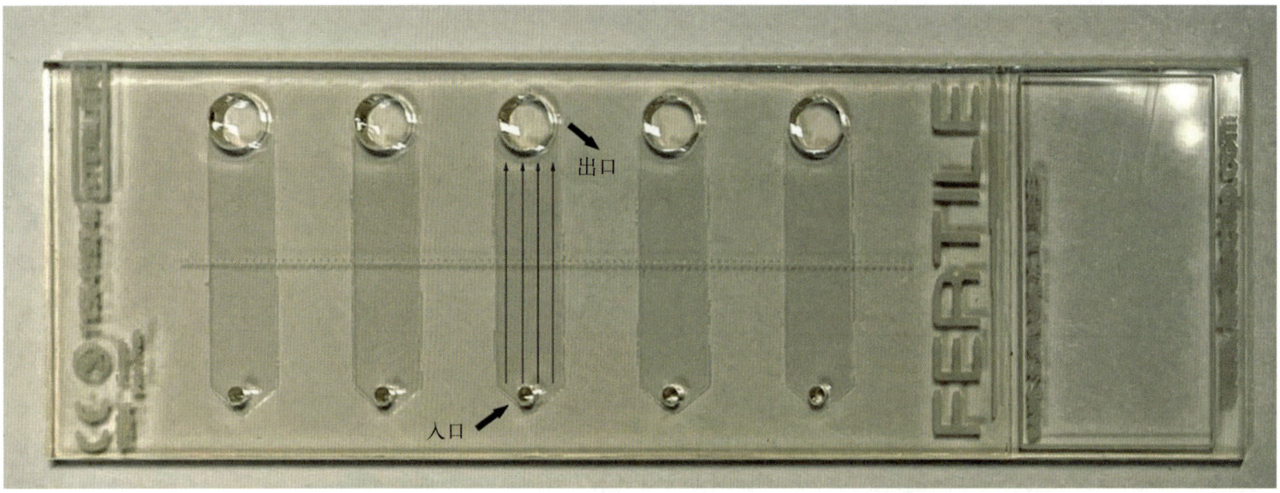

图 7-6　一种基于精子活力选择精子的产品。将未经挑选的精子悬液注入入口后,通过微通道(箭头)游动,从出口处收集到经过挑选的精子

Dean flow 的再循环流。与 DGC 处理的精子相比,这种模型分离出的精子数量更多,但其活力参数与对照组相当[115]。Vasilescu 等人利用类似的物理动力学方法,从睾丸组织中分离出低活动力精子,同时成功分离出了癌细胞,将精子细胞与癌细胞分离有利于生育力保存[116]。

微流控装置中使用的第三种物理特性是趋热性。生殖道两端 1~2 ℃的温差可能会对精子产生诱导,使其表达能感知温度梯度的感觉受体。DeToni 等人在男性性腺和精子细胞发现 TRPV1 受体(热感应受体)表达,该受体能有效感知温度梯度,而且在精子获能后其敏感性会提高[117]。尽管这些研究结果令人鼓舞,但通过趋热性来选择精子的报道十分有限,通过这一机制进行精子筛选,还需要更多的数据支持。

临床研究中优选精子的微流控装置多数是利用精子在静态液体微通道中的游动能力设计的。Gode 等人的一项研究显示,在人工授精(IUI)周期使用微流控装置或 DGC 制备精子可以提高临床妊娠率[118]。但另一项关于 ICSI 的研究则表明,在纳入研究的周期中,使用不同精子筛选方法的临床结局没有显著差异;然而,在进行亚组分析时发现,高龄女性组和严重少弱精组使用微流控筛选精子能获得更好的临床结局[119]。Yildiz 等人则认为,在首次 IVF 治疗周期,微流控技术并未改善临床结局,但在第二周期中,使用微流控技术会提高妊娠率[120]。同样,两篇不同的 RCT 研究表明,对于不明原因不孕夫妇或未选择的男性病例,微流控筛选精子与对照组相比,无论优选的精子参数还是临床结局都无显著差异[121,122]。在另一项研究中,研究人员采用了不同的精子筛选方法,使用同源卵母细胞进行受精,实验结果表明各实验组之间没有显著差异[123]。

目前还没有足够的数据证明微流控精子优选在辅助生殖技术中的优越性。需要更多的随机对照研究比较趋流性、趋热性和趋化性方法的临床结局。

ICSI 精子的高分辨率选择(IMSI/MSOME)

精子形态与染色质成熟缺陷、DNA 碎片、非整倍体、受精率和胚胎质量以及产科结局密切相关[124]。子代的远期健康状况与父亲的精子质量也具有相关性[125]。

本章讨论的许多方法都是从原始精液中选择具有代表性的精子亚群,但在 ICSI 过程中,最终注入卵母细胞的精子是由胚胎学家人为挑选的。常规 ICSI 是在低放大倍率(200×~400×)下选择精子进行注射。而形态选择性卵胞质内单精子注射(intracytoplasmic morphologically selected sperm injection, IMSI)利用了光学和数字方法在高放大倍率下(>6 000×),将 ICSI 与运动精子的细胞器形态学检查(motile sperm organelle morphology examination, MSOME)相结合,来选择最优质精子[126]。MSOME 通过检查精子的顶体、顶体后区、颈部、线粒体、尾部和细胞核等六个亚细胞器,检测精子中细微的细胞器畸形[126-128]。借助此项技术,多项研究集中于清晰显示并即时排除位于精子头部的液泡(图 7-7)。精子头部的空泡可能位于细胞核、顶体或顶体后区,这些小的空泡在常规放大倍率下无法检测到,而 MSOME 则可以识别精子头空泡。文献表明精子头部空泡与男性高龄[129]、精子 DNA 碎片[129]、染色质包装异常[130-133]等多种因素有关,可导致不良结局,如低受精率[129]、胚胎质量差[134]、低妊娠率[129,135-137]、着床失败[129,136,137]和活产率降低[136,137]。严重的男性不育是 IMSI/MSOME 的主要适应证[138-144],而反复着床失败的患者并不能从这项技术中获益[145-148]。最近发表的一项临床随机对照试验荟萃分析结果显示，在活产率和流产率方面，IMSI 并不优于传统的精子选择方法[147]。一篇 Cochrane 系统评价显示相较于传统 ICSI，IMSI 可显著提高临床妊娠率，但证据质量极低，二者间的流产率无明显差异[149]。有研究指出，该技术的潜在缺点是手术的平均持续时间延长以及必要显微设备的成本增加[150]。

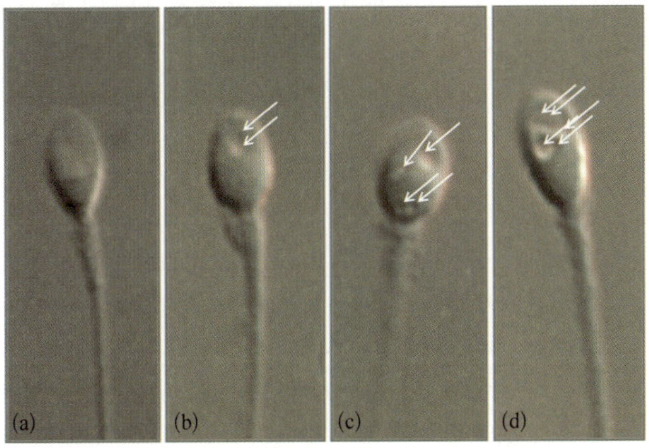

图 7-7 ICSI 过程中，应用光学和数字高倍放大，通过形态选择精子(a)，箭头所示为空泡：位于顶体区(b)、精核部位(c)或混合空泡(d)(经授权引自文献[151])

从目前的数据来看，IMSI 技术对新生儿的结局没有不良影响[152]，严重男性因素不育可能是 IMSI 的适应证，但仍需更多的随机对照研究证实。

基于透明质酸结合能力(PICSI)的精子选择

成熟的精子具有与透明质酸(HA)的结合能力，基于这种特性，21 世纪初，商品化诊断试剂盒，即透明质酸结合试验(HBA)被引入临床。与透明带结合能力强、受精能力强的精子以及染色质成熟度高、DNA 碎片低、非整倍体率低、形态好的精子头部会表达 HA 结合受体，能与 HA 包被的表层结合。因此，除了患者的常规精液参数，HBA 可以作为评估男性因素不育的一种新方法，尤其是可作为确定 ICSI 适应证的依据[153-155]。

尽管后续的研究并不支持将 HBA 作为预测 ICSI 适应证的筛选试验[156]，但推荐将其作为 ICSI 过程中的精子优选方法。该方法的原理是在传统 ICSI 培养皿表面建立固相的 HA 涂层区域。具有较高潜能的精子在通过这些区域时会附着在表面。ICSI 时用显微注射针收集这些精子，并将其注射到卵母细胞中(图 7-8)。

生理(选择)性卵胞质内单精子注射(P-ICSI)已引起广泛关注，并已成为许多临床研究的焦点。已经有研究评估 P-ICSI 和常规 ICSI 对反复妊娠失败[157,158]、高 DNA 碎片指数(DFI)[95,99]和畸形精子症[159,160]夫妇临床结局的影响，但这些研究结果不一致。Miller 等人进行了一项名为“HABSelect”的大规模多中心随机临床试验研究，包括英国 16 个不同中心的 2 772 对夫妇。这些夫妇被随机分配至常规 ICSI 组和 P-ICSI 组，主要观察指标为足月活产率。研究结果显示，P-ICSI 组与常规 ICSI 组在活产率方面没有显著差异，但 P-ICSI 组的流产率明显降低[161]。而对同一数据库和冷冻样本再分析，预测模型表明，在 ICSI 过程中使用 HA 优选精子可能有助于高龄女性获得良好的临床结局[162]。一项采用同源卵母细胞进行的研究纳入了 45 个 IVF 周期，包括既往受精失败、胚胎发育不良、着床失败或流产等情况。研究结果显示使用 P-ICSI 培养皿受精的卵母细胞，受精率和胚胎利用率显著提高[163]。

关于在 ICSI 过程利用 HA 进行精子优选的益处，研究结果存在较大争议。一项系统回顾发现 P-ICSI 组和

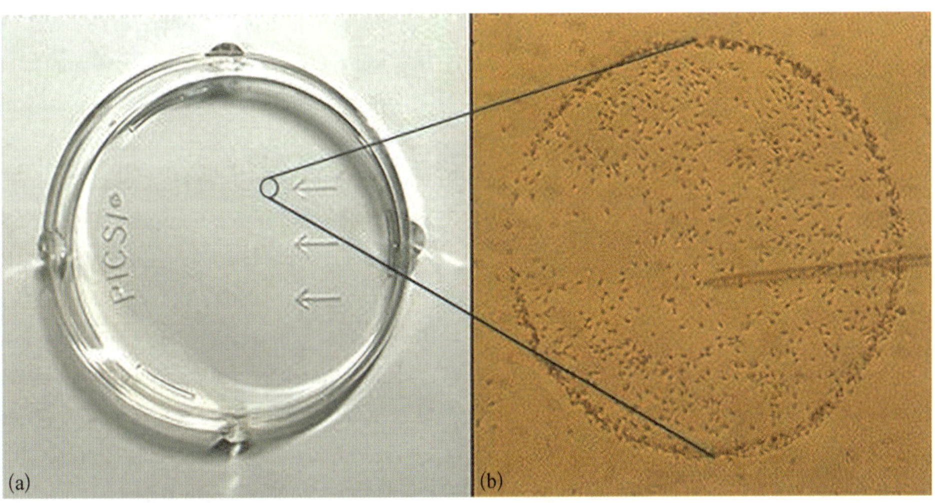

图 7-8 P-ICSI 培养皿。(a) 箭头所指为固相 HA 覆盖区域；(b) ICSI 过程中通过微注射针挑选附着精子(经授权引自文献[164])

ICSI组在所有临床结局指标上均无统计学差异[165]。而另一项荟萃分析则显示该技术可改善胚胎质量、提高着床率,但如果只分析前瞻性研究,唯一改善的参数只有胚胎质量。因此,该研究不支持在所有ICSI周期中常规使用透明质酸结合试验,仍需进一步的研究来确定哪些患者可能从该技术中获益[166]。

其他精子选择方法

基于静电荷的精子选择

在精子成熟过程中,精子膜经历了多种化学变化,这是维持精子受精潜能的基础。这一生理功能由覆盖在膜上的糖萼(含有唾液酸)提供支持,使得精子外膜带有-16~-20 mV的负电荷,而该负电荷会随着获能过程的进行而逐渐降低。在哺乳动物中,CD52是由附睾产生的双极糖肽,是构成精子糖萼的主要成分,在其转移到精子膜上时会形成净负电荷。据报道,与生育力较低的男性相比,正常生育力男性的精子膜上带负电荷的精子比例显著增加[167]。在Zeta电位法中,使用带正电荷的试管可以分离出带有净负电荷的精子。电泳法则是通过电泳装置将带有负电荷的精子迁移到正极上,并利用孔径为5 μm的分离屏障分离精子与较大的细胞(如未成熟的生殖细胞和白细胞)[168]。然而,为了确保其有效性,仍需进行充分的临床研究。

双折射

双折射是一种基于偏振显微镜的技术,其原理是光线穿过具有各向异性结构的物体时会发生折射,该过程导致光线延迟并在物体表面产生人工亮度。研究表明,在ICSI过程中,用偏振显微镜检查精子头部,能够有效辅助选择重度少精子症和不动精子症患者的相对优质精子[169]。此外还有报道称,该技术还可用于筛选睾丸来源精子、已发生顶体反应的精子[170]和完全不动精子症的精子[85],但对该技术仍需进一步深入研究。

Raman光谱法

尽管利用Raman光谱的精子选择方法仍处于实验阶段,但近年来已成为研究领域的热点。通过应用激光并收集反射的Raman光谱,可以区分检测样品中的组分、晶体对称性、晶体质量或补充成分的数量。该数据可用于非侵入性检测精子头部,以评估核DNA状态,识别染色质损伤,并构建显示碎片化DNA区域的图谱[171]。

总 结

在辅助生殖技术中,无论是ICSI还是常规IVF授精,体外精子筛选都被用于提高有功能的精子参与受精的机会。目前,一些文献已经提供了关于哪种方法更有利于精子选择的数据。然而,考虑到其操作简便性和成本效益,密度梯度离心法和上游法仍然是体外精子选择的金标准。在基础和临床研究证明新方法的优越性之前,应选择性地将新技术引入实验室。鉴于新技术可能具有潜在商业价值,需要仔细评估已发表的研究方法和结果。此外,应评估这些新技术在不同诊断患者中的有效性,以确定具体适应证。

(瞿仪译,任秀莲、庄新杰校)

参考文献

[1] Sakkas D, et al. Sperm selection in natural conception: What can we learn from mother nature to improve assisted reproduction outcomes? Hum Reprod Update. 2015; 21(6):711-26.

[2] Williams M, et al. Recovery of artificially inseminated spermatozoa from the fallopian tubes of a woman undergoing total abdominal hysterectomy. Hum Reprod. 1992; 7(4):506-9.

[3] Suarez SS, Ho HC. Hyperactivated motility in sperm. Reprod Domest Anim. 2003; 38(2):119-24.

[4] Suarez SS, Pacey AA. Sperm transport in the female reproductive tract. Hum Reprod Update. 2006; 12(1):23-37.

[5] Holt WV, Fazeli A. Do sperm possess a molecular passport? Mechanistic insights into sperm selection in the female reproductive tract. Mol Hum Reprod. 2015; 21(6):491-501.

[6] Holt WV, Fazeli A. The oviduct as a complex mediator of mammalian sperm function and selection. Mol Reprod Dev. 2010; 77(11):934-43.

[7] Kunz G, et al. The dynamics of rapid sperm transport through the female genital tract: Evidence from vaginal sonography of uterine peristalsis and hysterosalpingoscintigraphy. Hum Reprod. 1996; 11(3):627-32.

[8] Kunz G, et al. Oxytocin - a stimulator of directed sperm transport in humans. Reprod Biomed Online. 2007; 14(1):32-39.

[9] Zervomanolakis I, et al. Uterine mechanisms of ipsilateral directed spermatozoa transport: Evidence for a contribution of the uteroovarian countercurrent system. Eur J Obstet Gynecol Reprod Biol. 2009; 144(Suppl 1):S45-9.

[10] Eisenbach M. Mammalian sperm chemotaxis and its association with capacitation. Dev Genet. 1999; 25(2):87-94.

[11] Suarez SS, Wu M. Microfluidic devices for the study of sperm migration. Mol Hum Reprod. 2017; 23(4):227-34.

[12] Shen S, et al. Statistical analysis of factors affecting fertilization rates and clinical outcome associated with intracytoplasmic sperm injection. Fertil Steril. 2003; 79(2):355-60.

[13] Aitken RJ. Impact of oxidative stress on male and female germ cells: Implications for fertility. Reproduction. 2020; 159(4):R189-201.

[14] Aitken RJ, Jones KT, Robertson SA. Reactive oxygen species and sperm function-in sickness and in health. J Androl. 2012; 33(6):1096-106.

[15] Torra-Massana M, et al. How long can the sperm wait? Effect of incubation time on ICSI outcomes. Mol Reprod Dev. 2022; 89(3):133-45.

[16] Ahmed I, et al. Influence of extended incubation time on human sperm chromatin condensation, sperm DNA strand breaks and their effect on fertilisation rate. Andrologia. 2018; 50(4):e12960.

[17] Peer S, et al. Is fine morphology of the human sperm nuclei affected by in vitro incubation at 37 ℃? Fertil Steril. 2007; 88(6):1589-94.

[18] Calamera JC, et al. Effects of long-term in vitro incubation of human spermatozoa: Functional parameters and catalase effect. Andrologia. 2001; 33(2):79-86.

[19] Matsuura R, Takeuchi T, Yoshida A. Preparation and incubation conditions affect the DNA integrity of ejaculated human spermatozoa. Asian J Androl. 2010; 12(5):753-9.

[20] Mansour RT, et al. The impact of spermatozoa preincubation time and spontaneous acrosome reaction in intracytoplasmic sperm injection: A controlled randomized study. Fertil Steril. 2008; 90(3):584-91.

[21] Zhang X-D, et al. The effects of different sperm preparation methods and incubation time on the sperm DNA fragmentation. Hum Fertil. 2011; 14(3):187-91.

[22] Farris EJ, Murphy DP. The characteristics of the two parts of the partitioned ejaculate and the advantages of its use for intrauterine insemination. Fertil Steril. 1960; 11(5):465-9.

[23] MacLeod J, Hotchkiss RS. The distribution of spermatozoa and of certain chemical constituents in the human ejaculate. J Urol. 1942; 48(2):225-9.

[24] Marmar JL, Praiss DE, Debenedictis TJ. Statistical comparison of the parameters of semen analysis of whole semen versus the fractions of the Split ejaculate. Fertil Steril. 1978; 30(4):439-43.

[25] Skandhan K, et al. Level of copper in human split ejaculate. Urologia. 2017; 84(1):51-4.

[26] Williams CA, Newton JR. A comparison of the properties of the two portion split ejaculate in normal and in oligospermic subjects. Acta Eur Fertil. 1978; 9(3):145-9.

[27] Bjorndahl L, Kvist U. Sequence of ejaculation affects the spermatozoon as a carrier and its message. Reprod Biomed Online. 2003; 7(4):440-8.

[28] Lindholmer C. Survival of human spermatozoa in different fractions of split ejaculate. Fertil Steril. 1973; 24(7): 521-6.

[29] Sieme H, Oldenhof H. Sperm cleanup and centrifugation processing for cryopreservation. Methods Mol Biol. 2015; 1257:343-52.

[30] Aitken RJ, Clarkson JS. Significance of reactive oxygen species and antioxidants in defining the efficacy of sperm preparation techniques. J Androl. 1988; 9(6):367-76.

[31] Rappa KL, et al. Sperm processing for advanced reproductive technologies: Where are we today? Biotechnol Adv. 2016; 34(5):578-87.

[32] Shekarriz M, et al. A method of human semen centrifugation to minimize the iatrogenic sperm injuries caused by reactive oxygen species. Eur Urol. 1995; 28:31-5.

[33] Ghaleno LR, et al. Evaluation of conventional semen parameters, intracellular reactive oxygen species, DNA fragmentation and dysfunction of mitochondrial membrane potential after semen preparation techniques: A flow cytometric study. Arch Gynecol Obstet. 2014; 289(1):173-80.

[34] Mortimer D. Sperm preparation methods. J Androl. 2000; 21(3):357-66.

[35] World Health Organization. WHO Laboratory Manual for the Examination and Processing of Human Semen, 6th edition. Geneva: World Health Organization, 2021.

[36] Allamaneni SS, et al. Comparative study on density gradients and swim-up preparation techniques utilizing neat and cryopreserved spermatozoa. Asian J Androl. 2005; 7(1):86-92.

[37] Ord T, et al. Mini-percoll: A new method of semen preparation for IVF in severe male factor infertility. Hum Reprod. 1990; 5(8):987-9.

[38] Ng FL, Liu DY, Baker HW. Comparison of percoll, mini-percoll and swim-up methods for sperm preparation from abnormal semen samples. Hum Reprod. 1992; 7(2):261-6.

[39] Boomsma CM, Cohlen BJ, Farquhar C. Semen preparation techniques for intrauterine insemination. Cochrane Database Syst Rev. 2019(10):1-46.

[40] Rao M, et al. Cumulative live birth rates after IVF/ICSI cycles with sperm prepared by density gradient centrifugation vs. swim-up: A retrospective study using A propensity score-matching analysis. Reprod Biol Endocrinol. 2022; 20(1): 60.

[41] Jeyendran RS, et al. Selecting the most competent sperm for assisted reproductive technologies. Fertil Steril, 2019; 111(5):851-63.

[42] Specialised Commissioning Team. Clinical Commissioning Policy: Surgical sperm retrieval for male infertility, NHS

England, England, 2016.

[43] Aydos K, et al. Enzymatic digestion plus mechanical searching improves testicular sperm retrieval in non-obstructive azoospermia cases. Eur J Obstet Gynecol Reprod Biol. 2005; 120(1):80-6.

[44] Verheyen G, Popovic-Todorovic B, Tournaye H. Processing and selection of surgically-retrieved sperm for ICSI: A review. Basic Clin Androl. 2017; 27:6.

[45] Wöber M, et al. A new method to process testicular sperm: Combining enzymatic digestion, accumulation of spermatozoa, and stimulation of motility. Arch Gynecol Obstet. 2015; 291(3):689-94.

[46] Verheyen G, Popovic-Todorovic B, Tournaye H. Processing and selection of surgically-retrieved sperm for ICSI: A review. Basic Clin Androl. 2017; 27(1):6.

[47] Mocanu E, et al. *ESHRE guideline: Medically assisted reproduction in patients with a viral infection/disease*. Hum Reprod Open. 2021; 2021(4):hoab037.

[48] Nie R, et al. Assisted conception does not increase the risk for mother-to-child transmission of hepatitis B virus, compared with natural conception: A prospective cohort study. Fertil Steril. 2019; 111(2):348-56.

[49] Garrido N, et al. Report of the results of a 2 year programme of sperm wash and ICSI treatment for human immunodeficiency virus and hepatitis C virus serodiscordant couples. Hum Reprod. 2004; 19(11):2581-6.

[50] Nesrine F, Saleh H. Hepatitis C virus (HCV) status in newborns born to HCV positive women performing intracytoplasmic sperm injection. Afr Health Sci. 2012; 12(1):58-62.

[51] Savasi V, et al. Should HCV discordant couples with a seropositive male partner be treated with assisted reproduction techniques (ART)? Eur J Obstet Gynecol Reprod Biol. 2013; 167(2):181-4.

[52] Vitorino RL, et al. Systematic review of the effectiveness and safety of assisted reproduction techniques in couples serodiscordant for human immunodeficiency virus where the man is positive. Fertil Steril. 2011; 95(5):1684-90.

[53] Barnes A, et al. Efficacy and safety of intrauterine insemination and assisted reproductive technology in populations serodiscordant for human immunodeficiency virus: A systematic review and meta-analysis. Fertil Steril. 2014; 102(2): 424-34.

[54] Garrido N, et al. First report of the absence of viral load in testicular sperm samples obtained from men with hepatitis C and HIV after washing and their subsequent use. Fertil Steril. 2009; 92(3):1012-15.

[55] Inoue O, et al. Clinical efficacy of a combination of percoll continuous density gradient and swim-up techniques for semen processing in HIV-1 serodiscordant couples. Asian J Androl. 2017; 19(2):208-13.

[56] Ayoola EA, Ladipo OA, Odelola HA. Antibody to hepatitis B core antigen, e-antigen and its antibody in menstrual blood and semen. Int J Gynecol Obstet. 1981; 19(3):221-3.

[57] Hadchouel M, et al. Presence of HBV DNA in spermatozoa: A possible vertical transmission of HBV via the germ line. J Med Virol. 1985; 16(1):61-6.

[58] Qian WP, et al. Rapid quantification of semen hepatitis B virus DNA by real-time polymerase chain reaction. World J Gastroenterol. 2005; 11(34):5385-9.

[59] Fei QJ, et al. Can hepatitis B virus DNA in semen be predicted by serum levels of hepatitis B virus DNA, HBeAg, and HBsAg in chronically infected men from infertile couples? Andrology. 2015; 3(3):506-11.

[60] Bourlet T, et al. Detection and characterization of hepatitis C virus RNA in seminal plasma and spermatozoon fractions of semen from patients attempting medically assisted conception. J Clin Microbiol. 2002; 40(9):3252-5.

[61] Cassuto NG, et al. A modified RT-PCR technique to screen for viral RNA in the semen of hepatitis C virus-positive men. Hum Reprod. 2002; 17(12):3153-6.

[62] Meseguer M, et al. Comparison of polymerase chain reaction-dependent methods for determining the presence of human immunodeficiency virus and hepatitis C virus in washed sperm. Fertil Steril. 2002; 78(6):1199-202.

[63] Canto CL, et al. Detection of HIV and HCV RNA in semen from Brazilian coinfected men using multiplex PCR before and after semen washing. Rev Inst Med Trop Sao Paulo. 2006; 48(4):201-6.

[64] Garrido N, et al. The effectiveness of modified sperm washes in severely oligoasthenozoospermic men infected with human immunodeficiency and hepatitis C viruses. Fertil Steril. 2006; 86(5):1544-6.

[65] Savasi V, et al. Hepatitis C virus RNA detection in different semen fractions of HCV/HIV-1 co-infected men by nested PCR. Eur J Obstet Gynecol Reprod Biol. 2010; 151(1): 52-5.

[66] Leruez-Ville M, et al. Intracytoplasmic sperm injection with microsurgically retrieved spermatozoa in azoospermic men infected with human immunodeficiency virus 1 or hepatitis C virus: The EP43 AZONECO ANRS study. Fertil Steril. 2013; 99(3):713-7.

[67] Molina I, et al. Assisted reproductive technology and obstetric outcome in couples when the male partner has a chronic viral disease. Int J Fertil Steril. 2014; 7(4):291-300.

[68] Bourlet T, et al. Prospective evaluation of the threat related to the use of seminal fractions from hepatitis C virus-infected men in assisted reproductive techniques. Hum Reprod. 2008; 24(3):530-5.

[69] Dussaix E, et al. Spermatozoa as potential carriers of HIV. Res Virol. 1993; 144:487-95.

[70] Baccetti B, et al. HIV-particles in spermatozoa of patients with AIDS and their transfer into the oocyte. J Cell Biol. 1994; 127(4):903-14.

[71] Quayle AJ, et al. T lymphocytes and macrophages, but not motile spermatozoa, are a significant source of human immunodeficiency virus in semen. J Infect Dis. 1997; 176(4):960-8.

[72] Deleage C, et al. Human immunodeficiency virus infects human seminal vesicles in vitro and in vivo. Am J Pathol. 2011; 179(5):2397-408.

[73] Miller RL, et al. HIV diversity and genetic compartmentalization in blood and testes during suppressive antiretroviral therapy. J Virol. 2019; 93(17):e00755-19.

[74] Young CD, et al. Sperm can act as vectors for HIV-1 transmission into vaginal and cervical epithelial cells. Am J Reprod Immunol. 2019; 82(1):e13129.

[75] Makler A, et al. Factors affecting sperm motility. VII. Sperm viability as affected by change of pH and osmolarity of semen and urine specimens. Fertil Steril. 1981; 36(4):507-11.

[76] Chen D, Scobey MJ, Jeyendran RS. Effects of urine on the functional quality of human spermatozoa. Fertil Steril. 1995; 64(6):1216-7.

[77] Aust TR, et al. Development and in vitro testing of a new method of urine preparation for retrograde ejaculation; The Liverpool solution. Fertil Steril. 2008; 89(4):885-91.

[78] Mahadevan M, Leeton JF, Trounson AO. Noninvasive method of semen collection for successful artificial insemination in a case of retrograde ejaculation. Fertil Steril. 1981; 36(2):243-7.

[79] Gupta S, et al. A comprehensive guide to sperm recovery in infertile men with retrograde ejaculation. World J Mens Health. 2022; 40(2):208-16.

[80] Jarupoonpol S, et al. Sperm motility and DNA integrity affected by different g-forces in the preparation of sperm in urine specimens. Andrologia. 2014; 46(4):391-8.

[81] Mackenzie SC, Gellatly SA. Vaginal lubricants in the couple trying-to-conceive: Assessing healthcare professional recommendations and effect on in vitro sperm function. PLoS One. 2019; 14(5):e0209950.

[82] Shin TE, et al. Motility enhancement of human spermatozoa using electrical stimulation in the nano-ampere range with enzymatic biofuel cells. PLoS One. 2020; 15(2):e0228097.

[83] Ortega C, et al. Absolute asthenozoospermia and ICSI: What are the options? Hum Reprod Update. 2011; 17(5):684-92.

[84] Ozkavukcu S, et al. Live birth after laser assisted viability assessment (LAVA) to detect pentoxifylline resistant ejaculated immotile spermatozoa during ICSI in a couple with male Kartagener's syndrome. Reprod Biol Endocrinol: RB&E. 2018; 16(1):10.

[85] Magli MC, et al. Birefringence properties of human immotile spermatozoa and ICSI outcome. Reprod Biomed Online, 2022; 46(3):597-606.

[86] Kagan VE, et al. Oxidative signaling pathway for externalization of plasma membrane phosphatidylserine during apoptosis. FEBS Lett. 2000; 477(1-2):1-7.

[87] Segawa K, Suzuki J, Nagata S. Flippases and scramblases in the plasma membrane. Cell Cycle. 2014; 13(19):2990-91.

[88] de Vantéry Arrighi C, et al. Removal of spermatozoa with externalized phosphatidylserine from sperm preparation in human assisted medical procreation: Effects on viability, motility and mitochondrial membrane potential. Reprod Biol Endocrinol. 2009; 7:1.

[89] Chi HJ, et al. Efficient isolation of sperm with high DNA integrity and stable chromatin packaging by a combination of density-gradient centrifugation and magnetic-activated cell sorting. Clin Exp Reprod Med. 2016; 43(4):199-206.

[90] Tavalaee M, et al. Density gradient centrifugation before or after magnetic-activated cell sorting: Which technique is more useful for clinical sperm selection? J Assist Reprod Genet. 2012; 29(1):31-8.

[91] Berteli TS, et al. Magnetic-activated cell sorting before density gradient centrifugation improves recovery of high-quality spermatozoa. Andrology. 2017; 5(4):776-82.

[92] Bucar S, et al. DNA fragmentation in human sperm after magneticactivated cell sorting. J Assist Reprod Genet. 2015; 32(1):147-54.

[93] Pacheco A, et al. Magnetic-activated cell sorting (MACS): A useful sperm-selection technique in cases of high levels of sperm DNA fragmentation. J Clin Med. 2020; 9(12):3976.

[94] Stimpfel M, et al. Magnetic-activated cell sorting of non-apoptotic spermatozoa improves the quality of embryos according to female age: A prospective sibling oocyte study. J Assist Reprod Genet. 2018; 35(9):1665-74.

[95] Hasanen E, et al. PICSI vs. MACS for abnormal sperm DNA fragmentation ICSI cases: A prospective randomized trial. J Assist Reprod Genet. 2020; 37(10):2605-13.

[96] Dirican EK, et al. Clinical outcome of magnetic activated

cell sorting of non-apoptotic spermatozoa before density gradient centrifugation for assisted reproduction. J Assist Reprod Genet. 2008; 25(8):375-81.

[97] Degheidy T, et al. Magnetic activated cell sorting: An effective method for reduction of sperm DNA fragmentation in varicocele men prior to assisted reproductive techniques. Andrologia. 2015; 47(8):892-6.

[98] Lee TH, et al. Magnetic-activated cell sorting for sperm preparation reduces spermatozoa with apoptotic markers and improves the acrosome reaction in couples with unexplained infertility. Hum Reprod. 2010; 25(4):839-46.

[99] Hozyen M, et al. Reproductive outcomes of different sperm selection techniques for ICSI patients with abnormal sperm DNA fragmentation: A randomized controlled trial. Reprod Sci. 2022; 29(1):220-8.

[100] Sánchez-Martín P, et al. Magnetic cell sorting of semen containing spermatozoa with high DNA fragmentation in ICSI cycles decreases miscarriage rate. Reprod Biomed Online. 2017; 34(5):506-12.

[101] Nadalini M, et al. Annexin v magnetic-activated cell sorting versus swim-up for the selection of human sperm in ART: Is the new approach better than the traditional one? J Assist Reprod Genet. 2014; 31(8):1045-51.

[102] Gil Juliá M, et al. Cumulative live birth rates in donor oocyte ICSI cycles are not improved by magnetic-activated cell sorting sperm selection. Reprod Biomed Online. 2022; 44(4):677-84.

[103] Romany L, et al. Removal of annexin V-positive sperm cells for intracytoplasmic sperm injection in ovum donation cycles does not improve reproductive outcome: A controlled and randomized trial in unselected males. Fertil Steril. 2014; 102(6):1567-75. e1.

[104] Valcarce DG, et al. Selection of nonapoptotic sperm by magneticactivated cell sorting in Senegalese sole (Solea senegalensis). Theriogenology. 2016; 86(5):1195-202.

[105] Lepine S, et al. Advanced sperm selection techniques for assisted reproduction. Cochrane Database Syst Rev. 2019; 7(7):Cd010461.

[106] Romany L, et al. Obstetric and perinatal outcome of babies born from sperm selected by MACS from a randomized controlled trial. J Assist Reprod Genet. 2017; 34(2): 201-7.

[107] Kolle S. Sperm-oviduct interactions: Key factors for sperm survival and maintenance of sperm fertilizing capacity. Andrology. 2022; 10(5):837-43.

[108] Devigili A, Cattelan S, Gasparini C. Sperm accumulation induced by the female reproductive fluid: Putative evidence of chemoattraction using a new tool. Cells. 2021; 10(9): 2472.

[109] Tamburrino L, et al. Progesterone, spermatozoa and reproduction: An updated review. Mol Cell Endocrinol. 2020; 516:110952.

[110] Dominguez EM, et al. Chemotactic selection of frozen-thawed stallion sperm improves sperm quality and heterologous binding to oocytes. Anim Reprod Sci. 2020; 221: 106582.

[111] Li K, et al. Novel distance-progesterone-combined selection approach improves human sperm quality. J Transl Med. 2018; 16(1):203.

[112] Li J, et al. Separation of motile sperm for in vitro fertilization from frozen-thawed bull semen using progesterone induction on a microchip. Anim Reprod Sci. 2016; 172: 52-9.

[113] Uñates DR, et al. Versatile action of picomolar gradients of progesterone on different sperm subpopulations. PLoS One. 2014; 9(3):e91181.

[114] Gil PI, et al. Chemotactic response of frozen-thawed bovine spermatozoa towards follicular fluid. Anim Reprod Sci. 2008; 108(1-2):236-46.

[115] Jeon H, et al. Multi-dimensional-double-spiral (MDDS) inertial microfluidic platform for sperm isolation directly from the raw semen sample. Sci Rep. 2022; 12(1):4212.

[116] Vasilescu SA, et al. A microfluidic approach to rapid sperm recovery from heterogeneous cell suspensions. Sci Rep. 2021; 11(1):7917.

[117] De Toni L, et al. Heat sensing receptor TRPV1 is a mediator of thermotaxis in human spermatozoa. PLoS One. 2016; 11(12):e0167622.

[118] Gode F, et al. Comparison of microfluid sperm sorting chip and density gradient methods for use in intrauterine insemination cycles. Fertil Steril. 2019; 112(5):842-8. e1.

[119] Ozcan P, et al. Does the use of microfluidic sperm sorting for the sperm selection improve in vitro fertilization success rates in male factor infertility? J Obstet Gynaecol Res. 2021; 47(1):382-8.

[120] Yildiz K, Yuksel S. Use of microfluidic sperm extraction chips as an alternative method in patients with recurrent in vitro fertilization failure. J Assist Reprod Genet. 2019; 36(7):1423-9.

[121] Yetkinel S, et al. Effects of the microfluidic chip technique in sperm selection for intracytoplasmic sperm injection for unexplained infertility: A prospective, randomized controlled trial. J Assist Reprod Genet. 2019; 36(3):403-9.

[122] Quinn MM, et al. Microfluidic preparation of spermatozoa

for ICSI produces similar embryo quality to density-gradient centrifugation: A pragmatic, randomized controlled trial. Hum Reprod. 2022; 37(7):1406-13.

[123] Yalcinkaya Kalyan E, et al. Does a microfluidic chip for sperm sorting have a positive add-on effect on laboratory and clinical outcomes of intracytoplasmic sperm injection cycles? A sibling oocyte study. Andrologia. 2019; 51(10):e13403.

[124] Dubey A, et al. The influence of sperm morphology on preimplantation genetic diagnosis cycles outcome. Fertil Steril. 2008; 89(6):1665-9.

[125] Watkins AJ, et al. Paternal programming of offspring health. Early Hum Dev. 2020; 150:105185.

[126] Bartoov B, et al. Real-time fine morphology of motile human sperm cells is associated with IVF-ICSI outcome. J Androl. 2002; 23(1):1-8.

[127] Teixeira DM, et al. Regular (ICSI) versus ultra-high magnification (IMSI) sperm selection for assisted reproduction. Cochrane Database Syst Rev. 2020; 2:CD010167.

[128] Bartoov B, et al. Pregnancy rates are higher with intracytoplasmic morphologically selected sperm injection than with conventional intracytoplasmic injection. Fertil Steril. 2003; 80(6):1413-9.

[129] de Almeida Ferreira Braga DP, et al. Sperm organelle morphologic abnormalities: Contributing factors and effects on intracytoplasmic sperm injection cycles outcomes. Urology. 2011; 78(4):786-91.

[130] Boitrelle F, et al. Small human sperm vacuoles observed under high magnification are pocket-like nuclear concavities linked to chromatin condensation failure. Reprod Biomed Online. 2013; 27(2):201-11.

[131] Boitrelle F, et al. The nature of human sperm head vacuoles: A systematic literature review. Basic Clin Androl. 2013; 23:3.

[132] Franco JG Jr., et al. Large nuclear vacuoles are indicative of abnormal chromatin packaging in human spermatozoa. Int J Androl. 2012; 35(1):46-51.

[133] Perdrix A, Rives N. Motile sperm organelle morphology examination (MSOME) and sperm head vacuoles: State of the art in 2013. Hum Reprod Update. 2013; 19(5):527-41.

[134] Setti AS, et al. Sperm morphological abnormalities visualised at high magnification predict embryonic development, from fertilization to the blastocyst stage, in couples undergoing ICSI. J Assist Reprod Genet. 2014; 31(11):1533-9.

[135] Gao Y, et al. Motile sperm organelle morphology examination (MSOME) can predict outcomes of conventional in vitro fertilization: A prospective pilot diagnostic study. Hum Fertil (Camb). 2015; 18(4):258-64.

[136] Greco E, et al. Sperm vacuoles negatively affect outcomes in intracytoplasmic morphologically selected sperm injection in terms of pregnancy, implantation, and live-birth rates. Fertil Steril. 2013; 100(2):379-85.

[137] Setti AS, et al. The prevalence of sperm with large nuclear vacuoles is a prognostic tool in the prediction of ICSI success. J Assist Reprod Genet. 2014; 31(3):307-12.

[138] Asali A, et al. The possibility of integrating motile sperm organelle morphology examination (MSOME) with intracytoplasmic morphologically-selected sperm injection (IMSI) when treating couples with unexplained infertility. PLoS One. 2020; 15(5):e0232156.

[139] Berkovitz A, et al. The morphological normalcy of the sperm nucleus and pregnancy rate of intracytoplasmic injection with morphologically selected sperm. Hum Reprod. 2005; 20(1):185-90.

[140] Goswami G, et al. Can intracytoplasmic morphologically selected spermatozoa injection be used as first choice of treatment for severe male factor infertility patients? J Hum Reprod Sci. 2018; 11(1):40-44.

[141] Karabulut S, et al. Intracytoplasmic morphologically selected sperm injection, but for whom? Zygote. 2019; 27(5):299-304.

[142] Mangoli E, et al. IMSI procedure improves clinical outcomes and embryo morphokinetics in patients with different aetiologies of male infertility. Andrologia. 2019; 51(8):e13340.

[143] Mangoli E, et al. Association between early embryo morphokinetics plus transcript levels of sperm apoptotic genes and clinical outcomes in IMSI and ICSI cycles of male factor patients. J Assist Reprod Genet. 2020; 37(10):2555-67.

[144] Schachter-Safrai N, et al. Which semen analysis correlates with favorable intracytoplasmic morphologically selected sperm injection (IMSI) outcomes? Eur J Obstet Gynecol Reprod Biol. 2019; 234:85-8.

[145] Boediono A, et al. Morphokinetics of embryos after IMSI versus ICSI in couples with sub-optimal sperm quality: A time-lapse study. Andrologia. 2021; 53(4):e14002.

[146] Dieamant F, et al. Impact of intracytoplasmic morphologically selected sperm injection (IMSI) on birth defects: A systematic review and meta-analysis. JBRA Assist Reprod. 2021; 25(3):466-72.

[147] Duran-Retamal M, et al. Live birth and miscarriage rate fol-

lowing intracytoplasmic morphologically selected sperm injection vs intracytoplasmic sperm injection: An updated systematic review and meta-analysis. Acta Obstet Gynecol Scand. 2020; 99(1):24-33.

[148] Gatimel N, Parinaud J, Leandri RD. Intracytoplasmic morphologically selected sperm injection (IMSI) does not improve outcome in patients with two successive IVF-ICSI failures. J Assist Reprod Genet. 2016; 33(3):349-55.

[149] Teixeira DM, et al. Regular (ICSI) versus ultra-high magnification (IMSI) sperm selection for assisted reproduction. Cochrane Database Syst Rev. 2013;(7):Cd010167.

[150] Berkovitz A, et al. The morphological normalcy of the sperm nucleus and pregnancy rate of intracytoplasmic injection with morphologically selected sperm. Hum Reprod. 2005; 20(1):185-90.

[151] Greco E, et al. Sperm vacuoles negatively affect outcomes in intracytoplasmic morphologically selected sperm injection in terms of pregnancy, implantation, and live-birth rates. Fertil Steril. 2013; 100(2):379-85.

[152] Gaspard O, et al. Impact of high magnification sperm selection on neonatal outcomes: A retrospective study. J Assist Reprod Genet. 2018; 35(6):1113-21.

[153] Prinosilova P, et al. Selectivity of hyaluronic acid binding for spermatozoa with normal Tygerberg strict morphology. Reprod Biomed Online. 2009; 18(2):177-83.

[154] Pregl Breznik B, Kovačič B, Vlaisavljević V. Are sperm DNA fragmentation, hyperactivation, and hyaluronan-binding ability predictive for fertilization and embryo development in in vitro fertilization and intracytoplasmic sperm injection? Fertil Steril. 2013; 99(5):1233-41.

[155] Esterhuizen AD, et al. Relationship between human spermatozoa-hyaluronan-binding assay, conventional semen parameters and fertilisation rates in intracytoplasmic spermatozoa injection. Andrologia. 2015; 47(7):759-64.

[156] Kovacs P, et al. The role of hyaluronic acid binding assay in choosing the fertilization method for patients undergoing IVF for unexplained infertility. J Assist Reprod Genet. 2011; 28(1):49-54.

[157] Choe SA, et al. Application of sperm selection using hyaluronic acid binding in intracytoplasmic sperm injection cycles: A sibling oocyte study. J Korean Med Sci. 2012; 27(12):1569-73.

[158] Scaruffi P, et al. Hyaluronic acid-sperm selection significantly improves the clinical outcome of couples with previous ICSI cycles failure. Andrology. 2022; 10(4): 677-85.

[159] Kim SJ, et al. Effect of sperm selection using hyaluronan on fertilization and quality of cleavage-stage embryos in intracytoplasmic sperm injection (ICSI) cycles of couples with severe teratozoospermia. Gynecol Endocrinol. 2020; 36(5):456-9.

[160] Rezaei M, et al. Effect of sperm selection methods on ICSI outcomes in patients with oligoteratozoospermia. Am J Clin Exp Urol. 2021; 9(2):170-6.

[161] Miller D, et al. Physiological, hyaluronan-selected intracytoplasmic sperm injection for infertility treatment (HABSelect): A parallel, two-group, randomised trial. Lancet. 2019; 393(10170):416-22.

[162] West, R., et al. Sperm selection with hyaluronic acid improved live birth outcomes among older couples and was connected to sperm DNA quality, potentially affecting all treatment outcomes. Hum Reprod. 2022; 37(6):1106-25.

[163] Novoselsky Persky M, et al. Conventional ICSI vs. physiological selection of spermatozoa for ICSI (picsi) in sibling oocytes. Andrology. 2021; 9(3):873-7.

[164] Jakab A, et al. Intracytoplasmic sperm injection: A novel selection method for sperm with normal frequency of chromosomal aneuploidies. Fertil Steril. 2005; 84(6): 1665-73.

[165] Avalos-Durán G, et al. Physiological ICSI (PICSI) vs. conventional ICSI in couples with male factor: A systematic review. JBRA Assist Reprod. 2018; 22(2):139-47.

[166] Beck-Fruchter R, Shalev E, Weiss A. Clinical benefit using sperm hyaluronic acid binding technique in ICSI cycles: A systematic review and meta-analysis. Reprod Biomed Online. 2016; 32(3):286-98.

[167] Giuliani V, et al. Expression of gp20, a human sperm antigen of epididymal origin, is reduced in spermatozoa from subfertile men. Mol Reprod Dev. 2004; 69(2):235-40.

[168] Ainsworth C, Nixon B, Aitken RJ. Development of a novel electrophoretic system for the isolation of human spermatozoa. Hum Reprod. 2005; 20(8):2261-70.

[169] Gianaroli L, et al. Sperm head's birefringence: A new criterion for sperm selection. Fertil Steril. 2008; 90(1):104-12.

[170] Gianaroli L, et al. Birefringence characteristics in sperm heads allow for the selection of reacted spermatozoa for intracytoplasmic sperm injection. Fertil Steril. 2010; 93(3): 807-13.

[171] Mallidis C, et al. Raman microspectroscopy: Shining a new light on reproductive medicine. Hum Reprod Update. 2013; 20(3):403-14.

8

精子染色质评估

Ashok Arwal 和 Rakesh Sharma

引　言

精液分析是评估男性不育的常规方法。在实验室内部和不同实验室之间尝试引入质量控制，凸显了常规精液分析参数的主观性和可变性。已有研究证实，可生育男性和不育男性在精子浓度、活力和形态上存在显著的重叠[1]。此外，常规的检测方法可能无法揭示细微的精子缺陷，如DNA损伤，这些缺陷会影响男性的生育能力。需要开发新的标志物用于更好地区分不育男性和可生育男性、预测女性伴侣的妊娠结局以及评估不良生殖事件的风险。在此背景下，精子染色质异常作为男性不育的原因，在过去几十年里被广泛研究[2,3]。由于人们越来越担心受损的精子DNA会通过辅助生殖技术（assisted reproduction technologies，ARTs）传递，特别是卵胞质内单精子注射（intracytoplasmic sperm injection，ICSI）技术。因此，人们对雄性配子基因组完整性的关注日益增加。如果精子DNA损伤的程度超过了卵母细胞的修复能力，是一个特别值得关注的问题，ICSI出生的后代可能存在潜在的染色体异常、先天性畸形和发育异常[4,5]。

越来越多的证据表明，无论体内还是体外，精子核内基因组物质异常与精子的受精能力存在负相关性[6-14]。不管精液参数是否正常，以精子DNA受损为特征的男性基因组异常可能提示男性生育能力低下[15,16]。精子染色质结构评估是精子质量评估的一项独立指标，具有良好的诊断性和预测能力。因此，可以将其视为夫妇怀孕能力的可靠的预测指标[17]。同时，精子染色质结构异常可能对后代产生影响，导致跨代不育[18]。

有报道指出宫腔内人工授精（intrauterine insemination，IUI）结果不佳与精液中精子DNA碎片（sperm DNA fragmentation，SDF）水平升高有关[12]。多项研究也表明SDF对IVF和ICSI的结局有不良影响，如临床妊娠、流产和复发性流产等[19-23]。这些研究给在ART反复失败的情况下，进行SDF检测的临床实用性提供了支持证据。SDF检测作为常规精液分析的一项简单的补充工具，可以使临床医生更好地服务于不孕夫妇。然而，SDF检测对生殖结局（活产率）的影响仍然十分有限[24-26]，目前美国生殖医学会（ASRM）、美国泌尿学会（AUA）、欧洲泌尿学会（EAU）和国家临床规范研究院（NICE）仍然没有正式推荐SDF检测作为男性不育评估的辅助手段[27-29]。最近越来越多的研究证实了SDF检测的临床价值[30-36]。美国转化医学学会（Society for Translational Medicine）指南推荐SDF检测，它可能影响精索静脉曲张不育患者的临床治疗。因为高分期的精索静脉曲张患者精液参数通常正常，而低分期的精索静脉曲张患者精液参数异常并伴有较高水平的精子DNA损伤[37-40]。《世界卫生组织人类精液检查与处理实验室手册》（以下简称《手册》）第6版（2021年）已将SDF检测纳入其中[41]。

已有众多评估精子染色质状态的技术方法。在本章中，我们将阐述正常精子染色质结构和导致其畸变的原因，以及精子染色质评估的基本原理，并探讨用于精子DNA完整性评估的不同方法。

人类精子染色质结构

在许多种哺乳动物中，精子发生会产生高度同质化的精子。例如，小鼠精子细胞核中超过95%的核蛋白是由鱼精蛋白组成的[42]，这使得成熟精子核的体积比正常体细胞核的体积小40倍[43]。最终，DNA-鱼精蛋白复合物使初级精子DNA链高度紧凑压缩。与体细胞核中由组蛋白组成的核小体结构相反，DNA-鱼精蛋白复合物接近分子压缩的物理极限[44,45]。另一方面，与牛、马、仓鼠和小鼠的精子核相比，人类精子核所含的鱼精蛋白要少得多（约85%）[46,47]。成熟的人类精子中含有一定量的核小体，这被认为是通过与核基质的相互作用来构建更高有序的基因组结构所必需的。这些区域在整个精子基因组中是非随机分布的[48]。因此，人类精子染色质压缩不规律且常伴随DNA链断裂[49]。

为了实现这种独特的浓缩状态，精子DNA必须以一种与体细胞基本上不同的特定方式进行组织[50]。哺乳动物精子染色质的基本包装单位是含有50千~60千个碱基DNA螺旋结构。每个螺旋结构代表一个DNA结构域，这些结构域通过鱼精蛋白高度凝聚并固定在核基质上。螺旋结构通过鱼精蛋白中的半胱氨酸巯基氧化形成的二硫键交联[50]。每条染色体形成一个螺旋结构的花环,而所有 23 条染色体通过着丝粒聚集成一个紧密的染色质中心,位于细胞核内;端粒末端联合成二聚体,处于细胞核外围[51,52]。精子染色质的浓缩性、不溶性和高度组织性,在父系基因组通过男性和女性生殖道运输过程中起到保护 DNA 遗传完整性的作用。同时还确保父本 DNA 在空间上以允许两个配子基因组相融合的形式传递,以确保胚胎在发育中能够正确表达遗传信息[52-53]。

与其他物种相比,人类精子的染色质包装在男性个体内和男性之间都表现出较大的变异性[54]。这种变异性主要归因于基本的蛋白质成分。人类精子染色质保留了 15%的组蛋白,其碱性弱于鱼精蛋白,导致形成较不致密的染色质结构[47]。与牛、猫、猪和羊的精子只含有一种鱼精蛋白(P1)不同,人类和小鼠的精子含有另一种缺乏半胱氨酸残基的鱼精蛋白,称为 P2[55]。因此,与仅含有 P1 的物种精子相比,人类精子中负责更稳定包装的二硫键交联较少[56]。在 mRNA 和蛋白水平上,P1 和 P2 的相对比例大约为 1 : 1[57,58]。在具备生育能力的男性中,鱼精蛋白的比例没有改变;P1/P2 比例的改变以及 P2 的缺失与男性生育问题密切相关[59-65]。异常的 P1/P2 比值与低受精率和胚胎质量低下相关[66]。最近一项研究表明,精子的鱼精蛋白形成不良与体外受精后胚胎发育质量差存在关联[67]。P1/P2 比值被证实与 SDF 相关,并且在可育男性和不育男性之间发现了显著差异[68]。在可育的正常男性群体中,精子 P1/P2 比值的参考范围为 0.54~1.43。如此大跨度的 P1/P2 比值表明,鱼精蛋白形成异常可能表明精子发生异常,从而导致不育[69]。P1/P2 mRNA 比值的改变是精子成熟度和受精能力的一个有价值的指标,在其异常情况下,患者可以从使用睾丸精子中受益[64]。

精子染色质异常的原因

男性生殖细胞对 DNA 损伤的易感性部分源于精子发生后期 DNA 修复能力的下降。此外,在精子发生过程中促使这些细胞发生完全凋亡的机制逐渐丧失。其结果是,即使有的细胞可能已经参与了细胞凋亡的部分途径,高度分化的生殖细胞也不能被去除。因此,射出的精子可能会存在基因损伤。这种 DNA 损伤会由精子携带进入受精卵中,并需要进行修复,最好在第一次卵裂分裂之前完成修复。多项研究表明,卵母细胞和早期胚胎能够修复精子 DNA 损伤[70,71]。因此,异常精子染色质结构的生物学效应取决于精子染色质损伤和卵母细胞修复能力的综合作用。受精后的 DNA 修复过程发生的任何错误都可能造成突变,进而影响胎儿发育并最终影响儿童的健康[18,72]。DNA 损伤可由碱基错配、碱基(碱基位点)丢失、碱基修饰、DNA 加合物和交联、嘧啶二聚体和单链断裂(SSB)以及双链断裂(DSB)造成[31](图 8-1)。任何这些改变都可能诱发 SDF,造成自然受孕或 ART 的不良结局。

人类精子中染色质异常/DNA 损伤产生的确切机制尚不完全清楚。目前提出了三种主要的理论:精子染色质包装缺陷、不完全凋亡和氧化应激(oxidative stress, OS)[73]。重组缺陷也可能是导致人类精子中染色质异常/DNA 损伤的原因之一。

精子染色质包装缺陷

研究发现精子发生过程中存在阶段特异性的瞬时 DNA 链断裂[73-76]。在圆形和延长型精子细胞中发现了 DNA 断裂。这种断裂对于短暂缓解扭转应力是必要的。在精子成熟过程中,延长型精子细胞中的核小体组蛋白被转换蛋白和鱼精蛋白替换[73,77,78]。因此,染色质重塑涉及一个需要有活性的内源性核酸酶参与的敏感步骤,通过组蛋白超乙酰化和拓扑异构酶Ⅱ的协调作用来调控染色质解链过程,从而实现断裂的 DNA 产生和修复[77,78]。尽管几乎没有证据表明与精细胞成熟相关的 DNA 断裂能够被完全修复,但不允许存在未修复的 DNA 断裂[79]。

DNA 断裂的连接不仅对保持 DNA 原始结构的完整性是必要的,同时也是基因组表达的重要单位——DNA 环状结构域的重组所必需的。精子 DNA 与鱼精蛋白的相互作用导致精子 DNA 盘绕成环形亚基,被称为“甜甜圈”环[80]。若拓扑异构酶Ⅱ活性过高或缺乏拓扑异构酶Ⅱ抑制剂,将导致无法修复暂时的 DNA 断裂[81,82],从而可能会导致射出的精子细胞 DNA 碎片化。同样,如果在附睾内运输过程中,因巯基氧化不足而未形成适当的二硫键,DNA 则因未被完全压缩造成损伤。有研究假设,大的核液泡可能是染色质包装异常的一个指标[83,84]。

此外,P2 前体(pre P2)维持的 P1 与 P2 的比例在精子受精过程中起着至关重要的作用。P2 前体 mRNA 翻译缺陷也可能导致精子形态发生异常及运动能力降低[69,85-88]。

不完全凋亡

精液精子中细胞凋亡的发生率仍然是一个有争议的问题。直到现在人们依然认为成熟精子无法合成新的蛋白质,使得精子不可能对任何导致细胞程序性死亡的级联信号做出反应。然而,最近的一些观察结果揭示了人类精

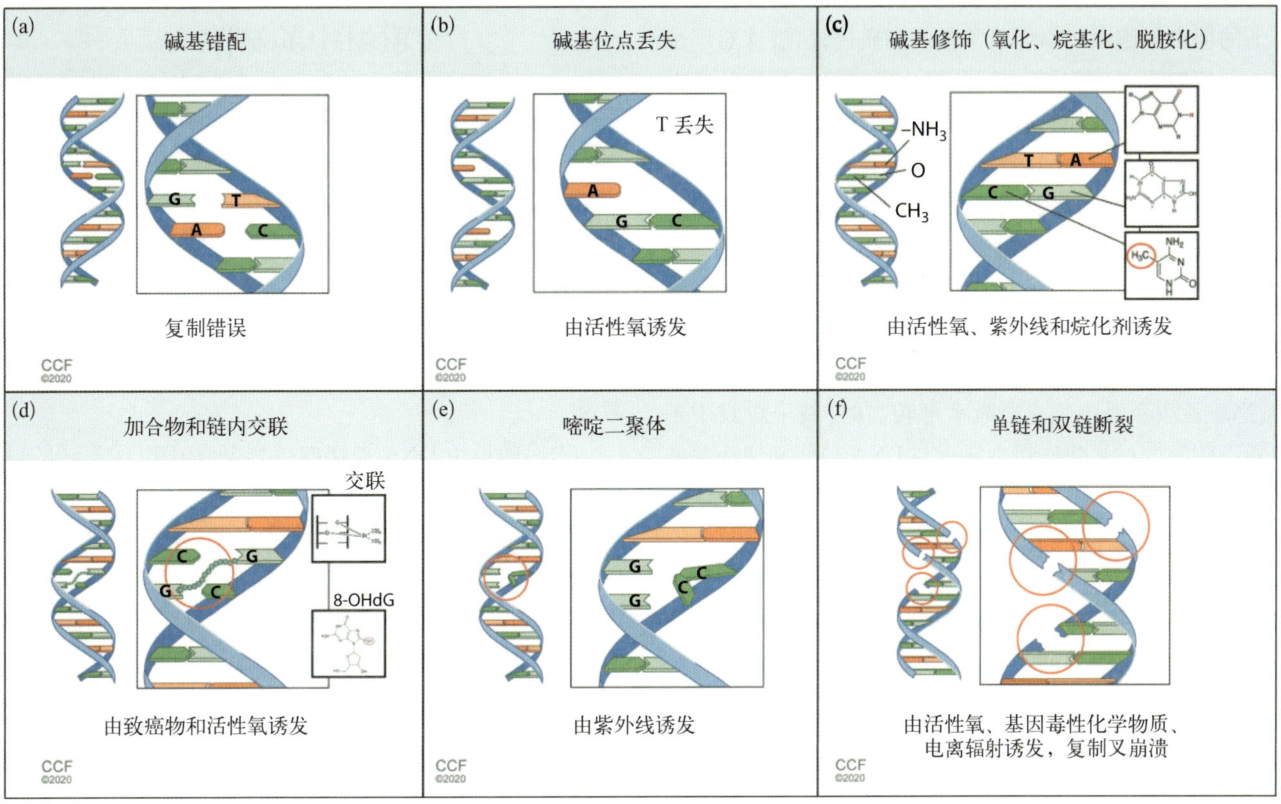

图 8-1　不同类型的 DNA 损伤。(a) 碱基错配;(b) 碱基位点丢失;(c) 碱基修饰(氧化;烷基化;脱胺化);(d) 加合物和链内交联;(e) 嘧啶二聚体;(f) 单链和双链断裂

子不完全凋亡导致 DNA 损伤的可能性:①在射出的精子上检测到 FAS[89];②含有潜在凋亡线粒体的精子比例高[90];③发现精子中存在潜在的细胞凋亡介质,包含有活性的核酸内切酶[91]。据推测氧化应激可能会干扰精子染色质重塑。染色质结构改变的细胞能够进入细胞凋亡途径,其特征为运动能力丧失、半胱天冬酶激活、磷脂酰丝氨酸外化、来源于线粒体的活性氧(ROS)激活。ROS 能引起脂质过氧化和氧化性 DNA 损伤,引起 DNA 碎片化,进而导致细胞死亡[92]。

有研究表明,精原细胞和精母细胞中早期凋亡途径是由 FAS 蛋白介导的。FAS 是一种Ⅰ型膜蛋白,属于肿瘤坏死因子/神经生长因子受体家族[93]。支持细胞表达 FAS 配体,通过与 FAS 结合引起细胞凋亡导致的细胞死亡[93]。这反过来又将生殖细胞的数量限制在支持细胞所能支持的数量之内[94]。FAS 配体与细胞膜上的 FAS 蛋白结合激活半胱氨酸天冬氨酸蛋白酶(Caspase),因此该途径也具有 Caspase 诱导的细胞凋亡的特征[95]。

精液状况不佳的男性精液中通常携带大量含有 FAS 蛋白的精子,提示这些功能失调的细胞是不完全凋亡的级联产物[49]。然而,精子不完全凋亡造成射出的精子 DNA 损伤仍然存在疑问,特别是该阶段起始于精子发生的早期阶段。此阶段一旦发生 DNA 碎片化,细胞凋亡则不可逆[96],这些细胞将被支持细胞消化,并从射精池中移除。另一部分研究显示,并没有发现 DNA 损伤与 FAS 表达之间的相关性[97],或者没有发现细胞凋亡与精子 DNA 损伤相关的超微结构方面的证据[98]。如果细胞凋亡级联反应是在圆形精细胞阶段开始的,此时转录(和线粒体)仍处在活跃状态,精子不完全凋亡可能来源于 DNA 断裂。B 淋巴细胞瘤-2(B-cell lymphoma-2, Bcl2)抗凋亡家族成员 Bclw 被证明可抑制延长型精子阶段的细胞凋亡[99]。尽管在成熟雄性配子中,尤其在不育男性中发现了大量的凋亡生物标志物,但其与 DNA 碎片化的确切联系仍然未知[100-108]。

氧化应激

正常水平的活性氧发挥着重要的生理学作用,参与调节对精子增殖、分化和功能有重要作用的基因和蛋白质的活性。精液中,ROS 生成的数量由抗氧化剂调控,从而确保 ROS 和抗氧化能力之间的平衡。任何 ROS 生成增高或抗氧化剂水平降低引起的失衡都会导致氧化应激[109-114]。人类精子对氧化应激非常敏感[115],氧化应激会引起精子质膜过氧化损伤和 DNA 碎片化。许多生理水平上的促炎细胞因子引起精子膜的脂质过氧化,这对维持精子受精能力至关重要。然而,氧化应激可能导致某些白细胞介素/细胞因子的异常产生,如 IL-8 和 TNF-α,单独或结合其他感染,进而导致脂质过氧化,影响精子受精能力[116]。氧化应激的来源是多种多样的。形态异常的精子(尤其是有细胞质残留的精子)和白细胞是精液中过多 ROS 产生的主要来源[109]。此外,缺乏抗氧化剂保护和外源性物质氧化还原循环的存在也可能是氧化应激的原因。据报道在不育男性中补充抗氧化剂是有益的[117]。无论何时,当雄性生殖系中氧化应激水平较高时,精子质膜中不饱和脂肪酸的过氧化作用会导致与 DNA 损伤密切相关的受精率下降[18,37,39,40,118]。

DNA 单链和双链断裂

DNA 链断裂可分为单链断裂(single-strand breaks,SSBs)和双链断裂(double-strand breaks,DSBs)(图 8-2)。单链断裂(SSBs)是由损伤部位的拓扑异构酶或 DNA 连接酶活性失效导致的,这类断裂易被修复[119]。最常见的 SSBs 是由碱基和糖的修饰引起的,如氧化、烷基化、脱氨基和自发水解等会导致 SSBs。氧化应激、脂质过氧化和蛋白质改变也可导致 SSBs(图 8-2a)。如果这些损伤不能被修复,就会损害基因组的完整性。DNA 复制过程中的内源性因素、复制叉折叠或自由基水平增加都会导致 DSBs 增加(图 8-2b)。

此外,外源因素如电离辐射、化学物质的基因毒性和放射性物质也可导致 DSBs。SSBs 和 DSBs 都会影响整体生育能力和生殖结局。DSBs 水平升高与自然妊娠结局呈负相关;DSBs 对基因组完整性的损害更大,并且与非女方因素的反复性流产有关[120]。

重组中的缺陷

减数分裂染色体交叉与基因编辑有关,依赖于 SPO11 家族的特定核酸酶可引起 DNA 双链断裂(DSBs)[121]。这些 DNA 双链断裂被抑制一直持续到第一次减数分裂结束。正常情况下,减数分裂前期的重组检查点不允许第一次减数分裂继续进行,直到 DNA 完全修复或有缺陷的精母细胞被清除[121]。检查点缺陷可能会导致精液中精子持续存在 SDF,尽管在人类精子中并无直接证据支持这一假说。

射出的精子 DNA 损伤的过程是存在相互关联的,例如在附睾运输过程中,由于巯基氧化不足导致精细胞鱼精蛋白形成不足和二硫键形成缺陷,引起精子染色质包装减少,进而使精子细胞更容易受到 ROS 影响,产生 DNA 碎片化。因此,有研究者提出"两步假说",认为氧化应激作用产生了鱼精蛋白形成不良的细胞;该细胞最终引起了精子形成缺陷[122]。

影响因素

父亲年龄偏大、吸烟、肥胖、无线电波和电磁辐射及外源药物是导致精子 DNA 损伤的常见因素[30,37,123-127]。年龄增长与精液中带有 DNA 损伤的精子比例增加存在相关性[11,128-131]。患有癌症的年轻男性患者在治疗之前精液质量就比较差并且存在精子 DNA 损伤。放疗或化疗造成的进一步损害取决于持续的时间和剂量的增加[132,133]。在治疗结束后的几个月到几年内,精子可能不会产生,但对精子 DNA 损伤的影响通常会超过这段时间[134,135]。男性睾丸癌患者的数据显示,放疗会引起短暂的精子 DNA 损伤,这种损伤在治疗后的 3~5 年持续出现;然而三个及以上周期的化疗反而会降低 DNA 损伤的

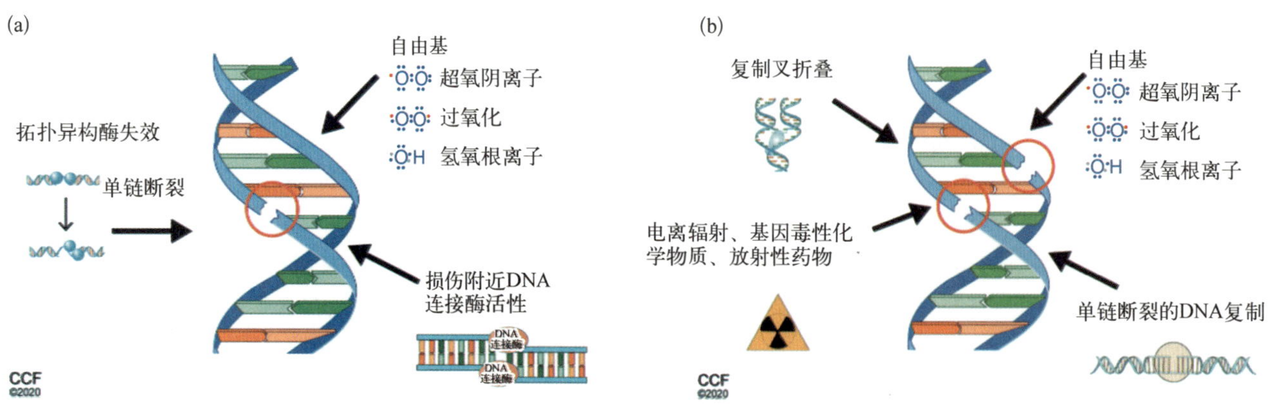

图 8-2 (a) DNA 单链断裂是拓扑异构酶、自由基和损伤附近 DNA 连接酶活性失效的结果。(b) 双链 DNA 断裂是由自由基引起的,复制分叉的折叠,单链断裂的 DNA 复制,还有电离辐射、化学物质的基因毒性和放射性物质

精子百分比[135]。

吸烟与精子数量减少、活力下降、精子形态异常和精子 DNA 损伤的增加相关[126]。这表明吸烟会增加白细胞来源的活性氧的产生，氧化应激可能是吸烟者比非吸烟者有更多精子 DNA 链断裂的潜在原因[136]。此外，生殖道感染和炎症可导致白细胞精子症，与氧化应激和随后的精子 DNA 损伤相关[137]。暴露于农药（有机磷）、持续性有机氯污染和空气污染与精子 DNA 损伤存在相关性[11,138]。精索静脉曲张与精子氧化应激和精子 DNA 损伤也呈现关联，临床上精索静脉曲张可引起 DNA 单链和双链断裂。此外，在精液正常的男性中，临床上典型的精索静脉曲张会导致精子 DNA 损伤，但常规精液参数未见改变[39,139-148]。

精子 DNA 损伤的各种促成因素如图 8-3 所示，主要包括精子成熟缺陷、精子不完全凋亡、氧化应激以及其他临床和环境风险因素[31]。

精索静脉曲张治疗后，患者精子 DNA 的完整性也得到改善[40,149-154]。

促性腺激素的缺乏，如卵泡刺激素（follicle-stimulating hormone，FSH）的不足会导致精子染色质缺陷。研究表明 FSH 受体敲除小鼠的精子 DNA 损伤水平更高[155]。发热性疾病也会导致精液精子中组蛋白/鱼精蛋白的比率和 DNA 损伤的升高[156]，睾丸和附睾直接暴露于高温环境也可导致这些影响[157]。最后，精子制备技术包括反复高速离心和从含有保护性抗氧化环境的精浆中分离精子等操作，这些操作可能导致 ROS 生成增加，从而加剧精子 DNA 损伤[14]。

精子染色质评估的适应证

精子染色质评估具有挑战性，主要有以下几方面的原因：很难将染色质完整性检测结果与已知的生理机制联系起来；精子染色质结构评估在临床（特别是 ART 治疗）中的作用仍存在争议；尚没有一种常规化的方法来评估精子染色质的完整性[17,39,158-162]。另一方面，精子染色质结构极其复杂，精子染色质评估可能需要多种方法来检测。此外，一些混杂因素可能使结果的解释复杂化，如精子群体的异质性和并非所有 DNA 损伤都是致命的（大多数 DNA 含有非编码区或内含子区，卵母细胞还可以修复精子 DNA 的损伤）。尽管如此，精子染色质评估为生育/不育

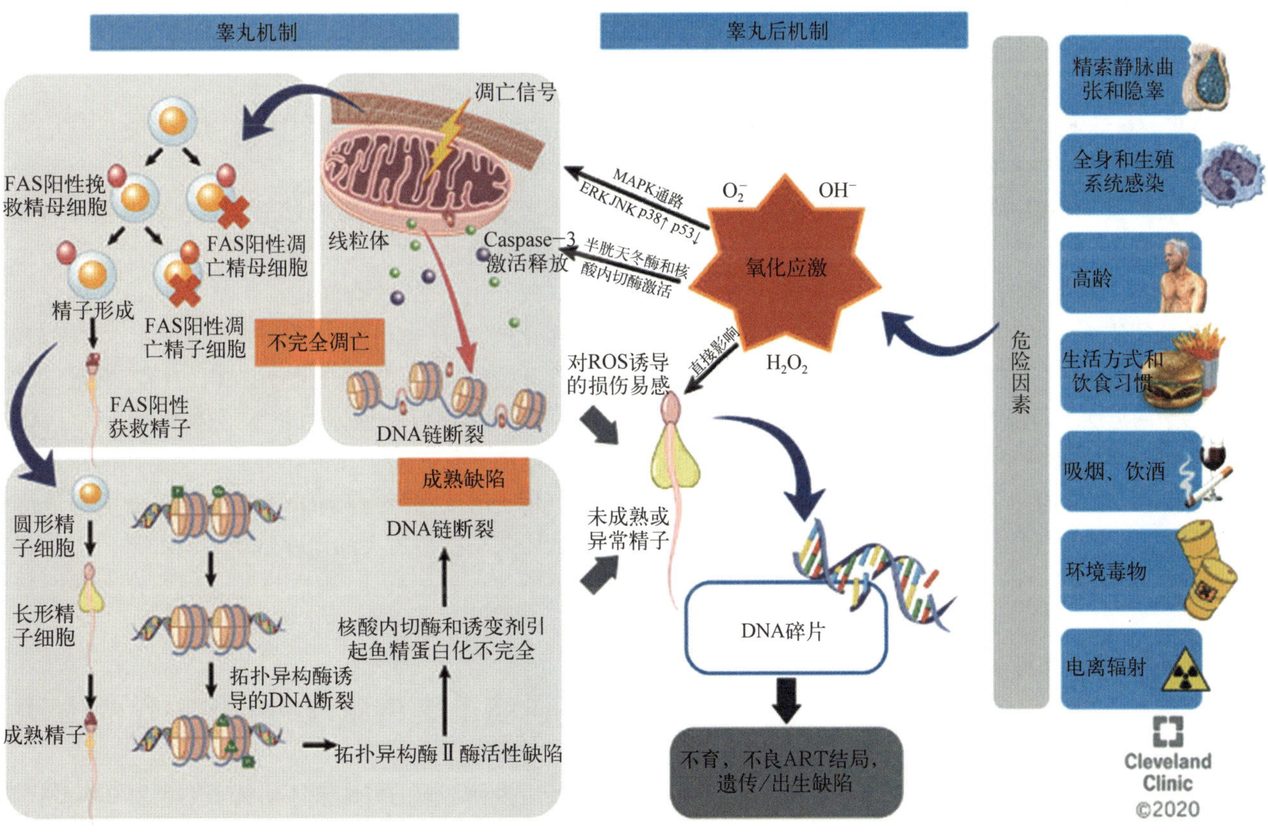

图 8-3 精子 DNA 碎片（SDF）原因的归纳。潜在的机制，如精子成熟缺陷、不完全凋亡和氧化应激可导致 SDF。临床（年龄、感染、癌症、激素失衡、肥胖、糖尿病）和环境（热暴露、环境毒素、辐射、吸烟、滥用药物、饮食）风险因素也会导致 SDF
缩写：MAPK，丝裂原活化蛋白激酶；ERK，细胞外信号调节激酶；JNK，c-JUN n 末端激酶；ROS，活性氧；ART，辅助生殖技术

症提供了良好的诊断和预后策略[27-29]。

必须强调的是,在精子染色质评估的所有方法中,迄今为止仅精子染色质结构测定(SCSA)和末端脱氧核苷酸转移酶(TdT)介导的dUTP缺口末端标记(TUNEL)检测法证实了有效的临床阈值参数,但这些阈值参数只有SCSA在不同的实验室中得到了可信度证实。然而,最近有研究使用台式流式细胞仪通过TUNEL方法检测SD,该方法易操作且便于数据解释[163]。一项横跨19个国家的横向调查显示,30.6%的SDF测量使用TUNEL和SCSA方法,而20.4%和6.1%分别使用精子染色质分散法(SCD)和单细胞凝胶电泳法(Comet)进行[162]。此外,尽管精子DNA损伤比常规精液参数更稳定,但随着时间的推移,也应考虑男性精子DNA损伤的生物学变化[164-166]。精子DNA评估的适应证包括男性不育诊断(精索静脉曲张、特发性不育症)、复发性流产、不明原因不育症、ART治疗和放化疗等肿瘤患者治疗后的检查。

男性不育的诊断

虽然DNA受损的精子可以使卵子受精,但后续胚胎发育可能受到损害,最终导致流产或儿童畸形。多项研究和多种检测技术表明,可育男性与不育男性的精子DNA损伤水平之间存在显著差异[167-171]。此外,不育症患者的精子通常更容易受到H_2O_2、吸烟、肥胖和辐射等DNA损伤因素的影响[172]。若SCSA检测发现DNA损伤的精子比例超过30%[17,173]或TUNEL检测的20%[174],则体内受精的可能性会大大降低。然而,针对SDF检测在生育结局中应用的最新评论建议避免进行此项测试。评论者认为,尽管DNA损伤的阈值高于我们所认为的正常水平,但仍有少部分夫妇可以怀孕;此外,还有研究发现,在临床结局方面,不同SDF水平的男性之间没有显著差异[175]。此类研究正在持续,部分研究者支持精子DNA完整性的诊断价值,并认为它可能是精子功能的一个客观指标,是男性不育的一个重要预后因素[7,17,29]。利用SCSA检测常规参数正常的不育男性精液,发现精子DNA损伤显著增加[170],表明精子DNA损伤检测有助于揭示常规精液参数正常表象下、被诊断为“特发性不育症”男性所隐藏的精子异常。

辅助生殖技术

利用SCSA检测,当DNA损伤的精子比例超过30%时,IUI或IVF受精率显著降低[12,176,177]。如前一节所述,关于精子DNA损伤是否会对IVF和ICSI结果产生负面影响存在争议[178-180]。尽管在一些研究中没有发现精子DNA损伤与IVF/ICSI结果之间存在关联[181]。但大多数研究表明,精子DNA损伤与IVF周期的胚胎质量[23,182]、囊胚发育率[183]以及IVF和ICSI后受精率[179,184]之间存在显著的负相关,即使精子DNA损伤可能不一定会影响ICSI受精和原核形成[185,186]。此外,两项荟萃分析发现,精子DNA损伤可引起常规IVF妊娠成功率降低,但对ICSI结果无显著影响[9,20,23,25,159,187,188]。因此,精子染色质评估可能有助于预测人工授精和体外受精的成功率。也有专家建议,在ART治疗中,对于精子DNA受损比例较高的患者,ICSI是更优的方法[12,189-191]。

胚胎丢失

精子DNA损伤可能导致流产的数据相当少。研究表明,与普通人群或有生育能力的捐赠者相比,复发性流产夫妇的男性精子DNA损伤的比例明显更高[20,22,160,192]。据报道,在SCSA检测评估中,将筛选精子百分比的最佳Cutoff值和变性精子DNA(可能碎片化)和/或染色质包装异常的百分比联合使用,可以预测39%的流产[17]。使用DNA损伤程度高的精子行IVF/ICSI助孕后,自然流产的百分比会增加[19,20,192,193],这表明了对精子DNA损伤评估是必要的,以便预测未来可能的流产[22]。

癌症患者

当考虑到未来的生育能力和婴儿健康时,需要特别关注癌症患者的精子DNA评估[194]。癌症期间的压力微环境会导致氧化应激,这会间接损害精子DNA。癌症患者通常在化疗、放疗或手术前被推荐到精子库。数据显示,在治疗开始前,包括DNA完整性在内的精液质量已受到损害[195,196],化疗后染色体的非整倍体增加[197-201]。DNA损伤程度的评估有助于在治疗开始前决定如何冷冻保存精液。精子浓度和活力高、DNA损伤水平低的精液应保存在适合人工授精的大的储存管中[202];如果只能获得一次精液质量良好的样本,则应将其分别保存在多个适合IVF或ICSI的小的储存管中[198,203,204]。

评估精子染色质/DNA完整性的方法

可用多种不同的方法来评估精子染色质/DNA状态,判断其是否存在异常或不成熟(表8-1)。这些方法包括简单染色技术,如酸性苯胺蓝(AAB)染色和碱性甲苯胺蓝(TB)染色;荧光染色技术,如精子染色质扩散(SCD)试验、色霉素A3(CMA3)、DNA断裂检测-荧光原位杂交

表 8-1 精子染色质异常评估的各种方法

试验方法	参数	分析方法
酸性苯胺蓝染色[205]	细胞核成熟度(DNA 蛋白组成)	光学显微镜
甲苯胺蓝染色[206]	细胞核成熟度(DNA 蛋白组成)	光学显微镜
色霉素 A3[207]	细胞核成熟度(DNA 蛋白组成)	荧光显微镜
DNA 断裂检测-荧光原位杂交[208]	DNA 碎片化(ssDNA)	荧光显微镜
原位缺口转移技术[209]	DNA 碎片化(ssDNA)	荧光显微镜 流式细胞术
吖啶橙[210]	DNA 变性化(酸)	荧光显微镜 流式细胞术
精子染色质扩散[119,211]	DNA 碎片化	荧光显微镜
彗星试验(中性)[148,212]	DNA 碎片化(dsDNA)	荧光显微镜
彗星试验(碱性)[22,148,213]	DNA 碎片化(ssDNA/dsDNA)	荧光显微镜
TUNEL[163,164,174,214-216]	DNA 碎片化	荧光显微镜 流式细胞术
精子染色质结构分析[17]	DNA 变性(酸/热)	流式细胞术
8-OHdG 检测[217,218]	8-OHdG	高效液相色谱法

缩写:8-OHdG,8-羟基-2-脱氧鸟苷;dsDNA,双链 DNA;ssDNA,单链 DNA;TUNEL,末端脱氧核苷酸转移酶(TdT)介导的 dUTP 缺口末端标记

(DBD-FISH)、原位缺口转移(NT)以及流式细胞术为基础的 SCSA。一些技术采用多种方法进行结果分析,如吖啶橙(AO)和 TUNEL 试验。还有其他较少使用的方法,如采用高效液相色谱法(HPLC)测定 8-羟基-2-脱氧鸟苷(8-OHdG)。

酸性苯胺蓝染色(AAB staining)

原理

苯胺蓝是一种酸性染料,由于含有残留的组蛋白,它与去致密化或松散染色质中的蛋白质具有更强的亲合力。酸性苯胺蓝(acidic aniline blue, AAB)染色可区分富含赖氨酸的组蛋白和富含精氨酸/半胱氨酸的鱼精蛋白。该技术提供了一种对赖氨酸特异的阳性反应,可以揭示人类精液中精子碱性核蛋白组成的差异。未成熟精子的细胞核富含组蛋白并含有丰富的赖氨酸,从而被染成蓝色;成熟精子的细胞核富含鱼精蛋白并含有丰富的精氨酸和半胱氨酸,而赖氨酸含量相对较低,意味着这些细胞核不会被染色[219]。

方法

将 5 μL 原始精液或洗涤后的精液样本涂于玻片,自然干燥;在含有 3%戊二醛的磷酸盐缓冲液(PBS)中固定 30 min;吸干涂片,再置于 5%苯胺蓝水溶液(pH 值 3.5)中染色 5 min。染色特征呈现了精子细胞核成熟的状态。含有未成熟核染色质的精子头被染成蓝色,而具有成熟核的精子头则不着色。在亮视野显微镜下,每张玻片计数 200 个精子,并确定苯胺蓝着色精子的百分比[205]。

伊红修饰的 AAB 染色

AAB 染色的局限性之一是在普通光镜下未着色的精子可视性较差。为克服这一问题,建议使用伊红-Y 进行复染。精子涂片先在 4%的福尔马林溶液中固定 5 min,清水冲洗;再在含 4%醋酸(pH 值 3.5)的 5%苯胺蓝液中染色 5 min,用清水冲洗;然后在含 0.5%伊红溶液中染色 1 min,用清水冲洗和自然干燥[220]。

临床意义

AAB 染色结果显示染色质不成熟与男性不育之间存在明确关联。精索静脉曲张、单侧隐睾和特发性不育患者的精子核高度不稳定,AAB 着色的精子数量较多[221]。然而,苯胺蓝着色精子百分比与其他精子参数之间的关系仍然存在争议。具有较高 AAB 着色精子的样本在常规精液参数方面也可以表现出正常水平,包括密度、活力和形态[222]。未成熟精子的染色质可能与弱精子症标本、形态学异常之间相关或不相关[219]。最重要的发现是,通过苯胺蓝染色,可视化的染色质浓缩状态是 IVF 结局的良好预测指标,但它不能预测 ICSI 后的受精潜力、卵裂率和妊娠率[220]。使用 AAB 染色评价精子染色质可作为评估男性不育因素的常规精液分析的补充试验之一[223,224]。用伊红复染有助于判读精子染色质完整性[220]。

优缺点

AAB 技术简单、便宜,只需要光学显微镜即可进行分析,其唯一的缺点是玻片染色不均匀。

甲苯胺蓝（TB）染色

原理

甲苯胺蓝（TB），或称氯化甲苯胺，是一种碱性噻嗪异染染料，可选择性地结合组织中的酸性成分。它部分溶于水和酒精。这种染料也被称为甲胺或氨基甲苯，有三种同型异构体：邻甲苯胺、对甲苯胺和间甲苯胺。它对未成熟精子细胞核中的DNA磷酸残基有很强的结合力，并呈现从浅蓝色到紫红色的变化[225]。该染色剂是DNA结构和包装较为灵敏的结构探针。

方法

TB染色遵循变色原理，其中染料可以吸收不同波长的光，在不改变化学结构的情况下改变颜色。精液涂片自然晾干，4 ℃下在新配制的96%乙醇-丙酮（1∶1）中固定至少30 min；4 ℃下在0.1 N盐酸中水解5 min；蒸馏水冲洗3次，每次2 min。涂片在0.05% TB中染色5 min，染色缓冲液含有50%柠檬酸磷酸盐（McIlvain缓冲液，pH值3.5）。若制备长期标本可在37 ℃，叔丁醇中脱水两次，每次3 min；二甲苯中透明两次，每次3 min；标本在DPX（二苯乙烯、增塑剂和二甲苯的混合物）中包埋。染色质完整性良好的精子头被染成浅蓝色，而完整性较差的精子头被染成紫红色[226]。用光学显微镜即可观察TB试验的结果。基于TB染色细胞的不同光学密度，可以用图像分析来进行细胞计数处理（图8-4a～c）[205]。

临床意义

TB染色是一种相当可靠的评估精子染色质的方法。研究发现异常细胞核（紫色精子头）与AO方法所显示的橙红色精子头之间存在相关性[225]。研究发现TB、SCSA以及TUNEL结果之间存在显著相关性[226]。TB染色在男性生育能力评估方面具有良好的临床适用性，其对男性不育症诊断的特异性高达92%，使用45%的阈值对细胞核异常的精子细胞检测时，敏感性达到42%[227]。在多项研究中，单独应用TB染色或与其他检测方法联合使用，以评估精子染色质质量[228-231]，证明其为评估染色质状态的有效工具。

优缺点

TB方法简单且便宜，并可以制备长期保存的标本，使用一般的显微镜就可以观察。TB染色的涂片也可用于精子形态学评估。此外，随着TB染色诊断不育症阈值参数的确立，使得该方法更为优越。但是，由于能够被适当评估的细胞数量有限，使得这种方法可能在重复性方面存在固有的局限性。

色霉素 A_3

原理

色霉素 A_3（Chromomycin A3，CMA_3）是一种鸟嘌呤-胞嘧啶特异性荧光染料，能够间接显示精子DNA中鱼精蛋白缺乏的程度，从而揭示人类精子中包装不良的染色质[232]。CMA_3 特异性结合富含GC的DNA序列，与鱼精蛋白竞争DNA中相同的结构区域（小沟槽）。因此，高 CMA_3 荧光是精子鱼精蛋白不足的显著标志[206]。

方法

精子涂片先在4 ℃甲醇-冰醋酸3∶1的混合液中固定20 min；置室温下20 min，晾干。然后用100 μL CMA_3 溶液处理20 min。该溶液中CMA3浓度为0.25 mg/mL，是在添加了10 mmol/L $MgCl_2$ 的McIlvain缓冲液（pH值7.0）中溶解而成。玻片在缓冲液中冲洗并用1∶1 v/v的PBS-甘油封片，4 ℃过夜。使用荧光显微镜观察，每个玻片随机评估共200个精子。通过区分亮黄色（CMA_3 阳性）和暗黄色（CMA_3 阴性）精子来评估 CMA_3 染色结果[207,210]。

临床意义

若以IVF成功（超过50%的卵子受精）作为指标，CMA_3 染色的敏感性为73%，特异性为75%。因此，该方法可以预测IVF的成功与失败[233]。在ICSI病例中，Sakkas等人[234]报道 CMA_3 阳性百分比并不能完全预测受精失败，表明染色质包装不良可导致去致密化过程失败，有可能造成生育力下降。推测 CMA_3 阳性率高（>30%）的精液样本，如果用于ICSI可能会显著降低受精率[235]，然而其他研究者未观察到类似结果[236]。

优缺点

CMA_3 染色结果可靠，其结果与其他用于评估精子染色质的方法具有高度相关性[206,237]。据报道，CMA_3 染色阳性率与精子浓度、活力，尤其是精子正常形态有很强的负相关性。精子正常形态得分较低的男性往往有更大程度的鱼精蛋白缺乏和DNA损伤[84,237]。在圆头精子症患者中 CMA_3 阳性精子数量明显高于对照组，表明DNA损伤水平较高[232]。另外，在评估不育男性的染色质状态时，CMA_3 染色法的敏感性和特异性与AAB染色法相当（分别为75%和82% *vs.* 60%和91%）[207]。然而，CMA_3 染色的局限是易受观察者主观性的影响。

DNA断裂——荧光原位杂交检测（DBD-FISH）

原理

DNA断裂——荧光原位杂交检测（DBD-FISH）是一

种可以检测单细胞整个基因组或特定DNA序列中DNA断裂的技术。将包埋在琼脂糖凝胶中的细胞暴露于碱性解链溶液中，可以使DNA断裂链转化为单链DNA基序。中和并去除蛋白质后，单链DNA可以与全基因组或特定DNA探针杂交，突出显示待分析的染色质区域。随着DNA断裂的增加，碱性溶液中单链DNA的产生也随之增加，从而导致FISH信号的面积和荧光强度增加。精子染色质包装异常会使DNA探针更容易接近DNA，增加了DNA对碱变性的敏感度，可以观察到DBD-FISH强烈的红色荧光标记。因此，DBD-FISH能够原位检测并量化DNA断裂，并揭示精子染色质的结构特征[207,238]。

方法

在37 ℃的条件下将精子细胞与1%的低熔点琼脂糖混合，至终浓度为0.7%；将300 μL的混合物移至聚苯乙烯载片上，于4 ℃使之凝固；将载片浸入新鲜制备的碱线变性溶液(0.03 mol/L NaOH，1 mol/L NaCl)5 min，22 ℃避光放置，使之DNA断裂链生成单链DNA。终止变性，将载片转移至中和裂解液1[0.4 mol/L Tris，0.8 mol/L二硫苏糖醇(DTT)，1%十二烷基硫酸钠(SDS)和50 mmol/L乙二胺四乙酸(EDTA)，pH值7.5]中；室温下放置10 min以除去蛋白质；随后将载片置于中和裂解液2(0.4 mol/L Tris，2 mol/L NaCl，1% SDS，pH值7.5)中，室温下放置20 min。载片用Tris-硼酸-EDTA缓冲液(0.09 mol/L Tris-borate，0.002 mol/L EDTA，pH值7.5)彻底清洗15 min；依次在70%、90%和100%梯度乙醇中脱水(各2 min)并自然晾干。人类全基因组探针杂交过夜[4.3 ng/μL，溶于50%甲酰胺/2×标准柠檬酸盐(SSC)、10%硫酸葡聚糖(SSC)和100 mmol/L磷酸钙，pH值7.0；1×SSC为0.015 mol/L柠檬酸钠和0.15 mol/L氯化钠，pH值7.0]。在室温下，50%甲酰胺/2×SSC(pH值7.0)中洗涤两次，每次5 min；再在2×SSC(pH值7.0)中洗涤两次，每次3 min。用吲哚碳菁标记的链霉亲和素(Streptavidin Indocarbocyamine)(1∶200)(Sigma Chemical Co.，St Louis，MO)检测杂交探针，细胞用4′,6-二脒基-2-苯基吲哚(DAPI)(1 μg/mL)复染，使用荧光显微镜观察[208]。

优缺点

DBD-FISH可检测原位DNA断裂并揭示染色质的结构特征，其主要优点是可以同时检测和区分单链和双链DNA断裂[239]。然而，该方法昂贵且耗时并包括一些复杂的实验步骤。

原位缺口平移试验(in situ NT assay)

原理

NT试验是TUNEL试验的改进技术，其可以在单链DNA断裂处依靠模板依赖性(与TUNEL不同)的DNA聚合酶Ⅰ催化反应，通过掺入生物素化的脱氧三磷酸尿苷(dUTP)的量来检测。

NT试验可使各种水平的含内源性DNA损伤的精子特异性着色。该试验可以揭示发生于精子核DNA重塑过程中的异常。这样，它更有可能检测到通过形态学没有发现的精子异常。

方法

检测前，首先制备至少含有500个精子的涂片，备用。荧光染料溶液的配制，将10 μL链霉亲和素-异硫氰酸荧光素、90 μL Tris缓冲液以及900 μL双蒸馏水混合配制。取100 μL该混合溶液加在涂片上，37 ℃在湿盒中孵育30 min。用PBS冲洗两次，用蒸馏水洗涤；最后用1∶1的PBS和甘油混合物封片，用荧光显微镜观察。应计数100~200个精子，发出荧光的精子被认为是结合了染料存在内源性缺口的精子[209]。

临床意义

通过NT方法对精子核的完整性进行检测，发现其与精子活力及形态学之间存在显著关联，但与精子浓度的关联程度较低[182, 240, 241]。该方法检测结果与使用CMA_3及TUNEL方法的检测结果存在强烈的正相关(分别为$r=0.86$，$P<0.05$；$r=0.87$，$P<0.05$)[206]。NT试验还可检测损伤源自热暴露[242]或男性生殖道内白细胞产生的ROS[243]。

优缺点

NT试验的优点是，该反应直接标记DNA断裂的末端。因此，检测的病损可以在分子水平上被确认。此外，如果使用流式细胞仪来分析结果，该方法还可用于检测固定后的细胞，虽然细胞在乙醇中储存的时间不同[208]。然而，NT试验的灵敏度要低于其他方法，并且体内实验发现其与受精率无明显关系。

吖啶橙试验(AO试验)

原理

吖啶橙(AO)是一种能够嵌入DNA或RNA形成不同颜色的荧光染料，很容易区分不同的细胞器。吖啶分子和核酸碱基对之间通过静电作用发生结合。通过测定AO荧光从绿色(天然DNA)向红色(变性DNA)的异染性转变，能够检测到精子核DNA对酸诱导引起的原位变性的易感性[244]。荧光染料AO以单体形式嵌入DNA双链，以聚合体形式嵌入DNA单链。AO单体与天然DNA结合呈现绿色荧光，而与松弛或变性DNA结合的聚合体AO呈现红色荧光(图8-4c)[245]。

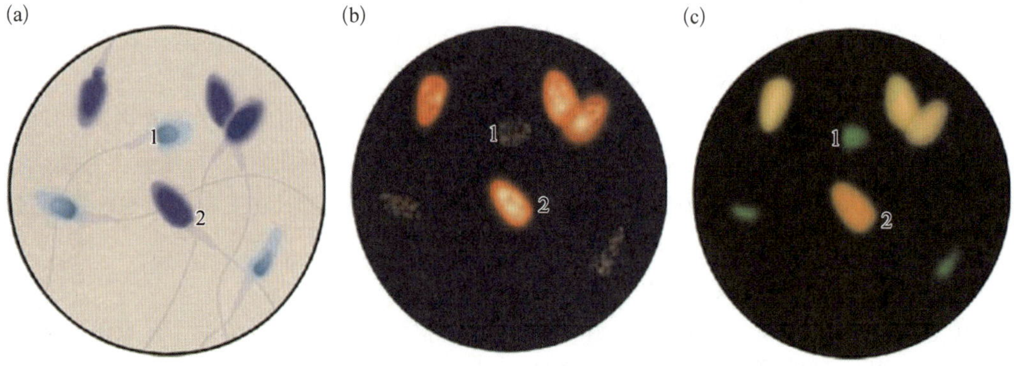

图 8-4 (a) 甲苯胺蓝染色的人类精子:(1) 染色质构象正常的精子头呈浅蓝色,(2) 染色质构象异常的精子头呈紫红色。(b) DNA 断裂-荧光原位杂交检测,使用全基因组探针(红色荧光)标记显示细胞核中有广泛的 DNA 断裂。(c) 吖啶橙染色天然 DNA 显示绿色荧光(1),而松弛/变性 DNA 显示红色荧光(2)

方法

AO 试验可用荧光显微镜或流式细胞术检测。当用荧光显微镜时,将精液涂片,用 Carnoy 固定液(甲醇:冰乙酸为 1:3)至少固定 2 h;AO 染色 5 min 后,用去离子水轻轻漂洗玻片;至少计数 200 个精子,以准确计算出绿色荧光和红色荧光的精子数量用于评估。显示绿色荧光的精子被认为 DNA 正常,而显示黄橙色到红色荧光的精子被认为 DNA 受损。精子 DNA 碎片率(DFI)可用荧光(黄红)/(绿+黄红)的比值计算[244]。当用流式细胞术检测时,取含 100 万个精子的 25~100 μL 精液悬浮于 1 mL pH 值为 7.4 的冰冷的 PBS 中,600 g 离心 5 min;沉淀重悬于冰冷的 TNE(0.01 mol/L Tris-HCl,0.15 mol/L NaCl,1 mmol/L EDTA,pH 值 7.4)中,再次 600 g 离心 5 min;再将沉淀重悬于 200 μL 冰冷的含有 10%甘油的 TNE 中,立即在 70%乙醇中固定 30 min;固定后的样品用 400 μL 含 0.1% Triton X-100,0.15 mol/L NaCl 和 0.08 N HCl(pH 值1.2)的溶液处理 30 s;然后将 1.2 mL 染色液(6 μg/mL AO,37 mmol/L 柠檬酸,126 mmol/L Na_2HPO_4,1 mmol/L EDTA 二钠,0.15 mol/L NaCl,pH 值 6.0)加入试管中混合并使用流式细胞仪分析。使用 488 nm 波长的光源激发后,与双链 DNA 结合的 AO 发出绿色荧光(波长为 515~530 nm),与单链 DNA 结合的 AO 发出红色荧光(波长≥630 nm)。使用荧光激活细胞分选系统至少分析 5 000 个细胞[209]。

临床意义

AO 染色显示,不育男性无论是否患有精索静脉曲张,其 DNA 损伤与对照组相比明显更高[230]。另外,精索静脉曲张术后 AO 阳性精子会随之减少,这表明其在评估精子 DNA 完整性方面具有一定的临床应用价值[148]。AO 染色呈阳性的精子可能比 AO 染色呈阴性的精子存在更多的结构异常[246]。有报道称 AO 染色阳性与常规精子参数呈负相关[247]。用于鉴别可育和不育男性的截断值被设定在 20%~50%的范围[17,210]。研究表明,单链 DNA AO 检测的绿色荧光较低(<50%)时,对常规 IVF 治疗产生负面影响,结果则是受精率和受孕率降低,A 级胚胎比例较低[173,248,249]。然而,ICSI 后的妊娠率和活产率与 AO 试验结果之间没有发现相关性,除了单链 DNA 精子占比为 0 患者,这部分患者妊娠率明显较高[173,248,249]。

优缺点

AO 试验是检测精子 DNA 质量的稳定的生物学检测方法。其内部变异不超过 5%,具有高度的可重复性[250]。AO 试验与其他评估单链 DNA 的技术[如 TUNEL 检测(见"TUNEL 检测"部分)],检测结果之间存在很强的正相关[250]。局限性包括荧光显微镜分析中的观察者间的变异性和流式细胞术分析所需的昂贵仪器。

精子染色质扩散试验/SCD 测试(Halosperm® assay)

原理

SCD 试验会产生由中央或核心及外围光环组成的精子细胞类核,这是由 DNA 环释放引起的,表示没有 DNA 碎片。用裂解液处理前先使用酸性溶液处理精子,会发现完全没有或只有很小的光环,表示精子 DNA 碎片化;DNA 完整的精子中则可以看到明显的光环[211]。当 DNA 完整的精子包埋在琼脂糖基质中并直接暴露于裂解溶液中时,脱去蛋白质的细胞核(类核)会表现出 DNA 扩散的光晕环,并且可通过光学显微镜或荧光显微镜观察到。DNA 断裂促进了类核光晕的扩展[119,251-256](图 8-5,图 8-6)。

方法

原始精液或洗涤后的精液标本的浓度调整为(5~

10)×10⁶/mL。37 ℃环境下，将精子悬液与1%低熔点琼脂糖水溶液混合(琼脂糖最终浓度为0.7%)。将50 μL的上述混合物移至预铺了0.65%标准琼脂糖的于80 ℃的条件下干燥的载玻片上；盖上盖片，在4 ℃的条件下凝固4 min；然后小心地取下盖片，将载玻片立即水平浸入新制备的酸性变性溶液(0.08 N HCl)中，于22 ℃的条件下避光处理7 min，使DNA断裂并产生限制性的DNA单链基序。终止变性，将载玻片转移到中和裂解溶液1(0.4 mol/L Tris，0.8 mol/L DTT，1% SDS，50 mmol/L EDTA，pH值7.5)中，在室温下放置10 min以去除蛋白质。然后将载玻片放在中和与裂解溶液2(0.4 mol/L Tris，2 mol/L NaCl，1% SDS，pH值7.5)中，室温处理5 min。载玻片使用Tris-硼酸-EDTA缓冲液(0.09 mol/L三硼酸和0.002 mol/L EDTA，pH值7.5)彻底洗涤2 min；再在70%、90%和100%梯度乙醇中依次脱水(每次2 min)和自然晾干。用DAPI(2 μg/mL)对细胞进行染色并用荧光显微镜观察(图8-5，图8-6)。

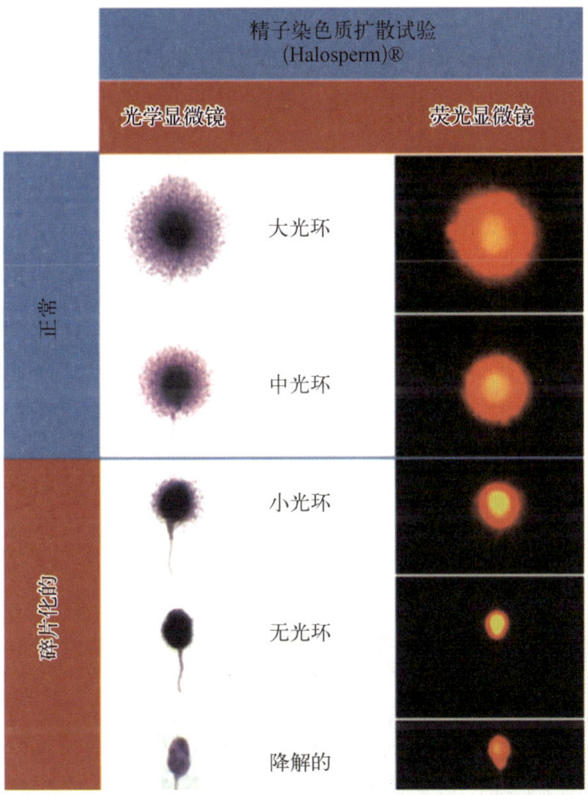

图8-5 在光学或荧光显微镜下，使用Halosperm®检测的人类SDF光环大小分类图。SDF：精子DNA碎片化

临床意义

有报道表明，SCD检测的SDF与IVF/ICSI中的受精率和胚胎质量呈负相关，但与临床妊娠率或出生率无关[252-257]。一项荟萃分析结果显示，常规IVF和ICSI的临床结局与SCD的预测结果无显著关联[258]。Simon等

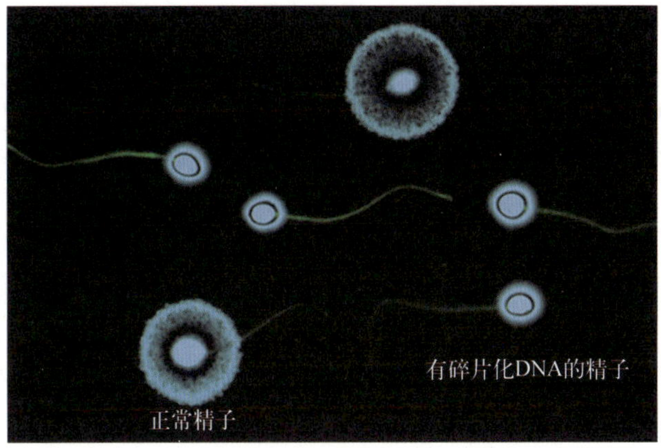

图8-6 利用Halosperm形成的SDF可视化图片。同时对精子进行蛋白质(绿色荧光)和DNA(蓝色荧光)染色。该图像经过电子过滤以增强光环，并区分含有碎片化DNA(没有扩散的染色质光环)和非碎片化DNA(分散的染色质大光环)的精子。缩写：SDF，精子DNA碎片

人[23]发现精子DNA损伤对IVF和ICSI后临床妊娠率有负面影响，而Deng等人[33]的研究发现其负面影响只在IVF中导致较低的妊娠率。Ribas-Maynou[259]的另一项研究发现，SCD检测的DNA损伤仅对IVF中妊娠率和活产率有不利影响，而对着床率、受精率、胚胎质量或囊胚形成无不利影响；ICSI周期的上述指标不会受到影响。

优缺点

SCD试验简单、快速、可重复性好，其结果与SCSA[251, 254]和TUNEL试验[260]的结果相当。其结果可用光学显微镜观察，大大降低了设备成本。该检测在临床上已成功用于检测精子DNA损伤[261]，可同时与FISH(SCD-FISH)一起检测精子细胞的非整倍体[262]，这是目前唯一能够在同一细胞中，即检测SDF又利用FISH进行染色体非整倍体检测的技术。SCD试验与8-氧鸟嘌呤DNA探针相结合，也可以在同一精子细胞中同时进行DNA氧化损伤的检测[263]。最近研发的Halosperm®试剂盒已上市销售[121, 264]。

彗星试验

原理

彗星试验(单细胞凝胶电泳)最早由Ostling和Johanson于1984年提出[265]，是基于DNA裂解片段的渗透和电泳迁移的原理[266]。中性电泳缓冲条件可显示双链DNA环从受损细胞松散的超螺旋结构的细胞核中脱离，迁移并形成尾状；迁移的比例与细胞受损伤程度相关。当使用DNA染色和荧光显微镜观察时，表现为一个带有尾巴的彗星外观。1988年Singh等人改进了彗星试验[212]，采用碱性电泳缓冲液，突显出DNA对碱不稳定的部位，提高了检测单链和双链DNA断裂的灵敏度[212]。常规的彗星试

验无法区分同一精子细胞的单链和双链DNA断裂,一种改良的双尾彗星试验可以同时评估单链和双链DNA断裂[267]。染色体彗星试验是一种新的应用技术,利用电子显微镜和全染色体固定后分离单条染色体的方案,通过在亚细胞核水平(如染色体)中产生的彗星来检测DNA损伤。目前,该技术还未应用于精子检测[268]。

在彗星试验中,通过测定遗传物质的位移,即彗星头和彗尾之间的距离对DNA损伤进行定量。尾长是损伤的一个指标。另外,尾矩,即尾长与强度(尾部中全部DNA的比例)的乘积,也被作为一个测量参数。尾矩可以更精确地定义为等价于尾部的扭转力矩[269]。

方法

精子加到玻片上的琼脂糖凝胶中,原位裂解以去除与DNA相关联的蛋白质,使精子中压缩的DNA得以松弛。裂解液(Tris 10 mmol/L,EDTA 0.5 mol/L,NaCl 2.5 mol/L,pH值10)含有1% Triton X-100,40 mmol/L DTT和100 μg/mL蛋白酶k。玻片在碱性裂解溶液中浸泡1~20 min,不影响检测结果[270]。将玻片微凝胶放在中性缓冲液(Tris 10 mmol/L,含0.08 mol/L硼酸和0.5 mol/L EDTA,pH值8.2)中电泳(25 V/0.01 A,20 min),此时受损的DNA在细胞核内向阳极迁移。玻片使用荧光DNA结合染料SYBR Green Ⅰ染色后即可观察DNA。使用荧光显微镜检测彗星,检测可以通过人工或计算机图像分析来进行(图8-7)[211]。

在双尾彗星试验中,精子需在PBS中稀释为10×10^6个/mL浓度。将25 μL悬液与37 ℃下50 μL 1%低熔点琼脂混合。取15 μL的上述混合物滴在玻片上,盖上盖玻片,转移到冰冷的台面上;凝胶凝固后,取下盖玻片,用两种裂解液处理载玻片:裂解液1(0.4 mol/L Tris-HCl,0.8 mol/L DTT,1% SDS,pH值7.5)处理30 min,裂解液2(0.4 mol/L Tris-HCl,2 mol/L NaCl,1% SDS,0.05 mol/L EDTA,pH值7.5)处理30 min。玻片在TBE缓冲液(0.09 mol/L三硼酸盐和0.002 mol/L EDTA,pH值7.5)中洗涤10 min,转移到电泳池中,浸入新鲜的TBE电泳缓冲液。在20 V(1 V/cm)和12 mA下电泳12.5 min。用0.9% NaCl洗涤后,在碱性溶液(0.03 mol/L NaOH和1 mol/L NaCl)中处理2.5 min,转移到电泳室,垂直进行第一次电泳。

在20 V(1 V/cm),12 mA,0.03 mol/L NaOH中第二次电泳4 min。玻片在中和缓冲液(0.4 mol/L Tris-HCl,pH值7.5)中冲洗5 min,再在TBE缓冲液中短暂冲洗,随后在梯度增加的乙醇中脱水,自然晾干。DNA在vectasshield®(Vector Laboratories, Burlingame,CA)中以1∶3 000稀释的SYBR Green I染色液中染色。通过视觉观察或数字化及图像处理系统对样品进行评估。每张玻片至少测量500个精子,来确定带有DNA碎片的精子细胞的比率。根据彗尾的长度,精子分为未受损和受损两类,受损的DNA包含DNA片段的单链断裂(向上/向下迁移)、DNA单链断裂(向右/向左迁移)或二者兼有[267]。

临床意义

该方法已成功用于评估冷冻精子的DNA损伤[271]。使用碱性和中性彗星试验也表明,患有精索静脉曲张的男性精子具有较高的单链和双链DNA损伤[148]。活性氧能够直接导致DNA单链和双链的损伤。彗星试验也可以预测IVF和ICSI后的胚胎发育,特别是对于不明原因的不孕症夫妇[272];并且设定了临床阈值参数为不育症的诊断和IVF结局进行预测[273-274],尽管一些研究没有发现这一内在关联[275]。碱性彗星试验还表明DNA损伤对IVF妊娠率和/或活产率有负面影响,但对ICSI没有影响[20,23,33,259,276,277]。彗星试验的改进方案能够检测不同的诱因对精子DNA完整性的影响[278]。碱性彗星试验已被证明是自然受孕或辅助受孕后偶发性和复发性流产的可靠生物指标[22]。

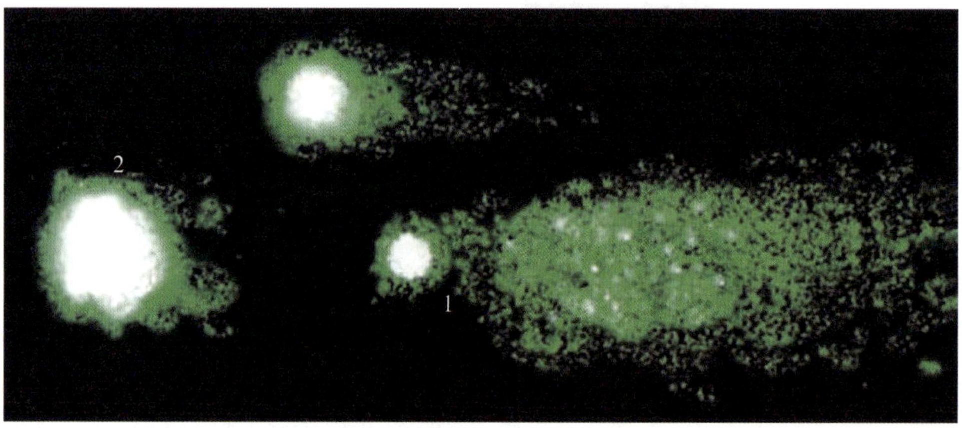

图8-7 彗星图像显示损伤的DNA(1)和未损伤的DNA(2)图片

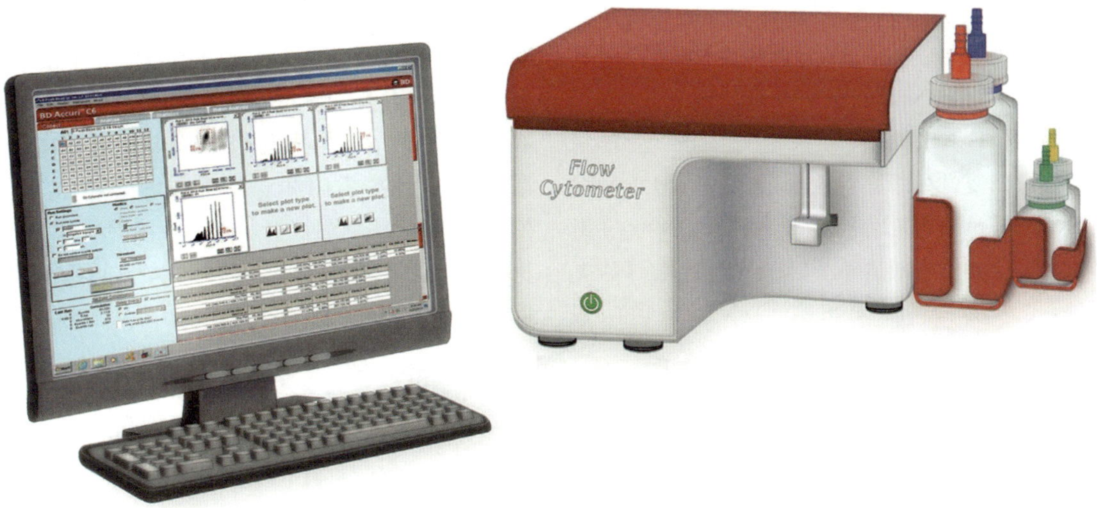

图 8-8 BD Accuri C6 流式细胞仪

优缺点

彗星测定是一种标准化、简单、通用、敏感和快速的测定方法，与 TUNEL 和 SCSA 有显著的相关性[279]。它可以定性和定量地评估 DNA 损伤，组内变异系数低。双尾彗星试验可以区分单链和双链 DNA 断裂，还可以特异性评估氧化对精子 DNA 的损伤[280]。双尾彗星试验依赖于荧光显微镜。因此，需要有经验的观察者来分析标本并解读结果。

TUNEL 试验

原理

TUNEL 试验是用异硫氰酸酯（FITC）-dUTP 标记的 DNA 断裂的一步染色方法，然后用流式细胞仪进行分析。TUNEL 利用模板非依赖的 DNA 聚合酶，称为 TdT，非优先地将 dUTP 添加到单链和双链 DNA 的 3′-羟基（OH）端。dUTP 是由 TdT 酶添加到 DNA 3′-OH 端的游离底物（图 8-8）。

方法

DNA 断裂检测可以用荧光显微镜或台式流式细胞仪进行，因为 DNA 受损的精子会产生强烈的荧光[164,281]。TUNEL 试验可利用 APO-DIRECT™ 试剂盒（BD Pharmingen，CA，美国）来评估 DNA 的碎片化。该试剂盒包含反应缓冲液、TdT、FITC-dUTP 和碘化丙啶/RNase 染色剂，还包含阴性和阳性对照（非精子细胞）。4 ℃条件下将约 $5×10^6$ 个精子，用 3.7% 的多聚甲醛固定 30 min；300 g 离心 7 min 去除多聚甲醛。弃上清液，用 1 mL 冰的乙醇（70% v/v）重悬沉淀；-20 ℃下静置至少 30 min。从反应混合物中移除末端转移酶，做阴性对照；样品在室温下用 0.1 IU DNase I 预处理 30 min，做阳性对照。加入 50 μL 染色液，孵育 1 h。用 1 mL 漂洗缓冲液洗涤两次；加入碘化丙啶/RNase 染色并孵育 30 min。流式细胞仪使用两个激光检测器：FL1（488）具有标准的 533/30 带通（BP），可检测绿色荧光；FL2 具有标准的 585/40 BP，可检测红色或碘化丙啶荧光。使用 BD AccuriTM C6 流式细胞仪（BD cytommeters，USA）分析这些 DNA 片段（图 8-9）。按照制造商的使用说明进行质量控制。荧光显微镜下对大约 500 个精子细胞进行检测来评估样本，此方法可能不够准确[164,281]。

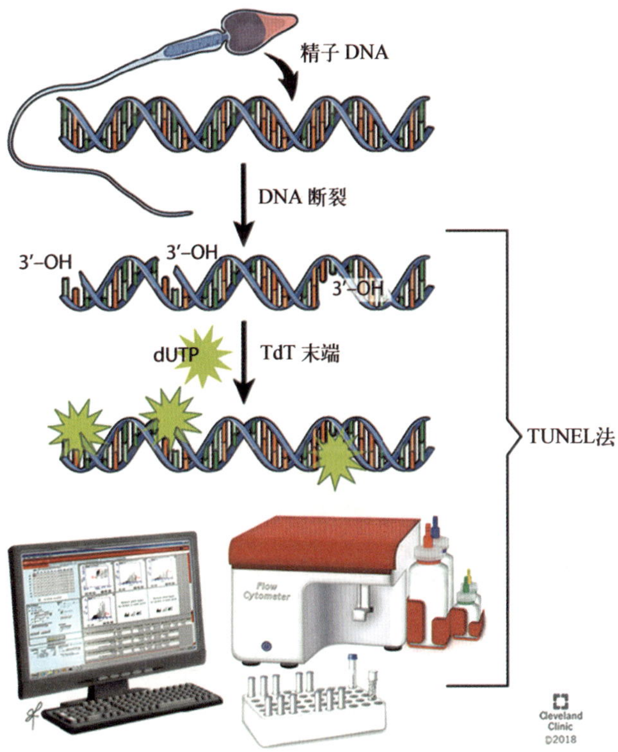

图 8-9 使用末端脱氧核苷酸转移酶介导的 dUTP 缺口末端标记测定的 DNA 染色的示意图

将精子放在 2mM DTT 溶液中，孵育 45 min 后再用甲醛固定，可以改进常规 TUNEL 试验，使其对 DNA 片段更加敏感。这种改进的 TUNEL 试验方法灵敏度显著提高。Mitchell 等人也对 TUNEL 试验方法进行了改进，先用 LIVE/DEAD™可修复性死细胞染色剂（深红色，Molecular Probes，美国）在 37 ℃条件下，将精子孵育 30 min；再用 Biggers-Whitten-Whittingham 培养基（BWW）洗涤 3 次，于 DTT 中孵育，就可以同时检测精子 DNA 的完整性和活性[282]。

临床意义

TUNEL 检测已广泛应用于与 SDF 相关的男性不育研究。研究发现，精子 DNA 损伤的百分比与精液精子的活力、形态和浓度呈负相关。它似乎可以预测 IUI 妊娠率、IVF 胚胎卵裂率和 ICSI 受精率。此外，它还为反复性流产提供了新的解释[18,279,283]。当截断值参数定为 19.2%（19.2%的 TUNEL 阳性细胞），发现可育男性和不育男性的敏感度为 64.9%，特异性为 100%[174,279]。这个截断值高于人工授精（IUI）（12%）的值[284]。当截断值为 16.8%，则具有非常高的特异性（91.6%）和阳性预测值（PPV）（1.40%）[163]。TUNEL 试验具有很强的特异性，该方法有助于准确鉴别非 SDF 因素导致的不育[214]。由于其较高的阳性预测率，检测呈阳性的男性可能由于 SDF 升高而不育（图 8-10）[285]。这个计算出的阈值是比较理想的，因为高于该截断值与不育症高度相关。

优缺点

TUNEL 试验的价格相对昂贵且耗时耗力。另外，一些影响因素也会显著影响检测结果，如固定剂的类型和浓度、固定样品的储存时间、用于标记 DNA 断裂的荧光染料以及用于分析流式细胞仪检测数据的方法等[286]。流式细胞仪的评估方法通常比荧光显微镜更准确和可靠，但其更复杂和昂贵并且在测量 SDF 的准确性和可重复性方面存在局限性[163,287]。据报道 TUNEL 试验显示了高质量的对照参数，在观察者内和观察者间的变异性较小（<8%）。同样，两种流式细胞仪显示了非常高的精度（98%）和准确度（>99%）以及观察者之间的一致性，说明了这两种工具的稳定性[216]。

精子染色质结构分析

原理

SCSA 方法是通过 AO 荧光染色来检测原位 DNA 对酸诱导的螺旋构象向线团转变的敏感性。AO 极易穿透致密的染色质嵌入双链 DNA，且在波长为 488 nm 的蓝色激光下发出绿色荧光。通过测量 AO 荧光从绿色（天然 DNA，波长为 515～530 nm 蓝光激光照射）到红色（变性或松弛 DNA，波长>630 nm 红色激光照射）的异染性转变，可以确定酸或热处理后 DNA 原位构象转变的程度。为了区分诱导构象转变的物理方法，该技术被分为酸性 SCSA 和热 SCSA。这两种方法的结果基本一致，但酸性 SCSA 方法更容易使用。

方法

处理前的精液（13～70 μL）用 TNE 缓冲液（0.01 M Tris-HCl，0.15 M NaCl，1 mM EDTA，pH 值 7.4）稀释至浓度为（1～2）×10^6 个精子/mL。精子悬浮液用含有 0.1% Triton X-100，0.15 mol/L NaCl 和 0.08 N HCl 的酸性去污剂溶液（pH 值 1.2）处理 30 s，然后用 6 mg/L 的纯化 AO 染色液（AO 溶于磷酸盐-柠檬酸缓冲液中，pH 值

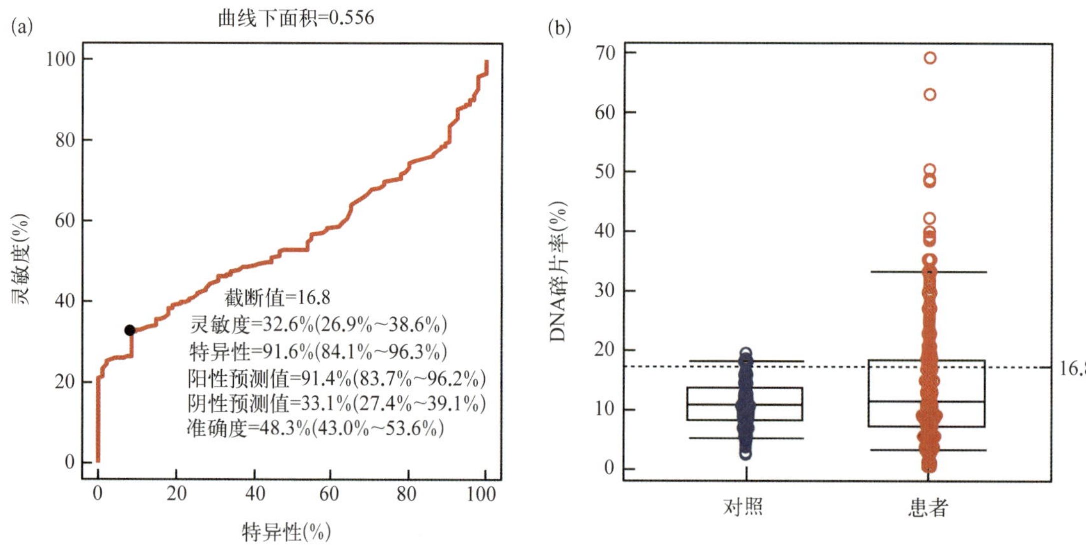

图 8-10 （a）受试者特征曲线显示末端脱氧核苷酸转移酶介导的 dUTP 缺口末端标记（TUNEL）截断值和曲线下面积（AUC）。括号内的值代表 95%置信区间。（b）对照组和不育男子组之间 TUNEL 值的分布

6.0)染色,染色后的样品放入流式细胞仪样品室进行检测[17]。该试验通过流式细胞仪测量 5 000 个精子,DNA 损伤用 DNA 碎片指数(DFI)所占百分比表示,其中 DFI 是红色荧光除以总荧光(红色+绿色)的比率[17]。

临床意义

与世界卫生组织(WHO)常用的常规精液参数相比,SCSA 的结果在较长时间内表现更为稳定,因此它可有效用于男性不育症的流行病学研究[288]。目前尚未发现男性 DFI 的增加与年龄存在显著相关性[289]。目前,SCSA 是在人类不育临床诊断中唯一明确确定阈值参数的检测方法[290]。在临床应用中,SCSA 参数不仅可以区分可育和不育男性,还可以预测自然生育水平的高低,根据其结果可以将男性分为高生育能力(<3 个月获得妊娠)、中等生育能力(4~12 个月获得妊娠)和未证实有生育能力(12 个月还未获得妊娠))。此外,还建立了与自然妊娠(<30%)一致的样本 DFI 阈值参数[12,290-293]。

SCSA 被认为是采用流式细胞仪检测 DNA 损伤的金标准,可用于预测各种 ART 结果。然而,其预测 ART 结局(包括受精和着床率)的能力仅适用于纯精液分析[9,12,187,294]。有文献报道,高 DFI 组流产率会增加(>27%)[275]。也有研究表明,DFI 可作为预测 IUI 夫妇生育能力的独立预测指标[9],但 SCSA 结果与 IVF 和 ICSI 结局之间的相关性不够强[295]。有学者提出所有不育男性除常规精液分析外,还应进行 SCSA 检测[296];如果 DFI 高于 30%,则应推荐进行 ICSI[12]。SCSA 还可以测量具有高 DNA 着色的精子,这可能与未成熟精子中保留部分核组蛋白有关。有报道显示高 DNA 着色的精子可用于预测妊娠失败[297]。目前 DFI 的临床阈值已从大于 30% 改为 25%以上。DNA 碎片率超过 25%的患者统计后可分为以下几种:①自然受孕时间较长;②宫腔内人工授精成功率低;③流产风险增加;④未妊娠[297]。SCSA 是一种精确且可重复的 DNA 碎片检测方法,可以有效判断男性是否存在不育风险。

优缺点

SCSA 能准确地检测出 DNA 损伤精子的百分比,具有可以鉴别可育男性和不育男性的截断值(30% DFI)。这一截断值最近被修正为 25%[9,290,297]。然而,该方法需要使用昂贵的仪器(流式细胞仪)以及技术高超的人员。斯尔曼等级相关系数分析显示,SCSA 检测的 DFI 结果与 TUNEL 检测结果存在显著相关性。然而,回归和一致性相关分析结果表明,这些方法不具有可比性。SCSA 根据 DNA 变性的易感性来测量 DNA 损伤,而 TUNEL 测量的是"真实的"DNA 损伤[298]。

8-羟基-2-脱氧尿苷的检测/8-OHdG 的检测

原理

该方法测量精子中 8-OHdG 的水平。8-OHdG 是 DNA 氧化损伤的副产物,是常被研究的氧化性 DNA 损伤的生物标志物。在各种氧化性 DNA 加合物中,8-OHdG 因其高特异性、强致突变性以及在 DNA 中的相对丰度而被选为氧化性 DNA 损伤的标志物[299]。

方法

步骤一　精子洗涤液(10 mmol/L Tris-HCl, 10 mmol/L EDTA, 1 mol/L NaCl, pH 值 7.0)洗涤精子;再用含 0.9% SDS, 0.5 mg/mL 蛋白酶 K, 0.04 mol/L DTT 裂解液,55 ℃裂解 1 h;然后用氯仿-异戊醇(12∶1 v/v)提取 DNA。RNA 酶处理去除残留的 RNA,将提取的 DNA 溶解于 10 mmol/L Tris-HCl (pH 值 7.0)中,进行 DNA 消化。

步骤二　DNA 消化是由三种酶完成的:DNAase Ⅰ、核酸酶 P1 和碱性磷酸酶。最终的溶液在低的温度和低压力下抽干,并重新溶解在蒸馏去离子水中,用于 HPLC 分析。

步骤三　HPLC 分析。用于检测 8-OHdG 的高效液相色谱系统包括一个泵、一个 Partisphere® 5 C18 色谱柱(Hichrom 公司, 英国)、一个电化学检测器、一个紫外检测器、一个自动取样器和一个整合器。流动相包括 20 mmol/L $NH_4H_2PO_4$、1 mmol/L EDTA 和 4%甲醇(pH 值 4.7)。用 8-OHdG 建立标准的校正曲线,检测结果用 8-OHdG/10^4 dG 表示[218]。

临床意义

研究发现不育患者精子中的 8-OHdG 水平明显高于可育对照组,且与精子浓度呈负相关[300],因此该方法提供了氧化性精子 DNA 损伤与男性不育相关的最直接证据。通过 TUNEL 检测显示,8-OHdG 的形成与 DNA 碎片化高度相关[301]。8-OHdG 水平也与染色质重塑的损坏高度相关[122]。据报道,吸烟者精子 DNA 中 8-OHdG 水平升高,与维生素 C 的摄入量和精子浓度呈负相关,而维生素 C 是精子中最重要的抗氧化剂。伴有精索静脉曲张的不育患者睾丸中 8-OHdG 表达增加,表明与精子发生缺陷相关[302]。若未能及时修复,DNA 中的 8-OHdG 修饰会引发诱变,有可能导致胚胎丢失、胎儿畸形或儿童患癌症。此外,这些修饰可能是精子中氧化应激的标志,有可能对精子功能产生负面影响[303,304]。

优缺点

虽然 8-OHdG 是 DNA 氧化损伤的潜在标记物,但在分析过程中可能发生人为的 dG 氧化,这可能导致不准确的结果。作为预防措施,应该分析固定数量的精子。然而,不能排除 DNA 量作为干扰因素的可能性。

精子 DNA 碎片的临床应用

在过去的 10 年中,越来越多的证据支持 DNA 检测评估在男性生育能力中的临床应用[30,139,148,180,297]。由于不同方法具有不同的分析特点,从一种方法获得的结果不一定与其他方法的结果相符。尽管并没有明确证据,但三种广泛使用的检测(即 SCSA、TUNEL 和 SCD)之间似乎存在显著的相关性。最新研究显示,无论是自然受孕还是通过辅助生殖技术助孕,SDF 对生殖结局都有明显的影响。Agarwal 等人最近发表的实践建议,首次尝试明确 SDF 检测在临床上的具体适应证。这些适应证包括精索静脉曲张、不明原因不育/IUI 失败、复发性流产、IVF/ICSI 失败、精液参数处于临界值或者虽然精液参数正常但伴有危险因素的患者[180]。2017 年,这一共识得到转化医学和临床实践指南协会(CPG)的认可,将 SDF 检测纳入男性生育力评估的范畴[162]。SDF 作为一项在临床实践中具备专业功能的检测方法,采用 SWOT 分析法(优势-劣势-机遇-风险)分析其优缺点[34],转化医学和临床实践指南协会(CPG)为临床实践中整合 SDF 检测提供了合理的循证建议,并为进一步优化 SDF 检测提供了机会。

世界卫生组织(WHO)手册详细描述了 SDF 评估中所使用的不同检测方法[41],但未对 SDF 检测的可能临床适应证进行说明。而最近的 EAU 指南明确定义了 SDF 检测的临床适应证[36]。已明确的 SDF 检测适应证包括不明原因不育男性(强烈建议)和反复流产的夫妇(自然受孕和 ART 助孕)(强烈建议)。此外,两个研究组发布了 SDF 检测的适应证指南[31,32,35]。这两份指南推荐的 SDF 检测的适应证包括不明原因的男性不育症(B 级和 C 级)、精索静脉曲张(C 级)、复发性流产(B~C 级)及 ART 治疗前和失败后[35]。高 SDF 水平与复发性流产、DNA 损伤水平升高以及偶发性流产存在相关性[22]。在少精子症或复发性流产的情况下,对于高 SDF 水平的男性,建议使用其睾丸精子[305,306]。

男性可以从 SDF 检测和改变生活方式中获益[38]。SDF 检测结果可能会改变治疗决策,为不育夫妇选择最合适和最高成功率的 ART 方案。

SDF 检测应被列为男性生育能力评估的常规检查项目之一,而不是单独进行。在适当的情况下,综合考虑到临床实践中的各种男性和女性因素,可以选择将 SDF 检测和其他检查项目结合使用,为临床诊断提供补充信息。虽然这一领域还存在一定的不足,但 SDF 检测已被世界各地的许多男科实验室广泛采用,建议进一步加强 SDF 检测在临床实践中的应用[143,162]。

降低精子 DNA 损伤的策略

鉴于精子 DNA 碎片对生殖结局的影响,制订和实施合适的治疗方案、预防措施和策略至关重要,以最大限度地减少 ART 助孕技术中精子 DNA 损伤[307]。其中一些策略包括:

1. 合适的精子制备方法。大多数常用的方法,如密度梯度离心、上游法、玻璃棉过滤法等,可以获得比原始精液更好的 DNA 完整性的精子[14]。精子制备的目标应该是尽量减少对精子的损伤。为了实现这一点,可以采取一些简单的预防措施,例如:①缓慢稀释标本,特别是在使用冷冻保存的精子时;②逐渐改变温度,在 37 ℃的条件下进行检测;③尽量减少离心机的使用,必要时以尽可能低的速度运行;④控制潜在的有毒物质的暴露。应检查塑料器皿、玻璃器皿、培养基和手套的潜在毒性,因为当与这些材料中的任何潜在有毒物质接触时,精子可能会受损。对于不能通过手淫采集精液样本的患者,很有必要使用无毒避孕套;如果必要的话,应在第一次取精后几小时再采集一次样本。

2. 电泳分离精子。该方法的原理是,高质量的精子通常具有正常活力和形态,并且含有较低程度的 DNA 碎片,就像 TUNEL 检测所显示的那样[308]。

3. 抗氧化剂治疗。精子 DNA 损伤的原因之一是氧化应激。众多研究探讨了抗氧化剂在体内和体外治疗男性不育方面的作用。人们普遍认为抗氧化剂可能有助于减少精子 DNA 损伤,但其确切的作用机制尚未明确。有一些研究报道了不利影响,如增加了精子染色质的解聚[309,310]。据报道,通过 TUNEL 方法检测的精子 DNA 损伤较高的患者,在辅助生殖助孕前使用抗氧化剂治疗,患者的临床妊娠率和着床率有了显著改善[31,311]。因此,在由氧化应激引起的精子 DNA 损伤的患者中,足量口服抗氧化剂补充治疗似乎是改善精子基因组完整性和生育结局的一种简单策略。制订标准可靠的口服抗氧化剂治疗方案,并为无效患者制订替代治疗方案是必要的[312]。

4. 磁性细胞分离。磁性细胞分离是分离凋亡和非凋亡精子的一种有效技术[313]。

5. 对精子 DNA 碎片高的患者使用高倍率 ICSI。通过使用带有 Nomarski 微分干涉对比光学器件的倒置显微镜,结合数字增强进行二次放大,可以观察到形态正常的精子和细胞核内空泡,这些空泡可能与染色质包装有关[314,315]。

6. PICSI。与透明质酸相结合的精子被认为具有较高的成熟度、顶体活性，以及较低的非倍体性和SDF[316,317]。PICSI具有高度特异性，被认为可以提高着床前胚胎发育的成功率[318]。

7. 微流体技术。微流体系统可以控制和模拟女性生殖道的微流体动力、pH值和温度等生理条件[319]，并能够筛选出活力高的精子，同时也很容易分离碎片化和死亡的精子[320]。通过微流体分选，精子活力和形态获得了明显的提高，从而显著改善了ICSI治疗夫妇的妊娠率[321]。

8. 睾丸精子的使用。对于精液精子中SDF水平高的男性，与射出的精子相比，从睾丸中提取的精子通常具有更优质的DNA质量。如果确认男方射出的精子SDF水平高，使用睾丸精子行ICSI可能会对其有益[4,143,305,322]。

9. 生活方式的改变。有不良生活方式的不育男性，如吸烟、肥胖和高SDF等，可从改变生活方式中受益[38,323]。

总　结

精子染色质完整性评估的重要性显而易见，它为男性特发性不育症和寻求辅助生殖治疗的夫妇提供了有益的信息。病理性增加的SDF是ICSI后反复辅助生殖失败的父系原因之一。一些研究表明，精子DNA完整性与体外受精妊娠结局相关。因此，应将SDF纳入对男性不育症的评估之中，尤其是对精液正常但临床伴有精索静脉曲张的男性和特发性不育男性。辅助生殖中，在使用精液样本之前先进行精子DNA损伤评估，可以作为评估精液样本的一个有效方法。借助该技术可以选择DNA完整或DNA损伤最少的精子用于辅助受孕；在评估男性生育潜力方面，与常规精液参数相比，该技术具有更好的诊断和预测能力。

评估精子染色质可以采用多种检测方法。大多数检测方法各有优势和局限性。选择正确的检测方法取决于许多因素，如费用、可用的实验室设施以及具有丰富经验的技术人员。根据精子DNA完整性评估，关于在可育人群的平均值和实现怀孕所需最低值之间，建立一个Cutoff值仍然存在争议；而且不同检测方法针对的是DNA碎片的不同方面，单一的Cutoff值可能并不理想。临床上需要进一步探讨IUI、IVF和ICSI中不同临床结局（如活产、流产）所对应的SDF阈值。鉴于精子DNA完整性的重要性，确定DNA损伤的真正原因并提供适当的治疗十分重要。此外，应开发未受损DNA精子的筛选方法，特别是在强烈推荐使用ICSI的病例中。随着SDF检测的进一步完善和支持证据的发现，SDF检测将有助于提高ART治疗的成功率、提升父本健康以及由此产生的后代健康。

（张娜译，庄新杰、任秀莲校）

参考文献

[1] Agarwal A, Sharma RK, Nallella KP, et al. Reactive oxygen species as an independent marker of male factor infertility. Fertil Steril. 2006; 86:878-85.

[2] Sharma R, Martinez MP, Agarwal A. Sperm chromatin integrity tests and indications. In: Male Infertility. Parekattil SJ, et al. (eds.). CH 8, pp 99-121, Springer Nature Switzerland AG, 2020.

[3] Kandil K, Farkouh A, Saleh R, Boitrelle F, et al. Sperm DNA fragmentation and male infertility: A comprehensive review for the clinicians. In: Handbook of Current and Novel Protocols for the Treatment of Infertility. Dahan M, Fatemi H, Polyzos N, Garcia Velasco J. (eds.). 2023 (in press). Elsevier Science & Technology.

[4] Esteves SC, Roque M, Bedoschi G, et al. Intracytoplasmic sperm injection for male infertility and consequences for offspring. Nat Rev Urol. 2018; 15:535-62.

[5] Rumbold AR, Sevoyan A, Oswald TK, et al. Impact of male factor infertility on ofspring health and development. Fertil Steril. 2019; 111:1047-53.

[6] Agarwal A, Said TM. Role of sperm chromatin abnormalities and DNA damage in male infertility. Hum Reprod Update. 2003; 9:331-45.

[7] Agarwal A, Allamaneni SS. Sperm DNA damage assessment: A test whose time has come. Fertil Steril. 2005; 84:850-3.

[8] Erenpreiss J, Spano M, Erenpreisa J, et al. Sperm chromatin structure and male fertility: Biological and clinical aspects. Asian J Androl. 2006; 8:11-29.

[9] Evenson D, Wixon R. Meta-analysis of sperm DNA fragmentation using the sperm chromatin structure assay. Reprod Biomed Online. 2006; 12:466-72.

[10] Borini A, Tarozzi N, Bizzaro D, et al. Sperm DNA fragmentation: Paternal efect on early post-implantation embryo development in ART. Hum Reprod. 2006; 21:2876-81.

[11] Aitken RJ, De Iuliis GN. Origins and consequences of DNA damage in male germ cells. *Reprod Biomed Online*. 2007; 14: 727-33.

[12] Bungum M, Humaidan P, Axmon A, et al. Sperm DNA integrity assessment in prediction of assisted reproduction technology outcome. Hum Reprod. 2007; 22:174-9.

[13] Ozmen B, Koutlaki N, Youssry M, et al. DNA damage of human spermatozoa in assisted reproduction: Origins, diagnosis, impacts and safety. Reprod Biomed Online. 2007; 14: 384-95.

[14] Tarozzi N, Bizzaro D, Flamigni C, et al. Clinical relevance

of sperm DNA damage in assisted reproduction. Reprod Biomed Online. 2007; 14:746-57.

[15] Lopes S, Jurisicova A, Sun JG, et al. Reactive oxygen species: Potential cause for DNA fragmentation in human spermatozoa. Hum Reprod. 1998; 13:896-900.

[16] Sakkas D, TomLinson M. Assessment of sperm competence. Semin Reprod Med. 2000; 18:133-9.

[17] Evenson DP, Jost LK, Marshall D, et al. Utility of the sperm chromatin structure assay as a diagnostic and prognostic tool in the human fertility clinic. Hum Reprod. 1999; 14:1039-49.

[18] Aitken RJ. Te Amoroso Lecture. The human spermatozoon—A cell in crisis? J Reprod Fertil. 1999; 115:1-7.

[19] Robinson L, Gallos ID, Conner SJ, et al. The efect of sperm DNA fragmentation on miscarriage rates: A systematic review and meta-analysis. Hum Reprod. 2012; 27:2908-17.

[20] Zhao J, Zhang Q, Wang Y, et al. Whether sperm deoxyribonucleic acid fragmentation has an efect on pregnancy and miscarriage after in vitro fertilization/intracytoplasmic sperm injection: A systematic review and meta-analysis. Fertil Steril. 2014; 102: 998-1005.

[21] Carlini T, Paoli D, Pelloni M, et al. Sperm DNA fragmentation in Italian couples with recurrent pregnancy loss. Reprod Biomed Online. 2017; 34:58-65.

[22] Haddock L, Gordon S, Lewis SEM, et al. Sperm DNA fragmentation is a novel biomarker for early pregnancy loss. Reprod Biomed Online. 2021; 42:175-84.

[23] Simon L, Zini A, Dyachenko A, et al. A systematic review and meta-analysis to determine the efect of sperm DNA damage on in vitro fertilization and intracytoplasmic sperm injection outcome. Asian J Androl. 2017; 19:80-90.

[24] Greco E, Romano S, Iacobelli M, et al. ICSI in cases of sperm DNA damage: Benefcial efect of oral antioxidant treatment. Hum Reprod. 2005; 20:2590-4.

[25] Collins JA, Barnhart KT, Schlegel PN. Do sperm DNA integrity tests predict pregnancy with in vitro fertilization? Fertil Steril. 2008; 89:823-31.

[26] Practice Committee of the American Society for Reproductive Medicine. The clinical utility of sperm DNA integrity testing: A guideline. Fertil Steril. 2013; 99:673-7.

[27] Jarow J, Sigman M, Kolettis P. The Optimal Evaluation of the Infertile Male: Best Practice Statement Reviewed and Validity Confrmed. American Urological Association, 2011. https://www. auanet. org/guidelines/male-infertility-optimal-evaluationbest-practice-statement

[28] Jungwirth A, Diemer T, Dohle G, et al. Guidelines on Male Infertility, European Association of Urology Guidelines. Arnhem the Netherlands, 2015. https://uroweb. org/wp-content/uploads/17-Male-Infertility_LR1. pdf

[29] Practice Committee of the American Society for Reproductive Medicine. Diagnostic evaluation of the infertile male: A committee opinion. Fertil Steril. 2015; 103:e18-25.

[30] Agarwal A, Panner Selvam MK, Baskaran S, et al. Sperm DNA damage and its impact on male reproductive health: A critical review for clinicians, reproductive professionals and researchers. Expert Rev Mol Diagn. 2019; 6:443-57.

[31] Agarwal A, Majzoub A, Baskaran S, et al. Sperm DNA fragmentation: A new guideline for clinicians. World J Mens Health. 2020; 38:412-71.

[32] Agarwal A, Farkouh A, Parekh N, et al. Sperm DNA fragmentation: A critical assessment of clinical practice guidelines. World J Mens Health. 2022; 40:30-7.

[33] Deng C, Li T, Xie Y, et al. Sperm DNA fragmentation index influences assisted reproductive technology outcome: A systematic review and meta-analysis combined with a retrospective cohort study. Andrologia. 2019; 51:e13263.

[34] Esteves SC, Agarwal A, Cho CL, Majzoub A. A Strengths Weaknesses-Opportunities-Threats (SWOT) analysis on the clinical utility of sperm DNA fragmentation testing in specifc male infertility scenarios. Transl Androl Urol. 2017b; 6:S734-S760.

[35] Esteves SC, Zini A, Coward RM, et al. Sperm DNA fragmentation testing: Summary evidence and clinical practice recommendations. Andrologia. 2021; 53:e13874.

[36] Tharakan T, Bettocchi C, Carvalho J, et al. European Association Of Urology Guidelines Panel on male sexual and reproductive health: A clinical consultation guide on the indications for performing sperm DNA fragmentation testing in men with infertility and testicular sperm extraction in nonazoospermic men. Eur Urol Focus. 2022; 8:339-50.

[37] Agarwal A, Cho CL, Majzoub A, et al. Call for wider application of sperm DNA fragmentation test. Transl Androl Urol. 2017a; 6:S399-01.

[38] Agarwal A, Cho CL, Majzoub A, et al. Risk factors associated with sperm DNA fragmentation. Transl Androl Urol. 2017b; 6:S519-21.

[39] Cho CL, Esteves SC, Agarwal A. Novel insights into the pathophysiology of varicocele and its association with reactive oxygen species and sperm DNA fragmentation. Asian J Androl. 2016; 18:186-93.

[40] Roque M, Esteves SC. Effect of varicocele repair on sperm DNA fragmentation: A review. Int Urol Nephrol. 2018; 50:583-603.

[41] World Health Organization. WHO Laboratory Manual for the

Examination and Processing of Human Semen, 6th Edition. Geneva: World Health Organization, 2021.

[42] Bellve AR, McKay DJ, Renaux BS, et al. Purification and characterization of mouse protamines P1 and P2. Amino acid sequence of P2. Biochem. 1988; 27:2890-7.

[43] Ward WS, Coffey DS. DNA packaging and organization in mammalian spermatozoa: Comparison with somatic cells. Biol Reprod. 1991; 44:569-74.

[44] Fuentes-Mascorro G, Serrano H, Rosado A. Sperm chromatin. Arch Androl. 2000; 45:215-25.

[45] Oliva R, Castillo J. Proteomics and the genetics of sperm chromatin condensation. Asian J Androl. 2011; 13:24-30.

[46] Gatewood JM, Cook GR, Balhorn R, et al. Sequence-specific packaging of DNA in human sperm chromatin. Science. 1987; 236:962-4.

[47] Bench GS, Friz AM, Corzett MH, et al. DNA and total protamine masses in individual sperm from fertile mammalian subjects. Cytometry. 1996; 23:263-71.

[48] Johnson GD, Lalancette C, Linnemann AK, et al. Te sperm nucleus: Chromatin, RNA, and the nuclear matrix. Reproduction. 2011; 141:21-36.

[49] Sakkas D, Mariethoz E, Manicardi G, et al. Origin of DNA damage in ejaculated human spermatozoa. Rev Reprod. 1999; 4:31-7.

[50] Ward WS. Deoxyribonucleic acid loop domain tertiary structure in mammalian spermatozoa. Biol Reprod. 1993; 48:1193-201.

[51] Zalensky AO, Allen MJ, Kobayashi A, et al. Well-defned genome architecture in the human sperm nucleus. Chromosoma. 1995; 103:577-90.

[52] Solov'eva L, Svetlova M, Bodinski D, et al. Nature of telomere dimers and chromosome looping in human spermatozoa. Chromosome Res. 2004; 12:817-23.

[53] Ward WS, Zalensky AO. The unique, complex organization of the transcriptionally silent sperm chromatin. Crit Rev Eukaryot Gene Expr. 1996; 6:139-47.

[54] Lewis JD, Song Y, de Jong ME, et al. A walk through vertebrate and invertebrate protamines. Chromosoma. 1999; 111:473-82.

[55] Corzett M, Mazrimas J, Balhorn R. Protamine 1: Protamine 2 stoichiometry in the sperm of eutherian mammals. Mol Reprod Dev. 2002; 61:519-27.

[56] Jager S. Sperm nuclear stability and male infertility. Arch Androl. 1990; 25:253-9.

[57] Torregrosa N, Domínguez-Fandos D, Camejo MI, et al. Protamine 2 precursors, protamine 1/protamine 2 ratio, DNA integrity and other sperm parameters in infertile patients. Hum Reprod. 2006; 21:2084-9.

[58] Steger K, Wilhelm J, Konrad L, et al. Both protamine-1 to protamine-2 mRNA ratio and Bcl2 mRNA content in testicular spermatids and ejaculated spermatozoa discriminate between fertile and infertile men. Hum Reprod. 2008; 23:11-6.

[59] Balhorn R, Reed S, Tanphaichitr N. Aberrant protamine 1/protamine 2 ratio in sperm of infertile human males. Experientia. 1988; 44:52-5.

[60] Bench G, Corzett MH, De Yebra L, et al. Protein and DNA contents in sperm from an infertile human male possessing protamine defects that vary over time. Mol Reprod Dev. 1998; 50:345-53.

[61] de Yebra L, Ballesca JL, Vanrell JA, et al. Detection of P2 precursors in the sperm cells of infertile patients who have reduced protamine P2 levels. Fertil Steril. 1998; 69:755-9.

[62] Aoki VW, Liu L, Carrell DT. Identifcation and evaluation of a novel sperm protamine abnormality in a population of infertile males. Hum Reprod. 2005; 20:1298-306.

[63] Oliva R. Protamines and male infertility. Hum Reprod Update. 2006; 12:417-35.

[64] Sarasa J, Enciso M, García L, et al. Comparison of ART outcomes in men with altered mRNA protamine 1/protamine 2 ratio undergoing intracytoplasmic sperm injection with ejaculated and testicular spermatozoa. Asian J Androl. 2020; 22:623-8.

[65] Amjad S, Mushtaq S, Rehman R, et al. Protamine 1/Protamine 2 mRNA ratio in nonobstructive azoospermic patients. Andrologia. 2021; 53:e13936.

[66] Simon L, Castillo J, Oliva R, et al. Relationships between human sperm protamines, DNA damage and assisted reproduction outcomes. Reprod Biomed Online. 2011; 23:724-34.

[67] Marchiani S, Tamburrino L, Benini F, et al. Chromatin protamination and CatSper expression in spermatozoa predict clinical outcomes after assisted reproduction programs. Sci Rep. 2017; 7: 15122.

[68] García-Peiró A, Martínez-Heredia J, Oliver-Bonet M, et al. Protamine 1 to protamine 2 ratio correlates with dynamic aspects of DNA fragmentation in human sperm. Fertil Steril. 2011; 95:105-9.

[69] Nanassy L, Liu L, Griffin J, et al. The clinical utility of the protamine 1/protamine 2 ratio in sperm. Protein Pept Lett. 2011; 18:772-7.

[70] Matsuda Y, Tobari I. Chromosomal analysis in mouse eggs fertilized *in vitro* with sperm exposed to ultraviolet light (UV) and methyl and ethyl methanesulfonate (MMS and

EMS). Mutat Res. 1988; 198:131-44.

[71] Genesca A, Caballin MR, Miro R, et al. Repair of human sperm chromosome aberrations in the hamster egg. Hum Genet. 1992; 89:181-6.

[72] Aitken RJ, Krausz C. Oxidative stress, DNA damage and the Y chromosome. Reproduction. 2001; 122:497-506.

[73] Muratori M, Tamburrino L, Marchiani S, et al. Investigation on the origin of sperm DNA fragmentation: Role of apoptosis, immaturity and oxidative stress. Mol Med. 2015; 21:109-22.

[74] Sakkas D, Manicardi G, Bianchi PG, et al. Relationship between the presence of endogenous nicks and sperm chromatin packaging in maturing and fertilizing mouse spermatozoa. Biol Reprod 1995; 52:1149-55.

[75] Marcon L, Boissonneault G. Transient DNA strand breaks during mouse and human spermiogenesis: New insights in stage specificity and link to chromatin remodeling. Biol Reprod. 2004; 70:910-18.

[76] Finelli R, Leisegang K, Kandil H, et al. Oxidative stress: A comprehensive review of biochemical, molecular, and genetic aspects in the pathogenesis and management of varicocele. World J Mens Health. 2022; 40:87-103.

[77] McPherson SM, Longo FJ. Localization of DNase I-hypersensitive regions during rat spermatogenesis: Stage-dependent patterns and unique sensitivity of elongating spermatids. Mol Reprod Dev. 1992; 31:268-79.

[78] Laberge RM, Boissonneault G. On the nature and origin of DNA strand breaks in elongating spermatids. Biol Reprod. 2005; 73:289-96.

[79] Kierszenbaum AL. Transition nuclear proteins during spermiogenesis: Unrepaired DNA breaks not allowed. Mol Reprod Dev. 2001; 58:357-8.

[80] Balhorn R, Cosman M, Thornton K et al. Protamine mediated condensation of DNA in mammalian sperm. In: The Male Gamete: From Basic Knowledge to Clinical Applications. Gagnon C (ed.). Vienna, IL: Cache River Press, pp. 55-70, 1999.

[81] Morse-Gaudio M, Risley MS. Topoisomerase Ⅱ expression and VM-26 induction of DNA breaks during spermatogenesis in *Xenopus laevis*. J Cell Sci. 1994; 107:2887-98.

[82] Bizzaro D, Manicardi G, Bianchi PG, et al. Sperm decondensation during fertilisation in the mouse: Presence of DNase I hypersensitive sites *in situ* and a putative role for topoisomerase Ⅱ. Zygote. 2000; 8:197-202.

[83] Boitrelle F, Ferfouri F, Petit JM, et al. Large human sperm vacuoles observed in motile spermatozoa under high magnification: Nuclear thumbprints linked to failure of chromatin condensation. Hum Reprod. 2011; 26:1650-8.

[84] Franco JG Jr, Mauri AL, Petersen CG, et al. Large nuclear vacuoles are indicative of abnormal chromatin packaging in human spermatozoa. Int J Androl. 2012; 35:46-51.

[85] Bendayan M, Caceres L, Sais E, Swierkowski-Blanchard N, Alter L, Bonnet-Garnier A, Boitrelle F. Human sperm morphology as a marker of its nuclear quality and epigenetic pattern. Cells. 2022; 11:1788.

[86] Aoki VW, Liu L, Jones KP, et al. Sperm protamine 1/protamine 2 ratios are related to *in vitro* fertilization pregnancy rates and predictive of fertilization ability. Fertil Steril. 2006; 86:1408-15.

[87] Carrell DT, Emery BR, Hammoud S. Altered protamine expression and diminished spermato-genesis: What is the link? Hum Reprod Update. 2007; 13:313-27.

[88] Tseden K, Topaloglu O, Meinhardt A, et al. Premature translation of transition protein 2 mRNA causes sperm abnormalities and male infertility. Mol Reprod Dev. 2007; 74:273-9.

[89] Sakkas D, Mariethoz E, St John JC. Abnormal sperm parameters in humans are indicative of an abortive apoptotic mechanism linked to the Fas-mediated pathway. Exp Cell Res. 1999; 251: 350-5.

[90] Donnelly ET, O'Connell M, McClure N, et al. Differences in nuclear DNA fragmentation and mitochondrial integrity of semen and prepared human spermatozoa. Hum Reprod. 2000; 15: 1552-61.

[91] Spadafora C. Sperm cells and foreign DNA: A controversial relation. Bioessays. 1998; 20: 955-64.

[92] Aitken RJ, Koppers AJ. Apoptosis and DNA damage in human spermatozoa. Asian J Androl. 2011; 13:36-42.

[93] Suda T, Takahashi T, Golstein P, et al. Molecular cloning and expression of the fas ligand, a novel member of the tumor necrosis factor family. Cell. 1993; 75:1169-78.

[94] Rodriguez I, Ody C, Araki K, et al. An early and massive wave of germinal cell apoptosis is required for the development of functional spermatogenesis. EMBO J. 1997; 16:2262-70.

[95] Said TM, Paasch U, Glander HJ, et al. Role of caspases in male infertility. Hum Reprod Update. 2004; 10:39-51.

[96] Zhivotovsky B, Kroemer G. Apoptosis and genomic instability. Nat Rev Mol Cell Biol. 2004; 5:752-62.

[97] Muratori M, Piomboni P, Baldi E, et al. Functional and ultrastructural features of DNA-fragmented human sperm. J Androl. 2000; 21:903-12.

[98] Barroso G, Morshedi M, Oehninger S. Analysis of DNA fragmentation, plasma membrane translocation of phosphati-

dylserine and oxidative stress in human spermatozoa. Hum Reprod. 2000; 15:1338-44.

[99] Ross AJ, Waymire KG, Moss JE, et al. Testicular degeneration in Bclw-deficient mice. Nat Genet. 1998; 18:251-6.

[100] Sakkas D, Moffatt O, Manicardi GC, et al. Nature of DNA damage in ejaculated human spermatozoa and the possible involvement of apoptosis. Biol Reprod. 2002; 66:1061-7.

[101] Sutovsky P, Neuber E, Schatten G. Ubiquitin dependent sperm quality control mechanism recognizes spermatozoa with DNA defects as revealed by dual ubiquitin-TUNEL assay. Mol Reprod Dev. 2002; 61:406-13.

[102] Muratori M, Maggi M, Spinelli S, et al. Spontaneous DNA fragmentation in swim-up selected human spermatozoa during long term incubation. J Androl. 2003; 24:253-62.

[103] Sakkas D, Seli E, Bizzaro D, et al. Abnormal spermatozoa in the ejaculate: Abortive apoptosis and faulty nuclear remodelling during spermatogenesis. Reprod Biomed Online. 2003; 7: 428-32.

[104] Henkel R, Hajimohammad M, Stalf T, et al. Influence of deoxyribonucleic acid damage on fertilization and pregnancy. Fertil Steril. 2004; 81:965-72.

[105] Lachaud C, Tesarik J, Canadas ML, et al. Apoptosis and necrosis in human ejaculated spermatozoa. Hum Reprod. 2004; 19:607-10.

[106] Moustafa MH, Sharma RK, Thornton J, et al. Relationship between ROS production, apoptosis, and DNA denaturation in spermatozoa from patients examined for infertility. Hum Reprod. 2004; 19:129-38.

[107] Paasch U, Sharma RK, Gupta AK, et al. Cryopreservation and thawing is associated with varying extent of activation of apoptotic machinery in subsets of ejaculated human spermatozoa. Biol Reprod. 2004; 71:1828-37.

[108] Sutovsky P, Hauser R, Sutovsky M. Increased levels of sperm ubiquitin correlate with semen quality in men from an andrology clinic population. Hum Reprod. 2004; 19: 628-35.

[109] Aitken RJ, Buckingham D, West K, et al. Differential contribution of leucocytes and spermatozoa to the generation of reactive oxygen species in the ejaculates of oligozoospermic patients and fertile donors. J Reprod Fertil. 1992; 94: 451-62.

[110] Tremellen K. Oxidative stress and male infertility-a clinical perspective. Hum Reprod Update. 2008; 14:243-58.

[111] Bisht S, Faiq M, Tolahunase M, et al. Oxidative stress and male infertility. Nat Rev Urol. 2017; 14:470-85.

[112] Agarwal A, Rana M, Qiu E, et al. Role of oxidative stress, infection and inflammation in male infertility. Andrologia. 2018; 11:e13126.

[113] Aitken RJ, Baker MA. The role of genetics and oxidative stress in the etiology of male infertility-A unifying hypothesis? Front Endocrinol (Lausanne). 2020; 11:581838.

[114] Ritchie C, Ko EY. Oxidative stress in the pathophysiology of male infertility. Andrologia. 2021; 53:e13581.

[115] Dutta S, Majzoub A, Agarwal A. Oxidative stress and sperm function: A systematic review on evaluation and management. Arab J Urol. 2019; 17:87-97.

[116] Martínez P, Proverbio F, Camejo MI. Sperm lipid peroxidation and pro-inflammatory cytokines. Asian J Androl. 2007; 9:102-7.

[117] Humaidan P, Haahr T, Povlsen BB, et al. The combined effect of lifestyle intervention and antioxidant therapy on sperm DNA fragmentation and seminal oxidative stress in IVF patients: A pilot study. Int Braz J Urol. 2022; 48: 131-56.

[118] Vaughan DA, Tirado E, Garcia D, et al. DNA fragmentation of sperm: A radical examination of the contribution of oxidative stress and age in 16945 semen samples. Hum Reprod. 2020; 35: 2188-96.

[119] Gosálvez J, López-Fernández C, Fernandez JL, et al. Unpacking the mysteries of sperm DNA fragmentation: Ten frequently asked questions. J Reprod Biotech Fertil. 2015; 31: 2058915815594454.

[120] Ribas-Maynou J, Benet J. Single and double strand sperm DNA damage: Different reproductive effects on male fertility. Genes (Basel). 2019; 10:105.

[121] Bannister LA, Schimenti JC. Homologous recombinational repair proteins in mouse meiosis. Cytogenet Genome Res. 2004; 107:191-200.

[122] De Iuliis GN, Thomson LK, Mitchell LA, et al. DNA damage in human spermatozoa is highly correlated with the efficiency of chromatin remodelling and the formation of 8-hydroxy-2'-deoxyguanosine, a marker of oxidative stress. Biol Reprod. 2009; 81:517-24.

[123] Palmer NO, Bakos HW, Fullston T, et al. Impact of obesity on male fertility, sperm function and molecular composition. Spermatogenesis. 2012; 2:253-63.

[124] Agarwal A, Deepinder F, Sharma RK, et al. Effect of cell phone usage on semen analysis in men attending infertility clinic: An observational study. Fertil Steril. 2008; 89:124-8.

[125] Dupont C, Faure C, Sermondade N, et al. Obesity leads to higher risk of sperm DNA damage in infertile patients. Asian J Androl. 2013; 15:622.

[126] Harlev A, Agarwal A, Gunes SO, et al. Smoking and male

infertility: An evidence-based review. World J Mens Health. 2015; 33:143-60.

[127] Gavriliouk D, Aitken RJ. Damage to sperm DNA mediated by reactive oxygen species: Its impact on human reproduction and the health trajectory of offspring. Adv Exp Med Biol. 2015; 868:23-47.

[128] Singh NP, Muller CH, Berger RE. Effects of age on DNA double-strand breaks and apoptosis in human sperm. Fertil Steril. 2003; 80:1420-30.

[129] Schmid TE, Eskenazi B, Baumgartner A, et al. The effects of male age on sperm DNA damage in healthy non-smokers. Hum Reprod. 2007; 22:180-7.

[130] Alshahrani S, Agarwal A, Assidi M, et al. Infertile men older than 40 years are at higher risk of sperm DNA damage. Reprod Biol Endocrinol. 2014; 12:103.

[131] Sharma R, Agarwal A, Rohra VK, et al. Effects of increased paternal age on sperm quality, reproductive outcome and associated epigenetic risks to offspring. Reprod Biol Endocrinol. 2015; 13:35.

[132] Morris ID. Sperm DNA damage and cancer treatment. Int J Androl. 2002; 25:255-61.

[133] Sailer BL, Jost LK, Erickson KR, et al. Effects of X-irradiation on mouse testicular cells and sperm chromatin structure. Environ Mol Mutagen. 1995; 25:23-30.

[134] Fossa SD, De Angelis P, Kraggerud SM, et al. Prediction of posttreatment spermatogenesis in patients with testicular cancer by flow cytometric sperm chromatin structure assay. Cytometry. 1997; 30:192-6.

[135] Ståhl O, Eberhard J, Jepson K, et al. Sperm DNA integrity in testicular cancer patients. Hum Reprod. 2006; 21:3199-205.

[136] Saleh RA, Agarwal A, Sharma RK, et al. Effect of cigarette smoking on levels of seminal oxidative stress in infertile men: A prospective study2002). Fertil Steril. 2002; 78:491-9.

[137] Erenpreiss J, Hlevicka S, Zalkalns J, et al. Effect of leukocytospermia on sperm DNA integrity: A negative effect in abnormal semen samples. J Androl. 2002; 23:717-23.

[138] Rubes J, Selevan SG, Evenson DP, et al. Episodic air pollution is associated with increased DNA fragmentation in human sperm without other changes in semen quality. Hum Reprod. 2005; 20:2776-83.

[139] Lewis SEM, Esteves SC. What does a varicocele do to a man's fertility? There is much more than meets the eye. Int Braz J Urol. 2021; 47:284-6.

[140] Saleh RA, Agarwal A, Sharma RK, et al. Evaluation of nuclear DNA damage in spermatozoa from infertile men with varicocele. Fertil Steril. 2003; 80:1431-6.

[141] Zini A, Defreitas G, Freeman M, et al. Varicocele is associated with abnormal retention of cytoplasmic droplets by human spermatozoa. Fertil Steril. 2000; 74:461-4.

[142] Zini A, Dohle G. Are varicoceles associated with increased deoxyribonucleic acid fragmentation? Fertil Steril. 2011; 96:1283-7.

[143] Esteves SC, Santi D, Simoni M. An update on clinical and surgical interventions to reduce sperm DNA fragmentation in infertile men. Andrology. 2020; 8:53-81.

[144] Panner Selvam MK, Samanta L, Agarwal A. Functional analysis of differentially expressed acetylated spermatozoal proteins in infertile men with unilateral and bilateral varicocele. Int J Mol Sci. 2020; 21:3155.

[145] Ammar O, Tekeya O, Hannachi I, et al. Increased sperm DNA fragmentation in infertile men with varicocele: Relationship with apoptosis, seminal oxidative stress, and spermatic parameters. Reprod Sci. 2021; 28:909-19.

[146] Finelli R, Darbandi S, Pushparaj PN, et al. Silico sperm proteome analysis to investigate DNA repair mechanisms in varicocele patients. Front Endocrinol (Lausanne). 2021; 12:757592.

[147] Finelli R, Moreira BP, Alves MG, Agarwal A. Unraveling the Molecular Impact of Sperm DNA Damage on Human Reproduction. Adv Exp Med Biol. 2022; 1358:77-113.

[148] Jeremias JT, Belardin LB, Okada FK, et al. Oxidative origin of sperm DNA fragmentation in the adult varicocele. Int Braz J Urol. 2021; 47:275-83.

[149] Zini A, Blumenfeld A, Libman J, et al. Beneficial effect of microsurgical varicocelectomy on human sperm DNA integrity. Hum Reprod. 2005; 20:1018-21.

[150] Smit M, Romijn JC, Wildhagen MF, et al. Decreased sperm DNA fragmentation after surgical varicocelectomy is associated with increased pregnancy rate. J Urol. 2010; 183:270-4.

[151] Wang YJ, Zhang RQ, Lin YJ, et al. Relationship between varicocele and sperm DNA damage and the effect of varicocele repair: A meta-analysis. Reprod Biomed Online. 2012; 25:307-14.

[152] Lira Neto FT, Roque M, Esteves SC. Effect of varicocelectomy on sperm deoxyribonucleic acid fragmentation rates in infertile men with clinical varicocele: A systematic review and meta-analysis. Fertil Steril. 2021; 116:696-712.

[153] Wang SL, Bedrick BS, Kohn TP. What is the role of varicocelectomy in infertile men with clinical varicoceles and elevated sperm DNA fragmentation? Fertil Steril. 2021; 116:657-8.

[154] Qiu D, Shi Q, Pan L. Efficacy of varicocelectomy for sperm DNA integrity improvement: A meta-analysis. Andrologia. 2021; 53:e13885.

[155] Xing W, Krishnamurthy H, Sairam MR. Role of follitropin receptor signaling in nuclear protein transitions and chromatin condensation during spermatogenesis. Biochem Biophys Res Commun. 2003; 312:697-701.

[156] Evenson DP, Jost LK, Corzett M, et al. Characteristics of human sperm chromatin structure following an episode of influenza and high fever: A case study. J Androl. 2000; 21: 739-46.

[157] Ahmad G, Moinard N, Esquerré-Lamare C, et al. Mild induced testicular and epididymal hyperthermia alters sperm chromatin integrity in men. Fertil Steril. 2012; 97:546-53.

[158] Cho CL, Agarwal A, Majzoub A, et al. Clinical utility of sperm DNA fragmentation testing: Concise practice recommendations. Transl Androl Urol. 2017; 6:S366-73.

[159] Zini A, Sigman M. Are tests of sperm DNA damage clinically useful? Pros and cons. J Androl. 2009; 30:219-29.

[160] Bareh GM, Jacoby E, Binkley P, et al. Sperm deoxyribonucleic acid fragmentation assessment in normozoospermic male partners of couples with unexplained recurrent pregnancy loss: A prospective study. Fertil Steril. 2016; 105: 329-36.

[161] O'Neill CL, Parrella A, Keating D, et al. A treatment algorithm for couples with unexplained infertility based on sperm chromatin assessment. J Assist Reprod Genet. 2018; 35:1911-7.

[162] Majzoub A, Agarwal A, Cho CL, et al. Sperm DNA fragmentation testing: A cross sectional survey on current practices of fertility specialists. Transl Androl Urol. 2017; 6: S710-19.

[163] Sharma R, Ahmad G, Esteves S, et al. Terminal deoxynucleotidyl transferase dUTP nick end labeling (TUNEL) assay using bench top flow cytometer for evaluation of sperm DNA fragmentation in fertility laboratories: Protocol, reference values, and quality control. J Assist Reprod Genet. 2016; 33:291-300.

[164] Sergerie M, Laforest G, Boulanger K, et al. Longitudinal study of sperm DNA fragmentation as measured by terminal uridine nick end-labelling assay. Hum Reprod. 2005; 20: 1921-7.

[165] Erenpreiss J, Bungum M, Spano M, et al. Intra-individual variation in sperm chromatin structure assay parameters in men from infertile couples: Clinical implications. Hum Reprod. 2006; 21: 2061-4.

[166] Smit M, Dohle GR, Hop WC, et al. Clinical correlates of the biological variation of sperm DNA fragmentation in infertile men attending an andrology outpatient clinic. Int J Androl. 2007; 30:48-55.

[167] Spano M, Bonde JP, Hjollund HI, et al. Sperm chromatin damage impairs human fertility. The Danish First Pregnancy Planner Study Team. Fertil Steril. 2000; 73:43-50.

[168] Gandini L, Lombardo F, Paoli D, et al. Study of apoptotic DNA fragmentation in human spermatozoa. Hum Reprod. 2000; 15:830-9.

[169] Larson-Cook KL, Brannian JD, Hansen KA, et al. Relationship between the outcomes of assisted reproductive techniques and sperm DNA fragmentation as measured by the sperm chromatin structure assay. Fertil Steril. 2003; 80: 895-902.

[170] Saleh RA, Agarwal A, Nelson DR, et al. Increased sperm nuclear DNA damage in normozoospermic infertile men: A prospective study. Fertil Steril. 2002; 78:313-8.

[171] Zini A, Bielecki R, Phang D, et al. Correlations between two markers of sperm DNA integrity, DNA denaturation and DNA fragmentation, in fertile and infertile men. Fertil Steril. 2001; 75:674-7.

[172] McKelvey-Martin V, Melia N, Walsh I, et al. Two potential clinical applications of the alkaline single-cell gel electrophoresis assay: (1). Human bladder washings and transitional cell carcinoma of the bladder; and (2). Human sperm and male infertility. Mutat Res. 1997; 375:93-104.

[173] Zhang Y, Wang H, Wang L, et al. The clinical significance of sperm DNA damage detection combined with routine semen testing in assisted reproduction. Mol Med Report. 2008; 1:617-24.

[174] Sergerie M, Laforest G, Bujan L, et al. Sperm DNA fragmentation: Threshold value in male fertility. Hum Reprod. 2005; 20: 3446-51.

[175] Drobnis EZ, Johnson M. The question of sperm DNA fragmentation testing in the male infertility work-up: A response to Professor Lewis' commentary. Reprod Biomed Online. 2015; 31:138-9.

[176] Saleh RA, Agarwal A, Nada ES, et al. Negative effects of increased sperm DNA damage in relation to seminal oxidative stress in men with idiopathic and male factor infertility. Fertil Steril. 2003; 79:1597-605.

[177] Bungum M, Humaidan P, Spano M, et al. The predictive value of sperm chromatin structure assay (SCSA) parameters for the outcome of intrauterine insemination, IVF and ICSI. Hum Reprod. 2004; 19:1401-8.

[178] Duran EH, Morshedi M, Taylor S, et al. Sperm DNA quality predicts intrauterine insemination outcome: A prospective

cohort study. Hum Reprod. 2002; 17:3122-8.

[179] Simon L, Carrell DT, Zini A. Sperm DNA Tests Are Clinically Useful: Pro. A Clinician's Guide to Sperm DNA and Chromatin Damage. Cham: Springer, pp. 431-67, 2018.

[180] Agarwal A, Cho C-L, Esteves SC. Should we evaluate and treat sperm DNA fragmentation? Curr Opin Obstet Gynecol. 2016; 28:164-71.

[181] Payne JF, Raburn DJ, Couchman GM, et al. Redefining the relationship between sperm deoxyribonucleic acid fragmentation as measured by the sperm chromatin structure assay and outcomes of assisted reproductive techniques. Fertil Steril. 2005; 84:356-64.

[182] Tomlinson MJ, Moffatt O, Manicardi GC, et al. Interrelationships between seminal parameters and sperm nuclear DNA damage before and after density gradient centrifugation: Implications for assisted conception. Hum Reprod. 2001; 16:2160-5.

[183] Seli E, Gardner DK, Schoolcraft WB, et al. Extent of nuclear DNA damage in ejaculated spermatozoa impacts on blastocyst development after *in vitro* fertilization. Fertil Steril. 2004; 82:378-83.

[184] Hammadeh ME, Stieber M, Haidl G, et al. Association between sperm cell chromatin condensation, morphology based on strict criteria, and fertilization, cleavage and pregnancy rates in an IVF program. Andrologia. 1998; 30:29-35.

[185] Lopes S, Sun JG, Jurisicova A, et al. Sperm deoxyribonucleic acid fragmentation is increased in poor quality semen samples and correlates with failed fertilization in intracytoplasmic sperm injection. Fertil Steril. 1998; 69:528-32.

[186] Twigg JP, Irvine DS, Aitken RJ. Oxidative damage to DNA in human spermatozoa does not preclude pronucleus formation at intracytoplasmic sperm injection. Hum Reprod. 1998; 13: 1864-71.

[187] Li Z, Wang L, Cai J, et al. Correlation of sperm DNA damage with IVF and ICSI outcomes: A systematic review and meta-analysis. J Assist Reprod Genetics. 2006; 23:367-76.

[188] Rilcheva VS, Ayvazova NP, Ilieva LO, et al. Sperm DNA integrity test and assisted reproductive technology (art) outcome. J Biomed Clin Res. 2016; 9:21.

[189] Zhang Z, Dai C, Shan G, Chen X, Liu H, Abdalla K, Kuznyetsova I, Moskovstev S, Huang X, Librach C, Jarvi K, Sun Y. Quantitative selection of single human sperm with high DNA integrity for intracytoplasmic sperm injection. Fertil Steril. 2021; 116:1308-1318.

[190] Agarwal A, Said TM. Oxidative stress, DNA damage and apoptosis in male infertility: A clinical approach. BJU Int. 2005; 95:503-7.

[191] Aziz N, Said T, Paasch U, et al. The relationship between human sperm apoptosis, morphology and the sperm deformity index. Hum Reprod. 2007; 22:1413-9.

[192] Khadem N, Poorhoseyni A, Jalali M, et al. Sperm DNA fragmentation in couples with unexplained recurrent spontaneous abortions. Andrologia. 2014; 46:126-30.

[193] Virro MR, Larson-Cook KL, Evenson DP. Sperm chromatin structure assay (SCSA) parameters are related to fertilization, blastocyst development, and ongoing pregnancy in *in vitro* fertilization and intracytoplasmic sperm injection cycles. Fertil Steril. 2004; 81:1289-95.

[194] Paoli D, Pallotti F, Lenzi A, et al. Fatherhood and sperm DNA damage in testicular cancer patients. Front Endocrinol (Lausanne). 2018; 9:506.

[195] Bujan L, Walschaerts M, Brugnon F, et al. Impact of lymphoma treatments on spermatogenesis and sperm deoxyribonucleic acid: A multicenter prospective study from the CECOS network. Fertil Steril. 2014; 102:667-74.

[196] Daudin M, Rives N, Walschaerts M, et al. Sperm cryopreservation in adolescents and young adults with cancer: Results of the French national sperm banking network (CECOS). Fertil Steril. 2015; 103:478-86.

[197] De Mas P, Daudin M, Vincent MC, et al. Increased aneuploidy in spermatozoa from testicular tumour patients after chemotherapy with cisplatin, etoposide and bleomycin. Hum Reprod. 2001; 16:1204-8.

[198] Kobayashi H, Larson K, Sharma R, et al. DNA damage in cancer patients before treatment as measured by the sperm chromatin structure assay. Fertil Steril. 2001; 75:469-75.

[199] O'Flaherty C, Vaisheva F, Hales BF, et al. Characterization of sperm chromatin quality in testicular cancer and Hodgkin's lymphoma patients prior to chemotherapy. Hum Reprod. 2008; 23:1044-52.

[200] Smit M, Van Casteren N, Wildhagen M, et al. Sperm DNA integrity in cancer patients before and after cytotoxic treatment. Hum Reprod. 2010; 25:1877-83.

[201] Beaud H, Tremblay AR, Chan PTK, et al. Sperm DNA damage in cancer patients. Adv Exp Med Biol. 2019; 1166:189-203.

[202] Parekh NV, Lundy SD, Vij SC. Fertility considerations in men with testicular cancer. Transl Androl Urol. 2020; 9:S14-23.

[203] García A, Herrero MB, Holzer H, et al. Assisted reproductive outcomes of male cancer survivors. J Cancer Surviv. 2015; 9: 208-14.

[204] Papler TB, Vrtacnik-Bokal E, Drobnic S, et al. The outcome of IVF/ICSI cycles in male cancer patients: Retrospective analysis of procedures from 2004 to 2018. Radiol Oncol. 2021; 55:221-8.

[205] Baker H, Liu D. Assessment of nuclear maturity. In: Human Spermatozoa in Assisted Reproduction. Acosta A, Kruger T (eds). London: CRC Press, pp. 193-203, 1996.

[206] Erenpreisa J, Erenpreiss J, Freivalds T, et al. Toluidine blue test for sperm DNA integrity and elaboration of image cytometry algorithm. Cytometry. 2003; 52:19-27.

[207] Manicardi GC, Bianchi PG, Pantano S, et al. Presence of endogenous nicks in DNA of ejaculated human spermatozoa and its relationship to chromomycin A_3 accessibility. Biol Reprod. 1995; 52:864-7.

[208] Fernandez JL, Vazquez-Gundin F, DelgFernanado A, et al. DNA breakage detection-FISH (DBD-FISH) in human spermatozoa: Technical variants evidence different structural features. Mutat Res. 2000; 453:77-82.

[209] Gorczyca W, Gong J, Darzynkiewicz Z. Detection of DNA strand breaks in individual apoptotic cells by the *in situ* terminal deoxynucleotidyl transferase and nick translation assays. Cancer Res. 1993; 53:1945-51. [PMC][8467513]

[210] Zini A, Fischer MA, Sharir S, et al. Prevalence of abnormal sperm DNA denaturation in fertile and infertile men. Urology. 2002; 60:1069-72.

[211] Fernandez JL, Muriel L, Rivero MT, et al. The sperm chromatin dispersion test: A simple method for the determination of sperm DNA fragmentation. J Androl. 2003; 24:59-66.

[212] Singh NP, McCoy MT, Tice RR, et al. A simple technique for quantitation of low levels of DNA damage in individual cells. Exp Cell Res. 1988; 175:184-91.

[213] Singh NP, Danner DB, Tice RR. Abundant alkali-sensitive sites in DNA of human and mouse sperm. Exp Cell Res. 1989; 184: 461-70.

[214] Ribeiro S, Sharma R, Gupta S, et al. Inter- and intra-laboratory standardization of TUNEL assay for assessment of sperm DNA fragmentation. Andrology. 2017; 5:477-85.

[215] Gupta S, Sharma R, Agarwal A. Inter- and intra-laboratory standardization of TUNEL assay for assessment of sperm DNA fragmentation. Curr Protoc Toxicol. 2017; 74:1-16.

[216] Sharma R, Gupta S, Henkel R, et al. Critical evaluation of two models of flow cytometers for the assessment of sperm DNA fragmentation: An appeal for performance verification. Asian J Androl. 2019; 21:438-44.

[217] Kodama H, Yamaguchi R, Fukuda J. Increased oxidative deoxyribonucleic acid damage in the spermatozoa of infertile male patients. Fertil Steril. 1997; 68:519-24.

[218] Shen H, Ong C. Detection of oxidative DNA damage in human sperm and its association with sperm function and male infertility. Free Radic Biol Med. 2000; 28:529-36.

[219] Hammadeh ME, Zeginiadov T, Rosenbaum P et al. Predictive value of sperm chromatin condensation (aniline blue staining) in the assessment of male fertility. Arch Androl. 2001; 46: 99-104.

[220] Wong A, Chuan SS, Patton WC, et al. Addition of eosin to the aniline blue assay to enhance detection of immature sperm histones. Fertil Steril. 2008; 90:1999-2002.

[221] Foresta C, Zorzi M, Rossato M, et al. Sperm nuclear instability and staining with aniline blue: Abnormal persistence of histones in spermatozoa in infertile men. Int J Androl. 1992; 15:330-7.

[222] Auger J, Mesbah M, Huber C, et al. Aniline blue staining as a marker of sperm chromatin defects associated with different semen characteristics discriminates between proven fertile and suspected infertile men. Int J Androl. 1990; 13:452-62.

[223] Kazerooni T, Asadi N, Jadid L, et al. Evaluation of sperm's chromatin quality with acridine orange test, chromomycin A_3 and aniline blue staining in couples with unexplained recurrent abortion. J Assist Reprod Genet. 2009; 26:591-6.

[224] de Jager C, Aneck-Hahn NH, Bornman MS, et al. Sperm chromatin integrity in DDT-exposed young men living in a malaria area in the Limpopo Province, South Africa. Hum Reprod. 2009; 24:2429-38.

[225] Erenpreiss J, Bars J, Lipatnikova V, et al. Comparative study of cytochemical tests for sperm chromatin integrity. J Androl. 2001; 22:45-53.

[226] Erenpreiss J, Jepson K, Giwercman A, et al. Toluidine blue cytometry test for sperm DNA conformation: Comparison with the flow cytometric sperm chromatin structure and TUNEL assays. Hum Reprod. 2004; 19:2277-82.

[227] Tsarev I, Bungum M, Giwercman A, et al. Evaluation of male fertility potential by Toluidine Blue test for sperm chromatin structure assessment. Hum Reprod. 2009; 24:1569-74.

[228] Sadeghi MR, Lakpour N, Heidari-Vala H, et al. Relationship between sperm chromatin status and ICSI outcome in men with obstructive azoospermia and unexplained infertile normozoospermia. Rom J Morphol Embryol. 2011; 52:645-51.

[229] Carretero MI, Giuliano SM, Casaretto CI, et al. Evaluation of the effect of cooling and of the addition of collagenase on

llama sperm DNA using toluidine blue. Andrologia. 2011; 44:239-47.

[230] Talebi AR, Moein MR, Tabibnejad N, et al. Effect of varicocele on chromatin condensation and DNA integrity of ejaculated spermatozoa using cytochemical tests. Andrologia. 2008; 40: 245-51.

[231] Mahfouz RZ, Sharma RK, Said TM, et al. Association of sperm apoptosis and DNA ploidy with sperm chromatin quality in human spermatozoa. Fertil Steril. 2009; 91: 1110-8.

[232] Hosseinifar H, Yazdanikhah S, Modarresi T, et al. Correlation between sperm DNA fragmentation index and CMA3 positive spermatozoa in globozoospermic patients. Andrology. 2015; 3:526-31.

[233] Esterhuizen ad, Franken DR, Lourens JG, et al. Sperm chromatin packaging as an indicator of *in-vitro* fertilization rates. Hum Reprod. 2000; 15:657-61.

[234] Sakkas D, Urner F, Bianchi PG, et al. Sperm chromatin anomalies can influence decondensation after intracytoplasmic sperm injection. Hum Reprod. 1996; 11:837-43.

[235] Sakkas D, Urner F, Bizzaro D, et al. Sperm nuclear DNA damage and altered chromatin structure: Effect on fertilization and embryo development. Hum Reprod. 1998; 13: 11-9.

[236] Nijs M, Creemers E, Cox A, et al. Chromomycin A_3 staining, sperm chromatin structure assay and hyaluronic acid binding assay as predictors for assisted reproductive outcome. Reprod Biomed Online. 2009; 19:671-84.

[237] Manochantr S, Chiamchanya C, Sobhon P. Relationship between chromatin condensation, DNA integrity and quality of ejaculated spermatozoa from infertile men. Andrologia. 2012; 44: 187-99.

[238] Fernandez JL, Goyanes VJ, Ramiro-Diaz J, et al. Application of FISH for *in situ* detection and quantification of DNA breakage. Cytogenet Cell Genet. 1998; 82:251-6.

[239] Fernández JL, Cajigal D, Gosálvez J. Simultaneous labeling of single- and double-strand DNA breaks by DNA breakage detection-FISH (DBD-FISH). Methods Mol Biol. 2011; 682: 133-47.

[240] Irvine DS, Twigg JP, Gordon EL, et al. DNA integrity in human spermatozoa: Relationships with semen quality. J Androl. 2000; 21:33-44.

[241] Shamsi MB, Kumar R, Dada R. Evaluation of nuclear DNA damage in human spermatozoa in men opting for assisted reproduction. Indian J Med Res. 2008; 127:115-23.

[242] Setchell BP, Ekpe G, Zupp JL, et al. Transient retardation in embryo growth in normal female mice made pregnant by males whose testes had been heated. Hum Reprod. 1998; 13:342-7.

[243] Aitken RJ, Irvine DS, Wu FC. Prospective analysis of sperm-oocyte fusion and reactive oxygen species generation as criteria for the diagnosis of infertility. Am J Obstet Gynecol. 1991; 164:542-51.

[244] Mohammed EE, Mosad E, Zahran AM, et al. Acridine orange and flow cytometry: Which is better to measure the effect of varicocele on sperm DNA integrity? Adv Urol. 2015; 2015:814150.

[245] Hoshi K, Katayose H, Yanagida K, et al. The relationship between acridine orange fluorescence of sperm nuclei and the fertilizing ability of human sperm. Fertil Steril. 1996; 66: 634-9.

[246] Skowronek F, Casanova G, Alciaturi J, et al. DNA sperm damage correlates with nuclear ultrastructural sperm defects in teratozoospermic men. Andrologia. 2012; 44:59-65.

[247] Varghese AC, Bragais FM, Mukhopadhyay D, et al. Human sperm DNA integrity in normal and abnormal semen samples and its correlation with sperm characteristics. Andrologia. 2009; 41: 207-15.

[248] Katayose H, Yanagida K, Hashimoto S, et al. Use of diamideacridine orange fluorescence staining to detect aberrant protamination of human-ejaculated sperm nuclei. Fertil Steril. 2003; 79: 670-6.

[249] Lazaros LA, Vartholomatos GA, Hatzi EG, et al. Assessment of sperm chromatin condensation and ploidy status using flow cytometry correlates to fertilization, embryo quality and pregnancy following *in vitro* fertilization. J Assist Reprod Genet. 2011; 28:885-91.

[250] Zini A, Kamal K, Phang D, et al. Biologic variability of sperm DNA denaturation in infertile men. Urology. 2001; 58:258-61.

[251] Muriel L, Meseguer M, Fernandez JL, et al. Value of the sperm chromatin dispersion test in predicting pregnancy outcome in intrauterine insemination: A blind prospective study. Hum Reprod. 2006; 21:738-44.

[252] Muriel L, Garrido N, Fernandez JL, et al. Value of the sperm deoxyribonucleic acid fragmentation level, as measured by the sperm chromatin dispersion test, in the outcome of *in vitro* fertilization and intracytoplasmic sperm injection. Fertil Steril. 2006; 85:371-83.

[253] Muriel L, Goyanes V, Segrelles E, et al. Increased aneuploidy rate in sperm with fragmented DNA as determined by the sperm chromatin dispersion (SCD) test and FISH analysis. J Androl. 2007; 28:38-49.

[254] Fernandez JL, Muriel L, Goyanes V, et al. Halosperm is

an easy, available, and cost-effective alternative for determining sperm DNA fragmentation. Fertil Steril. 2005; 84: 860.

[255] Gosálvez J, Rodríguez-Predreira M, Mosquera A, et al. Characterisation of a subpopulation of sperm with massive nuclear damage, as recognised with the sperm chromatin dispersion test. Andrologia. 2014; 46:602-9.

[256] Feijó CM, Esteves SC. Diagnostic accuracy of sperm chromatin dispersion test to evaluate sperm deoxyribonucleic acid damage in men with unexplained infertility. Fertil Steril. 2014; 101: 58-63. e3.

[257] Velez de la Calle JF, Muller A, Walschaerts M, et al. Sperm deoxyribonucleic acid fragmentation as assessed by the sperm chromatin dispersion test in assisted reproductive technology programs: Results of a large prospective multicenter study. Fertil Steril. 2008; 90: 1792-9.

[258] Cissen M, Wely MV, Scholten I, et al. Measuring sperm DNA fragmentation and clinical outcomes of medically assisted reproduction: A systematic review and meta-analysis. PLoS One. 2016; 11:e0165125.

[259] Ribas-Maynou J, Yeste M, Becerra-Tomás N, et al. Clinical implications of sperm DNA damage in IVF and ICSI: Updated systematic review and meta-analysis. Biol Rev Camb Philos Soc. 2021; 96:1284-1300.

[260] Zhang LH, Qiu Y, Wang KH, et al. Measurement of sperm DNA fragmentation using bright-field microscopy: Comparison between sperm chromatin dispersion test and terminal uridine nick-end labeling assay. Fertil Steril. 2010; 94:1027-32.

[261] Meseguer M, Santiso R, Garrido N, et al. Sperm DNA fragmentation levels in testicular sperm samples from azoospermic males as assessed by the sperm chromatin dispersion (SCD) test. Fertil Steril. 2009; 92:1638-45.

[262] Balasuriya A, Speyer B, Serhal P, et al. Sperm chromatin dispersion test in the assessment of DNA fragmentation and aneuploidy in human spermatozoa. Reprod Biomed Online. 2011; 22: 428-36.

[263] Santiso R, Tamayo M, Gosálvez J, et al. Simultaneous determination *in situ* of DNA fragmentation and 8-oxoguanine in human sperm. Fertil Steril. 2010; 93:314-8.

[264] Fernández JL, Cajigal D, López-Fernández C, et al. Assessing sperm DNA fragmentation with the sperm chromatin dispersion test. Methods Mol Biol. 2011; 682:291-301.

[265] Ribas-Maynou J, García-Peiró A, Fernández-Encinas A, et al. Comprehensive analysis of sperm DNA fragmentation by five different assays: TUNEL assay, SCSA, SCD test and alkaline and neutral comet assay. Andrology. 2013; 1: 715-22.

[266] Simon L, Carrell DT. Sperm DNA damage measured by comet assay. Methods Mol Biol. 2013; 927:137-46.

[267] Enciso M, Sarasa J, Agarwal A, et al. A two-tailed comet assay for assessing DNA damage in spermatozoa. Reprod Biomed Online. 2009; 18:609-16.

[268] Cortés-Gutiérrez EI, Dávila-Rodríguez MI, Fernández JL, et al. New application of the comet assay: Chromosome-comet assay. J Histochem Cytochem. 2011; 59:655-60.

[269] Hellman B, Vaghef H, Bostrom B. The concepts of tail moment and tail inertia in the single cell gel electrophoresis assay. Mutat Res. 1995; 336:123-31.

[270] Kusakabe H, Tateno H. Shortening of alkaline DNA unwinding time does not interfere with detecting DNA damage to mouse and human spermatozoa in the comet assay. Asian J Androl. 2011; 13:172-4.

[271] Duty SM, Singh NP, Ryan L, et al. Reliability of the comet assay in cryopreserved human sperm. Hum Reprod. 2002; 17:1274-80.

[272] Morris ID, Ilott S, Dixon L, et al. The spectrum of DNA damage in human sperm assessed by single cell gel electrophoresis (comet assay) and its relationship to fertilization and embryo development. Hum Reprod. 2002; 17:990-8.

[273] Simon L, Lutton D, McManus J, et al. Sperm DNA damage measured by the alkaline comet assay as an independent predictor of male infertility and *in vitro* fertilization success. Fertil Steril. 2011; 95:652-7.

[274] Lewis SE, Simon L. Clinical implications of sperm DNA damage. Hum Fertil (Camb). 2010; 13:201-7.

[275] Abu-Hassan D, Koester F, Shoepper B, et al. Comet assay of cumulus cells and spermatozoa DNA status, and the relationship to oocyte fertilization and embryo quality following ICSI. Reprod Biomed Online. 2006; 12:447-52.

[276] Zhang Z, Zhu L, Jiang H, et al. Sperm DNA fragmentation index and pregnancy outcome after IVF or ICSI: A meta-analysis. J Assist Reprod Genetics. 2015; 32:17-26.

[277] Osman A, Alsomait H, Seshadri S, et al. The effect of sperm DNA fragmentation on live birth rate after IVF or ICSI: A systematic review and meta-analysis. Reprod Biomed Online. 2015; 30: 120-27.

[278] Villani P, Spanò M, Pacchierotti F, et al. Evaluation of a modified comet assay to detect DNA damage in mammalian sperm exposed in vitro to different mutagenic compounds. Reprod Toxicol. 2010; 30:44-9.

[279] Benchaib M, Braun V, Lornage J, et al. Sperm DNA fragmentation decreases the pregnancy rate in an assisted reproductive technique. Hum Reprod. 2003; 18:1023-8.

[280] Enciso M, Johnston SD, Gosálvez J. Differential resistance of mammalian sperm chromatin to oxidative stress as assessed by a two-tailed comet assay. Tese cells from the genotoxic effects of adverse environments. Reprod Fertil Dev. 2011; 23:633-7.

[281] Sharma R, Agarwal A. Laboratory evaluation of sperm chromatin: TUNEL assay. In: Sperm Chromatin—Biological and Clinical Applications in Male Infertility and Assisted Reproduction. New York, NY: Armand Zini and Ashok Agarwal. Springer Science + Business Media, pp. 201-16, 2011.

[282] Mitchell LA, De Iuliis GN, Aitken RJ. The TUNEL assay consistently underestimates DNA damage in human spermatozoa and is influenced by DNA compaction and cell vitality: Development of an improved methodology. Int J Androl. 2011; 34:2-13.

[283] Carrell DT, Liu L, Peterson CM, et al. Sperm DNA fragmentation is increased in couples with unexplained recurrent pregnancy loss. Arch Androl. 2003; 49:49-55.

[284] Sun JG, Jurisicova A, Casper RF. Detection of deoxyribonucleic acid fragmentation in human sperm: Correlation with fertilization *in vitro*. Biol Reprod. 1997; 56:602-7.

[285] Cui ZL, Zheng DZ, Liu YH, et al. Diagnostic accuracies of the TUNEL, SCD, and comet based sperm DNA fragmentation assays for male infertility: A meta-analysis study. Clin Lab. 2015; 61:525-35.

[286] Muratori M, Tamburrino L, Tocci V, et al. Small variations in crucial steps of TUNEL assay coupled to flow cytometry greatly affect measures of sperm DNA fragmentation. J Androl. 2010; 31: 336-45.

[287] Sharma R, Iovine C, Agarwal A, et al. TUNEL assay-standardized method for testing sperm DNA fragmentation. Andrologia. 2021; 53:e13738.

[288] Spano M, Kolstad AH, Larsen SB, et al. The applicability of the flow cytometric sperm chromatin structure assay in epidemiological studies. Hum Reprod. 1998; 13: 2495-505.

[289] Nijs M, De Jonge C, Cox A, et al. Correlation between male age, WHO sperm parameters, DNA fragmentation, chromatin packaging and outcome in assisted reproduction technology. Andrologia. 2011; 43:174-9.

[290] Evenson DP, Larson KL, Jost LK. Sperm chromatin structure assay: Its clinical use for detecting sperm DNA fragmentation in male infertility and comparisons with other techniques. J Androl. 2002; 23:25-43.

[291] Bungum M, Bungum L, Giwercman A. Sperm chromatin structure assay (SCSA): A tool in diagnosis and treatment of infertility. Asian J Androl. 2011; 13:69-75.

[292] Castilla JA, Zamora S, Gonzalvo MC, et al. Sperm chromatin structure assay and classical semen parameters: Systematic review. Reprod Biomed Online. 2010; 20:114-24.

[293] Giwercman A, Lindstedt L, Larsson M, et al. Sperm chromatin structure assay as an independent predictor of fertility *in vivo*: A case-control study. Int J Androl. 2010; 33: e221-7.

[294] Miciński P, Pawlicki K, Wielgus E, et al. The sperm chromatin structure assay (SCSA) as prognostic factor in IVF/ICSI program. Reprod Biol. 2009; 9:65-70.

[295] Bach PV, Schlegal PN. Sperm DNA damage and its role in IVF and ICSI. Basic Clin. Androl. 2016; 26:15.

[296] Lewis SE, Agbaje I, Alvarez J. Sperm DNA tests as useful adjuncts to semen analysis. Syst Biol Reprod Med. 2008; 54: 111-25.

[297] Evenson DP. Evaluation of sperm chromatin structure and DNA strand breaks is an important part of clinical male fertility assessment. Transl Androl Urol. 2017; 6:S495-500.

[298] Henkel R, Hoogendijk CF, Bouic PJ, et al. TUNEL assay and SCSA determine different aspects of sperm DNA damage. Andrologia. 2010; 42:305-13.

[299] Vorilhon S, Brugnon F, Kocer A, et al. Accuracy of human sperm DNA oxidation quantification and threshold determination using an 8-OHdG immuno-detection assay. Hum Reprod. 2018; 33:553-62.

[300] Shen H, Ong C. Evaluation of oxidative DNA damage in human sperm and its association with male infertility. J Androl. 1999; 20:718-23.

[301] Aitken RJ, De Iuliis GN, Finnie JM, et al. Analysis of the relationships between oxidative stress, DNA damage and sperm vitality in a patient population: Development of diagnostic criteria. Hum Reprod. 2010; 25:2415-26.

[302] Ishikawa T, Fujioka H, Ishimura T, et al. Increased testicular 8-hydroxy-2'-deoxyguanosine in patients with varicocele. BJU Int. 2007; 100:863-6.

[303] Loft S, Kold-Jensen T, Hjollund NH, et al. Oxidative DNA damage in human sperm influences time to pregnancy. Hum Reprod. 2003; 18:1265-72.

[304] Agarwal A, Varghese AC, Sharma RK. Markers of oxidative stress and sperm chromatin integrity. Methods Mol Biol. 2009; 590:377-402.

[305] Esteves SC, Roque M, Bradley CK, Garrido N. Reproductive outcomes of testicular versus ejaculated sperm for intracytoplasmic sperm injection among men with high levels of DNA fragmentation in semen: Systematic review and meta-analysis. Fertil Steril. 2017; 108:456-67.

[306] Moskovtsev SI, Jarvi K, Mullen JB, et al. Testicular spermatozoa have statistically significantly lower DNA damage compared with ejaculated spermatozoa in patients with unsuccessful oral antioxidant treatment. Fertil Steril. 2010; 93: 1142-6.

[307] Baldini D, Ferri D, Baldini GM, et al. Sperm selection for ICSI: Do we have a winner? *Cells*. 2021; 10:3566.

[308] Ainsworth C, Nixon B, Aitken RJ. Development of a novel electrophoretic system for the isolation of human spermatozoa. Hum Reprod. 2005; 20:2261-70.

[309] Zini A, San Gabriel M, Baazeem A. Antioxidants and sperm DNA damage: A clinical perspective. J Assist Reprod Genet. 2009; 26:427-32.

[310] Ménézo YJ, Hazout A, Panteix G, et al. Antioxidants to reduce sperm DNA fragmentation: An unexpected adverse effect. Reprod Biomed Online. 2007; 14:418-21.

[311] Agarwal A, Nallella KP, Allamaneni SS, et al. Role of antioxidants in treatment of male infertility: An overview of the literature. Reprod Biomed Online. 2004; 8:616-27.

[312] Rolf C, Cooper TG, Yeung CH, et al. Antioxidant treatment of patients with asthenozoospermia or moderate oligoasthenozoospermia with high-dose vitamin C and vitamin E: A randomized, placebocontrolled, double-blind study. Hum Reprod. 1999; 14:1028-33.

[313] Said T, Agarwal A, Grunewald S, et al. Selection of nonapoptotic spermatozoa as a new tool for enhancing assisted reproduction outcomes: An *in vitro* model. Biol Reprod. 2006; 74:530-37.

[314] Berkovitz A, Eltes F, Lederman H, et al. How to improve IVF-ICSI outcome by sperm selection. Reprod Biomed Online. 2006; 12:634-8.

[315] Hazout A, Dumont-Hassan M, Junca AM, et al. High-magnification ICSI overcomes paternal effect resistant to conventional ICSI. Reprod Biomed Online. 2006; 12: 19-25.

[316] Majumdar G, Majumdar A. A prospective randomized study to evaluate the effect of hyaluronic acid sperm selection on the intracytoplasmic sperm injection outcome of patients with unexplained infertility having normal semen parameters. J Assist Reprod Genet. 2013; 30:1471-5.

[317] Hasanen E, Elqusi K, ElTanbouly S, et al. PICSI vs. MACS for abnormal sperm DNA fragmentation ICSI cases: A prospective randomized trial. J Assist Reprod Genet. 2020; 37: 2605-13.

[318] Said TM, Land JA. Effects of advanced selection methods on sperm quality and ART outcome: A systematic review. Hum Reprod Update. 2011; 17:719-33.

[319] Sackmann EK, Fulton AL, Beebe DJ. The present and future role of microfluidics in biomedical research. Nature. 2014; 507: 181-9.

[320] Smith GD, Takayama S. Application of microfluidic technologies to human assisted reproduction. Mol Hum Reprod. 2017; 23:257-68.

[321] Parrella ACD, Keating D, Rosenwaks Z, Palermo GD. A microfluidic devide for selecting the most progressively motile spermatozoa yields a higher rate of euploid embryos. Fertil Steril. 2018; 110:e342.

[322] Khalafalla K, Majzoub A, Elbardisi H, et al. The effect of sperm DNA fragmentation on intracytoplasmic sperm injection outcome. Andrologia. 2021; 53:e14180.

[323] Baskaran S, Agarwal A, Panner Selvam MK, et al. Tracking research trends and hotspots in sperm DNA fragmentation testing for the evaluation of male infertility: A scientometric analysis. Reprod Biol Endocrinol. 2019; 17:110.

9

卵母细胞的收集和选择

Laura Rienzi, Rosaria Gentile, Federica Innocenti, Danilo Cimadomo, Alberto Vaiarelli 和 Filippo Maria Ubaldi

引　言

辅助生殖技术(assisted reproductive technologies, ART)如今不仅指体外受精(in vitro fertilization, IVF),还指针对患者具体情况量身定制的所有辅助生殖技术治疗方法。随着 ART 技术的进步,患者的治疗过程和治疗结局得到了有效的改善和提升。

生殖轴受下丘脑促性腺激素释放激素(gonadotropins-releasing hormone, GnRH)的脉冲式释放调节。它决定了促性腺激素——卵泡刺激素(follicle stimulating hormone, FSH)和黄体生成素(luteinizing hormone, LH)的分泌模式,进而调节性腺的内分泌功能和配子的成熟[1]。因此,基于使用促性腺激素促进窦卵泡生长的理论和实践,为了提高特定患者群体的 IVF 治疗效果[2],人们已经提出了卵巢刺激的新方案。

控制性卵巢刺激(controlled ovarian stimulation, COS)需要外源性促性腺激素来刺激多个卵泡发育,同时使用 GnRH 激动剂或拮抗剂抑制垂体功能并防止过早排卵,并在取卵前 36~38 h 触发最终的卵母细胞成熟[3]。

在扳机后,卵母细胞减数分裂(停滞于第一次减数分裂前期)重新启动,后续发生生发泡(germinal vesicle, GV)破裂和第一极体(PB1)的形成与排出。进入第二次减数分裂后,卵母细胞再次停滞于第二次减数分裂中期(metaphase stage Ⅱ, MⅡ)。纺锤体和第一极体的出现提示卵母细胞的成熟,这是在进行 IVF 或卵胞质内单精子注射(intracytoplasmic sperm injection, ICSI)操作前所必需的。实验室对卵母细胞质量的评估依据卵丘-卵母细胞复合体(cumulus-oocyte complex, COC)的形态,以及在剥除颗粒细胞后的卵细胞质和胞质外结构的形态。然而,目前对卵母细胞质量评估的应用价值存在争议,本章总结了当前评估卵母细胞发育能力的主要方法。

卵巢刺激方案

卵巢反应性的预测

目前已经提出了不同的多卵泡生长刺激剂,包括重组药物、生物仿制药或尿促性腺激素、GnRH 类似物(激动剂或拮抗剂)、类固醇激素和其他药物,如芳香化酶抑制剂或生长激素。根据对卵巢反应性的预测选择最合适的 COS 方案,以个体化定制 COS[4]。目前已确定了几个预测因素,包括女方年龄、激素水平[FSH 和抗米勒管激素(anti-Müllerian hormone, AMH)]、形态学参数[窦卵泡计数(antral follicle count, AFC)]、多囊卵巢综合征(polycystic ovary syndrome, PCOS)等临床状况和 BMI[5]。

基础血清 FSH 作为应用最广泛的标志物之一,其准确性有限,建议仅用于咨询[6]。事实上,不同组患者及其基础 FSH 值之间的相关性在统计学上并不显著,因此无法进行精确分类。

AMH 是由窦前卵泡和直径达到 7~8 mm 的小窦卵泡产生的。其功能在于抑制 FSH 介导的颗粒细胞(granulosa cell, GC)增殖、卵泡生长和芳香化酶活性。AMH 水平在月经周期中保持稳定。因此,它是女性卵巢储备的一个重要指标,也是获卵数的一个有效预测指标。

AFC 通过阴道超声实施,它与卵巢储备有关并可预测 IVF 结局。事实上,AFC 与获卵数之间存在线性关系[7]。最近支持将 AFC 和 AMH 水平结合起来作为预测卵巢储备的首选方法,其具有较高的精度。单中心受试者工作特征曲线分析和荟萃分析表明,AFC 和 AMH 都可以识别出有可能对外源性促性腺激素低反应、正常反应或高反应的患者[7]。

个体化刺激方案

在过去的 30 年间,人们特别关注卵巢刺激方案的简化,以确定更新颖和更方便的方法来最大限度地改善 IVF 结局。卵母细胞数量是改善 IVF 结局的关键因素[4]。事实上,一项大型多中心研究报道,随着获得的卵母细胞数量的增加，累积活产率（cumulative live birth rate，CLBR）显著增加，提示卵巢刺激可能不会对卵母细胞/胚胎质量产生不利影响[8]。此外根据评估结果显示，卵巢反应性或促性腺激素剂量的增加并不会导致胚胎非整倍体率的上升。而随着获卵数的增加，可用于移植的整倍体胚胎数量也会增加。随着时间的推移，人们采用了不同的刺激方案来充分利用卵巢储备[9]。在20世纪90年代，GnRH激动剂（GnRH agonist，GnRHa）的短期治疗方案应用减少，转而采用长效GnRHa刺激方案[10]。大约20年前，GnRH拮抗剂被应用到IVF临床实践中来[11]。这些GnRH类似物能够立即抑制垂体分泌功能，从而允许在没有垂体抑制的情况下使用促性腺激素，进而形成更短和更可行的刺激方案[12]。与标准的长GnRHa方案相比，这种方法可提供相似的活产率，同时将卵巢过度刺激综合征（ovarian hyperstimulation syndrome，OHSS）的风险降至最低。

不同类型的促性腺激素已被用于优化COS。其中，Corifollitropin alfa（伊诺娃，Elonva）是最近开发的一种可注射的长效FSH激动剂。它是由FSH和人绒毛膜促性腺激素（human chorionic gonadotropin，hCG）的羧基末端肽组成的嵌合重组分子。Corifollitropin alfa具有较长的半衰期，相比重组FSH（recombinant FSH，rFSH），给药次数更少[13]。在临床妊娠率、持续妊娠率、多胎率、流产率、异位妊娠率以及先天畸形率（严重或轻微）方面，Corifollitropin alfa治疗所取得的结果与每日使用rFSH相似[14]。

此外，还有一种非常规的刺激方案，能够在一个月经周期内连续进行两次卵泡刺激，即黄体期刺激（luteal-phase stimulation，LPS）和卵泡期刺激（follicular-phase stimulation，FPS）。该方案被称为双重刺激（duostim）方案，适用于卵巢功能不良患者。据报道，由于LPS来源和FPS来源的卵母细胞之间的所有胚胎学、染色体、临床、妊娠和围产期结局相似[15]，所以在大约15天内进行第二次刺激可以增加每个周期的累积活产率。

卵母细胞生长和选择

卵母细胞发育潜能是指雌性配子达到成熟、受精并维持初始阶段胚胎发育直至囊胚期[16]的能力。许多因素影响着优质卵母细胞的形成，而这一过程中出现异常会导致不孕症和反复ART失败。卵母细胞的质量不仅取决于其染色体组成，还取决于其他有助于其达到囊胚阶段并获得着床能力的所有因素。在受精前很少有非侵入性工具可用于正确评估人类卵母细胞质量。轻微的形态改变不应被视为异常。与卵母细胞质量相关的主要因素如图9-1所示，并在下文中进行了详细描述。

卵泡周围血管化评估

卵母细胞的生长、选择和获得发育能力受到动态血管

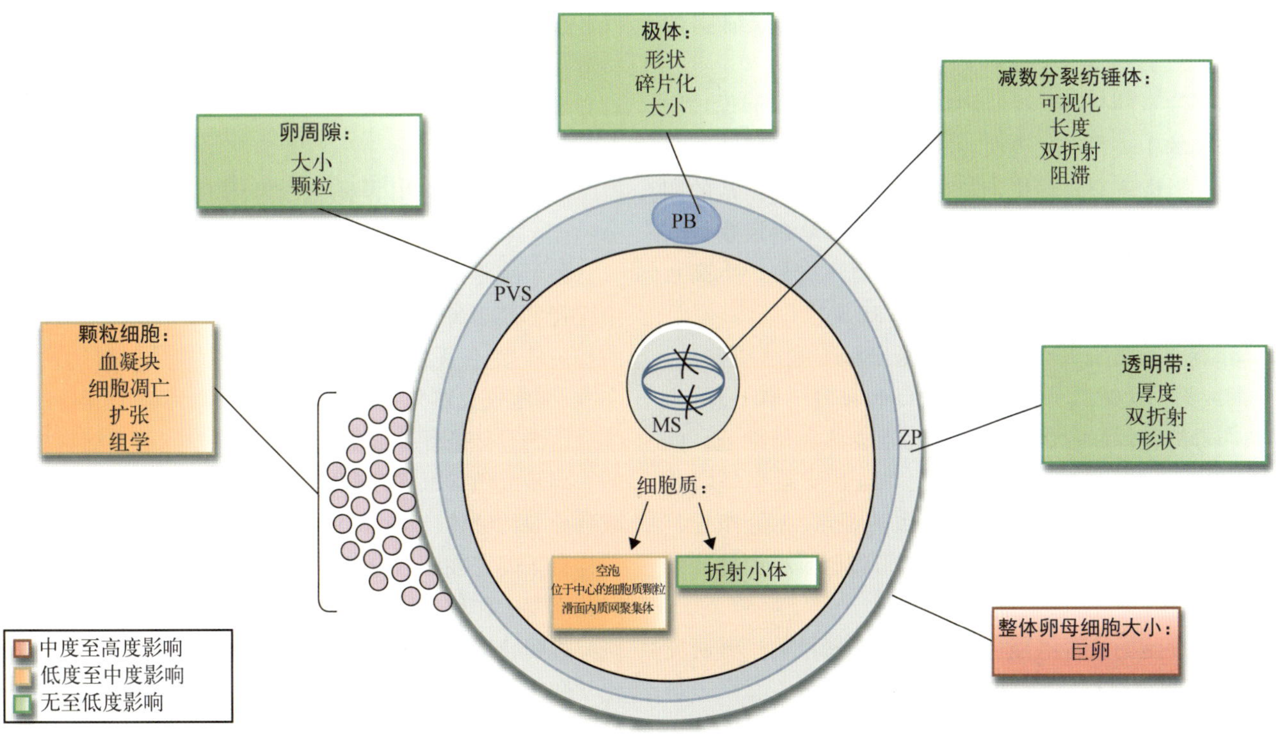

图9-1　用于评估卵母细胞质量的胞质外和胞质内形态特征。红色、橙色和绿色框代表卵母细胞形态异常对卵母细胞质量的预测价值，分别为高、中、低价值

网络的影响。这种卵泡周围血管化被用于输送氧气、生长因子、促性腺激素和类固醇前体,以维持卵泡-卵母细胞的成熟[17]。虽然有几项研究证明了正确的血管生成和卵泡健康发育之间有强相关性,但人们对二者之间的因果关系仍知之甚少。有研究表明在IVF过程中,利用能量多普勒超声(power doppler ultrasound, PDU)评估卵巢内卵泡周围血流量是一个判断卵母细胞质量、胚胎活力和着床潜能的良好指标[18]。相反,其他研究未能证实卵泡周围血管化与卵母细胞质量之间的关联及在改善生殖结局方面的临床价值[19,20]。因此,进一步的前瞻性随机研究可能会阐明卵泡周围血管化评估的有效性,以便将PDU纳入评估配子/胚胎质量的方案中。

卵丘-卵母细胞复合体的评估

成熟的卵丘-卵母细胞复合体(cumulus-oocyte complex, COC)由排出第一极体的MⅡ期卵母细胞和其外周包围着的卵丘细胞(cumulus cells, CCs)组成。后者是围绕在卵母细胞周围的体细胞,其来源于未分化的颗粒细胞,能够促进卵母细胞的生长和成熟。卵母细胞和卵丘细胞之间存在一种双向的旁分泌交流,通过在卵母细胞-颗粒细胞界面上传递和接收旁分泌因子来调节早期卵巢内卵泡发育。由于卵丘细胞参与卵母细胞减数分裂和成熟、排卵、受精以及随后的早期胚胎发育,一些作者研究了COC的形态学特征,以评价卵母细胞的质量。

值得注意的是,卵丘细胞中血凝块的存在与卵母细胞胞质密集的中央颗粒化有关,并可能对受精、早期胚胎分裂和囊胚形成率有负面影响。与卵丘细胞外观正常的卵母细胞相比,血凝块也会导致收集到的卵母细胞数目减少[21]。血凝块的负面影响可能源于其血液成分产生高水平的活性氧(reactive oxygen species, ROS)[22]。

分析卵丘细胞凋亡指数可预测卵母细胞核成熟度。GV期或第一次减数分裂中期(metaphase Ⅰ, MⅠ)的未成熟卵母细胞的卵丘细胞凋亡率高于成熟卵母细胞。此外,成熟卵母细胞的卵丘细胞凋亡率与其受精率呈负相关[23]。Faramarzi等人提出与之一致的观点,无论卵丘扩张与否,卵丘细胞凋亡水平较低的卵母细胞具有更好的发育潜能[24]。

卵母细胞的发育潜能也与卵丘的扩张相关。有研究表明,卵丘扩张与受精率和囊胚质量呈正相关[25,26]。虽然其他研究发现就受精率而言,卵丘的不同扩张程度并无影响,但其与胚胎的着床率和妊娠率呈正相关[27]。相反,也有研究发现放射冠的细胞密度与卵母细胞的成熟率呈负相关,但COC形态与受精、早期胚胎分裂和临床妊娠率之间没有相关性[21,28]。

总而言之,COC的形态可能提示卵母细胞的质量,Alpha和ESHRE科学协会表示,采用二元评分对致密卵丘细胞(0分)或扩张卵丘细胞和放射冠(1分)进行分级是合理的[29]。

最近,基于卵丘细胞和颗粒细胞的RNA/蛋白质含量和代谢物产生(即组学技术,如基因组学、转录组学、蛋白质组学、代谢组学),人们开发了一些有趣的方法来更好地了解卵母细胞质量。卵丘细胞和颗粒细胞通常在ICSI治疗中被丢弃,而针对它们进行研究可为预测卵母细胞质量提供一种完全非侵入性的评估工具[30,31]。

目前通过转录组学能够对细胞或组织中的基因表达进行定性和定量分析。利用转录组也能够获得正常卵母细胞与非正常卵母细胞周围的颗粒细胞、卵丘细胞之间的差异表达基因列表。然而,到目前为止,有关数据仍存在争议和不确定性,并且对于标志物的确定也没有达成一致意见[32]。Tiegs与其合作者在最近的一项研究中分析了整倍体和21-三体胚胎的卵丘细胞之间的基因表达差异,结果提示卵丘细胞的基因表达水平可能可以作为衡量卵母细胞质量的生物标志物[33]。此外,其他研究则采用蛋白质组学和代谢组学的方法,以建立有关某一生物系统功能状态(即COCs功能)的更多信息[34]。

总之,组学技术仍在不断发展中。目前由于其高昂时间和金钱的成本,在临床中的应用效率相对较低。然而,将其与形态学分析相结合可能构建一个更为高效地用于评估卵/胚胎发育潜能的平台[35]。

卵母细胞核成熟度的评估

卵母细胞核成熟由卵周隙(perivitelline space, PVS)中存在PB1及GV消失决定。PB1的存在提供了核成熟的相关信息,但无法提供细胞质成熟程度的任何信息。事实上,细胞核成熟和细胞质成熟应该协调完成,以确保后续受精的最佳条件。卵巢刺激后常观察到卵母细胞核、质的非同步成熟[36]。在MⅡ阶段,卵母细胞染色体排列在减数分裂纺锤体(meiotic spindle, MS)的赤道区域。这一结构对正确完成减数分裂和受精过程中的关键事件起着至关重要的作用,是影响卵母细胞发育潜能的关键因素。研究表明,MS可能对卵母细胞收集和处理过程中发生的化学和物理变化高度敏感[37,38]。此外,女性高龄[39]和卵母细胞体外老化[40]等因素也与MS结构的破坏相关,从而导致非整倍体胚胎的形成。

利用定向非依赖性偏振光显微镜系统,可以对活体卵母细胞的 MS 进行观察[41]。未观察到 MS 和由此导致的卵母细胞发育障碍可能主要归咎于卵母细胞未成熟。多项研究表明，MS 的可见性与受精率、胚胎发育和囊胚进程之间存在正相关关系[42-45]。相反，Chamayou 等人报道 MS 可见性与胚胎质量、临床妊娠率之间没有相关性。有趣的是，Tabibnejad 及其合作者评估了透明带双折射（zona pellucida birefringence，ZPB）和减数分裂纺锤体可见性（meiotic spindle visualization，MSV）联合胚胎形态动力学来预测妊娠结局。据报道，来自可见纺锤体的卵母细胞的胚胎移植后具有较高的着床率、活产率、生化妊娠率和临床妊娠率[47]。

除了在染色体分离中发挥作用，MS 还参与 PB1 的排出。它位于卵母细胞的最外围并与皮质相连，决定了卵裂沟的方向，进而决定了 PB1 的排出位置。然而，经常会发生 PB1 排出后与 MS 发生位移的情况。中度的 PB1/MS 偏离似乎对胚胎着床没有显著影响。然而，另一个问题是，当 PB1 与 MS 发生位置偏离后，ICSI 过程中存在损伤 MS 的潜在风险。因此，在进行 ICSI 时应尽量将注射针远离 MS（而不是 PB1）以确保安全[48]。

MS 的双折射性与卵母细胞质量、胚胎发育之间可能存在相关性[49,50]。然而，MS 的相位延迟、面积和长度与妊娠结局之间没有显著关联。因此，用偏振光显微镜观察 MS 似乎不能作为一种非侵入性方法来预测 IVF 结局[51]。

MⅡ期卵母细胞的形态评估

基于形态学特征，一个理想的人类成熟卵母细胞应具备适度的颗粒状细胞质、圆且清晰的、厚度适当的 ZP，内含单个不碎裂的 PB1 以及正常的 PVS[52]。然而，许多经卵巢刺激后获得的卵母细胞表现出一种或多种细胞质和/或细胞质外结构的形态异常[53]。

根据对 1990—2019 年间发表的所有旨在评估卵母细胞形态学预测价值的论文进行系统综述，关于卵母细胞形态异常对 IVF 结局的影响仍存在争议[54]。不同研究之间存在差异可能是由于采用了不同的卵母细胞评价标准。Alpha 和 ESHRE 科学学会提出了卵母细胞形态学评估的通用术语，以简化实验室间的比较[29]。卵母细胞形态学异常主要分为细胞质外特征（COC 形态改变、ZP 厚度、PVS 大、PVS 颗粒化、PB1 碎片化或不规则、卵母细胞形状和大小）或细胞质内特征（空泡化、细胞质颗粒度和黏度增加、出现细胞质包涵体、折光小体和滑面内质网聚集体）。这些用于评估卵母细胞活力的形态学特征如图 9-2 所示，同时显示了它们对卵母细胞质量的预测价值。

胞质外异常

卵丘-卵母细胞复合体（COC）

COC 的形态评估已在“卵丘-卵母细胞复合体评估”

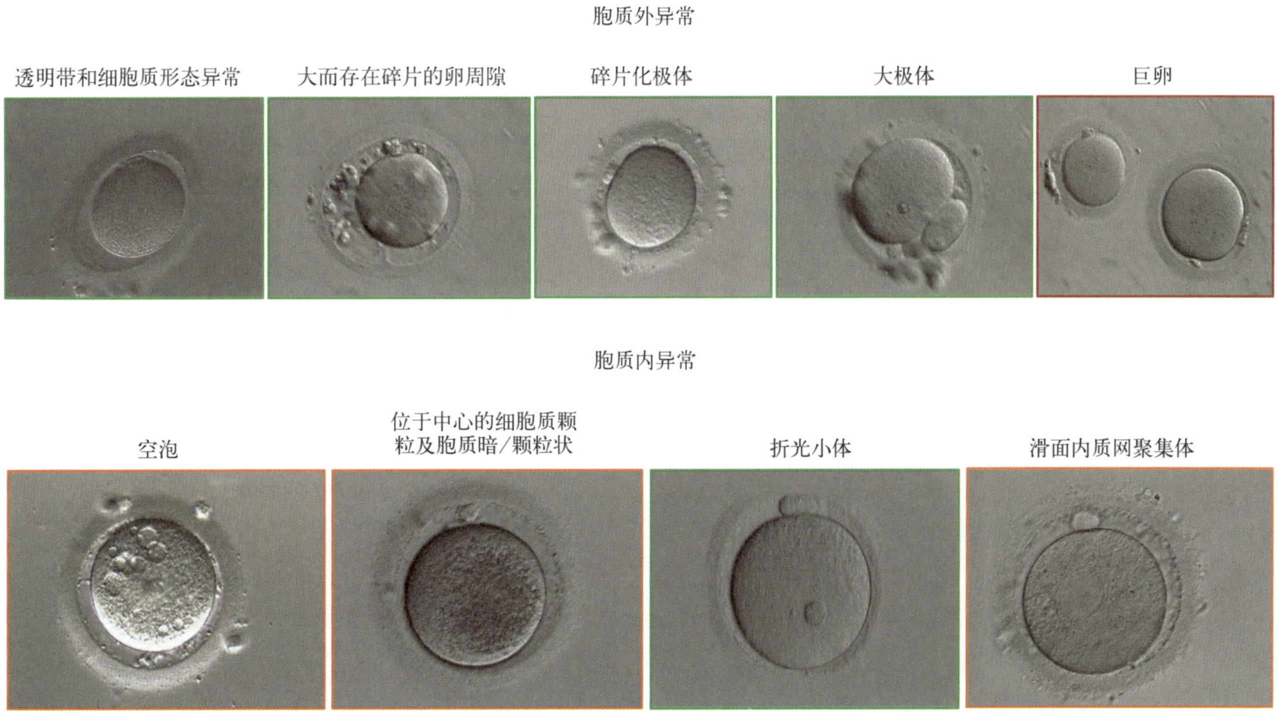

图 9-2　卵母细胞胞质外和胞质内异常的例图。绿色表示对卵母细胞活力无或低影响的异常，橙色表示低至中影响的异常，红色表示中至高影响的异常

一段中进行了讨论。

透明带(ZP)

ZP是围绕卵母细胞的一种特殊的细胞外基质层。除了参与卵母细胞和体细胞之间的相互作用外,ZP在受精过程中也起着重要作用,参与精卵之间的相互作用、顶体反应以及对多精受精的充分阻断。在文献中,许多不同种类的ZP(颜色、外观、厚度、不规则性、组成和组织)均有描述,在2%~5%的卵母细胞中可观察到异常的ZP形态[55]。过去一些研究报道了ZP的厚度与受精率、着床率和妊娠率降低之间的关联[56,57]。ZP为椭圆形的卵母细胞与胚胎异常分裂的高风险相关,并且在体外受精后,其着床率和妊娠率较低[58]。然而,包括随机对照试验[59]在内的其他分析表明,测量ZP的厚度对临床结局没有任何益处[60-62]。伊斯坦布尔共识认为由于没有足够的证据表明透明带厚度对生物学或临床结局有任何影响,因此对其进行测量没有益处。不同颜色或厚度的ZP可能与患者特异性有关[63]。此外,具有异质性透明带(heterogeneous ZP, HZP)的卵母细胞具有明亮的外观和不规则的外缘。一项样本量有限的研究发现,HZP与卵母细胞成熟度降低、受精率降低和高质量胚胎率降低有关[64]。需要进一步研究HZP卵母细胞的IVF结局。显然,只有存在ZP严重形态学改变(破损或空ZP)的卵母细胞被认为不适合进行ICSI。

ZP双折射是一种由光的偏振和传播方向获得的折射率,可以用来预测卵母细胞和早期胚胎的发育潜力。内层ZP具有较高双折射率的卵母细胞具有更高的着床、妊娠和活产率[44,50,65]。而ZP双折射率较低的卵母细胞来源的胚胎移植后流产率也较高[44]。另一方面,另一项研究表明内层ZP双折射率高、低两组卵母细胞的胚胎动力学参数没有差异[47]。综上所述,关于ZP特征与卵母细胞发育能力之间潜在的确切关系仍需进一步深入研究。

卵周隙(PVS)

PVS代表卵母细胞膜和ZP之间的非细胞区域。在成熟的卵母细胞中,在极体排出的突出部分,PVS清晰可见。通常情况下,正常的MⅡ期卵母细胞PVS较小,含有单个极体和非颗粒状的散布物[66]。大PVS可能提示进行ICSI操作时卵母细胞过度成熟[67]。有研究发现,大PVS可能在ICSI后影响卵母细胞的存活率[68,69]和受精率[62]。Rienzi等人研究发现,大PVS与低受精率、异常的原核形态相关性较高,但与低形态学评分的胚胎相关性不高[62]。此外,大PVS与PVS中的颗粒物质具有相关性,但与胚胎着床及后续临床结局无关[46,70]。其他不同的研究未发现PVS的大小和形态与受精率和胚胎发育之间的相关性[60,71,72]。没有足够的证据支持与这一指标相关的任何特定预后。总之,PVS异常不足以预测卵母细胞的质量。

第一极体(PB1)形态

第一极体(PB1)的排出表示人类卵母细胞完成了第一次减数分裂。PB1的排出被认为是卵母细胞在MⅡ阶段减数分裂正确进行的特征,可能标志着获得减数分裂能力的重要转变[73]。因此,PB1的形态可以作为评估卵母细胞质量的标志。但由于现有的研究正反两方面结论都有,因此这一假设仍有争议。部分研究表明,PB1形态(如表面光滑、粗糙和碎片化)与受精率、胚胎质量[74,75]、着床率和妊娠率[76]存在相关性。Rienzi等人[62]的研究表明,PB1异常(大或退化)与受精率降低有关,但与原核形态或胚胎质量无关,而PB1碎裂化与上述任何结果都无关。此外,与PB1碎片化的卵母细胞相比,PB1完整的卵母细胞所形成的胚胎更容易发育至囊胚[76]。Navarro等人发现大极体与受精率、卵裂率和胚胎质量下降有关[77]。

令人惊讶的是,Fancsovits等人[75]研究发现,PB1的碎片化或退化与高受精率和胚胎低碎片化相关,而大极体影响受精和胚胎质量。相反,其他几项研究未能证明极体碎片化与胚胎发育[49,71,78-80]、胚胎质量、着床率或非整倍体[49,78,81]之间存在相关性。不同文献结果的差异可能是由于方法学差异、样本量大小及极体形态评估的时间不同所造成的[82]。因此,这种形态特征似乎是排卵后体外卵母细胞老化的标志,而不是卵母细胞质量的适当标志。

形状

优质的成熟人卵母细胞具有圆形、清晰的透明带。约7%的卵母细胞表现为细胞变形,从略微椭圆形到长椭圆不等。卵母细胞形态改变可能是由于卵泡抽吸过程中的机械压力或卵泡发育的生理过程造成[83]。卵母细胞变形通常与ZP异常有关,并且被认为会影响胚胎分裂和卵裂球的接触,进而影响致密化和囊胚形成[84,85]。相反,其他研究未发现卵母细胞形状异常与受精率、胚胎发育或胚胎质量[86]、非整倍体[87]、冷冻胚胎存活率[62,79]、着床和妊娠[46]之间存在任何相关性。总体而言,卵母细胞形状似乎并不影响IVF结局。

巨卵

巨卵是一种罕见的卵母细胞形态异常情况,其发生率约为0.3%[88]。其体积约为正常卵母细胞的两倍,可能源于两个卵原细胞的细胞质融合,或者一个卵原细胞发生核分裂而没有细胞质分裂,从而形成四倍体配子[89]。已知巨卵形成的胚胎具有较高的母源三倍体风险,因此移植来自巨卵形成的胚胎可能会增加流产的风险[90]。基于这一证据,不应将巨卵应用于临床。

胞质内异常

空泡化

空泡是由膜包裹的充满液体的胞质内含物形成的动态细胞质异常。空泡可以自发形成，也可以由滑面内质网（SER）和/或高尔基体产生的囊泡融合而产生。胞质内空泡与卵母细胞严重退化、纺锤体从极体处移位[91]、胞质分裂模式异常[92]、胚胎发育潜能降低[71]和囊胚形成率降低[93]相关。此外，胞质中存在空泡或中央颗粒的卵母细胞的冷冻存活率和优质囊胚率降低[87]。Rienzi 等人报道，空泡化的卵母细胞受精率轻微下降但呈现统计学差异，对原核形成或早期胚胎形态没有影响[62]。尽管空泡的大小可能与卵母细胞发育潜能相关[94]，但目前的证据尚不支持空泡的存在代表卵母细胞发育潜能较低。

细胞质颗粒化

位于卵母细胞中心的细胞质颗粒（CLCG）的存在被认为是异常现象，最初被报道是细胞质不成熟和着床率较低的指征[95]。Merviel 等人发现 CLCG 比例高（>75%）的患者具有较低的卵裂率、妊娠率和活产率[96]。Rienzi 等报道 MⅡ期卵母细胞中弥漫性周围颗粒会导致原核形态评分降低[62]，这一结果也得到了其他几项研究的证实[60,85]。存在 CLCG 的卵母细胞的持续妊娠率严重降低[97-99]，可能是由于较高的胚胎非整倍体率所导致[100]。然而，不同研究中的证据也存在差异，大多数研究认为无论 CLCG 存在与否，卵母细胞都具有相似的发育和生殖潜能[101,102]。总而言之，CLCG 对于卵母细胞发育潜能的预测效果价值较低。

黑/颗粒状细胞质

卵母细胞的胞质很少出现颜色变化，通常被描述为“黑-颗粒状细胞质”。此外，关于这一特征的研究也存在争议，一些研究认为其与胚胎质量降低相关[79,103]，而其他研究显示二者间无负相关[60,61,72,87]。总体而言，卵母细胞胞质发黑也应被认为是一个对卵母细胞发育潜能预测价值非常有限的特征。

细胞质黏度和折光小体

在有限的几项研究中，还探讨了其他细胞质改变，如细胞质黏度和折光小体。有研究指出，卵母细胞的高细胞质黏度会对受精、胚胎质量和囊胚形成率产生不利影响[104]。此外，脂褐素包涵体来源的折光小体也与受精率和囊胚形成率降低相关[105]。相反，也有研究认为卵母细胞中的折光小体和细胞质黏度并不影响胚胎学（受精和胚胎质量）和临床（着床和妊娠）结局[60,72]。

滑面内质网（SER）聚集体

相对于被线粒体包围的大型管状 SER 簇，滑面内质网聚集体（SER aggregates, SER-a）在卵母细胞质中看起来像脂肪盘。SER 是一种专门用于钙储存和释放的结构，是受精时卵母细胞激活所必需的。此外，在整个早期胚胎发育过程中，它在能量积累、蛋白质、脂质和核膜的合成中起着至关重要的作用[106]。与对照卵母细胞相比，SER-a 与较低的卵母细胞成熟度和胚胎质量、低受精率、低着床率和妊娠率、高流产率相关[84,106-108]。SER-a 的存在与细胞骨架改变有关，包括纺锤体长度增加和皮质肌动蛋白紊乱[109,110]。SER-a 与某些基因印迹病之间可能潜在关联[106,111-113]，这导致胚胎学家多年来弃用含有 SER-a 的卵母细胞，如 ART 领域的主要国际科学协会最初所建议。然而，最近的证据表明，含有 SER-a 的卵母细胞形成的胚胎可以正常发育，并有健康的新生儿出生[114]。考虑到所有这些有争议的数据，以及没有真正将含有 SER-a 的卵母细胞与非整倍体和/或畸形高发生率联系起来，临床上不应将其丢弃。事实上，它们可以为预后不良的患者提供帮助。应该对细胞质中含有 SER-a 的卵母细胞所形成的胚胎和出生的婴儿进行监测。

多种异常的累积效应

对于多个形态学特征的累积效应，Xia[115]的研究表明基于 PB1 形态、PVS 大小及细胞质内容物对卵母细胞进行分级，是与其 ICSI 后的发育潜能相关的。Chamayou 等人[46]在研究中发现，包括细胞质形态、内容物、空泡、折光小体和中央颗粒等形态特征的累积效应与胚胎质量受损有关，但并不影响妊娠率。然而，Serhal 等人[95]得出了完全不同的结论，他们发现类似的特征并不影响胚胎的体外发育，然而当卵母细胞存在细胞质异常时，其着床率和妊娠率会降低。

总　结

卵母细胞的完全成熟需要细胞核和细胞质的改变，这些改变必须及时完成以确保最佳的卵母细胞状态。细胞核或细胞质的成熟度改变或它们的不同步可能会影响卵母细胞的质量，导致各种卵母细胞形态改变。然而，大多数经卵巢刺激后收集的卵母细胞会表现出一种或多种异常形态特征。迄今为止，所有这些MⅡ期卵母细胞的形态学参数由于结果相互矛盾，导致其预测价值非常有限，因此临床中尚不能用于预测卵母细胞的潜能。唯一具有明确临床结局的形态学异常是卵母细胞的大小（巨卵），其余的所有异常都可归因于表型差异。在囊胚期评估染色体异常仍然是预测胚胎发育能力的最有力和有效的方法。未来可以从囊胚形态学评估和“组学技术”获得更多的信息，而就卵母细胞形态对胚胎发育潜能的预测能力而言，仍非常有限。

（郭倩颖译，瞿仪、廉颖校）

参考文献

[1] le Nestour E, Marraoui J, Lahlou N, Roger M, de Ziegler D, Bouchard P. Role of estradiol in the rise in follicle-stimulating hormone levels during the luteal-follicular transition. J Clin Endocrinol Metab. 1993; 77(2):439-42.

[2] Bosch E, Broer S, Griesinger G, Grynberg M, Humaidan P, Kolibianakis E, et al. ESHRE guideline: Ovarian stimulation for IVF/ICSI (dagger). Hum Reprod Open. 2020; 2020(2):hoaa009.

[3] Gallos ID, Eapen A, Price MJ, Sunkara SK, Macklon NS, Bhattacharya S, et al. Controlled ovarian stimulation protocols for assisted reproduction: A network meta-analysis. The Cochrane Data Syst Rev. 2017; 2017(3):CD012586. doi: 10.1002/14651858.

[4] Sunkara SK, Rittenberg V, Raine-Fenning N, Bhattacharya S, Zamora J, Coomarasamy A. Association between the number of eggs and live birth in IVF treatment: An Analysis of 400 135 treatment cycles. Hum Reprod. 2011; 26(7): 1768-74.

[5] Ubaldi F, Vaiarelli A, D'Anna R, Rienzi L. Management of poor responders in IVF: Is there anything new? Biomed Res Int. 2014; 2014:352098.

[6] Broekmans F, Kwee J, Hendriks D, Mol B, Lambalk C. A systematic review of tests predicting ovarian reserve and IVF outcome. Hum Reprod Update. 2006; 12(6):685-718.

[7] Tsakos E, Tolikas A, Daniilidis A, Asimakopoulos B. Predictive value of anti-Müllerian hormone, follicle-stimulating hormone and antral follicle count on the outcome of ovarian stimulation in women following GnRH-antagonist protocol for IVF/ET. Arch Gynecol Obstetr. 2014; 290(6): 1249-53.

[8] Polyzos NP, Drakopoulos P, Parra J, Pellicer A, Santos-Ribeiro S, Tournaye H, et al. Cumulative live birth rates according to the number of oocytes retrieved after the first ovarian stimulation for in vitro fertilization/intracytoplasmic sperm injection: A multicenter multinational analysis including approximately 15,000 women. Fertil Steril. 2018; 110(4):661-70 e1.

[9] Labarta E, Bosch E, Mercader A, Alama P, Mateu E, Pellicer A. A higher ovarian response after stimulation for IVF is related to a higher number of euploid embryos. Biomed Res Int. 2017; 2017:5637923.

[10] Fauser BC, Devroey P, Yen SS, Gosden R, Crowley WF Jr, Baird DT, et al. Minimal ovarian stimulation for IVF: Appraisal of potential benefits and drawbacks. Hum Reprod. 1999; 14(11):2681-6.

[11] Albano C, Felberbaum R, Smitz J, Riethmuller-Winzen H, Engel J, Diedrich K, et al. Ovarian stimulation with HMG: Results of a prospective randomized phase Ⅲ European study comparing the luteinizing hormone-releasing hormone (LHRH)-antagonist cetrorelix and the LHRH-agonist buserelin. Hum Reprod. 2000; 15(3):526-31.

[12] Hohmann FP, Macklon NS, Fauser BC. A randomized comparison of two ovarian stimulation protocols with gonadotropin-releasing hormone (GnRH) antagonist cotreatment for in vitro fertilization commencing recombinant follicle-stimulating hormone on cycle day 2 or 5 with the standard long GnRH agonist protocol. J Clin Endocrinol Metab. 2003; 88(1):166-73.

[13] Fauser BC, Alper MM, Ledger W, Schoolcraft WB, Zandvliet A, Mannaerts BM, et al. Pharmacokinetics and follicular dynamics of corifollitropin alfa versus recombinant FSH during ovarian stimulation for IVF. Reprod Biomed Online. 2010; 21(5):593-601.

[14] Pouwer AW, Farquhar C, Kremer JA. Long-acting FSH versus daily FSH for women undergoing assisted reproduction. Cochrane Data Syst Rev. 2015(7):CD009577.

[15] Vaiarelli A, Cimadomo D, Alviggi E, Sansone A, Trabucco E, Dusi L, et al. The euploid blastocysts obtained after luteal phase stimulation show the same clinical, obstetric and perinatal outcomes as follicular phase stimulation-derived ones: A multicenter study. Hum Reprod. 2020; 35(11): 2598-608.

[16] Conti M, Franciosi F. Acquisition of oocyte competence to develop as an embryo: Integrated nuclear and cytoplasmic events. Hum Reprod Update. 2018; 24(3):245-66.

[17] Rizov M, Andreeva P, Dimova I. Molecular regulation and role of angiogenesis in reproduction. Taiwan J Obstet Gynecol. 2017; 56(2):127-32.

[18] Naredi N, Singh SK, Sharma R. Does perifollicular vascularity on the day of oocyte retrieval affect pregnancy outcome in an in vitro fertilization cycle? J Hum Reprod Sci. 2017; 10(4):281-7.

[19] Kan A, Ng EHY, Yeung WSB, Ho PC. Perifollicular vascularity in poor ovarian responders during IVF. Hum Reprod. 2006; 21(6):1539-44.

[20] Ng EHY, Tang OS, Chan CCW, Ho PC. Ovarian stromal vascularity is not predictive of ovarian response and pregnancy. Reprod Biomed Online. 2006; 12(1):43-9.

[21] Ebner T, Moser M, Shebl O, Sommergruber M, Yaman C, Tews G. Blood clots in the cumulus-oocyte complex predict poor oocyte quality and post-fertilization development. Re-

prod Biomed Online. 2008; 16(6):801-7.

[22] Attaran M, Pasqualotto E, Falcone T, Goldberg JM, Miller KF, Agarwal A, et al. The effect of follicular fluid reactive oxygen species on the outcome of in vitro fertilization. Int J Fertil Womens Med. 2000; 45(5):314-20.

[23] Host E, Gabrielsen A, Lindenberg S, Smidt-Jensen S. Apoptosis in human cumulus cells in relation to zona pellucida thickness variation, maturation stage, and cleavage of the corresponding oocyte after intracytoplasmic sperm injection. Fertil Steril. 2002; 77(3):511-5.

[24] Faramarzi A, Khalili MA, Omidi M. Morphometric analysis of human oocytes using time lapse: Does it predict embryo developmental outcomes? Hum Fertil (Camb). 2019; 22(3): 171-6.

[25] Lin YC, Chang SY, Lan KC, Huang HW, Chang CY, Tsai MY, et al. Human oocyte maturity in vivo determines the outcome of blastocyst development in vitro. J Assist Reprod Genet. 2003; 20(12):506-12.

[26] Ng ST, Chang TH, Wu TC. Prediction of the rates of fertilization, cleavage, and pregnancy success by cumulus-coronal morphology in an in vitro fertilization program. Fertil Steril. 1999; 72(3):412-7.

[27] Dal Canto M, Brambillasca F, Mignini Renzini M, Coticchio G, Merola M, Lain M, et al. Cumulus cell-oocyte complexes retrieved from antral follicles in IVM cycles: Relationship between COCs morphology, gonadotropin priming and clinical outcomes. J Assist Reprod Genet. 2012; 29(6):513-9.

[28] Rattanachaiyanont M, Leader A, Leveille MC. Lack of correlation between oocyte-corona-cumulus complex morphology and nuclear maturity of oocytes collected in stimulated cycles for intracytoplasmic sperm injection. Fertil Steril. 1999; 71(5):937-40.

[29] Balaban B, Thornhill A. Alpha - Scientists in reproductive medicine. Reprod Biomed Online. 2011; 23:68.

[30] Huang Z, Wells D. The human oocyte and cumulus cells relationship: New insights from the cumulus cell transcriptome. Mol Hum Reprod. 2010; 16(10):715-25.

[31] Royere D, Feuerstein P, Cadoret V, Puard V, Uzbekova S, Dalbies-Tran R, et al. [Non invasive assessment of embryo quality: Proteomics, metabolomics and oocyte-cumulus dialogue]. Gynecol Obstet Fertil. 2009; 37(11-12):917-20.

[32] Adriaenssens T, Wathlet S, Segers I, Verheyen G, De Vos A, Van der Elst J, et al. Cumulus cell gene expression is associated with oocyte developmental quality and influenced by patient and treatment characteristics. Hum Reprod. 2010; 25(5):1259-70.

[33] Tiegs AW, Titus S, Mehta S, Garcia-Milian R, Seli E, Scott RT Jr. Cumulus cells of euploid versus whole chromosome 21 aneuploid embryos reveal differentially expressed genes. Reprod Biomed Online. 2021; 43(4):614-26.

[34] Revelli A, Piane LD, Casano S, Molinari E, Massobrio M, Rinaudo P. Follicular fluid content and oocyte quality: From single biochemical markers to metabolomics. Reprod Biol Endocrinol. 2009; 7(1):1-13.

[35] Pandit S, Sharma R. Non invasive assessment of human oocytes and embryos in assisted reproduction: Review on present practices and future trends. Med J Armed Forces India. 2022; 78(1):7-16.

[36] Ubaldi F, Rienzi L Micromanipulation techniques in human infertility: PZD, SUZI, ICSI, MESA, PESA, FNA and TESE. Biotechnol Hum Reprod. 2003:315-36.

[37] Eichenlaub-Ritter U, Shen Y, Tinneberg HR. Manipulation of the oocyte: Possible damage to the spindle apparatus. Reprod Biomed Online. 2002; 5(2):117-24.

[38] Wang WH, Meng L, Hackett RJ, Odenbourg R, Keefe DL. Limited recovery of meiotic spindles in living human oocytes after cooling-rewarming observed using polarized light microscopy. Hum Reprod. 2001; 16(11):2374-8.

[39] Volarcik K, Sheean L, Goldfarb J, Woods L, Abdul-Karim FW, Hunt P. The meiotic competence of in-vitro matured human oocytes is influenced by donor age: Evidence that folliculogenesis is compromised in the reproductively aged ovary. Hum Reprod. 1998; 13(1):154-60.

[40] Eichenlaub-Ritter U, Vogt E, Yin H, Gosden R. Spindles, mitochondria and redox potential in ageing oocytes. Reprod Biomed Online. 2004; 8(1):45-58.

[41] Liu L, Trimarchi JR, Oldenbourg R, Keefe DL. Increased birefringence in the meiotic spindle provides a new marker for the onset of activation in living oocytes. Biol Reprod. 2000; 63(1):251-8.

[42] Rienzi L, Ubaldi F, Martinez F, Iacobelli M, Minasi MG, Ferrero S, et al. Relationship between meiotic spindle location with regard to the polar body position and oocyte developmental potential after ICSI. Hum Reprod. 2003; 18(6): 1289-93.

[43] Cohen Y, Malcov M, Schwartz T, Mey-Raz N, Carmon A, Cohen T, et al. Spindle imaging: A new marker for optimal timing of ICSI? Hum Reprod. 2004; 19(3):649-54.

[44] Madaschi C, Aoki T, de Almeida Ferreira Braga DP, de Cassia Savio Figueira R, Semiao Francisco L, Iaconelli A Jr., et al. Zona pellucida birefringence score and meiotic spindle visualization in relation to embryo development and ICSI outcomes. Reprod Biomed Online. 2009; 18(5):681-6.

[45] Gonzalez-Ortega C, Cancino-Villarreal P, Alonzo-Torres

VE, Martinez-Robles I, Perez-Pena E, Gutierrez-Gutierrez AM. [Polarized light microscopy for evaluation of oocytes as a prognostic factor in the evolution of a cycle in assisted reproduction]. Ginecol Obstet Mex. 2016; 84(4):217-27.

[46] Chamayou S, Ragolia C, Alecci C, Storaci G, Maglia E, Russo E, et al. Meiotic spindle presence and oocyte morphology do not predict clinical ICSI outcomes: A study of 967 transferred embryos. Reprod Biomed Online. 2006; 13(5):661-7.

[47] Tabibnejad N, Soleimani M, Aflatoonian A. Zona pellucida birefringence and meiotic spindle visualization are not related to the time-lapse detected embryo morphokinetics in women with polycystic ovarian syndrome. Eur J Obstet Gynecol Reprod Biol. 2018; 230:96-102.

[48] Rienzi L, Ubaldi F, Iacobelli M, Minasi MG, Romano S, Greco E. Meiotic spindle visualization in living human oocytes. Reprod Biomed Online. 2005; 10(2):192-8.

[49] De Santis L, Cino I, Rabellotti E, Calzi F, Persico P, Borini A, et al. Polar body morphology and spindle imaging as predictors of oocyte quality. Reprod Biomed Online. 2005; 11(1):36-42.

[50] Rama Raju GA, Prakash GJ, Krishna KM, Madan K. Meiotic spindle and zona pellucida characteristics as predictors of embryonic development: A preliminary study using PolScope imaging. Reprod Biomed Online. 2007; 14(2):166-74.

[51] Swiatecka J, Bielawski T, Anchim T, Lesniewska M, Milewski R, Wolczynski S. Oocyte zona pellucida and meiotic spindle birefringence as a biomarker of pregnancy rate outcome in IVF-ICSI treatment. Ginekol Pol. 2014; 85(4):264-71.

[52] Swain JE, Pool TB. ART failure: Oocyte contributions to unsuccessful fertilization. Hum Reprod Update. 2008; 14(5):431-46.

[53] Ozturk S. Selection of competent oocytes by morphological criteria for assisted reproductive technologies. Mol Reprod Dev. 2020; 87(10):1021-36.

[54] Bartolacci A, Intra G, Coticchio G, dell'Aquila M, Patria G, Borini A. Does morphological assessment predict oocyte developmental competence? A systematic review and proposed score. J Assist Reprod Genet. 2022; 39(1):3-17.

[55] Rienzi L, Vajta G, Ubaldi F. Predictive value of oocyte morphology in human IVF: A systematic review of the literature. Hum Reprod Update. 2011; 17(1):34-45.

[56] Bertrand E, Van den Bergh M, Englert Y. Does zona pellucida thickness influence the fertilization rate? Hum Reprod. 1995; 10(5):1189-93.

[57] Gabrielsen A, Bhatnager PR, Petersen K, Lindenberg S. Influence of zona pellucida thickness of human embryos on clinical pregnancy outcome following in vitro fertilization treatment. J Assist Reprod Genet. 2000; 17(6):323-8.

[58] Sauerbrun-Cutler MT, Vega M, Breborowicz A, Gonzales E, Stein D, Lederman M, et al. Oocyte zona pellucida dysmorphology is associated with diminished in-vitro fertilization success. J Ovarian Res. 2015; 8:5.

[59] Gabrielsen A, Lindenberg S, Petersen K. The impact of the zona pellucida thickness variation of human embryos on pregnancy outcome in relation to suboptimal embryo development. A prospective randomized controlled study. Hum Reprod. 2001; 16(10):2166-70.

[60] Balaban B, Urman B, Sertac A, Alatas C, Aksoy S, Mercan R. Oocyte morphology does not affect fertilization rate, embryo quality and implantation rate after intracytoplasmic sperm injection. Hum Reprod. 1998; 13(12):3431-3.

[61] Esfandiari N, Burjaq H, Gotlieb L, Casper RF. Brown oocytes: Implications for assisted reproductive technology. Fertil Steril. 2006; 86(5):1522-5.

[62] Rienzi L, Ubaldi FM, Iacobelli M, Minasi MG, Romano S, Ferrero S, et al. Significance of metaphase Ⅱ human oocyte morphology on ICSI outcome. Fertil Steril. 2008; 90(5):1692-700.

[63] Alpha Scientists in Reproductive Medicine and ESHRE Special Interest Group of Embryology. The Istanbul consensus workshop on embryo assessment: Proceedings of an expert meeting. Hum Reprod. 2011; 26(6):1270-83.

[64] Li M, Ma SY, Yang HJ, Wu KL, Zhong WX, Yu GL, et al. Pregnancy with oocytes characterized by narrow perivitelline space and heterogeneous zona pellucida: Is intracytoplasmic sperm injection necessary? J Assist Reprod Genet. 2014; 31(3):285-94.

[65] Montag M, Schimming T, Koster M, Zhou C, Dorn C, Rosing B, et al. Oocyte zona birefringence intensity is associated with embryonic implantation potential in ICSI cycles. Reprod Biomed Online. 2008; 16(2):239-44.

[66] Ubaldi F, Rienzi L. Morphological selection of gametes. Placenta. 2008; 29(Suppl B):115-20.

[67] Mikkelsen AL, Lindenberg S. Morphology of in-vitro matured oocytes: Impact on fertility potential and embryo quality. Hum Reprod. 2001; 16(8):1714-8.

[68] Ebner T, Yaman C, Moser M, Sommergruber M, Jesacher K, Tews G. A prospective study on oocyte survival rate after ICSI: Influence of injection technique and morphological features. J Assist Reprod Genet. 2001; 18(12):623-8.

[69] Plachot M, Selva J, Wolf JP, Bastit P, de Mouzon

J. Consequences of oocyte dysmorphy on the fertilization rate and embryo development after intracytoplasmic sperm injection. A prospective multicenter study. Gynecol Obstet Fertil. 2002; 30(10):772-9.

[70] Hassan-Ali H, Hisham-Saleh A, El-Gezeiry D, Baghdady I, Ismaeil I, Mandelbaum J. Perivitelline space granularity: A sign of human menopausal gonadotrophin overdose in intracytoplasmic sperm injection. Hum Reprod. 1998; 13(12): 3425-30.

[71] Balaban B, Urman B. Effect of oocyte morphology on embryo development and implantation. Reprod Biomed Online. 2006; 12(5):608-15.

[72] De Sutter P, Dozortsev D, Qian C, Dhont M. Oocyte morphology does not correlate with fertilization rate and embryo quality after intracytoplasmic sperm injection. Hum Reprod. 1996; 11(3):595-7.

[73] Younis JS, Radin O, Izhaki I, Ben-Ami M. Does first polar body morphology predict oocyte performance during ICSI treatment? J Assist Reprod Genet. 2009; 26(11-12):561-7.

[74] Ebner T, Yaman C, Moser M, Sommergruber M, Feichtinger O, Tews G. Prognostic value of first polar body morphology on fertilization rate and embryo quality in intracytoplasmic sperm injection. Hum Reprod. 2000; 15(2):427-30.

[75] Fancsovits P, Tothne ZG, Murber A, Takacs FZ, Papp Z, Urbancsek J. Correlation between first polar body morphology and further embryo development. Acta Biol Hung. 2006; 57(3):331-8.

[76] Ebner T, Moser M, Sommergruber M, Yaman C, Pfleger U, Tews G. First polar body morphology and blastocyst formation rate in ICSI patients. Hum Reprod. 2002; 17(9): 2415-8.

[77] Navarro PA, de Araujo MM, de Araujo CM, Rocha M, dos Reis R, Martins W. Relationship between first polar body morphology before intracytoplasmic sperm injection and fertilization rate, cleavage rate, and embryo quality. Int J Gynaecol Obstet. 2009; 104(3):226-9.

[78] Verlinsky Y, Lerner S, Illkevitch N, Kuznetsov V, Kuznetsov I, Cieslak J, et al. Is there any predictive value of first polar body morphology for embryo genotype or developmental potential? Reprod Biomed Online. 2003; 7(3):336-41.

[79] Ten J, Mendiola J, Vioque J, de Juan J, Bernabeu R. Donor oocyte dysmorphisms and their influence on fertilization and embryo quality. Reprod Biomed Online. 2007; 14(1): 40-8.

[80] Zhou W, Fu L, Sha W, Chu D, Li Y. Relationship of polar bodies morphology to embryo quality and pregnancy outcome. Zygote. 2016; 24(3):401-7.

[81] Ciotti PM, Notarangelo L, Morselli-Labate AM, Felletti V, Porcu E, Venturoli S. First polar body morphology before ICSI is not related to embryo quality or pregnancy rate. Hum Reprod. 2004; 19(10):2334-9.

[82] Halvaei I, Khalili MA, Soleimani M, Razi MH. Evaluating the role of first polar body morphology on rates of fertilization and embryo development in ICSI cycles. Int J Fertil Steril. 2011; 5(2):110-5.

[83] Shen Y, Stalf T, Mehnert C, Eichenlaub-Ritter U, Tinneberg HR. High magnitude of light retardation by the zona pellucida is associated with conception cycles. Hum Reprod. 2005; 20(6):1596-606.

[84] Braga DP, Setti AS, Figueira Rde C, Machado RB, Iaconelli A Jr., Borges E Jr. Influence of oocyte dysmorphisms on blastocyst formation and quality. Fertil Steril. 2013; 100(3): 748-54.

[85] Ebner T, Shebl O, Moser M, Sommergruber M, Tews G. Developmental fate of ovoid oocytes. Hum Reprod. 2008; 23(1):62-6.

[86] Balaban B, Urman B, Sertac A, Alatas C, Aksoy S, Mercan R, et al. In-vitro culture of spermatozoa induces motility and increases implantation and pregnancy rates after testicular sperm extraction and intracytoplasmic sperm injection. Hum Reprod. 1999; 14(11):2808-11.

[87] Balaban B, Ata B, Isiklar A, Yakin K, Urman B. Severe cytoplasmic abnormalities of the oocyte decrease cryosurvival and subsequent embryonic development of cryopreserved embryos. Hum Reprod. 2008; 23(8):1778-85.

[88] Rosenbusch B. The potential significance of binovular follicles and binucleate giant oocytes for the development of genetic abnormalities. J Genet. 2012; 91(3):397-404.

[89] Austin CR. Anomalies of fertilization leading to triploidy. J Cell Comp Physiol. 1960; 56(Suppl 1):1-15.

[90] Balakier H, Bouman D, Sojecki A, Librach C, Squire JA. Morphological and cytogenetic analysis of human giant oocytes and giant embryos. Hum Reprod. 2002; 17(9): 2394-401.

[91] Nayudu PL, Lopata A, Jones GM, Gook DA, Bourne HM, Sheather SJ, et al. An analysis of human Oocytes and follicles from stimulated cycles: Oocyte morphology and associated follicular fluid characteristics. Hum Reprod. 1989; 4(5): 558-67.

[92] Van Blerkom J. Occurrence and developmental consequences of aberrant cellular organization in meiotically mature human oocytes after exogenous ovarian hyperstimulation. J Electron Microsc Tech. 1990; 16(4):324-46.

[93] Ebner T, Moser M, Sommergruber M, Gaiswinkler U, Shebl

O, Jesacher K, et al. Occurrence and developmental consequences of vacuoles throughout preimplantation development. Fertil Steril. 2005; 83(6):1635-40.

[94] Wallbutton S, Kasraie J. Vacuolated oocytes: Fertilization and embryonic arrest following intra-cytoplasmic sperm injection in a patient exhibiting persistent oocyte macro vacuolization-case report. J Assist Reprod Genet. 2010; 27(4):183-8.

[95] Serhal PF, Ranieri DM, Kinis A, Marchant S, Davies M, Khadum IM. Oocyte morphology predicts outcome of intracytoplasmic sperm injection. Hum Reprod. 1997; 12(6):1267-70.

[96] Merviel P, Cabry R, Chardon K, Haraux E, Scheffler F, Mansouri NB, et al. Impact of oocytes with CLCG on ICSI outcomes and their potential relation to pesticide exposure. J Ovarian Res. 2017; 10(1):42.

[97] Alikani M, Palermo G, Adler A, Bertoli M, Blake M, Cohen J. Intracytoplasmic sperm injection in dysmorphic human oocytes. Zygote. 1995; 3(4):283-8.

[98] Kahraman S, Yakin K, Donmez E, Samli H, Bahce M, Cengiz G, et al. Relationship between granular cytoplasm of oocytes and pregnancy outcome following intracytoplasmic sperm injection. Hum Reprod. 2000; 15(11):2390-3.

[99] Tulay P, Arslan H, Buran A, Koprulu Y. Assessment of successful pregnancy using granular oocytes in ICSI treatments. Zygote. 2019; 27(2):97-100.

[100] Schmutzler AG, Acar-Perk B, Weimer J, Salmassi A, Sievers K, Tobler M, et al. Oocyte morphology on day 0 correlates with aneuploidy as detected by polar body biopsy and FISH. Arch Gynecol Obstet. 2014; 289(2):445-50.

[101] Setti AS, Figueira RC, Braga DP, Colturato SS, Iaconelli A Jr., Borges E Jr. Relationship between oocyte abnormal morphology and intracytoplasmic sperm injection outcomes: A meta-analysis. Eur J Obstet Gynecol Reprod Biol. 2011; 159(2):364-70.

[102] Yi XF, Xi HL, Zhang SL, Yang J. Relationship between the positions of cytoplasmic granulation and the oocytes developmental potential in human. Sci Rep. 2019; 9(1):7215.

[103] Loutradis D, Drakakis P, Kallianidis K, Milingos S, Dendrinos S, Michalas S. Oocyte morphology correlates with embryo quality and pregnancy rate after intracytoplasmic sperm injection. Fertil Steril. 1999; 72(2):240-4.

[104] Ebner T, Moser M, Sommergruber M, Puchner M, Wiesinger R, Tews G. Developmental competence of oocytes showing increased cytoplasmic viscosity. Hum Reprod. 2003; 18(6):1294-8.

[105] Otsuki J, Nagai Y, Chiba K. Lipofuscin bodies in human oocytes as an indicator of oocyte quality. J Assist Reprod Genet. 2007; 24(7):263-70.

[106] Sa R, Cunha M, Silva J, Luis A, Oliveira C, Teixeira da Silva J, et al. Ultrastructure of tubular smooth endoplasmic reticulum aggregates in human metaphase Ⅱ oocytes and clinical implications. Fertil Steril. 2011; 96(1):143-9 e7.

[107] Ferreux L, Sallem A, Chargui A, Gille AS, Bourdon M, Maignien C, et al. Is it time to reconsider how to manage oocytes affected by smooth endoplasmic reticulum aggregates? Hum Reprod. 2019; 34(4):591-600.

[108] Setti AS, Figueira RC, de Almeida Ferreira Braga DP, Azevedo MC, Iaconelli A Jr., Borges E Jr. Oocytes with smooth endoplasmic reticulum clusters originate blastocysts with impaired implantation potential. Fertil Steril. 2016; 106(7):1718-24.

[109] Dal Canto M, Guglielmo MC, Mignini Renzini M, Fadini R, Moutier C, Merola M, et al. Dysmorphic patterns are associated with cytoskeletal alterations in human oocytes. Hum Reprod. 2017; 32(4):750-7.

[110] Stigliani S, Moretti S, Casciano I, Canepa P, Remorgida V, Anserini P, et al. Presence of aggregates of smooth endoplasmic reticulum in MⅡ oocytes affects oocyte competence: Molecular-based evidence. Mol Hum Reprod. 2018; 24(6):310-7.

[111] Otsuki J, Okada A, Morimoto K, Nagai Y, Kubo H. The relationship between pregnancy outcome and smooth endoplasmic reticulum clusters in MⅡ human oocytes. Hum Reprod. 2004; 19(7):1591-7.

[112] Akarsu C, Caglar G, Vicdan K, Sozen E, Biberoglu K. Smooth endoplasmic reticulum aggregations in all retrieved oocytes causing recurrent multiple anomalies: Case report. Fertil Steril. 2009; 92(4):1496.e1-e3.

[113] Ebner T, Moser M, Shebl O, Sommerguber M, Tews G. Prognosis of oocytes showing aggregation of smooth endoplasmic reticulum. Reprod Biomed Online. 2008; 16(1):113-8.

[114] Shaw-Jackson C, Van Beirs N, Thomas AL, Rozenberg S, Autin C. Can healthy babies originate from oocytes with smooth endo-plasmic reticulum aggregates? A systematic mini-review. Hum Reprod. 2014; 29(7):1380-6.

[115] Xia P. Intracytoplasmic sperm injection: Correlation of oocyte grade based on polar body, perivitelline space and cytoplasmic inclusions with fertilization rate and embryo quality. Hum Reprod. 1997; 12(8):1750-5.

10

ICSI 卵母细胞的准备与评价

Irit Granot 和 Nava Dekel

引　言

卵母细胞恢复减数分裂是成功受精的前提条件。哺乳动物卵母细胞的减数分裂始于胎儿期，在胎儿出生前进展至第一次减数分裂前期的双线期时停滞。减数分裂的停滞持续整个儿童期，直至青春期时恢复。对于性成熟的雌性动物，根据物种的不同每个周期有一个或多个卵母细胞恢复减数分裂。在减数分裂停滞的卵母细胞中，染色质被称为生发泡(germinal vesicle, GV)的核结构所包裹(图10-1a)。在恢复减数分裂的卵母细胞中，GV 消失(图 10-1b)，致密的染色体排列在新形成的减数分裂纺锤体上，同源染色体分离并分别进入卵母细胞和第一极体(图 10-1c)。第一极体的排出代表第一次减数分裂的完成，紧接着是第二次减数分裂的纺锤体形成，同源染色体排列在其赤道板上。整个过程从生发泡破裂(GV breakdown, GVBD)开始，在第二次减数分裂中期(MⅡ)完成，形成成熟的可受精卵母细胞，也称为卵子。卵子停滞于 MⅡ期，只有在精子进入后才会完成减数分裂[1]。促黄体生成素(luteinizing hormone, LH)在排卵前的激增为减数分裂重新启动提供了生理刺激[2]。一旦卵母细胞成熟完成，LH 进一步诱导排卵，在此过程中卵泡排出成熟的卵母细胞，由输卵管伞部拾取。

从卵巢卵泡释放的卵子伴有卵丘细胞。在排卵前，随着卵母细胞的成熟，卵丘细胞在 LH 的刺激下经历了特征性转变。作为对促性腺激素的反应，卵丘细胞分泌特定的糖胺聚糖，导致卵丘黏液化和扩张。卵丘细胞分泌的细胞外基质的主要成分是透明质酸[3-7]。黏液化的卵丘细胞团包裹着排出的卵子，而精子利用位于其表面膜上的酶来完成穿入卵母细胞这一任务。精子膜蛋白 PH-20 存在于许多物种的精子细胞的质膜上，如豚鼠、小鼠、猕猴和人类，其透明质酸酶活性促进了精子穿入卵母细胞[8-11]。此外，后续研究还证明了精子的后顶体区域存在一种与质膜相关的透明质酸酶[12]。

穿过卵丘后，精子发生顶体反应并与透明带结合。精子与透明带结合是由特定的精子表面受体介导的。透明带上的主要配体 ZP3 与精子顶体帽的质膜发生特异性结合，次要配体 ZP2 则与精子顶体帽的内膜相互作用[13-15]。其中一种位于精子顶体内膜上的受体被称为顶体酶[16-18]。通过酶消化和机械的共同作用，精子穿过透明带。发生顶体反应的精子释放的特定酶局部降解透明带[19,20]，同时在精子尾部有力摆动所产生的机械力辅助下，使精子头部能够穿过透明带[18-22]。

穿过透明带后，精子穿过卵周隙，其头部附着于卵母细胞的细胞膜(即卵膜)。已经确定了哺乳动物受精过程中精子-卵膜直接相互作用的关键分子，精子的关键分子是 IZUMO1 蛋白，它在卵膜上的主要结合配体是叶酸受体 4(即 Juno)[23]。

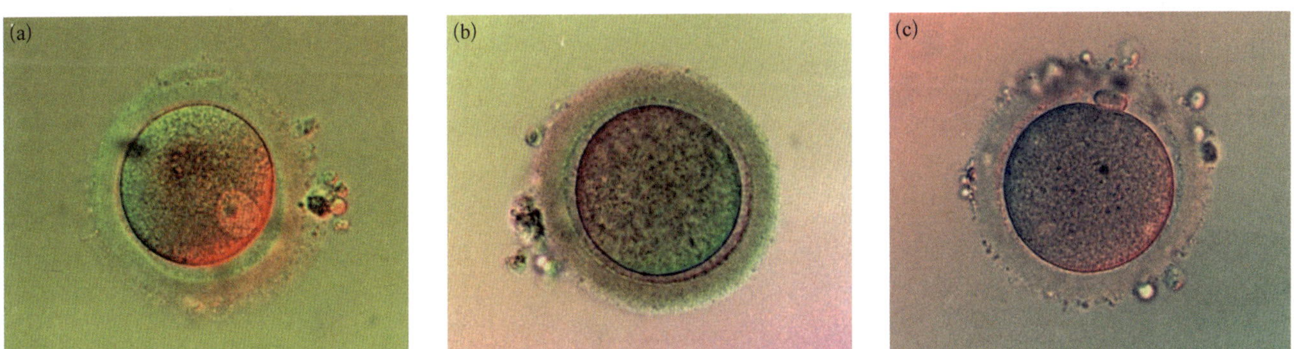

图 10-1　描述卵母细胞减数分裂状态的形态学标记。(a)未成熟的生发泡(germinal vesicle, GV)期卵母细胞：减数分裂未重新开始，可见典型的核结构。(b)未成熟的生发泡破裂卵母细胞[第一次减数分裂中期 metaphase Ⅰ(MⅠ)]：减数分裂已经重新开始，GV 已经消失，但尚未有第一极体出现。(c)成熟卵母细胞(MⅡ)：GV 消失，第一极体排出

精子头部附着于卵膜上，随后融入卵母细胞的细胞质中。精子与卵子的结合始于其头部前部区域被吞噬，随后头部后部区域及尾部与卵膜发生融合[24-26]。生殖生物学家通过动物模型研究配子发生和受精过程，为体外辅助生殖流程的设计奠定了基础。目前，在人类患者中成功实施的这些操作主要是试图模拟体内的生物过程。

经过 IVF 技术的不断改进，自 1978 年第一例试管婴儿 Louise Brown 出生以来，全球已有超 800 万试管婴儿出生。在这一领域中，一个具有代表性的重大突破是卵胞质内单精子注射（intracytoplasmic sperm injection，ICSI）。在 1992 年之前，大多数由于严重男性因素导致的不育问题无法得到治疗。此前一些显微操作技术，如透明带切口法[27-30]和透明带下精子注射[29, 31-35, 48]，旨在解决精子活力差的问题，但并未显著提高体外受精①的成功率。然而，比利时布鲁塞尔自由大学 Van Steirteghen 教授带领的团队开发了 ICSI 技术，并首次由 Palermo 等人报道[35]，并在后续取得了巨大的进展[36-39]。ICSI 是将单个精子注射到卵细胞质中，在治疗与精子密度低相关的不孕不育问题方面取得了成功。此外通过显微操作技术将精子直接注射到卵细胞质中，避免了精子穿过透明带这一过程，且不需要与卵膜相互作用。因此，这种 IVF 治疗方案也能够解决源于精卵相互作用异常导致的不孕症问题。

卵母细胞的处理

接受 ICSI 治疗的患者与传统的 IVF 一样需要进行程序化的超促排卵诱导及卵母细胞收集（见第 9 章）。如第 9 章所述，在所有治疗方案中，在取卵后立即进行卵丘-卵母细胞复合体（COCs）的识别和成熟度评估。然而，与传统的 IVF 不同，在传统的体外受精中，完整成熟的 COCs 被直接用于体外受精；而在 ICSI 过程中，在显微注射之前会移除卵母细胞周围的颗粒细胞。

成熟卵的脱颗粒过程是进行 ICSI 的先决条件。卵丘细胞会阻挡注射针从而影响显微注射。此外，在有卵丘细胞存在的情况下，卵子的可视性非常有限。由于只有达到 MⅡ期的成熟卵母细胞才可进行 ICSI 操作，因此需要适宜的光学条件以准确评估其减数分裂状态。成熟的卵母细胞形态学上表现为 GVBD 和第一极体的出现。良好的光学条件也是定位成熟卵母细胞处于正确的注射方向的必要条件（见第 13 章）。为 ICSI 准备成熟卵母细胞的操作过程应该在恒定 pH 值（7.3）和稳定温度（37 ℃）的条件下进行。为了维持适当的 pH 值，可使用羟乙基哌嗪乙磺酸［4-(2-hydroxyet4hyl)-1-piperazineethane sulfonic acid，HEPES］缓冲培养液，或 3-（N- 吗啉基）丙烷磺酸［3-(N-morpholino) propanesulfonic acid，MOPS］缓冲培养液。在该过程中，通过使用带热台的显微镜来保持正确温度。大多数操作步骤都在覆盖石蜡油/矿物油下进行，以防止培养液蒸发并将 pH 值和温度的波动降至最低。

已经证实，处理卵母细胞时可能伴随的温度波动对微管系统尤其有害。当降温至室温仅 10 min 后，人类成熟卵母细胞的纺锤体形态就发生了变化，包括纺锤体体积减小、纺锤体内微管排列紊乱，甚至在某些情况下微管完全缺失[40,41]。小鼠成熟卵母细胞的微管[42]也表现出对温度变化的敏感性。干扰纺锤体会影响染色体的正确分离，进而造成非整倍体的形成。

实验室步骤

卵母细胞周围的卵丘细胞是在体式显微镜下通过联合使用酶的消化作用和机械处理来去除的。尽管不同的研究试图确定取卵、剥卵和进行 ICSI 操作之间所需的预孵育时间，但是没有得到结论性的研究结果。

一项研究[43]建议，从取卵到去除卵丘颗粒细胞（脱卵丘或剥卵）之间应预孵育至少 3 h，以使未成熟的卵母细胞在体外恢复减数分裂。但这一建议受到了其他研究的质疑，这些研究未能证明取卵和显微注射之间的时间间隔与 ICSI 结果的差异有关[44-46]。另一方面，预孵育时间超过 9 h 会导致低质量胚胎的形成[44]。但是这一时间窗也受到后续一项研究的质疑，该研究表明取卵与 ICSI 时间在 1～17 h 对受精率、胚胎质量、妊娠率和活产率没有影响[46]。Garor 等人[47]证明，决定 ICSI 结果的不是剥卵和显微注射之间的时间间隔，而是注射人绒毛膜促性腺激素（human chorionic gonadotropin，hCG）和取卵（oocyte pick-up，OPU）之间的间隔。具体来说，在 hCG-OPU 时间间隔超过 36 h 的 IVF 周期中，无论何时处理卵母细胞，受精率和妊娠率都得到了显著提升[47]。由于下一步实验室的准备工作需要一定的时间完成，因此在剥卵前不可避免地需要预孵育约 30 min。在此期间，根据培养液厂商的建议，将取到的成熟 COCs 保存在 37 ℃、5%～6% CO_2 的培养箱中。

---

① 译者注：原文为“in vivo”，即体内受精，但结合上下文，此处应为体外受精。

去除卵丘颗粒细胞的前期准备

显微注射皿

准备一种特殊的浅壁 Falcon 培养皿(型号 1006)用于放置去除卵丘颗粒细胞后的卵子。做 9 个 5~10 μL MOPS-HEPES 缓冲的人输卵管液培养液(MHM; Irvine Scientific, 美国)小滴(该液含 10%的合成血清),在培养皿内排列成 3×3 的正方形。在 MHM 小滴上方滴加 2 个 5 μL 10%聚乙烯吡咯烷酮(polyvinylpyrrolidone, PVP)液滴,其中将放置精子。这种黏性溶液可以减弱精子的运动能力,便于捕捉精子和控制注射针。建议将 PVP 滴中的一滴拉长并压扁,以便在显微镜下更容易捕捉和观察精子。此外,所有液滴都要用石蜡油或矿物油覆盖,并在去除卵丘颗粒细胞之前将培养皿放置在超净台内的加热区域来预热以保持温度。

在精子数量少和/或活力低的情况下,将精子置于 MHM 液滴中以使其具有更好的活力。而在精子活力极低的情况下,推荐使用 SpermMobile(GM501; Hamilton Thorne)。这种"咖啡因样"试剂可以通过提高精子细胞中的 cAMP 水平来提高精子的活力。根据制造商的指导方案,在一个或多个 MHM 液滴按照 1∶20 的比例添加该试剂。

酶解溶液

由于透明质酸是包围成熟卵母细胞的卵丘颗粒细胞团的主要成分,因此我们使用透明质酸酶(80 IU/mL; Sage In-Vitro Fertilization 公司,美国)来消化这些细胞。最初使用高浓度(760 IU/mL)的透明质酸酶进行消化,然而发现该浓度会诱导成熟卵母细胞孤雌激活[49]。相比之下,较低浓度,如常用的 80 IU/mL,可显著降低孤雌激活率[50]。根据我们的经验,60 IU/mL 浓度的透明质酸酶能有效地脱去颗粒细胞。进一步降低酶浓度至 10 IU/mL 也足以去除颗粒细胞[51]。

去除颗粒细胞操作皿

在 60 mm 培养皿中制备 2 个~100 μL 的透明质酸酶滴和 5 个~100 μL 含 10%血清的 MHM 滴,覆盖石蜡油/矿物油。然后将培养皿置于工作站内的热台上预热、保温。

去除卵丘颗粒细胞

将 COCs 转移到透明质酸酶溶液滴中,使用巴斯德吸管反复吹吸 30~40 s。此时,可以初步观察到颗粒细胞分离。在 MHM 滴中进一步机械剥离颗粒细胞,依次使用商品化的内径为 275 μm、170 μm 和 140 μm(必要时使用 135 μm 内径)的毛细吸管反复吹吸。将卵母细胞在不同 MHM 滴中转移,直到清除所有的卵丘颗粒细胞,并确保无酶残留。这个过程需要操作轻柔,以避免对卵母细胞造成机械损伤。目前已证明机械损伤可诱导卵母细胞孤雌激活[51,52]。最后,将去除颗粒细胞的卵母细胞置于注射皿中进行形态和成熟度的评估。此过程在工作站内的热台上进行。

为了在准备和处理卵子期间使温度稳定保持在 37 ℃,工作站和显微镜的热台必须校准至更高温度(约 38 ℃)。

在精子数量极低或使用睾丸组织的精子进行显微注射时,在收集到足够数量的精子前,需将卵母细胞保存在 CO_2 平衡的培养液中。

卵母细胞的评估

使用 Nomarski 微分干涉对比倒置显微镜,在 200 倍放大视野下评估卵母细胞的成熟情况和形态。只有恢复第一次减数分裂并达到 MⅡ期的成熟卵母细胞才适合用于 ICSI。目前基于形态学对卵母细胞进行减数分裂状态的评估。在成熟卵母细胞中,GV 已经消失,第一极体排出并定位于卵周隙中(图 10-1c)。

根据不同研究报道,在接受控制性卵巢刺激(controlled ovarian stimulation, COS)的患者取出的卵中,有 10%~20%未恢复减数分裂[53-57]。可将这些卵母细胞分为两类:减数分裂未恢复的 GV 期卵母细胞,可见其典型的核结构(图 10-1a);还有已恢复减数分裂,发生 GVBD 的卵母细胞,但减数分裂过程未越过第一次减数分裂中期(MⅠ)。这些卵母细胞的 GV 已经消失但尚未排出第一极体(图 10-1b)。需要将这两类卵母细胞与 MⅡ期卵母细胞区分开。经过进一步培养,在培养 2~4 h 内排出第一极体的 MⅠ期卵母细胞也可以进行 ICSI[57,58]。据报道,在取出后 20 h 内,74%的 MⅠ期卵母细胞能够在体外完成减数分裂。该研究发现在受精率和胚胎发育率方面,这些体外成熟的卵母细胞与取卵时获得的 MⅡ期卵母细胞之间没有差异。然而,MⅠ期卵母细胞体经外成熟后受精获得的胚胎,移植后的妊娠率较低[58,59]。另一项研究表明,26.7%的 MⅠ期卵母细胞在体外培养 4 h 内会排出第一极体,这些卵母细胞与取卵当天获得的 MⅡ期卵母细胞同日进行 ICSI。然而,相较于取卵时获得的 MⅡ期卵母细胞,这些由 MⅠ期卵母细胞体外成熟而得到的卵受精率较低,但二者之间在胚胎质量上无差异。与之前的研究相似,体外成熟的 MⅠ期卵母细胞形成的胚胎在移植后,妊娠率低[60,61]。此外,其他研究也支持了这些结果,并指出尽管体外成熟(in vitro-matured, IVM)的 MⅠ期卵母细胞可以正常受精,但其形成的胚胎妊娠率很低[62,63]。这与这些胚胎表现出的形态差和染色体异常率高[56]的发现是一致的,与最近关于囊胚形成率与卵母细胞成熟直接相关的证据也是一致的[57]。

对于MⅡ期卵母细胞较少的患者,MⅠ期卵母细胞挽救成熟可能会增加可移植胚胎数;然而通过这些操作提高妊娠率的可能性很低。GV期卵母细胞需要经过过夜培养(30 h)才能达到MⅡ阶段。在COS的标准IVF治疗中,只有极少数应用取卵时为GV期的卵母细胞获得妊娠报道[61,62,64]。由于结果不佳,这些GV期卵母细胞通常被丢弃。研究表明,COS后取出的GV卵母细胞的DNA存在损伤[65]。因此,只有在取卵时,当MⅡ期卵母细胞很少或没有的情况下,才会考虑使用GV期卵母细胞用于受精,但这一前提是它们能恢复减数分裂并形成成熟卵子。

尽管OPU后将GV期卵母细胞孵育24 h后使其自然成熟,能获得64%的受精率,然而由这些卵母细胞发育而来的胚胎质量却非常差,且通常为非整倍体[66]。

不同的COS方案可能导致卵泡不同步以及卵母细胞数量和质量的变化[67]。此外,在取卵过程中,可以从不同特质的卵泡群中采集卵母细胞,从而可能获得成熟的MⅡ卵子或未成熟的MⅠ或GV期卵母细胞[68]。使用改进后的偏振光显微镜"PolScope",可以检测到有极体但第二次减数分裂纺锤体尚未形成,且仍可观察到第一次减数分裂纺锤体的卵母细胞(图10-3a)。这表明,极体的存在并非完全代表可受精的成熟卵子。在OPU期间出现高比例的未成熟卵可能反映了收集到低质量的MⅡ期卵,与没有GV或MⅠ期卵母细胞的周期相比,此类周期中获得MⅡ期卵的成功率较低[57, 65]。

未经卵巢刺激的患者也可以从小卵泡(3~13 mm)中取到未成熟的GV期卵母细胞[69-72]。尽管这些卵母细胞在体内没有接受LH刺激,但它们显然具备了减数分裂的能力,在体外可以自然成熟并形成正常卵子。1998年,Goud等人研究表明[72],对这种IVM的GV期卵母细胞进行ICSI,其受精率为46%且可获得少数妊娠。然而随着对处理未成熟卵母细胞经验的积累,全球范围内的成功率不断提高[73,74]。后续研究表明,在从小卵泡中取卵前给予hCG可以加速卵母细胞的体外成熟,从而促进胚胎发育和提高妊娠率。研究进一步证明,在hCG启动前给予低剂量的FSH可以从小卵泡(<10 mm)中获得体内成熟的卵母细胞(MⅡ)。这样的卵母细胞比IVM的卵母细胞具有更高的发育成优质胚胎的潜力,甚至具有更高的妊娠率[75]。

目前,IVM的特点是在取卵前最低限度地使用FSH或人绝经期促性腺激素(human menopausal gonadotropin, hMG),并且无须通过hCG来诱导排卵。采用新型IVM培养系统可显著提高IVM效果,在全球各个IVF中心中达到了40%的活产率(由Voung等人[76]进行了综述)。与常规IVF方案相比,IVM具有轻微或无过度刺激、药物费用较低和患者负担较少等优势。对于之前发生过卵巢过度刺激综合征以及需要立即接受化疗并保留生育能力的患者而言,IVM在临床上具有重要意义。

除了减数分裂状态,在ICSI前还需对卵母细胞的形态进行评估。各种形态缺陷可能表现为:卵母细胞变形,卵周隙增大或颗粒化,细胞质的包涵体、空泡化、颗粒化、颜色,透明带颜色和结构的变化以及极体的形状和大小的变化(图10-2)。大多数有缺陷的卵母细胞会表现出上述一种以上的异常。所有这些观察结果都应记录下来,可能有助于以后分析ICSI后的受精率、胚胎发育和妊娠结局。目前已经广泛研究了ICSI卵子形态与受精率、胚胎质量和妊娠之间的关系。大部分研究报道称,在接受ICSI治疗的患者中,异常卵子形态与较低的受精率相关[77-79]。其他一些研究则证明了具有缺陷形态(如卵周隙较大、细胞质内空泡、碎片化极体)的卵子在ICSI后可以成功受精且早期正常发育[80-83]。然而,这些看似正常的胚胎在移植后的着床率较低[79],且早期流产发生率高[81]。Xia提出使用三重标志物模型来评估人类卵母细胞,其中包括极体形状、卵周隙大小和细胞质内容物[78]。该实验室报道称,基于这些标准对卵母细胞质量评价与ICSI后的受精率和胚胎质量密切相关。

正如本章前文所述,MⅡ卵母细胞减数分裂纺锤体的完整性对受精能力和胚胎发育至关重要。因此,除了上述卵母细胞的特征,纺锤体形态可能成为预测其正常受精和胚胎发育潜能的可靠标志[84]。前文提及的"PolScope"是一种改进过的偏振光显微镜,并配备了新的图像处理软件[85],已经广泛应用于非侵入性观察活卵母细胞减数分裂纺锤体,其基于偏振光显微镜下微管微丝高度双折射特性来生成纺锤体图像。活的卵母细胞的胞质中的减数分裂纺锤体无法通过IVF实验室常规使用标准光学显微镜进行观察。由于这一明显优势,PolScope已在全球多个IVF中心得到了应用[41,84,86-88]。经PolScope检查显示纺锤体缺失或形态异常的人类卵母细胞与受精率较低和胚胎发育差高度相关[86,87,89]。此外,PolScope评估纺锤体还有助于选择着床潜力高的胚胎进行移植[84]。研究表明,75%的卵母细胞可检测到纺锤体,是否检测到纺锤体与妊娠率直接相关。此外,有纺锤体的卵母细胞的数量随着患者年龄的增加而减少[88]。最近的一项研究表明,可以通过PolScope来测量纺锤体的大小,90~120 μm^2 是可能具有较高的受精率、囊胚形成率和临床妊娠率的最佳大小[90]。

PolScope的结果也表明极体位置并不总能准确预测

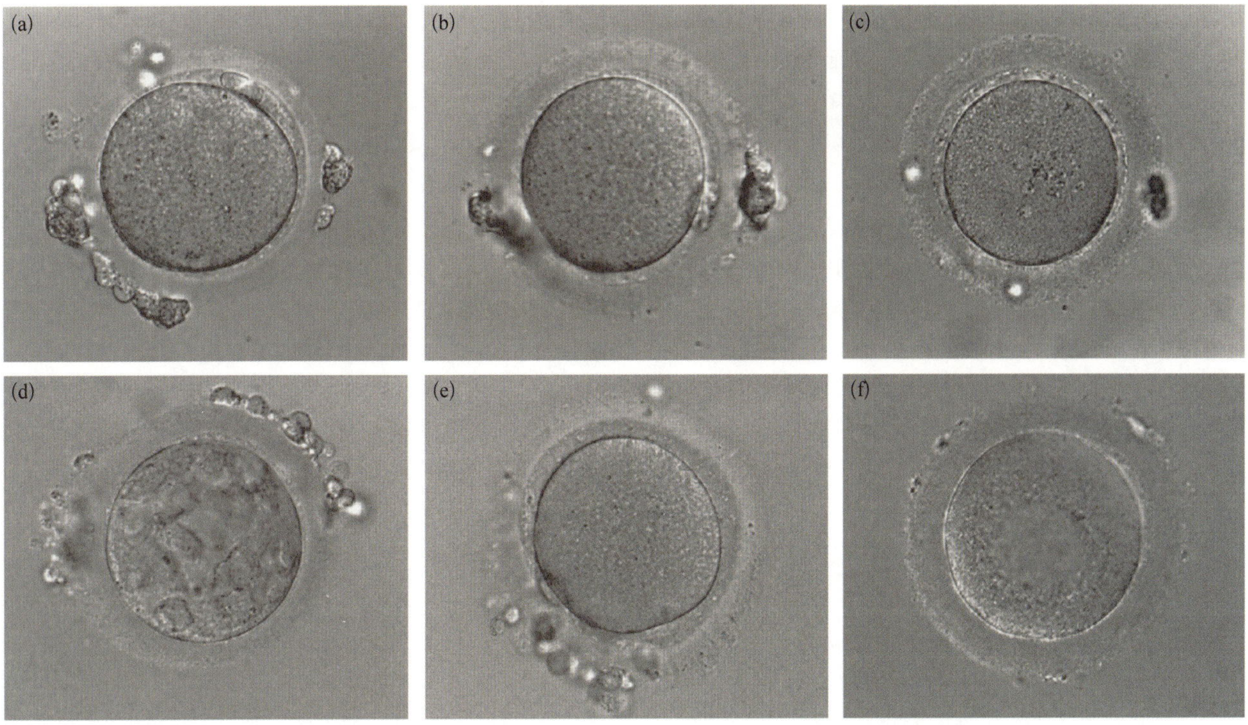

图 10-2 卵母细胞表现出的各种形态异常:(a)卵周隙颗粒化;(b)极体碎片化;(c)透明带增厚且颜色深;(d)细胞质包涵体异常;(e)卵周隙增大,存在颗粒;(f)一个大的细胞质空泡

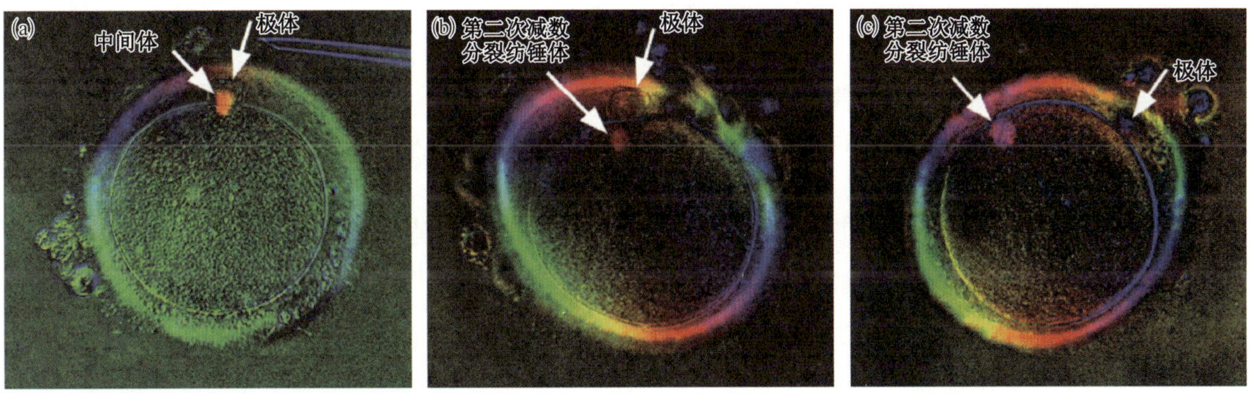

图 10-3 第二次减数分裂中期(metaphase Ⅱ, MⅡ)卵母细胞的微管图像。(a)中间体的微管从卵母细胞胞质延伸到第一极体(polar body, PB);(b)第二次减数分裂纺锤体的微管定位于 PB 附近;(c)第二次减数分裂纺锤体的微管位于 PB 的远端位置

纺锤体的位置。在 MⅡ期卵母细胞中,第二次减数分裂纺锤体理应与第一极体相邻(图 10-3b),因此第一极体是定位 ICSI 显微针以避免影响染色体排列的合适标记物。然而,Silva 等人[86]和我们自己的研究发现,减数分裂纺锤体并不总是与极体相邻(图 10-3c),这使得 PolScope 更有应用价值。在 Konc 等人[88]的研究中,在 320 个被检测的卵母细胞中,66% 的卵母细胞的纺锤体与 PB 成 45° 角。此外,如前所述,在第一极体形成尚未完成的卵母细胞中,PolScope 可以检测到存在微管束中间体,提示第二次减数分裂纺锤体尚未完全组装好(图 10-3a),应推迟 ICSI。

适当的卵巢刺激方案通常可以获得功能正常且可受精的成熟卵母细胞,而质量较差的卵母细胞可能表明激素平衡紊乱。例如,已有研究证实高剂量的 hMG 暴露与卵周隙的颗粒有关[55]。此外,长时间暴露于高剂量 hMG 可能会导致取卵前成熟卵母细胞老化。如前所述,LH 对卵母细胞成熟和排卵都有刺激作用。研究显示排卵反应对这种促性腺激素的敏感性较低,需要更高浓度的激素[91]。因此,在 hMG 中相对高浓度的 LH 能有效促进卵母细胞成熟,但不足以刺激排卵。延迟给予 hCG 会使成熟的卵母细胞滞留在卵泡中,导致卵母细胞老化。在这种情况下,第一极体碎片是一个值得注意的形态学指标[92]。对于在整个月经周期中血清 LH 浓度较高的多囊卵巢综合征患者[94],老化卵母细胞的存在也可以解释卵母细胞质量下降和受精率降低的原因[93]。目前纯 FSH 制剂(重组 FSH)被广泛应用于刺激卵泡生长发育。现已证明,在 FSH 之外引入低浓度的 LH(重组 LH)可显著改善 IVF 结果[95]。

女性对于激素刺激的反应存在显著差异,这些个体差异不仅取决于刺激方案,还与遗传密切相关。研究已经证实了颗粒细胞中 *ADAMTS1* 和 *HSPG2* 等基因的表达与卵子质量以及 IVF 结果之间存在直接关联[96,97]。这些基因可以作为预测排卵反应的遗传标记,并有助于针对每位患者个体化地优化刺激方案。

总　结

当一个女婴出生时,她的卵巢约有 200 万个卵母细胞,所有这些卵母细胞都停滞在第一次减数分裂的前期。青春期开始前的儿童期,这些卵母细胞一直处于休眠状态。对于性成熟的女性,在每个周期中一个这样的“睡美人”会被 LH 这一“王子”亲吻并被唤醒,继续进行减数分裂。卵母细胞成熟后,从卵巢中的卵泡释放到输卵管,最终在输卵管与精子相遇并受精。激素刺激方案旨在模拟诱导卵母细胞成熟这一自然事件。对于 IVF 患者,在排卵前从卵泡中取出这些卵母细胞,并在培养皿中使之与精子结合。为了克服男性精子活力不佳的问题,ICSI 技术提供了更高效率的帮助。本章总结了基于经典 IVF 方案进行修改的 ICSI 技术中与卵母细胞处理相关的内容。

附　录
实验室方案

以下是我们实验室使用的方案。

- 去除卵丘颗粒细胞的初步准备

1. 注射皿:可按实验室偏好的任何排列方式在培养皿上滴加操作微滴。我们实验室推荐以下布局:将 9 滴含有 10%血清的 MHM 滴液在浅壁 Falcon 皿(型号 1006)排列成 3×3 的方形,每滴 5 μL。另外准备 2 滴 5 μL 7%~10% PVP 溶液用于放置精子,拉长其中一个 PVP 液滴。在液滴上覆盖油。将注射皿放在工作站内加热区域。在精子数量少和/或活力极低的情况下,MHM 和一个以上的 PVP 液滴可以用于放置精子。当精子活力极低时,根据制造商的指导方案,在一个或多个 MHM 液滴按照 1∶20 稀释比例添加 SpermMobile 溶液(GM501, Hamilton Thorne)。

2. 剥卵皿:在 60 mm 胚胎培养皿内制备一个 100 μL 浓度为 80 IU/mL 透明质酸酶溶液(Sage)滴和 5 个 100 μL 含 10%血清的 MHM 滴。盖上油后放在工作站内加热的区域加热。

3. Stripper(毛细吸管):准备内径为 275 μm、170 μm、140 μm 的毛细吸管。

- 去除卵丘颗粒细胞

4. 将卵丘-卵母细胞复合体(COCs)放入透明质酸酶溶液滴中(每次最多 5 个 COCs),通过巴斯特管反复吹吸,时间不超过 40 s。

5. 将 COCs 转移到含有 10%血清的 MHM 滴液中,使用内径为 275 μm 的毛细吸管反复吹吸。在其他 4 个液滴中继续依次使用内径为 170 μm 和 140 μm 的毛细吸管进行吹吸,直至完全去除所有卵丘颗粒细胞。

6. 将去除卵丘颗粒细胞的卵母细胞转移到注射皿中的 MHM 液滴中。建议每个液滴中放置的卵母细胞不超过 1 个。

- 显微镜下评估

1. 将放置有卵母细胞的注射皿置于微分干涉对比倒置显微镜的热台上。

2. 在放大 200 倍的视野下评估卵母细胞的形态和减数分裂状态。

(郭倩颖译,瞿仪、廉颖校)

参考文献

[1] Dekel N, Aberdam E, Goren S, Feldman B, Shalgi R. Mechanism of action of GnRH-induced oocyte maturation. J Reprod Fert. 1989; 37:319-27.

[2] Lindner HR, Tsafriri A, Lieberman ME, et al. Gonadotropin action on cultured Graafian follicles: Induction of maturation division of the mammalian oocyte and differentiation of the luteal cell. Recent Prog Horm Res. 1974; 30:79-138.

[3] Dekel N. Hormonal control of ovulation. In: Biochemical Action of Hormones. Litwack G (ed.). Orlando, FL: Academic Press, pp. 57-90, 1986.

[4] Buccione R, Vanderhyden BC, Caron PJ, Eppig JJ. FSH induced expansion of the mouse cumulus oophorus *in vitro* is dependent upon a specific factor(s) secreted by the oocyte. Dev Biol. 1990; 138:16-25.

[5] Salustri A, Yanagishita M, Hascall VC. Mouse oocytes regulate hyaluronic acid synthesis and mucification by FSH-stimulated cumulus cells. Dev Biol. 1990; 138:26-32.

[6] Vanderhyden BC, Caron PJ, Buccione R, Eppig JJ. Developmental pattern of the secretion of cumulus expansion-enabling factor by mouse oocytes and the role of oocytes

in promoting granulosa cell differentiation. Dev Biol. 1990; 140:307-17.

[7] Vanderhyden BC. Species differences in the regulation of cumulus expansion by an oocyte secreted factor(s). J Reprod Fertil. 1993; 98:219-27.

[8] Lin Y, Mahan K, Lathorp W, Myles D, Primakoff P. A hyaluronidase activity of the sperm plasma membrane protein PH-20 enables sperm to penetrate the cumulus cell layer surrounding the egg. J Cell Biol. 1994; 125:1157-63.

[9] Cherr G, Meyers S, Yudin A, et al. The PH-20 protein in cynomologus macaque spermatozoa: Identification of two different forms exhibiting hyaluronidase activity. Dev Biol. 1996; 175:142-53.

[10] Oversreet J, Lin Y, Yudin A, et al. Location of the PH-20 protein on acrosome-intact and acrosome reacted spermatozoa of cynomologus macaques. Biol Reprod. 1995; 52:105-14.

[11] Sabeur K, Cherr G, Yudin A, et al. The PH-20 protein in human spermatozoa. J Androl. 1997; 18:151-8.

[12] Meyers SA, Rosenberger AE. A plasma membrane associated hyaluronidase is localized to the posterior acrosomal region of stallion sperm and is associated with spermatozoal function. Biol Reprod. 1999; 61:444-51.

[13] Bleil JD, Wasserman PM. Autoradiographic visualization of the mouse egg's sperm receptor bound to sperm. J Cell Biol. 1986; 102:1363-71.

[14] Beaver EL, Friend DS. Morphology of mammalian sperm membranes during differentiation, maturation, and capacitation. J Electr Microscop Tech. 1990; 16:281-97.

[15] Mortillo S, Wasserman PM. Differential binding of gold-labeled zona pellucid glycoproteins mZP2 and mZP3 to mouse sperm membrane compartments. Development. 1991; 113:141-9.

[16] Jones R. Interaction of zona pellucida glycoproteins, sulphated carbohydrates and synthetic polymers with proacrosin, the putative egg-binding protein from mammalian spermatozoa. Development. 1991; 111:1155-63.

[17] Urch UA, Patel H. The interaction of boar sperm proacrosin with its natural substrate, the zona pellucida, and with polysulphated polysaccharides. Development. 1991; 111:1165-72.

[18] Yanagimachi R. Fertilization and Embryonic Development In Vitro. New York, NY: Plenum Press, 1981.

[19] Brown CR, Cheng WTK. Limited proteolysis of the porcine zona pellucida by homologous sperm acrosin. J Reprod Fertil. 1985; 74:257-60.

[20] Dunbar BS, Prasad SV, Timmons TM. Comparative Overview of Mammalian Fertilization. New York, NY: Plenum Press, 1991.

[21] Dunbar BS, Budkiewicz AB, Bundman DS. Proteolysis of specific porcine zona pellucida glycoproteins by boar acrosin. Biol Reprod. 1985; 32:619-30.

[22] Yan agimachi R. Time and process of sperm penetration into hamster ova *in vivo* and *in vitro*. J Reprod Fertil. 1966; 11:359-70.

[23] Bianchi E, Doe B, Goulding D, Wright G. Juno is the egg Izumo receptor and is essential for mammalian fertilization. Nature. 2014; 508:483-7.

[24] Phillips DM, Shalgi RM. Sperm penetration into rat ova fertilized *in vivo*. J Exp Zool. 1982; 221:373-8.

[25] Shalgi R, Phillips D. Mechanics of sperm entry in cycling hamsters. J Ultrastruct Res. 1980; 71:154-61.

[26] Shalgi R, Phillips DM, Jones R. Status of the rat acrosome during sperm - zona pellucida interactions. Gamete Res. 1989; 22:1-13.

[27] Cohen J, Malter H, Fehilly C, et al. Implantation of embryos after partial opening of oocyte zonal pellucid to facilitate sperm penetration. Lancet. 1988; 2:162.

[28] Cohen J, Malter H, Wright G, et al. Partial zona dissection of human oocytes when failure of zona pellucida is anticipated. Hum Reprod. 1989; 4:435-42.

[29] Cohen J, Talanski BE, Malter HM, et al. Microsurgical fertilization and teratozoospermia. Hum Reprod. 1991; 6:118-23.

[30] Tucker MJ, Bishop FM, Cohen J, et al. Routine application of partial zona dissection for male factor infertility. Hum Reprod. 1991; 6:676-81.

[31] Laws-King A, Trounson A, Sathananthan H, et al. Fertilization of human oocytes by microinjection of single spermatozoon under zona pellucida. Fertil Steril. 1987; 48:637-42.

[32] Ng SC, Bongso A, Ratnam SS, et al. Pregnancy after transfer sperm under zona. Lancet. 1988; 2:790.

[33] Bongso TA, Sathananthan AH, Wong C, et al. Human fertilization by microinjection of immotile spermatozoa. Hum Reprod. 1989; 4:175-9.

[34] Palermo G, Joris H, Devoroey P, et al. Induction of acrosome reaction in human spermatozoa used subzonal insemination. Hum Reprod. 1992; 7:248-54.

[35] Palermo G, Joris H, Devoroey P, et al. Pregnancies after intracytoplasmic injection of a single spermatozoon into an oocyte. Lancet. 1992; 340:17-8.

[36] Palermo G, Joris H, Devoroey P, et al. Sperm characteristics and outcome of human assisted fertilization by subzonal insemination and intracytoplasmic sperm injection. Fertil Steril. 1993; 59:826-35.

[37] Van Steirteghem AC, Liu J, Nagy Z, et al. Use of assisted fertilization. Hum Reprod. 1993; 8:1784-5.

[38] Van Steirteghem AC, Liu J, Joris H, et al. Higher success rate by intracytoplasmic sperm injection than by subzonal insemination. Report of second series of 300 consecutive treatment cycles. Hum Reprod. 1993; 8:1055-60.

[39] Van Steirteghem AC, Nagy Z, Joris H, et al. High fertilization and implantation rates after intracytoplasmic sperm injection. Hum Reprod. 1993; 8:1061-6.

[40] Pickering SJ, Braude PR, Johnson MH, Cant A, Currie J. Transient cooling to room temperature can cause irreversible disruption of the meiotic spindle in the human oocyte. Fertil Steril. 1990; 54:102-8.

[41] Wang WH, Meng L, Hackett RJ, Odenbourg R, Keefe DL. Limited recovery of meiotic spindle in living human oocytes after cooling-rewarming observed using polarized microscopy. Hum Reprod. 2001; 16:2374-8.

[42] Magistrini M, Szollosi D. Effects of cold and isopropyl-n-phenyl-carbamate on the second meiotic spindle of mouse oocytes. Eur J Cell Biol. 1980; 22:699-707.

[43] Rienzi L, Ubaldi F, Anniballo R, Cerulo G, Greco E. Preincubation of human oocytes may improve fertilization and embryo quality after intracytoplasmic sperm injection. Hum Reprod. 1998; 13:1014-9.

[44] Yanagida K, Yazawa H, Katayose H, et al. Influence of preincubation time on fertilization after intracytoplasmic sperm injection. Hum Reprod. 1998; 13:2223-6.

[45] Van de Velde H, De Vos A, Joris H, Nagy ZP, Van Steirteghem AC. Effect of timing of oocyte denudation and micro-injection on survival, fertilization and embryo quality after intracytoplasmic sperm injection. Hum Reprod. 1998; 13:3160-4.

[46] Bárcena P, Rodríguez M, Obradors A, Vernaeve V, Vassena R. Should we worry about the clock? Relationship between time to ICSI and reproductive outcomes in cycles with fresh and vitrified oocytes. Hum Reprod. 2016; 31(6):1182-91.

[47] Garor R, Shufaro Y, Kotler N, Shefer D, Krasilnikov N, Ben-Haroush A, Pinkas H, Fisch B, Sapir O. Prolonging oocyte *in vitro* culture and handling time does not compensate for a shorter interval from human chorionic gonadotropin administration to oocyte pickup. Fertil Steril. 2015; 103:72-5.

[48] Palermo G, Joris H, Derde MP, et al. Sperm characteristics and outcome of human assisted fertilization by subzonal insemination and intracytoplasmic sperm injection. Fertil Steril. 1993; 59:826-35.

[49] Joris H, Nagy Z, Van de Velde H, De Vos A, Van Steirteghem A. Intracytoplasmic sperm injection: Laboratory set-up and injection procedure. Hum Reprod. 1998; 13(Suppl 1):76-86.

[50] Van de Velde H, Nagy ZP, Joris H, De Vos A, Van Steirteghem AC. Effects of different hyaluronidase concentrations and mechanical procedures for cumulus cell removal on the outcome of intracytoplasmic sperm injection. Hum Reprod. 1997; 12:2246-50.

[51] Iritani A. Micromanipulation of gametes for *in vitro* assisted fertilization. Mol Reprod Dev. 1991; 28:199-207.

[52] Flaherty SP, Payne D, Swann NG, et al. Aetiology of failed and abnormal fertilization after intracytoplasmic sperm injection. Hum Reprod. 1995; 10:2629-32.

[53] Junca AM, Mandelbaum J, Belaisch-Allert J, et al. Oocyte maturity and quality: Value of intracytoplasmic sperm injection. Fertility of microinjected oocytes after *in vitro* maturation. Contracept Fertil Sex. 1995; 23:463-645.

[54] Mandelbaum J, Junca AM, Balaisch-Allert J, et al. Oocyte maturation and intracytoplasmic sperm injection. Contracept Fertil Sex. 1996; 24:534-8.

[55] Hassan-Ali H, Hisham-Saleh A, El-Gezeiry D, et al. Perivitelline space granularity: A sign of human menopausal gonadotropin overdose in intracytoplasmic sperm injection. Hum Reprod. 1998; 13:4325-30.

[56] De Vos A, Van de Velde H, Joris H, Van Steirteghem A. In-vitro matured metaphase-Ⅰ oocytes have a lower fertilization rate but similar embryo quality as mature metaphase-Ⅱ oocytes after intracytoplasmic sperm injection. Hum Reprod. 1999; 14:1859-63.

[57] Bilibio JP, Lorenzzoni PL, Meireles AJC, Maciel Y, Sales P, Costa do Nascimento F. The usefulness of metaphase Ⅰ oocytes in women who undergo controlled ovarian hyperstimulation for intracytoplasmic sperm injection. JBRA Assist Reprod. 2021; 25(1):115-21.

[58] Strassburger D, Goldstein A, Friedler S, et al. The cytogenetic constitution of embryos derived from immature (metaphase Ⅰ) oocytes obtained after ovarian hyperstimulation. Fertil Steril. 2010; 94:971-8.

[59] Coetzee K, Windt ML. Fertilization and pregnancy using metaphase Ⅰ oocytes in an intracytoplasmic sperm injection program. J Assist Reprod Genet. 1996; 13:768-71.

[60] Strassburger D, Friedler S, Raziel A, et al. The outcome of ICSI of immature MⅠ oocytes and rescued *in vitro* matured MⅡ oocytes. Hum Reprod. 2004; 19:1587-90.

[61] Nagy ZP, Cecile J, Liu J, et al. Pregnancy and birth after intracytoplasmic sperm injection of *in vitro* matured germinal-vesicle stage oocytes: Case report. Fertil Steril. 1996; 65:

1047-50.

[62] Jaroudi KA, Hollanders JMG, Sieck UV, et al. Pregnancy after transfer of embryos which were generated from *in-vitro* matured oocytes. Hum Reprod. 1997; 12:857-9.

[63] Liu J, Katz E, Garcia JE, et al. Successful *in vitro* maturation of human oocytes not exposed to human chorionic gonadotropin during ovulation induction, resulting in pregnancy. Fertil Steril. 1997; 67:566-8.

[64] Menezo YJ, Nicollet B, Rollet J, Hazout A. Pregnancy and delivery after *in vitro* maturation of naked ICSI-GV oocytes with GH and transfer of a frozen thawed blastocyst: Case report. J Assist Reprod Genet. 2006; 23:47-9.

[65] Astbury P, Subramanian GN, Greaney J, Roling C, Irving J, Homer HA. The presence of immature GV-stage oocytes during IVF/ICSI is a marker of poor oocyte quality: A pilot study. Med Sci. 2020; 8:4: 1-11. 11.

[66] Vellez LT, Brogliato C, Berton CZ, Yoshida IH, Barbosa CP, Cordts B. ICSI in late matured oocytes, is it worth it? Study with laboratory, clinical and genetic evaluation results. JBRA Assist Reprod. 2020; 24(2):173-4.

[67] Jungheim ES, Meyer M, Broughton DE. Best Practices for controlled ovarian stimulation in IVF. Semin Reprod Med. 2015; 33:77-82.

[68] Stouffer RL, Zelinski-Wooten MB. Overriding follicle selection in controlled ovarian stimulation protocols: Quality vs quantity. Reprod Biol Endocrinol. 2004; 2:32.

[69] Edrishinghe WR, Junk SM, Matson PL, Yovich JL. Birth from cryopreserved embryos following *in-vitro* maturation of oocytes and intracytoplasmic sperm injection. Hum Reprod. 1997; 12:1056-8.

[70] Trounson A, Anderiesz C, Jones GM et al. Oocyte maturation. Hum Reprod. 1998; 13(Suppl 3):52-62; discussion 71-5.

[71] Russel JB. Immature oocyte retrieval with *in-vitro* maturation. Curr Opin Obstet Gynecol. 1999; 11:289-96.

[72] Goud PT, Goud AP, Qian C, et al. *In-vitro* maturation of human germinal vesicle stage oocytes: Role of cumulus cells and epidermal growth factor in the culture medium. Hum Reprod. 1998; 13:1638-44.

[73] Mikkelsen AL. Strategies in human *in-vitro* maturation and their clinical outcome. Reprod Biomed Online. 2005; 10: 593-9.

[74] Al-Sunaidi M, Tulandi T, Holzer H et al. Repeated pregnancies and live births after *in vitro* maturation treatment. Fertil Steril. 2007; 87: 1212. e9-12.

[75] Weon-Young S, Seang LT. Laboratory and embryological aspect of hCG-primed *in vitro* maturation cycles for patients with polycystic ovaries. Hum Reprod. 2010; 6:675-89.

[76] Vuong LN, Ho TM, Gilchrist RB, Smitz J. The place of in vitro maturation in assisted reproductive technology. Fertil. Rerprod. 2019; 1(1):11-5.

[77] Sousa M, Tesarik J. Ultrastructural analysis of fertilization failure after intracytoplasmic sperm injection. Hum Reprod. 1994; 9:2374-80.

[78] Xia P. Intracytoplasmic sperm injection: Correlation of oocyte grade based on polar body, perivitelline space and cytoplasmic inclusions with fertilization rate and embryo quality. Hum Reprod. 1997; 12:1750-5.

[79] Loutradis D, Drakakis P, Kallianidis K, et al. Oocyte morphology correlates with embryo quality and pregnancy rate after intracytoplasmic sperm injection. Fertil Steril. 1999; 72: 240-4.

[80] De Sutter P, Dozortsev D, Qian C, Dhont M. Oocyte morphology does not correlate with fertilization rate and embryo quality after intracytoplasmic sperm injection. Hum Reprod. 1996; 11:595-7.

[81] Alikani M, Palermo G, Adler A, et al. Intracytoplasmic sperm injection in dismorphic human oocytes. Zygote. 1995; 3:283-8.

[82] Serhal PF, Ranieri DM, Kinis A, et al. Oocyte morphology predicts outcome of intracytoplasmic sperm injection. Hum Reprod. 1997; 12:1267-70.

[83] Balaban B, Urman B, Sertac A, et al. Oocyte morphology does not affect fertilization rate, embryo quality and implantation rate after intracytoplasmic sperm injection. Hum Reprod. 1998; 13:3431-3.

[84] Kilani S, Cooke S, Tilia L, Chapman M. Does meiotic spindle normality predict improved blastocyst development, implantation and live birth rates? Fertil Steril. 2011; 96: 389-93.

[85] Oldenbourg R, Mei G. New polarized light microscope with precision universal compensator. J Microsc. 1995; 180: 140-7.

[86] Silva CP, Kommineni K, Oldenbourg R, Keefe DL. The first polar body does not predict accurately the location of the metaphase Ⅱ meiotic spindle in mammalian oocytes. Fertil Steril. 1999; 71:719-21.

[87] Wang WH. Spindle observation and its relationship with fertilization after ICSI in living human oocytes. Fertil Steril. 2001; 75:348-53.

[88] Konc J, Kanyo K, Cseh S. Visualization and examination of the meiotic spindle in human oocytes with polscope. J Assist Reprod Gen. 2004; 21(10):349-53.

[89] Moon JH, Hyun CS, Lee SW, et al. Visualization of the

metaphase Ⅱ meiotic spindle in living human oocytes using the PolScope enables the prediction of embryonic developmental competence after ICSI. Hum Reprod. 2003; 18: 817-20.

[90] Tomari H, Honjo K, Kunitake K, Aramaki N, Kuhara S, Hidaka N, Nishimura K, Nagata Y, Horiuchi T. Meiotic spindle size is a strong indicator of human oocyte quality. Reprod Med Biol. 2018; 17:268-74.

[91] Dekel N, Ayalon D, Lewysohn O, et al. Experimental extension of the time interval between oocyte maturation and ovulation: Effect on fertilization and first cleavage. Fertil Steril. 1995; 64:1023-8.

[92] Eichenlaub-Ritter U, Schmiady H, Kentenich H, et al. Recurrent failure in polar body formation and premature chromosome condensation in oocytes from a human patient: Indicators of asynchrony in nuclear and cytoplasmic maturation. Hum Reprod. 1995; 10:2343-9.

[93] Aboulghar MA, Mansour RT, Serour GI, Ramzy AM, Amin YM. Oocyte quality in patients with severe ovarian hyperstimulation syndrome. Fertil Steril. 1997; 68:1017-21.

[94] Shoham Z, Jacobs HS, Insler V. Luteinizing hormone: Its role, mechanism of action, and detrimental effects when hypersecreted during the follicular phase. Fertil Steril. 1993; 59:1153-61.

[95] Franco JC Jr, Baruffi RLR, Oliveira JBA, et al. Effects of recombinant LH supplementation to recombinant FSH during induced ovarian stimulation in the GnRH agonist protocol: A matched case-control study. Reprod Biol Endocrinol. 2010; 94:971-8.

[96] Xiao S, Li Y, Li T, Chen M, Xu Y, Wen Y, Zhou C. Evidence for decreased expression of ADAMTS-1 associated with impaired oocyte quality in PCOS patients. J Clin Endocrinol Metab. 2014; 99(6):E1015-21.

[97] Ma Y, Jin J, Tong X, Yang W, Ren P, Dai Y, Pan Y, Zhang Y, Zhang S. ADAMTS1 and HSPG2 mRNA levels in cumulus cells are related to human oocyte quality and controlled ovarian hyperstimulation outcomes. J Assist Reprod Gen. 2020; 37:657-67.

卵母细胞体外成熟技术的临床应用
它在 ART 中发挥什么作用

Tuong M. Ho 和 Lan N. Vuong

引 言

卵母细胞体外成熟(in vitro maturation, IVM)作为一项辅助生殖技术(assisted reproductive technology, ART),主要包括收集处于未成熟的GV(germinal vesicle, GV)或者MⅠ期(Metaphase Ⅰ, MⅠ)卵丘-卵母细胞复合体(cumulus-oocyte complexes, COCs),将卵母细胞体外培养成熟至MⅡ(Metaphase Ⅱ, MⅡ)期[1-4]。与体外受精(in vitro fertilization, IVF)相比,IVM的优点是降低卵泡刺激素(follicle-stimulating hormone, FSH)或人绝经期促性腺激素(human menopausal gonadotropin, hMG)的使用剂量,并且不需要使用人绒毛膜促性腺激素(human chorionic gonadotropin, hCG)进行扳机即可取卵[5,6]。本章将重点介绍IVM技术的影响因素及其目前在ART领域的应用现状,同时探讨了IVM临床应用的瓶颈及其应对策略。

IVM 发展简史

在过去的40年里,IVF等各种ART技术的发展使得数百万不孕不育夫妇实现了生育愿望。IVF治疗过程中有时无法获得成熟的卵母细胞,人们尝试通过IVM技术获得成熟卵母细胞用于IVF治疗[1,7,8]。Edwards等采用IVM技术在人类IVF领域取得了里程碑式的成果[9]。实际上,IVF是在人卵母细胞采集和IVM技术早期成功的基础上发展而来[9]。

通过自然周期采集排卵前卵泡中成熟的卵母细胞进行IVF诞生了人类首例"试管婴儿"[10],随后,各种卵巢刺激方案被应用于ART技术,主要是提高获得卵母细胞的数量以及受精后胚胎的数量,从而提高每个取卵周期的临床妊娠率[11-14]。但是,使用不同的卵巢刺激方案使IVF治疗过程变得更加复杂,并且治疗费用更加昂贵。

尽管最初IVM在IVF发展中起着重要的作用,但随后IVM技术的发展和应用相对缓慢。直到1991年,Cha及同事采用捐赠的未成熟卵母细胞行IVM并获得首例活产婴儿[4]。自此,IVM技术相关的报道以及论文数量逐渐增加,随着各项方法的创新,不断有新的研究发表(表11-1),IVM技术也重新引起了人们的关注。

表 11-1 IVM 发展中的里程碑事件

年份	发展
1969 年	首次利用 IVM 卵母细胞进行体外受精[9]
1991 年	首例来自捐赠的未成熟卵母细胞行 IVM 获得活产[4]
1994 年	首例 PCOS 不孕女性未成熟卵母细胞行 IVM 后获得活产[15]
1999 年	取卵前经 hCG 扳机的 IVM 周期获得活产[16]
2014 年	首例卵巢癌患者卵巢切除术后行 IVM 获得活产[21]
2020 年	首例乳腺癌女性行 IVM 且玻璃化冷冻后获得活产[20]
2020 年	首例 PCOS 女性利用双相 IVM 方法获得活产[24]
2020 年	ESHRE 女性生育力保存指南:IVM 被认为是生育力保存的手段[22]
2021 年	ASRM 实践委员会:IVM 不再是一种实验性技术,它具有广泛的临床应用潜力[3]

缩写:ASRM,美国生殖医学会;ESHRE,欧洲人类生殖与胚胎学会;hCG,人绒毛膜促性腺激素;IVF,体外受精;IVM,体外成熟;PCOS,多囊卵巢综合征。

1994年,Trounson等人报道了多囊卵巢综合征(polycystic ovary syndrome, PCOS)患者未成熟卵母细胞行IVM并成功获得活产的病例[15]。自20世纪90年代末,人们开始采用IVM方案,即从小卵泡中取出未成熟卵母细胞之前注射不同类型的促性腺激素[16-18]。在过去的20年中,IVM方案主要应用于PCOS患者以降低卵巢刺激相关的健康风险,以及生育力保存或者仅作为一项替代疗法,逐渐成为一种易于操作的ART方法[19]。最近,IVM被应用于不宜实施卵巢刺激的癌症女性,或因癌症治疗而没有足够时间进行卵巢刺激的患者[20,21]。欧洲人类生殖与胚胎学会(European Society of Human Reproduction and Embryology, ESHRE)于2020年发布的《女性生育力保存指南》建议将IVM作为一种生育力保存技术[22]。在过去的 5 年中，技术人员开始研发一种双相 IVM 培养系统以提高 IVM 的效率。这种新型 IVM 培养系统被称为获能（capacitation，CAPA）IVM，最新数据显示其具有潜在的应用前景[23,24]。

2021 年，美国生殖医学会（American Society for Reproductive Medicine，ASRM）、生殖生物学家和技术专家协会以及辅助生殖技术学会（Society for Assisted Reproductive Technology，SART）的实践委员会发表了一份具有里程碑意义的专家共识，认为不应再将 IVM 视为实验技术：其具有更广泛的临床应用潜力[3]。

IVM 的优缺点

相对于 IVF，IVM 有以下优点。首先，IVM 对卵巢仅轻度刺激或无刺激，在很大程度上消除了多囊卵巢（polycystic ovaries，PCO）或 PCOS 患者卵巢过度刺激综合征（ovarian hyperstimulation syndrome，OHSS）的风险[2,25,26]。其次，IVM 周期不需要大量昂贵的促性腺激素，降低了患者的经济负担[2,27,28]。最后，IVM 的实施流程更加便捷，患者无须进行频繁的超声检查和血液检查，减少了患者的就诊次数[2,27,28]。即使存在上述优势，IVM 也没有被广泛采用，因为 IVM 的临床结果最初并不理想，每个周期的活产率<20%[29-31]。最近经验丰富的中心的研究显示活产率已提高至 35%～40%[32-36]，虽然 IVM 的成功率获得了显著提高，但其活产率仍低于 IVF[35,36]。

IVM 的安全性

采用 IVM 技术出生的婴儿健康问题备受关注，因此，一些研究调查了 IVM 对胚胎发育和儿童的影响，发现通过 IVM 发育的胚胎没有显示出印迹基因表达的增加[37]。另一项研究显示，IVM 获得的囊胚在生殖系差异甲基化区域（germline diferentially methylated regions，gDMRs）的基因表达谱和甲基化与 IVF 相似，并且 IVM 组和 IVF 组间主要表观遗传调节因子的表达无明显差异[38]。透射电子显微镜观察显示，IVM 卵母细胞的形态与体内成熟的卵母细胞也没有差异[39]。

初步数据显示，无论是否采用卵胞质内单精子注射（intracytoplasmic sperm injection，ICSI），IVM 子代健康和发育情况与传统 IVF 子代无明显差异[40-44]。这可能是由于 IVM 子代数量较 IVF 相对较少，对子代异常率和畸形率的评估不够准确，还需额外的数据支持。

最近，一项随机对照研究结果显示，一种新型 IVM 方案即体外获能成熟 IVM（CAPA-IVM），其子代在 2 岁前的发育情况与 IVF 子代相当[45]。另一项随访至出生后 15 个月的前瞻性队列研究也提示，与自然受孕出生的儿童相比，CAPA-IVM 出生的儿童身心发育未受到明显影响[46]。来自儿童随访研究的最新数据也证实了 CAPA-IVM 技术的安全性。

IVM 的适用人群

目前，IVM 技术的适用人群主要包括具有 OHSS 风险的患者、卵巢刺激时间受限的患者，或有雌二醇持续升高禁忌证的患者[3]。IVM 技术的适用人群如下：

PCO/PCOS

IVM 技术不需要卵巢刺激，特别适合 PCOS 患者。因为 PCOS 患者存在卵巢过度刺激的风险，包括 OHSS、卵巢扭转和高雌二醇水平相关的血栓栓塞风险均显著增加[47-50]。此外，由于从中等窦卵泡中获取的未成熟卵母细胞恢复减数分裂并发育至 MⅡ 阶段的能力下降是限制 IVM 临床效果的一个因素[51]，PCOS 女性具有较多的窦卵泡计数（antral follicle count，AFC）[52,53]，更适合进行 IVM。与排卵正常的女性相比，PCOS 女性的 IVM 成功率更高[54]。最近，一项针对高 AFC 妇女的大型随机对照研究发现，在首次胚胎移植后，IVM 组有 96 名不孕女性获得活产（35.2%），IVF 组有 118 名不孕女性获得活产（43.2%）（绝对风险差：-8.1%；95%CI：-16.6%，0.5%）[35]。随机分组后 IVM 组 1 年内的累积妊娠率为 44.0%，IVF 组为 62.6%（绝对风险差：-18.7%；95%CI：-27.3%，-10.1%）；IVM 组没有发生 OHSS，而 IVF 组有两例发生 OHSS。在妊娠并发症、产科及围产期并发症、早产、出生体重、新生儿并发症等方面，IVM 组与 IVF 组无统计学差异[35]。

排卵正常的患者

IVM 也可用于排卵正常的女性。最初，在正常排卵女性中的临床妊娠率介于 4%～25%[17,29,31,55]，但这些数据已提高至大约 30%[56,57]。此类女性常因社会因素选择 IVM，可能包括经济方面的考虑（促性腺激素费用报销受限的国家），以及希望降低潜在的药物相关副作用和 IVF 相关的心理压力[49,58]。一些国家由于严格的法律限制降低了 IVF 方案的成功率，鉴于此，IVM 成为 ART 的首选[59]。

在正常排卵的女性中，AFC 是 IVM 的重要指标[51,58]，建议 AFC>5 即可考虑行 IVM。有研究表明，女性年龄≤36 岁，BMI<30 kg/m^2，FSH 水平<10 mIU/mL，雌二醇水平<250 pmol/mL，抗米勒管激素水平>1.3 ng/mL[51,58]，具有上述指征的患者行 IVM 较常规 ART 更合适。

生育力保存

鉴于 IVM 可以在相对较短的时间内完成,且不需要卵巢刺激,因此对于需要化疗的癌症患者或暴露于高浓度雌二醇可能加速疾病进展的癌症女性的生育能力保存特别适用[60,61]。虽然 IVM 通常在月经周期的卵泡期进行,但有研究报道癌症患者黄体期可以采集卵母细胞并在体外培养成熟,因此对于那些即将进行化疗的患者来说,IVM 是一个很好的选择[60,61]。

卵巢低反应

一些患者对卵巢刺激反应不佳,包括雌激素水平低、卵泡数量少或生长缓慢以及卵泡较小(治疗周期第 15 天直径<12 mm)的患者[62]。延长治疗时间或采用更高剂量的促性腺激素不会增加卵巢低反应患者的治疗效果,并且受精和妊娠结局可能受到负面影响[62,63]。因此,改变治疗方式也许对这类患者有效。一系列病例报道显示,8 例卵巢低反应的患者在接受 IVM 治疗后取得良好的疗效,临床妊娠率为 37.5%[62]。

抗性腺激素卵巢综合征

抗性腺激素卵巢综合征(gonadotrophin-resistant ovary syndrome, GROS)是一种罕见的内分泌综合征,其特征是高促性腺激素性不排卵(WHO Ⅲ型)并伴随不孕。GROS 患者表现为闭经(原发性或继发性),有正常的子宫和阴道,FSH 和黄体生成素(luteinizing hormone, LH)水平升高,卵巢储备正常,无自身免疫性疾病,对卵巢刺激无反应[64,65]。GROS 的病因尚不清楚,可能与遗传学和免疫学有关。目前已有几种 FSH 受体(FSH receptor, FSHR)功能丧失和单核苷酸多态性变异的报道[66-70]。由于 GROS 患者对卵巢刺激缺乏反应,传统卵巢刺激方案难以实施。卵母细胞捐赠曾经被认为是唯一选择,但 IVM 逐渐成为一种潜在的替代疗法[71-73],它为 GROS 女性使用自身卵母细胞受孕提供了可能。截至目前,已经有几例 GROS 患者通过 IVM 获得活产的报道[64,72-76]。

刺激周期中未成熟卵母细胞的补救

部分 IVF 治疗患者卵巢刺激后可能产生高比例的未成熟卵母细胞[77]。IVM 可能是增加这类患者可用胚胎数量的补救方法[77]。一项前瞻性研究证实了补救 IVM 的实用性,认为 IVM 可以作为卵巢储备功能低下女性的常规治疗手段[78]。在卵巢储备功能低下的女性中,补救 IVM 可额外产生 1.5 个可移植胚胎,在卵巢储备功能正常的患者中,补救 IVM 可额外产生 1.6 个可移植胚胎[78]。补救 IVM 也可以提高卵巢储备功能低下女性的临床妊娠率和活胎分娩率[78]。卵巢功能低下的女性和卵巢功能正常的女性之间卵母细胞达到成熟状态的时间有所不同。

目前正在研究新型补救 IVM 方法,包括在 IVM 培养液中使用异体卵泡液和卵丘颗粒细胞来模拟完整的卵泡微环境[79]。虽然结果看起来很有希望,但需要更多的数据支持这些方法在改善临床结果中的作用[77]。

不明原因的胚胎质量差

卵泡发育异常导致的可用胚胎数量少可能也是 IVF 失败的另一个原因[80]。这类患者的治疗效果并不理想,此类患者可能表现为卵巢刺激反应正常,但胚胎质量差的原因未知[80]。

在一项对空卵泡综合征(即卵泡发育和雌二醇水平正常,但卵巢刺激后不能从成熟卵泡获得卵母细胞)患者的研究中,采用 IVM 技术可以获得良好的效果[80]:在 7 名多次 IVF 失败的患者中,有 2 名成功怀孕。作者认为这 2 例特殊患者的卵泡闭锁或发育功能障碍发生在卵泡发育的晚期,而 IVM 有助于克服这个过程,从而促进正常的卵母细胞成熟发育[80]。

IVM 现状

一般来说,IVM 是指从小卵泡(通常直径小于 10 mm)中收集未成熟卵母细胞,将其放入 IVM 培养系统中并发育至 MⅡ期的技术;然后将成熟的卵母细胞与精子完成受精,在体外发育为受精卵以及胚胎。IVM 的实验室操作主要包括识别和收集 COCs 以及 COCs 的 IVM 培养,以获得用于 IVF 的成熟卵母细胞。受精和胚胎培养过程与传统的 IVF/ICSI 相同[81]。

获得的 COCs 通常培养于已添加蛋白质和激素等的复合培养液中,在常氧浓度中培养 1~2 天。根据是否采用 FSH 启动和 hCG 扳机,以及 IVM 培养系统类型,目前将 IVM 分为四种方案:标准 IVM、hCG 扳机 IVM、双相(或 CAPA)IVM 和补救 IVM(表 11-2,图 11-1)[19]。体外获能方法(CAPA IVM)的优势之一是大部分卵母细胞都能发育至 MⅡ期(图 11-2)。

传统的 IVM 通常是在不使用促性腺激素的情况下从卵巢获取未成熟卵母细胞。然而,早期证据表明,使用少量 FSH 的微刺激(FSH 启动)可以提高人卵母细胞的数量和成熟能力[17,18]。关于 FSH 启动是否可以提高 IVM 成功率,小样本的随机对照试验(randomized controlled trials, RCTs)还存在争议[82,83]。最近,一项大型 RCT 比较了在用高纯度 hMG 150 IU/d 治疗 2 天的 PCO 女性中,

表 11-2　临床治疗中不同 IVM 方案

IVM 方案	特征与证据
标准 IVM(图 11-1)	常规 IVM 方案 取卵前使用/不使用 FSH 启动 无 hCG 扳机 取卵后,仅收集 GV 期 COCs 所有 COCs 直至 MⅡ,均在单相的 IVM 培养液中培养 结果良好[33]
hCG 扳机 IVM(图 11-1)	改良 IVM 在全球许多 ART 中心使用 取卵前用 hCG 扳机 取卵前使用/不使用 FSH 启动 取出的卵母细胞可能处于不同的成熟阶段(MⅡ、MI 或 GVBD) MⅡ卵母细胞在几小时后授精,而 MI 和 GVBD 卵母细胞需要 IVM 培养 24~30 h 使用 hCG 扳机和 FSH 启动的 IVM 的大样本研究结果(n=921 名 PCOS 女性):卵母细胞成熟率为 71.2%,着床率为 21.5%(卵裂期胚胎),12 个月累计活产率为 33.7%[32]
双相 IVM(图 11-1,图 11-2)	也称为体外获能(CAPA)IVM 包括预培养和 IVM 培养 预培养基中添加 C 型利钠肽,以阻断减数分裂恢复,使卵母细胞维持在 GV 期 24 h,改善细胞质成熟以促进核质同步成熟[88] 无 hCG 扳机 可在取卵前注射 FSH 在取卵时仅收集 GV 期 COCs CAPA-IVM 的首次临床报道显示了良好的效果[23,24]:与标准 IVM 相比,CAPA-IVM 系统可显著改善 PCOM 患者的卵母细胞成熟、胚胎质量和临床妊娠率。更多的数据证明,对于窦卵泡计数较多的女性,CAPA-IVM 首次胚胎移植的活产率不低于常规 IVF[35]
补救 IVM	采用常规的卵巢刺激方法(包括 FSH 刺激和 hCG 扳机)后,收集质量较差、未成熟的 GV 期卵母细胞(这些卵母细胞没有发育潜力,通常被丢弃) 进行 IVM 培养以获得成熟的卵母细胞(方案不限) 补救 IVM 的原理和有效性仍受到质疑

缩写:ART,辅助生殖技术;COCs,卵丘-卵母细胞复合体;FSH,卵泡刺激素;GV,生发泡;GVBD,生发泡破裂;hCG,人绒毛膜促性腺激素;IVF,体外受精;IVM,体外成熟;MI,第一次减数分裂中期;MⅡ,第二次减数分裂中期;PCOM,多囊卵巢形态;PCOS,多囊卵巢综合征。

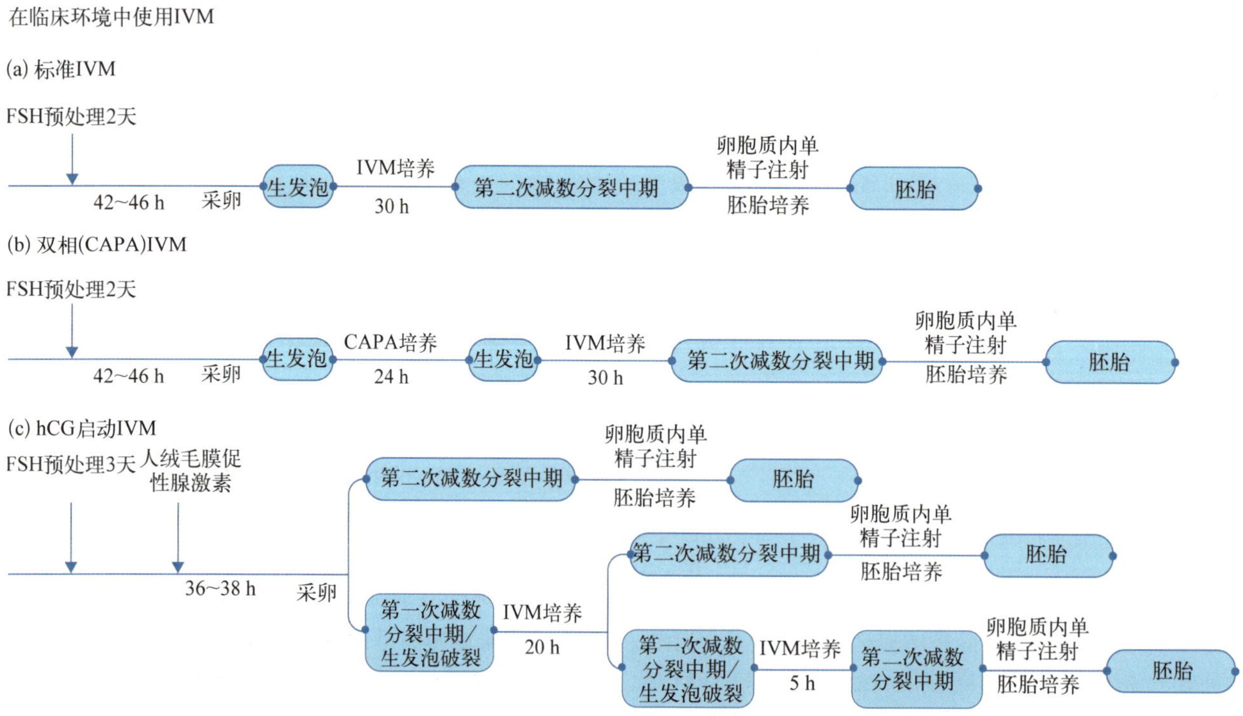

图 11-1　目前的 IVM 方案,其中卵母细胞从小卵泡中获取(基于作者的实践)。(a)标准方案,卵母细胞采集(oocyte pickup, OPU)前无 hCG 扳机,并且一个 IVM 培养步骤;(b)双相(CAPA)方案,OPU 前不注射 hCG,并行双相 IVM 培养;(c)hCG 启动方案,hCG 扳机,收集不同阶段的卵母细胞。缩写:GV,生发泡;ICSI,卵胞质内单精子注射;MⅡ,第二次减数分裂中期

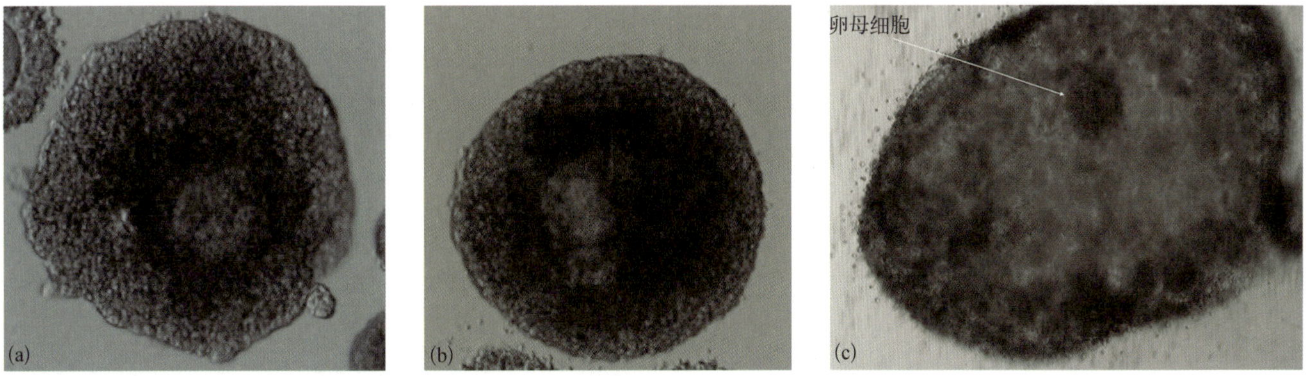

图 11-2 双相(CAPA) IVM 方案中的卵丘-卵母细胞复合体(cumulus-oocyte complex,COC)。(a)取卵后的 COC,卵母细胞处于生发泡(germinal vesicle,GV)期。(b) CAPA 培养后的 COC,卵母细胞仍处于 GV 阶段。(c) CAPA 和 IVM 培养后的 COC,卵母细胞处于 MⅡ阶段

CAPA IVM 和传统 IVF/ICSI 的疗效[35],研究结果显示,CAPA(双相)IVM 的首次胚胎移植的活产率不低于 IVF[35]。到目前为止,关于 IVM 中使用的 FSH/hMG 最佳剂量的证据有限,但常用剂量是在卵泡期每日使用 150 IU FSH,持续 2~6 天。

1999 年首次在取卵前采用 hCG 扳机后行 IVM 获得成功[16]。早期研究认为,在未成熟卵母细胞获取之前注射 hCG 可能会提高妊娠率[84]。然而,随后关于 hCG 在 IVM 中有效性的研究得出了有争议的结论[85,86]。但在 2000—2010 年,采用 hCG 扳机后行 IVM 在全球范围内被广泛认可,且大多与 FSH 联合使用[87]。常用的方法是在抽取未成熟卵母细胞前 36 h 用 10 000 IU hCG 扳机。使用 hCG 扳机和 FSH 启动的 921 名 PCOS 女性的大样本数据显示[32]:卵母细胞成熟率可以达到 71.2%,卵裂期胚胎的着床率为 21.5%,12 个月后累计活产率为 33.7%[32]。

技术问题

未成熟卵母细胞的采卵

IVM 最重要也是最具挑战性的环节可能是未成熟卵母细胞的采卵(oocyte pickup, OPU)时机。表 11-3 展示了 IVM 和 IVF 周期 OPU 操作的差异。

表 11-3 IVM 与 IVF 卵母细胞采集操作的差异

项目	IVM	IVF
取卵时机	注射 FSH 42 h 后(标准或双相 IVM) 注射 hCG 36 h 后(hCG IVM)	注射 hCG 34~36 h 后
卵巢特征	卵巢:体积较小,血管生成少 卵泡:2~10 mm 间质组织:厚而硬	卵巢:大,血管生成多 卵泡:≥14 mm 间质组织:软而薄
取卵针	非固定的 19~21 G 单/双针系统:外腔 17 G 内腔 19~21 G 管长 20~40 cm	固定的 17 G 单/双腔 管长≥60 cm
取卵方法	抽吸并搔刮 不冲洗	抽吸 冲洗/不冲洗
取卵液	添加肝素(如需要)	不添加肝素
操作时间	20~30 min/OPU	10 min/OPU

缩写:FSH, follicle-stimulating hormone(卵泡刺激素);hCG, human chorionic gonadotropin(人绒毛促性腺激素);IVF, in vitro fertilization(体外受精);IVM, in vitro maturation(人卵母细胞体外成熟);OPU, oocyte pickup(采卵)。

小卵丘-卵母细胞复合体(COC)的识别及预处理

相对于 IVF,IVM 收集的 COCs 更小,且更致密。通常需要过滤卵泡液并收集 COCs,故预处理需要准备更多的培养液。实验室胚胎学家必须具备收集小 COCs 的技能,此外,IVM 也会增加实验室的工作量。

新鲜或冷冻移植

IVM 周期中,通常 OPU 前 36 h 注射 hCG,子宫内膜的准备采用雌二醇和黄体酮,然后进行新鲜胚胎移植,该方案目前取得了良好的治疗效果[32]。然而,一些研究显示 IVM 胚胎移植的成功率相对较低[36,88,89],不同的 IVM 方法和子宫内膜准备方案可能也会影响治疗结果。最近,一项随机对照研究旨在比较 AFC 数量较多的女性接受双相 IVM(CAPA IVM,不含 hCG)后行全胚冷冻或新鲜胚胎移植的有效性和安全性。结果表明,与新鲜胚胎移植相比,全胚冷冻策略可以显著提高持续妊娠率和活产率,并不增加并发症及其他风险[90],但还需要进行更大规模和更长期的随访研究来证实冷冻和新鲜胚胎移植在 IVM 中的安全性。

IVM 的临床应用

IVM 在 ART 中的作用

IVM 方案仍需要进一步地优化和改善以便提高成功

率[91]。可以将目前关于卵母细胞生理和发育的最新研究通过临床转化,以提高 IVM 治疗的临床结局。

ASRM 实践委员会建议,IVM 不再被视为一种实验技术,可以更广泛地应用于临床治疗[3]。但是,IVM 的适用人群仍存在争议,目前主要用于可能存在卵巢反应不良的患者,包括 OHSS 高风险和其他潜在不良反应的患者;需要化疗的癌症患者,或者卵巢刺激禁忌证的患者,如激素敏感性癌症患者等。

可以将 IVM 作为一种替代性 ART 方案。相对于常规 IVF 治疗,IVM 对患者而言接受度较高,并且可以降低治疗所需的药物成本、缩短治疗时间,以及减轻与卵巢刺激和实施后续方案相关的负担。对于接受 IVF 治疗的年轻患者,如果他们对卵巢刺激有较高的反应,并且预后良好,可获得较多的剩余胚胎(可能被冷冻保存或丢弃),IVM 可能是一种可行的替代方案,其治疗过程更便捷,产生的胚胎数量较少,但累积活产率较高。

IVM 也适用于卵巢储备功能良好,但卵巢刺激反应较低的患者。此外,IVM 可能是帮助 GROS 女性采用自卵生育后代的唯一选择[73]。

基于以下几方面因素考虑,生殖医学中心需建立 IVM 体系并制订相应的治疗方案:第一,未来 IVM 可能会得到广泛应用;第二,IVM 是当前生育力保存以及 GROS 患者生育的唯一选择;第三,对更便捷的 ART 治疗需求不断增加;第四,随着人们对人类卵泡和卵母细胞发育机制的不断探索,IVM 的治疗方案也会不断进步。

IVM 临床应用的瓶颈

与 IVF 相比,IVM 较差的治疗结局(可用胚胎数量更少,妊娠率更低,尤其是累积妊娠率)成为制约其临床广泛应用的主要因素[36]。此外,IVM 出生的婴儿健康也备受关注。目前的研究结果显示,补救 IVM 胚胎染色体异常率很高[92,93],尽管动物研究显示,卵巢刺激导致的胚胎印迹缺陷风险高于 IVM[94]。然而,将 IVM 与其他 ART(即 IVF、ICSI)和/或与自然受孕比较,结果提示出生缺陷的发生率没有差异[40,95,96]。

在实际操作中缺乏标准化的 IVM 流程[3],导致不同中心之间的临床结局差异显著,也是影响 IVM 临床使用的因素。此外,由于 IVM(尤其是采用 hCG 扳机的 IVM 方案)会导致实验室工作量增加,减少了一些中心对 IVM 技术的选择。

虽然 IVM 相关的治疗费用低于 IVF[2,27,28],但由于许多西方国家只将 IVF 纳入医疗保险,而未将 IVM 纳入,意味着患者的自付费用可能更高。相比之下,对于未纳入医保制度的新兴经济国家,由于 IVM 的费用较低,对患者可能更具吸引力。从这个意义上说,IVM 可能增加亚洲、南美洲和非洲低收入国家的患者获得治疗的机会。

最后,其他用于降低 OHSS 风险的治疗策略,可能进一步影响 IVM 的临床应用。如使用促性腺激素释放激素激动剂扳机和全胚冷冻周期,同样可以降低患者 OHSS 的发生率[97-99]。但仍有报道显示使用这些方法会出现严重 OHSS[100,101],IVM 是唯一一种无 OHSS 风险的 ART 治疗方案,可能在缺乏重症监护病房的地区非常重要。

克服 IVM 临床应用的障碍

克服 IVM 应用障碍的策略包括对临床医生进行专业培训,以便从小窦卵泡中吸取未扩张的 COCs,并对最困难的病例采用替代治疗策略。必须对胚胎学家进行专门培训,使其能处理这些未扩张的 COCs,并熟练掌握双相的"CAPA"成熟培养系统。同时需要在该领域开展更多的研究,尤其是行 IVM 后出生婴儿的健康状况调研。另一个重要因素是使临床医生进一步认识到 IVM 是一种患者接受度高且有效的 ART 技术。最后,建议增加支持 IVM 相关研究的资金,以进一步将 IVM 发展为上述不孕症的一线治疗方法。

(张琦译,韩树标、方丛校)

参考文献

[1] Edwards RG. Maturation in vitro of human ovarian oöcytes. Lancet. 1965; 2:926-29.

[2] Paulson RJ, Fauser B, Vuong LTN, Doody K. Can we modify assisted reproductive technology practice to broaden reproductive care access? Fertil Steril. 2016; 105:1138-43.

[3] Practice Committees of the American Society for Reproductive Medicine, the Society of Reproductive Biologists and Technologists, and the Society for Assisted Reproductive Technology. In vitro maturation: A committee opinion. Fertil Steril. 2021; 115: 298-304.

[4] Cha KY, Koo JJ, Ko JJ, Choi DH, Han SY, Yoon TK. Pregnancy after in vitro fertilization of human follicular oocytes collected from nonstimulated cycles, their culture in vitro and their transfer in a donor oocyte program. Fertil Steril. 1991; 55:109-13.

[5] De Vos M, Ortega-Hrepich C, Albuz FK, Guzman L, Polyzos NP, Smitz J, et al. Clinical outcome of non-hCG-primed oocyte in vitro maturation treatment in patients with polycystic ovaries and polycystic ovary syndrome. Fertil Steril. 2011; 96:860-4.

[6] De Vos M, Smitz J, Thompson JG, Gilchrist RB. The definition of IVM is clear-variations need defining. Hum Reprod.

2016; 31:2411-5.

[7] Edwards RG. Maturation in vitro of mouse, sheep, cow, pig, rhesus monkey and human ovarian oocytes. Nature. 1965; 208:349-51.

[8] Edwards RG, Donahue RP, Baramki TA, Jones HW Jr. Preliminary attempts to fertilize human oocytes matured in vitro. Am J Obstet Gynecol. 1966; 96:192-200.

[9] Edwards RG, Bavister BD, Steptoe PC. Early stages of fertilization in vitro of human oocytes matured in vitro. Nature. 1969; 221:632-5.

[10] Steptoe PC, Edwards RG. Birth after the reimplantation of a human embryo. Lancet. 1978; 2:366.

[11] Johnston I, Lopata A, Speirs A, Hoult I, Kellow G, du Plessis Y. In vitro fertilization: the challenge of the eighties. Fertil Steril. 1981; 36:699-706.

[12] Jones HW Jr., Acosta AA, Andrews MC, Garcia JE, Jones GS, Mayer J, et al. Three years of in vitro fertilization at Norfolk. Fertil Steril. 1984; 42:826-34.

[13] Lopata A. Concepts in human in vitro fertilization and embryo transfer. Fertil Steril. 1983; 40:289-301.

[14] Lopata A, Brown JB, Leeton JF, Talbot JM, Wood C. In vitro fertilization of preovulatory oocytes and embryo transfer in infertile patients treated with clomiphene and human chorionic gonadotropin. Fertil Steril. 1978; 30:27-35.

[15] Trounson A, Wood C, Kausche A. In vitro maturation and the fertilization and developmental competence of oocytes recovered from untreated polycystic ovarian patients. Fertil Steril. 1994; 62:353-62.

[16] Chian RC, Gülekli B, Buckett WM, Tan SL. Priming with human chorionic gonadotropin before retrieval of immature oocytes in women with infertility due to the polycystic ovary syndrome. N Engl J Med. 1999; 341:1624, 1626.

[17] Mikkelsen AL, Smith SD, Lindenberg S. In-vitro maturation of human oocytes from regularly menstruating women may be successful without follicle stimulating hormone priming. Hum Reprod. 1999; 14:1847-51.

[18] Wynn P, Picton HM, Krapez JA, Rutherford AJ, Balen AH, Gosden RG. Pretreatment with follicle stimulating hormone promotes the numbers of human oocytes reaching metaphase Ⅱ by in-vitro maturation. Hum Reprod. 1998; 13:3132-8.

[19] De Vos M, Grynberg M, Ho TM, Yuan Y, Albertini DF, Gilchrist RB. Perspectives on the development and future of oocyte IVM in clinical practice. J Assist Reprod Genet. 2021; 38:1265-80.

[20] Grynberg M, Mayeur Le Bras A, Hesters L, Gallot V, Frydman N. First birth achieved after fertility preservation using vitrification of in vitro matured oocytes in a woman with breast cancer. Ann Oncol. 2020; 31:541-2.

[21] Prasath EB, Chan ML, Wong WH, Lim CJ, Tharmalingam MD, Hendricks M, et al. First pregnancy and live birth resulting from cryopreserved embryos obtained from in vitro matured oocytes after oophorectomy in an ovarian cancer patient. Hum Reprod. 2014; 29:276-8.

[22] Anderson RA, Amant F, Braat D, D'Angelo A, Chuva de Sousa Lopes SM, Demeestere I, et al. ESHRE guideline: Female fertility preservation. Hum Reprod Open. 2020; 2020:hoaa052.

[23] Sanchez F, Le AH, Ho VNA, Romero S, Van Ranst H, De Vos M, et al. Biphasic in vitro maturation (CAPA-IVM) specifically improves the developmental capacity of oocytes from small antral follicles. J Assist Reprod Genet. 2019; 36:2135-44.

[24] Vuong LN, Le AH, Ho VNA, Pham TD, Sanchez F, Romero S, et al. Live births after oocyte in vitro maturation with a prematuration step in women with polycystic ovary syndrome. J Assist Reprod Genet. 2020; 37:347-57.

[25] Das M, Son WY, Buckett W, Tulandi T, Holzer H. In-vitro maturation versus IVF with GnRH antagonist for women with polycystic ovary syndrome: Treatment outcome and rates of ovarian hyperstimulation syndrome. Reprod Biomed Online. 2014; 29:545-51.

[26] Huang JY, Chian RC, Tan SL. Ovarian hyperstimulation syndrome prevention strategies: In vitro maturation. Semin Reprod Med. 2010; 28:519-31.

[27] Ellenbogen A, Shavit T, Shalom-Paz E. IVM results are comparable and may have advantages over standard IVF. Facts Views Vis Obgyn. 2014; 6:77-80.

[28] Gremeau AS, Andreadis N, Fatum M, Craig J, Turner K, McVeigh E, et al. In vitro maturation or in vitro fertilization for women with polycystic ovaries? A case-control study of 194 treatment cycles. Fertil Steril. 2012; 98:355-60.

[29] Child TJ, Abdul-Jalil AK, Gulekli B, Tan SL. In vitro maturation and fertilization of oocytes from unstimulated normal ovaries, polycystic ovaries, and women with polycystic ovary syndrome. Fertil Steril. 2001; 76:936-42.

[30] Child TJ, Phillips SJ, Abdul-Jalil AK, Gulekli B, Tan SL. A comparison of in vitro maturation and in vitro fertilization for women with polycystic ovaries. Obstet Gynecol. 2002; 100:665-70.

[31] Söderström-Anttila V, Mäkinen S, Tuuri T, Suikkari AM. Favourable pregnancy results with insemination of in vitro matured oocytes from unstimulated patients. Hum Reprod. 2005; 20: 1534-40.

[32] Ho VNA, Pham TD, Le AH, Ho TM, Vuong LN. Live birth rate after human chorionic gonadotropin priming in vitro maturation in women with polycystic ovary syndrome. J Ovarian Res. 2018; 11:70.

[33] Junk SM, Yeap D. Improved implantation and ongoing pregnancy rates after single-embryo transfer with an optimized protocol for in vitro oocyte maturation in women with polycystic ovaries and polycystic ovary syndrome. Fertil Steril. 2012; 98:888-92.

[34] Shalom-Paz E, Holzer H, Son W, Levin I, Tan SL, Almog B. PCOS patients can benefit from in vitro maturation (IVM) of oocytes. Eur J Obstet Gynecol Reprod Biol. 2012; 165: 53-6.

[35] Vuong LN, Ho VNA, Ho TM, Dang VQ, Phung TH, Giang NH, et al. In-vitro maturation of oocytes versus conventional IVF in women with infertility and a high antral follicle count: A randomized noninferiority controlled trial. Hum Reprod. 2020; 35:2537-47.

[36] Walls ML, Hunter T, Ryan JP, Keelan JA, Nathan E, Hart RJ. In vitro maturation as an alternative to standard in vitro fertilization for patients diagnosed with polycystic ovaries: A comparative analysis of fresh, frozen and cumulative cycle outcomes. Hum Reprod. 2015; 30:88-96.

[37] Kuhtz J, Romero S, De Vos M, Smitz J, Haaf T, Anckaert E. Human in vitro oocyte maturation is not associated with increased imprinting error rates at LIT1, SNRPN, PEG3 and GTL2. Hum Reprod. 2014; 29:1995-2005.

[38] Saenz-de-Juano MD, Ivanova E, Romero S, Lolicato F, Sánchez F, Van Ranst H, et al. DNA methylation and mRNA expression of imprinted genes in blastocysts derived from an improved in vitro maturation method for oocytes from small antral follicles in polycystic ovary syndrome patients. Hum Reprod. 2019; 34:1640-9.

[39] Coticchio G, Dal Canto M, Fadini R, Mignini Renzini M, Guglielmo MC, Miglietta S, et al. Ultrastructure of human oocytes after in vitro maturation. Mol Hum Reprod. 2016; 22:110-8.

[40] Buckett WM, Chian RC, Holzer H, Dean N, Usher R, Tan SL. Obstetric outcomes and congenital abnormalities after in vitro maturation, in vitro fertilization, and intracytoplasmic sperm injection. Obstet Gynecol. 2007; 110:885-91.

[41] Mostinckx L, Segers I, Belva F, Buyl R, Santos-Ribeiro S, Blockeel C, et al. Obstetric and neonatal outcome of ART in patients with polycystic ovary syndrome: IVM of oocytes versus controlled ovarian stimulation. Hum Reprod. 2019; 34:1595-607.

[42] Roesner S, von Wolff M, Elsaesser M, Roesner K, Reuner G, Pietz J, et al. Two-year development of children conceived by IVM: A prospective controlled single-blinded study. Hum Reprod. 2017; 32:1341-50.

[43] Söderström-Anttila V, Salokorpi T, Pihlaja M, Serenius-Sirve S, Suikkari AM. Obstetric and perinatal outcome and preliminary results of development of children born after in vitro maturation of oocytes. Hum Reprod. 2006; 21:1508-13.

[44] Yu EJ, Yoon TK, Lee WS, Park EA, Heo JY, Ko YK, et al. Obstetrical, neonatal, and long-term outcomes of children conceived from in vitro matured oocytes. Fertil Steril. 2019; 112:691-9.

[45] Vuong LN, Nguyen MHN, Nguyen NA, Ly TT, Tran VTT, Nguyen NT, Hoang HLT, Le XTH, Pham TD, Smitz JEJ, Mol BW, Norman RJ, Ho TM. Development of children born from IVM versus IVF: 2-year follow-up of a randomized controlled trial. Hum Reprod. 2022; 37:1871-9.

[46] Nguyen DL, Nguyen NA, Pham TD, Nguyen MHN, Vuong LN. Development of children born after in vitro maturation with a prematuration step versus natural conception: A prospective cohort study. J Assist Reprod Genet. 2022; 39: 1959-65.

[47] Julania S, Walls ML, Hart R. The place of in vitro maturation in PCO/PCOS. Int J Endocrinol. 2018; 2018:5750298.

[48] Krishnan S, Kaur H, Bali J, Rao K. Ovarian torsion in infertility management-missing the diagnosis means losing the ovary: A high price to pay. J Hum Reprod Sci. 2011; 4: 39-42.

[49] MacDougall MJ, Tan SL, Jacobs HS. In-vitro fertilization and the ovarian hyperstimulation syndrome. Hum Reprod. 1992; 7: 597-600.

[50] Ou YC, Kao YL, Lai SL, Kung FT, Huang FJ, Chang SY, et al. Thromboembolism after ovarian stimulation: Successful management of a woman with superior sagittal sinus thrombosis after IVF and embryo transfer: Case report. Hum Reprod. 2003; 18:2375-81.

[51] Fadini R, Mignini Renzini M, Dal Canto M, Epis A, Crippa M, Caliari I, et al. Oocyte in vitro maturation in normo-ovulatory women. Fertil Steril. 2013; 99:1162-9.

[52] Legro RS, Arslanian SA, Ehrmann DA, Hoeger KM, Murad MH, Pasquali R, et al. Diagnosis snd treatment of polycystic ovary syndrome: An Endocrine Society clinical practice guideline. J Clin Endocrinol Metab. 2013; 98:4565-92.

[53] Williams T, Mortada R, Porter S. Diagnosis and treatment of polycystic ovary syndrome. Am Fam Physician. 2016; 94: 106-13.

[54] Siristatidis C, Sergentanis TN, Vogiatzi P, Kanavidis P, Chrelias C, Papantoniou N, et al. In vitro maturation in women with vs. without polycystic ovarian syndrome: A systematic review and meta-analysis. PLoS One. 2015; 10: e0134696.

[55] Mikkelsen AL, Smith S, Lindenberg S. Impact of oestradiol and inhibin a concentrations on pregnancy rate in in-vitro oocyte maturation. Hum Reprod. 2000; 15:1685-90.

[56] Fadini R, Colpi E, Mignini Renzini M, Coticchio G, Comi R, Mastrolilli M, et al. Outcome of cycles of oocyte in vitro

maturation requiring testicular sperm extraction for nonobstructive azoospermia. Fertil Steril. 2011; 96:321-3.

[57] Fadini R, Dal Canto MB, Mignini Renzini M, Brambillasca F, Comi R, Fumagalli D, et al. Effect of different gonadotrophin priming on IVM of oocytes from women with normal ovaries: A prospective randomized study. Reprod Biomed Online. 2009; 19:343-51.

[58] Lim KS, Chae SJ, Choo CW, Ku YH, Lee HJ, Hur CY, et al. In vitro maturation: Clinical applications. Clin Exp Reprod Med. 2013; 40:143-7.

[59] Dal Canto MB, Mignini Renzini M, Brambillasca F, Cepparo H, Comi R, Villa A, et al. IVM-the first choice for IVF in Italy. Reprod Biomed Online. 2006; 13:159-65.

[60] Maman E, Meirow D, Brengauz M, Raanani H, Dor J, Hourvitz A. Luteal phase oocyte retrieval and in vitro maturation is an optional procedure for urgent fertility preservation. Fertil Steril. 2011; 95:6 4-7.

[61] Shalom-Paz E, Almog B, Shehata F, Huang J, Holzer H, Chian RC, et al. Fertility preservation for breast-cancer patients using IVM followed by oocyte or embryo vitrification. Reprod Biomed Online. 2010; 21:566-71.

[62] Liu J, Lu G, Qian Y, Mao Y, Ding W. Pregnancies and births achieved from in vitro matured oocytes retrieved from poor responders undergoing stimulation in in vitro fertilization cycles. Fertil Steril. 2003; 80:447-9.

[63] Martin JR, Mahutte NG, Arici A, Sakkas D. Impact of duration and dose of gonadotrophins on IVF outcomes. Reprod Biomed Online. 2006; 13:645-50.

[64] Galvão A, Segers I, Smitz J, Tournaye H, De Vos M. In vitro maturation (IVM) of oocytes in patients with resistant ovary syndrome and in patients with repeated deficient oocyte maturation. J Assist Reprod Genet. 2018; 35:2161-71.

[65] Jones GS, De Moraes-Ruehsen M. A new syndrome of amenorrhae in association with hypergonadotropism and apparently normal ovarian follicular apparatus. Am J Obstet Gynecol. 1969; 104:597-600.

[66] Allen LA, Achermann JC, Pakarinen P, Kotlar TJ, Huhtaniemi IT, Jameson JL, et al. A novel loss of function mutation in exon 10 of the FSH receptor gene causing hypergonadotrophic hypogonadism: Clinical and molecular characteristics. Hum Reprod. 2003; 18:251-6.

[67] Bramble MS, Goldstein EH, Lipson A, Ngun T, Eskin A, Gosschalk JE, et al. A novel follicle-stimulating hormone receptor mutation causing primary ovarian failure: A fertility application of whole exome sequencing. Hum Reprod. 2016; 31:905-14.

[68] Katari S, Wood-Trageser MA, Jiang H, Kalynchuk E, Muzumdar R, Yatsenko SA, et al. Novel inactivating mutation of the FSH receptor in two siblings of Indian origin with premature ovarian failure. J Clin Endocrinol Metab. 2015; 100:2154-7.

[69] Kuechler A, Hauffa BP, Köninger A, Kleinau G, Albrecht B, Horsthemke B, et al. An unbalanced translocation unmasks a recessive mutation in the follicle-stimulating hormone receptor (FSHR) gene and causes FSH resistance. Eur J Hum Genet. 2010; 18:656-61.

[70] Nakamura Y, Maekawa R, Yamagata Y, Tamura I, Sugino N. A novel mutation in exon8 of the follicle-stimulating hormone receptor in a woman with primary amenorrhea. Gynecol Endocrinol. 2008; 24:708-12.

[71] Benammar A, Fanchin R, Filali-Baba M, Vialard F, Fossard C, Vandame J, et al. Utilization of in vitro maturation in cases with a FSH receptor mutation. J Assist Reprod Genet. 2021; 38:1311-21.

[72] Flageole C, Toufaily C, Bernard DJ, Ates S, Blais V, Chénier S, et al. Successful in vitro maturation of oocytes in a woman with gonadotropin-resistant ovary syndrome associated with a novel combination of FSH receptor gene variants: A case report. J Assist Reprod Genet. 2019; 36:425-32.

[73] Le HL, Ho VNA, Le TTN, Tran VTT, Ma MPQ, Le AH, et al. Live birth after in vitro maturation in women with gonadotropin resistance ovary syndrome: Report of two cases. J Assist Reprod Genet. 2021; 38:3243-9.

[74] Grynberg M, Peltoketo H, Christin-Maître S, Poulain M, Bouchard P, Fanchin R. First birth achieved after in vitro maturation of oocytes from a woman endowed with multiple antral follicles unresponsive to follicle-stimulating hormone. J Clin Endocrinol Metab. 2013; 98:4493-8.

[75] Kornilov NV, Pavlova MN, Yakovlev PP. The live birth in a woman with resistant ovary syndrome after in vitro oocyte maturation and preimplantation genetic testing for aneuploidy. J Assist Reprod Genet. 2021; 38:1303-9.

[76] Li Y, Pan P, Yuan P, Qiu Q, Yang D. Successful live birth in a woman with resistant ovary syndrome following in vitro maturation of oocytes. J Ovarian Res. 2016; 9:54.

[77] Escrich L, Pellicer A, Meseguer M. Let's rescue oocytes: In vitro maturation 2. 0 is coming. Fertil Steril. 2018; 110:638-9.

[78] Lee HJ, Barad DH, Kushnir VA, Shohat-Tal A, Lazzaroni-Tealdi E, Wu YG, et al. Rescue in vitro maturation (IVM) of immature oocytes in stimulated cycles in women with low functional ovarian reserve (LFOR). Endocrine. 2016; 52:165-71.

[79] Madkour A, Bouamoud N, Kaarouch I, Louanjli N, Saadani B, Assou S, et al. Follicular fluid and supernatant from cultured cumulus-granulosa cells improve in vitro maturation in patients with polycystic ovarian syndrome. Fertil Steril. 2018; 110:710-9.

[80] Hourvitz A, Maman E, Brengauz M, Machtinger R, Dor J. In vitro maturation for patients with repeated in vitro fertilization failure due to "oocyte maturation abnormalities". Fertil Steril. 2010; 94:496-501.

[81] Vuong LN, Ho TM, Gilchrist RB, Smitz J. The place of in vitro maturation in assisted reproductive technology. Fertil Reprod. 2019; 01:11-5.

[82] Mikkelsen AL, Høst E, Blaabjerg J, Lindenberg S. Time interval between FSH priming and aspiration of immature human oocytes for in-vitro maturation: A prospective randomized study. Reprod Biomed Online. 2003;6:416-20.

[83] Mikkelsen AL, Lindenberg S. Benefit of FSH priming of women with PCOS to the in vitro maturation procedure and the outcome: A randomized prospective study. Reproduction. 2001; 122:587-92.

[84] Chian RC, Buckett WM, Tulandi T, Tan SL. Prospective randomized study of human chorionic gonadotrophin priming before immature oocyte retrieval from unstimulated women with polycystic ovarian syndrome. Hum Reprod. 2000; 15:165-70.

[85] Reavey J, Vincent K, Child T, Granne IE. Human chorionic gonadotrophin priming for fertility treatment with in vitro maturation. Cochrane Database Syst Rev. 2016; 11: Cd008720.

[86] Sonigo C, Le Conte G, Boubaya M, Ohanyan H, Pressé M, El Hachem H, et al. Priming Before in vitro maturation cycles in cancer patients undergoing urgent fertility preservation: A randomized controlled study. Reprod Sci. 2020; 27: 2247-56.

[87] Yang ZY, Chian RC. Development of in vitro maturation techniques for clinical applications. Fertil Steril. 2017; 108: 577-84.

[88] Sánchez F, Lolicato F, Romero S, De Vos M, Van Ranst H, Verheyen G, et al. An improved IVM method for cumulus-oocyte complexes from small follicles in polycystic ovary syndrome patients enhances oocyte competence and embryo yield. Hum Reprod. 2017; 32:2056-68.

[89] Ortega-Hrepich C, Stoop D, Guzmán L, Van Landuyt L, Tournaye H, Smitz J, et al. A "freeze-all" embryo strategy after in vitro maturation: A novel approach in women with polycystic ovary syndrome? Fertil Steril. 2013; 100:1002-7.

[90] Vuong LN, Nguyen LK, Le AH, Pham HH, Ho VN, Le HL, et al. Fresh embryo transfer versus freeze-only after in vitro maturation with a pre-maturation step in women with high antral follicle count: A randomized controlled pilot study. J Assist Reprod Genet. 2021; 38:1293-302.

[91] Richani D, Dunning KR, Thompson JG, Gilchrist RB. Metabolic co-dependence of the oocyte and cumulus cells: Essential role in determining oocyte developmental competence. Hum Reprod Update. 2021; 27:27-47.

[92] Nogueira D, Staessen C, Van de Velde H, Van Steirteghem A. Nuclear status and cytogenetics of embryos derived from in vitromatured oocytes. Fertil Steril. 2000; 74:295-8.

[93] Zhang XY, Ata B, Son WY, Buckett WM, Tan SL, Ao A. Chromosome abnormality rates in human embryos obtained from in-vitro maturation and IVF treatment cycles. Reprod Biomed Online. 2010; 21:552-9.

[94] Market-Velker BA, Zhang L, Magri LS, Bonvissuto AC, Mann MR. Dual effects of superovulation: Loss of maternal and paternal imprinted methylation in a dose-dependent manner. Hum Mol Genet. 2010; 19:36-51.

[95] Chian RC, Xu CL, Huang JY, Ata B. Obstetric outcomes and congenital abnormalities in infants conceived with oocytes matured in vitro. Facts Views Vis Obgyn. 2014; 6: 15-8.

[96] Fadini R, Mignini Renzini M, Guarnieri T, Dal Canto M, De Ponti E, Sutcliffe A, et al. Comparison of the obstetric and perinatal outcomes of children conceived from in vitro or in vivo matured oocytes in in vitro maturation treatments with births from conventional ICSI cycles. Hum Reprod. 2012; 27: 3601-8.

[97] Al-Inany HG, Youssef MA, Aboulghar M, Broekmans F, Sterrenburg M, Smit J, et al. GnRH antagonists are safer than agonists: An update of a Cochrane review. Hum Reprod Update. 2011; 17:435.

[98] Lainas TG, Sfontouris IA, Zorzovilis IZ, Petsas GK, Lainas GT, Alexopoulou E, et al. Flexible GnRH antagonist protocol versus GnRH agonist long protocol in patients with polycystic ovary syndrome treated for IVF: A prospective randomised controlled trial (RCT). Hum Reprod. 2010; 25: 683-9.

[99] Tiitinen A, Husa LM, Tulppala M, Simberg N, Seppälä M. The effect of cryopreservation in prevention of ovarian hyperstimulation syndrome. Br J Obstet Gynaecol. 1995; 102: 326-9.

[100] Fatemi HM, Popovic-Todorovic B, Humaidan P, Kol S, Banker M, Devroey P, et al. Severe ovarian hyperstimulation syndrome after gonadotropin-releasing hormone (GnRH) agonist trigger and "freeze-all" approach in GnRH antagonist protocol. Fertil Steril. 2014; 101:1008-11.

[101] Gurbuz AS, Gode F, Ozcimen N, Isik AZ. Gonadotrophin-releasing hormone agonist trigger and freeze-all strategy does not prevent severe ovarian hyperstimulation syndrome: A report of three cases. Reprod Biomed Online. 2014; 29: 541-4.

12

卵胞质内单精子注射技术

Sydney Souness, Philip Xie, Stephanie Cheung, Olena M. Kocur, Lily Ng, Zev Rosenwaks 和 Gianpiero D. Palermo

引 言

世界范围内,采用辅助生殖技术(assisted reproduction technology, ART)治疗不孕症的人数在稳步增加。2019年数据显示,美国约448家ART医疗机构共实施了171 206次ART治疗,成功分娩77 998例,并出生83 946名婴儿[1],占美国出生婴儿总数的2.1%,高于2015年的1.5%[2]。2010—2014年全球数据显示,非供卵周期的取卵数量增加的比例超过37%[3],预计ART治疗周期还会持续增长。尽管目前的趋势表明IVF已被广泛接受,但卵胞质内单精子注射(intracytoplasmic sperm injection, ICSI)技术的发展扩大了ART的应用范围,使更严重的男性不育患者的生育成为可能。

IVF技术出现后不久,人们就发现,即使将精子置于卵母细胞附近,仍有高达40%的常规IVF周期发生受精失败或受精率低的现象[4,5]。这在精子活力下降和/或形态较差的患者中尤为严重[即精子穿透卵母细胞周围较厚的糖蛋白层—透明带(zona pellucida, ZP)存在障碍][4],配子显微操作是克服这类问题的唯一途径。早期主要通过以下方法辅助精子穿透ZP,主要包括:胰蛋白酶或链霉蛋白酶"软化"ZP[6];在精子接触ZP之前,通过局部接触Tyrode酸溶液以化学方式穿透ZP;用显微操作针以机械方式穿刺ZP[7];或者将精子置于卵周隙内,这些方法均可以达到约20%的受精率[8]。但是,这些方法由于需要足够数量具有受精能力的前向运动精子以及易导致多精受精等问题,使其无法在临床广泛应用[7]。将精子直接注入卵母细胞的显微操作技术的出现,快速地替代了这些辅助精子穿透的方法。

卵胞质内单精子注射(ICSI)

ICSI是将单个精子直接注射到卵母细胞的胞质中,可以克服ZP屏障以及精子缺陷导致的受精能力下降等问题。无论精子参数如何,ICSI都能获得理想的受精率和妊娠率,使其成为目前治疗男性不育的首选临床技术[9]。事实上,ICSI的治疗范围很广,从精子经选择后表现出较差的前向运动能力的患者,到无精子症男性,即通过显微手术从附睾或睾丸中获取精子[10]。由于可及性和经济条件限制,欧洲各国ART的适用范围仍然存在差异,但43个国家中,有35个国家允许单身女性接受治疗,23个国家允许女性同性恋伴侣接受治疗[11]。ICSI还能使冷冻保存后的卵母细胞成功受精[12],因冷冻保存会导致卵母细胞物理损伤,如皮质颗粒过早释放以及ZP硬化,从而阻碍精子的穿透[13,14]。当对卵母细胞进行着床前遗传学检测时,极体活检需要剥脱卵冠丘颗粒细胞,因此需要行ICSI术以避免多精受精;此外,着床前胚胎遗传学检测(preimplantation genetic testing, PGT)技术中利用ICSI方式授精,可以减少ZP上的精子污染,以降低聚合酶链式反应(polymerase chain reaction, PCR)基因扩增污染的概率。

使用密度梯度法进行精液处理可以将HIV阳性精液中的病毒颗粒去除,几个研究团队发现对于男性HIV阳性的夫妇,ICSI是首选的授精方法,因为它避免了卵母细胞与精液的相互作用[15-18],只需较少的精子即可实现妊娠,显著降低了未感染伴侣和胎儿接触病毒的机会。截至目前,HIV单阳夫妇使用ART治疗后未见感染的报道[17]。目前尚不清楚COVID-19病毒颗粒是否可在精液中存活[19],但近期对COVID-19康复的男性精子质量的初步研究表明,出院后2个月内的精液参数明显低于基线水平[19]。

本章主要介绍ICSI所涉及的关键技术细节,以及ICSI相关的临床结果,并评估其安全性。

精液的收集和处理

禁欲2~3天后,通过手淫采集精液样本,并在37 ℃下液化至少15 min后进行精液分析。当精液黏度较高时,可以用2~3 mL含有200~300 IU糜蛋白酶(Sigma Chemical公司,美国)和4-(2-羟乙基)-1-哌嗪-乙磺酸[4-(2

hydroxyethyl)-1-piperazine-ethanesulfonic acid, HEPES]缓冲的人类输卵管液(human tubal fluid, HTF)处理3~5 min,以降低黏稠度,从而使精液液化更彻底[20]。电刺激射精适用于脊髓损伤或因心理原因射精障碍的患者[21]。

用Makler®计数板(Sefi Medical Instruments公司,以色列)对精液浓度和活力进行评估。当精子浓度<16×10⁶/mL,总活力<42%,或精子正常形态<4%时,判定为精液参数异常[22]。通常在预染的载玻片(Testsimplets®,德国)上涂抹5 μL精液或精子悬液后进行显微镜下形态学评估,至少分析100个精子。

筛选时,用添加6%(v/v)人血白蛋白(HSA;Vitrolife公司,美国)的HTF培养基以500 g离心5 min浓缩精子。对精子浓度<5×10⁶/mL或总活率<20%的精液样本,则在HTF培养基中以500~1800 g离心5 min。将重悬的沉淀进行密度梯度(90%和45%)(ISolate®, Irvine Scientific公司,美国)离心,300 g转速下离心10 min。对精子密度<5×10⁶/mL,且总活率<20%的精液样本,则使用单一梯度液(90%)离心。然后,添加5 mL以上的HTF培养基洗涤含有约800 μL活动精子的沉淀部分,并在600~800 g下离心5~10 min,以去除硅胶颗粒。通过添加HTF培养基将精子悬浮液的浓度调整为(1~1.5)×10⁶/mL,然后放置于5% CO_2及37 ℃二氧化碳培养箱孵育直至ICSI操作开始。

外科手术取精

梗阻性无精子症通常由先天性双侧输精管缺如引起,并伴有囊性纤维化基因突变,对于这种不可逆的梗阻性无精子症患者,可通过经皮或显微附睾精子抽吸术获取精子[23-25]。可采用玻璃或金属穿刺针从附睾腔收集不同体积的附睾液(1~500 μL)。由于精子浓度较高,只需获得微升级附睾液即可。当瘢痕形成而无法从附睾获取标本时[26],可采用穿刺针直接从睾丸获取[27,28]。

对于非阻塞性无精子症(non-obstructive azoospermia, NOA)的男性,可采取开放式活检,即显微镜下睾丸切开取精术。曲细精管分离后,在手术室内利用机械方法进行研磨,以促进精子的释放[29]。行ICSI前,在实验室将睾丸精子悬浮液经数小时或过夜培养。

如未发现精子,需再次取样,所有样本都需在实验室进一步处理。将样本置于Ⅳ型胶原酶(1 000 IU/mL)和25 mg/mL Ⅰ型DNA酶[26,30,31]的混合液中消化1 h,每隔10~15 min混合一次悬浮液以增强酶解。去除大部分未消化组织(如管壁和结缔组织)后,将消化后的悬浮液以500 g离心5 min,必要时以1 500~3 000 g离心5 min。随后将上清液和沉淀物重悬于终体积20~200 μL的培养液中,最后将重悬液加入覆盖矿物油的液滴中,400倍倒置显微镜下仔细镜检,评估是否存在精子。

其他临床常用精液检查

人类精子发生过程中核染色质经历一系列的重要变化,精子DNA超螺旋化以避免在男性和女性生殖道中受到损伤。男性配子核在精子发生后期形成,其染色质高度浓缩,使精子DNA转录活性降低,并对环境具有很强的抵抗力。在曲细精管中精子细胞核完成形态转变。当精子通过附睾时,富含巯基的鱼精蛋白以二硫键连接使染色质进一步稳定[32]。但DNA损伤仍然不可避免,这有助于对精子受精潜力的评估。通过末端脱氧核苷酸转移酶介导的脱氧尿苷三磷酸缺口末端标记(terminal deoxynucleotidyl transferase-mediated deoxyuridine triphosphate-nick end labelling, TUNEL)和精子染色质结构分析(sperm chromatin structural assay, SCSA; SCSA Diagnostics公司,美国)可评估有丝分裂过程中发生的DNA损伤,但不能区分DNA损伤的类型。同样,中性和碱性两种不同形式的彗星试验也能检测染色质的完整性,前者能区分双链和单链DNA损伤。在研究DNA损伤的基础上,我们开发了一种算法,以辅助临床选择最佳治疗方案。具体而言,建议宫腔内人工授精(intrauterine insemination, IUI)后妊娠结局不良的患者接受精子染色质碎片检测(sperm chromatin fragmentation, SCF)。如果SCF在正常范围内,建议患者进行常规体外受精;SCF升高的患者建议直接行ICSI术;一些特殊情况建议行睾丸取精术[33]。获能过程是精子穿透卵母细胞并使其受精所必须经历的生理变化,另一种名为Cap-Score™的评分试验是通过检测神经节苷脂单唾液酸四己糖神经节苷脂(ganglioside monosialotetrahexosylganglioside, G_{M1})定位模式测量精子获能的百分比[34]。临床可以根据Cap-Score™选择最有效的ART治疗,从而最大限度地缩短到达妊娠的时间。

多项研究表明,精子形态异常往往与非整倍体、核DNA损伤有关,有时会影响ICSI的临床结局[35,36]。Agarwal A等人推测,通过上述方法测量的不育男性精子DNA的完整性受损与精子浓度和/或形态无关[37]。相反,经过我们实验室的系统研究发现精子DNA碎片与精子前向运动之间存在负相关[38]。精子DNA的完整性与ICSI妊娠结局之间缺乏可预测性的原因可能是由于注射时仅选择活动精子。

精子分选设备可以根据精子运动能力选择精子,如商品化的微流控精子分选芯片(Zymot Multi 设备; DxNow,公司,美国)。与常规方法处理获得的精子相比,该设备可分选出基因组完整性更高的精子,并获得健康活产婴儿[39-41]。

精子冷冻保存及解冻

精子悬浮液中添加冷冻保存剂(freezing medium-test yolk buffer with glycerol, Irvine Scientific 公司),按照每管最多 600 μL 液体量分装至冻存管中(Nalgene Brand Products,美国)。将冻存管在 -70 ℃的液氮蒸汽中熏蒸 15 min,最后投入 -196 ℃的液氮。ICSI 前,首先将冻存管复温至室温,再将 HTF 培养基缓慢添加至解冻后的悬浮液中,离心以快速去除冷冻保护剂。附睾精子和睾丸组织的冷冻保存与精液冻存过程类似,需添加更多的冷冻保护剂[42-44]。

卵母细胞的收集和准备

采用促性腺激素释放激素(gonadotropin-releasing hormone, GnRH)拮抗剂方案治疗的患者在月经周期第 2 天进行血基础性激素检测和盆腔超声检查[45]。生殖内分泌基础参数正常值:卵泡刺激素(follicle-stimulating hormone, FSH)<12 mIU/mL,雌二醇<75 pg/mL,孕酮<1 ng/mL,抗米勒管激素(anti Müllerian hormone, AMH)>1.0 ng/mL。盆腔超声用于子宫内膜厚度评估、窦卵泡计数以及卵巢囊肿鉴别等。

控制性超促排卵(controlled ovarian superovulation, COS)、人绒毛膜促性腺激素(human chorionic gonadotropin, hCG)扳机和取卵均按标准方案进行,以最大限度地提高卵泡反应性[45,46],并降低卵巢过度刺激综合征的风险。常规在至少有两个主导卵泡平均直径达到 17 mm 时给予 hCG 扳机。hCG 给药后 35~36 h 行经阴道超声引导下穿刺取卵术进行卵母细胞收集。在 100 倍倒置显微镜下,观察卵丘-卵母细胞复合体,将其分为成熟、略不成熟、完全不成熟或过熟[47]。获卵后,卵丘-卵母细胞复合体最适宜的孵育时间约为 3.5 h。ICSI 操作前,首先将卵丘-卵母细胞复合体置于含有 40 IU/mL Cumulase®(Origio®, Måløv,丹麦)的 HTF-HEPES 缓冲培养液中以去除卵丘细胞。去除卵丘细胞可清晰观察卵母细胞核成熟度,同时便于 ICSI 操作时固定卵母细胞并完成注射[48,49]。为了去除残留的卵丘细胞,一般将 135~290 μm 剥卵管(EZ-Tip®, Research Instruments 公司,英国)在剥卵器(STRIPPER®, ORIGIO, Måløv,丹麦)下反复吹吸卵母细胞,然后于显微镜下检查每个卵母细胞的形态,以判断是否达到核成熟。生发泡消失且第一极体排出则定义为 MⅡ(metaphase Ⅱ)期。ICSI 操作时,仅对 MⅡ期的卵母细胞进行注射。

配子显微操作系统的准备

固定针[HP-120-30;外径(OD)120 μm]和注射针[IC-C1;内径(ID)5~7 μm]均由玻璃毛细管(Vitrolife AB,瑞典)制成。两个操作针均在距离尖端 1 mm 处弯曲约 30°以方便配子操作,且放置在塑料培养皿(ICSI 培养皿,型号 351006, Falcon; Becton and Dickinson,公司,美国)时能保持其尖端水平。在注射前,将 1 μL 的精子悬液用约 8 μL 的 7%聚乙烯吡咯烷酮(polyvinylpyrrolidone, PVP)溶液(90121, Irvine Scientific)稀释,并置于 ICSI 培养皿的中心。使用黏性溶液有助于减缓精子的运动速度,便于显微操作,同时可防止精子黏附在注射针的管壁上。第 1~8 号滴液每滴放置一个卵母细胞。若精子悬液中精子少于 100 000 个/mL 时,将悬液浓缩至约 5 μL 并直接转移到 8 号滴液中(图 12-1),同时将卵母细胞放置在添加了 HSA(90121, Irvine Scientific)的 G-MOPS™(Vitrolife)的其余滴液中。这些液滴上覆盖有轻质矿物油(OVOIL, Vitrolife)。固定后,在中心滴的三点钟边缘吸取单个精子。对于低浓度精子,从 8 号液滴中吸取精子并移至含有

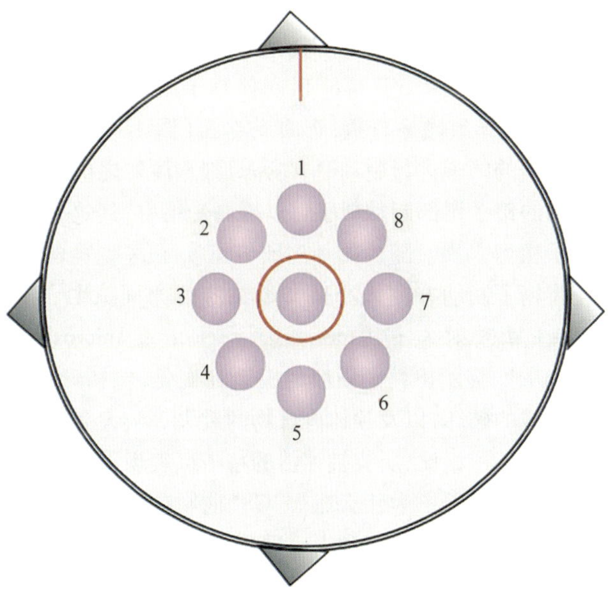

图 12-1 ICSI 培养皿由 8 μL 的 ICSI 体外操作液加 1 个中央液滴,上面覆盖轻质矿物油制成。这些液滴用对胚胎无毒的红色笔标记。中央液滴用圆圈标记,周围液滴按逆时针方向编号为 1~8。PVP 和精子置于中央滴液,而 1~8 号滴液分别放置 1 个卵母细胞。将精子数量极少的样本浓缩至极小体积,并放置在 8 号液滴中

黏性介质的中心液滴中去除杂质，以更好地控制抽吸，并进行精子制动。ICSI 操作在加热台（Eastech 实验室，美国）上进行，该加热台安装在具有对比光学系统的尼康 TE 2 000 U 倒置显微镜上，放大倍数为 400 倍。显微镜配备了定制的显微操作系统（NAI－20P，Narishige 公司，日本），该系统由两个电动粗调操纵器和两个液压微调操纵器组成。定制的操作系统配有一个低位显微镜适配器、一个电动粗调电源和一个操纵手柄，操纵手柄内安装了 Teflon 管，用于对注射臂运动路径进行微调。微调操纵器由两个微型注射器控制；一个空气控制器（IM－9B）控制固定针，另一个油压控制器（IM－6）用于安装注射针，以精准控制注射压力。

精子的选择、制动和装载

虽然 ICSI 不需要对精子进行任何特殊的预处理，但需要通过机械压力使精子温和制动，同时穿透精子的质膜和顶体外膜，从而释放精子胞质因子磷脂酶 C zeta（phospholipase C zeta，PLCζ）。该蛋白触发大量钙离子从内质网流入细胞质，使卵母细胞恢复减数分裂[50-52]。精子质膜脂质组分的性状和数量的变化[53]，以及附睾上皮分泌的特定蛋白（如 β－防御素和精子脂质运载蛋白）的吸收，导致精子膜电荷的改变并调控其钙离子的内流[54]。在常规体外受精情况下，若缺乏这些变化，则经附睾成熟的精子结合和穿透卵母细胞的能力下降[53]。由于手术取出精子的膜特性存在生理差异，当使用附睾和/或睾丸精子时，需要更充分地制动，于 ICSI 皿底使精子尾部的中后段翻转[55]，这会导致鞭毛弯折、弯曲或卷曲（图 12－2）。当对手术取出的精子进行制动时，在卵母细胞注射之前进行更大范围的精子尾部制动似乎可以提高受精率，其效果与射精精子相当[55-57]。随后的一项研究证实了这些发现。该研究将精子制动并注入小鼠卵母细胞的卵周隙中[57]，并进行超薄透射电镜（transmission electron microscopy，TEM）切片，显示出精子质膜的一系列变化，包括囊泡化、顶体区域的破坏，以及顶体内含物的丢失。与大多数对照组完整的精子相比，所有被评估的精子都表现出头部质膜溶解。这就解释了为什么在行 ICSI 前制动精子对受精至关重要[55,57]。成熟精子和未成熟精子膜结构的差异可能是充分制动后受精率提高的原因。未成熟精子可能需要增加操作以提高膜的通透性，并促进精子核的去浓缩。例如，圆头精子症是一种以圆头精子和顶体部分或完全缺失为特征的疾病，它会减弱精子与 ZP 结合的能力。尽管圆头精子症男性精子样本参数可能表现为正常，但仍无法通过 ICSI 使卵母细胞受精，需要添加卵母细胞激活剂才能达到成功妊娠[58]。

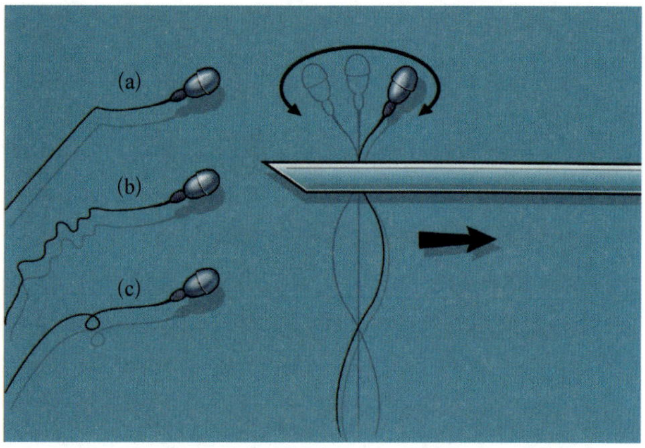

图 12－2　充分制动精子行 ICSI。制动的精子尾部会永久弯折（a）、弯曲（b）或卷曲（c）

通过 400×显微镜下观察黏性介质中精子形状、光折射和运动模式选择运动精子[59]。将精子悬浮液置于黏性介质中，碎片、其他细胞、细菌和不动精子将浮在 PVP－石蜡油界面上。黏性环境可使精子运动变缓，便于观察精子的三维运动模式进行形态学评估，并有利于精子抽吸的精细控制。如未看到活动精子，可在 8 号液滴中加入精子，并添加己酮可可碱以增强精子活力。附睾精子和睾丸组织在足量的冷冻保护剂中以常规方式冷冻保存，解冻后添加精子活动增强剂（3 mmol/L 己酮可可碱），以利于识别活动精子[60]。一旦发现有活动精子，将其吸入 PVP 中，制动后行 ICSI 操作。

卵母细胞注射

用持卵针固定卵母细胞，注射前将注射针针尖对准持卵针边缘，钝化注射针以避免注射针割破卵膜。为使卵母细胞注射过程更加稳定，将卵母细胞接触培养皿底部。降低并调平注射针，聚焦卵母细胞赤道面三点钟方向卵膜位置调节显微镜焦距。将精子推至注射针的斜面开口处（图 12－3）。然后将注射针靠近 ZP，穿透 ZP 使卵母细胞膜形成凹陷。当注射针到达卵母细胞中间位置，卵膜发生破裂。卵膜破裂可以通过凸起部分（卵膜凹陷上下方）的突然颤动以及卵母细胞质和精子在注射针内回流来确认（图 12－4）。缓慢注射精子至卵胞质，并抽吸胞质。抽吸产生的刺激触发卵母细胞恢复减数分裂。为了保证精子与卵胞质相互作用，应将精子推出注射针尖外，以确保在撤针时精子留于胞质内。当注射针撤出时，吸出可能多余的液体，使胞质紧紧包裹精子。移除注射针后，观察缺口区域，确保注射点保持漏斗状，且漏斗顶点指向卵母细胞中心(图 12-5)。

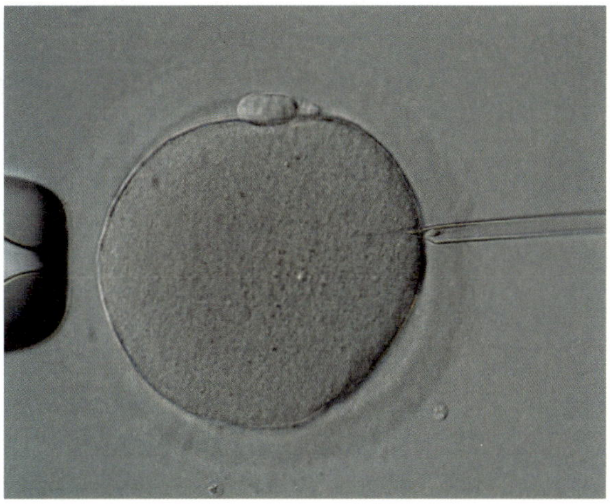

图 12-3 ICSI 过程。穿透卵膜前,精子被推至注射针的斜口

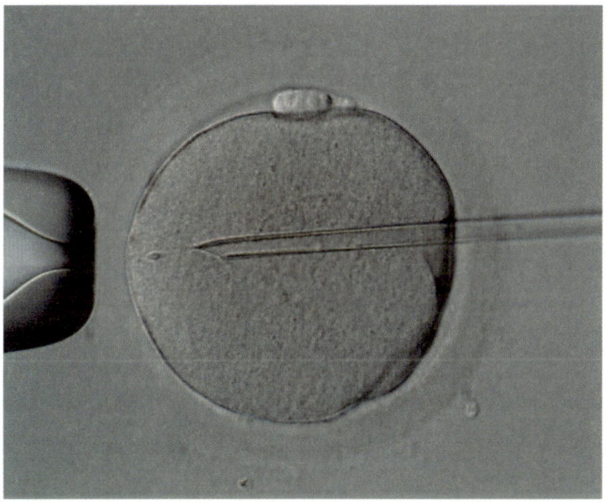

图 12-4 ICSI 过程。当注射针到卵母细胞的中心位置后,卵母细胞膜穿透点上方和下方的膜凸起处出现颤动,表明卵母细胞膜已发生破裂

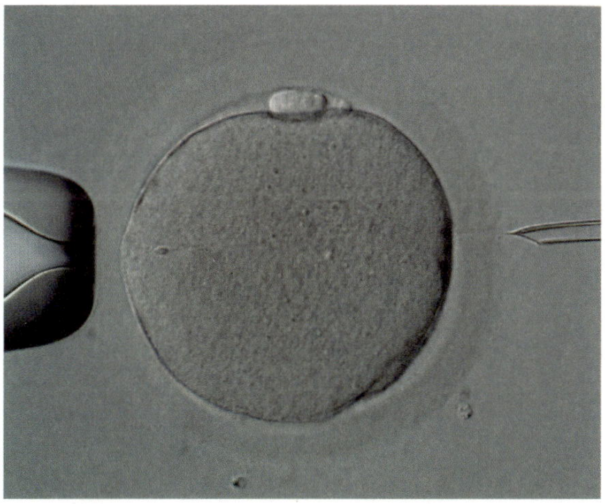

图 12-5 ICSI 过程。当针头从卵母细胞撤出后,应观察到卵膜的缺口呈锥形,其顶点朝向卵母细胞中心

受精和胚胎发育评估

注射后,将卵母细胞放入特定的培养皿中(Embryoslide™, Vitrolife 公司,美国),覆盖轻质矿物油,置于时差成像培养系统(Embryoscope™, Vitrolife 公司,美国)[61]。可以连续、完全不受干扰地对胚胎进行观察,同时分析细胞质的完整性以及原核的数量和大小。该设备每 12~20 min 拍摄一次,实时记录卵裂球的分裂、大小和时间。在某些情况下,显微注射 72 h 后(第 3 天下午),形态良好的胚胎被移植到宫腔内。这种卵裂期移植的方法尤其适用于男性因素导致的不育。移植胚胎的数量取决于胚胎的数量、质量及女性年龄等。

随着时差成像技术的发展,大多数胚胎会被培养至囊胚阶段(第 5 天),以获得更高的着床潜能,此时胚胎已完成了着床前的发育,更接近自然的受孕过程,从而提高胚胎着床的可能性[62]。这可以更好地选择最佳胚胎,以最大限度地提高单胚胎移植后的妊娠率[62,63]。

专为时差成像培养设计的一步法培养液(G-TL, Vitrolife 公司),可满足胚胎不同阶段不断变化的生理需求,从而实现完整的着床前发育[64,65]。随后根据既定的标准对囊胚进行评估,选择最佳的胚胎进行移植[66-68]。

扩大精子搜寻范围

如果在初次精液分析时,甚至在高速离心后仍未发现精子,则需要进行大范围的查找。在 ICSI 培养皿中,将 PVP 溶液放置于中心滴液,并在精子样本中添加己酮可可碱以增强精子活力。然后在 400 倍放大条件下观察每个液滴,将找到的精子吸入 PVP 液滴中。该方法也适用于新鲜或近期解冻的手术取精样本。对于睾丸切开取精术(testicular sperm extraction, TESE)患者,可能需要制作多个培养皿并彻底查找,直至找到足量的精子用于注射。

在 TESE 样本中,精子可能极其稀少,在某些情况下,需要长达数小时找寻精子,具体时间取决于待注射的卵母细胞数量[69]。获得精子所需时间的长短会影响临床结局。一般来说,在非梗阻性无精子症(non-obstructive azoospermic, NOA)男性中,约 60% 的睾丸活检患者获得可注射精子(图 12-6)。在我们中心,根据精子寻找时间分为 0.5~1 h,1~2 h,2~3 h 和 3 h 以上,结果显示:受精率分别为 46.5%、44.9%、35.5% 和 28.0%($P<0.01$);总体临床妊娠率分别为 41.0%、34.0%、31.7% 和 24.2%($P<0.01$);活产率分别为 35.1%、26.1 %、21.6% 和 18.4%($P<0.01$)(图 12-7)。尽管增加寻找时间会影响临床结

局,但它仍然具有重要价值,因为这是 NOA 患者生育自己孩子的唯一机会。实际上,即使寻找时间超过 3 h,只要找到可用精子,仍然有妊娠的可能[69]。

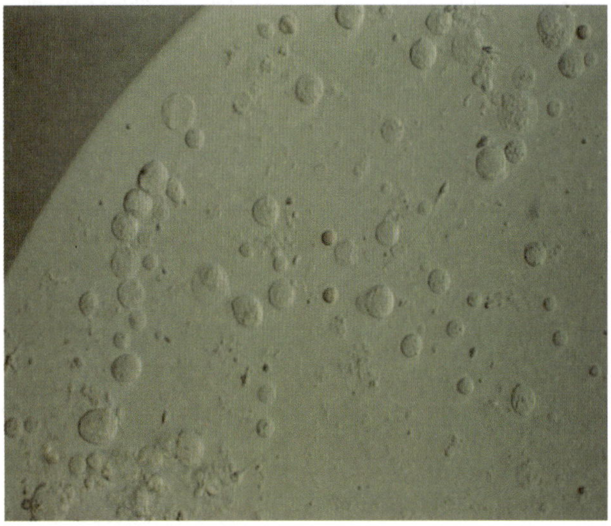

图 12-6 大范围寻找精子的睾丸样本示例,该样本中已产生可用于注射的精子

ICSI 临床结局

2014 年,国际辅助生殖技术监测委员会对 76 个国家/地区的人类 ART 进行了横断面调查,报告称,67.4%(919 732 个周期中的 619 811 个)的周期采用了 ICSI 授精。然而,ICSI 周期比例差异很大,从亚洲的 53.2%到拉丁美洲的 85.5%不等[3]。美国 ICSI 使用率从 1996 年的 36.4%增至 2012 年的 76.2%,并且一直保持较高的使用率,2019 年为 76.6%[1,70]。我们中心数据显示,ICSI 的授精比例从 1993 年的 32.2%上升至 1995 年的 48.8%,2002 年达到 73.6%,而 2018 年占比超过 90%[71,72]。

在我们中心,1993—2021 年间,已实施 47 332 个 ICSI 周期,而常规体外受精(standard in vitro insemination, sIVI)周期为 13 737 个。ICSI 与 sIVI 相比,临床结局相当,而且还能治疗不可预见的精子细胞功能障碍。ICSI 和 sIVI 的总受精率分别为 73.9% (299 388/404 860)和 60.7%(76 969/126 813)。而常规体外受精时,受精率用获卵总数计算,因此 ICSI 采用该分母计算,两种授精方式的受精率才具有可比性(ICSI 为 59.8%,IVF 为 60.7%)。临床妊娠率以超声检查胎儿心跳为定义,ICSI 临床妊娠率为 39.3% (14 156/36 043),而 IVF 为 40.2%(4 584/11 402)。迄今为止,IVF/ICSI 治疗后已有 21 420 名儿童出生,其中 14 726 名通过 ICSI 治疗后出生。我们已经实施了 47 332 个 ICSI 周期。其中,92.2%(n=43 643)的 ICSI 周期使用新鲜精液来源的精子,其余精子样本则是通过手术从附睾或睾丸获得。在使用射精精子的周期中,总共注射了 369 662 个 MⅡ 卵母细胞,存活率为 97.2%。在存活的卵母细胞中,80.9%的卵母细胞正常受精,2.0%的卵母细胞只有 1 个原核,2.9%的卵母细胞出现 3 个原核,11.1%的卵母细胞未受精。

我们还对精子浓度<1×10^6/mL 的严重少精子症的患者进行了治疗。表 12-1 重点介绍了这些男性的 ICSI 周期结局。如果初次精液样本检查显示无精子,则在高速离心后找寻精子。

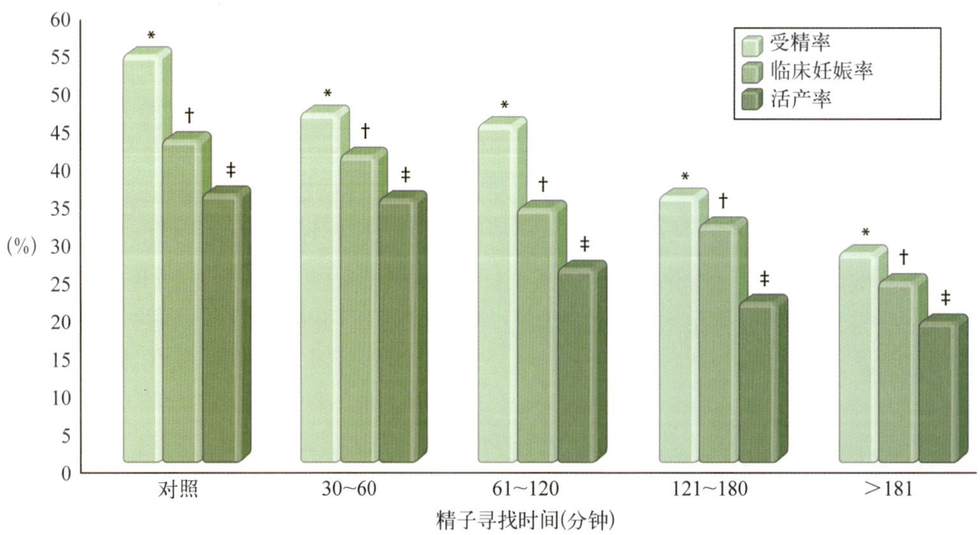

图 12-7 睾丸精子寻找时间长短对妊娠结局的影响

表 12-1 严重少精子症患者(精子数量$<1\times10^6$/mL)的 ICSI 结局

参数	值
周期(个)	3577
平均浓度(10^6 个/mL±SD)	0.17±0.25
平均活力(%±SD)	20.50±38.8
平均正常形态(%±SD)	0.14±0.52
受精率(%)	10 621/17 769(59.8)
临床妊娠率(%)	1 256(42.8)

表 12-2 总结了使用射精精子、附睾精子和睾丸精子的 ICSI 周期的受精率和临床妊娠率。统计包含所有女性年龄的三种不同精子来源,尽管射精精子组女性年龄最高,但仍显示出最高的受精率($P<0.001$)。附睾精子的受精率略低,但临床妊娠率(至少有一个胎儿心跳)最高。尽管睾丸精子组的女性最年轻,但周期总体受精率最低($P<0.001$)。与其他来源相比,使用睾丸精子患者的妊娠率略低。必须指出的是,这种分析是纯粹描述性的,因为手术取精涉及不同的临床适应证。

使用附睾精子共行 1 295 个周期,使用睾丸样本进行了 1 996 个周期。根据样本是否冷冻,分析受精和妊娠率,我们观察到冷冻保存后附睾样本的运动参数($P<0.0001$)和妊娠结局($P<0.0001$)较差,但不影响受精率。使用睾丸样本进行 ICSI 时,合子形成和胚胎的着床能力不受影响(表 12-3)。

表 12-4 描述了所有精液来源的 51 457 例 ICSI 周期特征。

表 12-2 使用射精精子、附睾精子和睾丸精子的 ICSI 结局

参数	射精精子	附睾精子	睾丸精子
女性年龄(岁)	38.4±5	34.2±5	32.8±6
周期(个)	43 643	1 351	2 028
受精率(%)	238 877/316 691(75.4)	9 317/13 219 (70.5)	10 420/21 242 (49.0)
临床妊娠(%)	18 786 (43.0)	661 (48.9)	807 (39.8)

表 12-3 不同精子来源和样本条件的精子参数和 ICSI 结局

结局	精子			
	附睾		睾丸	
	新鲜	冷冻/解冻	新鲜	冷冻/解冻
周期(个)	401	932	1 301	800
密度(10^6 个/mL±SD)	37.1±56	19.2±27	0.44±6	0.22±0.9
活力(%±SD)	19.1±19[a]	4.2±10[a]	2.4±9[b]	0.8±5[b]
受精率(%)	3 058/4 269 (71.6)	6 114/8 673 (70.5)	7 171/14 585 (49.2)	3 790/7 652 (49.5)
临床妊娠(%)	223 (60.8)[c]	363 (46.2)[c]	493 (44.7)	239 (39.6)

注:[a] 独立样本 t 检验,附睾低温保存对精子活力的影响,$P<0.0001$。
[b] 独立样本 t 检验,睾丸冷冻保存对精子活力的影响,$P<0.0001$。
[c] 2×2 卡方检验,附睾冷冻保存对临床妊娠率的影响,$P<0.0001$。

表 12-4 51 457 个 ICSI 周期的临床结局

	数值	阳性结果	
ICSI 周期(个)	51 457		
胚胎移植	40 099		
β-hCG 阳性	21 082	妊娠率	52.6%(21 082/40 099)
生化妊娠	3 244		
空孕囊	869		
异位妊娠	238		
胎心搏动阳性	15 811	临床妊娠率	39.4%(15 811/40 099)
自然流产/药物流产	1 609		
分娩	14 043	分娩率	35.0% (14 043/40 099)

在 β-hCG 阳性的 21 082 例患者(52.6%)中,3 244 例为仅生化指标阳性(15.4%)患者,869 例为空孕囊(4.1%)。在 15 811 例观察到胎儿心跳的患者中,1 768 例患者自然流产或药物流产。每胚胎移植的临床妊娠率为 39.4%(15 811/40 099)。在 14 043 例分娩中,共有 16 843 名新生儿出生,其中 8 376 名女婴和 8 467 名男婴;多胎分娩率为 22.8%(3 202/14 043),其中双胎 2 989 例(21.3%),三胎 209 例(1.5%),四胎 4 例(0.03%)。

ICSI 的安全性

目前,在发达国家,1.5%~6% 的新生儿是通过 ART 获得的,其中 2/3 的取卵周期为 ICSI 周期[3,73-75]。众所周知,ART 与不良围产期结局有关,包括早产、低出生体重和新生儿死亡的风险增加[76,77]。近年来,对 IVF 和 ICSI 周期在新生儿期之后的健康状况进行了大量研究[78,79]。虽然 ART 治疗后的儿童期随访是一项繁重的工作,但这是非常必要的[78-80]。

ICSI 的安全性经常受到质疑,因为受精精子既不与 ZP 结合,也不与卵膜融合[81]。绕过这些生理步骤以及精子的人工选择一直是令人担忧的原因之一[81-84]。此外,关于男性精子质量对 ICSI 受孕儿童发育影响的研究也很少[79]。迄今为止,青春期及成年后的 ICSI 后代已经提供了足够的信息来减少这些疑虑。一项比较 ART 受孕与自然受孕出生的儿童先天性异常发生率的研究发现,两组并无显著差异[85]。一系列关于 sIVI 或 ICSI 后出生的儿童在 3 岁、5 岁和 11 岁时期的研究发现,与自然受孕出生的儿童相比,sIVI 或 ICSI 受孕对他们的认知能力没有不利影响[86]。一项评估 ART 和自然受孕后出生的 2 岁儿童的神经发育结果的研究发现大多数 ICSI 后的 2 岁儿童是健康的,根据婴幼儿发育的 Bayley 量表的评估,他们发育是正常的[87]。同样,在比较体内(指导同房或宫腔内人工授精)和体外(IVF 或 ICSI)治疗时,2 岁儿童的发育也没有观察到显著差异[87]。在对 9 岁儿童的随访中,发现 ICSI 儿童与自然受孕的儿童具有相似的行为结果和智力评分[88]。我们对因生精功能障碍而采用 ICSI 出生的 3 岁儿童进行评估,结果显示,与正常精子行 ICSI 所出生的儿童相比,他们的生长发育没有显著延迟[79]。

关于 ICSI 的具体问题,无论是理论还是实践[89-92],都涉及授精方法、具有遗传或结构缺陷的精子的使用以及引入外源基因的可能。一些针对 ART 技术生育儿童的流行病学研究表明,婴儿畸形的风险增加近两倍[93],出生体重下降[94],与基因印记错误相关的罕见病[95-97],甚至某些癌症的发病率也增高[98]。然而,目前证据并不能证明 ICSI 儿童罹患基因印记相关疾病的风险增加,更不用说儿童罹患癌症风险增加[99,100]。表观遗传异常也与胚胎体外培养有关[101]。迄今为止,Beckwith-Wiedemann 综合征、Angelman 综合征、Prader-Willi 综合征和 Silver-Russell 综合征都与 ART 治疗有关[97,102],并且发现这些综合征在各种体外受孕方法的发生率相同。目前,没有证据表明 ICSI 授精本身会导致表观遗传疾病的增加,这一发现在动物研究中得到了证实[103]。

随着对 ICSI 子代健康和发育状况调查的深入,人们的关注点已经转向这些个体的生殖健康。最初,比利时的一项研究发现,通过 ICSI 出生的男性精子浓度低于 WHO 2010 年参考值(1 500 万个/mL)[104]的比率是其他男性的 3 倍,精子总活力低于 WHO 参考值(40%)的比率是其他男性的 4 倍[105]。然而,最近的一项研究提供了关于 ICSI 受孕男性子代的生殖能力呈正常水平的数据[106]。研究人员发现,自然受孕的男性和通过 sIVI 或 ICSI 受孕的男性精子浓度没有显著差异。对两组血清生殖激素的检测也表明睾酮分泌正常,sIVI 或 ICSI 受孕者子代的精液参数与其父亲之间没有相关性,表明 ART 男性子代与自然受孕的男性子代生殖健康状况无明显差异[106]。

总　结

ICSI 已成为治疗男性不育导致受精失败的最可靠技术。通过确定开始受精的时间,可帮助我们更好地了解早期配子的相互作用。充分制动精子可提高受精率的结果表明,精子膜的去稳定化及通透性增加可促使卵母细胞活化因子快速释放[107]。注射针刺激精子膜上引发的生理变化似乎对未成熟的、手术获得的精子至关重要,哺乳动物的研究也证实了这一点[55,108]。事实证明 ICSI 结局在很大程度上与精子的基础参数(如浓度、活力和形态)无关,这在隐匿精子症或精液中无精子时尤为明显[59]。针对这些无精子症男性,通过手术分离精子行 ICSI 能够实现受精并获得胚胎。现在可以绕过睾丸和附睾精子成熟、顶体反应、与 ZP 结合以及与卵膜融合的步骤,成功解决因各种男性因素导致的不育症。事实上,在诊断为无精子症的男性中,只要分离出可用精子,就有机会获得胚胎。然而,我们应该谨慎使用 ICSI 技术,已有证据表明,生育能力低下男性的基因异常概率较高,可能通过其配子遗传[109]。因此,早期对 ICSI 授精本身的关注已转向对可能将其遗传特征传给生育能力低下后代(尤其是男孩)的筛查[110,111]。全球范围内的经验表明,对因遗传因素(如克氏综合征或 Yq 微缺失)导致的不育男性,可以通过 ICSI 成功治疗,并仍能生育健康的后代[72,112]。我们应始终关注 ART 对儿童发育的潜在影响,并且可以通过由家长填写问卷来监测儿童健康状况,该问卷提供了一种经济且省时的方法来衡量儿童的身心健康。近年来,许多研究提供了 ART 出生儿童的健康信息,目前的证据表明 ART 后足月出生的单胎儿童的结局相对安全[113]。人们对多胎妊娠相关风险的认识不断提高,支持了旨在获得单胎活产的策略,这对后代的长期健康有明显益处。

尽管 ICSI 在治疗男性因素不育方面取得了成功,但在治疗非男性因素不孕时并不一定能达到同样的疗效。一项评估非男性因素夫妇行 ICSI 临床结局的荟萃分析显示,与常规 IVF 相比,该方法治疗非男性因素不孕并无优势[114]。同样,在 ICSI 周期中,这些夫妇的每卵受精率也低于常规 IVF[115]。鉴于 ICSI 技术在全球范围内的普及,必须慎重应用该技术,以维护其在不育治疗中的重要作用[116]。

在对不育男性的评估中,我们仍然依赖于常规精液分析指标,这些指标可以反映精子发生过程中生殖细胞成熟过程的受损情况。然而,目前还不清楚精液分析数据是否能有效预测单个精子产生后代潜能的信息,而不是反映精子发生的当前情况。也就是说,利用新的测试方法来评估精子发生特征的重要性对于深入了解精子的受精能力至关重要[33,39,52]。精子不仅是将男性基因传递给卵母细胞的载体,而且提供了一个完整的、高度结构化的、具有表观遗传标记的基因组,同时提供了 RNA 和蛋白质。因此,精子在早期胚胎发育中起着重要的作用。男性不育症的起因通常与特定基因突变有关,尽管许多情况下,其原因仍然是特发性的。未来的研究将集中于探索遗传变异的影响,例如单核苷酸多态性、拷贝数变异、差异基因组修饰、差异甲基化、蛋白质组学变化和精子 RNA 多样性,以期解开我们所定义的男性不育之谜。

致 谢

我们感谢 Ronald O. Perelman 和 Claudia Cohen 生殖医学中心的临床医生、胚胎学家和科学家。我们还感谢纽约威尔康奈尔医学院泌尿科的 Peter Schlegel 博士、Marc Goldstein 博士和 James Kashanian 博士。我们也感谢 Mary McKnight、Angela De Jesus 和 Eva Wu 在 ICSI 方面提供的帮助。

(郭小妮译,韩树标、方丛校)

参考文献

[1] CDC. 2019 Assisted Reproductive Technology Fertility Clinic and National Summary Report. US Department of Health and Human Services, 2021.

[2] SART. National Summary Report. Society for Assisted Reproductive Technology, 2018.

[3] Chambers GM, Dyer S, Zegers-Hochschild F, de Mouzon J, Ishihara O, Banker M, et al. International Committee for Monitoring Assisted Reproductive Technologies World Report: Assisted reproductive technology, 2014. Hum Reprod. 2021; 36(11):2921-34.

[4] Cohen J, Edwards RG, Fehilly CB, et al. Treatment of male infertility by in vitro fertilization: Factors affecting fertilization and pregnancy. Acta Eur Fertil. 1984; 15(6):10.

[5] Rosenwaks Z, Pereira N. The pioneering of intracytoplasmic sperm injection: Historical perspectives. Reproduction. 2017; 154(6):F71-77.

[6] Gordon JW, Grunfeld L, Garrisi GJ, Talansky BE, Richards C, Laufer N. Fertilization of human oocytes by sperm from infertile males after zona pellucida drilling. Fertil Steril. 1988; 50(1):68-73.

[7] Malter HE, Cohen J. Partial zona dissection of the human oocyte: A nontraumatic method using micromanipulation to assist zona pellucida penetration. Fertil Steril. 1989; 51(1):139-48.

[8] Palermo G, Joris H, Devroey P, Van Steirteghem AC. Induction of acrosome reaction in human spermatozoa used for subzonal insemination. Hum Reprod. 1992; 7(2):248-54.

[9] Pereira N, Neri QV, Lekovich JP, Spandorfer SD, Palermo GD, Rosenwaks Z. Outcomes of intracytoplasmic sperm injection cycles for complete teratozoospermia: A case-control study using paired sibling oocytes. Biomed Res Int. 2015; 2015:6.

[10] Palermo GD, O'Neill CL, Chow S, Cheung S, Parella A, Pereira N. ICSI—State of the Art in Humans. Reproduction. 2017; 154(6):F93-110.

[11] Calhaz-Jorge C, De Geyter Ch, Kupka MS, Wyns C, Mocanu E, Motrenko T, et al. Survey on ART and IUI: Legislation, regulation, funding and registries in European countries: The European IVF-monitoring Consortium (EIM) for the European Society of Human Reproduction and Embryology (ESHRE). Hum Reprod Open. 2020; 2020(1):hoz044.

[12] Porcu E, Fabbri R, Seracchioli R, Ciotti PM, Magrini O, Flamigni C. Birth of a healthy female after intracytoplasmic sperm injection of cryopreserved human oocytes. Fertil Steril. 1997; 68(4):724-6.

[13] Iussig B, Maggiulli R, Fabozzi G, Bertelle S, Vaiarelli A, Cimadomo D, et al. A brief history of oocyte cryopreserva-

tion: Arguments and facts. Acta Obstet Gynecol Scand. 2019; 98(5):550-8.

[14] Rienzi L, Gracia C, Maggiulli R, LaBarbera AR, Kaser DJ, Ubaldi FM, et al. Oocyte, embryo and blastocyst cryopreservation in ART: Systematic review and meta-analysis comparing slow-freezing versus vitrification to produce evidence for the development of global guidance. Hum Reprod Update. 2017; 23(2):139-55.

[15] Zamora MJ, Obradors A, Woodward B, Vernaeve V, Vassena R. Semen residual viral load and reproductive outcomes in HIV-infected men undergoing ICSI after extended semen preparation. Reprod Biomed Online. 2016; 32(6):584-90.

[16] Zafer M, Horvath H, Mmeje O, van der Poel S, Semprini AE, Rutherford G, et al. Effectiveness of semen washing to prevent human immunodeficiency virus (HIV) transmission and assist pregnancy in HIV-discordant couples: A systematic review and meta-analysis. Fertil Steril. 2016; 105(3):645-55. e2.

[17] Jindal SK, Rawlins RG, Muller CH, Drobnis EZ. Guidelines for risk reduction when handling gametes from infectious patients seeking assisted reproductive technologies. Reprod Biomed Online. 2016; 33(2):121-30.

[18] ASRM. Human immunodeficiency virus and infertility treatment: An Ethics Committee opinion. Fertil Steril. 2021; 115(4):860-9.

[19] Guo TH, Sang MY, Bai S, Ma H, Wan YY, Jiang XH, et al. Semen parameters in men recovered from COVID-19. Asian J Androl. 2021; 23(5):479-83.

[20] Panner Selvam MK, Agarwal A, Sharma R, Samanta L. Treatment of semen samples with α-chymotrypsin alters the expression pattern of sperm functional proteins-a pilot study. Andrology. 2018; 6(2):345-50.

[21] Soeterik TF, Veenboer PW, Oude-Ophuis RJ, Lock TM. Electroejaculation in patients with spinal cord injuries: A 21-year, single-center experience. Int J Urol. 2017; 24(2):157-61.

[22] WHO. WHO Laboratory Manual for the Examination and Processing of Human Semen, 6th ed. Geneva: World Health Organization, 2021.

[23] Schlegel PN, Berkeley AS, Goldstein M, Cohen J, Alikani M, Adler A, et al. Epididymal micropuncture with in vitro fertilization and oocyte micromanipulation for the treatment of unreconstructable obstructive azoospermia. Fertil Steril. 1994; 61(5):895-901.

[24] Schlegel PN, Cohen J, Goldstein M, Alikani M, Adler A, Gilbert BR, et al. Cystic fibrosis gene mutations do not affect sperm function during in vitro fertilization with micromanipulation for men with bilateral congenital absence of vas deferens. Fertil Steril. 1995; 64(2):421-6.

[25] McBride JA, Kohn TP, Mazur DJ, Lipshultz LI, Coward RM. Sperm retrieval and intracytoplasmic sperm injection outcomes in men with cystic fibrosis disease versus congenital bilateral absence of the vas deferens. Asian J Androl. 2021; 23(2):140-5.

[26] Friedler S, Raziel A, Strassburger D, Soffer Y, Komarovsky D, Ron-El R. Testicular sperm retrieval by percutaneous fine needle sperm aspiration compared with testicular sperm extraction by open biopsy in men with non-obstructive azoospermia. Hum Reprod. 1997; 12(7):1488-93.

[27] Sheynkin YR, Ye Z, Menendez S, Liotta D, Veeck LL, Schlegel P. Controlled comparison of percutaneous and microsurgical sperm retrieval in men with obstructive azoospermia. Hum Reprod. 1998; 13(11):3086-9.

[28] Vij SC, Sabanegh E. Sperm retrieval from the scrotal extratesticular ductal system. In: Encyclopedia of Reproduction, 2nd ed. Skinner MK (ed.). Oxford: Academic Press, pp. 395-6, 2018.

[29] Schlegel PN. Testicular sperm extraction: Microdissection improves sperm yield with minimal tissue excision. Hum Reprod. 1999; 14(1):131-5.

[30] Reis MM, Tsai MC, Schlegel PN, Feliciano M, Raffaelli R, Rosenwaks Z, et al. Xenogeneic transplantation of human spermatogonia. Zygote. 2000; 8(2):97-105.

[31] Cito G, Coccia ME, Sessa F, Cocci A, Verrienti P, Picone R, et al. Testicular fine-needle aspiration for sperm retrieval in azoospermia: A small step toward the technical standardization. World J Mens Health. 2019; 37(1):55-67.

[32] Björndahl L, Kvist U. Structure of chromatin in spermatozoa. Adv Exp Med Biol. 2014; 791:1-11.

[33] O'Neill CL, Parrella A, Keating D, Cheung S, Rosenwaks Z, Palermo GD. A treatment algorithm for couples with unexplained infertility based on sperm chromatin assessment. J Assisted Reprod Genet. 2018; 35(10):1911-7.

[34] Schinfeld J, Sharara F, Morris R, Palermo GD, Rosenwaks Z, Seaman E, et al. Cap-score™ prospectively predicts probability of pregnancy. Mol Reprod Dev. 2018; 85(8-9):654-64.

[35] Rodrigo L, Meseguer M, Mateu E, Mercader A, Peinado V, Bori L, et al. Sperm chromosomal abnormalities and their contribution to human embryo aneuploidy. Biol Reprod. 2019; 101(6):1091-101.

[36] Ferrigno A, Ruvolo G, Capra G, Serra N, Bosco L. Correlation between the DNA fragmentation index (DFI) and sperm morphology of infertile patients. J Assist Reprod Genet. 2021; 38(4):979-86.

[37] Agarwal A, Cho CL, Esteves SC. Should we evaluate and treat sperm DNA fragmentation? Curr Opin Obstet Gynecol. 2016; 28(3):164-71.

[38] Palermo GD, Neri QV, Cozzubbo T, Rosenwaks Z. Perspectives on the assessment of human sperm chromatin integrity. Fertility Sterility. 2014; 102(6):1508-17.

[39] Parrella A, Keating D, Cheung S, Xie P, Stewart JD, Rosenwaks Z, et al. A treatment approach for couples with disrupted sperm DNA integrity and recurrent ART failure. J Assisted Reprod Genet. 2019; 36(10):2057-66.

[40] Kocur OM, Xie P, Cheung S, Souness S, McKinght M, Rosenwaks Z, Palermo GD. Can a Sperm Selection Technique Improve Embryo Ploidy? Andrology, 2022. https://onlinelibrary.wiley.com/doi/10.1111/andr.13362.

[41] Kocur OM, Xie P, Souness S, Cheung S, Rosenwaks Z, Palermo GD. Assessing male gamete genome integrity to ameliorate poor assisted reproductive technology clinical outcome. Fertil Steril Sci. 2023; 4:2-10.

[42] Wallach EE, Palermo GD, Cohen J, Rosenwaks Z. Intracytoplasmic sperm injection: A powerful tool to overcome fertilization failure. Fertility and Sterility. 1996; 65(5):899-908.

[43] Palermo GD, Cohen J, Rosenwaks Z. Intracytoplasmic sperm injection: A powerful tool to overcome fertilization failure. Fertil Steril. 1996; 65(5):899-908.

[44] Franco JG Jr., Baruffi RL, Mauri AL, Petersen CG, Oliveira JB, Vagnini L. Significance of large nuclear vacuoles in human spermatozoa: Implications for ICSI. Reprod Biomed Online. 2008; 17(1):42-5.

[45] Huang JY, Rosenwaks Z, Kang HJ. How to monitor for best results. In: Cup Book: How to Improve IVF Success Rates, 1st ed. Kovacs G (ed.). Cambridge, UK: Cambridge University Press, pp. 120-6, 2011.

[46] Farquhar C, Marjoribanks J, Brown J, Fauser B, Lethaby A, Mourad S, et al. Management of ovarian stimulation for IVF: Narrative review of evidence provided for world health organization guidance. Reprod Biomed Online. 2017; 35(1):3-16.

[47] Eledessy MS, Mehaney AB, Mohamed MA, El Ghandour AEA, Dahi AA. Oocyte score and pregnancy rate in intracytoplasmic sperm injection. Reprod Health Popul Sci. 2017; 42.

[48] Pereira N, Neri QV, Lekovich JP, Palermo GD, Rosenwaks Z. The role of in-vivo and in-vitro maturation time on ooplasmic dysmaturity. Reprod Biomed Online. 2016; 32(4): 401-6.

[49] Mizuno S, Ishikawa Y, Matsumoto H, Sato M, Ida M, Fukuda A, et al. The timing of cumulus cell removal for intracytoplasmic sperm injection influences the capability of embryonic development. Reprod Med Biol. 2018; 18(1): 111-7.

[50] Dozortsev D, Rybouchkin A, De Sutter P, Qian C, Dhont M. Human oocyte activation following intracytoplasmic injection: The role of The sperm cell. Hum Reprod. 1995; 10(2):403-7.

[51] Palermo G, Joris H, Derde MP, Camus M, Devroey P, Van Steirteghem A. Sperm characteristics and outcome of human assisted fertilization by subzonal insemination and intracytoplasmic sperm injection. Fertil Steril. 1993; 59(4): 826-35.

[52] Cheung S, Xie P, Parrella A, Keating D, Rosenwaks Z, Palermo GD. Identification and treatment of men with phospholipase Cζ-defective spermatozoa. Fertil Steril. 2020; 114(3):535-44.

[53] Gervasi MG, Visconti PE. Molecular changes and signaling events occurring in spermatozoa during epididymal maturation. Andrology. 2017; 5(2):204-18.

[54] Björkgren I, Sipilä P. The impact of epididymal proteins on sperm function. Reproduction. 2019; 158(5):R155-r67.

[55] Palermo GD, Schlegel PN, Colombero LT, Zaninovic N, Moy F, Rosenwaks Z. Aggressive sperm immobilization prior to intracytoplasmic sperm injection with immature spermatozoa improves fertilization and pregnancy rates. Hum Reprod. 1996; 11(5):1023-9.

[56] Palermo GD, Alikani M, Bertoli M, Colombero LT, Moy F, Cohen J, et al. Oolemma characteristics in relation to survival and fertilization patterns of oocytes treated by intracytoplasmic sperm injection. Hum Reprod. 1996; 11(1): 172-6.

[57] Takeuchi T, Colombero LT, Neri QV, Rosenwaks Z, Palermo GD. Does ICSI require acrosomal disruption? An ultrastructural study. Hum Reprod. 2004; 19(1):114-7.

[58] Cheung S, Parrella A, Tavares D, Keating D, Xie P, Rosenwaks Z, et al. Single-center thorough evaluation and targeted treatment of globozoospermic men. J Assist Reprod Genet. 2021; 38(8):2073-86.

[59] Palermo GD, Cohen J, Alikani M, Adler A, Rosenwaks Z. Intracytoplasmic sperm injection: A novel treatment for all forms of male factor infertility. Fertil Steril. 1995; 63(6):9.

[60] Yovich JM, Edirisinghe WR, Cummins JM, Yovich JL. Influence of pentoxifylline in severe male factor infertility. Fertil Steril. 1990; 53(4):715-22.

[61] Kovacs P. Embryo selection: The role of time-lapse monitoring. Reprod Biol Endocrinol. 2014; 12(1):124.

[62] Maheshwari A, Hamilton M, Bhattacharya S. Should we be promoting embryo transfer at blastocyst stage? Reprod Biomed Online. 2016; 32(2):142-6.

[63] Sainte-Rose R, Petit C, Dijols L, Frapsauce C, Guerif F. Extended embryo culture is effective for patients of an advanced maternal age. Sci Reports. 2021; 11(1):13499.

[64] Desai N, Yao M, Richards EG, Goldberg JM. Randomized study of g-TL and global media for blastocyst culture in the EmbryoScope: Morphokinetics, pregnancy, and live births after single-embryo transfer. Fertil Steril. 2020; 114(6): 1207-15.

[65] López-Pelayo I, Gutiérrez-Romero JM, Armada AIM, Calero-Ruiz MM, Acevedo-Yagüe PJM. Comparison of two commercial embryo culture media (SAGE-1 step single medium vs. G1-PLUSTM/G2-PLUSTM sequential media): Influence on in vitro fertilization outcomes and human embryo quality. JBRA Assist Reprod. 2018; 22(2):128-33.

[66] Zaninovic N, Nohales M, Zhan Q, de los Santos ZMJ, Sierra J, Rosenwaks Z, et al. A comparison of morphokinetic markers predicting blastocyst formation and implantation potential from two large clinical data sets. J Assist Reprod Genet. 2019; 36(4):637-46.

[67] Gardner DK, Lane M, Stevens J, Schlenker T, Schoolcraft WB. Blastocyst score affects implantation and pregnancy outcome: Towards a single blastocyst transfer. Fertil Steril. 2000; 73(6):1155-8.

[68] Gardner DK, Schoolcraft WB. Culture and transfer of human blastocysts. Curr Opin Obstet Gynecol. 1999; 11(3): 307-11.

[69] Palermo GD, Neri QV, Schlegel PN, Rosenwaks Z. Intracytoplasmic sperm injection (ICSI) in extreme cases of male infertility. PLoS One. 2014; 9(12):e113671.

[70] Boulet SL, Mehta A, Kissin DM, Warner L, Kawwass JF, Jamieson DJ. Trends in use of and reproductive outcomes associated with intracytoplasmic sperm injection. JAMA. 2015; 313(3):255-63.

[71] Palermo GD, Neri QV, Rosenwaks Z. To ICSI or not to ICSI. Semin Reprod Med. 2015; 33(02):92-102.

[72] Haddad M, Stewart J, Xie P, Cheung S, Trout A, Keating D, et al. Thoughts on the popularity of ICSI. J Assist Reprod Genet. 2021; 38(1):101-23.

[73] Sunderam S, Kissin DM, Crawford SB, Folger SG, Boulet SL, Warner L, et al. Assisted reproductive technology surveillance - United States, 2015. MMWR Surveill Summ. 2018; 67(3):1-28.

[74] Ferraretti AP, Nygren K, Andersen AN, de Mouzon J, Kupka M, Calhaz-Jorge C, et al. Trends over 15 years in ART in Europe: An Analysis of 6 million cycles. Hum Reprod Open. 2017; 2017(2):hox012.

[75] Berntsen S, Söderström-Anttila V, Wennerholm U-B, Laivuori H, Loft A, Oldereid NB, et al. The health of children conceived by ART: 'The chicken or the egg?'. Hum Reprod Update. 2019; 25(2):137-58.

[76] Di Tommaso M, Sisti G, Colombi I, Seravalli V, Magro Malosso ER, Vannuccini S, et al. Influence of assisted reproductive technologies on maternal and neonatal outcomes in early preterm deliveries. J Gynecol Obstet Hum Reprod. 2019; 48(10):845-8.

[77] Reig A, Seli E. The association between assisted reproductive technologies and low birth weight. Curr Opin Obstet Gynecol. 2019; 31(3):183-7.

[78] Catford SR, McLachlan RI, O'Bryan MK, Halliday JL. Long-term follow-up of ICSI-conceived offspring compared with spontaneously conceived offspring: A systematic review of health outcomes beyond the neonatal period. Andrology. 2018; 6(5):635-53.

[79] Cheung S, Neri QV, Squires J, Rosenwaks Z, Palermo GD. Assessing the cognitive and behavioral development of 3-year-old children born from fathers with severe male infertility. Am J Obstet Gynecol. 2021; 224(5):508. e1-e11.

[80] Bay B, Lyngsø J, Hohwü L, Kesmodel US. Childhood growth of singletons conceived following in vitro fertilisation or intracytoplasmic sperm injection: A systematic review and meta-analysis. BJOG. 2019; 126(2):158-66.

[81] Pereira N, O'Neill C, Lu V, Rosenwaks Z, Gianpiero DP. The safety of intracytoplasmic sperm injection and long-term outcomes. Reproduction, 2017; 154(6):F61-70.

[82] Rubino P, Viganò P, Luddi A, Piomboni P. The ICSI procedure from past to future: A systematic review of the more controversial aspects. Hum Reprod Update. 2015; 22(2): 194-227.

[83] Pereira N, Palermo GD. Ontracytoplasmic sperm injection: History, indications, technique, and safety. In: Intracytoplasmic Sperm Injection: Indications, Techniques, and Applications. Palermo GD, Sills ES (eds). Cham, Switzerland: Springer Nature, pp. 9-22, 2018.

[84] Palermo GD, Neri QV, Rosenwaks Z. Safety of intracytoplasmic sperm injection. Methods Mol Biol. 2014; 1154: 549-62.

[85] Levi Setti PE, Moioli M, Smeraldi A, Cesaratto E, Menduni F, Livio S, et al. Obstetric outcome and incidence of congenital anomalies in 2351 IVF/ICSI babies. J Assist Reprod Genet. 2016; 33(6):711-7.

[86] Barbuscia A, Mills MC. Cognitive development in children

up to age 11 years born after ART—a longitudinal cohort study. Hum Reprod. 2017; 32(7):1482-8.

[87] Balayla J, Sheehy O, Fraser WD, Séguin JR, Trasler J, Monnier P, et al. Neurodevelopmental outcomes after assisted reproductive technologies. Obstet Gynecol. 2017; 129(2): 265-72.

[88] Heineman KR, Kuiper DB, Bastide-van Gemert S, Heineman MJ, Hadders-Algra M. Cognitive and behavioural outcome of children born after IVF at age 9 years. Hum Reprod. 2019; 34(11):2193-200.

[89] Bedoschi G, Roque M, Esteves SC. ICSI and male infertility: Consequences to offspring. In: Male Infertility: Contemporary Clinical Approaches, Andrology, ART and Antioxidants. Parekattil SJ, Esteves SC, Agarwal A (eds). Cham: Springer International Publishing, pp. 767-75, 2020.

[90] Sustar K, Rozen G, Agresta F, Polyakov A. Use of intracytoplasmic sperm injection (ICSI) in normospermic men may result in lower clinical pregnancy and live birth rates. Aust N Z J Obstet Gynaecol. 2019; 59(5):706-11.

[91] Avendaño C, Oehninger S. DNA fragmentation in morphologically normal spermatozoa: How much should we be concerned in the ICSI era? J Androl. 2011; 32(4):356-63.

[92] Jiang Z, Wang Y, Lin J, Xu J, Ding G, Huang H. Genetic and epigenetic risks of assisted reproduction. Best Pract Res Clin Obstet Gynaecol. 2017; 44:90-104.

[93] Giorgione V, Parazzini F, Fesslova V, Cipriani S, Candiani M, Inversetti A, et al. Congenital heart defects in IVF/ICSI pregnancy: Systematic review and meta-analysis. Ultrasound Obstet Gynecol. 2018; 51(1):33-42.

[94] Zhu L, Zhang Y, Liu Y, Zhang R, Wu Y, Huang Y, et al. Maternal and live-birth outcomes of pregnancies following assisted reproductive technology: A retrospective cohort study. Sci Rep. 2016; 6:35141.

[95] Menezo Y, Clément P, Dale B. DNA methylation patterns in the early human embryo and the Epigenetic/Imprinting problems: A plea for a more careful approach to human assisted reproductive technology (ART). Int J Mol Sci. 2019; 20: 1342.

[96] Hattori H, Hiura H, Kitamura A, Miyauchi N, Kobayashi N, Takahashi S, et al. Association of four imprinting disorders and ART. Clin Epigenetics. 2019; 11(1):21.

[97] Cortessis VK, Azadian M, Buxbaum J, Sanogo F, Song AY, Sriprasert I, et al. Comprehensive meta-analysis reveals association between multiple imprinting disorders and conception by assisted reproductive technology. J Assist Reprod Genet. 2018; 35(6):943-52.

[98] Spector LG, Brown MB, Wantman E, Letterie GS, Toner JP, Doody K, et al. Association of in vitro fertilization with childhood cancer in the United States. JAMA Pediatr. 2019; 173(6):e190392-e.

[99] Tang L, Liu Z, Zhang R, Su C, Yang W, Yao Y, et al. Imprinting alterations in sperm may not significantly influence ART outcomes and imprinting patterns in the cord blood of offspring. PLoS One. 2017; 12(11):e0187869.

[100] Spaan M, van den Belt-Dusebout AW, van den Heuvel-Eibrink MM, Hauptmann M, Lambalk CB, Burger CW, et al. Risk of cancer in children and young adults conceived by assisted reproductive technology. Hum Reprod. 2019; 34(4):740-50.

[101] Barberet J, Binquet C, Guilleman M, Doukani A, Choux C, Bruno C, et al. Do assisted reproductive technologies and in vitro embryo culture influence the epigenetic control of imprinted genes and transposable elements in children? Hum Reprod. 2021; 36(2):479-92.

[102] Mussa A, Molinatto C, Cerrato F, Palumbo O, Carella M, Baldassarre G, et al. Assisted reproductive techniques and risk of Beckwith-Wiedemann syndrome. Pediatrics. 2017; 140(1):e20164311.

[103] Wilson TJ, Lacham-Kaplan O, Gould J, Holloway A, Bertoncello I, Hertzog PJ, et al. Comparison of mice born after intracytoplasmic sperm injection with in vitro fertilization and natural mating. Mol Reprod Dev. 2007; 74(4): 512-9.

[104] WHO. WHO Laboratory Manual for the Examination and Processing of Human Semen, 5th ed. Geneva: World Health Organization, 2010.

[105] Belva F, Bonduelle M, Roelants M, Michielsen D, Van Steirteghem A, Verheyen G, et al. Semen quality of young adult ICSI offspring: The first results. Hum Reprod. 2016; 31(12):2811-20.

[106] Catford SR, Halliday J, Lewis S, O'Bryan MK, Handelsman DJ, Hart RJ, et al. Reproductive function in men conceived with in vitro fertilization and intracytoplasmic sperm injection. Fertil Steril. 2022; 117(4):727-37.

[107] Swann K, Lai FA. The sperm phospholipase C-zeta and Ca2+ signalling at fertilization in mammals. Biochem Soc Trans. 2016; 44(1):267-72.

[108] Anzalone DA, Iuso D, Czernik M, Ptak G, Loi P. Plasma membrane and acrosome loss before ICSI is required for sheep embryonic development. J Assist Reprod Genet. 2016; 33(6):757-63.

[109] Esteves SC, Zini A, Coward RM, Evenson DP, Gosálvez J, Lewis SEM, et al. Sperm DNA fragmentation testing: Summary evidence and clinical practice recommendations.

Andrologia. 2021; 53(2):e13874.

[110] Liu XY, Wang RX, Fu Y, Luo LL, Guo W, Liu RZ. Outcomes of intracytoplasmic sperm injection in oligozoospermic men with Y chromosome AZFb or AZFc microdeletions. Andrologia. 2017; 49(1):e12602.

[111] Golin AP, Yuen W, Flannigan R. The effects of Y chromosome microdeletions on in vitro fertilization outcomes, health abnormalities in offspring and recurrent pregnancy loss. Transl Androl Urol. 2021; 10(3):1457-66.

[112] Palermo GD, Schlegel PN, Sills ES, Veeck LL, Zaninovic N, Menendez S, et al. Births after intracytoplasmic injection of sperm obtained by testicular extraction from men with nonmosaic Klinefelter's syndrome. N Engl J Med. 1998; 338:588-90.

[113] da Silva SG, da Silveira MF, Bertoldi AD, Domingues MR, dos Santos IS. Maternal and child-health outcomes in pregnancies following assisted reproductive technology (ART): A prospective cohort study. BMC Pregnancy Childbirth. 2020; 20(1):106.

[114] Geng T, Cheng L, Ge C, Zhang Y. The effect of ICSI in infertility couples with non-male factor: A systematic review and meta-analysis. J Assist Reprod Genet. 2020; 37(12): 2929-45.

[115] Li Z, Wang AY, Bowman M, Hammarberg K, Farquhar C, Johnson L, et al. ICSI does not increase the cumulative live birth rate in non-male factor infertility. Hum Reprod. 2018; 33(7):1322-30.

[116] Keating D, Cheung S, Parrella A, Xie P, Rosenwaks Z, Palermo GD. ICSI from the beginning to where we are today: Are we abusing ICSI? Global Reproductive Health. 2019; 4(3):e35.

13

人类胚胎活检程序

Maurizio Poli, Ludovica Picchetta 和 Antonio Capalbo

引　言

1968 年,Gardner 和 Edwards 提出了胚胎活检应用于兔性别选择的设想[1]。在这项研究中,他们使用两根毛细玻璃管和一把手术剪刀,在立体显微镜下从兔胚胎中取出了一些滋养层细胞(trophectoderm cells, TE),然后将切除的细胞固定并染色以显示巴氏小体(即雌性胚胎),然后将检测的胚胎植入雌兔宫腔内,即可获得预期性别的胎兔。1989 年首次对小鼠胚胎进行了活检操作[2]。将发育到第 3 天的小鼠胚胎从输卵管冲洗出来,并用玻璃管从 8 细胞胚胎中活检出一个卵裂球,通过比较该卵裂球的 X 连锁基因与参考常染色体基因的活性以区分雌性(XX)和雄性(XY)胚胎。同年,Handyside 和同事首次尝试人类胚胎活检,利用透明带(zona pellucida, ZP)打孔的方法从 6~10 细胞期的胚胎中取出一个卵裂球[3]。由于 DNA 扩增技术(即 PCR)的发展,他们使用了分子遗传学技术,通过扩增 X 染色体上的靶区域来区分胚胎的性别,并于 1990 年首次获得了妊娠[4]。

自 20 世纪 60 年代末首次应用以来,胚胎活检方法学发生了根本性的变革,不仅收集细胞样本的技术方法和仪器方面发生了变化,而且活检时期也发生了改变。这些改进反映了辅助生殖领域在过去几十年中的持续进步,包括显微操作设备和工具、辅助孵出和培养系统,以及通过临床经验和研究所增加的胚胎生理学的知识等。在本章中,我们将介绍胚胎活检方法的发展历程,各种方法的优缺点,并解释着床前胚胎遗传学检测(preimplantation genetic testing, PGT)是如何发展成为胚胎基因和染色体疾病的有力诊断工具。

胚胎活检

胚胎活检通常与 PGT 结合使用。PGT 主要应用于可能有更高风险生育患有遗传或染色体异常后代的夫妇。对活检细胞的分析可以检测出遗传异常,这些异常的胚胎将不用于移植。

PGT-A 用于非整倍体检测

人类胚胎中经常检测到染色体数目异常(即非整倍体),这种现象主要源于卵母细胞的减数分裂错误,因此会影响随后胚胎的每个细胞。减数分裂错误的频率与女性年龄有关,呈 U 形曲线[5]。非整倍体是流产组织中最常见的遗传因素[6]。因此,PGT-A 主要应用于高龄患者、反复流产以及反复着床失败的患者。

PGT-M 用于单基因疾病检测

单基因疾病是由特定基因的核苷酸序列缺陷引起的。缺陷序列编码的蛋白质发生改变,无法发挥其生物学功能,导致组织、器官或全身生理功能异常,具体功能异常取决于所涉及的基因(如囊性纤维化)。这些缺陷通常是家族遗传,并由父母传递。它们表现出的遗传类型包括隐性、显性及性染色体连锁。然而,某些单基因疾病是新发的,即突变来自亲代生殖细胞或发育中的胚胎。

PGT-SR 用于染色体结构异常检测

染色体结构异常包括倒位和易位。倒位涉及染色体片段的断裂、180°旋转和重新连接。如果断裂点位于编码区以外,则此事件可能是无害的;然而,如果涉及染色体的活性区域,则可能导致基因产物异常或基因调控的功能失调。易位涉及染色体的部分分离、迁移随后重新连接到另一条染色体。最典型的事件是罗伯逊易位,其中近端着丝粒染色体(即 13 号、14 号、15 号、21 号和 22 号染色体)融合在一起。平衡罗伯逊易位的健康携带者几乎携带完全正常的基因。然而,他们的胚胎会有不同概率出现完全正常、携带或不平衡的核型。因此,她们生育异常核型胎儿的风险更高(并伴随流产风险增高)。

PGT-HLA 应用于 HLA 配型

在一些国家,夫妇可以通过 PGT 进行 HLA 配型(即人类白细胞抗原,human leukocyte antigen, HLA;或主要组织相容性复合体,major histocompatibility complex, MHC)。PGT-HLA 对调节免疫系统的特定基因簇遗传情况进行胚胎选择。这种类型的胚胎选择可用于生育一个与患有先天性或后天性疾病的兄弟姐妹 HLA 配型相同的孩子,随后对该兄弟姐妹进行造血干细胞移植(hematopoietic stem cell transplantation, HSCT)治疗。

胚胎活检类型

胚胎活检是一种收集胚胎细胞及其 DNA 用于随后遗传分析的过程。从活检样本中获取的信息用于推断整个胚胎的染色体和基因组成。胚胎活检可在胚胎或配子的不同发育阶段进行(图 13-1)。这些阶段包括极体(polar body, PB)(在第 0 天注射前的成熟卵母细胞和/或受精后第 1 天的合子阶段)、卵裂期(第 3 天)和囊胚期(第 5、第 6 或第 7 天)。ESHRE PGT 联盟分析了 2016—2017 年的临床数据,结果表明由于 PGT 检测所采用的方法不同,胚胎活检的时期也有差异[7],超过 75% 的 PGT-M 和 65% 的 PGT-SR 患者采用卵裂期活检,而其余的则采用了囊胚活检。另有报道,超过 85% 的 PGT-A 患者和超过 90% 的 PGT-A 与 PGT-M 或 PGT-SR 联合进行的病例采用了囊胚活检。每种方法都有其优缺点,主要涉及:①收集到的 DNA 样本的数量(影响遗传分析的稳定性和可重复性);②活检样本相对整个胚胎遗传状态的代表性;③活检程序对胚胎发育潜能的影响;④活检效率(如检测到的正常胚胎占活检胚胎数的百分比)。

无论在哪个阶段进行胚胎活检,都包括三个步骤:① ZP 打孔;②活检/收集样本(PB、卵裂球或 TE);③转移活检样本[或在荧光原位杂交(fluorescence in situ hybrid, FISH)分析时将细胞固定在载玻片上]。

透明带(ZP)开孔

ZP 开孔可以通过三种不同的方法进行:机械法、化学法或激光法[8]。机械方法是最早采用的方法,它需要借助显微操作系统利用尖锐的注射针来穿透 ZP[9]。由于引入了更先进的技术(如激光),机械法 ZP 开孔现已基本淘汰。化学方法需要使用 Tyrode 酸进行 ZP 的局部溶解[10],通过将化学试剂装入注射针中,并在所需活检的 ZP 区域附近释放来实现。化学开孔法在卵裂期活检中广泛使用,因为酸对 ZP 溶解非常有效。但 Tyrode 酸对胚胎的潜在危害导致许多 IVF 实验室放弃使用该方法,转而采用激光消融法。激光消融法是目前 ZP 开孔最常用的方法,它使用激光在 ZP 上快速而准确地开一个孔径合适的微孔[11]。几项随机对照研究显示,三种不同的 ZP 开孔方法中胚胎发育没有差异[12]。由于激光开孔法具有标准化、可重复和高效性的特点,所以它是目前最常用的方法。不论使用何种方法,ZP 开孔本身可能对胚胎的发育产生负面影响。一项研究表明,ZP 开孔可能会影响胚胎的孵化过程,导致囊胚的直径较小、ZP 较厚[13]。

极体(PB)活检

PB 活检最初是作为卵裂期活检的替代方法而建立的。遗传缺陷是导致早期自然流产的主要原因,其中 65%~70% 的流产是由胚胎染色体异常引起的[14],而在胚胎和胎儿中的研究中发现大多数非整倍体是母源性的[15,16]。这是由卵母细胞减数分裂装置受损所引起,育龄女性体内卵母细胞停滞于双线期(减数分裂 I 的前期)。排卵时恢复减数分裂并成熟,减数分裂装置损伤会引起染色体异常分离,从而产生非整倍体[17]。该装置的损伤程度取决于女性年龄,高龄患者卵母细胞的非整倍体率急剧增加证实了这一观点。PB 可以反映出卵母细胞第一次减数分裂的染色体状态,对 PB 分析可以评估母体对胚胎基因型的影响,而不会干扰胚胎发育。此外,在部分禁止实施胚胎活检(受精后)的国家,PB 活检是唯一可行的替代方法。

PB 活检有两种策略:①同时活检;②序贯活检。在同时活检中,于授精后 6~9 h 内同时收集两个极体(PB1 和 PB2)[18,19]。序贯活检方法包括在不同时间点对两个极体分别进行活检:PB1 在取卵后的 1 h 内取出,PB2 在受精评估后(授精后 16~18 h)取出。ZP 开孔可以使用激光或机械方法进行。序贯活检可能需要在 ZP 上进行二次开孔,但应尽量避免,因为可能会影响囊胚孵化。活检后,卵母

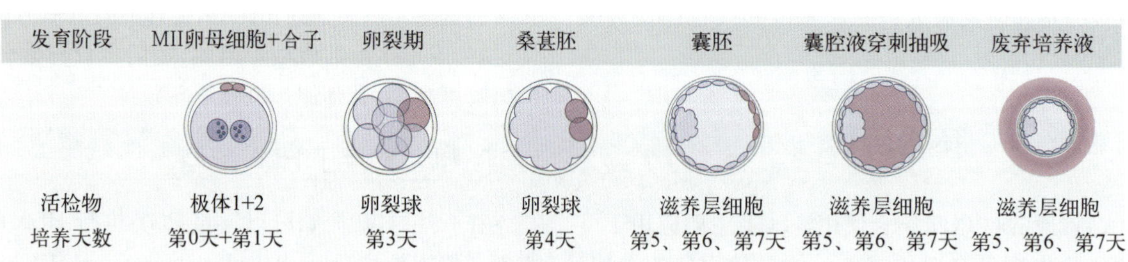

图 13-1　可以进行活检和胚胎 DNA 采集的发育阶段。细胞样本(PB、卵裂球、TE)和非细胞样本(囊腔液和废弃培养液),可采集的样本以粉色标记

细胞或受精卵可以冷冻保存或转移至培养皿中进一步体外培养。除了之前提到的优点，PB 活检仅可以检测母源基因组，而忽略了父源基因组以及早期胚胎发育中的有丝分裂错误。

此外，PB 活检非常耗时且成本较高，无论胚胎后续发育如何，都需对每个受精卵进行两次样本收集和分析。一项强调 PB 活检局限性的研究中，诊断准确性也受到质疑。PB 活检和囊胚活检的核型一致性仅为 60%[20]。这种不一致可能是由于囊胚活检不仅考虑了母源基因组的因素，还考虑了父源基因组和胚胎发育中的有丝分裂的错误，进而可以提供更全面的遗传信息。这些固有的生物学和技术局限性使得 PB 活检临床诊断价值有限。实际上，PB 活检的应用并不广泛，仅限于特定情况下使用。

卵裂期活检

卵裂期胚胎活检或称为卵裂球活检在受精后第 3 天进行，在这个阶段，胚胎发育至 6~14 个细胞，尚未达到致密化阶段。活检细胞的遗传信息代表整个胚胎的遗传构成。在某些情况下，卵裂期胚胎活检可能会收集 2 个卵裂球，以提高遗传检测的准确性（即通过增加起始 DNA 量）和/或降低单个卵裂球活检而导致无法诊断的风险。尽管如此，我们强烈建议行单细胞活检，因为取出 2 个卵裂球会导致约 25% 的胚胎损失，对临床结果产生负面影响[21]。卵裂期胚胎活检时机与胚胎致密化过程的开始相对应，该过程在囊胚腔形成前，从大约 8 个细胞开始，在 32 个细胞左右完成。这种现象使得单个卵裂球细胞的分离变得困难。因此，胚胎通常在活检前 5~10 min 放置于无 Ca^{2+}/Mg^{2+} 的培养液中。培养液中这些盐离子的缺失可以使卵裂球间的连接松散，更容易进行活检操作。但也应尽量缩短胚胎暴露于这种环境的时间，以避免对细胞骨架稳定性和信号传导的影响[22]。在卵裂期胚胎活检操作中，主要使用两种方法获取卵裂球：抽吸法和挤压法。这两种方法都需要通过前述的 Tyrode 酸、机械法或更常用的激光法进行 ZP 开孔。抽吸法主要通过在 ZP 开口处使用操作针接触目标卵裂球，轻轻抽吸卵裂球，待抓牢后，小心地将其移出 ZP，这是最常用的卵裂球活检方法。挤出法需要使用钝性操作针对 ZP 施加机械压力，不直接接触卵裂球，目的是将目标卵裂球从 ZP 开口处挤出。

在获得卵裂球后，应先确认细胞核存在后再进行装管操作。可以将活检出的卵裂球固定在载玻片上进行 FISH 分析，也可转移至管中进行 DNA 扩增。

越来越多的证据表明，即使在胚胎发育的早期阶段，部分卵裂球已经失去了全能性，并开始向特定的细胞系分化[23,24]。此外，细胞之间的空间构成和相互接触点对胚胎的正常发育至关重要。去致密化和移除卵裂球可能会影响胚胎的特定空间构成，并进一步影响胚胎发育和着床。

几项研究提供了关于卵裂期胚胎活检影响胚胎发育的有力证据。Scott 等人比较了优质同胞胚胎的着床率，对其中一个胚胎进行卵裂期活检，另一个胚胎作为对照[25]，发现第 3 天卵裂球活检显著降低胚胎着床率，仅有 30% 的活检胚胎移植后着床，而未进行活检的胚胎着床率可以达到 50%。

基于卵裂期胚胎活检的 PGT 的实用性和有效性也受到单细胞 DNA 分析技术的影响，既影响技术层面［如 DNA 含量低导致等位基因脱扣（allele drop out, ADO）、优势扩增（preferential amplification, PA）、嵌合 DNA 分子形成和扩增失败的可能性更高］，也影响生物学方面（单细胞对整个胚胎遗传信息的代表性低，如嵌合性）。事实上，与着床前发育的其他阶段相比，在卵裂期检测到嵌合体（即同一胚胎内两种或多种核型共存）的概率更高[26]。尽管全球范围内对卵裂期活检有着丰富的使用经验，但它逐渐被更安全、更可靠的 TE 活检所取代，囊胚滋养层活检的多细胞标本提供更可靠的诊断依据（如 PGT-A）。

桑葚胚活检

人类胚胎在受精后的第 3 天至第 5 天进入桑葚胚阶段，此时有 16~32 个细胞发生致密化。与卵裂期活检操作类似，桑葚胚也需暴露于不含 Ca^{2+}/Mg^{2+} 的培养液中，使细胞之间的连接松散，从而获得活检细胞。与卵裂期活检相比，桑葚胚期活检允许获取多个细胞，从而提高了诊断的稳定性和可靠性。然而，由于需要去致密化过程，可能会影响胚胎的生理状况和发育潜能，因此这种方法很少使用。

囊胚活检

在桑葚胚阶段之后，胚胎发生腔化过程，形成了充满液体的囊胚腔，周围环绕 TE。随着囊胚的扩张和囊胚腔体积增加，在囊腔中央出现内细胞团（inner cell mass, ICM）。ICM 和 TE 是胚胎发育过程中最早分化出的两个细胞系，TE 细胞分化为胚外组织（如胎盘、绒毛膜），而 ICM 细胞形成了“胎儿”，后者最终发育形成胎儿的各个细胞、组织和器官。2004 年 de Boer 等人首次在临床上使用了 TE 活检方法[27]，并于 2005 年利用该方法获得了健康活产儿[28,29]。由于囊胚处于更高级的发育阶段，囊胚期活检允许获取多个细胞（即 5~10 个细胞），而不会影响 ICM（框 13-1）[27]。囊胚活检通常在受精后第 5 天至第 7 天进行，具体取决于胚胎的发育速度、扩张阶段以及 ICM 的发育情况[27]。图 13-2 描述了三种主要的 TE 活检方法,第一种方法由 McArthur 及其同事于 2005 年发表,Capalbo 等人于 2014 年和 2016 年分别发表了另外两种方法[29-31]。

框 13-1　TE 活检操作程序

实验室条件

- 实验室具有丰富的囊胚培养经验
- 设备齐全,包括:
  - 根据工作量配备培养箱
  - 配备激光的显微操作系统

设备

- IVF 工作站
- 配备显微操作系统和加热台的倒置显微镜
- 医用级激光器(通常集成在×40 目镜中)
- 冰盒
- 恒温试管架
- 胚胎培养箱
- 玻璃化冷冻系统
- -20 ℃冰箱

注意:所有设备都应进行校准,并定期校验

材料

- 标准操作的各种口径的巴氏吸管(如 140 μm 用于活检样本收集,240 μm 用于玻璃化冷冻,300 μm 用于囊胚移植)
- 显微操作培养皿(如 ICSI 培养皿)
- 无菌 PCR 管(如 0.2 mL)
- 预热的矿物油(37 ℃)
- 持卵针(通常角度为 35°)
- 活检针(通常角度为 35°角度,PB 活检直径为 10~15 μm,卵裂期活检直径为 30~35 μm,囊胚活检直径为 25~30 μm)

试剂

- 预热的 HEPES 或 MOPS 缓冲液
- 活检样本清洗液
- 活检样本装载液
- 用于活检针清洗的 PVP(可选)
- DNA 变性剂和 DNase 抑制剂

活检流程

预准备

- 使用适当的、无胚胎毒性的消毒液(如 Oosafe)对仪器表面、器械以及工作区域进行消毒
- 穿戴防护服,以减少 DNA 样品的污染风险(如面罩和无粉手套)
- 胚胎学家必须按照经过验证的操作程序进行操作
- 确保所用材料都是可用、无菌且在有效期内
- 标记操作用皿和无菌 PCR 管,以确保正确且可追溯

准备

- 使用预热(37 ℃)的 HEPES 或 MOPS 缓冲液制备需要的操作皿

- 用预热(37 ℃)的矿物油覆盖
- 放入恒温箱(不通气)中平衡
- 调试显微操作系统,并安装持卵针和活检针
- 校准激光

操作

- 当 TE 细胞开始孵出时,将胚胎转移到活检皿中,注意避免囊胚塌陷
- 调整胚胎方向,使 ICM 靠近持卵针一侧,孵出的细胞位于活检针一侧
- 对胚胎方向进行微调,使孵出点与持卵针处于同一平面
- 轻轻接触孵出的细胞,并吸入活检针内
- 通过吸力和牵引力的联合作用,在活检针内吸入 5~10 个细胞,并将细胞连接点暴露在 ZP 外
- 在细胞连接处施加几束激光,同时对吸出的细胞施加牵引力,直到其脱落

或者采用"摩擦"方法,固定针松开胚胎,并将其下缘移至活检针的上缘,保持两个操作针集中在焦点上,迅速将活检针向上移动,利用两针之间的摩擦切断目标细胞

装管

- 在室温下立即准备活检细胞清洗皿,做几个 20 μL 的液滴
- 将活检细胞转移到清洗皿的第一个滴液中,并连续在几个清洗液滴中洗涤
- 将标本转移到体积 1 μL 的无菌、预标记的 PCR 管中
- 为减少 DNA 降解,应将装有样本的 PCR 管放在冰盒内,直到转移至-20 ℃冰箱中

持续有效性监控

为了获得稳定的结果,TE 活检应由经过培训的操作人员完成[56]。每个医疗机构应该至少有 2 位可以进行 TE 活检的胚胎学家,以保证工作的连续性(为避免服务中断和工作超负荷)。同时应定期对 TE 活检进行质量控制,以确保技术的稳定性和一致性。主要质控参数包括:

- 明确诊断率(非整倍体/整倍体)和不确诊率(扩增失败/结果不一致)
- 活检后胚胎退化率和解冻后胚胎存活率
- 每次移植的妊娠率和活产率

这三种方法最大的差异在于 ZP 的开孔时机。

McArthur 等人于 2005 年发表的方法是在卵裂期使用激光在 ZP 上开孔,然后将胚胎培养至囊胚阶段[29]。在受精后第 3~4 天进行 ZP 开孔可促使 TE 细胞孵出,这些细胞在囊腔膨胀的压力下从 ZP 挤出,使活检变得更加方便。这种方法较为常用,具有明显的优缺点[29]。其主要优点是便于 ZP 开孔操作,因为胚胎细胞和 ZP 之间的间隙更大,ZP 开口时激光(或酸)不太可能影响胚胎[29]。然而,该方法需要将胚胎从培养箱中取出两次(即用于 ZP 开孔和活检),使胚胎暴露在体外环境的时间更长,还存在 ICM 通过 ZP 开口处孵出的风险,影响后续活检过程。

Capalbo 等人于 2014 年提出的方法避免对第 3 天胚胎进行操作[30]。该方法要求在囊胚充分扩张的当日完成 ZP 开孔和 TE 细胞活检,囊胚孵化是自然发生的[30]。该方法使胚胎学家自主选择想要活检的 TE 部分,而非只能获取 ZP 开口处排出的 TE 细胞。活检时,观察 ICM 所处位置,囊胚固定时将 ICM 定位于 7 点至 11 点。这种方法可避免直接固定 ICM,同时使其远离活检区域[30]。

Capalbo 等人于 2016 年提出第二种活检方法,建议在囊胚形成当天早些时候进行激光开孔,等待进一步孵化[31]。这种方法会在未来几小时内促进 TE 孵出。孵出后,利用活检针的轻柔吸力和细胞连接处的激光切割相结合的方式获取活检细胞,使其与胚胎分离。与 McArthur 的策略类似,该方法也需要将胚胎从培养箱中取出两次,但是可以避免 ICM 细胞的孵出。与 Capalbo 描述的第一种方法相比,ZP 提前开孔还可以加速细胞的孵出,更易于后续的活检操作。

在前面讨论的研究中,Scott 等人还评估了囊胚期活检对胚胎发育潜能的影响[25]。与卵裂期活检不同,经过 TE 活检的囊胚着床率与未活检的同胞囊胚无显著差异。与卵裂期活检相比,囊胚活检的优点主要有:①TE 细胞不参与胎儿发育,避免活检 ICM 细胞引发的风险;②囊胚活检是在胚胎基因组激活后进行的,对胚胎发育潜能的影响更小;③活检细胞占整个胚胎细胞数的比例较少(大约

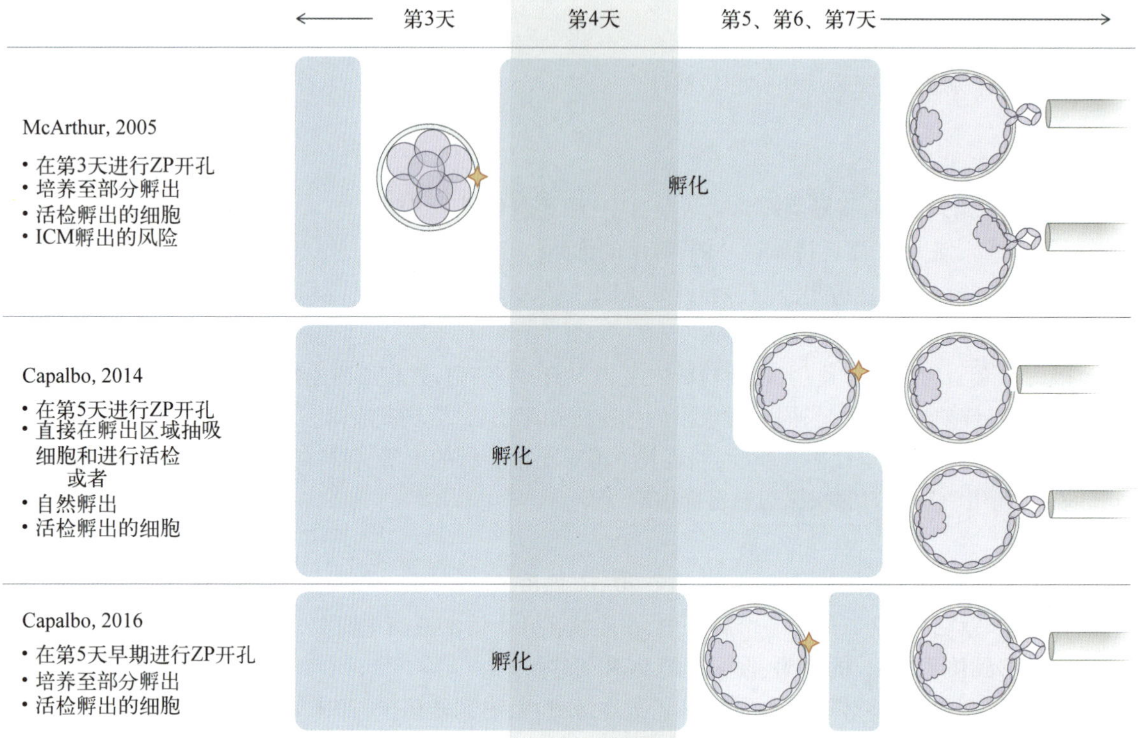

图 13-2 ZP 开孔和 TE 活检的三种策略。McArthur 2004 年报道的方法是在第 3 天进行 ZP 开孔，随后在囊胚阶段（第 5、第 6、第 7 天）对孵出的细胞进行活检。该方法的局限性包括 ICM 细胞孵出和两次胚胎体外操作。Capalbo 2014 年报道的方法是在第 5 天进行 ZP 开孔，并立即对该开孔 ZP 内侧的 TE 细胞进行活检操作。该方法避免了胚胎的两次体外操作和 ICM 孵出；然而，对于经验不足的操作者来说，可能更具技术挑战性。Capalbo 2016 年报道的方法是在第 5 天进行 ZP 开孔，然后经短暂培养待 TE 细胞部分孵出。这种方法需要两次体外操作，但避免了 ICM 孵出

100 个细胞中的 5～10 个）。此外，囊胚活检可确保更准确、更可靠的诊断。具体而言，目前研究报道了全面染色体筛查（comprehensive chromosomal screening，CCS）对减数分裂错误的预测准确率为 98%～100%，显著优于之前的细胞遗传学方法（如 FISH）[32,33]。多细胞活检样本的收集，结合灵敏的二代测序技术，可以检测出可能与嵌合体相关的中间染色体拷贝数。然而，嵌合体检测技术的准确性及其对胚胎发育潜能和子代健康的影响仍然是当前争论的焦点[34]。

非侵入性活检

虽然没有证据表明经验丰富的胚胎学家进行活检会影响胚胎的发育潜能，但活检技术的学习难度较高。越来越多的 IVF 实验室考虑实施 PGT 技术，他们将面临昂贵且耗时的实验室人员培训。因此，一些研究者开发了非侵入性 DNA 检测技术作为胚胎活检的替代方案。到目前为止，已经提出了两种非侵入性方法，都依赖于胚胎游离 DNA，主要包括囊胚腔液（blastocoel fluid，BF）抽吸（即 BF 穿刺抽吸）和废弃培养液（spent culture media，SCM）。

囊胚腔液（BF）穿刺抽吸

BF 穿刺抽吸通过微创技术，采用 ICSI 针抽取囊胚腔内的 BF[35-37]。该操作在吸取富含胚胎来源的 DNA 碎片的 BF 时，应避免吸取细胞，因为排出的细胞碎片不能代表胚胎。获得 BF 后，将用于遗传学检测分析。但是，已有报道证明从囊胚腔中提取的 DNA 数量少且质量差[38]。许多研究提示 BF 来源的 DNA 具有不同的扩增效率，范围在 34.8%～87.5%[37,39-42]。此外，在单个染色体检测水平上，BF 穿刺抽吸与常规活检方法之间的一致性也存在显著差异[35,40,43-45]。

尽管与 TE 活检相比，该技术更容易实施，但在临床应用之前需进一步的技术改进和验证。

废弃培养液（SCM）

胚胎 DNA 也可在 SCM 中收集。不同的研究报道称，早在发育的第 2 天或第 3 天 SCM 中就存在胚胎游离 DNA[46]。这种方法完全是非侵入性的，因为它基于收集培养液中积累的游离 DNA，且不涉及胚胎操作[47,48]。与 BF 比，SCM 所获 DNA 的数量和完整性可能更好，但整体参数低于 TE 活检样本[49]。然而，其有效性取决于在

SCM 收集前胚胎培养时间的长短和有无外部 DNA 污染[50]。研究显示,在培养第 4 天更换培养液,然后于第 5/6/7 天收集 SCM 可以增加游离 DNA 含量,并减少来自卵丘细胞或母体游离 DNA 的干扰[51]。尽管几个研究团队提高了 DNA 扩增率(>95%)[51-53],但该方法的总体诊断效率受外界环境变化的影响显著,即使在最佳情况下的总体诊断效率(约 80%)[50,51,54,55]仍不理想。然而,无创性遗传诊断的应用前景广阔,值得进一步努力,以提高其诊断效率。

(张旭译,张孝东、方丛校)

参考文献

[1] Edwards RG, Gardner RL. Sexing of live rabbit blastocysts. Nature. 1967; 214(5088):576-7.

[2] Wilton LJ, Shaw JM, Trounson AO. Successful single-cell biopsy and cryopreservation of preimplantation mouse embryos. Fertil Steril. 1989; 51(3):513-7.

[3] Handyside AH, Pattinson JK, Penketh RJ, Delhanty JD, Winston RM, Tuddenham EG. Biopsy of human preimplantation embryos and sexing by DNA amplification. Lancet Lond Engl. 1989; 1(8634):347-9.

[4] Handyside AH, Kontogianni EH, Hardy K, Winston RM. Pregnancies from biopsied human preimplantation embryos sexed by Y-specific DNA amplification. Nature. 1990; 344(6268):768-70.

[5] Yan J, Qin Y, Zhao H, Sun Y, Gong F, Li R, et al. Live birth with or without preimplantation genetic testing for aneuploidy. N Engl J Med. 2021; 385(22):2047-58.

[6] Hassold T, Hunt P. To err (meiotically) is human: The genesis of human aneuploidy. Nat Rev Genet. 2001; 2(4):280-91.

[7] van Montfoort A, Carvalho F, Coonen E, Kokkali G, Moutou C, Rubio C, et al. ESHRE PGT Consortium data collection XIX-XX: PGT analyses from 2016 to 2017. Hum Reprod Open. 2021; 2021(3):hoab024.

[8] ESHRE PGT Consortium and SIG-Embryology Biopsy Working Group, Kokkali G, Coticchio G, Bronet F, Celebi C, Cimadomo D, et al. ESHRE PGT Consortium and SIG Embryology good practice recommendations for polar body and embryo biopsy for PGT. Hum Reprod Open. 2020; 2020(3):hoaa020.

[9] Cohen J, Malter H, Fehilly C, Wright G, Elsner C, Kort H, et al. Implantation of embryos after partial opening of oocyte zona pellucida to facilitate sperm penetration. Lancet Lond Engl. 1988; 2(8603):162.

[10] Cohen J. Assisted hatching of human embryos. J In Vitro Fert Embryo Transf. 1991; 8(4):179-90.

[11] Feichtinger W, Strohmer H, Fuhrberg P, Radivojevic K, Antinori S, Pepe G, et al. Photoablation of oocyte zona pellucida by erbium-YAG laser for in-vitro fertilisation in severe male infertility. Lancet Lond Engl. 1992; 339(8796):811.

[12] Cimadomo D, Capalbo A, Ubaldi FM, Scarica C, Palagiano A, Canipari R, et al. The impact of biopsy on human embryo developmental potential during preimplantation genetic diagnosis. BioMed Res Int. 2016;2016:7193075.

[13] Kirkegaard K, Juhl Hindkjaer J, Ingerslev HJ. Human embryonic development after blastomere removal: A time-lapse analysis. Hum Reprod. 2012; 27(1):97-105.

[14] Menasha J, Levy B, Hirschhorn K, Kardon NB. Incidence and spectrum of chromosome abnormalities in spontaneous abortions: New insights from a 12-year study. Genet Med Off J Am Coll Med Genet. 2005; 7(4):251-63.

[15] Hassold T, Hall H, Hunt P. The origin of human aneuploidy: Where we have been, where we are going. Hum Mol Genet. 2007; 16(R2):R203-8.

[16] Rabinowitz M, Ryan A, Gemelos G, Hill M, Baner J, Cinnioglu C, et al. Origins and rates of aneuploidy in human blastomeres. Fertil Steril. 2012; 97(2):395-401.

[17] Zielinska AP, Bellou E, Sharma N, Frombach AS, Seres KB, Gruhn JR, et al. Meiotic kinetochores fragment into multiple lobes upon cohesin loss in aging eggs. Curr Biol. 2019; 29(22):3749-3765. e7.

[18] Strom CM, Ginsberg N, Rechitsky S, Cieslak J, Ivakhenko V, Wolf G, et al. Three births after preimplantation genetic diagnosis for cystic fibrosis with sequential first and second polar body analysis. Am J Obstet Gynecol. 1998; 178(6):1298-306.

[19] Montag M, Köster M, Strowitzki T, Toth B. Polar body biopsy. Fertil Steril. 2013; 100(3):603-7.

[20] Capalbo A, Bono S, Spizzichino L, Biricik A, Baldi M, Colamaria S, et al. Reply: Questions about the accuracy of polar body analysis for preimplantation genetic screening. Hum Reprod. 2013; 28(6):1733-6.

[21] Cohen J, Wells D, Munné S. Removal of 2 cells from cleavage stage embryos is likely to reduce the efficacy of chromosomal tests that are used to enhance implantation rates. Fertil Steril. 2007; 87(3):496-503.

[22] Sefton M, Johnson MH, Clayton L, McConnell JML. Experimental manipulations of compaction and their effects on the phosphorylation of uvomorulin. Mol Reprod Dev. 1996; 44(1):77-87.

[23] Condic ML. Totipotency: What it is and what it is not. Stem

Cells Dev. 2014; 23(8):796-812.

[24] Boiani M, Casser E, Fuellen G, Christians ES. Totipotency continuity from zygote to early blastomeres: A model under revision. Reproduction. 2019; 158(2):R49-65.

[25] Scott RT, Upham KM, Forman EJ, Zhao T, Treff NR. Cleavage-stage biopsy significantly impairs human embryonic implantation potential while blastocyst biopsy does not: A randomized and paired clinical trial. Fertil Steril. 2013; 100(3):624-30.

[26] Li X, Hao Y, Elshewy N, Zhu X, Zhang Z, Zhou P. The mechanisms and clinical application of mosaicism in preimplantation embryos. J Assist Reprod Genet. 2020; 37(3): 497-508.

[27] de Boer KA, Catt JW, Jansen RPS, Leigh D, McArthur S. Moving to blastocyst biopsy for preimplantation genetic diagnosis and single embryo transfer at Sydney IVF. Fertil Steril. 2004; 82(2):295-8.

[28] Kokkali G, Vrettou C, Traeger-Synodinos J, Jones GM, Cram DS, Stavrou D, et al. Birth of a healthy infant following trophectoderm biopsy from blastocysts for PGD of beta-thalassaemia major. Hum Reprod Oxf Engl. 2005; 20(7): 1855-9.

[29] McArthur SJ, Leigh D, Marshall JT, de Boer KA, Jansen RPS. Pregnancies and live births after trophectoderm biopsy and preimplantation genetic testing of human blastocysts. Fertil Steril. 2005; 84(6):1628-36.

[30] Capalbo A, Rienzi L, Cimadomo D, Maggiulli R, Elliott T, Wright G, et al. Correlation between standard blastocyst morphology, euploidy and implantation: An observational study in two centers involving 956 screened blastocysts. Hum Reprod Oxf Engl. 2014; 29(6):1173-81.

[31] Capalbo A, Romanelli V, Cimadomo D, Girardi L, Stoppa M, Dovere L, et al. Implementing PGD/PGD-a in IVF clinics: Considerations for the best laboratory approach and management. J Assist Reprod Genet. 2016; 33(10):1279-86.

[32] Fragouli E, Alfarawati S, Daphnis DD, Goodall NN, Mania A, Griffiths T, et al. Cytogenetic analysis of human blastocysts with the use of FISH, CGH and aCGH: Scientific data and technical evaluation. Hum Reprod Oxf Engl. 2011; 26(2):480-90.

[33] Capalbo A, Wright G, Elliott T, Ubaldi FM, Rienzi L, Nagy ZP. FISH reanalysis of inner cell mass and trophectoderm samples of previously array-CGH screened blastocysts shows high accuracy of diagnosis and no major diagnostic impact of mosaicism at the blastocyst stage. Hum Reprod Oxf Engl. 2013; 28(8):2298-307.

[34] Capalbo A, Ubaldi FM, Rienzi L, Scott R, Treff N. Detecting mosaicism in trophectoderm biopsies: Current challenges and future possibilities. Hum Reprod Oxf Engl. 2017; 32(3):492-8.

[35] Magli MC, Pomante A, Cafueri G, Valerio M, Crippa A, Ferraretti AP, et al. Preimplantation genetic testing: Polar bodies, blastomeres, trophectoderm cells, or blastocoelic fluid? Fertil Steril. 2016; 105(3):676-683. e5.

[36] Poli M, Ori A, Child T, Jaroudi S, Spath K, Beck M, et al. Characterization and quantification of proteins secreted by single human embryos prior to implantation. EMBO Mol Med. 2015; 7(11):1465-79.

[37] Gianaroli L, Magli MC, Pomante A, Crivello AM, Cafueri G, Valerio M, et al. Blastocentesis: A source of DNA for preimplantation genetic testing. Results from a pilot study. Fertil Steril. 2014; 102(6):1692-1699. e6.

[38] Palini S, Galluzzi L, De Stefani S, Bianchi M, Wells D, Magnani M, et al. Genomic DNA in human blastocoele fluid. Reprod Biomed Online. 2013; 26(6):603-10.

[39] Zhang Y, Li N, Wang L, Sun H, Ma M, Wang H, et al. Molecular analysis of DNA in blastocoele fluid using next-generation sequencing. J Assist Reprod Genet. 2016; 33(5):637-45.

[40] Capalbo A, Romanelli V, Patassini C, Poli M, Girardi L, Giancani A, et al. Diagnostic efficacy of blastocoel fluid and spent media as sources of DNA for preimplantation genetic testing in standard clinical conditions. Fertil Steril. 2018; 110(5):870-879. e5.

[41] Galluzzi L, Palini S, Stefani SD, Andreoni F, Primiterra M, Diotallevi A, et al. Extracellular embryo genomic DNA and its potential for genotyping applications. Future Sci OA. 2015; 1(4):FSO62.

[42] Zimmerman RS, Jalas C, Tao X, Fedick AM, Kim JG, Pepe RJ, et al. Development and validation of concurrent preimplantation genetic diagnosis for single gene disorders and comprehensive chromosomal aneuploidy screening without whole genome amplification. Fertil Steril. 2016; 105(2):286-94.

[43] Tobler KJ, Zhao Y, Ross R, Benner AT, Xu X, Du L, et al. Blastocoel fluid from differentiated blastocysts harbors embryonic genomic material capable of a whole-genome deoxyribonucleic acid amplification and comprehensive chromosome microarray analysis. Fertil Steril. 2015; 104(2): 418-25.

[44] Magli MC, Albanese C, Crippa A, Tabanelli C, Ferraretti AP, Gianaroli L. Deoxyribonucleic acid detection in blastocoelic fluid: A new predictor of embryo ploidy and viable pregnancy. Fertil Steril. 2019; 111(1):77-85.

[45] Tšuiko O, Zhigalina DI, Jatsenko T, Skryabin NA, Kanbekova OR, Artyukhova VG, et al. Karyotype of the blastocoel fluid demonstrates low concordance with both trophectoderm and inner cell mass. Fertil Steril. 2018; 109(6):1127-1134. e1.

[46] Hammond ER, McGillivray BC, Wicker SM, Peek JC, Shelling AN, Stone P, et al. Characterizing nuclear and mitochondrial DNA in spent embryo culture media: Genetic contamination identified. Fertil Steril. 2017; 107(1):220-228. e5.

[47] Rubio C, Navarro-Sánchez L, García-Pascual CM, Ocali O, Cimadomo D, Venier W, et al. Multicenter prospective study of concordance between embryonic cell-free DNA and trophectoderm biopsies from 1301 human blastocysts. Am J Obstet Gynecol. 2020; 223(5):751. e1-751. e13.

[48] Leaver M, Wells D. Non-invasive preimplantation genetic testing (niPGT): The next revolution in reproductive genetics? Hum Reprod Update. 2020; 26(1):16-42.

[49] Shamonki MI, Jin H, Haimowitz Z, Liu L. Proof of concept: Preimplantation genetic screening without embryo biopsy through analysis of cell-free DNA in spent embryo culture media. Fertil Steril. 2016; 106(6):1312-8.

[50] Vera-Rodriguez M, Diez-Juan A, Jimenez-Almazan J, Martinez S, Navarro R, Peinado V, et al. Origin and composition of cell-free DNA in spent medium from human embryo culture during preimplantation development. Hum Reprod Oxf Engl. 2018; 33(4):745-56.

[51] Rubio C, Rienzi L, Navarro-Sánchez L, Cimadomo D, García-Pascual CM, Albricci L, et al. Embryonic cell-free DNA versus trophectoderm biopsy for aneuploidy testing: Concordance rate and clinical implications. Fertil Steril. 2019; 112(3):510-9.

[52] Xu J, Fang R, Chen L, Chen D, Xiao JP, Yang W, et al. Noninvasive chromosome screening of human embryos by genome sequencing of embryo culture medium for in vitro fertilization. Proc Natl Acad Sci U S A. 2016; 113(42): 11907-12.

[53] Fang R, Yang W, Zhao X, Xiong F, Guo C, Xiao J, et al. Chromosome screening using culture medium of embryos fertilised in vitro: A pilot clinical study. J Transl Med. 2019; 17(1):73.

[54] Ho JR, Arrach N, Rhodes-Long K, Ahmady A, Ingles S, Chung K, et al. Pushing the limits of detection: Investigation of cell-free DNA for aneuploidy screening in embryos. Fertil Steril. 2018; 110(3):467-475. e2.

[55] Feichtinger M, Vaccari E, Carli L, Wallner E, Mädel U, Figl K, et al. Non-invasive preimplantation genetic screening using array comparative genomic hybridization on spent culture media: A proof-of-concept pilot study. Reprod Biomed Online. 2017; 34(6):583-9.

[56] Capalbo A, Ubaldi FM, Cimadomo D, Maggiulli R, Patassini C, Dusi L, et al. Consistent and reproducible outcomes of blastocyst biopsy and aneuploidy screening across different biopsy practitioners: A multicentre study involving 2586 embryo biopsies. Hum Reprod Oxf Engl. 2016; 31(1):199-208.

14

受精评估

Thomas Ebner

引　言

对体外受精(in vitro fertilization, IVF)和卵胞质内单精子注射(intracytoplasmic sperm injection, ICSI)周期的结果分析表明,女性只有部分卵母细胞能够受精并获得足月妊娠。移植前需要采用简单的胚胎评估方法用于预测妊娠率。有关学者对着床前胚胎发育第1天的受精卵进行了深入研究。

受精过程中,精子携带磷脂酶C-ζ进入卵母细胞,并通过肌醇-3-磷酸途径激活卵母细胞,这一过程与受精方式无关。该分子通过与内质网上的相应受体结合导致内质网释放Ca^{2+}形成Ca^{2+}震荡,最终排出第二极体并形成两个原核。

常规IVF在一定程度上模拟了自然受精过程,而ICSI是一种侵入性操作,这种操作越过了自然受精过程中的卵母细胞激活以及受精过程中的一些主要步骤。因此,ICSI来源胚胎的发育时间与IVF存在一些差异[1]。这种差异源于:一方面,卵母细胞外层复合体主要是由包绕卵母细胞外周的卵冠丘细胞以及透明带所组成,精子穿过卵母细胞外层复合体需要一定的时间;另一方面,精子和卵子的质膜融合以及精子进入卵胞质似乎非常迅速[2],这一过程主要是由精子来源的Izumo-1蛋白和卵母细胞来源的Juno蛋白受体介导完成[3]。为了能够将IVF和ICSI来源胚胎的相同发育阶段进行对应,ICSI的受精评估(如受精后16~18 h)通常需要比IVF(受精后18~20 h)早约2 h[4]。

受精事件的时序

无论是精卵自然结合的受精(常规IVF)还是将精子直接注射进入卵母细胞(ICSI),其目的都是为了确保精子能够进入卵胞质中。时差成像研究表明,受精后所发生的一系列事件的时序在不同卵母细胞之间存在差异[5,6]。时差成像技术的进一步应用让我们认识到在卵母细胞激活、受精和随后的胚胎发育事件中具有时间特异性的形态学改变,称为形态动力学。

为此,时差成像协作组提出了包括受精动态过程等人类胚胎发育相关名词注释的指南[7]。根据定义,授精(IVF或ICSI)开始发生的时间称为t0。tPB2标志着第二极体排出时间,tPN标志着确认受精状态的时间。为对2个可见原核(visible pronuclei, VP)的时间阶段进行合理分析,应将原核出现(tPNa)和原核消失(tPNf)的时间记录完整。由于原核形成是一个动态事件并且其形态在tPNa和tPNf之间会发生改变,因此时差成像记录有关原核评估的时间(tZ)也很重要[8]。

大约90%的卵母细胞在ICSI后会出现胞质流动[5]。在皮质反应阶段,精子头部发生解聚。随后,第二极体排出。但有时并不一定能观察到反映雄性染色质和卵母细胞皮质相互作用的受精锥[6]。紧接着,卵母细胞中央的雄原核和外周的雌原核形成。雌原核在形成后向雄原核移动直至二者相互靠近。文献报道,雄原核旋转着接近雌原核,使得染色质浓缩于卵母细胞中央区域,同时染色质也会更好地排列在两个原核的纺锤体间[9]。再后来,雌雄原核体积增大,核仁运动并重排于邻近的原核连接处[5]。

在两个原核内,核仁在"核仁组织区"的DNA位点上形成,这些位点聚集在染色体上核糖体基因所在的位置[10],这就意味着核仁是rRNA合成的活性区域。在胚胎发育过程中,随着蛋白合成的增加,核仁发生融合[5,11]。但需要强调的是IVF来源的合子发育到原核极化阶段比ICSI来源合子的时间有所推迟。

核仁大小和分布模式可以作为受精过程、减数分裂、细胞周期的预测参数,这些过程与第一次有丝分裂、两个原核的染色质完整性,以及染色体附着于有丝分裂纺锤体的情况等受精事件相关[10]。

核仁形成和极化不同步会严重影响随后的着床前胚胎发育过程(图14-1a)[12-16]。因此,从精子进入卵母细胞到原核靠近,发育时序一致的卵母细胞形成优质胚胎的概率较高[5]。

原核评分

根据前述,时差成像的原核评估应该在tPBf前完

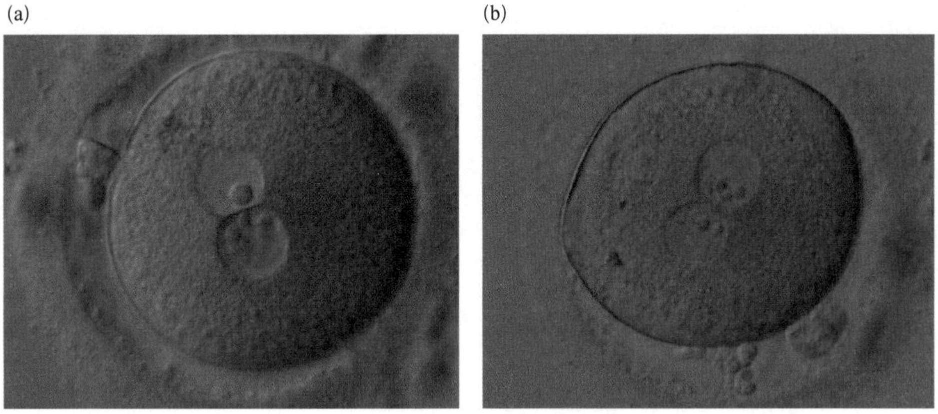

图 14-1 (a)预后不良的合子,具有与模式 4[14]或 Z3[16]相对应的不对称原核模式。(b)显示最佳原核模式 0B[14]或 Z1[16]和清晰胞质晕的合子

成[5],并且胚胎学家有时需要在受精评估时对原核模式进行评估。基于 Wright 等人的早期研究[17],Scott 和 Smith[13]首次将合子形态评估与着床前胚胎评估相结合。两原核间的核仁排列可以作为胚胎移植的选择标准。由于合子评估并非完全取决于原核形态,也与其他多个参数如胞质形态和核膜破裂时间等有关,所以原核形态对后期发育的实际影响仍不清楚。

Tesarik 和 Greco 首先探究了原核中核仁[核仁前体(nucleolar precursor bodies,NPBs)]数目和分布在预测着床前胚胎发育中的应用[14],认为 IVF/ICSI 后 12~20 h 的原核发育同步性比原核中 NPB 的位置更重要。因为在原核形成的初始阶段,核仁极化并不明显,但随着发育时间的推进而快速出现[11]。根据 Tesarik 和 Greco 的研究,原核对称的 0 型模式为最佳模式,可以形成 37.3%的优质胚胎,而其他类型则为 27.8%[14]。此外,0 型合子的发育阻滞比率仅为 8.5%,其他类型则高达 25.6%。

由于这些报道都属于回顾性研究,所以 Montag 和 Van der Ven 的多中心前瞻性研究[4]结果更为重要。研究发现,与没有 0A 型合子来源的胚胎移植周期相比,至少移植一个 0B 型合子来源的胚胎周期妊娠率(37.9% *vs.* 26.4%)和着床率(20.5% *vs.* 15.7%)都得到了显著提高。其他研究者也得到了类似结果,即移植 0 型合子来源的胚胎可以显著提高妊娠率(44.8% *vs.* 30.2%)[15]。综上,两原核邻近部位的 NPB 极化比原核对称更为重要。

Scott 等人[16,18]进一步对单个原核的评分进行了相关研究,称为 Z-评分,这实际上与 Tesarik 和 Greco[14]提出的评分系统类似,因为 Z1 型、Z2 型和 0B 型、0A 型相似。多个研究报道也成功应用了 Scott 等人[13,15]和 Tesarik 和 Greco[14]的原核评分系统预测胚胎发育潜能[4,5,19-22]。尽管文献中的原核评分系统在某些方面略有差异,但结论基本一致。由 NPBs 数量相同且排列于原核邻近处的合子发育而来的胚胎着床结局最佳。

需要关注的是,Salumets 等人的研究仅分析了单胚胎移植周期的数据,因此对实际着床潜能的评估较为准确。该团队并未发现合子评分和妊娠率之间具有相关性[23]。有学者采用 2 种不同的方法[13,14]进行合子评估,但无法证明与治疗结局的相关性。文献结果的差异可能是由于使用的培养液、促排卵方案以及采用的受精评估方法(如纳入 Scott 和 Smith 评分系统[13]的早卵裂)的不同所致。

来源于最优原核类型胚胎的囊胚形成率会增加[16,21,24],相应地,妊娠率也会提高。理论上,来源于异常合子胚胎的低囊胚形成率与其染色体状态相关。有文献表明有些原核类型与非整倍体相关[25-28]。

Kahraman 研究团队发现,来源于 NPBs 非对称分布的合子的胚胎,染色体异常率为 52.2%,显著高于正常对照合子来源胚胎的染色体异常率(37.6%)[27]。也有研究者证实胞质中原核位置、核仁大小和分布以及相对于原核的极性方向对胚胎染色体状态都有较高的预测价值[28]。该研究发现,原核相近、核仁体积较大以及极体和原核间夹角较小等都与较高的整倍体率相关[28]。Z 评分的结果表明,Z1 型合子的胚胎整倍体率(71%)显著高于 Z3 型(35%)和 Z4 型(36%)[26]。采用 Tesarik 和 Greco 原核评分系统也得到了同样的结果,因为 0 型合子具有较低的非整倍体率(26%),而其他合子类型的非整倍体率高达 83%[25]。

值得注意的是,并非所有研究都建议进行合子形态评估[23,29]。目前大约有 14 种不同的合子评分系统。结合此类相关研究,最近一项荟萃分析认为当前仍缺乏有关合子评估的临床有效性的结论[30]。

关于合子评估对胚胎发育潜能预测价值局限性的进一步证据来自时差成像技术,因为目前尚无已验证的评分系统[18,31]能够预测活产结局[8]。此外，tPNf 在活产胚胎中发生的时间明显较晚，均未早于 20.75 h[8]。

据报道，IVF 和 ICSI 周期中优质类型的合子比例存在差异（根据 Tesarik 和 Greco[14]的 0 型合子）[4]，ICSI 周期占比更多。这可能与其胚胎发育速度较快有关[1,32]。ICSI 来源的受精卵要比常规 IVF 的更早到达早期原核极化阶段[4]。

然而，这些研究未将原核相对于极体轴的排列位置纳入评估，但已有报道表明这种排列与胚胎质量相关[33,34]。Edwards 和 Beard 认为合子可能通过胞质或原核向第二极体旋转并建立极性。受精后，新轴性的建立是由精子中心体介导的胞质收缩所控制[35]。不充分的胞质收缩可能会使胚胎无法形成合适的原核定向[5]，最终导致胚胎形态较差（如卵裂不均或碎片）[33]。

异常原核的形成及类型

IVF 和 ICSI 后的单原核（single-pronucleate，1PN）发生率为 2%～5%[36]，ICSI 中的发生比率则更高[36]。

核型分析的结果表明，超过一半的 IVF 来源的 1PN 胚胎实际上是二倍体，但这些研究并未区分二倍体是来源于两个原核的融合还是孤雌激活所导致[37,38]，深入研究发现，这种二倍体胚胎大约有一半是通过受精获得的[37,38]。这种现象的发生有两种可能的机制：原核非同步出现/消失[39]或两个原核融合[40]。如果没有其他胚胎可供选择，这种 IVF 来源胚胎可以考虑移植，尤其是 1PN 原核的大小大于正常原核时。最近一项时差成像研究[41]确定了单个原核面积（713 μm^2）和直径（31 μm）①的临界值，以此区分 1PN 合子是否能形成囊胚（AUC 分别为 0.662 和 0.661）。预测囊胚质量的 AUC 甚至更高，可能达到 0.848 和 0.827[41]。值得关注的是，IVF 周期 1PN 合子来源的胚胎优于 ICSI 周期同类型的胚胎[41]。

最近有关着床前胚胎非整倍体遗传学检测（pre-implantation genetic testing for aneuploidy，PGT-A）的研究报道[42]对“不建议移植 ICSI 周期 1PN 受精来源的胚胎”的这一说法[43,44]提出了质疑，因为有近 70% 的异常受精卵母细胞实际上是二倍体，其中部分在胚胎移植后达到了活产。

IVF 受精后出现 3PN 是人类最常见的受精异常现象。这主要是由多精受精（3PN，两个极体）引起的，由此发育形成的大多数胚胎会分裂，但后期发育停滞[36]。ICSI 周期中，约 4%[36]的受精卵是卵源性三倍体，是由单个精子进入卵子，但第二极体并未排出（不分离）而导致。这种情况下，三个原核的染色体由一个双极纺锤体进行组装，表明只有一个活跃的精子中心体。时差成像显示，近 75% 的三原核合子直接分裂为三细胞[45]，这种现象被称为“一裂三”的分裂模式（即首次卵裂直接分裂成三细胞）[6]。

有一种特殊情况是 3PN 合子由 2PN 和第三个小核组成，Capalbo 等人[42]称之为 2.1PN 合子（图 14-2）。他们认为小细胞核的存在可能与染色体丢失或增加有关，因此需权衡此类胚胎能否用于移植。由于这些细胞核有时体积较小，在常规受精评估中，尤其是在较低放大倍数的物镜下观察时可能会错过此类现象。而采用时差成像进行原核评分有助于发现 2.1PN 合子。

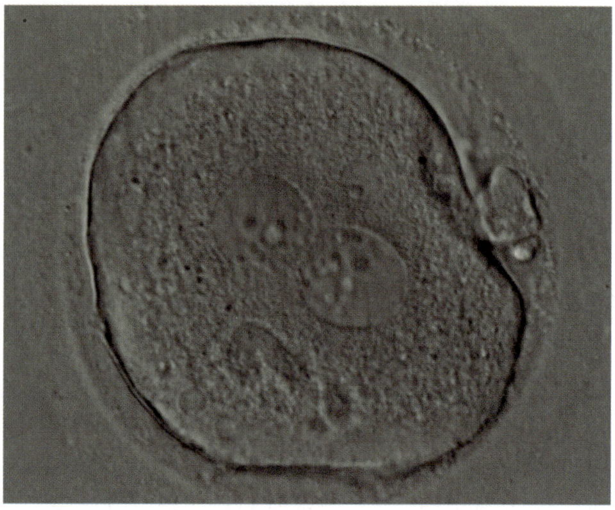

图 14-2　显示具有两个原核和另一个较小细胞核（2 点钟位置）的合子，该小细胞核可能含有染色体物质

原核的定位

无论卵母细胞呈现何种原核类型，人们普遍认为两个原核都应该位于卵母细胞的中央位置。细胞质内含物，如过度颗粒化、大的折射体和/或空泡也可能在两个原核的位置出现。然而，这种情况也可能发生在具有正常均质细胞质的受精卵中。任何偏离最佳中心位置排列（如两个原核的外周并置）（图 14-3）的原核都可能导致胚胎发育潜能下降[33]。考虑到第一个卵裂平面穿过两个原核邻接的区域，因此，原核位置不佳导致卵裂不均是一种常见的现象。这种情况在传统 IVF 周期中比 ICSI 更常见（3.3% *vs.* 11.8%），可能是由于 IVF 过程中精子进入的位置不同[34]（例如，当精子穿透靠近纺锤体区域的透明带时，可能导致原核出现定位异常[9]）。

① 译者注：原文单位为“μm^2”，经查阅文献核对，正确单位应为“μm”。

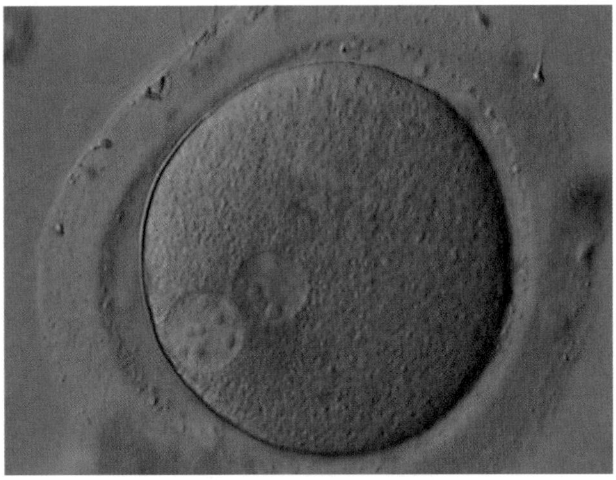

图 14-3 显示两个原核处于受精卵外周

原核非邻近排列

受精过程中可能出现的另一个问题是两个原核非邻近排列（图 14-4），这可能是由细胞骨架或中心体的固有缺陷而导致排列失败[13]。虽然这种情况在辅助生殖技术中并不常见（占 1%~2%），但它不利于胚胎发育，因为绝大多数原核非邻近排列的合子可能存在染色体畸变，继而不发生卵裂或发育停滞[14]。与正常发育的胚胎相比，形态动力学差异主要包括一裂三比率增高以及 tPNf 至 t2 的时间间隔延长[39]。

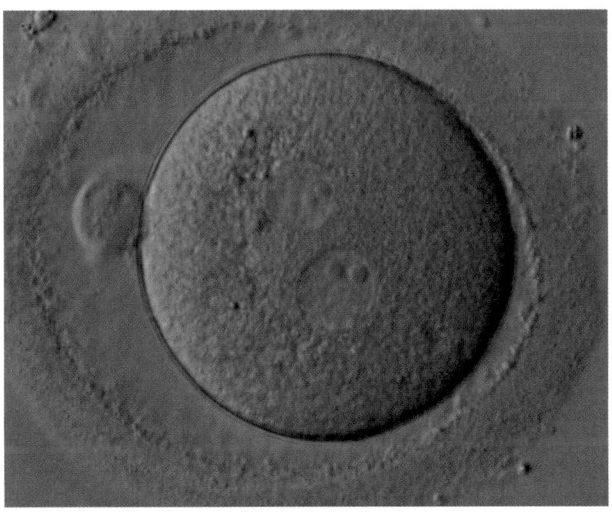

图 14-4 两个原核排列失败的受精卵

原核大小不均

尽管雌原核通常比雄原核小[5]，但在体外可能会观察到更显著的差异（>4 μm）（图 14-5）。这种差异可能是在雄原核形成过程中出现的，因为采用带有荧光标记的精子在体外成熟卵母细胞中行 ICSI，结果显示精子中段残留物与较小的原核接近[46]。原核大小重度不均影响胚胎活力，因为超过 87%的此类胚胎是非整倍体，大部分是嵌合体[47,48]。此类合子来源胚胎的发育阻滞率明显高于原核直径差异较小的合子。此外，胚胎发育至第 2 天卵裂球多核发生率也会增高[47]。

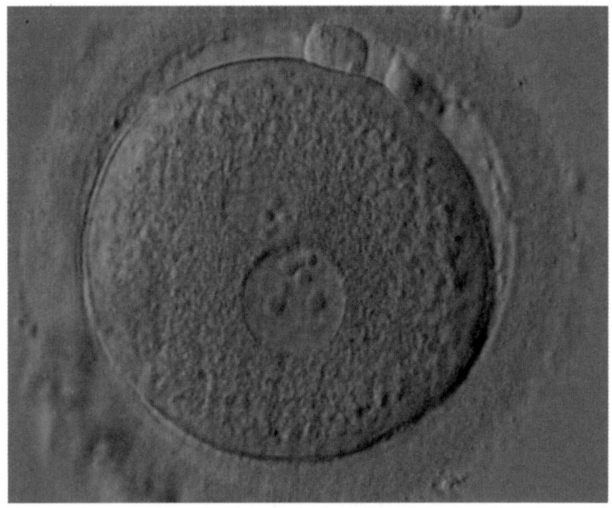

图 14-5 原核大小不均的受精卵

未被记录的受精卵

有趣的是，1%的受精卵中可能未看到原核[36]。Manor 等人[48]证明，57%未记录到原核的合子是正常二倍体。如果在第 1 天出现两个极体，则可以考虑将相应的胚胎进行移植，以避免没有双原核胚胎用于移植。未记录到原核的最可能原因是发育速度异常和/或授精时机控制不准确。也有报道称，原核可能隐藏在胞质粗颗粒区中[36]。

细胞质晕

原核形成之前，微管介导的线粒体以及其他细胞质成分从皮层向卵母细胞中心移动，在皮层周围留下一个清晰的晕[5]。虽然在 65%~85%的受精卵中存在细胞质晕（图 14-1b）[21,23,49]，但与原核类型相比，并不适用于原核评估。然而，这种特殊的形态变化与更佳的胚胎质量[18,23]、第 5 天囊胚形成率增加[50]，以及妊娠率提高[49]有关。

受精卵中线粒体再分布的生理作用尚不清楚，但据推测，线粒体聚集到原核周围可能参与了细胞周期调节[51-53]（如通过钙动员和 ATP 释放[54-56]）。此外，因为线粒体成熟需要细胞核的物质输入[53]，线粒体靠近原核的位置可以促进未成熟的线粒体（如合子中所见[57]）完全成熟。

有关合子期细胞质外观的研究存在一定分歧。有些研究并未区分细胞质晕的类型，因此将对称胞质晕和极性胞质晕混淆[13,23],而另有研究则认为这两种类型的胞质晕[50]是异常现象。鉴于这种不一致性,我们团队[21]进行了不同类型胞质晕对 IVF 和 ICSI 着床前胚胎发育的影响的前瞻性试验研究。这项研究通过对胞质晕的准确测量进一步分析不同程度胞质晕对胚胎发育的影响。同时得出结论,无论胞质晕的程度和大小如何,细胞质晕的存在是预测囊胚质量和临床妊娠率的阳性指标[21]。合子胞质晕的情况不会因受精方式(IVF 或 ICSI)或是胞质过度颗粒化或较大空泡的存在而受到影响。此外,他们的研究还发现原核类型和胞质晕是两个不同的参数[21]。与原核类型不同的是,胞质晕与受精卵遗传信息之间尚未发现关联[58]。

时差成像研究[59]的结果表明,不含胞质晕的受精卵不规则卵裂发生率更高,尤其是快速分裂、细胞融合和不对称分裂。此外,胞质晕持续时间长与持续妊娠率下降有关。

总　结

在评估合子形态时,必须考虑到胞质晕和原核形成都有相对固定的时间点。由于 ICSI 操作是直接将精子注射到卵胞质内,未经历 IVF 受精的部分事件(包括顶体反应和透明带结合)。因此,与传统 IVF 相比,ICSI 来源胚胎的发育过程在一定程度上会更快。通过与透明质酸结合优选出的更具有生理特性的精子进行受精,对原核评估结果没有影响[60]。

原核形态和胞质晕特征在受精这一动态过程中不是可靠的独立预测因子。胞质晕的程度和形态对随后的结果没有影响,而胞质晕的存在对妊娠结局却具有一定预测能力。因此,晕的形成联合原核类型(如核仁融合且对称的原核),可以筛选出具有发育优势的受精卵。

近期较一致的研究结果认为,IVF 授精或 ICSI 注射 22~25 h 后原核核膜快速破裂的受精卵着床率明显高于延迟破裂的受精卵[61]。也有报道发现第一次有丝分裂发生与着床率和临床妊娠率呈正相关[62-64]。

有研究者结合了受精卵和其他发育阶段的形态学相关参数提出更有价值的评估策略[65-69]。具体地,通过对人类胚胎的连续评估,可以准确预测囊胚发育结局[67,68]。另有学者[65]将受精卵和胚胎形态与发育速度联合评估,发现这种方法具有相对较高的预测能力。还有研究将原核期与卵裂期评估相结合优选胚胎,进行第 3 天胚胎移植,发现结果优于第 5 天囊胚移植[66]。

虽然受精卵是胚胎发育过程中的一个重要发育时期,但不应单独作为预测参数,而是应将受精卵的形态学与早期和/或后期的胚胎发育形态相结合,从而获得最佳效果并尽可能减少移植胚胎数量。目前,已有关于深度学习和人工智能技术用于原核评估等自动化检测,但尚未获得令人满意的结果[70]。

(姚桂东译,孙海翔、王珊珊校)

参考文献

[1] Nagy ZP, Janssenswillen C, Janssens R, et al. Timing of oocyte activation, pronucleus formation, and cleavage in humans after intracytoplasmic sperm injection (ICSI) with testicular spermatozoa and after ICSI or *in-vitro* fertilization on sibling oocytes with ejaculated spermatozoa. Hum Reprod. 1998; 13:1606-12.

[2] van Wissen B, Wolf JP, Bomsel-Helmreich O, et al. Timing of pronuclear development and first cleavages in human embryos after subzonal insemination: Influence of sperm phenotype. Hum Reprod. 1995; 10:642-8.

[3] Bianchi E, Doe B, Goulding D et al. Juno is the egg Izumo receptor and is essential for mammalian fertilization. Nature. 2014; 508(7497):483-7.

[4] Montag M, Van der Ven H. Evaluation of pronuclear morphology as the only selection criterion for further embryo culture and transfer: Results of a prospective multicentre study. Hum Reprod. 2001; 16:2384-9.

[5] Payne D, Flaherty SP, Barry MF, et al. Preliminary observations on polar body extrusion and pronuclear formation in human oocytes using time-lapse video cinematography. Hum Reprod. 1997; 12:532-41.

[6] Coticchio G, Mignini Renzini M, et al. Focused time-lapse analysis reveals novel aspects of human fertilization and suggests new parameters of embryo viability. Hum Reprod. 2018; 33:23-31.

[7] Ciray HN, Campbell A, Agerholm IE, et al. Proposed guidelines on the nomenclature and annotation of dynamic human embryo monitoring by a time-lapse user group. Hum Reprod. 2014; 29: 2650-60.

[8] Azzarello A, Hoest T, Mikkelsen AL. The impact of pronuclei morphology and dynamicity on live birth outcome after time-lapse culture. Hum Reprod. 2012; 27:2649-57.

[9] Van Blerkom J, Davis P, Merriman J, et al. Nuclear and cytoplasmic dynamics of sperm penetration, pronuclear formation and microtubule organization during fertilization and early preimplantation development in the human. Hum Reprod Update. 1995; 1:429-61.

[10] Scott L. The biological basis of non-invasive strategies for se-

lection of human oocytes and embryos. Hum Reprod Update. 2003; 9:137-249.

[11] Tesarik J, Kopecny V. Development of human male pronucleus: Ultrastructure and timing. Gamete Res. 1989; 24: 135-49.

[12] Van Blerkom J. Occurrence and developmental consequences of aberrant cellular organization in meiotically mature oocytes after exogenous ovarian hyperstimulation. J Electron Microsc Tech. 1990; 16:324-46.

[13] Scott LA, Smith S. The successful use of pronuclear embryo transfers the day following oocyte retrieval. Hum Reprod. 1998; 13:1003-13.

[14] Tesarik J, Greco E. The probability of abnormal preimplantation development can be predicted by a single static observation on pronuclear stage morphology. Hum Reprod. 1999; 14:1318-23.

[15] Tesarik J, Junca AM, Hazout A, et al. Embryos with high implantation potential after intracytoplasmic sperm injection can be recognized by a simple, noninvasive examination of pronuclear morphology. Hum Reprod. 2000; 15:1396-99.

[16] Scott LA, Alvero R, Leondires M. The morphology of human pronuclear embryos is positively related to blastocyst development and implantation. Hum Reprod. 2000; 15:2394-403.

[17] Wright G, Wiker S, Elsner C, et al. Observations on the morphology of pronuclei and nucleoli in human zygotes and implications for cryopreservation. Hum Reprod. 1990; 5: 109-15.

[18] Scott L. Pronuclear scoring as a predictor of embryo development. Reprod Biomed Online. 2003; 6:201-14.

[19] Ludwig M, Schöpper B, Al-Hasani S, Diedrich K. Clinical use of a PN stage score following intracytoplasmic sperm injection: Impact on pregnancy rates under the conditions of the German embryo protection law. Hum Reprod. 2000; 15: 325-9.

[20] Wittemer C, Bettahar-Lebugle K, Ohl J. Zygote evaluation: An efficient tool for embryo selection. Hum Reprod. 2000; 15:2591-7.

[21] Ebner T, Moser M, Sommergruber M, et al. Presence, but not type or degree of extension, of a cytoplasmic halo has a significant influence on preimplantation development and implantation behaviour. Hum Reprod. 2003; 18:2406-12.

[22] Arroyo G, Veiga A, Santaló J, et al. Developmental prognosis for zygotes based on pronuclear pattern: Usefulness of pronuclear scoring. J Assist Reprod Genetics. 2007; 14: 173-81.

[23] Salumets A, Hydén-Granskog C, Suikkari AM, et al. The predictive value of pronuclear morphology of zygotes in the assessment of human embryo quality. Hum Reprod. 2001; 16:2177-81.

[24] Balaban B, Urman B, Isiklar A, et al. The effect of pronuclear morphology on embryo quality parameters and blastocyst transfer outcome. Hum Reprod. 2001; 16:2357-61.

[25] Balaban B, Yakin K, Urman B, et al. Pronuclear morphology predicts embryo development and chromosome constitution. Reprod Biomed Online. 2004; 8:695-700.

[26] Chen CK, Shen GY, Horng SG, et al. The relationship of pronuclear stage morphology and chromosome status at cleavage stage. J Assist Reprod Genetics. 2003; 20:413-20.

[27] Kahraman S, Kumtepe Y, Sertyel S, et al. Pronuclear morphology scoring and chromosomal status of embryos in severe male infertility. Hum Reprod. 2002; 17:3193-200.

[28] Gianaroli L, Magli MC, Ferraretti AP, et al. Pronuclear morphology and chromosomal abnormalities as scoring criteria for embryo selection. Fertil Steril. 2003; 80:341-9.

[29] Arroyo G, Santaló J, Parriego M, et al. Pronuclear morphology, embryo development and chromosome constitution. Reprod Biomed Online. 2010; 20:649-55.

[30] Nicoli A, Palomba S, Capodanno F et al. Pronuclear morphology evaluation for fresh *in vitro* fertilization (IVF) and intracytoplasmic sperm injection (ICSI) cycles: A systematic review. J Ovarian Res. 2013; 6:12-64.

[31] Alpha Scientists in Reproductive Medicine and ESHRE Special Interest Group of Embryology. The Istanbul consensus workshop on embryo assessment: Proceedings of an expert meeting. Hum Reprod. 2011; 26:1270-83.

[32] Sakkas D, Shoukir Y, Chardonnens D, et al. Early cleavage of human embryos to the two-cell stage after intracytoplasmic sperm injection as an indicator of embryo viability. Hum Reprod. 1998; 13:182-7.

[33] Garello C, Baker H, Rai J, et al. Pronuclear orientation, polar body placement, and embryo quality after intracytoplasmic sperm injection and *in-vitro* fertilization: Further evidence for polarity in human oocytes? Hum Reprod. 1999; 14:2588-94.

[34] Kattera S, Chen C. Developmental potential of human pronuclear zygotes in relation to their pronuclear orientation. Hum Reprod. 2004; 19:294-9.

[35] Edwards RG, Beard HK. Oocyte polarity and cell determination in early mammalian embryos. Mol Hum Reprod. 1997; 3:863-905.

[36] Munné S, Cohen J. Chromosome abnormalities in human embryos. Hum Reprod Update. 1997; 6:842-55.

[37] Plachot M. Chromosome analysis of oocytes and embryos.

In: Preimplantation Genetics. Verlinsky Y, Kuliev A (eds). New York, NY: Plenum Press, pp. 103-12, 1991.

[38] Staessen C, Janssenwillen C, Devroey P, et al. Cytogenetic and morphological observations of single pronucleated human oocytes after *in-vitro* fertilization. Hum Reprod. 1993; 8: 221-3.

[39] Ezoe K, Coticchio G, Takenouchi H et al. Spatiotemporal perturbations of pronuclear breakdown preceding syngamy affect early human embryo development: A retrospective observational study. J Assist Reprod Genet. 2022; 39(1):75-84. doi: 10.1007/s10815-021-02335-6.

[40] Sultan KM, Munné S, Palermo GD, et al. Chromosomal status of uni-pronuclear human zygotes following *in-vitro* fertilization and intracytoplasmic sperm injection. Hum Reprod. 1995; 10: 132-6.

[41] Araki E, Itoi F, Honnma H, et al. Correlation between the pronucleus size and the potential for human single pronucleus zygotes to develop into blastocysts: 1PN zygotes with large pronuclei can expect an embryo development to the blastocyst stage that is similar to the development of 2PN zygotes. J Assist Reprod Genet. 2018; 35:817-23.

[42] Capalbo A, Treff N, Cimadomo D, et al. Abnormally fertilized oocytes can result in healthy live births: Improved genetic technologies for preimplantation genetic testing can be used to rescue viable embryos in in vitro fertilization cycles. Fertil Steril. 2017; 108:1007-1015. e3.

[43] Staessen C, Van Steirteghem AC. The chromosomal constitution of embryos developing from abnormally fertilized oocytes after intracytoplasmic sperm injection and conventional *in-vitro* fertilization. Hum Reprod. 1997; 12:321-7.

[44] Levron J, Munné S, Willadsen S, et al. Male and female genomes associated in a single pronucleus in human zygotes. Biol Reprod. 1995; 52:653-7.

[45] Joergensen MW, Agerholm I, Hindkjaer J, et al. Altered cleavage patterns in human tripronuclear embryos and their association to fertilization method: A time-lapse study. J Assist Reprod Genet. 2014; 31:435-442.

[46] Goud P, Goud A, Van Oostveldt P, et al. Fertilization abnormalities und pronucleus size asynchrony after intracytoplasmic sperm injection are related to oocyte post maturity. Fertil Steril. 1999; 72:245-52.

[47] Sadowy S, Tomkin G, Munné S, et al. Impaired development of zygotes with uneven pronuclear size. Zygote. 1998; 6:137-41.

[48] Manor D, Drugan A, Stein D, et al. Unequal pronuclear size—A powerful predictor of embryonic chromosome anomalies. J Assist Reprod Genetics. 1999; 16:385-9.

[49] Stalf T, Herrero J, Mehnert C, et al. Influence of polarization effects and pronuclei on embryo quality and implantation in an IVF program. J Assist Reprod Genetics. 2002; 19: 355-62.

[50] Zollner U, Zollner KP, Hartl G, et al. The use of a detailed zygote score after IVF/ICSI to obtain good quality blastocysts: The German experience. Hum Reprod. 2002; 17: 1327-33.

[51] Barnett DK, Kimura J, Bavister BD. Translocation of active mitochondria during hamster preimplantation embryo development studied by confocal laser scanning microscopy. Dev Dyn. 1996; 205:64-72.

[52] Wu GJ, Simerly C, Zoran SS, et al. Microtubule and chromatin dynamics during fertilization and early development in rhesus monkeys, and regulation by intracellular calcium ions. Biol Reprod. 1996; 55:260-70.

[53] Bavister BD, Squirrell JM. Mitochondrial distribution and function in oocytes and early embryos. Hum Reprod. 2000; 15(Suppl 2):189-98.

[54] Sousa M, Barros A, Silva J, et al. Developmental changes in calcium content of ultrastructurally distinct subcellular compartments of pre-implantation human embryos. Mol Hum Reprod. 1997; 3:83-90.

[55] Diaz G, Setzu M, Zucca A, et al. Subcellular heterogeneity of mitochondrial membrane potential: Relationship with organelle distribution and intercellular contacts in normal, hypoxic and apoptotic cells. J Cell Sci. 1999; 112:1077-84.

[56] Van Blerkom J, Davis P, Alexander S. Differential mitochondrial distribution in human pronuclear embryos leads to disproportionate inheritance between blastomeres: Relationship to microtubular organization, ATP content and competence. Hum Reprod. 2000; 15:2621-33.

[57] Motta PM, Nottola SA, Makabe S, et al. Mitochondrial morphology in human fetal and adult gene cells. Hum Reprod. 2000; 15(Suppl):129-47.

[58] Coskun S, Hellani A, Jaroudi K, et al. Nuclear precursor body distribution in pronuclei is correlated to chromosomal embryos. Reprod Biomed Online. 2003; 7:86-90.

[59] Ezoe K, Hickman C, Miki T et al. Cytoplasmic halo characteristics during fertilization and their implications for human preimplantation embryo development and pregnancy outcome. Reprod Biomed Online. 2020; 41:1 91-202.

[60] Van den Bergh M, Fahy-Deshe M, Hohl MK. Pronuclear zygote score following intracytoplasmic injection of hyaluronan-bound spermatozoa: A prospective randomized study. Reprod Biomed Online. 2009; 19:796-801.

[61] Fancsovits P, Toth L, Takacz ZF, et al. Early pronuclear

breakdown is a good indicator of embryo quality and viability. Fertil Steril. 2005; 84:881-7.

[62] Shoukir Y, Campana A, Farley T, et al. Early cleavage of *in-vitro* fertilized human embryos to the 2-cell stage: A novel indicator of embryo quality und viability. Hum Reprod. 1997; 12:1531-6.

[63] Sakkas D, Percival G, D'Arcy Y, et al. Assessment of early cleaving in *in vitro* fertilized human embryos at the 2-cell stage before transfer improves embryo selection. Fertil Steril. 2001; 76:1150-6.

[64] Lundin K, Bergh C, Hardarson T. Early embryo cleavage is a strong indicator of embryo quality in human IVF. Hum Reprod. 2001; 16:2652-7.

[65] De Placido G, Wilding M, Strina I, et al. High outcome predictability after IVF using a combined score for zygote und embryo morphology und growth rate. Hum Reprod. 2002; 17:2402-9.

[66] Rienzi L, Ubaldi F, Iacobelli M, et al. Day 3 embryo transfer with combined evaluation at the pronuclear and cleavage stage compares favourably with day 5 blastocyst transfer. Hum Reprod. 2002; 17:1852-5.

[67] Lan KC, Huang FJ, Lin YC, et al. The predictive value of using a combined Z-score und day 3 embryo morphology score in the assessment of embryo survival on day 5. Hum Reprod. 2003; 18: 1299-306.

[68] Neuber E, Rinaudo P, Trimarchi JR, et al. Sequential assessment of individually cultured human embryos as an indicator of subsequent good quality blastocyst development. Hum Reprod. 2003; 18:1307-12.

[69] Alvarez C, Taronger R, Garcia-Garrido C, et al. Zygote score and status 1 or 2 days after cleavage and assisted reproduction outcome. Int J Gynaecol Obstet. 2008; 101:16-20.

[70] Fukunaga N, Sanami S, Kitasaka H, et al. Development of an automated two pronuclei detection system on time-lapse embryo images using deep learning techniques. Reprod Med Biol. 2020; 19:286-94.

15

人类胚胎培养系统

David K. Gardner

引　言

胚胎培养通常被误认为是一个相对简单的过程，但实际流程非常复杂，需要对胚胎学家进行严格的高水平培训；同时，为确保实验室和设备的最佳运行状态，需要采取行之有效的质量控制和质量保证措施；此外，还需配置足够数量的工作站和培养箱，以维持体外胚胎发育的稳定环境。很显然，胚胎培养远不止简单地使用合适配方的培养液。因此，为了优化体外胚胎发育条件并保持胚胎活力，以确保分娩出健康的婴儿，有必要将胚胎培养视为一个完整的系统。胚胎培养系统涉及培养液、大分子、气相、培养液覆盖物种类、培养皿、培养箱、环境空气质量，甚至包括胚胎学家本身。胚胎培养系统的概念不仅体现了胚胎与其物理环境之间的相互作用，也体现了实验室内所有因素之间的相互作用（图 15-1）[1]。只有将这些因素整合到一

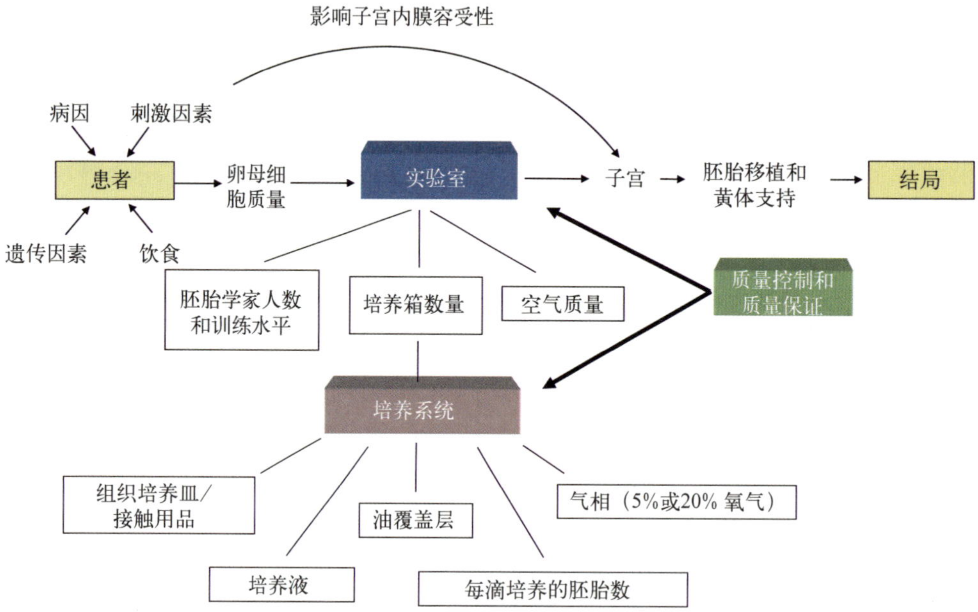

图 15-1　人类 IVF 实验室和妊娠结局的整体分析。示意图阐释了人类 IVF 治疗各环节的复杂性和相互依赖性。例如，刺激方案不仅会影响卵母细胞质量（影响胚胎生理学和活力[245]），还会影响子宫内膜容受性[186,246-248]。此外，患者的健康状况和饮食习惯也会对卵母细胞和胚胎的后续发育潜能产生重要影响[249,250]。通常情况下，人们不会将患者的饮食状况视为一个影响因素，但越来越多的研究数据表明情况并非如此。在示意图中，实验室被分解成多个核心部分，其中培养系统是重要组成之一。培养系统又被分解为多个组成部分，其中之一是培养液。因此，假设只改变培养系统的一部分（如培养液），就会对实验室或中心的结果产生影响，但这种假设似乎过于简单。影响实验室和培养系统稳定的重要因素之一是质量控制和质量保证。例如，实验室人员不能仅因为已使用的培养液或耗材批次获得满意结果，就认为任何未经生物检测（如小鼠胚胎检测）的实验室产品都是安全的。实际只有少数 IVF 使用过程中的相关产品和组织培养皿是经过质控的。除非有其他证据，否则我们有必要假设进入 IVF 实验室的未经质控的所有物品都具有胚胎毒性。在我们的流程中，只有 1-细胞鼠胚实验（mouse embryo assay，MEA）合格的组织培养皿才能使用塑料制品都需要通过这样的检测。大约 25%的塑料制品无法通过 1 细胞 MEA（即在不含蛋白的培养液中培养 24 h）[213]。因此，临床使用的接触性耗材中有四分之一会具有胚胎毒性。事实上，许多中心不具备相关质量控制（quality control，QC）平台。当实验室胚胎质量不佳时，多数会认为是培养液的问题，而实际上有时候是实验室培养皿的问题（根据文献[1]修改，已获许可）

个整体的系统中，才能优化体外胚胎发育并保持成功率。

体外培养的字面意思是“在试管中”，意味着培养系统中存在应激，而这种应激实际却并不存在于女性生殖道内。胚胎实验室中可能对配子和胚胎产生负面影响的应激因素包括：配子和胚胎操作时的短暂温度变化、未覆盖油所造成的培养液渗透压增加、胚胎被放入和取出培养箱时的二氧化碳水平变化导致的 pH 值变化、操作时潜在的物理应激、大气中的氧气（即使短暂暴露也有害，并具有累积效应），以及氨基酸分解产生的铵积累[2]。胚胎发育早期，尤其是胚胎融合之前，最容易受到应激因素的影响（图 15-2）。此外，各种应激因素能够相互作用并产生负面协同效应，进而对胚胎发育和活力产生不利影响[2,3]。

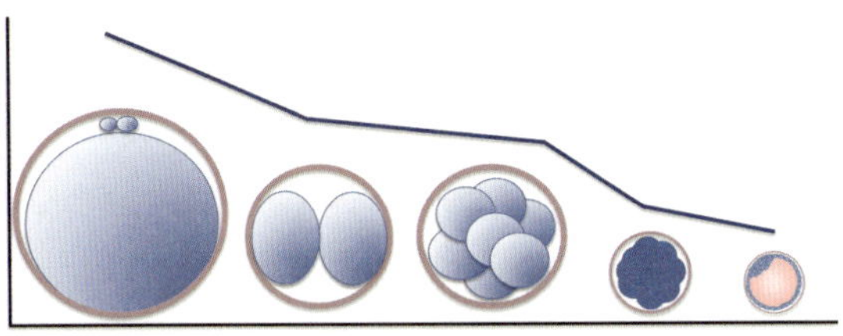

图 15-2 化学和物理应激对着床前胚胎（从卵母细胞到囊胚阶段）的相对影响，即胚胎对应激反应具有阶段特异性差异。受精卵比卵裂期胚胎更敏感，而卵裂期胚胎又比融合后的胚胎更容易受到应激的影响。囊胚是所有发育阶段中受应激干扰最小的（来自文献[3]，已获许可）

最后，我们必须认识到使用低质量配子受精难以获得优质胚胎（如目前通过线粒体移植改善卵母细胞质量的研究）。实验室的作用是保持形成胚胎的卵母细胞和精子的内在活力。而 IVF 的成功取决于临床医生制订的卵巢刺激方案、子宫内膜容受性的状态，以及患者因素，包括他们的生活方式（尤其是饮食）的影响，因此需要强调从更广泛的角度看待患者管理和实验室管理。为了确保稳定的成功率，临床医生和胚胎学家之间必须建立合适的沟通渠道，以保证所有不确定因素都能得到充分的考虑和讨论，并据此制订方案，从而迅速应对潜在风险并做出相应调整。

人类胚胎培养

IVF 技术的发展过程中，人类胚胎具有极大的可塑性，能够在各种培养条件下发育。事实上，着床前人类胚胎在多种培养环境中的耐受能力是所有哺乳动物物种中最强的。这应该是人类胚胎对环境适应能力的一种反映，而不是我们的培养能力。毫无疑问，不合适的配子采集和/或培养条件是以胚胎活力受损和妊娠结果下降为代价[2,4,5]。获得健康胚胎最为重要，因为即使培养的胚胎形成囊胚也并不意味着这个胚胎具有活力[1,6,7]。着床率（胎心率）是评估 IVF 实验室培养能力的一个关键参数，因为它提供了相对快速的周期结局信息。然而，具有活力的胚胎最佳定义是能够成功着床并分娩出正常健康足月活产儿的胚胎。因此，只有每个取卵周期的活产率和累积妊娠率才能反映 IVF 实验室的真实水平。

如今，生殖中心不仅面临着选择何种胚胎培养液以及使用何种气相，还面临着选择卵裂期胚胎移植还是囊胚移植。回顾过去 25 年的临床数据，囊胚移植的妊娠率和着床率明显增加，妊娠丢失减少[8,9]。这与滋养外胚层细胞活检和二代测序进行着床前胚胎遗传学筛查，以及囊胚玻璃化冷冻技术[10]是分不开的，这代表了实验室需要具备体外囊胚培养的能力。因此，本章的目的是讨论适用于囊胚发育的培养液和培养系统的类型，并进一步描述如何在临床实践中成功应用这些系统。

单胚胎移植的重要性

随着胚胎培养系统的完善、胚胎选择方法的优化（见第 16 章）[7]以及冷冻保存技术的发展（见第 20～22 章），单胚胎移植（single embryo transfer，SET）可以有效解决 IVF 所引起的多胎妊娠[12]，从而成为患者最可靠的治疗方案[11]。而 SET 的实施依赖于稳定的胚胎冷冻保存技术。因此，在评估培养系统的效果时，一个重要的考虑因素是能够获得在冷冻保存后仍具有活力的胚胎，因为这对每个取卵周期的累积妊娠率有重大影响。此外，培养条件本身对冷冻保存的结果也有着重要影响，尤其是在培养液中添加透明质酸，这将在本章后面进行讨论。

胚胎与母体生理的动态变化

无论是胚胎还是体细胞，在尝试培养任何类型的细胞之前，首先要考虑细胞的生理学特征，以明确其营养需求。着床前哺乳动物胚胎的生理学、分子调控和新陈代谢都发生了显著的改变。着床前人类胚胎是动态变化的，随着胚胎的不断发育，其需求也会发生改变。事实上，它在短短 4 天内从人体中代谢最静止的原核期卵母细胞发育为代谢最活跃的囊胚[4,13,14]。原核期卵母细胞正如其来源的 MⅡ 期卵母细胞一样，具有相对较低的耗氧量，并且主要利用丙酮酸为其提供能量[13,15]。乳酸仅从 2 细胞阶段开始才被用作唯一底物，葡萄糖也在卵裂期胚胎中被消耗和利用，且消耗量相对较少[16]。胚胎早期发育阶段的线粒体和胞质代谢平衡对维持足够的 ATP 生成至关重要[17]。

尽管在胚胎发育早期,生物合成活性水平较低,但此阶段细胞核却发生着较为活跃的重塑现象。例如,核内 DNA 甲基化和乙酰化水平发生显著改变,但其中许多过程仍有待阐明[18-20]。许多关键的发育事件,如卵子激活以及 DNA 甲基化和乙酰化的调节,都是由蛋白质参与完成,而这些蛋白质活性取决于代谢活性和适当的调节机制[21-24]。因此,在早期阶段维持代谢稳态对于保持胚胎活力至关重要(图 15-2)。

随着细胞增殖、胚胎基因组激活后的转录、随后的蛋白质合成和囊胚腔的形成,胚胎的能量需求和葡萄糖利用水平也随之增加。囊胚具有较高的耗氧量,对葡萄糖以及其他能量的利用也有所增加。然而,囊胚的高耗氧量会产生大量乳酸,这一现象称为有氧糖酵解,也称 Warburg 效应。Warburg 效应是以 Otto Warburg 的名字命名,他首次在癌症中描述了这种特殊的代谢特征[25]。此外,Warburg 提出癌细胞的线粒体功能障碍引起乳酸升高。然而,癌细胞活跃的线粒体产生的乳酸形成了酸性微环境,可促进癌细胞侵袭,而对于囊胚,乳酸或许有利于促进胚胎成功着床[26-27]。着床前胚胎发育过程中的代谢调控机制已有文献进行综述,是一个值得深入研究的领域[13-14]。

表 15-1 对比了胚胎致密化前后的一些差异。在胚胎致密化之前,即在滋养层上皮细胞形成之前,胚胎细胞的生理学在许多方面与单细胞生物相似[28]。这在一定程度上解释了为什么"非必需"氨基酸在输卵管中高水平存在,且对卵裂期胚胎有益,因为它们对多个关键细胞功能至关重要,这点在后面会详细阐述。

表 15-1 致密化前后胚胎的生理差异

致密化之前	致密化之后
生物合成少	生物合成多
呼吸熵(QO_2)低	呼吸熵(QO_2)高
以丙酮酸代谢为主	以葡萄糖代谢为主
需要特定的氨基酸,包括丙氨酸、天冬氨酸、谷氨酸、甘氨酸、脯氨酸、丝氨酸和牛磺酸	需要更全面的氨基酸成分
母体基因组	胚胎基因组
单个细胞	可运输物质的滋养层上皮细胞
具有发育全能性	分化成内细胞团和滋养层

在女性生殖道中,可利用的营养物质同时也反映了胚胎不断变化的营养偏好。在输卵管中时,丙酮酸盐(0.32 mM)和乳酸盐(10.5 mM)浓度相对较高,而葡萄糖(0.5 mM)浓度相对较低[29]。相反,子宫腔液的丙酮酸(0.1 mM)和乳酸(5.87 mM)水平则相对较低,而葡萄糖浓度较高(3.15 mM),这与胚胎所需的能量变化一致。这种营养梯度不仅提供了适当的阶段特异性能量底物,还提供了阶段特异性信号,这些信号不仅影响胚胎代谢,还参与胚胎发育相关分子途径的调控[14]。

着床前胚胎对应激的敏感性

尽管早期胚胎对环境具有高度适应性,但这是以损伤正常细胞生理过程和细胞周期检查点为代价的,而这些生理过程和检查点对胚胎活力可能至关重要。因此,许多形态正常的胚胎,实际细胞功能水平是高度紊乱的,最终难以存活[5,28]。在动物模型中可以清楚地发现,许多分子途径(包括应激反应途径)的破坏通常对胚胎形态没有任何影响,而且对着床影响不显著,但会影响着床后的胎儿生长[30-32]。因此,胚胎实验室的一个关键点是确保配子采集和培养系统的稳定,以维持细胞的正常生理,确保胚胎正常发育。

卵裂期胚胎和桑葚胚的应激

与桑葚胚相比,由于致密化前卵裂期胚胎的生理学特征更为"原始",因此更容易受到应激刺激的影响。在体外 2PN 合子至 8 细胞阶段的应激可能会对随后的囊胚和胎儿的正常细胞生理和活力产生不利影响(图 15-2)[28,33-35]。在胚胎基因组激活之前的早期发育阶段,胚胎在分子水平上对应激的反应能力有限。在体细胞中,当细胞处于不利环境中时,它相应地可以通过激活一系列分子信号通路,以维持正常生长。然而,致密化前卵裂期胚胎的基因转录能力有限[36],因此,8 细胞阶段以前的人类胚胎极易受到环境应激的影响。此外,致密化前胚胎维持细胞内 pH 值(intracellular pH, pHi)[37,38]、降低氧化应激和保持离子稳态[5,28]等正常细胞功能的能力是有限的。因此,对致密化前胚胎的应激可能会对后续的胚胎活力造成严重影响。相反,若致密化后(即滋养外胚层细胞形成后)和胚胎基因组激活后的胚胎受到相同的应激,其对后续胚胎发育的负面影响较小[28,34,35]。此外,胚胎形态学的评估通常会掩盖应激带来的影响,这种影响可能只有在胚胎发育后期的某些特定阶段才会显现。例如,在卵母细胞、2PN 合子阶段和培养过程中给予应激处理,其不利影响可能直至囊胚阶段才会出现。这种影响也有可能发生在亚细胞水平上,表现为胚胎代谢能力降低、细胞凋亡水平增高、分子结构改变,最终导致妊娠率降低[33-35]。因此,人类配子收集和卵裂期胚胎的培养所采用的条件将直接影响胚胎着床和形成具有妊娠潜能胚胎的能力,这与实验室内的胚胎形态学评估无关。仅凭形态学评估无法区分胚胎的活力,这也反映出胚胎形态学评估的局限性。因此，非常有必要开发更多评估胚胎正常发育的定量诊断方法[7,39]（见第 16 章）。

培养液组成成分

有多篇研究报道对胚胎培养液的组成进行了细致的阐述[40-50]，本章讨论范围不包括单个培养液成分的作用。然而，作为培养液中的两个关键组分——氨基酸和大分子对结局的影响较为重要，将会做进一步阐述。了解它们对胚胎生理学的影响将有助于我们合理选择培养液。

氨基酸

人类胚胎可以在没有氨基酸的条件下生长。如果胚胎在这种条件下培养，它的发育情况会如何？胚胎又会受到什么影响？事实上，胚胎培养液中的氨基酸在支持胚胎正常发育的过程中发挥了重要的作用。输卵管和子宫腔液体中含有大量的游离氨基酸[51-56]，而卵母细胞和胚胎都具有特定的氨基酸转运系统[57]，以维持其内源性氨基酸储备[58]。氨基酸易于被胚胎吸收和代谢[59,60]。表 15-2 列出了氨基酸在哺乳动物胚胎着床前和围植入期所发挥的作用。

表 15-2 氨基酸在哺乳动物胚胎着床前发育中的作用

作用	参考文献
生物合成前体	[238]
能量底物	[239]
能量代谢调节因子	[4,17]
渗透压	[154]
pHi 缓冲液	[37]
抗氧化剂	[240]
螯合剂	[241]
信号转导	[242,243]
分化调控	[74,244]

输卵管和子宫腔液中含有高浓度的丙氨酸、天冬氨酸、谷氨酸、甘氨酸、脯氨酸、丝氨酸和牛磺酸[51-56]。除牛磺酸外，输卵管液中高浓度的氨基酸与 Eagle 培养基中非必需氨基酸的成分非常相似[61]。对小鼠[62-65]、仓鼠[66,67]、绵羊[68,69]、奶牛[70,71]和人[72,73]等哺乳动物胚胎的研究结果均表明，在培养液中添加氨基酸可以促进胚胎发育至囊胚阶段。

已有研究证明，随着着床前小鼠和牛胚胎的不断发育，它们对氨基酸的需求也发生了变化。8 细胞之前，非必需氨基酸和谷氨酰胺可提高胚胎的卵裂速率[71,74,75]，即输卵管液中存在的高水平氨基酸可以促进胚胎卵裂。当胚胎发生致密化后，非必需氨基酸和谷氨酰胺促进囊胚腔的形成以及囊胚孵化，同时必需氨基酸加快细胞分裂，有利于囊胚内细胞团（inner cell mass，ICM）的发育[33,74]。重要的是，研究还发现氨基酸可以促进胚胎发育进而提高移植后的胚胎活力[40,69,74]。使用非必需氨基酸将小鼠原核期胚胎培养至 8 细胞期，然后添加 20 种氨基酸进一步培养至囊胚，其着床率与体内发育囊胚的着床率相当[49,74]。

值得注意的是，非必需氨基酸具有两性离子特性，因此也具有缓冲细胞内 pH 值和螯合毒素的作用[66]。如前所述，致密化前的哺乳动物胚胎卵裂球功能与单细胞生物类似，可以使用外源性氨基酸调节其稳态。相反，在胚胎致密化及形成滋养外胚层细胞后，胚胎能自行调节内部环境，并不完全依赖非必需氨基酸发挥调节细胞的功能[37]。然而，非必需和必需这两个术语在胚胎发育和分化方面没有特别的意义，它们只是反映了体外某些体细胞的需求[61]。因此，当胚胎的营养要求不断变化时，应该限定各种氨基酸的使用。事实上，卵裂期胚胎发育需要特定的必需氨基酸，如甲硫氨酸和半胱氨酸，前者在甲基化途径中发挥作用，后者具有抗氧化能力（见本章后的“抗氧化剂”）[76]。目前，胚胎培养液的优化仍在继续。

具有重要实际和临床意义的是，即使小鼠原核期卵母细胞仅短暂暴露于缺乏氨基酸的培养液中（约 5 min），仍不利于后续的胚胎发育[77]。原核期卵母细胞在简单的培养液中仅培养 5 min 便失去了全部内源性氨基酸储备，而将胚胎转移至含有氨基酸的培养液后，需要几小时的转运才能得以补充。这种情况与卵母细胞的收集过程密切相关，对 ICSI 过程中剥脱颗粒细胞后的卵母细胞进行操作则会有更直接的影响，因此在 ICSI 操作过程中，培养液中加入氨基酸可以减少或缓解细胞内应激（详见本章下文）。因此，缺乏氨基酸的培养液不应用于任何卵母细胞或胚胎操作或培养。与此建议一致，Ho 等人[78]在含氨基酸的培养液中培养小鼠胚胎，其基因表达与体内发育胚胎相似。相反，在缺乏氨基酸的情况下，即在简单盐溶液的培养液中培养小鼠胚胎，可表现出异常的基因表达和 H19 基因印迹的改变[79]。

大分子

人血白蛋白是大多数人类胚胎培养液的蛋白质来源。血清在全球范围内曾被广泛使用，但由于对胚胎有不利影响，现已不再推荐使用[69,80-83]。

尽管人血白蛋白是从血液纯化而来，但它仍然含有脂肪酸和其他小分子。已证明人血白蛋白包括胚胎营养因子柠檬酸盐，能促进兔桑葚胚和囊胚的细胞分裂与发育[84]。人血白蛋白不仅来源存在差异[85,86]，而且同一来源的批次间也可能存在显著差异[85,87,88]。因此，生产商必须对每一批用于临床的人血白蛋白或任何白蛋白制剂进行质量控制,以确定其是否能充分支持小鼠胚胎发育和人类精子存活。此外,人血白蛋白的使用也引发了新的担忧,因为人血白蛋白作为蛋白质补充剂添加于人类胚胎培养液中,可检测出邻苯二甲酸二(2-乙基己基)酯和邻苯二酸一(2-乙基己酯)酯以及多溴二苯醚[89,90]。除了这些化合物,人血白蛋白制品还含有不同水平的碳水化合物、氨基酸、过渡金属和生长因子。这些物质在不同批次间以波动且不受控的方式改变基础培养液的组成[91]。以上数据表明,在 IVF 中需要慎重使用人血白蛋白。

为此,可以使用重组人白蛋白以消除血液制品固有的问题,并使培养液配方标准化。重组人白蛋白目前已被证明在受精[92]和胚胎发育方面发挥的作用与血液源性白蛋白效果相同,其培养效果已在一项前瞻性随机试验中得到证实[93]。值得关注的是,使用含有重组白蛋白的培养液培养的胚胎对冷冻保存耐受性增加[94]。重组白蛋白的临床应用一直受到价格的限制。随着重组白蛋白产品的成本下降,我们仍需进一步重新评估其临床应用价值。

女性生殖道中存在的另一种大分子物质是透明质酸,它在人类和小鼠胚胎着床时含量增加[95,96]。透明质酸是一种高分子量多糖,可以从酵母发酵过程中获得不含内毒素和朊病毒的透明质酸。它不仅可以改善小鼠和牛胚胎培养系统[97,98],还可以在胚胎移植时显著提高胚胎着床率[97,99,100]。在一项迄今为止最大的前瞻性试验中,共纳入 1 282 个周期,其结果表明无论是第 3 天还是第 5 天移植时,使用含有透明质酸的培养液可显著提高临床妊娠率和着床率。这种作用效果在年龄大于 35 岁、只有质量较差的胚胎可供移植以及有既往着床失败病史的女性中效果最显著[100,101]。一项纳入 21 项研究的荟萃分析结果表明,移植液中含有透明质酸可以提高妊娠率和抱婴回家率[102],Adeniyi 等人的一项纳入 3 000 多个胚胎移植周期的研究结果也发现,移植液中含有高水平透明质酸可显著改善活产结局[103]。

对人类、小鼠、绵羊和奶牛等不同物种的研究均表明,在培养液中添加透明质酸还可以提高冷冻胚胎的存活率[94,99,104-106]。随着 IVF 移植胚胎数量的下降,冷冻保存剩余胚胎的需求日益提升。培养系统能否提高胚胎冷冻保存的耐受能力,从而增加累积妊娠率,是决定实验室选择培养系统的重要考虑因素。

体外胚胎培养的注意事项

尽管多年来胚胎培养液的配方不断得到改良,使培养液组分更符合生理条件,但在聚苯乙烯培养皿或培养孔中静态微滴培养的方式与生理条件仍有差距。因此,必须注意静态培养环境所带来的不利因素。胚胎氨基酸代谢[107]和培养液中氨基酸在 37 ℃预温后自发分解都会产生铵(图 15-3a)[62]。人类胚胎在发育过程中对氨基酸的利用逐渐增多[108],每个囊胚每小时会产生约 25 pmol 的铵[107],而这些铵在周围的培养液中会不断积累。此外,氨基酸在 37 ℃条件下的自发分解也增加了培养液中的铵总量。培养液中积累的铵不仅对早期胚胎发育和分化产生负面影响[62,68,109],而且在浓度达到约 300 μM 时会影响胎儿的生长速率和正常发育[33,110]。此外,研究表明,铵影响小鼠和人类的胚胎代谢、pHi 调节和基因表达[111-113],且铵与大气中氧气的相互作用将进一步导致铵对胚胎发育的不利影响(稍后将详细讨论)[114]。

越来越多的证据表明,随着时间的推移,铵在培养液中的不断累积[62,109,115,116]会对胚胎(包括人类胚胎)产生毒性[109,112,117]。与此相关的研究是,Dumoulin 及其同事报道了关于培养液组分对活产率和分娩后儿童发育的影响分析[118,119]。在他们的研究中,通过分析两种商品化培养液对移植第 2 天胚胎的影响,结果发现胚胎发育动力学与新生儿出生体重均存在差异,这种差异会持续到出生后 2 年。而这两种培养液中其中一种含有游离谷氨酰胺,因此这组胚胎(表现出发育缓慢)暴露于一定水平的铵中,这会对人类胚胎的发育和生理产生不利影响(图 15-3b~d)。

由于氨基酸是胚胎发育的重要调节因子,因此如何缓解氨基酸分解产生铵的问题至关重要。一个直接的解决方法是每 48 h 更换一次培养液,从而将铵浓度控制在无毒范围内。第二个解决方案是以二肽形式(如丙氨酰谷氨酰胺)替代最不稳定的氨基酸谷氨酰胺。这种二肽的优点是在 37 ℃时不会分解。因此,含有这种稳定形式谷氨酰胺的培养液产生铵的水平明显较低。此外,氨基酸的总水平也可以根据其有效浓度而适度降低。

单一培养液或序贯培养液:一刀切或是量身定制

20 世纪 60 年代,人们发现在缺乏氨基酸的培养液中将 1 细胞小鼠胚胎培养至囊胚阶段是可行的。在过去的几十年中,研究人员发现氨基酸在胚胎发育过程中发挥着重要作用(如前所述),理想情况下应至少每 48 h 更换/补充一次培养液,以确保对胚胎具有毒性的铵浓度累积最少。实际上,所有培养系统都是动态的[50]。因此,从实践的角度来看,无论是使用序贯培养液还是单一培养液(即整个胚胎着床前期仅用一种培养液配方),所需的工作量和胚胎操作都是相同的。

然而,这两种胚胎培养方法确实存在一些根本差异。具体而言,单一培养液是基于让胚胎在发育过程中选择其所需物质的原则。相反地,序贯培养液的研发是为了适应胚胎营养的动态变化,并反映女性生殖道环境,在该环境

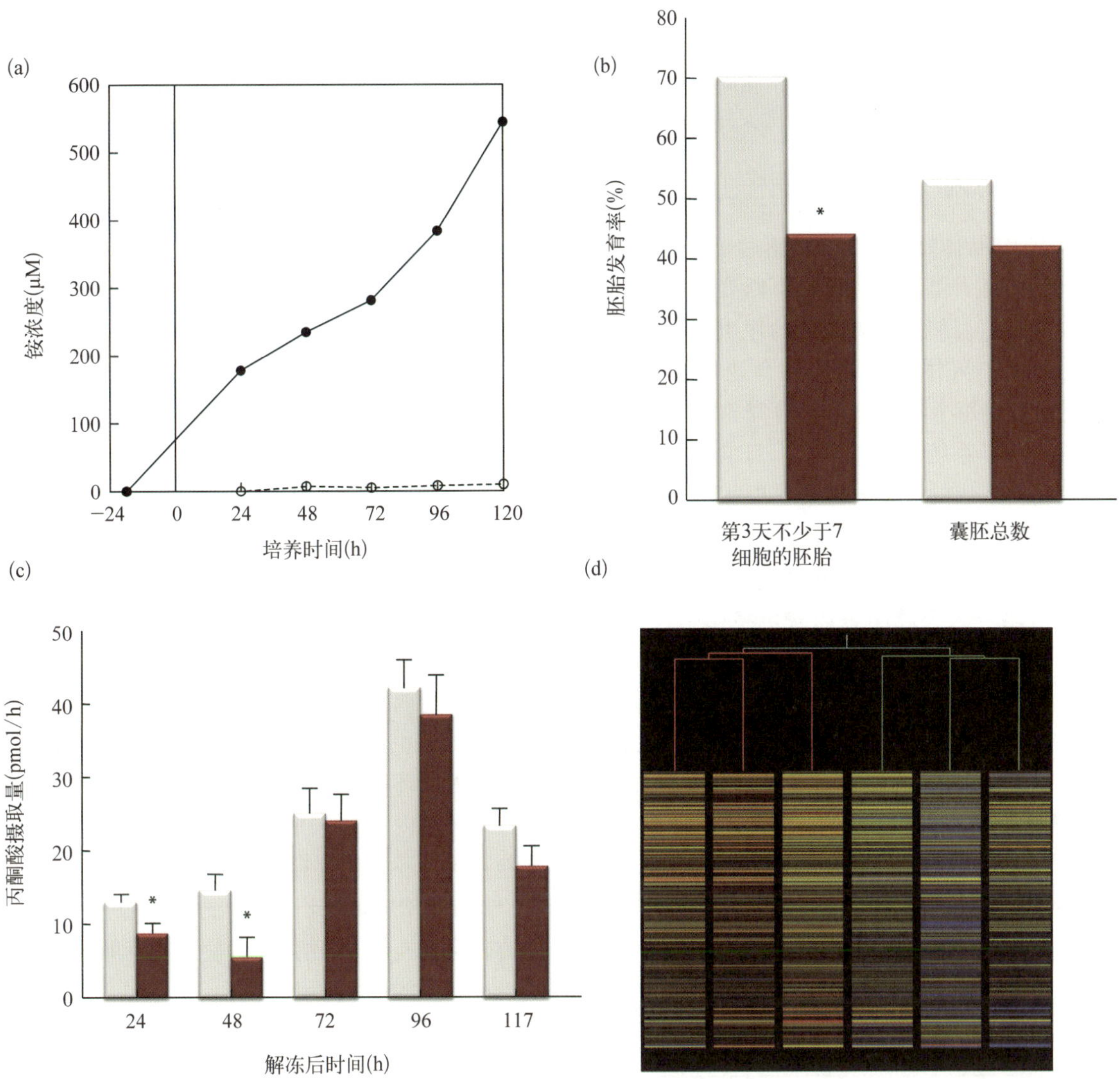

图 15-3 (a)培养液(不含胚胎的情况下)中氨基酸通过自发分解将铵释放到培养液中。实心圆,KSOMAA;空心圆,G1/G2。培养液在前一天下午 4 点置于培养箱中平衡。0 点处的时间线表示胚胎被放入培养皿中(尽管这些测量是在没有胚胎的情况下进行的)。培养液 KSOMAA 中含有 1 mM 谷氨酰胺,会释放大量的铵。培养液 G1/G2 不含谷氨酰胺,而是含有稳定的二肽形式的丙氨酰谷氨酰胺,因此不会向培养液中释放大量的铵。浓度仅为 75 μmol/L 的铵可导致第 15 天的小鼠胎儿发育延迟 24 h,并会导致 20%的胎儿出现神经管缺陷[33]。(b)铵能显著降低人卵裂期胚胎发育潜能。如图(a)所示,将原核期卵母细胞暴露于浓度梯度增加的铵中。两组培养液(灰色柱代表对照组,红色柱代表有铵组)中是否有铵存在显著差异,$P<0.05$(摘自文献[112])。(c)铵显著影响人类胚胎代谢。铵能显著降低培养 24 h 和 48 h 的丙酮酸盐摄取。两组培养液(灰色柱代表对照组,红色柱代表有铵组)中是否有铵存在显著差异,$P<0.05$(摘自文献[112])。(d)铵显著影响人类囊胚基因表达。热图表示人类囊胚暴露于铵后发生改变的基因聚类分析,并将对照(绿线)和三个铵(红线)样本分成不同亚组。基因表达与颜色相关,红色代表基因上调水平最高,蓝色代表基因下调水平最高(来自文献[112])

中,胚胎沿着输卵管进入子宫时会暴露于不同的营养环境中[29,55,56]。这些不同的营养环境对胚胎培养的重要性值得深入研究,因为现有的小鼠研究数据表明,这种体外营养差异确实会影响移植后的胚胎活力。例如,当小鼠受精卵培养至 8 细胞后移植,胚胎在暴露于高乳酸浓度(>20 mM D/L 乳酸)后胚胎活力最高;而当胚胎在致密化后培养至囊胚阶段时,暴露于较低水平的乳酸(<5 mM D/L 乳酸)后胚胎活力最高[120]。这些数据支持以下假设:特定发育阶段胚胎的生理状态受可用营养物质的相对浓度的调节[121]。

随着时差成像培养系统的出现,专为连续培养而设计的培养液也相应出现,目的是最大限度地减少铵的累积[122]。尽管这些培养液已被证明有效,但仍需不断改进,例如研发原位序贯培养液,即现有的培养液不一定更新,但需补充新的组分,以便改良胚胎致密化后的培养环境。此外,如果胚胎培养延长至第 5 天之后,强烈建议更换培养液,因为囊胚的代谢率很高,会大大降低周围培养液中可用营养物质的水平。

体外胚胎发育较体内胚胎发育落后多少

既往的研究表明,体外培养的胚胎落后于体内发育的胚胎[123,124]。然而,随着基于满足胚胎不断变化的营养需求和尽量减少应激以及使用低氧浓度的序贯培养液的发展,目前已经证实小鼠体外胚胎的发育速度与体内相当[4,49,125]。但前提是每个实验室必须有完善的质量控制体系以确保特定培养系统的最佳运行。目前已有培养系统可以使体外培养形成的囊胚细胞数量和 ICM 分布与在女性生殖道中发育的胚胎质量相当,这些进步代表实验室技术取得了重大进展[1,49]。如本书所述,在高度受控的环境中使用培养液培养人类胚胎可以获得高比率的囊胚。使用卵母细胞捐赠(其中捐赠者年龄通常在 30 岁以下)模型来评估培养方法的有效性,不仅可以获得 65% 的囊胚形成率,而且最终的囊胚着床率高于 65%(按移植后的胎儿心跳确定)(表 15-3)。因此,卵母细胞捐赠者代表了不孕不育人群中最接近"金标准"的群体。考虑到这一点,当使用捐赠的卵母细胞时,临床上如采用囊胚培养首先要确保实验室能够获得超过 50% 的囊胚形成率和超过 50% 的着床率;如果无法提供卵母细胞捐赠,可以使用 35 岁以下患者的数据来分析实验室 KPI 和移植结局。

表 15-3　人类供卵模型进行体外受精的胚胎情况

平均囊胚形成率(%)	65.1
平均囊胚移植数(个)	2.05
受卵者平均年龄(岁)	40.3
胎心(单个囊胚移植)(%)	68.0
临床妊娠率(每取卵周期)(%)	85.2
双胎(%)	59.9

注:所有原核期卵母细胞在 5% O_2、6% CO_2 和 89% N_2 的 G1 培养液中培养 48 h。胚胎发育第 3 天,在相同的气相条件下洗涤胚胎并将其转移到 G2 培养液中。在 60 mm Falcon Primaria 培养皿中,每 4 枚胚胎在覆盖 Ovoil(Vitrolife AB,瑞典)的 50 μL 液滴中单滴培养。所有胚胎均发育至第 5 天移植。纳入患者共 950 名[50]。

培养系统

本文回顾了培养系统中需要优化的几个关键因素,因为它们会直接影响培养液的性能。

培养箱

无论选择何种培养箱,胚胎培养成功的关键都是尽量减少胚胎周围大气的干扰。pH 值和温度变化是要避免的两个关键干扰因素。这意味着在理想条件下,胚胎所处的环境在培养期间不会受到干扰。实际上,这在临床实验室里很难实现。使用独立的培养箱,如模块化培养箱或玻璃操作箱(如用于培养 Louise Brown 的培养箱),可以通入适量的混合气体以缓解这类问题[77]。使用这种培养箱,每个患者的胚胎都可以于培养箱内完全隔离,当打开培养箱门时,气体和温度都基本不会受到影响。我们将这种箱体视为"可视化的子宫"。但这种方法的缺点是,一个培养箱中只能放置三个模块化箱体,因此需要购买足够数量的培养箱。使用模块化培养箱的替代方法是在培养箱内增加玻璃门,以减少打开培养箱门时气体环境的波动。目前已有培养箱制造商生产了箱内带玻璃门的培养箱。最近也出现了一种工作体积大幅度减少的培养箱,由三排较小的培养箱堆叠为三层,共计九个小箱体。与两个双层堆叠的传统培养箱(提供四个箱体)不同,这种方法可以成功地将一个箱体分配给 1~2 名患者,从而稳定培养环境。

与热电偶(thermocoupl, TC)CO_2 传感器相比,配备红外(infrared, IR)CO_2 传感器的培养箱能够更快地调节培养箱内部环境,对环境因素的敏感度较低,能够更好地保持培养箱内 CO_2 水平的恒定。因此,配备 IR 传感器的培养箱将为胚胎发育提供更稳定的环境。就温度变化而言,与水套培养箱相比,气套培养箱不易受到较大温度波动的影响。同样,玻璃内门的使用将有助于最大限度地减少培养箱内的环境波动。

"传统"培养箱的替代品是台式迷你培养箱,培养腔室和培养皿之间直接传热。这种培养箱也可以直接使用预混气体,从而最大限度地减少 pH 值的变化。最近,时差成像培养箱也是采用这种培养箱,有助于对胚胎进行持续监测而无须将其从培养环境中取出。因此,这种方法已被证明有利于胚胎发育,而且可以最大限度地减少操作以及温度和 pH 值的变化[3,126]。

显而易见的是,必须有足够数量的培养箱来匹配 IVF 周期数,开展延时培养时尤其如此。重要的是要考虑一天内打开培养箱的次数,并将其保持在最低限度。此外,建议将用于培养液平衡和胚胎培养的培养箱分开使用,从而最大限度地减少培养胚胎的培养箱的开箱次数。

pH 值和二氧化碳

讨论 pH 值时,值得注意的是胚胎的 pHi 约为 7.2[38,127,128],而培养液的 pH 值通常在 7.25~7.4。特定的培养液成分(如乳酸和氨基酸)分别直接影响和缓冲 pHi。在乳酸的 D 型和 L 型两种异构体中,只有 L 型具有生物活性。D 型和 L 型都会降低胚胎的 pHi[38]。因此,建议仅使用乳酸的 L 型异构体,而不使用同时含有 D 型和 L 型的培养液。虽然培养液中高浓度的乳酸会降低 pHi[38]，但氨基酸会增加细胞内缓冲能力并有助于将 pHi 维持在 7.2 左右[37]。当在 pH 值为 7.4 条件下培养时，胚胎必须为保持 pHi 而抵抗 pH 值梯度变化，因此在较低 pH 值条件下培养胚胎需要更为谨慎。然而，CO_2/碳酸氢盐缓冲液的 pH 值不易定量。可以使用 pH 值电极，但必须快速测量，并且必须由同一技术人员提取所有读数以确保一致性。一种首选且更准确的方法是采集培养液样本并用血气分析仪测量 pH 值。另一种方法需要向培养液中加入酚红，并使用 Sorensons 磷酸盐缓冲液标准品。这种方法可以在培养箱中用试管对培养液的 pH 值进行目测检查，结果精确到 0.2 pH 值单位[43, 45]。

使用碳酸氢盐缓冲培养液时，CO_2 浓度直接影响培养液的 pH 值[43]。虽然大多数培养液的 pH 值范围很广（7.2~7.4），但最好确保 pH 值不超过 7.4。因此，建议使用 6%~7% 的 CO_2 浓度，使培养液的 pH 值达到 7.3 左右。培养箱中 CO_2 浓度可以使用 Fyrite 法校准，但这种方法的精度仅为±1%。更合适的方法是使用手持式 IR 测量系统，该系统可以校准并且精度约为 0.2%。

使用 CO_2/碳酸氢盐缓冲培养液时，必须尽量缩短培养皿离开 CO_2 环境的时间，以防止 pH 值升高。为了实现这一点，可以使用经过改良的新生儿保育箱，该设计旨在保持温度、湿度和 CO_2 浓度。然而，如果无法使用保育箱，那么所使用的培养液可以使用 20~23 mM HEPES[129] 或 MOPS[130] 以及 2.5 mM① 碳酸氢盐[131] 进行缓冲。此类缓冲系统已被证实可以单独使用，也可以联合使用[132]，并且不需要使用 CO_2 来维持 pH 值。此外，覆盖油层可以降低 CO_2 损失的速度和 pH 值的升高。

氧气

大气中的氧气含量约为 20%，体内很少有组织能达到如此高的氧气水平。据报道，兔输卵管腔内的氧气浓度为 2%~6%[133,134]，而仓鼠、兔和恒河猴输卵管内的氧气浓度约为 8%[135]。有趣的是，子宫内的氧气浓度低于输卵管，范围从仓鼠和兔子的 5% 到恒河猴的 1.5%[135]。

已有研究证明所有非人类哺乳动物的最佳胚胎发育氧气浓度均低于 10%[85,136,137]。人类胚胎可以在大气氧气浓度（约 20%）下发育并形成有妊娠能力的胚胎，这一事实导致人们对胚胎培养的最佳氧气浓度产生了一些困惑。因此，使用低氧浓度进行人类胚胎培养的有效性也不断受到质疑。在人类 IVF 培养系统中使用 20% 的氧气的做法已经持续了四十多年，确实可以获得妊娠；然而，问题是，20% 的氧气是否会对着床前胚胎的生理状况产生不利影响？

最初在小鼠模型中发现，20% 的氧气早在第一次卵裂时就会影响胚胎发育[138]。后来确定 20% 的氧气在所有阶段都会对胚胎发育产生不利影响，但在卵裂期阶段产生的不利影响最大[138]。通过临床评估，已经确定 20% 的氧气浓度会降低胚胎发育速度并延迟第三次卵裂完成[139]，这表明卵裂阶段对氧化应激的敏感性强。此外，在动物模型中已证实，与体内发育的胚胎相比，在 20% 的氧气浓度下培养至囊胚阶段的胚胎基因表达发生改变，蛋白质组也发生了紊乱[28,140-142]。相比之下，在 5% 的氧气中培养对胚胎基因表达和蛋白质组的影响明显较小。同样，20% 的氧气已被证明会对胚胎代谢产生不利影响[5]。最近的研究显示，在整个着床前期，20% 的氧气不仅会降低胚胎对碳水化合物和氨基酸的利用[113]，而且大气中的氧气还会削弱胚胎调节铵胁迫的能力[114]。因此，氧气不仅会影响胚胎发育，而且会增加胚胎对培养系统或实验室中存在的其他应激源的敏感性[3]。此外，近期也有研究发现大气中的氧气与胚胎表观遗传学的变化有关[2,3,143]。

为了探究生理水平的氧气浓度对人类胚胎培养的影响，一项随机对照试验的临床数据也支持这一观点，即在低氧浓度下可提高着床率和活产率[144-147]。最近一项关于氧气浓度对累积妊娠率影响的分析表明，与 20% 的氧气相比，5% 的氧气可显著改善 IVF 结局[148]。

然而，尽管动物实验和临床数据都阐述了大气氧气的有害影响，但一项来自 54 个不同国家的 265 家临床机构参与的在线调查报告结果显示，仅小于 25% 的 IVF 人类胚胎培养完全是在生理氧气浓度（约为 5%）条件下进行的[149]。虽然这项调查代表了全球 IVF 临床机构中的一小部分，但从广泛的文献综述中可以看出，使用 5% 的氧气浓度存在明显的地域差异。自 Christianson 文章发表以来，使用大气氧气浓度的临床机构越来越少。早在 30 多年前，Gardner DK 就提出过在人类 IVF 临床中应采用生理氧浓度[43]。过去的几十年来，人们越来越接受减少氧气浓度的观点。因此，现在应该使用 20% 的氧气成为人类 IVF 历史上的过去，并需确保所有 IVF 临床都使用生理水平的氧气[143]，否则将违背伦理道德。

渗透压

培养液中的离子对调节渗透压的贡献最大[48]。小鼠[150] 和仓鼠[151] 胚胎可以在较大的渗透压（200~350 mOsmols）范围内发育。尽管传统胚胎培养液的渗透压在 275~295 mOsmols，但小鼠胚胎似乎在渗透压降低的培养液中发育得更好[152,153]。然而，这类研究是在缺乏氨基酸的情况下使用简单的胚胎培养液，即平衡盐溶液中进行

① 译者注：原文为“5-2 mM”，经查阅文献核对，正确数值应为“2.5 mM”。

的。很明显,在培养液中加入渗透压调节剂(如甜菜碱)或特定氨基酸(如甘氨酸)可以降低渗透压[5,66,154-157],从而使胚胎在更广的渗透压和离子浓度范围内正常发育。尽管如此,培养液的渗透压仍是 IVF 实验室质量保证中的一个重要变量,确保所用培养液渗透压不超过 300 mOsmols 至关重要。为了确保培养液中渗透压的稳定,需要在制备培养液滴时尽快覆盖油层。尽可能一次只准备一个培养皿,并使用冷藏的培养液以尽量减少蒸发和渗透压升高。尤其重要的是,由于在工作站层流环境中制备培养液滴时,空气流动会增加培养液蒸发。已有报道证实对不提供湿度功能的培养箱,如某些时差培养系统,培养液中的渗透压有所升高[158]。其影响还取决于几个变量,包括用于覆盖培养液的油的类型和体积、液滴的大小和培养皿的类型[159]。

培养体积和胚胎培养密度

在女性生殖道内,发育中的胚胎暴露于微升体积的液体中[160]。相比之下,体外生长的胚胎会暴露于相对较大的培养液体积(高达 1 mL)[161]。因此,发育中的胚胎产生的任何自分泌因子都会被稀释而影响其效果。小鼠实验表明,当胚胎共培养(最多 10 个)或液滴体积减小(约 20 μL)时,囊胚形成和细胞数量会增加[162-165]。绵羊[68]和牛[166,167]胚胎也获得了类似的结果,最近有研究报道了共培养对胚胎的正面影响[168],但其他临床研究未观察到任何影响[169]。因此,着床前哺乳动物胚胎可能产生了一种或多种能够刺激自身和周围胚胎发育的因子(图 15-4)[170]。据报道,大气中的氧气会损害小鼠单个培养时的胚胎发育,造成早期卵裂延迟,囊胚 ICM 质量下降和滋养层细胞数目减少[171,172]。当使用 5% 的氧气浓度进行单个胚胎培养时,胚胎发育得到显著改善。与覆盖油的液滴培养相比,当胚胎在微孔中培养(如时差成像培养),单个胚胎培养的负面影响得到进一步改善[173]。虽然在氧浓度为 5% 的时差培养系统中进行单胚胎培养可获得较高的妊娠率,但未来的研究可能仍需要优化最适合人类胚胎发育的微孔类型[174,175]。

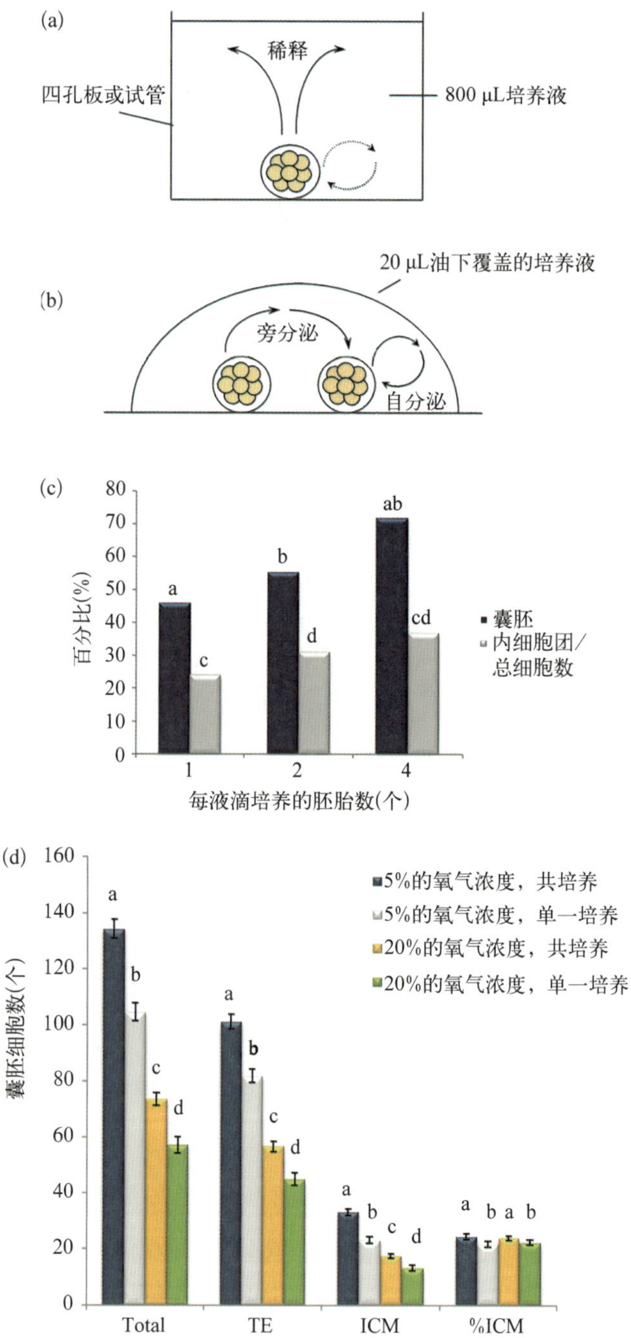

图 15-4 培养液体积和胚胎共培养对胚胎发育和分化的影响。(a)在四孔板或试管中培养的单个胚胎,产生的任何因子都会因稀释而效果减弱。(b)减少培养液体积和/或多个胚胎共培养可以增加胚胎分泌因子的有效浓度,促进它们以旁分泌或自分泌的方式发挥作用。(c)胚胎共培养对牛囊胚发育和分化的影响。牛胚胎在 50 μL 培养液中单独培养或 2 个胚胎或 4 个胚胎共培养。配对分析结果显示显著差异($P<0.05$)(数据来自文献[167])。(d)小鼠以单个胚胎或 10 个胚胎共培养在 5%或 20%的氧浓度条件下,发育至第 5 天的胚胎细胞数。不同字母代表组间显著差异;总计,TE,ICM<0.001,%ICM<0.05(数据来自文献[171])

胚胎移植应该在哪一天进行

在人类 IVF 的早期阶段,无论是原核阶段还是卵裂阶段,胚胎通常在第 1 天至第 3 天进行移植。这主要源于过去的培养系统无法支持囊胚发育。然而,随着符合生理条件的培养液出现[6],在 IVF 临床,第 5 天的囊胚移植已成为常规策略[176,177]。这一部分回答了"胚胎移植应该在哪一天进行"的问题。在回答这个问题之前,我们首先需要考虑囊胚培养和移植的潜在优缺点。

囊胚移植:优点和缺点

囊胚培养和移植的潜在优势已得到充分证实[178-181]。优点包括:

1. 使胚胎发育与子宫内膜同步。这一点很重要,由于输卵管和子宫内的营养条件不同,因此将卵裂期胚胎过早移植入子宫可能会导致代谢应激[4]。有研究报道,将卵裂期胚胎非同步移植到子宫(而不是输卵管)会导致移植结果不佳,并影响胎儿发育[182,183]。此外,刺激周期中的子宫环境不同于正常的子宫环境。当然,从动物研究中可以得知,过度刺激的内膜状态对发育过程中的胚胎来说并不是一个理想的环境,可能导致胚胎和胎儿发育受损[184-186]。因此,应尽量缩短胚胎在着床前暴露于此类环境中的时间。

2. 当选择2细胞至8细胞阶段的胚胎移植时,胚胎基因组激活并未开始转录[36,187],因此不可能识别出最具发育潜力的胚胎。只有继续培养经过母源/胚胎基因组转换并达到囊胚阶段的胚胎,才能剔除发育潜力有限或无发育潜力的胚胎。对原核期卵母细胞或卵裂期胚胎的评估实际上是对卵母细胞的评估。尽管卵母细胞质量很重要,因为发育中的胚胎质量最终取决于其来源的配子质量,但排除了雄性配子对胚胎发育的影响后,它提供的有关胚胎发育潜力的有效信息仍然有限。

3. 并非所有受精的卵母细胞都是正常的,总有一定比例的卵母细胞无法获得妊娠或足月分娩。造成胚胎损伤的因素包括储存的卵母细胞编码基因产物不足,以及无法激活胚胎基因组[188]。最终的结果是许多异常胚胎在体外发育过程中停滞。因此,通过将胚胎培养至囊胚阶段,可以剔除那些几乎没有发育潜力的胚胎。染色体异常的人类胚胎可以在体外发育到囊胚阶段[189],但整倍体胚胎比非整倍体胚胎更有可能形成囊胚[190],并且与卵裂期胚胎相比,囊胚的非整倍体率明显较低[191],但是仅靠囊胚培养不能作为识别染色体异常的手段。

4. 子宫收缩与胚胎移植结果呈负相关,可能是因为子宫收缩会导致胚胎从宫腔中被排出[192]。子宫收缩在取卵当天幅度最强[193]。所有患者在取卵后第2天和第3天均出现此类收缩,但收缩力下降,第4天几乎不明显。因此,囊胚(第5天)移植时子宫收缩相应减少,胚胎被排出或丢失的可能性较小[194]。

5. 与卵裂期胚胎相比,滋养层活检能够获得更多的细胞进行分析,这有助于新技术如二代测序的使用[195,196]。据报道,卵裂期胚胎活检后行PGT检测实际上会对结局产生负面影响[197],而着床前囊胚的遗传学检测的损害比卵裂期胚胎更小[198]。

对只行囊胚培养和移植的IVF中心来说,延长胚胎培养的潜在缺点是患者可能没有桑葚胚或囊胚用于移植。来自一个中心的数据结果显示,没有可移植胚胎的患者比例从第3天的2.9%提高到第5天的6.7%[177];而另一中心的结果显示,该比例从第3天的1.3%提高到第5天的2.8%[176]。有趣的是,尽管无可移植胚胎的患者数量有所增加,但由于囊胚着床率显著提高,每取卵周期行囊胚移植的妊娠率明显增加。

有大量证据表明,许多实验室的囊胚移植成功率高于卵裂期移植[9,199-201]。通过确定哪些患者应该接受SET的模型研究表明,第5天移植比第3天移植对妊娠更有利[202]。除了已发表的前瞻性随机研究外,还有一些回顾性研究的结论,第5天移植对非选择和特定患者群体的人类辅助生殖治疗结局都有显著益处[176,177,203]。然而,这并不是普遍的,结果之间的差异可能是由于多个因素的相互作用,包括卵巢刺激、培养液和培养系统、氧浓度、技术水平、胚胎学家的数量以及质量控制等。

对于接受卵母细胞捐赠的患者,囊胚培养和移植是最有效的治疗方案。捐赠者的卵母细胞活力通常较好,因为它们往往来自年轻的育龄女性。卵母细胞捐赠者的胚胎往往比IVF患者胚胎的囊胚形成率高,并且质量更优。平均年龄超过40岁的受赠者行囊胚移植时,有可能获得高于65%的着床率(表15-3)[204]。这些数据不仅反映了目前胚胎培养系统的能力,而且强调行SET的必要性,尤其是在进行囊胚移植时[205]。

向单胚胎移植迈进

已有多篇综述讨论了IVF临床中使用的胚胎评分系统的发展及其在筛选最有活力胚胎移植方面的重要性[206-208](见第16章)。当然,无论是卵裂期还是囊胚期移植,使用新型胚胎培养液的着床率都在不断提高。因此,对于大多数患者来说,囊胚培养和移植将会成为能够移植单胚胎的同时保持高妊娠率的最有效方法,因为囊胚评分可以有效预测着床潜力。在一项前瞻性随机试验中,对具有10个或更多卵泡的患者中移植一个或两个囊胚,结果表明移植单个囊胚可以获得60%的持续妊娠率[205](图15-5)。随后的单囊胚移植与卵裂期胚胎移植的结果提示,囊胚着床率更高,并且囊胚移植的妊娠丢失明显降低[200]。

每取卵周期的累积妊娠率:冷冻保存的意义

囊胚培养的推行受到了很多质疑,因为并非所有实验室都有能力冷冻保存剩余囊胚。然而,囊胚玻璃化冻融后的临床数据令人鼓舞。现已证明,与慢速冷冻相比,囊胚玻璃化冻融后的临床妊娠率(提高50%)和活产率(提高

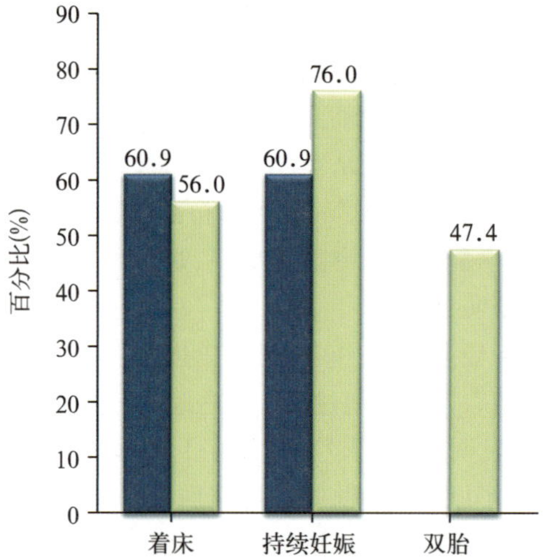

图15-5 移植一个或两个囊胚后的IVF结果。蓝色条表示移植单个囊胚(第Ⅰ组),黄色条表示移植两个囊胚(第Ⅱ组)。两组患者的着床率和持续妊娠率无统计学差异。与第Ⅱ组47.4%的双胎率相比,第Ⅰ组没有双胎。两组生化妊娠率无显著差异(第Ⅰ组为12.5%,第Ⅱ组为5%)(来自文献[205],已获许可)

40%)均显著提高[209]。因此,应以使用囊胚玻璃化冷冻周期为基础重新评估卵裂期和囊胚期胚胎的累积妊娠数据[143]。据报道,后者的妊娠率等结果与新鲜周期囊胚移植相当,甚至更高[209-211]。此外,特定培养系统支持胚胎冷冻存活的能力也至关重要,含有透明质酸的培养液在这方面具有很大的优势[50,104]。

胚胎培养实践

在这本书的早期版本中,有一节关于如何准备培养皿的内容。然而,随着胚胎培养设备的日益普及,现在每个设备生产商都明确规范了这些技术,本文不再讨论所有培养皿准备技术。然而,本章前面概述的基本原则仍然适用,特别是在培养皿制备过程中要注意培养液蒸发,以及单次需要准备的最少数量的培养皿。此外,必须注意所有加热台的温度,其温度需要在使用条件下进行校准,即温度需要在油覆盖下的液滴中测量,而不是加热台表面的温度,因为加热台和培养皿之间会有温度损耗。需要注意的是,不同的培养皿类型可能会影响温度读数,这取决于培养皿底部是否有凹陷,因为凹陷会导致皿底部和台面产生距离,与直接接触培养皿的温度不同。最后,重要的是要确保准确、轻柔地转移配子和胚胎。尽可能使用内径略大于胚胎的转移管(切勿使用内径较窄的转移管),同时确保转移胚胎时携带的液体量尽量少。操作应缓慢进行,任何情况都不应将胚胎快速吸入转移管中,因为这会增加剪切应力,从而对胚胎发育产生不利影响[212]。

质量控制

在选择供应商时,培养液制备中使用的质量控制体系是一个重要的考虑因素,并且培养液供应商需要让用户明确需要做何种质控测试。建立适当的IVF实验室质量控制体系是实验室取得成功的先决条件(见第2章)。为此进行的检测类型一直是讨论的焦点[213]。事实上,除了我们治疗的患者,并没有完美的质控模型。因此,重要的是要了解所进行测定的局限性,并以适当的方式从生物测定中获得可靠数据。质量控制不应仅限于所使用的培养液,也应包括IVF流程中使用的所有接触用品和气体。首选的生物测定方法是在无蛋白培养液中培养原核期小鼠卵母细胞。关于使用MEA的数据有很多矛盾之处,但通过调整条件,不仅可以提高检测的灵敏度,还可以用于定量测定。

首先,使用MEA时,胚胎培养的阶段对发育有较大影响。在原核阶段收集的小鼠胚胎的发育情况通常不如在2细胞阶段收集的胚胎,这与它们对应激的高度敏感性一致。其次,小鼠品系很重要。来自杂交系的胚胎在培养方面具有决定性的优势,并不代表临床过程中不同遗传背景的患者。因此,随机培育的小鼠品系提供了更大的遗传多样性[214]。第三,应在没有蛋白质的情况下进行胚胎培养,因为蛋白质能够掩盖潜在毒素的影响。有报道称,小鼠胚胎可以在使用自来水制备的培养液中发育[215,16],这里需要谨慎考虑小鼠品系、使用的培养液类型以及是否添加蛋白质。Silverman等人[215]使用了Ham's F-10。这种培养液含有氨基酸,可以螯合自来水中可能存在的任何毒素,如重金属。George等人[216]使用含高浓度BSA的培养液将受精卵培养至囊胚。白蛋白可以螯合培养液中潜在的胚胎毒素,从而掩盖培养液中毒素的影响[217,218]。此外,所有这些研究都将囊胚发育作为评估胚胎发育的唯一标准。囊胚发育并不能准确反映胚胎发育潜力[74]。因此,应通过在培养过程中的特定时间对胚胎进行评分以确定发育速度。检查胚胎发育的关键时间包括第3天上午确定胚胎融合程度、第4天下午确定囊胚形成情况,以及第5天上午评估孵出情况[213]。现在可以通过时差成像系统清晰地完成评估[219]。

最后,应在特定时间(通常是第5天早上)进行囊胚细胞数评估,因为囊胚细胞数量是后续发育潜力的良好指标。当某些培养液的新成分(如必需氨基酸)可能直接影响ICM的发育时,应进行差异性核染色,以确定ICM的发育程度。通过这种方法,可以在临床使用之前识别培养液中的潜在问题。根据我们的经验,大约25%的接触用品未通过此类预筛选[213]。尽管一些未通过生物检测的接触用品不会直接致命,但它们确实会影响胚胎发育。如果未被发现，将导致临床妊娠率降低。因此，这有助于解释临床妊娠率的周期性变化，并强调持续性质量控制的重要性。目前，市场上的大多数产品都经过了胚胎毒性的预筛查。然而，值得注意的是，并非所有测试都是相同的，在实验室引入所需用品之前，有必要了解所用检测方法的灵敏度。然而，无论进行何种测试，所有用品在进入实验室时都应进行跟踪，以确认人类胚胎培养的有效性。

胚胎培养系统的未来发展

抗氧化剂

本章中已经涉及的一个主题是氧气的毒性，部分是通过诱导活性氧自由基引起的。由于大气氧气诱导的病理学数据不断增加，人们对抗氧化剂在 IVF 和胚胎发育中的重要作用表现出了很大的兴趣（Gardner 和 Truong 综述[220]）。最近的研究不再关注单一抗氧化剂，而是集中研究抗氧化剂联合使用的功效，这种方法更符合生理学特点。Truong 及其同事在研究小鼠模型时，确定 α-硫辛酸（5 μM）、乙酰肉碱（10 μM）和 N-乙酰-L-半胱氨酸（10 μM）的组合在 5% 或 20% 的氧浓度下均能高效保护发育中的胚胎免受氧化应激，最终使得囊胚细胞数量和移植后存活能力增加[172]。随后的研究发现，这三种抗氧化剂组合也可有效提升 IVF 和玻璃化冻融后的效果[221,222]，并且当抗氧化剂用于胚胎培养和玻璃化冷冻保存[142]时，胎儿和胎盘的基因表达更接近于体内发育。随后，一项随机同胞卵母细胞研究评估了这三种抗氧化剂，结果表明，35~40 岁患者的持续妊娠率有所提高[223]。后续更大规模的临床研究将有助于确定抗氧化剂在人类辅助生殖技术（assisted reproduction technology，ART）中的作用。

生长因子和细胞因子

生长因子和细胞因子存在于女性生殖道液体中，且在子宫中的浓度更高[224,225]，并已被证明对动物胚胎活力有影响[226,227]，但胚胎培养液中不含这些生长因子和细胞因子。一项关于粒细胞-巨噬细胞集落刺激因子（granulocyte-macrophage colony-stimulating factor，GM-CSF）作用的研究发现，GM-CSF 仅在培养液中的 HSA 水平降低时才会产生有益效果，这一观察结果此前也在小鼠模型中被报道过[228]。与抗氧化剂类似，近期的研究重点应集中于探讨生长因子的组合效果，而不是探讨单个因子的作用[229,230]。虽然已经证明这种方法可以改善体外胚胎发育和随后的胎儿生长，但对小鼠胚胎移植后胎儿和胎盘基因表达的分析显示，其转录谱与体内发育胚胎相比存在差异[230]。因此，尽管生长因子和细胞因子确实有利于胚胎体外培养，但培养后胎儿的正常发育情况仍受到质疑。因此，有必要对动物模型进行深入研究（包括对子代的长期随访），才能认为在人类胚胎培养液中添加这些因子是安全的。

灌注培养

如前所述，胚胎培养所采用的物理条件的生理学意义有限。未来可能会采用灌注培养系统，使胚胎能够接触各种营养物质和因子，而不是培养于静态的培养液滴中（图 15-6）[40,231,232]（见第 28 章）。这种培养方法的优点是能够在整个发育过程将胚胎置于多种营养梯度和新鲜培养液中。此外，还可以通过采集培养液样本，分析碳水化合

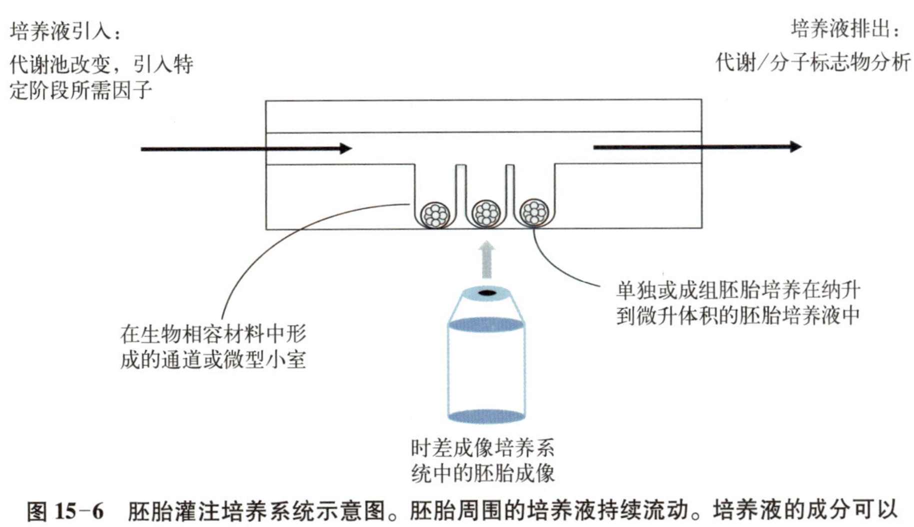

图 15-6 胚胎灌注培养系统示意图。胚胎周围的培养液持续流动。培养液的成分可以根据胚胎发育各个阶段的具体要求进行改变。在灌注培养系统里，铵等毒素不会发生积聚并损害胚胎发育，而培养系统中不稳定的成分也不会失去活性。此外，可以对培养液进行实时采样定量测定胚胎生理学参数（由文献[40]修改而来）

物[233]、氨基酸[234]以及与移植后着床潜力相关的其他因子[7,39](见第 16 章)。尽管这一概念被提出已经几十年了,但目前还无法对此技术进行充分评估。随着 3D 打印和双光子聚合技术的最新进展,目前已能够制造出在培养过程中向着床前胚胎灌注纳升体积培养液的装置[235](见第 28 章)。因此,在未来几年内,我们将能够全面评估灌注培养在人类 ART 中发挥的作用。

总　结

本章阐述了人类胚胎培养的复杂性,并讨论了胚胎培养技术相关研究进展。随着对着床前人类胚胎及其体内环境的了解越来越多[7],与其将胚胎培养视为一种优化的程序,不如视为一个持续改进的过程。新技术的引入将进一步提高 IVF 的效果,同时也为几个实验室关键流程的自动化奠定了基础[236]。对妊娠结果的细致监测和分析,并考虑每个取卵周期的累积妊娠率,将有助于持续改进和评估辅助受孕结局。随着有关 IVF 研究的报道逐渐增多,我们在解读研究结果时,必须注意实验室条件,因为与实验室过程相关的变量可能会影响结果[237](表 15-4)。正如我们在讨论中指出的,氧气浓度尤其重要,因为氧气浓度能够以多种方式影响胚胎发育。事实上,20% 的氧气可能会损害原本安全有效的培养系统,进而导致对临床结果的错误解读[143]。

表 15-4　实验室条件对人类胚胎表型的影响[238-250]

IVF 实验室条件	对人类着床前胚胎表型的影响
氨基酸	提高胚胎发育和囊胚形成速度
铵	降低卵裂率和代谢,减少囊胚形成并改变基因表达
碳水化合物	对营养物质的阶段特异性反应。乳酸等关键营养物质的梯度将调节细胞内氧化还原状态
血清	脂质的隔离导致生理学改变,并可能对基因表达和印迹产生影响
氧气[a]	大气氧气水平会减少卵裂次数,降低囊胚形成,减少细胞数量,并进一步改变胚胎代谢、转录组和表观基因组
胚胎密度/单一培养	影响囊胚形成、胚胎形态和妊娠率
微孔	增加囊胚形成、形态学评分和 ICM 中的细胞数量
无干扰培养	研究报道之间结果不一致
空气质量	空气过滤可增加囊胚形成和形态学评分,提高活产率
油	质量较差的油会降低第 3 天的胚胎形态学质量
渗透压	低渗条件会诱导渗透调节剂的释放和阴离子通道的激活

续表

IVF 实验室条件	对人类着床前胚胎表型的影响
pH 值	暴露于酸性或碱性环境中的卵母细胞很少能完成第一次卵裂,并且碎片比率更高
温度	温度波动不利于卵母细胞纺锤体的稳定性和受精。胚胎培养过程中的温度降低会减少细胞数和囊胚形成

[a] 大气中 20% 的氧气浓度不仅对胚胎发育的几个关键过程有直接的负面影响,还增加了胚胎对其他来源应激的敏感性。例如,在大气氧气浓度培养条件下会显著影响单一胚胎培养时的发育情况,并且胚胎调节铵毒性的能力也受到影响。在这种情况下,大气中的氧气降低了胚胎利用氨基酸和转运铵的能力。

(姚桂东译,孙海翔、王珊珊校)

参考文献

[1] Gardner D, Lane M. Towards a single embryo transfer. Reprod Biomed Online. 2003; 6:470-81.

[2] Gardner DK, Kelley RL. Impact of the IVF laboratory environment on human preimplantation embryo phenotype. J Dev Orig Health Dis. 2017; 8:418-35.

[3] Wale PL, Gardner DK. The effects of chemical and physical factors on mammalian embryo culture and their importance for the practice of assisted human reproduction. Hum Reprod Update. 2016; 22:2-22.

[4] Gardner DK. Changes in requirements and utilization of nutrients during mammalian preimplantation embryo development and their significance in embryo culture. Theriogenology. 1998; 49:83-102.

[5] Lane M, Gardner DK. Understanding cellular disruptions during early embryo development that perturb viability and fetal development. Reprod Fertil Dev. 2005; 17:371-8.

[6] Gardner DK, Lane M. Culture and selection of viable blastocysts: A feasible proposition for human IVF? Hum Reprod Update. 1997; 3:367-82.

[7] Gardner DK, Sakkas D. Making and selecting the best embryo in the laboratory. Fertil Steril. 2023.

[8] Papanikolaou EG, Kolibianakis EM, Tournaye H, Venetis CA, Fatemi H, Tarlatzis B, et al. Live birth rates after transfer of equal number of blastocysts or cleavage-stage embryos in IVF. A systematic review and meta-analysis. Hum Reprod. 2008; 23:91-9.

[9] Glujovsky D, Retamar Q, Sedo A, Ciapponi CR, Cornelisse A, Blake S. Cleavage-stage versus blastocyst-stage embryo transfer in assisted reproductive technology. Cochrane Database Syst Rev. 2022; 5:CD002118.

[10] Fiorentino F, Bono S, Biricik A, Nuccitelli A, Cotroneo E, Cottone G, et al. Application of next-generation sequencing

technology for comprehensive aneuploidy screening of blastocysts in clinical preimplantation genetic screening cycles. Hum Reprod. 2014; 29:2802-13.

[11] Bergh C. Single embryo transfer: A mini-review. Hum Reprod. 2005; 20:323-7.

[12] Adashi EY, Barri PN, Berkowitz R, Braude P, Bryan E, Carr J, et al. Infertility therapy-associated multiple pregnancies (births): An ongoing epidemic. Reprod Biomed Online. 2003; 7:515-42.

[13] Gardner DK, Wale PL. Analysis of metabolism to select viable human embryos for transfer. Fertil Steril. 2013; 99: 1062-72.

[14] Gardner DK, Harvey AJ. Blastocyst metabolism. Reprod Fertil Dev. 2015; 27:638-54.

[15] Leese HJ. Metabolism of the preimplantation mammalian embryo. Oxf Rev Reprod Biol. 1991; 13:35-72.

[16] Hardy K, Hooper MA, Handyside AH, Rutherford AJ, Winston RM, Leese HJ. Non-invasive measurement of glucose and pyruvate uptake by individual human oocytes and preimplantation embryos. Hum Reprod. 1989; 4:188-91.

[17] Lane M, Gardner DK. Mitochondrial malate-aspartate shuttle regulates mouse embryo nutrient consumption. J Biol Chem. 2005; 280:18361-7.

[18] Ratnam S, Mertineit C, Ding F, Howell CY, Clarke HJ, Bestor TH, et al. Dynamics of Dnmt1 methyltransferase expression and intracellular localization during oogenesis and preimplantation development. Dev Biol. 2002; 245:304-14.

[19] Huang JC, Lei ZL, Shi LH, Miao YL, Yang JW, Ouyang YC, et al. Comparison of histone modifications in in vivo and in vitro fertilization mouse embryos. Biochem Biophys Res Commun. 2007; 354:77-83.

[20] Lucifero D, La Salle S, Bourc'his D, Martel J, Bestor TH, Trasler JM. Coordinate regulation of DNA methyltransferase expression during oogenesis. BMC Dev Biol. 2007; 7:36.

[21] Dumollard R, Marangos P, Fitzharris G, Swann K, Duchen M, Carroll J. Sperm-triggered [Ca2+] oscillations and Ca2+ homeostasis in the mouse egg have an absolute requirement for mitochondrial ATP production. Development. 2004; 131:3057-67.

[22] Gangaraju VK, Bartholomew B. Mechanisms of ATP dependent chromatin remodeling. Mutat Res. 2007; 618:3-17.

[23] Pepin D, Vanderhyden BC, Picketts DJ, Murphy BD. ISWI chromatin remodeling in ovarian somatic and germ cells: Revenge of the NURFs. Trends Endocrinol Metab. 2007; 18: 215-24.

[24] Harvey AJ, Rathjen J, Gardner DK. Metaboloepigenetic regulation of pluripotent stem cells. Stem Cells Int. 2016; 2016:1816525.

[25] Warburg O. On the origin of cancer cells. Science. 1956; 123:309-14.

[26] Gardner DK. Lactate production by the mammalian blastocyst: Manipulating the microenvironment for uterine implantation and invasion? Bioessays. 2015; 37:364-71.

[27] Gurner KH, Evans J, Hutchison JC, Harvey AJ, Gardner DK. A microenvironment of high lactate and low pH created by the blastocyst promotes endometrial receptivity and implantation. Reprod Biomed Online. 2022; 44:14-26.

[28] Gardner DK, Lane M. Ex vivo early embryo development and effects on gene expression and imprinting. Reprod Fertil Dev. 2005; 17:361.

[29] Gardner DK, Lane M, Calderon I, Leeton J. Environment of the preimplantation human embryo in vivo: Metabolite analysis of oviduct and uterine fluids and metabolism of cumulus cells. Fertil Steril. 1996; 65:349-53.

[30] Feuer SK, Camarano L, Rinaudo PF. ART and health: Clinical outcomes and insights on molecular mechanisms from rodent studies. Mol Hum Reprod. 2013; 19:189-204.

[31] Bloise E, Feuer SK, Rinaudo PF. Comparative intrauterine development and placental function of ART concepti: Implications for human reproductive medicine and animal breeding. Hum Reprod Update. 2014; 20:822-39.

[32] Calle A, Fernandez-Gonzalez R, Ramos-Ibeas P, Laguna-Barraza R, Perez-Cerezales S, Bermejo-Alvarez P, et al. Long-term and transgenerational effects of in vitro culture on mouse embryos. Theriogenology. 2012; 77:785-93.

[33] Lane M, Gardner DK. Increase in postimplantation development of cultured mouse embryos by amino acids and induction of fetal retardation and exencephaly by ammonium ions. J Reprod Fertil. 1994; 102:305-12.

[34] Zander DL, Thompson JG, Lane M. Perturbations in mouse embryo development and viability caused by ammonium are more severe after exposure at the cleavage stages. Biol Reprod. 2006; 74: 288-94.

[35] Rooke JA, McEvoy TG, Ashworth CJ, Robinson JJ, Wilmut I, Young LE, et al. Ovine fetal development is more sensitive to perturbation by the presence of serum in embryo culture before rather than after compaction. Theriogenology. 2007; 67:639-47.

[36] Braude P, Bolton V, Moore S. Human gene expression first occurs between the four- and eight-cell stages of preimplantation development. Nature. 1988; 332:459-61.

[37] Edwards LJ, Williams DA, Gardner DK. Intracellular pH of the mouse preimplantation embryo: Amino acids act as buffers of intracellular pH. Hum Reprod. 1998; 13:3441-8.

[38] Edwards LJ, Williams DA, Gardner DK. Intracellular pH of the preimplantation mouse embryo: Effects of extracellular pH and weak acids. Mol Reprod Dev. 1998; 50:434-42.

[39] Gardner DK, Meseguer M, Rubio C, Treff NR. Diagnosis of human preimplantation embryo viability. Hum Reprod Update. 2015; 21(6):727-47.

[40] Gardner DK. Mammalian embryo culture in the absence of serum or somatic cell support. Cell Biol Int. 1994; 18: 1163-79.

[41] Bavister BD. Culture of preimplantation embryos: Facts and artifacts. Hum Reprod Update. 1995; 1:91-148.

[42] Leese HJ. Metabolic control during preimplantation mammalian development. Hum Reprod Update. 1995; 1:63-72.

[43] Gardner DK, Lane M. Embryo culture systems. In: Handbook of In Vitro Fertilization, 2nd ed. Trounson A, Gardner DK (eds). Boca Raton, FL: CRC Press, pp. 205-64, 1999.

[44] Pool TB. Recent advances in the production of viable human embryos in vitro. Reprod Biomed Online. 2002; 4: 294-302.

[45] Gardner DK, Lane M. Embryo culture systems. In: In Vitro Fertilization a Practical Approach. Gardner DK (ed). New York, NY: Informa Healthcare, pp. 221-82, 2007.

[46] Summers MC, Biggers JD. Chemically defined media and the culture of mammalian preimplantation embryos: Historical perspective and current issues. Hum Reprod Update. 2003; 9: 557-82.

[47] Lane M, Gardner DK. Embryo culture medium: Which is the best? Best Pract Res Clin Obstet Gynaecol. 2007; 21:83-100.

[48] Gardner DK, Lane M. Embryo culture systems. In: Handbook of in Vitro Fertilization, 4th ed. Gardner DK, Simon C (eds). Boca Raton, FL: CRC Press, pp. 205-44, 2017.

[49] Gardner DK, Lane M Sequential media for human blastocyst culture. In: In Vitro Fertilization. A Textbook of Current and Emerging Methods and Devices, 2nd ed. Nagy ZP, Varghese AC, Agarwal A (eds). Cham, Springer Nature Swtizerland. , pp. 157-70, 2019.

[50] Gardner DK. Dissection of culture media for embryos: The most important and less important components and characteristics. Reprod Fertil Dev. 2008; 20:9-18.

[51] Perkins JL, Goode L. Free amino acids in the oviduct fluid of the ewe. J Reprod Fertil. 1967; 14:309-11.

[52] Casslen BG. Free amino acids in human uterine fluid. Possible role of high taurine concentration. J Reprod Med. 1987; 32:181-4.

[53] Miller JG, Schultz GA. Amino acid content of preimplantation rabbit embryos and fluids of the reproductive tract. Biol Reprod. 1987; 36:125-9.

[54] Gardner DK, Leese HJ. Concentrations of nutrients in mouse oviduct fluid and their effects on embryo development and metabolism in vitro. J Reprod Fertil. 1990; 88:361-8.

[55] Harris SE, Gopichandran N, Picton HM, Leese HJ, Orsi NM. Nutrient concentrations in murine follicular fluid and the female reproductive tract. Theriogenology. 2005; 64: 992-1006.

[56] Hugentobler SA, Diskin MG, Leese HJ, Humpherson PG, Watson T, Sreenan JM, et al. Amino acids in oviduct and uterine fluid and blood plasma during the estrous cycle in the bovine. Mol Reprod Dev. 2007; 74:445-54.

[57] Van Winkle LJ. Amino acid transport regulation and early embryo development. Biol Reprod. 2001; 64:1-12.

[58] Schultz GA, Kaye PL, McKay DJ, Johnson MH. Endogenous amino acid pool sizes in mouse eggs and preimplantation embryos. J Reprod Fertil. 1981; 61:387-93.

[59] Gardner DK, Clarke RN, Lechene CP, Biggers JD. Development of a noninvasive ultramicrofluorometric method for measuring net uptake of glutamine by single preimplantation mouse embryos. Gamete Res. 1989; 24:427-38.

[60] Rieger D, Loskutoff NM, Betteridge KJ. Developmentally related changes in the metabolism of glucose and glutamine by cattle embryos produced and co-cultured in vitro. J Reprod Fertil. 1992; 95:585-95.

[61] Eagle H. Amino acid metabolism in mammalian cell cultures. Science. 1959; 130:432-7.

[62] Gardner DK, Lane M. Amino acids and ammonium regulate mouse embryo development in culture. Biol Reprod. 1993; 48:377-85.

[63] Dumoulin JC, Evers JL, Bakker JA, Bras M, Pieters MH, Geraedts JP. Temporal effects of taurine on mouse preimplantation development in vitro. Hum Reprod. 1992; 7:403-7.

[64] Dumoulin JC, Evers JL, Bras M, Pieters MH, Geraedts JP. Positive effect of taurine on preimplantation development of mouse embryos in vitro. J Reprod Fertil. 1992; 94: 373-80.

[65] Gardner DK, Lane M. The 2-cell block in CF1 mouse embryos is associated with an increase in glycolysis and a decrease in tricarboxylic acid (TCA) cycle activity: Alleviation of the 2-cell block is associated with the restoration of in vivo metabolic pathway activities. Biol Reprod. 1993; 49 (Suppl 1):152 (Abstract).

[66] Bavister BD, McKiernan SH. Regulation of hamster embryo development in vitro by amino acids. In: Preimplantation Embryo Development. Bavister BD (ed). New York, NY:

Springer-Verlag, pp. 57-72, 1992.

[67] McKiernan SH, Clayton MK, Bavister BD. Analysis of stimulatory and inhibitory amino acids for development of hamster one-cell embryos in vitro. Mol Reprod Dev. 1995; 42: 188-99.

[68] Gardner DK, Lane M, Spitzer A, Batt PA. Enhanced rates of cleavage and development for sheep zygotes cultured to the blastocyst stage in vitro in the absence of serum and somatic cells: Amino acids, vitamins, and culturing embryos in groups stimulate development. Biol Reprod. 1994; 50:390-400.

[69] Thompson JG, Gardner DK, Pugh PA, McMillan WH, Tervit HR. Lamb birth weight is affected by culture system utilized during in vitro pre-elongation development of ovine embryos. Biol Reprod. 1995; 53:1385-91.

[70] Takahashi Y, First NL. In vitro development of bovine one-cell embryos influence of glucose, lactate, amino acids and vitamins. Theriogenology. 1992; 37:963-78.

[71] Steeves TE, Gardner DK. Temporal and differential effects of amino acids on bovine embryo development in culture. Biol Reprod. 1999; 61:731-40.

[72] Devreker F, Winston RM, Hardy K. Glutamine improves human preimplantation development in vitro. Fertil Steril. 1998; 69:293-9.

[73] Devreker F, Van den Bergh M, Biramane J, Winston RL, Englert Y, Hardy K. Effects of taurine on human embryo development in vitro. Hum Reprod. 1999; 14:2350-6.

[74] Lane M, Gardner DK. Differential regulation of mouse embryo development and viability by amino acids. J Reprod Fertil. 1997; 109:153-64.

[75] Lane M, Gardner DK. Nonessential amino acids and glutamine decrease the time of the first three cleavage divisions and increase compaction of mouse zygotes in vitro. J Assist Reprod Genet. 1997; 14:398-403.

[76] Menezo Y, Clement P, Dale B, Elder K. Modulating oxidative stress and epigenetic homeostasis in preimplantation IVF embryos. Zygote. 2022; 30:149-58.

[77] Gardner DK, Lane M. Alleviation of the '2-cell block' and development to the blastocyst of CF1 mouse embryos: Role of amino acids, EDTA and physical parameters. Hum Reprod. 1996; 11:2703-12.

[78] Ho Y, Wigglesworth K, Eppig JJ, Schultz RM. Preimplantation development of mouse embryos in KSOM: Augmentation by amino acids and analysis of gene expression. Mol Reprod Dev. 1995; 41:232-8.

[79] Doherty AS, Mann MR, Tremblay KD, Bartolomei MS, Schultz RM. Differential effects of culture on imprinted H19 expression in the preimplantation mouse embryo. Biol Reprod. 2000; 62: 1526-35.

[80] Dorland M, Gardner DK, Trounson A. Serum in synthetic oviduct fluid causes mitochondrial degeneration in ovine embryos. Reprod Fertil (Abstr Ser). 1994; 13:70.

[81] Khosla S, Dean W, Brown D, Reik W, Feil R. Culture of preimplantation mouse embryos affects fetal development and the expression of imprinted genes. Biol Reprod. 2001; 64: 918-26.

[82] Wrenzycki C, Herrmann D, Keskintepe L, Martins A Jr., Sirisathien S, Brackett B, et al. Effects of culture system and protein supplementation on mRNA expression in pre-implantation bovine embryos. Hum Reprod. 2001; 16:893-901.

[83] Young LE, Fernandes K, McEvoy TG, Butterwith SC, Gutierrez CG, Carolan C, et al. Epigenetic change in IGF2R is associated with fetal overgrowth after sheep embryo culture. Nat Genet. 2001; 27:153-4.

[84] Gray CW, Morgan PM, Kane MT. Purification of an embryotrophic factor from commercial bovine serum albumin and its identification as citrate. J Reprod Fertil. 1992; 94: 471-80.

[85] Batt PA, Gardner DK, Cameron AW. Oxygen concentration and protein source affect the development of preimplantation goat embryos in vitro. Reprod Fertil Dev. 1991; 3:601-7.

[86] McKiernan SH, Bavister BD. Different lots of bovine serum albumin inhibit or stimulate in vitro development of hamster embryos. Vitro Cell Dev Biol. 1992; 28A:154-6.

[87] Kane MT. Variability in different lots of commercial bovine serum albumin affects cell multiplication and hatching of rabbit blastocysts in culture. J Reprod Fertil. 1983; 69:555-8.

[88] Bar-Or D, Bar-Or R, Rael LT, Gardner DK, Slone DS, Craun ML. Heterogeneity and oxidation status of commercial human albumin preparations in clinical use. Crit Care Med. 2005; 33:1638-41.

[89] Takatori S, Akutsu K, Kondo F, Ishii R, Nakazawa H, Makino T. Di(2-ethylhexyl) phthalate and mono (2-ethylhexyl) phthalate in media for in vitro fertilization. Chemosphere. 2012; 86:454-9.

[90] Akutsu K, Takatori S, Nakazawa H, Makino T. Detection of polybrominated diphenyl ethers in culture media and protein sources used for human in vitro fertilization. Chemosphere. 2013; 92:864-9.

[91] Morbeck DE, Paczkowski M, Fredrickson JR, Krisher RL, Hoff HS, Baumann NA, et al. Composition of protein supplements used for human embryo culture. J Assist Reprod Genet. 2014; 31: 1703-11.

[92] Bavister BD, Kinsey DL, Lane M, Gardner DK. Recombi-

nant human albumin supports hamster in-vitro fertilization. Hum Reprod. 2003; 18:113-6.

[93] Bungum M, Humaidan P, Bungum L. Recombinant human albumin as protein source in culture media used for IVF: A prospective randomized study. Reprod Biomed Online. 2002; 4:233-6.

[94] Lane M, Maybach JM, Hooper K, Hasler JF, Gardner DK. Cryosurvival and development of bovine blastocysts are enhanced by culture with recombinant albumin and hyaluronan. Mol Reprod Dev. 2003; 64:70-8.

[95] Zorn TM, Pinhal MA, Nader HB, Carvalho JJ, Abrahamsohn PA, Dietrich CP. Biosynthesis of glycosaminoglycans in the endometrium during the initial stages of pregnancy of the mouse. Cell Mol Biol (Noisy-le-grand). 1995; 41:97-106.

[96] Salamonsen LA, Shuster S, Stern R. Distribution of hyaluronan in human endometrium across the menstrual cycle. Implications for implantation and menstruation. Cell Tissue Res. 2001; 306: 335-40.

[97] Gardner DK, Rodriegez-Martinez H, Lane M. Fetal development after transfer is increased by replacing protein with the glycosaminoglycan hyaluronan for mouse embryo culture and transfer. Hum Reprod. 1999; 14:2575-80.

[98] Palasz AT, Rodriguez-Martinez H, Beltran-Brena P, Perez-Garnelo S, Martinez MF, Gutierrez-Adan A, et al. Effects of hyaluronan, BSA, and serum on bovine embryo in vitro development, ultrastructure, and gene expression patterns. Mol Reprod Dev. 2006; 73:1503-11.

[99] Dattena M, Mara L, Bin TA, Cappai P. Lambing rate using vitrified blastocysts is improved by culture with BSA and hyaluronan. Mol Reprod Dev. 2007; 74:42-7.

[100] Urman B, Yakin K, Ata B, Isiklar A, Balaban B Effect of hyaluronan-enriched transfer medium on implantation and pregnancy rates after day 3 and day 5 embryo transfers: A prospective randomized study. Fertil Steril 2008; 90: 604-12.

[101] Bontekoe S, Blake D, Heineman MJ, Williams EC, Johnson N. Adherence compounds in embryo transfer media for assisted reproductive technologies. Cochrane Data Syst Rev. 2010:CD007421.

[102] Heymann D, Vidal L, Or Y, Shoham Z. Hyaluronic acid in embryo transfer media for assisted reproductive technologies. Cochrane Data Syst Rev. 2020; 9:CD007421.

[103] Adeniyi T, Horne G, Ruane PT, Brison DR, Roberts SA. Clinical efficacy of hyaluronate-containing embryo transfer medium in IVF/ICSI treatment cycles: A cohort study. Hum Reprod Open. 2021; 2021:hoab004.

[104] Balaban B, Urman B. Comparison of two sequential media for culturing cleavage-stage embryos and blastocysts: Embryo characteristics and clinical outcome. Reprod Biomed Online. 2005; 10:485-91.

[105] Stojkovic M, Kolle S, Peinl S, Stojkovic P, Zakhartchenko V, Thompson JG, et al. Effects of high concentrations of hyaluronan in culture medium on development and survival rates of fresh and frozen-thawed bovine embryos produced in vitro. Reproduction. 2002; 124:141-53.

[106] Palasz AT, Brena PB, Martinez MF, Perez-Garnelo SS, Ramirez MA, Gutierrez-Adan A, et al. Development, molecular composition and freeze tolerance of bovine embryos cultured in TCM-199 supplemented with hyaluronan. Zygote. 2008; 16:39-47.

[107] Gardner DK, Lane M, Stevens J, Schoolcraft WB. Noninvasive assessment of human embryo nutrient consumption as a measure of developmental potential. Fertil Steril. 2001; 76:1175-80.

[108] Houghton FD, Hawkhead JA, Humpherson PG, Hogg JE, Balen AH, Rutherford AJ, et al. Non-invasive amino acid turnover predicts human embryo developmental capacity. Hum Reprod. 2002; 17:999-1005.

[109] Virant-Klun I, Tomazevic T, Vrtacnik-Bokal E, Vogler AK, Meden-Vrtovec M. Increased ammonium in culture medium reduces the development of human embryos to the blastocyst stage. Fertil Steril. 2006; 85:526-8.

[110] Sinawat S, Hsaio WC, Flockhart JH, Kaufman MH, Keith J, West JD. Fetal abnormalities produced after preimplantation exposure of mouse embryos to ammonium chloride. Hum Reprod. 2003; 18:2157-65.

[111] Lane M, Gardner DK. Ammonium induces aberrant blastocyst differentiation, metabolism, pH regulation, gene expression and subsequently alters fetal development in the mouse. Biol Reprod. 2003; 69:1109-17.

[112] Gardner DK, Hamilton R, McCallie B, Schoolcraft WB, Katz-Jaffe MG. Human and mouse embryonic development, metabolism and gene expression are altered by an ammonium gradient in vitro. Reproduction. 2013; 146:49-61.

[113] Wale PL, Gardner DK. Oxygen regulates amino acid turnover and carbohydrate uptake during the preimplantation period of mouse embryo development. Biol Reprod. 2012; 87:24.

[114] Wale PL, Gardner DK. Oxygen affects the ability of mouse blastocysts to regulate ammonium. Biol Reprod. 2013; 89:75.

[115] Nakazawa T, Ohashi K, Yamada M, Shinoda S, Saji F, Murata Y, et al. Effect of different concentrations of amino acids in human serum and follicular fluid on the develop-

ment of one-cell mouse embryos in vitro. J Reprod Fertil. 1997; 111:327-32.

[116] Lane M, Gardner DK. Removal of embryo-toxic ammonium from the culture medium by in situ enzymatic conversion to glutamate. J Exp Zool. 1995; 271:356-63.

[117] Zhao H, Qiu Q, Ou S, Lin H, Wang W, Zhang Q. Increased ammonium in culture medium may promote cellular apoptosis and negatively affect pluripotency of human blastocysts. Arch Gynecol Obstet. 2023; 307: 619-624.

[118] Dumoulin JC, Land JA, Van Montfoort AP, Nelissen EC, Coonen E, Derhaag JG, et al. Effect of in vitro culture of human embryos on birthweight of newborns. Hum Reprod. 2010; 25: 605-12.

[119] Kleijkers SH, van Montfoort AP, Smits LJ, Viechtbauer W, Roseboom TJ, Nelissen EC, et al. IVF culture medium affects post-natal weight in humans during the first 2 years of life. Hum Reprod. 2014; 29:661-9.

[120] Gardner DK, Sakkas D. Mouse embryo cleavage, metabolism and viability: Role of medium composition. Hum Reprod. 1993; 8:288-95.

[121] Lane M, Gardner DK. Lactate regulates pyruvate uptake and metabolism in the preimplantation mouse embryo. Biol Reprod. 2000; 62:16-22.

[122] Hardarson T, Bungum M, Conaghan J, Meintjes M, Chantilis SJ, Molnar L, et al. Noninferiority, randomized, controlled trial comparing embryo development using media developed for sequential or undisturbed culture in a time-lapse setup. Fertil Steril. 2015; 104:1452-9, e1-4.

[123] Bowman P, McLaren A. Cleavage rate of mouse embryos in vivo and in vitro. J Embryol Exp Morphol. 1970; 24: 203-7.

[124] Harlow GM, Quinn P. Development of preimplantation mouse embryos in vivo and in vitro. Aust J Biol Sci. 1982; 35:187-93.

[125] Gardner DK, Lane M. Development of viable mammalian embryos in vitro: Evolution of sequential media. In: Principles of Cloning. Cibelli R, Lanza K, Campbell AK, West MD (eds). San Diego: Academic Press, pp. 187-213, 2002.

[126] Meseguer M, Rubio I, Cruz M, Basile N, Marcos J, Requena A. Embryo incubation and selection in a time-lapse monitoring system improves pregnancy outcome compared with a standard incubator: A retrospective cohort study. Fertil Steril. 2012; 98: 1481-9 e10.

[127] Phillips KP, Leveille MC, Claman P, Baltz JM. Intracellular pH regulation in human preimplantation embryos. Hum Reprod. 2000; 15:896-904.

[128] Lane M, Baltz JM, Bavister BD. Regulation of intracellular pH in hamster preimplantation embryos by the sodium hydrogen (Na^+/H^+) antiporter. Biol Reprod. 1998; 59: 1483-90.

[129] Quinn P, Barros C, Whittingham DG. Preservation of hamster oocytes to assay the fertilizing capacity of human spermatozoa. J Reprod Fertil. 1982; 66:161-8.

[130] Lane M, Gardner DK. Preparation of gametes, in vitro maturation, in vitro fertilization, embryo recovery and transfer. In: A Laboratory Guide to the Mammalian Embryo. Gardner DK, Lane M, Watson AJ (eds). New York, NY: Oxford Press, pp. 24-40, 2004.

[131] Gardner DK, Lane M. Mammalian preimplantation embryo culture. Methods Mol Biol. 2014; 1092:167-82.

[132] Swain JE, Pool TB. New pH-buffering system for media utilized during gamete and embryo manipulations for assisted reproduction. Reprod Biomed Online. 2009; 18:799-810.

[133] Mastroianni L Jr., Jones R. Oxygen tension within the rabbit fallopian tube. J Reprod Fertil. 1965; 147:99-102.

[134] Ross RN, Graves CN. O_2 levels in female rabbit reproductive tract. J Anim Sci. 1974; 39:994.

[135] Fischer B, Bavister BD. Oxygen tension in the oviduct and uterus of rhesus monkeys, hamsters and rabbits. J Reprod Fertil. 1993; 99:673-9.

[136] Quinn P, Harlow GM. The effect of oxygen on the development of preimplantation mouse embryos in vitro. J Exp Zool. 1978; 206:73-80.

[137] Thompson JG, Simpson AC, Pugh PA, Donnelly PE, Tervit HR. Effect of oxygen concentration on in-vitro development of preimplantation sheep and cattle embryos. J Reprod Fertil. 1990; 89:573-8.

[138] Wale PL, Gardner DK. Time-lapse analysis of mouse embryo development in oxygen gradients. Reprod Biomed Online. 2010; 21:402-10.

[139] Kirkegaard K, Hindkjaer JJ, Ingerslev HJ. Effect of oxygen concentration on human embryo development evaluated by time-lapse monitoring. Fertil Steril. 2013; 99:738-44, e4.

[140] Katz-Jaffe MG, Linck DW, Schoolcraft WB, Gardner DK. A proteomic analysis of mammalian preimplantation embryonic development. Reproduction. 2005; 130: 899-905.

[141] Rinaudo PF, Giritharan G, Talbi S, Dobson AT, Schultz RM. Effects of oxygen tension on gene expression in preimplantation mouse embryos. Fertil Steril. 2006; 86: 1252-65, 65, e1-36.

[142] Truong T, Harvey AJ, Gardner DK. Antioxidant supple-

mentation of mouse embryo culture or vitrification media support more in-vivo-like gene expression post-transfer. Reprod Biomed Online. 2022; 44:393–410.

[143] Gardner DK. The impact of physiological oxygen during culture, and vitrification for cryopreservation, on the outcome of extended culture in human IVF. Reprod Biomed Online. 2016; 32:137–41.

[144] Meintjes M, Chantilis SJ, Douglas JD, Rodriguez AJ, Guerami AR, Bookout DM, et al. A controlled randomized trial evaluating the effect of lowered incubator oxygen tension on live births in a predominantly blastocyst transfer program. Hum Reprod. 2009; 24:300–7.

[145] Nanassy L, Peterson CA, Wilcox AL, Peterson CM, Hammoud A, Carrell DT. Comparison of 5% and ambient oxygen during days 3–5 of in vitro culture of human embryos. Fertil Steril. 2010; 93:579–85.

[146] Waldenstrom U, Engstrom AB, Hellberg D, Nilsson S. Low-oxygen compared with high-oxygen atmosphere in blastocyst culture, a prospective randomized study. Fertil Steril. 2009; 91:2461–5.

[147] Bontekoe S, Mantikou E, van Wely M, Seshadri S, Repping S, Mastenbroek S. Low oxygen concentrations for embryo culture in assisted reproductive technologies. Cochrane Data Syst Rev. 2012; 7:CD008950.

[148] Van Montfoort APA, Arts E, Wijnandts L, Sluijmer A, Pelinck MJ, Land JA, et al. Reduced oxygen concentration during human IVF culture improves embryo utilization and cumulative pregnancy rates per cycle. Hum Reprod Open. 2020; 2020:hoz036.

[149] Christianson MS, Zhao Y, Shoham G, Granot I, Safran A, Khafagy A, et al. Embryo catheter loading and embryo culture techniques: Results of a worldwide web-based survey. J Assist Reprod Genet. 2014; 31:1029–36.

[150] Brinster RL. Studies on the development of mouse embryos in vitro. I. The effect of osmolarity and hydrogen ion concentration. J Exp Zool. 1965; 158:49–57.

[151] Bavister BD, Golden M. Alteration of extracellular cation concentrations and ratios in culture medium does not affect first cleavage division of hamster zygotes in vitro nor overcome the 'two-cell block'. Reprod Fertil Dev. 1989; 1: 231–6.

[152] Whitten WK, Biggers JD. Complete development in vitro of the pre-implantation stages of the mouse in a simple chemically defined medium. J Reprod Fertil. 1968; 17:399–401.

[153] Lawitts JA, Biggers JD. Joint effects of sodium chloride, glutamine, and glucose in mouse preimplantation embryo culture media. Mol Reprod Dev. 1992; 31:189–94.

[154] Van Winkle LJ, Haghighat N, Campione AL. Glycine protects preimplantation mouse conceptuses from a detrimental effect on development of the inorganic ions in oviductal fluid. J Exp Zool. 1990; 253:215–9.

[155] Biggers JD, Lawitts JA, Lechene CP. The protective action of betaine on the deleterious effects of NaCl on preimplantation mouse embryos in vitro. Mol Reprod Dev. 1993; 34: 380–90.

[156] Dawson KM, Collins JL, Baltz JM. Osmolarity-dependent glycine accumulation indicates a role for glycine as an organic osmolyte in early preimplantation mouse embryos. Biol Reprod. 1998; 59:225–32.

[157] Lane M. Mechanisms for managing cellular and homeostatic stress in vitro. Theriogenology. 2001; 55:225–36.

[158] Chi HJ, Park JS, Yoo CS, Kwak SJ, Son HJ, Kim SG, et al. Effect of evaporation-induced osmotic changes in culture media in a dry-type incubator on clinical outcomes in in vitro fertilization-embryo transfer cycles. Clin Exp Reprod Med. 2020; 47: 284–92.

[159] Mestres E, Garcia-Jimenez M, Casals A, Cohen J, Acacio M, Villamar A, et al. Factors of the human embryo culture system that may affect media evaporation and osmolality. Hum Reprod. 2021; 36:605–13.

[160] Leese HJ. The formation and function of oviduct fluid. J Reprod Fertil. 1988; 82:843–56.

[161] Bolton VN, Cutting R, Clarke H, Brison DR. ACE consensus meeting report: Culture systems. Hum Fertil (Camb). 2014; 17: 239–51.

[162] Wiley LM, Yamami S, Van Muyden D. Effect of potassium concentration, type of protein supplement, and embryo density on mouse preimplantation development in vitro. Fertil Steril. 1986; 45: 111–9.

[163] Paria BC, Dey SK. Preimplantation embryo development in vitro: Cooperative interactions among embryos and role of growth factors. Proc Natl Acad Sci U S A. 1990; 87: 4756–60.

[164] Lane M, Gardner DK. Effect of incubation volume and embryo density on the development and viability of mouse embryos in vitro. Hum Reprod. 1992; 7:558–62.

[165] Salahuddin S, Ookutsu S, Goto K, Nakanishi Y, Nagata Y. Effects of embryo density and co-culture of unfertilized oocytes on embryonic development of in-vitro fertilized mouse embryos. Hum Reprod. 1995; 10:2382–5.

[166] Gardner DK, Lane MW, Lane M. Development of the inner cell mass in mouse blastocyst is stimulated by reducing the embryo: Incubation volume ratio. Hum Reprod 1997; 12 P–132.

[167] Ahern TJ, Gardner DK. Culturing bovine embryos in groups stimulates blastocyst development and cell allocation to the inner cell mass. Theriogenology. 1998; 49:194.

[168] Ebner T, Shebl O, Moser M, Mayer RB, Arzt W, Tews G. Group culture of human zygotes is superior to individual culture in terms of blastulation, implantation and life birth. Reprod Biomed Online. 2010; 21:762-8.

[169] Rijnders PM, Jansen CA. Influence of group culture and culture volume on the formation of human blastocysts: A prospective randomized study. Hum Reprod. 1999; 14: 2333-7.

[170] Gardner DK. Improving embryo culture and enhancing pregnancy rate. In: Female Infertility Therapy: Current Practise. Shoham Z, Howles C, Jacobs H (eds). London: Martin Dunitz, pp. 283-99, 1998.

[171] Kelley RL, Gardner DK. Combined effects of individual culture and atmospheric oxygen on preimplantation mouse embryos in vitro. Reprod Biomed Online. 2016; 33(5): 537-49.

[172] Truong TT, Soh YM, Gardner DK. Antioxidants improve mouse preimplantation embryo development and viability. Hum Reprod. 2016; 31:1445-54.

[173] Kelley RL, Gardner DK. In vitro culture of individual mouse preimplantation embryos: The role of embryo density, microwells, oxygen, timing and conditioned media. Reprod Biomed Online. 2017; 34:441-54.

[174] Vajta G, Parmegiani L, Machaty Z, Chen WB, Yakovenko S. Back to the future: Optimised microwell culture of individual human preimplantation stage embryos. J Assist Reprod Genet. 2021; 38:2563-74.

[175] Fancsovits P, Pribenszky C, Lehner A, Murber A, Kaszas Z, Nemes A, et al. Prospective-randomized study comparing clinical outcomes of IVF treatments where embryos were cultured individually or in a microwell group culture dish. Biol Futur. 2022; 73: 229-36.

[176] Wilson M, Hartke K, Kiehl M, Rodgers J, Brabec C, Lyles R. Integration of blastocyst transfer for all patients. Fertil Steril. 2002; 77:693-6.

[177] Marek D, Langley M, Gardner DK, Confer N, Doody KM, Doody KJ. Introduction of blastocyst culture and transfer for all patients in an in vitro fertilization program. Fertil Steril. 1999; 72:1035-40.

[178] Menezo YJ, Guerin JF, Czyba JC. Improvement of human early embryo development in vitro by coculture on monolayers of Vero cells. Biol Reprod. 1990; 42:301-6.

[179] Lopata A. The neglected human blastocyst. J Assist Reprod Genet. 1992; 9:508-12.

[180] Olivennes F, Hazout A, Lelaidier C, Freitas S, Fanchin R, de Ziegler D, et al. Four indications for embryo transfer at the blastocyst stage. Hum Reprod. 1994; 9:2367-73.

[181] Scholtes MC, Zeilmaker GH. A prospective, randomized study of embryo transfer results after 3 or 5 days of embryo culture in in vitro fertilization. Fertil Steril. 1996; 65: 1245-8.

[182] Barnes FL. The effects of the early uterine environment on the subsequent development of embryo and fetus. Theriogenology. 2000; 53:649-58.

[183] Walker KJ, Green MP, Gardner DK. Spatial asynchronous transfer of cleavage-stage mouse embryos to the uterus compromises fetal development. Mol Reprod Dev. 2015; 82:80.

[184] Ertzeid G, Storeng R. Adverse effects of gonadotrophin treatment on pre- and postimplantation development in mice. J Reprod Fertil. 1992; 96:649-55.

[185] Ertzeid G, Storeng R, Lyberg T. Treatment with gonadotropins impaired implantation and fetal development in mice. J Assist Reprod Genet. 1993; 10:286-91.

[186] Van der Auwera I, Pijnenborg R, Koninckx PR. The influence of in-vitro culture versus stimulated and untreated oviductal environment on mouse embryo development and implantation. Hum Reprod. 1999; 14:2570-4.

[187] Taylor DM, Ray PF, Ao A, Winston RM, Handyside AH. Paternal transcripts for glucose-6-phosphate dehydrogenase and adenosine deaminase are first detectable in the human preimplantation embryo at the three- to four-cell stage. Mol Reprod Dev. 1997; 48:442-8.

[188] Tesarik J. Developmental failure during the preimplanation period of human embryogenesis. In: The Biological Basis of Early Human Reproductive Failure. Van Blerkom J (ed). New York, NY: Oxford University Press, pp. 327-44, 1994.

[189] Sandalinas M, Sadowy S, Alikani M, Calderon G, Cohen J, Munne S. Developmental ability of chromosomally abnormal human embryos to develop to the blastocyst stage. Hum Reprod. 2001; 16:1954-8.

[190] Vega M, Breborowicz A, Moshier EL, McGovern PG, Keltz MD. Blastulation rates decline in a linear fashion from euploid to aneuploid embryos with single versus multiple chromosomal errors. Fertil Steril. 2014; 102:394-8.

[191] Adler A, Lee HL, McCulloh DH, Ampeloquio E, Clarke-Williams M, Wertz BH, et al. Blastocyst culture selects for euploid embryos: Comparison of blastomere and trophectoderm biopsies. Reprod Biomed Online. 2014; 28:485-91.

[192] Fanchin R, Righini C, Olivennes F, Taylor S, de Ziegler

D, Frydman R. Uterine contractions at the time of embryo transfer alter pregnancy rates after in-vitro fertilization. Hum Reprod. 1998; 13:1968-74.

[193] Lesny P, Killick SR, Tetlow RL, Robinson J, Maguiness SD. Uterine junctional zone contractions during assisted reproduction cycles. Hum Reprod Update. 1998; 4:440-5.

[194] Fanchin R, Ayoubi JM, Righini C, Olivennes F, Schonauer LM, Frydman R. Uterine contractility decreases at the time of blastocyst transfers. Hum Reprod. 2001; 16:1115-9.

[195] Fragouli E, Lenzi M, Ross R, Katz-Jaffe M, Schoolcraft WB, Wells D. Comprehensive molecular cytogenetic analysis of the human blastocyst stage. Hum Reprod. 2008; 23: 2596-608.

[196] Schoolcraft WB, Fragouli E, Stevens J, Munne S, Katz-Jaffe MG, Wells D. Clinical application of comprehensive chromosomal screening at the blastocyst stage. Fertil Steril. 2010; 94: 1700-6.

[197] Mastenbroek S, Twisk M, van Echten-Arends J, Sikkema-Raddatz B, Korevaar JC, Verhoeve HR, et al. In vitro fertilization with preimplantation genetic screening. N Engl J Med. 2007; 357: 9-17.

[198] Scott RT Jr., Upham KM, Forman EJ, Zhao T, Treff NR. Cleavage-stage biopsy significantly impairs human embryonic implantation potential while blastocyst biopsy does not: A randomized and paired clinical trial. Fertil Steril. 2013; 100:624-30.

[199] Papanikolaou EG, Camus M, Kolibianakis EM, Van Landuyt L, Van Steirteghem A, Devroey P. In vitro fertilization with single blastocyst-stage versus single cleavage-stage embryos. N Engl J Med. 2006; 354:1139-46.

[200] Papanikolaou V. Early pregnancy loss is significantly higher after day 3 single embryo transfer that after day 5 single blastocyst transfer in GnRH antagonist stimulated IVF cycles. RBM Online. 2006; 12:60-5.

[201] Clua E, Rodriguez I, Arroyo G, Racca A, Martinez F, Polyzos NP. Blastocyst versus cleavage embryo transfer improves cumulative live birth rates, time and cost in oocyte recipients: A randomized controlled trial. Reprod Biomed Online. 2022; 44: 995-1004.

[202] Hunault CC, Eijkemans MJ, Pieters MH, te Velde ER, Habbema JD, Fauser BC, et al. A prediction model for selecting patients undergoing in vitro fertilization for elective single embryo transfer. Fertil Steril. 2002; 77:725-32.

[203] Balaban B, Urman B, Alatas C, Mercan R, Aksoy S, Isiklar A. Blastocyst-stage transfer of poor-quality cleavage-stage embryos results in higher implantation rates. Fertil Steril. 2001; 75: 514-8.

[204] Schoolcraft WB, Gardner DK. Blastocyst culture and transfer increases the efficiency of oocyte donation. Fertil Steril. 2000; 74:482-6.

[205] Gardner DK, Surrey E, Minjarez D, Leitz A, Stevens J, Schoolcraft WB. Single blastocyst transfer: A prospective randomized trial. Fertil Steril. 2004; 81:551-5.

[206] Cummins JM, Breen TM, Harrison KL, Shaw JM, Wilson LM, Hennessey JF. A formula for scoring human embryo growth rates in in vitro fertilization: Its value in predicting pregnancy and in comparison with visual estimates of embryo quality. J In Vitro Fert Embryo Transf. 1986; 3: 284-95.

[207] Steer CV, Mills CL, Tan SL, Campbell S, Edwards RG. The cumulative embryo score: A predictive embryo scoring technique to select the optimal number of embryos to transfer in an in-vitro fertilization and embryo transfer programme. Hum Reprod. 1992; 7: 117-9.

[208] Scott L. The biological basis of non-invasive strategies for selection of human oocytes and embryos. Hum Reprod Update. 2003; 9:237-49.

[209] Li Z, Wang YA, Ledger W, Edgar DH, Sullivan EA. Clinical outcomes following cryopreservation of blastocysts by vitrification or slow freezing: A population-based cohort study. Hum Reprod. 2014; 29:2794-801.

[210] Takahashi K, Mukaida T, Goto T, Oka C. Perinatal outcome of blastocyst transfer with vitrification using cryoloop: A 4-year follow-up study. Fertil Steril. 2005; 84:88-92.

[211] Roy TK, Bradley CK, Bowman MC, McArthur SJ. Single-embryo transfer of vitrified-warmed blastocysts yields equivalent livebirth rates and improved neonatal outcomes compared with fresh transfers. Fertil Steril. 2014; 101:1294-301.

[212] Xie Y, Wang F, Puscheck EE, Rappolee DA. Pipetting causes shear stress and elevation of phosphorylated stress-activated protein kinase/jun kinase in preimplantation embryos. Mol Reprod Dev. 2007; 74:1287-94.

[213] Gardner DK, Reed L, Linck D, Sheehan C, Lane M. Quality control in human in vitro fertilization. Semin Reprod Med. 2005; 23:319-24.

[214] Khan Z, Wolff HS, Fredrickson JR, Walker DL, Daftary GS, Morbeck DE. Mouse strain and quality control testing: Improved sensitivity of the mouse embryo assay with embryos from outbred mice. Fertil Steril. 2013; 99:847-54 e2.

[215] Silverman IH, Cook CL, Sanfilippo JS, Yussman MA, Schultz GS, Hilton FH. Ham's F-10 constituted with tap water supports mouse conceptus development in vitro. J In Vitro Fert Embryo Transf. 1987; 4:185-7.

[216] George MA, Braude PR, Johnson MH, Sweetnam DG. Quality control in the IVF laboratory: in-vitro and in-vivo development of mouse embryos is unaffected by the quality of water used in culture media. Hum Reprod. 1989; 4:826-31.

[217] Fissore RA, Jackson KV, Kiessling AA. Mouse zygote development in culture medium without protein in the presence of ethylenediaminetetraacetic acid. Biol Reprod. 1989; 41: 835-41.

[218] Flood LP, Shirley B. Reduction of embryotoxicity by protein in embryo culture media. Mol Reprod Dev. 1991; 30: 226-31.

[219] Wolff HS, Fredrickson JR, Walker DL, Morbeck DE. Advances in quality control: Mouse embryo morphokinetics are sensitive markers of in vitro stress. Hum Reprod. 2013; 28: 1776-82.

[220] Gardner DK, Truong TT. Antioxidants and antifreeze proteins in cryopreservation and vitrification. In: Cryopreservation in Assisted Reproduction: A Practitioner's Guide to Methods, Management and Organisation. Nagy ZP, Varghese A, Agarwal A(eds). New York, NY: Springer, 2024.

[221] Truong T, Gardner DK. Antioxidants improve IVF outcome and subsequent embryo development in the mouse. Hum Reprod. 2017; 32:2404-13.

[222] Truong TT, Gardner DK. Antioxidants increase blastocyst cryosurvival and viability post-vitrification. Hum Reprod. 2020; 35: 12-23.

[223] Gardner DK, Kuramoto T, Tanaka M, Mitzumoto S, Montag M, Yoshida A. Prospective randomized multicentre comparison on sibling oocytes comparing g-series media system with antioxidants versus standard G-Series media system. Reprod Biomed Online. 2020; 40:637-44.

[224] Hannan NJ, Paiva P, Meehan KL, Rombauts LJ, Gardner DK, Salamonsen LA. Analysis of fertility-related soluble mediators in human uterine fluid identifies VEGF as a key regulator of embryo implantation. Endocrinology. 2011; 152:4948-56.

[225] Thouas GA, Dominguez F, Green MP, Vilella F, Simon C, Gardner DK. Soluble ligands and their receptors in human embryo development and implantation. Endocr Rev. 2015; 36:92-130.

[226] Binder NK, Evans J, Gardner DK, Salamonsen LA, Hannan NJ. Endometrial signals improve embryo outcome: Functional role of vascular endothelial growth factor isoforms on embryo development and implantation in mice. Hum Reprod. 2014; 29:2278-86.

[227] Ziebe S, Loft A, Povlsen BB, Erb K, Agerholm I, Aasted M, et al. A randomized clinical trial to evaluate the effect of granulocyte-macrophage colony-stimulating factor (GM-CSF) in embryo culture medium for in vitro fertilization. Fertil Steril. 2013; 99:1600-9.

[228] Karagenc L, Lane M, Gardner DK. Granulocyte-macrophage colony-stimulating factor stimulates mouse blastocyst inner cell mass development only when media lack human serum albumin. Reprod Biomed Online. 2005; 10:511-8.

[229] Kawamura K, Chen Y, Shu Y, Cheng Y, Qiao J, Behr B, et al. Promotion of human early embryonic development and blastocyst outgrowth in vitro using autocrine/paracrine growth factors. PLoS One. 2012; 7:e49328.

[230] Gurner KH, Truong TT, Harvey AJ, Gardner DK. A combination of growth factors and cytokines alter preimplantation mouse embryo development, foetal development and gene expression profiles. Mol Hum Reprod. 2020; 26: 953-70.

[231] Suh RS, Phadke N, Ohl DA, Takayama S, Smith GD. Rethinking gamete/embryo isolation and culture with microfluidics. Hum Reprod Update. 2003; 9:451-61.

[232] Wheeler MB, Walters EM, Beebe DJ. Toward culture of single gametes: The development of microfluidic platforms for assisted reproduction. Theriogenology. 2007; 68(Suppl 1):S178-89.

[233] Lane M, Gardner DK. Selection of viable mouse blastocysts prior to transfer using a metabolic criterion. Hum Reprod. 1996; 11:1975-8.

[234] Brison DR, Houghton FD, Falconer D, Roberts SA, Hawkhead J, Humpherson PG, et al. Identification of viable embryos in IVF by non-invasive measurement of amino acid turnover. Hum Reprod. 2004; 19:2319-24.

[235] McLennan HJ, Blanch AJ, Wallace SJ, Ritter LJ, Heinrich SL, Gardner DK, et al. Nano-liter perfusion microfluidic device made entirely by two-photon polymerization for dynamic cell culture with easy cell recovery. Sci Rep. 2023; 13:562.

[236] Gardner DK. The way to improve ART outcomes is to introduce more technologies in the laboratory. Reprod Biomed Online. 2022; 44:389-92.

[237] Vajta G, Parmegiani L. Cleavage stage vs. blastocyst transfer: A more considerate analysis suggested. Hum Reprod. 2020; 35: 2399-400.

[238] Crosby IM, Gandolfi F, Moor RM. Control of protein synthesis during early cleavage of sheep embryos. J Reprod Fertil. 1988; 82:769-75.

[239] Rieger D, Loskutoff NM, Betteridge KJ. Developmentally related changes in the uptake and metabolism of glucose,

glutamine and pyruvate by cattle embryos produced in vitro. Reprod Fertil Dev. 1992; 4:547-57.

[240] Liu Z, Foote RH. Development of bovine embryos in KSOM with added superoxide dismutase and taurine and with five and twenty percent O_2. Biol Reprod. 1995; 53: 786-90.

[241] Lindenbaum A. A survey of naturally occurring chelating ligands. Adv Exp Med Biol. 1973; 40:67-77.

[242] Wu G, Morris SM Jr. Arginine metabolism: Nitric oxide and beyond. Biochem J. 1998; 336(Pt 1):1-17.

[243] Martin PM, Sutherland AE, Van Winkle LJ. Amino acid transport regulates blastocyst implantation. Biol Reprod. 2003; 69:1101-8.

[244] Martin PM, Sutherland AE. Exogenous amino acids regulate trophectoderm differentiation in the mouse blastocyst through an mTOR-dependent pathway. Dev Biol. 2001; 240:182-93.

[245] Hardy K, Robinson FM, Paraschos T, Wicks R, Franks S, Winston RM. Normal development and metabolic activity of preimplantation embryos in vitro from patients with polycystic ovaries. Hum Reprod. 1995; 10:2125-35.

[246] Simon C, Garcia Velasco JJ, Valbuena D, Peinado JA, Moreno C, Remohi J, et al. Increasing uterine receptivity by decreasing estradiol levels during the preimplantation period in high responders with the use of a follicle-stimulating hormone step-down regimen. Fertil Steril. 1998; 70: 234-9.

[247] Ertzeid G, Storeng R. The impact of ovarian stimulation on implantation and fetal development in mice. Hum Reprod. 2001; 16:221-5.

[248] Kelley RL, Kind KL, Lane M, Robker RL, Thompson JG, Edwards LJ. Recombinant human follicle-stimulating hormone alters maternal ovarian hormone concentrations and the uterus and perturbs fetal development in mice. Am J Physiol Endocrinol Metab. 2006; 291:E761-70.

[249] Kwong WY, Wild AE, Roberts P, Willis AC, Fleming TP. Maternal undernutrition during the preimplantation period of rat development causes blastocyst abnormalities and programming of postnatal hypertension. Development. 2000; 127:4195-202.

[250] Gardner DK, Lane KS. High protein diet inhibits inner cell mass formation and increases apoptosis in mouse blastocysts developed in vivo by increasing the levels of ammonium in the reproductive tract. Reprod, Fertil Dev. 2004; 16:190.

16

胚胎选择
基于形态学与生理学分析

Denny Sakkas 和 David K. Gardner

引 言

全球范围内，辅助生殖技术（assisted reproductive technologies，ART）的应用正逐年攀升。根据2006年国际ART监测报告显示，当时已有超过100万例治疗周期登记在册[1]。当前数据表明，每年开展ART周期数量已超过250万。自Louise Brown诞生以来，全球已有逾800万婴儿通过此技术出生[2-4]。仅在美国、欧洲、澳大利亚和新西兰等地，每年实施的ART治疗周期数便超过百万[1-3,5]。ART后分娩率的稳步提高、医疗服务的普及性提高，以及其他治疗方法的相对局限使ART应用越来越广泛。目前，在欧洲、美国、澳大利亚和新西兰[6]，通过ART出生的婴儿占所有新生儿的1.9%~4.1%[3,7]。

在过去，通常需要移植多个胚胎才能获得体外受精（in vitro fertilization，IVF）理想的成功率，但这种状况已发生了显著变化。以美国为例，2003年38岁以下女性患者平均移植胚胎数为2.8个，而2019年已降至1.2个[8]。现如今更倾向于在胚胎冷冻保存后再选择植入更适宜的子宫环境，这也进一步减少了移植胚胎数量[8]。

许多研究已证实，多胎妊娠这一并发症导致母亲和婴儿风险增加，这些风险包括孕产妇高血压、早产、低出生体重儿以及显著升高的脑瘫风险[9-12]。这不仅导致了医源性、围产期和新生儿并发症的发病率升高，而且与单胎分娩相比，医疗费用剧增10倍[13]。为降低IVF中多胎妊娠的发生率，单胚胎移植是唯一行之有效的方法。

在众多国家，如挪威、瑞典、丹麦、比利时、英国、意大利和德国等，多年来已经实施法律限制并发布医疗指南，规定了一个IVF治疗周期中可移植的胚胎数量。比如，在斯堪的纳维亚半岛国家和比利时，政府已经针对特定患者群体制订了单胚胎移植的法律限制（即每个IVF周期只允许移植一个胚胎）。而欧洲许多其他国家，也将移植胚胎的数量限定为最多两个。但在没有法律限制的其他地区，降低移植胚胎数量取决于医疗机构和患者，在多胎妊娠风险和“可接受的”妊娠率之间寻找平衡。在澳大利亚和新西兰，临床医生和患者更愿意选择单胚胎移植，从而使单胚胎移植比例从2009年的69.7%增长至2013年的79.2%，2020年更是高达93%[6]。美国生殖医学会实践委员会和辅助生殖技术协会实践委员会现已明确规定了在美国单胚胎移植的适用情况[14]。在中国，平均移植胚胎数量也已降至两个以下[15]。目前迹象表明，未来所有尚未立法的国家都将通过法律、经济或道德义务来限制胚胎移植的数量，以尽可能地降低多胎妊娠的风险。

限制移植胚胎数量的一大挑战，在于我们目前选择胚胎主要依赖于形态学评估。这种方法显然无法准确评估每一个胚胎的发育潜能。随着IVF的发展，未来我们只能选择一个或最多两个胚胎用于移植，这将迫使我们做出某些选择。关于获卵较少的温和刺激方案的应用也存在争议[16,17]。有观点认为，减少获得卵母细胞的数量可提高特定人群中可用胚胎的比例。然而，也有研究指出，更多的卵子数量能提高累计活产率[18]，并且近四分之一的患者只需一个刺激周期便能实现两次或更多次活产[19-24]。现如今，随着玻璃化冷冻技术的广泛应用，冷冻保存对胚胎质量的影响已不再是瓶颈。因此，为了培养出更多的胚胎并实施冷冻胚胎移植，我们迫切需要完善筛选胚胎的流程，以便于我们选择的胚胎有更高的着床率，并显著缩短患者到达妊娠的时间。本章节将讨论各种胚胎选择的策略，以期为患者带来更好的治疗效果。

形态学评估方法

30多年来，形态学评估一直是胚胎学家挑选胚胎的主要手段。在IVF技术发展初期，人们就注意到卵裂速度快、形态好的胚胎更有可能妊娠[25,26]。随着形态学评估系统不断发展，除了细胞数和碎片等经典指标，还深入研究了许多其他特征，包括原核期卵母细胞的形态、2细胞的早期卵裂、连续数日的高质量胚胎以及多种胚胎序贯评估结果等[27,28]。此外，囊胚培养和囊胚评估能力的提升有助于我们基于形态学更精准地挑选胚胎[29]。尽管形态学与胚胎活力之间的关联并不完全准确,但从整体胚胎发育过程来看,它确实为我们呈现了胚胎在特定时间点应该达到的关键发育状况[30]。在过去几年中,人们对此有了更多的认识,时差成像技术的出现为我们更深入理解和运用胚胎的形态特征提供了新的视角(见第 17 章和文献[31])。在此,我们将简要介绍一些经典研究,这些研究探讨了在关键时间点胚胎发育的关键形态学事件。

原核期卵母细胞

受精过程中发生了诸多变化,这一阶段是胚胎发育动力学评估的关键时期。卵母细胞内储备了大量与发育相关的物质和母源 mRNA,以确保胚胎能够顺利到达 4~8 细胞阶段。在人类胚胎中,胚胎基因组激活发生在 4~8 细胞阶段[32]。因此,卵母细胞质量对早期胚胎发育和后续的发育潜能起着至关重要的作用。

多项研究表明,原核期卵母细胞阶段即可以预测胚胎质量。Tesarik 和 Scott 分别针对核仁的预测价值进行了研究[33,34]。Tesarik 和 Greco 提出,原核形态的正常与否与人类胚胎的发育潜能密切相关[34]。他们回顾分析了能够着床的胚胎在受精卵时期时,每个原核的核仁前体(nucleolar precursor bodies, NPBs)的数量和分布情况。随后,他们将这些受精卵的特征与着床失败的受精卵进行了比较。100%成功着床的受精卵通常具有以下特征:两个原核中的 NPB 数量相差不超过 3 个,且两个原核中的 NPB 均呈极化或者非极化状态,但不会出现一个原核极化而另一个原核非极化的现象。不符合这一标准的原核期卵母细胞更有可能发展成形态较差或卵裂停滞的着床前胚胎。在移植胚胎中,如果至少有 1 个胚胎在原核阶段出现上述特征,其妊娠率可达 50%(22/44),而均未表现出这些特征的胚胎妊娠率仅为 9%(2/23)。

影响胚胎形态的另一个原核期卵母细胞状态的判定标准可能是原核和极体的相对位置。非哺乳动物物种中,卵母细胞的极性容易观察。在哺乳动物中,可以通过第一极体的位置推测卵母细胞的动物极。受精后,第二极体则标志着胚胎极[35]。在人类卵母细胞中,各种因子在卵母细胞内的分布存在差异,特别是包含动物极的因子分布异常会影响胚胎发育,甚至可能影响胎儿生长[36,37]。基于这一推测,Garello 等人[38]深入研究了原核定位、极体位置以及胚胎质量,旨在探索原核期卵母细胞的极性是否与后续发育存在某种联系。他们特别观察了 β 角度的计算(图 16-1),它反映了原核轴线与最远极体位置之间的夹角。值得关注的是,随着 β 角度的增大,着床前人类胚胎质量明显下降。因此,有人推测受精卵细胞质的流动可能会影响受精卵的极性,这与极体的异常分布相关。迄今为止,关于卵母细胞的极性及其在影响胚胎活力的重要性方面,我们仍知之甚少[39]。

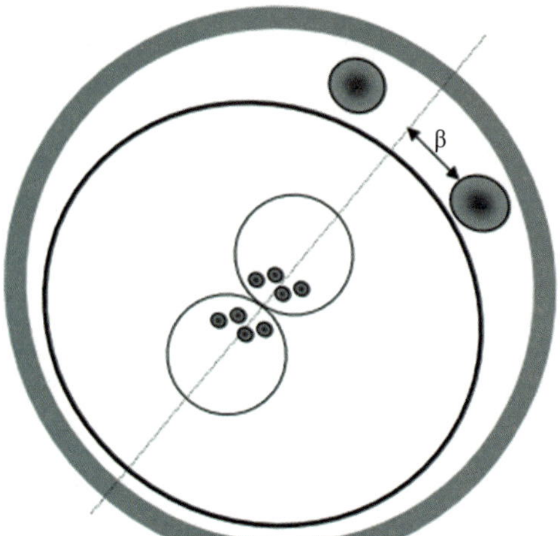

图 16-1　据 Tesarik 和 Greco[32]、Garello 等人[37]以及 Scott 和 Smith[39]所述,较高活力的原核期胚胎通常具备以下理想特征:①两个原核中的 NPB 数量相差不超过 3 个;②两个原核中的 NPB 均呈极化或者非极化状态,不出现一个原核极化而另一个非极化的现象;③原核轴线与最远端的极体之间的角度小于 50°

在后续研究中,Scott 和 Smith[40]基于原核与核仁的排列、胞质外观、核膜破裂以及卵裂至 2 细胞,建立了第 1 天的胚胎评分标准。结果显示,胚胎总评分较高的患者(≥15 分),其妊娠率和着床率分别达到 71%(34/48)和 28%(49/175),而评分较低患者的妊娠率和着床率仅分别为 8%(4/49)和 2%(4/178)。Scott[41]对原核评分的应用进行了全面的评述。时差成像技术也证实了原核事件发生的时间点与胚胎着床潜力密切相关。Aguillar 等人[42]的研究表明,第二极体排出(3.3~10.6 h)、原核消失(22.2~25.9 h)以及 S 期(5.7~13.8 h)的时间点都是影响胚胎着床成功的关键因素。同时,他们还发现授精方式,即卵胞质内单精子注射(intracytoplasmic sperm injection, ICSI)或常规 IVF,对于如何评估这些参数也至关重要[43]。随着形态动力学的出现,这些特征为胚胎活力评估也提供了有价值的线索[44]。最近的一项研究强调,观察胚胎的时间越接近着床时间,所获得的信息越能准确反映其活力。Ezoe 等人[44]发现,原核非并列排列和原核消失不同步可能会导致胚胎在第一次卵裂时出现有丝分裂异常,并影响着床前胚胎发育。然而,即使胚胎出现原核消失异常,仍有可能形成囊胚并获得活产。因此,他们认为采用囊胚培养后行囊胚移植的策略更为合适。

卵裂期胚胎

尽管囊胚培养技术已被广泛应用，但基于细胞数和形态学特征选择卵裂期胚胎移植仍然很普遍[25]。在某些情况下，这种做法还受到国家的法律限制。例如，德国于1991年通过的《胚胎保护法》规定，每个IVF周期获得的胚胎数量不得超过3个，且不论其质量如何，这3个胚胎都需进行移植。关于卵裂期胚胎的评估，Gerris等人[45]和Van Royen等人[46]开展了最初的一些关键临床研究，他们在研究中设定了严格的胚胎筛选标准来选择单个胚胎进行移植。这些标准与Cummins等人[25]在20世纪80年代的研究中所描述的与胚胎活力密切相关的关键卵裂事件无太大差异。那么，什么样的胚胎可被定义为"顶级"质量的胚胎呢？这些"顶级"质量的胚胎具有以下特征：受精后第2天有4~5个卵裂球，第3天至少有7个卵裂球，无卵裂球多核，受精后第2天和第3天胚胎碎片率<20%。将这些标准用于比较单胚胎和双胚胎移植的前瞻性随机临床试验，结果显示，26例单胚胎移植周期中，如果有一个顶级质量胚胎用于移植，其着床率可达42.3%，持续妊娠率也可达到38.5%。在27例双胚胎移植周期中，着床率和持续妊娠率分别为48.1%和74%。一项更大规模的研究分析了370例38岁以下妊娠患者连续单个高质量胚胎移植的结果，发现单个顶级质量的胚胎移植后妊娠率为51.9%[47]。

在基于细胞数和形态学特征选择胚胎时，多数研究都是在第2天或第3天进行选择的。正如Bavister[48]所指出，确定选择标准的关键因素之一是明确严格的时间点来比较胚胎。因此，Sakkas及其同事将授精或显微注射后25 h达到2细胞阶段作为选择胚胎的关键时间点[49–51]。在更大规模的研究中，研究者们发现，接受IVF或ICSI后，45%的患者有早卵裂的2细胞胚胎。对于在第2天或第3天移植早卵裂2细胞来源胚胎的患者，其着床率和妊娠率均显著提高[49]。进一步研究显示，近半数的患者移植早卵裂2细胞来源的胚胎后获得临床妊娠（图16-2）。单胚胎移植的结果为早卵裂2细胞胚胎的价值提供了最有力的证据[52,53]。Salumets等人的一项研究显示，移植单个胚胎时，与非早卵裂的胚胎临床妊娠率（26.4%）相比，移植早卵裂来源的胚胎临床妊娠率（50%）显著提高[52]。此外，据报道早卵裂至2细胞阶段的胚胎也具有更高的囊胚形成率[54,55]。Guerif等人[54]的另一项研究追踪了4 042个胚胎从第1天到第5天或第6天单液滴培养的连续生长情况。他们发现，早卵裂和第2天的细胞数是预测胚胎第5天能否形成优质囊胚的最关键指标。时差成像技术有助于观察这些事件发生的时间点，如今已开发出多种算法[56,57]，这些算法有助于将细胞分裂和时间点相结合用于预测囊胚发育和着床潜能[58,59]。

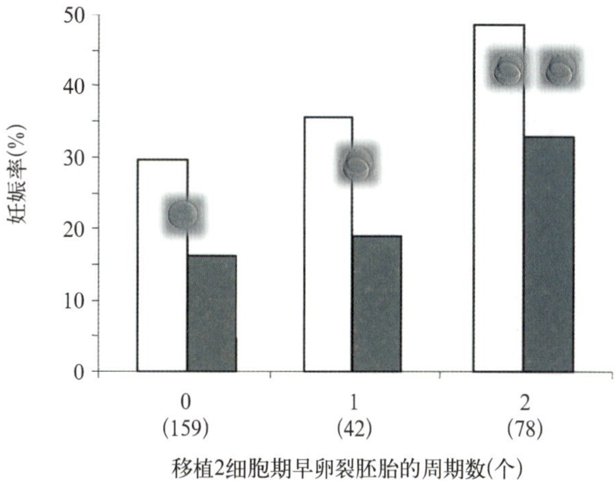

图16-2　患者临床妊娠率（浅色柱）和着床率（深色柱）与移植早卵裂胚胎数量（0个、1个或2个）之间的关系。括号中数字表示每组的周期数

桑葚胚

人们相对忽视了对桑葚胚这一发育阶段的评估。它未被作为常规评估时期，其原因主要在于避免对胚胎的过度观察，这一阶段也缺乏明确的形态学评估标准。随着时差成像分析的引入，我们现在可以清晰地观察并分析形成滋养外胚层的关键形态学事件。最新研究表明，第4天评分系统可以成功付诸实践[60]，获得与第5天单胚胎移植相似的结局[61]。然而，这一策略的应用仍未得到全面评价。

囊　胚

囊胚移植现已成为多个国家标准化的临床诊疗策略，主要由于以下因素的推动，包括序贯式、一步式培养液和时差成像培养方式的应用，完善的囊胚玻璃化冷冻保存技术的实施[62–64]，最后通过滋养层活检完成着床前胚胎非整倍体遗传学检测（pre-implantation genetic testing for aneuploidy, PGT-A）[31, 65–68]。

囊胚质量对于治疗效果至关重要。与卵裂期胚胎评分一样，选择最佳的囊胚也需要考虑时间和形态学特征。Gardner和Schoolcraft提出的囊胚评分系统[69]是目前应用最为广泛的一种。Alpha评分系统也可以看作是Gardner评分系统的数值化解读[70]。Gardner评分系统主要依据囊胚的扩张程度、内细胞团（inner cell mass, ICM）的紧密程度以及滋养层细胞（trophectoderm，TE）的连续性进行评分（图16-3）。高质量囊胚的示例可见图16-4。应用此评分系统选择并移植2个ICM紧密、滋养外胚层紧密连续的高评分扩张囊胚（>3AA）时，可实现超过80%的临床妊娠率和69%的着床率[71]。如果移植2个未达到上述评分（<3AA）的囊胚时，临床妊娠率和着床率分别降至50%和33%[72]。尽管与顶级评分囊胚相比，临床妊娠率和着床率有所下降，但第5天的早期囊胚仍然具有较高的发育潜能。

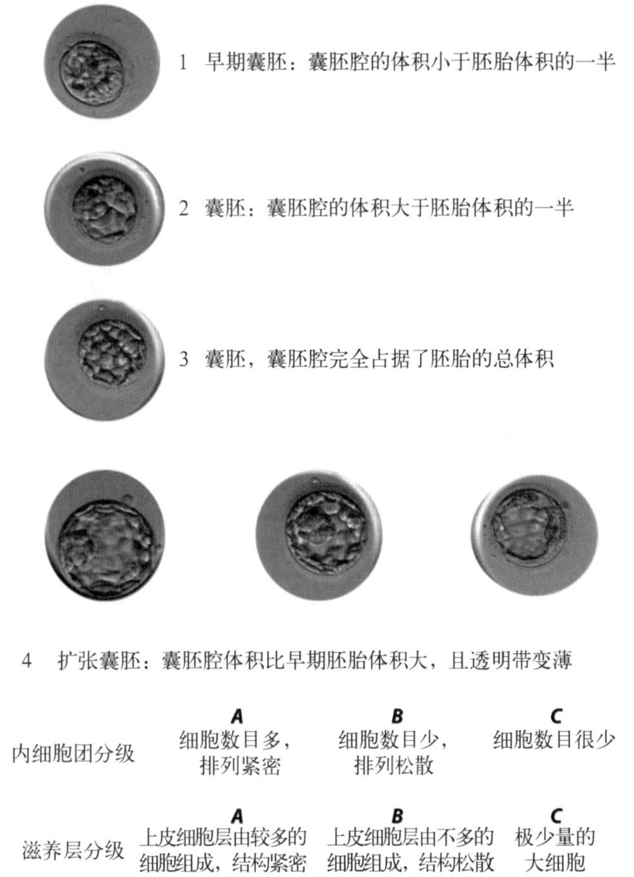

图16-3 囊胚评分系统（根据文献[69]修改）

对ICM和TE在胚胎选择中的预测价值的最近研究结果显示，与ICM相比，TE评级用于选择最佳囊胚具有更强的预测能力[73]。尽管ICM的重要性不言而喻，但胚胎发育至这一阶段时，丰富的TE对于囊胚的成功孵化和着床至关重要。这一观点得到了多项研究的支持[74-78]，这些研究均强调了TE评级与妊娠结局存在关联。另有研究发现，ICM评级较差的囊胚与流产率升高有关[79]。

Van den Abbeel及其团队[79]也针对ICM评级在囊胚评估中的重要性提供了数据支持。研究表明，囊胚的三个参数（扩张程度、ICM和TE质量）与妊娠率和活产率均显著相关。进一步发现，移植ICM评级为“A”的囊胚有助于降低妊娠丢失率[79]，同时ICM等级与新生儿出生体重呈正相关[80]。从生理角度来看，TE和ICM并不是独立存在的，它们共同构成了一个功能单元。虽然TE通过分泌囊胚腔液为ICM提供了一个独立的环境，但小鼠囊胚ICM才是调控TE增殖和活性的主导因素[81-83]。因此，在决定胚胎命运时，综合考虑ICM和TE的评级显得尤为重要。有趣的是，近期的研究还发现，移植总体评分较低的囊胚，出生女婴的概率更高［48% *vs.* 42%，调整后OR：1.26（1.13，1.39）］，剖宫产率也更高［71% *vs.* 68%，调整后OR：1.15（1.02，1.29）］[84]。此外，尽管评分较低的囊胚（CC）的潜能明显低于高质量囊胚，但它们仍具有一定的发育潜力[85]。

除了ICM和TE评级，囊胚形成的时间也很重要，在新鲜周期移植时尤其重要[86]。然而，对冷冻胚胎移植而言，囊胚形成的时间并不作为重点考虑。理论上，第5天形成的囊胚可能预示着具有更高的质量。近期，一些利用玻璃化冷冻技术的回顾性队列研究显示，第5天的解冻囊胚移植后的活产率略高于复苏第6天的囊胚[73,87,88]。现在也很清楚的是，第7天形成的囊胚也能获得可接受的活产率。将这些囊胚经过冷冻并移植入内膜发育同步的子宫时，可以显著增加患者成功妊娠的机会[89,90]。

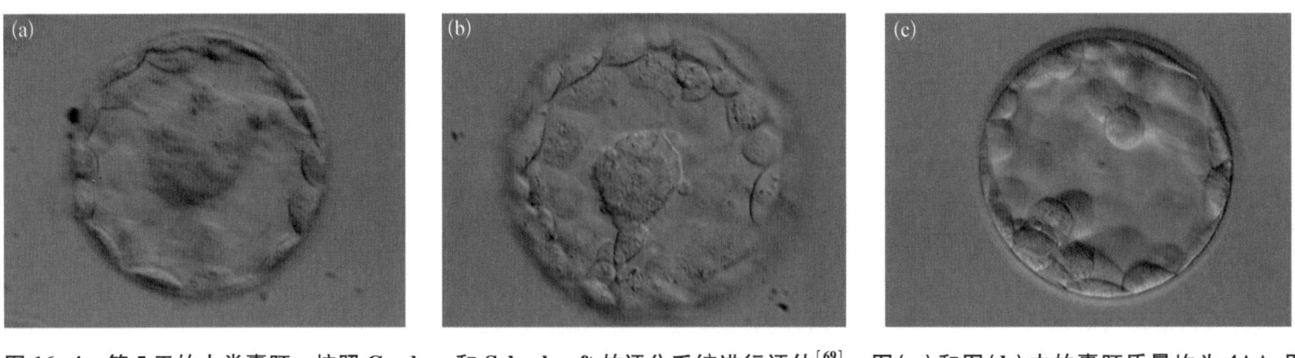

图16-4 第5天的人类囊胚。按照Gardner和Schoolcraft的评分系统进行评估[69]。图（a）和图（b）中的囊胚质量均为4AA；图（c）中的胚胎滋养层发育良好，由于缺乏明显的ICM，仅评为4CA

有研究团队还试图将囊胚形成率和质量与其整倍性相关联。值得关注的是,通过 PGT-A 诊断胚胎的整倍性比囊胚的形态学等级和冷冻时机这两个因素更重要,因为无论胚胎等级如何,它们的活产率都没有显著差异[88]。尽管通过形态学特征和时差成像技术来预测囊胚整倍性已成为研究热点,但相关结论尚未明确。在一项研究中,Campbell 及其同事发现,非整倍体胚胎的囊胚腔形成时间相对较晚[91]。受精后 100 h 内囊胚开始形成的时间以及时差成像的形态动力学评分系统均与着床独立相关。卵裂参数与非整倍体预测之间的关系仍值得进一步研究[92]。最近,利用人工智能(artificial intelligence, AI)分析囊胚静态图像的方法已展现出巨大应用潜力[93]。该研究中,1 231 张胚胎图像被分为预后良好(整倍体且成功着床)和预后不佳(非整倍体且未能着床)。使用 AI 胚胎排序算法,预测整倍体的准确率为 0. 70,阳性预测值为 0. 79。在胚胎选择方面,AI 的应用前景令人兴奋,具有较高的可预测性[94](见第 18 章,第 19 章)。

根据形态学选择最佳胚胎的策略

上述选择标准均在识别具有较高活力的单个胚胎方面具有一定优势。值得关注的是,形态动力学参数似乎提示我们不仅要关注正确的状况,还要关注异常的表现。虽然利用时差成像技术可开发能够识别与胚胎着床潜能相关的正向选择特征的算法,但是它也向我们展示了许多可用来排除候选移植胚胎的情况。最典型的是需排除选择直接卵裂至 3 细胞的胚胎[95]。

当有许多胚胎可供选择时,我们该如何制订挑选单个胚胎的策略?目前,已经形成了几种胚胎选择的方法。过去认为一个涵盖所有前述标准的多步评分系统可能是最理想的方法。多位学者也已经证实,连续评分系统具有实际意义[46,55,96]。随着机器学习与时差成像系统的结合,它能更有效地整合之前所有的评估标准,人工选择将逐渐被自动化方式所取代。

授精/ICSI 后 18~19 h(图 16-1):识别双原核胚胎。检查原核的:

a. 对称性。

b. NPB 数量是否为偶数。

c. 极体的位置。

授精/ICSI 后 25~26 h(图 16-5):

a. 已卵裂至 2 细胞阶段。

b. 受精卵的核膜已经开始破裂。

授精/ICSI 后 42~44 h(图 16-5):

a. 卵裂球数量应大于或等于 4 个。

b. 碎片率少于 20%。

c. 无卵裂球多核。

授精/ICSI 后 66~68 h(图 16-5):

a. 卵裂球数量大于或等于 8 个。

b. 碎片率少于 20%。

c. 无多核卵裂球。

授精/ICSI 后 116~118 h(图 16-3,图 16-4):

a. 囊胚腔充满整个胚胎。

b. ICM 细胞数量多且紧致。

c. TE 数量多且排列致密。

以上哪个标准最重要,还是都需要考虑?简言之,AI 已经完善了胚胎的序贯评估过程,但它仍然依赖于先行标准以解析胚胎发育过程。在每个阶段,当胚胎达到该阶段的评估标准时,便会择优评价。但也可能存在一个胚胎在某个阶段尚未达到评估标准,随后的发育阶段又达到标准。总之,在每个发育阶段均达到最佳标准的胚胎会被优先选择进行移植(图 16-6)。例如,进行单个胚胎移植时,可能会出现以下情况:一个胚胎在早期发育阶段不符合任

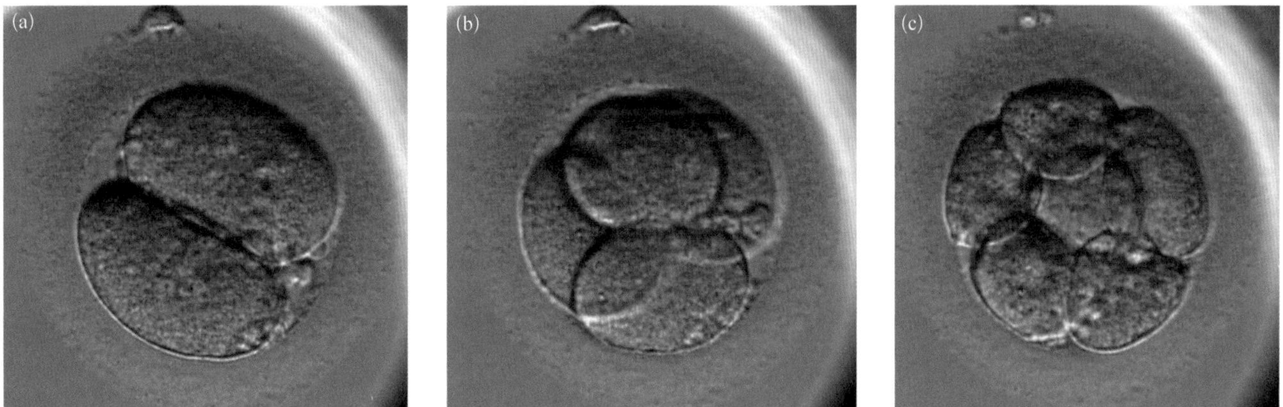

图 16-5　授精/ICSI 后 25~26 h(a),42~44 h(b),以及 66~68 h(c)优质胚胎应具备的特征。有关评分标准的更多详细信息,请参考 Sakkas 等人[49]、Shoukir 等人[51]和 Van Royen 等人[46]的研究

何一项评估标准,但第 5 天仍形成了高质量囊胚。如果这个囊胚在该组胚胎中质量最优,就会选择它进行移植。如果在第 5 天观察到 6 个评级一样的优质囊胚,就可以选择在早期各阶段中评分最高的囊胚进行移植。如果使用简化的评估方案,仅以第 2 天评分为依据,那么第 2 天形态最好的胚胎发育形成的囊胚质量更佳。此外,对于胚胎数量较少,需要在第 2 天或第 3 天移植的患者,我们可以根据传统标准选择符合早期评估条件的胚胎。图 16-6 展示了考虑不同策略或评估标准时,胚胎选择的建议时间表。值得关注的是,目前最严格的选择标准是挑选第 5 天的高质量囊胚[54,71]。我们首次开发并应用了这种胚胎选择方法[97],随着研究的不断深入,对每个发育阶段设置加权评分[98],这些数据已被纳入许多基于时差成像的分析算法中,以便更好地进行胚胎的排除和选择。

目前,我们依然面临一个长期悬而难决的问题,应该选择卵裂期胚胎移植还是囊胚移植。尽管我们可以通过多次人工评估或时差成像评估来观察胚胎的多个发育阶段,但许多研究团队都倾向于尽量减少胚胎的评估次数,直接将所有胚胎培养至囊胚阶段(图 16-6)。普遍的看法是囊胚形态可能更能证明其活力[73]。研究数据也表明,单胚胎移植更适合在囊胚期开展,而并非卵裂期[99,100]。该策略为:在第 1 天完成受精评估,然后将胚胎一直培养至第 5 天、第 6 天和第 7 天,在囊胚阶段评估后进行移植或冷冻保存。医疗机构可能会设定一个底线,至少需要多少个受精卵才能进行囊胚培养(表 16-1)。波士顿 IVF 医疗机构的数据显示,年龄小于 40 岁且至少有 4 个受精胚胎的患者,有超过 80%的机会获得囊胚用于移植或冷冻保存。有学者认为,即使未观察到 2PN 受精发育形成的囊胚也是有使用价值的,任何囊胚都可以考虑被纳入可用胚胎的范畴[101]。

大多数实验室可以采用以下几种策略。首先,可以采用全部或部分上述形态学标准对胚胎进行标准化评估。在选择过程中,面临的一个实际问题是胚胎需要在单个液滴中培养,这可能会减少集合培养带来的潜在优势[102-104],但我们仍可以尝试集合培养。当胚胎达到某些重要的发育阶段时,可以将它们分类转移到下一步的胚胎培养液滴中。当需要更频繁地观察胚胎时,应该使用单液滴覆盖油的培养体系,并对所有显微镜工作台进行恰当的控温,大幅减少 pH 值、渗透压和温度的波动[105]。胚胎时差成像技术的发展,使得多种胚胎评估过程更贴近实际应用,消除了胚胎需在培养箱外持续观察的困扰[56,57,105]。第 17 章至第 19 章将详细介绍成像系统的发展。而本章

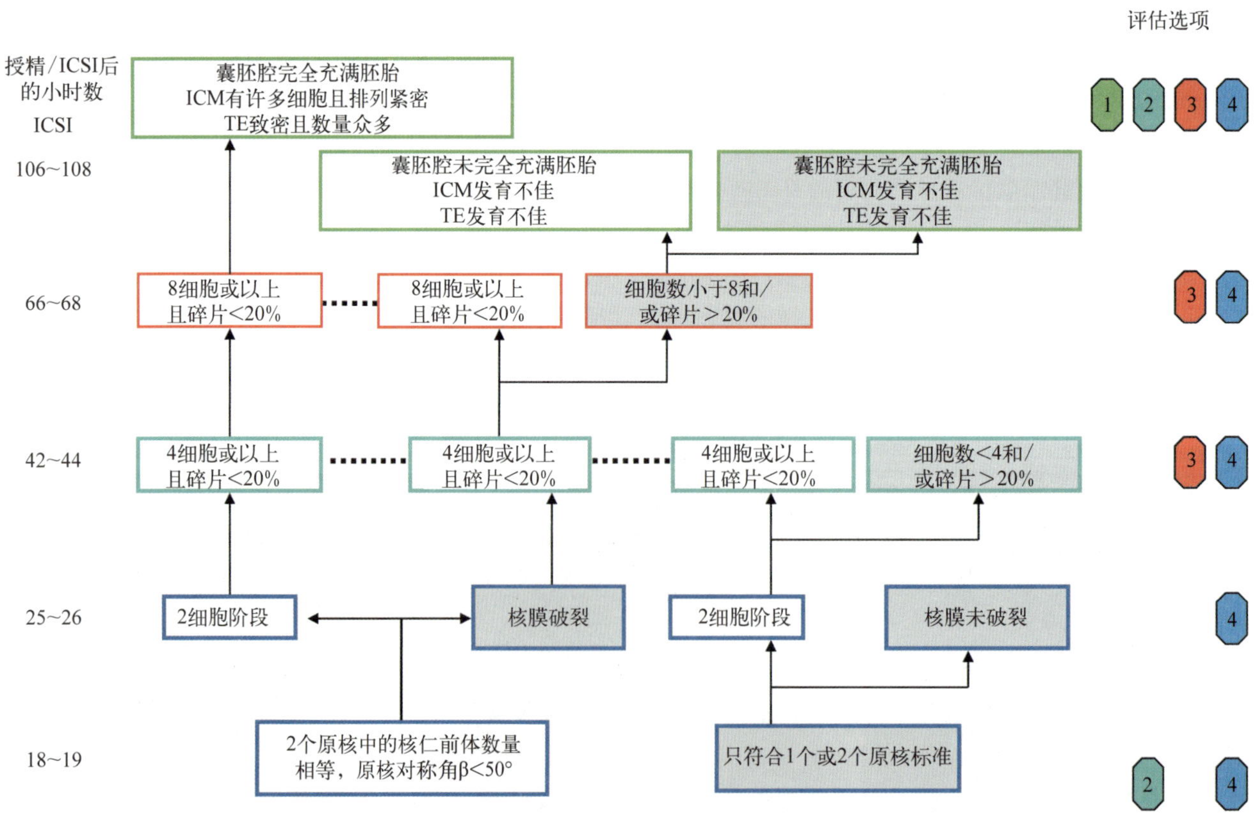

图 16-6 采用不同形态学评估方法选择单个胚胎进行移植的策略。方案 1(绿色)仅在囊胚阶段进行单次评估;方案 2(浅蓝色)在第 1 天对胚胎进行分级,然后于囊胚阶段进一步评估;方案 3(红色)在第 2 天和/或第 3 天对患者胚胎进行分级,然后于囊胚阶段进行评估;方案 4(深蓝色)在第 1 天、第 2 天和第 3 天分别对胚胎进行分级,并在囊胚阶段进行评估

详细描述的评分方案则适用于那些没有时差成像分析的临床实验室。第二种方法是尽量减少观察次数,直接将胚胎培养至囊胚阶段。如前所述,这种方法适用于所有患者[106],或适用于达到特定发育标准(如特定数量的受精卵或卵裂胚胎)的患者(表 16-1)。

通过改善培养条件并联合采用合适的评分系统,可以显著提高胚胎着床率,减少移植胚胎数量,最终提高活产率。但也存在两个问题:首先,如果相关实验室没有开展囊胚移植技术,它就无法依赖先进的评级系统;其次,形态学只能为我们提供有限的关于胚胎生理状态的信息。因此,本章的其余内容将专门探讨胚胎潜能的新型检测方法。这里所指的检测方法必须是非侵入性的,以便安全地应用于临床。胚胎活检后细胞分析等半侵入性方法也不在本章的讨论范围内,相关内容将在第 13 章和第 25 章中详细介绍。

超越胚胎形态:胚胎生理学的非侵入性定量研究

目前,已经尝试多种定量技术,旨在监测胚胎从培养液中摄取特定营养物质的情况,并检测培养液中胚胎特定代谢产物和因子的分泌(图 16-7)。这些技术致力于检测培养液中的变化,并满足以下三个关键标准,以便它们能够应用于 IVF 医疗机构。

1. 必须能够在不损伤胚胎的情况下检测发生的变化。

2. 必须能够快速检测(随着玻璃化冷冻技术的成功应用和新鲜移植周期的减少[107],对快速测试的需求可能会有所降低)。

3. 必须能够持续而准确地定量变化。

满足上述要求的胚胎培养液中代谢物水平的分析已成为一种胚胎选择的手段,并用于辅助形态学评估。目前已经有三种方法:碳水化合物利用分析、氨基酸转化率分析以及胚胎代谢组分析。前两种方法是对特定代谢通路活性的分析,而代谢组学分析是系统性地分析代谢物变化,在细胞水平上反映功能。根据代谢组分析所采用的技术,我们并不一定能识别出特定的代谢产物,但可以创建一个与细胞功能相关,进而体现潜在活性的算法。

碳水化合物的利用分析

经过数十年的研究,人们已经建立了代谢活性与胚胎发育潜能之间的关系[108]。早在 1970 年,Menke 和 McLaren 就发现,在基础培养条件下发育的小鼠囊胚丧失

表 16-1 在有 3 个、4 个、5 个或 6 个受精双原核胚胎的情况下,获得至少 1~6 个囊胚以用于移植或冷冻保存的概率

年龄(岁)	2PN 受精数	至少囊胚数量					
		1	2	3	4	5	6
<35	6	96.11%	81.11%	57.96%	35.00%	14.26%	3.15%
	5	94.41%	76.40%	45.41%	8.83%	7.57%	
	4	92.66%	67.09%	37.74%	23.90%		
	3	77.63%	42.98%	11.84%			
35~37	6	91.82%	77.27%	49.32%	26.59%	10.91%	2.05%
	5	92.98%	73.68%	39.91%	17.98%	5.04%	
	4	87.61%	56.88%	22.48%	4.82%		
	3	78.16%	42.32%	11.60%			
38~40	6	93.89%	77.02%	46.70%	21.52%	7.58%	1.71%
	5	89.50%	67.06%	36.04%	14.32%	1.91%	
	4	82.70%	51.08%	19.46%	3.51%		
	3	76.74%	36.86%	9.06%			
>40	6	82.43%	37.24%	10.88%	3.35%	0.42%	0.00%
	5	68.84%	27.90%	6.16%	1.45%	0.36%	
	4	66.06%	24.55%	3.25%	0.36%		
	3	52.63%	14.57%	3.24%			

注:这些数据来自超过 20 000 个从受精卵培养至囊胚的胚胎数据分析。绿色阴影表示概率大于 90%,黄色阴影表示概率介于 80%~90%。

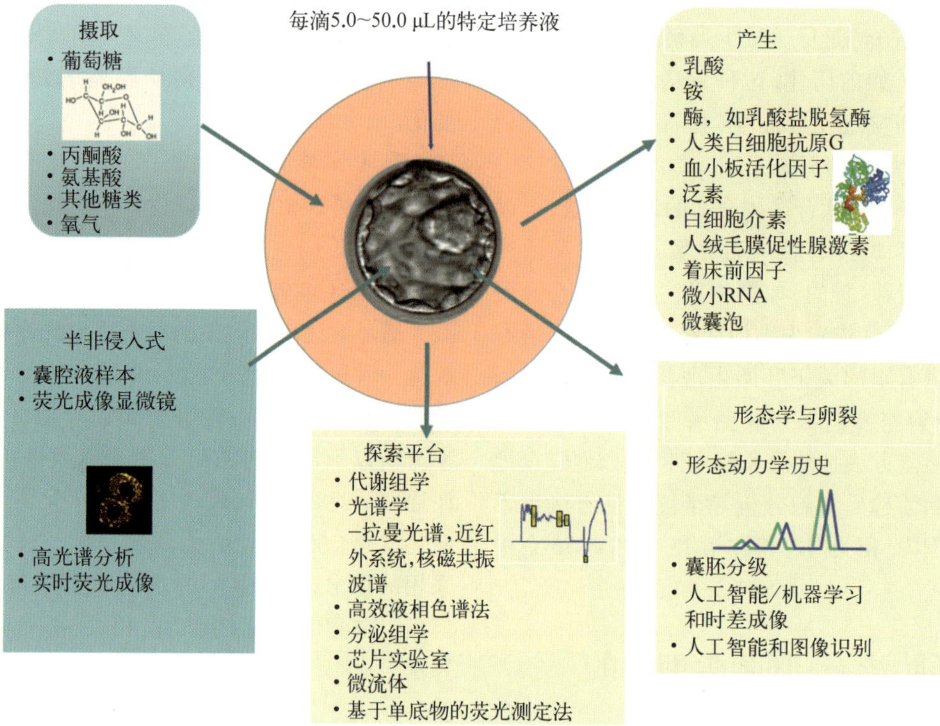

图 16-7 人类胚胎营养消耗和代谢产物/因子的非侵入性检测方法。在 5.0~50.0 μL 的特定培养液中培养单个囊胚。然后取培养液的连续或终点样本进行分析,通过测量各种因子的摄取或产生,或已知平台来间接检测代谢途径。非侵入性平台还可以包括利用静态或时差成像显示当前形态学和卵裂标准。使用新型显微镜平台或检测囊胚腔液的半非侵入性平台目前正在研发中

了氧化葡萄糖的能力[109]。该结果引发了后续一系列研究,进一步阐明了与体外胚胎发育潜能下降相关的代谢变化(文献[110])。1980 年,Renard 等人[111]观察到,发情第 10 天的牛囊胚如果有较高的葡萄糖摄取量,无论是培养还是移植体内,其发育潜能均优于摄取葡萄糖较低的囊胚。1987 年,Gardner 和 Leese[112]使用当时相对较新的非侵入性荧光显微技术,检测第 4 天小鼠囊胚在移植前的葡萄糖摄取量发现,那些移植后能够成功发育至足月的胚胎,在培养期间的葡萄糖摄取量明显高于移植后发育失败的胚胎。Lane 和 Gardner[113]在此基础上进行了深入研究,发现可以通过测量小鼠囊胚的糖酵解速率来前瞻性地选择移植胚胎。他们在移植前使用代谢标准选择形态相同且直径相当的小鼠囊胚作为"有活力"的胚胎,这些囊胚移植后 80%能发育成胎儿。相比之下,代谢谱异常(与体内发育对照相比)的胚胎发育成胎儿的比例仅为 6%。显然,这些数据有力地证明了代谢功能与胚胎活力之间的紧密联系(图 16-8a~b),代谢途径中相关活性的改变与细胞功能丧失有关,进而导致移植后发育受损。

Gardner 等人[114]对人类胚胎营养与其在体外后续发育过程进行相关性分析,发现最终形成囊胚的胚胎,第 4 天的葡萄糖消耗量是其他胚胎的两倍。进一步证实了在第 4 天和第 5 天发育过程中,葡萄糖摄取量与人类胚胎的活力呈正相关[115](图 16-9)。这些数据还提示,不同性别的胚胎对营养物质的利用存在差异,这一现象在其他哺乳动物物种中亦有报道[116,117]。随后对 200 多个人类囊胚的分析再次证实,成功妊娠胚胎的葡萄糖消耗量明显多于未妊娠的囊胚[118]。

目前,对单个胚胎营养摄取的准确分析主要依赖于非商品化荧光分析法,这一方法在全球范围内只有少数实验室能够进行。通过开发能够准确测量亚微升级培养液体积的芯片设备,可以实现这种方法的广泛应用和后续验证[119-121]。

氨基酸的利用分析

在人类胚胎的氨基酸代谢研究中,Houghton 等人[122]发现未能形成囊胚的胚胎在第 2 天和第 3 天向培养液中释放的丙氨酸含量最多。随后,Brison 等人[123]运用高效液相色谱法报道了人类受精卵在含多种氨基酸的胚胎培养液中培养 24 h 后,培养液中氨基酸浓度的变化情况。结果显示,受精后 24 h 内天冬酰胺、甘氨酸和亮氨酸的消耗量与第 2 天胚胎移植后的临床妊娠率和活产率显著相关。进一步分析发现氨基酸代谢与胚胎非整倍性和胚胎

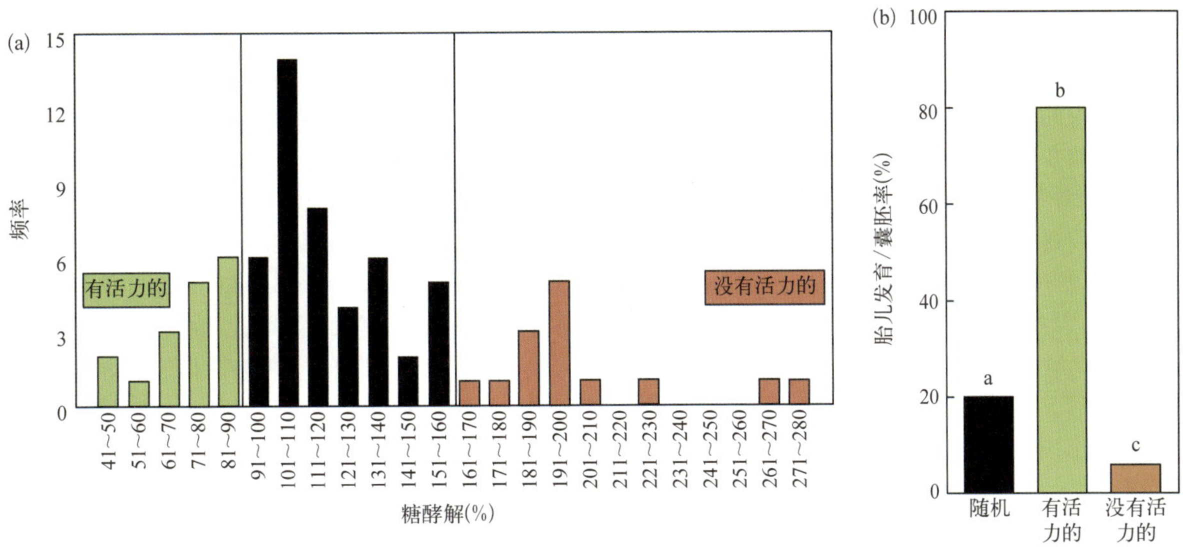

图 16-8 (a)在 DM1 培养液中培养的 79 个形态相似的小鼠囊胚的糖酵解活性的分布情况。糖酵解活性最低的 15%(<88%)被认为有活力,而最高的 15%(>160%)被认为无活力(改编自文献[113])。(b)将糖酵解活性作为生化指标将小鼠囊胚划分为有活力与无活力,挑选用于移植的小鼠囊胚并记录其发育情况。在每日的实验中,随机挑选一批囊胚可能是有活力或无活力的囊胚进行移植。不同的上标 a、b、c 表示这些群体间存在显著差异($P<0.01$)

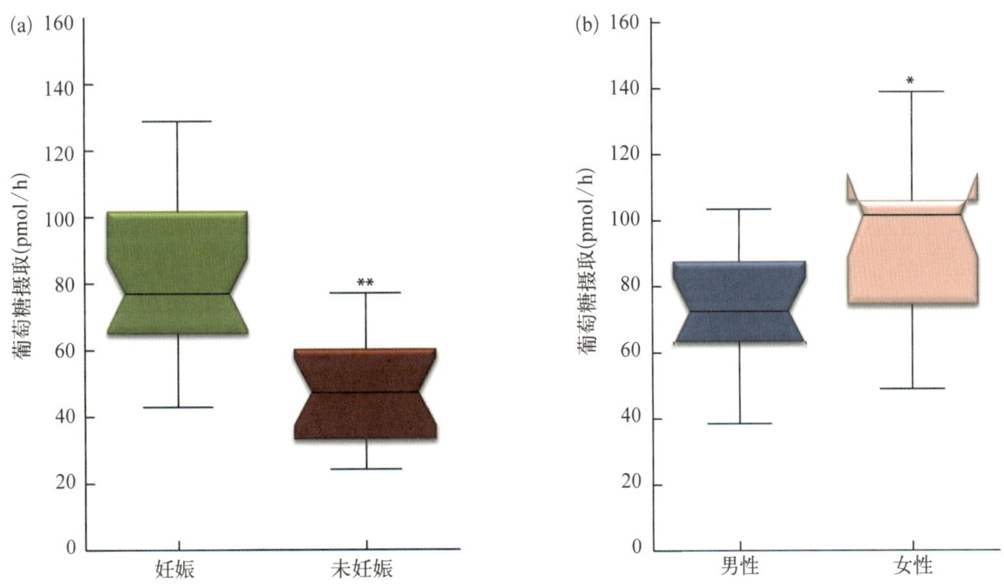

图 16-9 人类胚胎发育第 4 天的葡萄糖消耗量与胚胎活力及胚胎性别之间的关系。(a) 胚胎发育第 4 天的葡萄糖摄取量与妊娠结局(检测到胎儿心跳为妊娠阳性)。图中箱型图缺口代表数据的中位数置信区间,箱体总长表示四分位距(即 50%的数据范围);而晶须代表 5%和 95%的四分位数。横跨箱形图的线表示葡萄糖消耗量的中位数。 表示与妊娠组相比差异显著($P<0.01$)。(b) 发育第 4 天的男性胚胎和女性胚胎的葡萄糖摄取量。图中箱型图缺口代表中位数的置信区间,箱体总长表示四分位距(即 50%的数据范围),而晶须代表 5%和 95%的四分位数。横跨箱形图的线表示葡萄糖消耗量的中位数。* 表示与男性胚胎相比差异显著($P<0.05$)(改编自文献[115])**

性别也有关联[124]。近期研究还揭示了人类囊胚的氨基酸消耗与其评分、形态动力学特征和 AI 胚胎排序有关[118]。

该领域的持续研究有助于明确在发育的每个阶段,哪些特定氨基酸与后续胚胎的活力相关。最近的动物研究揭示了氨基酸利用的动态变化,以及氨基酸摄取如何受到培养系统其他方面的影响,例如,氧浓度以及氨基酸的自发分解和代谢导致的铵累积[125,126]。因此,需要在考虑胚胎发育的具体条件下仔细判读营养物质的检测数据。

代谢组学

不断发展的代谢组学技术让我们有望在未来能够检测胚胎培养液中的多种因子。胚胎代谢的初步研究表明，成功妊娠的胚胎在代谢特征方面与未妊娠的胚胎存在显著差异，这一结果令人振奋[127]。利用靶向光谱分析和生物信息学方法，对胚胎在培养液中生长时释放的代谢物进行检测和分析，发现在一些初步的原理验证研究中确实显示出差异[127]。

一系列早期研究显示了代谢组学相关技术的优势，但这些研究大多基于回顾性分析，且仅在单个研究实验室中进行，与真实的临床环境相差甚远。随后的随机临床试验比较了标准形态学方法与近红外（near infrared，NIR）系统应用于胚胎选择，对具有良好形态并被选择进行移植或冷冻保存的胚胎进行排序，结果并未显示出明显优势[128-131]。最近，Pais 等人[132]利用基质辅助激光解吸电离飞行时间质谱（matrix-assisted laser desorption/ionization-time of flight，MALDI-ToF）分析了人类胚胎的分泌组。他们运用生物信息学分析并鉴别了整倍体和非整倍体胚胎分泌特征的特定光谱，并能以 84% 的敏感性和 18% 的假阳性率区分不同的染色体倍型。

同样地，尽管 Katz-Jaffe 等人[133-135]发现相同等级人类囊胚的蛋白质组在不同胚胎之间存在差异，并且还鉴定出一些可以用来识别最佳胚胎的分泌蛋白标志物。然而，这些生物标志物与胚胎后续活力之间的关系尚待前瞻性研究加以验证。

尽管代谢组学和蛋白质组学平台的使用尚未在临床得到证实与应用，但对胚胎功能的分析本身可以极大地提高我们对胚胎发育的认知。这些方法可以最终帮助我们明确用于胚胎选择的参数。为此，相关学者已经开展了胚胎形态动力学发育与其代谢活性之间关系的研究。

形态计量与代谢分析相结合

Lee 等人通过使用小鼠模型分析 IVF 来源胚胎的关键形态量化数据和代谢数据之间的关系，显示有早卵裂特征表现的胚胎发育形成的囊胚（由此推测具有更高活力），具有葡萄糖摄取增加和糖酵解速率降低的代谢特征（显示出有更高活力的代谢特性）[136]。此外，研究发现有早卵裂表现的胚胎发育形成的囊胚会消耗更多的天冬氨酸，这可能反映出苹果酸-天冬氨酸穿梭作用更为活跃，该作用已被证实与囊胚代谢和活力的调节密切相关[137,138]。综上所述，这些结果再次激发了研究者对胚胎生理学非侵入性定量分析的兴趣，以辅助挑选最具活力的胚胎移植，并有可能将两种独立的着床前胚胎评估方法相结合以提高选择的准确性。

非侵入性荧光显微镜技术

近年来，将荧光显微镜技术应用于胚胎代谢中的研究得到了越来越多的关注。荧光寿命成像显微镜（fluorescence lifetime imaging microscopy，FLIM）和高光谱显微镜是目前两种相对成熟的荧光显微镜技术。这两种技术都依赖于自发荧光，即线粒体和溶酶体等生物结构自然发出荧光。最常见的自发荧光分子是 NADPH 和黄素，此外，细胞外基质也可以通过胶原蛋白和弹性蛋白的固有特性而产生自发荧光。有研究利用 FLIM 技术确定[139]人类囊胚的代谢状态随时间连续变化。尽管可以根据发育天数和扩张等级来识别不同囊胚间的代谢差异，但它们的形态学等级与代谢状态并无直接关联。有趣的是，来自同一患者的不同囊胚间存在显著的代谢差异。此外，即使在单个囊胚内部，ICM 与 TE 之间也存在显著的代谢差异。还有证据表明 FLIM 和高光谱显微镜观察还提供了可以区分整倍体和非整倍体胚胎的证据[140,141]。

这两种显微镜技术的非侵入性以及前述观察结果的结合，为揭示人类胚胎中代谢变化的复杂时间顺序提供了重要价值，理解这些变化能有效提升我们区分胚胎有无活力的能力。

其他因素

尽管已有报道提到了一些能够检测培养液中代谢参数的技术，但这些技术尚未在 IVF 实验室中得到应用。其中包括自参考电生理技术，它能够非侵入性地检测单个细胞的生理状态，并监测细胞与周围培养液之间离子和分子的运动[142,143]。另一项使用 Unisense 公司开发的探针技术，能非侵入性地检测胚胎发育过程中的耗氧量。尽管此技术已被证明与牛囊胚的发育相关，但在预测小鼠胚胎发育方面的成功率却较低[144,145]。

许多研究也探索了胚胎培养液中分泌因子的评估（图 16-7），并将这些因子与更好的胚胎发育和妊娠率相关联。其中一种因子是可溶性人类白细胞抗原 G（human leukocyte antigen G，HLA-G）[146,147]，它可以保护发育中的胚胎免受母体免疫系统攻击。在早期胚胎周围的培养液中发现有可溶性 HLA-G，并且多篇文献也报道它的存在与改善胚胎的妊娠潜能相关[148-150]。然而，也有一些研究对使用 HLA-G 作为胚胎发育潜能的标志物提出质疑[151-153]，需要进一步开展前瞻性临床试验评估这一参数。在检测胚胎培养液分泌因子的研究中,包括多篇研究血小板活化因子(platelet-activating factor, PAF)分泌的文献。PAF 在 IVF 实验室中的临床应用有待严格验证[154]。目前还有其他因子正在研究中,包括一种名为着床前因子(pre-implantation factor, PIF)的分子,据报道,检测 PIF 含量能辅助预测胚胎活力,而在胚胎培养液中添加 PIF 可能改善胚胎质量[155]。此外,还提出了许多其他候选因子并进行了检测,包括人绒毛膜促性腺激素[156,157]和白细胞介素 6[158]。目前正在优化的基于单底物的新型荧光检测方法也可能有助于这些分子的检测[159]。

毫无疑问,在胚胎培养后的培养液中确实存在反映胚胎活力的标志物。目前最先进的技术是 AI 联合时差成像或静态囊胚图像(见第 18 章,第 19 章),以及分析胚胎培养液中的游离 DNA[160]来评估染色体拷贝数。非侵入性荧光技术的主要优势在于能够可视化整个胚胎,且评估样本所需的时间相对较短,可以在新鲜胚胎移植或冷冻之前完成分析。目前,全球许多研究团队仍在努力将这项技术应用于 IVF 临床实践中。

总　结

胚胎形态学分析以及合适的评分系统极大地帮助了人类选择胚胎用于移植。有学者提出,在不久的将来,通过探索更完善的量化胚胎代谢的方法,非侵入性分析胚胎的发育生理和功能也将助力于胚胎选择。这些技术的引入将创造无限的价值,让临床医生和胚胎学家更有信心挑选出最具活力的胚胎,将移植多个胚胎的需求成为过去。

(孙海翔、王珊珊译,姚桂东校)

参考文献

[1] Mansour R, Ishihara O, Adamson GD, Dyer S, de Mouzon J, Nygren KG, et al. International Committee for Monitoring Assisted Reproductive Technologies world report: Assisted Reproductive Technology 2006. Hum Reprod. 2014; 29(7):1536-51.

[2] Chambers GM, Dyer S, Zegers-Hochschild F, de Mouzon J, Ishihara O, Banker M, et al. International Committee for Monitoring Assisted Reproductive Technologies world report: Assisted Reproductive technology, 2014. Hum Reprod. 2021; 36(11):2921-34.

[3] De Geyter C, Wyns C, Calhaz-Jorge C, de Mouzon J, Ferraretti AP, Kupka M, et al. 20 years of the European IVF-monitoring Consortium registry: What have we learned? A comparison with registries from two other regions. Hum Reprod. 2020; 35(12):2832-49.

[4] Fauser BC. Towards the global coverage of a unified registry of IVF outcomes. Reprod Biomed Online. 2019; 38(2): 133-7.

[5] de Mouzon J, Goossens V, Bhattacharya S, Castilla JA, Ferraretti AP, Korsak V, et al. Assisted reproductive technology in Europe, 2006: Results generated from European registers by ESHRE. Hum Reprod. 2010; 25(8):1851-62.

[6] ANZARD data [cited 2022 December 6]. Available from: https://npesu.unsw.edu.au/sites/default/files/npesu/data_collection/Assisted%20Reproductive%20Technology%20in%20Australia%20and%20New%20Zealand%202020.pdf.

[7] Nyboe Andersen A, Goossens V, Bhattacharya S, Ferraretti AP, Kupka MS, de Mouzon J, et al. Assisted reproductive technology and intrauterine inseminations in Europe, 2005: Results generated from European registers by ESHRE: ESHRE. The European IVF Monitoring Programme (EIM), for the European Society of Human Reproduction and Embryology (ESHRE). Hum Reprod. 2009; 24(6):1267-87.

[8] SART. [cited 2022 December 4]. Available from: https://www.sartcorsonline.com/rptCSR_PublicMultYear.aspx?reporting Year=2019.

[9] Adashi EY, Barri PN, Berkowitz R, Braude P, Bryan E, Carr J, et al. Infertility therapy-associated multiple pregnancies (births): An ongoing epidemic. Reprod Biomed Online. 2003; 7(5):515-42.

[10] Bromer JG, Ata B, Seli M, Lockwood CJ, Seli E. Preterm deliveries that result from multiple pregnancies associated with assisted reproductive technologies in the USA: A cost analysis. Curr Opin Obstet Gynecol. 2011; 23(3):168-73.

[11] Collins J. Cost efficiency of reducing multiple births. Reprod Biomed Online. 2007; 15(Suppl 3):35-9.

[12] Gerris J, De Sutter P, De Neubourg D, Van Royen E, Vander Elst J, Mangelschots K, et al. A real-life prospective health economic study of elective single embryo transfer versus two-embryo transfer in first IVF/ICSI cycles. Hum Reprod. 2004; 19(4):917-23.

[13] Ledger WL, Anumba D, Marlow N, Thomas CM, Wilson EC. The costs to the NHS of multiple births after IVF treatment in the UK. BJOG. 2006; 113(1):21-5.

[14] Practice Committee of the American Society for Reproductive Medicine and the Practice Committee for the Society for Assisted Reproductive Technologies. Guidance on the limits to the number of embryos to transfer: A committee opinion. Fertil Steril. 2021; 116(3):651-4.

[15] Hu L, Bu Z, Huang G, Sun H, Deng C, Sun Y. Assisted reproductive technology in China: Results generated from data

reporting system by CSRM from 2013 to 2016. Front Endocrinol (Lausanne). 2020; 11:458.

[16] Inge GB, Brinsden PR, Elder KT. Oocyte number per live birth in IVF: Were Steptoe and Edwards less wasteful? Hum Reprod. 2005; 20(3):588-92.

[17] Patrizio P, Sakkas D. From oocyte to baby: A clinical evaluation of the biological efficiency of in vitro fertilization. Fertil Steril. 2009; 91(4):1061-6.

[18] Law YJ, Zhang N, Venetis CA, Chambers GM, Harris K. The number of oocytes associated with maximum cumulative live birth rates per aspiration depends on female age: A population study of 221 221 treatment cycles. Hum Reprod. 2019; 34(9):1778-87.

[19] Vaughan DA, Leung A, Resetkova N, Ruthazer R, Penzias AS, Sakkas D, et al. How many oocytes are optimal to achieve multiple live births with one stimulation cycle? The one-and-done approach. Fertil Steril. 2017; 107(2):397-404, e3.

[20] Blesa D, Ruiz-Alonso M, Simón C. Clinical management of endometrial receptivity. Semin Reprod Med. 2014; 32(5):410-3.

[21] Edgell TA, Rombauts LJ, Salamonsen LA. Assessing receptivity in the endometrium: The need for a rapid, non-invasive test. Reprod Biomed Online. 2013; 27(5):486-96.

[22] Evans J, Hannan NJ, Hincks C, Rombauts LJ, Salamonsen LA. Defective soil for a fertile seed? Altered endometrial development is detrimental to pregnancy success. PLoS One. 2012; 7(12):e53098.

[23] Miravet-Valenciano JA, Rincon-Bertolin A, Vilella F, Simon C. Understanding and improving endometrial receptivity. Curr Opin Obstet Gynecol. 2015; 27(3):187-92.

[24] Salamonsen LA, Evans J, Nguyen HP, Edgell TA. The microenvironment of human implantation: Determinant of reproductive success. Am J Reprod Immunol. 2016; 75(3):218-25.

[25] Cummins JM, Breen TM, Harrison KL, Shaw JM, Wilson LM, Hennessey JF. A formula for scoring human embryo growth rates in in vitro fertilization: Its value in predicting pregnancy and in comparison with visual estimates of embryo quality. J In Vitro Fert Embryo Transf. 1986; 3(5):284-95.

[26] Edwards RG, Fishel SB, Cohen J, Fehilly CB, Purdy JM, Slater JM, et al. Factors influencing the success of in vitro fertilization for alleviating human infertility. J In Vitro Fert Embryo Transf. 1984; 1(1):3-23.

[27] De Neubourg D, Gerris J. Single embryo transfer-state of the art. Reprod Biomed Online. 2003; 7(6):615-22.

[28] Sakkas D, Gardner DK. Noninvasive methods to assess embryo quality. Curr Opin Obstet Gynecol. 2005; 17(3):283-8.

[29] Gardner DK, Surrey E, Minjarez D, Leitz A, Stevens J, Schoolcraft WB. Single blastocyst transfer: A prospective randomized trial. Fertil Steril. 2004; 81(3):551-5.

[30] Gardner DK, Balaban B. Assessment of human embryo development using morphological criteria in an era of time-lapse, algorithms and 'OMICS': Is looking good still important? Mol Hum Reprod. 2016; 22(10):704-18.

[31] Gardner DK, Meseguer M, Rubio C, Treff NR. Diagnosis of human preimplantation embryo viability. Hum Reprod Update. 2015; 21(6):727-47.

[32] Braude P, Bolton V, Moore S. Human gene expression first occurs between the four- and eight-cell stages of preimplantation development. Nature. 1988; 332(6163):459-61.

[33] Scott L, Alvero R, Leondires M, Miller B. The morphology of human pronuclear embryos is positively related to blastocyst development and implantation. Hum Reprod. 2000; 15(11):2394-403.

[34] Tesarik J, Greco E. The probability of abnormal preimplantation development can be predicted by a single static observation on pronuclear stage morphology. Hum Reprod. 1999; 14(5):1318-23.

[35] Gardner RL. The early blastocyst is bilaterally symmetrical and its axis of symmetry is aligned with the animal-vegetal axis of the zygote in the mouse. Development. 1997; 124(2):289-301.

[36] Antczak M, Van Blerkom J. Oocyte influences on early development: The regulatory proteins leptin and STAT3 are polarized in mouse and human oocytes and differentially distributed within the cells of the preimplantation stage embryo. Mol Hum Reprod. 1997; 3(12):1067-86.

[37] Antczak M, Van Blerkom J. Temporal and spatial aspects of fragmentation in early human embryos: Possible effects on developmental competence and association with the differential elimination of regulatory proteins from polarized domains. Hum Reprod. 1999; 14(2):429-47.

[38] Garello C, Baker H, Rai J, Montgomery S, Wilson P, Kennedy CR, et al. Pronuclear orientation, polar body placement, and embryo quality after intracytoplasmic sperm injection and in-vitro fertilization: Further evidence for polarity in human oocytes? Hum Reprod. 1999; 14(10):2588-95.

[39] Coticchio G, Guglielmo MC, Albertini DF, Dal Canto M, Mignini Renzini M, De Ponti E, et al. Contributions of the actin cytoskeleton to the emergence of polarity during maturation in human oocytes. Mol Hum Reprod. 2014; 20(3):

200-7.

[40] Scott LA, Smith S. The successful use of pronuclear embryo transfers the day following oocyte retrieval. Hum Reprod. 1998; 13(4):1003-13.

[41] Scott L. Pronuclear scoring as a predictor of embryo development. Reprod Biomed Online. 2003; 6(2):201-14.

[42] Aguilar J, Motato Y, Escribá MJ, Ojeda M, Muñoz E, Meseguer M. The human first cell cycle: Impact on implantation. Reprod Biomed Online. 2014; 28(4):475-84.

[43] Cruz M, Garrido N, Gadea B, Muñoz M, Pérez-Cano I, Meseguer M. Oocyte insemination techniques are related to alterations of embryo developmental timing in an oocyte donation model. Reprod Biomed Online. 2013; 27(4): 367-75.

[44] Ezoe K, Coticchio G, Takenouchi H, Taoda S, Namerikawa S, Honda K, et al. Spatiotemporal perturbations of pronuclear breakdown preceding syngamy affect early human embryo development: A retrospective observational study. J Assist Reprod Genet. 2022; 39(1):75-84.

[45] Gerris J, De Neubourg D, Mangelschots K, Van Royen E, Van de Meerssche M, Valkenburg M. Prevention of twin pregnancy after in-vitro fertilization or intracytoplasmic sperm injection based on strict embryo criteria: A prospective randomized clinical trial. Hum Reprod. 1999; 14(10):2581-7.

[46] Van Royen E, Mangelschots K, De Neubourg D, Valkenburg M, Van de Meerssche M, Ryckaert G, et al. Characterization of a top quality embryo, a step towards single-embryo transfer. Hum Reprod. 1999; 14(9):2345-9.

[47] De Neubourg D, Gerris J, Mangelschots K, Van Royen E, Vercruyssen M, Elseviers M. Single top quality embryo transfer as a model for prediction of early pregnancy outcome. Hum Reprod. 2004; 19(6):1476-9.

[48] Bavister BD. Culture of preimplantation embryos: Facts and artifacts. Hum Reprod Update. 1995; 1(2):91-148.

[49] Sakkas D, Percival G, D'Arcy Y, Sharif K, Afnan M. Assessment of early cleaving in vitro fertilized human embryos at the 2-cell stage before transfer improves embryo selection. Fertil Steril. 2001; 76(6):1150-6.

[50] Sakkas D, Shoukir Y, Chardonnens D, Bianchi PG, Campana A. Early cleavage of human embryos to the two-cell stage after intracytoplasmic sperm injection as an indicator of embryo viability. Hum Reprod. 1998; 13(1):182-7.

[51] Shoukir Y, Campana A, Farley T, Sakkas D. Early cleavage of in-vitro fertilized human embryos to the 2-cell stage: A novel indicator of embryo quality and viability. Hum Reprod. 1997; 12(7):1531-6.

[52] Salumets A, Hydén-Granskog C, Mäkinen S, Suikkari AM, Tiitinen A, Tuuri T. Early cleavage predicts the viability of human embryos in elective single embryo transfer procedures. Hum Reprod. 2003; 18(4):821-5.

[53] Van Montfoort AP, Dumoulin JC, Kester AD, Evers JL. Early cleavage is a valuable addition to existing embryo selection parameters: A study using single embryo transfers. Hum Reprod. 2004; 19(9):2103-8.

[54] Guerif F, Le Gouge A, Giraudeau B, Poindron J, Bidault R, Gasnier O, et al. Limited value of morphological assessment at days 1 and 2 to predict blastocyst development potential: A prospective study based on 4042 embryos. Hum Reprod. 2007; 22(7):1973-81.

[55] Neuber E, Rinaudo P, Trimarchi JR, Sakkas D. Sequential assessment of individually cultured human embryos as an indicator of subsequent good quality blastocyst development. Hum Reprod. 2003; 18(6):1307-12.

[56] Meseguer M, Herrero J, Tejera A, Hilligsøe KM, Ramsing NB, Remohí J. The use of morphokinetics as a predictor of embryo implantation. Hum Reprod. 2011; 26(10): 2658-71.

[57] Wong CC, Loewke KE, Bossert NL, Behr B, De Jonge CJ, Baer TM, et al. Non-invasive imaging of human embryos before embryonic genome activation predicts development to the blastocyst stage. Nat Biotechnol. 2010; 28(10): 1115-21.

[58] Conaghan J, Chen AA, Willman SP, Ivani K, Chenette PE, Boostanfar R, et al. Improving embryo selection using a computer-automated time-lapse image analysis test plus day 3 morphology: Results from a prospective multicenter trial. Fertil Steril. 2013; 100(2):412-9e5.

[59] Herrero J, Meseguer M. Selection of high potential embryos using time-lapse imaging: The era of morphokinetics. Fertil Steril. 2013; 99(4):1030-4.

[60] Ebner T, Moser M, Shebl O, Sommergruber M, Gaiswinkler U, Tews G. Morphological analysis at compacting stage is a valuable prognostic tool for ICSI patients. Reprod Biomed Online. 2009; 18(1):61-6.

[61] Feil D, Henshaw RC, Lane M. Day 4 embryo selection is equal to Day 5 using a new embryo scoring system validated in single embryo transfers. Hum Reprod. 2008; 23(7): 1505-10.

[62] The Alpha consensus meeting on cryopreservation key performance indicators and benchmarks: Proceedings of an expert meeting. Reprod Biomed Online. 2012; 25(2): 146-67.

[63] Cobo A, de los Santos MJ, Castellò D, Gámiz P, Campos P, Remohí J. Outcomes of vitrified early cleavage-stage and

blastocyst-stage embryos in a cryopreservation program: Evaluation of 3,150 warming cycles. Fertil Steril. 2012; 98(5):1138-46 e1.

[64] Sparks AE. Human embryo cryopreservation-methods, timing, and other considerations for optimizing an embryo cryopreservation program. Semin Reprod Med. 2015; 33(2): 128-44.

[65] Forman EJ, Hong KH, Treff NR, Scott RT. Comprehensive chromosome screening and embryo selection: Moving toward single euploid blastocyst transfer. Semin Reprod Med. 2012; 30(3):236-42.

[66] Schoolcraft WB, Treff NR, Stevens JM, Ferry K, Katz-Jaffe M, Scott RT Jr. Live birth outcome with trophectoderm biopsy, blastocyst vitrification, and single-nucleotide polymorphism microarray-based comprehensive chromosome screening in infertile patients. Fertil Steril. 2011; 96(3):638-40.

[67] Scott RT Jr., Upham KM, Forman EJ, Hong KH, Scott KL, Taylor D, et al. Blastocyst biopsy with comprehensive chromosome screening and fresh embryo transfer significantly increases in vitro fertilization implantation and delivery rates: A randomized controlled trial. Fertil Steril. 2013; 100(3): 697-703.

[68] Treff NR, Forman EJ, Scott RT Jr. Next-generation sequencing for preimplantation genetic diagnosis. Fertil Steril. 2013; 99(6):e17-8.

[69] Gardner DK, Schoolcraft WB. In vitro culture of human blastocysts. In: Towards Reproductive Certainty: Infertility and Genetics Beyond. Carnforth, Parthenon Press. Jansen R, Mortimer D (eds.). pp. 378-388, 1999.

[70] Alpha Scientists in Reproductive Medicine and ESHRE Special Interest Group of Embryology. The Istanbul consensus workshop on embryo assessment: Proceedings of an expert meeting. Hum Reprod. 2011; 26(6):1270-83.

[71] Gardner DK, Lane M, Stevens J, Schlenker T, Schoolcraft WB. Blastocyst score affects implantation and pregnancy outcome: Towards a single blastocyst transfer. Fertil Steril. 2000; 73(6):1155-8.

[72] Gardner DK, Stevens J, Sheehan CB, Schoolcraft WB. Morphological assessment of the human blastocyst. In: Human Preimplantation Embryo Selection. Elder K, Cohen J (eds.). London, Informa Healthcare. pp. 79-87, 2007.

[73] Ahlström A, Westin C, Reismer E, Wikland M, Hardarson T. Trophectoderm morphology: An important parameter for predicting live birth after single blastocyst transfer. Hum Reprod. 2011; 26(12):3289-96.

[74] Chen X, Zhang J, Wu X, Cao S, Zhou L, Wang Y, et al. Trophectoderm morphology predicts outcomes of pregnancy in vitrified-warmed single-blastocyst transfer cycle in a Chinese population. J Assist Reprod Genet. 2014; 31(11): 1475-81.

[75] Hill MJ, Richter KS, Heitmann RJ, Graham JR, Tucker MJ, DeCherney AH, et al. Trophectoderm grade predicts outcomes of single-blastocyst transfers. Fertil Steril. 2013; 99(5):1283-9 e1.

[76] Honnma H, Baba T, Sasaki M, Hashiba Y, Ohno H, Fukunaga T, et al. Trophectoderm morphology significantly affects the rates of ongoing pregnancy and miscarriage in frozen-thawed single-blastocyst transfer cycle in vitro fertilization. Fertil Steril. 2012; 98(2):361-7.

[77] Thompson SM, Onwubalili N, Brown K, Jindal SK, McGovern PG. Blastocyst expansion score and trophectoderm morphology strongly predict successful clinical pregnancy and live birth following elective single embryo blastocyst transfer (eSET): A national study. J Assist Reprod Genet. 2013; 30(12):1577-81.

[78] van der Weiden RM. Trophectoderm morphology grading reflects interactions between embryo and endometrium. Fertil Steril. 2013; 100(4):e23.

[79] Van den Abbeel E, Balaban B, Ziebe S, Lundin K, Cuesta MJ, Klein BM, et al. Association between blastocyst morphology and outcome of single-blastocyst transfer. Reprod Biomed Online. 2013; 27(4):353-61.

[80] Licciardi F, McCaffrey C, Oh C, Schmidt-Sarosi C, McCulloh DH. Birth weight is associated with inner cell mass grade of blastocysts. Fertil Steril. 2015; 103(2):382-7 e2.

[81] Ansell JD, Snow MH. The development of trophoblast in vitro from blastocysts containing varying amounts of inner cell mass. J Embryol Exp Morphol. 1975; 33(1):177-85.

[82] Snow MH, Aitken J, Ansell JD. Role of the inner cell mass in controlling implantation in the mouse. J Reprod Fertil. 1976; 48(2):403-4.

[83] Gardner RL, Johnson MH. An investigation of inner cell mass and trophoblast tissues following their isolation from the mouse blastocyst. J Embryol Exp Morphol. 1972; 28(2): 279-312.

[84] Hu KL, Zheng X, Hunt S, Li X, Li R, Mol BW. Blastocyst quality and perinatal outcomes in women undergoing single blastocyst transfer in frozen cycles. Hum Reprod Open. 2021; 2021(4):hoab036.

[85] Kemper JM, Liu Y, Afnan M, Hammond ER, Morbeck DE, Mol BWJ. Should we look for a low-grade threshold for blastocyst transfer? A scoping review. Reprod Biomed Online. 2021; 42(4):709-16.

[86] Franasiak JM, Forman EJ, Patounakis G, Hong KH, Werner

MD, Upham KM, et al. Investigating the impact of the timing of blastulation on implantation: Management of embryo-endometrial synchrony improves outcomes. Hum Reprod Open. 2018; 2018(4):hoy022.

[87] Kroener L, Ambartsumyan G, Briton-Jones C, Dumesic D, Surrey M, Munne S, et al. The effect of timing of embryonic progression on chromosomal abnormality. Fertil Steril. 2012; 98(4):876-80.

[88] Shear MA, Vaughan DA, Modest AM, Seidler EA, Leung AQ, Hacker MR, et al. Blasts from the past: is morphology useful in PGT-A tested and untested frozen embryo transfers? Reprod Biomed Online. 2020; 41(6):981-9.

[89] Hammond ER, Cree LM, Morbeck DE. Should extended blastocyst culture include Day 7? Hum Reprod. 2018; 33(6):991-7.

[90] Tiegs AW, Sun L, Patounakis G, Scott RT. Worth the wait? Day 7 blastocysts have lower euploidy rates but similar sustained implantation rates as Day 5 and Day 6 blastocysts. Hum Reprod. 2019; 34(9):1632-9.

[91] Campbell A, Fishel S, Bowman N, Duffy S, Sedler M, Thornton S. Retrospective analysis of outcomes after IVF using an aneuploidy risk model derived from time-lapse imaging without PGS. Reprod Biomed Online. 2013; 27(2): 140-6.

[92] Rienzi L, Capalbo A, Stoppa M, Romano S, Maggiulli R, Albricci L, et al. No evidence of association between blastocyst aneuploidy and morphokinetic assessment in a selected population of poor-prognosis patients: A longitudinal cohort study. Reprod Biomed Online. 2015; 30(1):57-66.

[93] Chavez-Badiola A, Flores-Saiffe-Farías A, Mendizabal-Ruiz G, Drakeley AJ, Cohen J. Embryo Ranking Intelligent Classification Algorithm (ERICA): Artificial intelligence clinical assistant predicting embryo ploidy and implantation. Reprod Biomed Online. 2020; 41(4):585-93.

[94] Tran NH, Qiao R, Xin L, Chen X, Liu C, Zhang X, et al. Deep learning enables de novo peptide sequencing from data-independent-acquisition mass spectrometry. Nat Methods. 2019; 16(1):63-6.

[95] Basile N, Vime P, Florensa M, Aparicio Ruiz B, García Velasco JA, Remohí J, et al. The use of morphokinetics as a predictor of implantation: A multicentric study to define and validate an algorithm for embryo selection. Hum Reprod. 2015; 30(2):276-83.

[96] Fisch JD, Rodriguez H, Ross R, Overby G, Sher G. The Graduated Embryo Score (GES) predicts blastocyst formation and pregnancy rate from cleavage-stage embryos. Hum Reprod. 2001; 16(9):1970-5.

[97] Sakkas D. Evaluation of embryo quality: A strategy for sequential analysis of embryo development with the aim of single embryo transfer. In: Textbook of Assisted Reproductive Techniques. Gardner DK, Weissman A, Howles C, Shoham Z (eds.). London: CRC Press, 2001.

[98] Gardner DK, Sakkas D. Assessment of embryo viability: The ability to select a single embryo for transfer-a review. Placenta. 2003; 24(Suppl B):S5-12.

[99] Blake DA, Proctor M, Johnson NP. The merits of blastocyst versus cleavage stage embryo transfer: A Cochrane review. Hum Reprod. 2004; 19(4):795-807.

[100] Glujovsky D, Quinteiro Retamar AM, Alvarez Sedo CR, Ciapponi A, Cornelisse S, Blake D. Cleavage-stage versus blastocyst-stage embryo transfer in assisted reproductive technology. Cochrane Database Syst Rev. 2022; 5(5): CD002118.

[101] Doody KJ. The time has come to reevaluate the fertilization check. Fertil Steril. 2021; 115(1):74-5.

[102] Gardner DK, Lane M, Spitzer A, Batt PA. Enhanced rates of cleavage and development for sheep zygotes cultured to the blastocyst stage in vitro in the absence of serum and somatic cells: Amino acids, vitamins, and culturing embryos in groups stimulate development. Biol Reprod. 1994; 50(2):390-400.

[103] Lane M, Gardner DK. Effect of incubation volume and embryo density on the development and viability of mouse embryos in vitro. Hum Reprod. 1992; 7(4):558-62.

[104] Wiley LM, Yamami S, Van Muyden D. Effect of potassium concentration, type of protein supplement, and embryo density on mouse preimplantation development in vitro. Fertil Steril. 1986; 45(1):111-9.

[105] Wale PL, Gardner DK. The effects of chemical and physical factors on mammalian embryo culture and their importance for the practice of assisted human reproduction. Hum Reprod Update. 2016; 22(1):2-22.

[106] Marek D, Langley M, Gardner DK, Confer N, Doody KM, Doody KJ. Introduction of blastocyst culture and transfer for all patients in an in vitro fertilization program. Fertil Steril. 1999; 72(6):1035-40.

[107] Shapiro BS, Daneshmand ST, Garner FC, Aguirre M, Hudson C. Freeze-all can be a superior therapy to another fresh cycle in patients with prior fresh blastocyst implantation failure. Reprod Biomed Online. 2014; 29(3): 286-90.

[108] Bowman P, McLaren A. Viability and growth of mouse embryos after in vitro culture and fusion. J Embryol Exp Morphol. 1970; 23(3):693-704.

[109] Menke TM, McLaren A. Mouse blastocysts grown in vivo and in vitro: Carbon dioxide production and trophoblast outgrowth. J Reprod Fertil. 1970; 23(1):117-27.

[110] Gardner DK. Changes in requirements and utilization of nutrients during mammalian preimplantation embryo development and their significance in embryo culture. Theriogenology. 1998; 49(1):83-102.

[111] Renard JP, Philippon A, Menezo Y. In-vitro uptake of glucose by bovine blastocysts. J Reprod Fertil. 1980; 58(1): 161-4.

[112] Gardner DK, Leese HJ. Assessment of embryo viability prior to transfer by the noninvasive measurement of glucose uptake. J Exp Zool. 1987; 242(1):103-5.

[113] Lane M, Gardner DK. Selection of viable mouse blastocysts prior to transfer using a metabolic criterion. Hum Reprod. 1996; 11(9):1975-8.

[114] Gardner DK, Lane M, Stevens J, Schoolcraft WB. Noninvasive assessment of human embryo nutrient consumption as a measure of developmental potential. Fertil Steril. 2001; 76(6):1175-80.

[115] Gardner DK, Wale PL, Collins R, Lane M. Glucose consumption of single post-compaction human embryos is predictive of embryo sex and live birth outcome. Hum Reprod. 2011; 26(8):1981-6.

[116] Gardner DK, Larman MG, Thouas GA. Sex-related physiology of the preimplantation embryo. Mol Hum Reprod. 2010; 16(8):539-47.

[117] Sturmey RG, Bermejo-Alvarez P, Gutierrez-Adan A, Rizos D, Leese HJ, Lonergan P. Amino acid metabolism of bovine blastocysts: A biomarker of sex and viability. Mol Reprod Dev. 2010; 77(3):285-96.

[118] Ferrick L, Lee YSL, Gardner DK. Metabolic activity of human blastocysts correlates with their morphokinetics, morphological grade, KIDScore and artificial intelligence ranking. Hum Reprod. 2020; 35(9):2004-16.

[119] Swain JE, Lai D, Takayama S, Smith GD. Thinking big by thinking small: Application of microfluidic technology to improve ART. Lab Chip. 2013; 13(7):1213-24.

[120] Urbanski JP, Johnson MT, Craig DD, Potter DL, Gardner DK, Thorsen T. Noninvasive metabolic profiling using microfluidics for analysis of single preimplantation embryos. Anal Chem. 2008; 80(17):6500-7.

[121] Thouas GA, Potter DL, Gardner DK. Microfluidic device for the analysis of gamete and embryo physiology. In: Human Gametes and Preimplantation Embryos: Assessment and Diagnosis. Gardner DK, Seli E, Wells D, Sakkas D, (eds.). New York: Springer, pp. 281-99, 2013.

[122] Houghton FD, Hawkhead JA, Humpherson PG, Hogg JE, Balen AH, Rutherford AJ, et al. Non-invasive amino acid turnover predicts human embryo developmental capacity. Hum Reprod. 2002; 17(4):999-1005.

[123] Brison DR, Houghton FD, Falconer D, Roberts SA, Hawkhead J, Humpherson PG, et al. Identification of viable embryos in IVF by non-invasive measurement of amino acid turnover. Hum Reprod. 2004; 19(10):2319-24.

[124] Picton HM, Elder K, Houghton FD, Hawkhead JA, Rutherford AJ, Hogg JE, et al. Association between amino acid turnover and chromosome aneuploidy during human preimplantation embryo development in vitro. Mol Hum Reprod. 2010; 16(8):557-69.

[125] Wale PL, Gardner DK. Oxygen regulates amino acid turnover and carbohydrate uptake during the preimplantation period of mouse embryo development. Biol Reprod. 2012; 87(1):24, 1-8.

[126] Wale PL, Gardner DK. Oxygen affects the ability of mouse blastocysts to regulate ammonium. Biol Reprod. 2013; 89(3):75.

[127] Seli E, Sakkas D, Scott R, Kwok SC, Rosendahl SM, Burns DH. Noninvasive metabolomic profiling of embryo culture media using Raman and near-infrared spectroscopy correlates with reproductive potential of embryos in women undergoing in vitro fertilization. Fertil Steril. 2007; 88(5):1350-7.

[128] Ahlström A, Wikland M, Rogberg L, Barnett JS, Tucker M, Hardarson T. Cross-validation and predictive value of near-infra-red spectroscopy algorithms for day-5 blastocyst transfer. Reprod Biomed Online. 2011; 22(5):477-84.

[129] Scott R, Seli E, Miller K, Sakkas D, Scott K, Burns DH. Noninvasive metabolomic profiling of human embryo culture media using Raman spectroscopy predicts embryonic reproductive potential: A prospective blinded pilot study. Fertil Steril. 2008; 90(1):77-83.

[130] Seli E, Bruce C, Botros L, Henson M, Roos P, Judge K, et al. Receiver operating characteristic (ROC) analysis of day 5 morphology grading and metabolomic Viability Score on predicting implantation outcome. J Assist Reprod Genet. 2011; 28(2):137-44.

[131] Vergouw CG, Botros LL, Roos P, Lens JW, Schats R, Hompes PG, et al. Metabolomic profiling by near-infrared spectroscopy as a tool to assess embryo viability: A novel, non-invasive method for embryo selection. Hum Reprod. 2008; 23(7):1499-504.

[132] Pais RJ, Sharara F, Zmuidinaite R, Butler S, Keshavarz S, Iles R. Bioinformatic identification of euploid and aneuploid

embryo secretome signatures in IVF culture media based on MALDI-ToF mass spectrometry. J Assist Reprod Genet. 2020; 37(9):2189-98.

[133] Katz-Jaffe MG, Gardner DK, Schoolcraft WB. Proteomic analysis of individual human embryos to identify novel biomarkers of development and viability. Fertil Steril. 2006; 85(1):101-7.

[134] Katz-Jaffe MG, McReynolds S, Gardner DK, Schoolcraft WB. The role of proteomics in defining the human embryonic secretome. Mol Hum Reprod. 2009; 15(5):271-7.

[135] Katz-Jaffe MG, Schoolcraft WB, Gardner DK. Analysis of protein expression (secretome) by human and mouse preimplantation embryos. Fertil Steril. 2006; 86(3):678-85.

[136] Lee YS, Thouas GA, Gardner DK. Developmental kinetics of cleavage stage mouse embryos are related to their subsequent carbohydrate and amino acid utilization at the blastocyst stage. Hum Reprod. 2015; 30(3):543-52.

[137] Gardner DK, Harvey AJ. Blastocyst metabolism. Reprod Fertil Dev. 2015; 27(4):638-54.

[138] Mitchell M, Cashman KS, Gardner DK, Thompson JG, Lane M. Disruption of mitochondrial malate-aspartate shuttle activity in mouse blastocysts impairs viability and fetal growth. Biol Reprod. 2009; 80(2):295-301.

[139] Venturas M, Shah JS, Yang X, Sanchez TH, Conway W, Sakkas D, et al. Metabolic state of human blastocysts measured by fluorescence lifetime imaging microscopy. Hum Reprod. 2022; 37(3):411-27.

[140] Shah JS, Venturas M, Sanchez TH, Penzias AS, Needleman DJ, Sakkas D. Fluorescence lifetime imaging microscopy (FLIM) detects differences in metabolic signatures between euploid and aneuploid human blastocysts. Hum Reprod. 2022; 37(3):400-10.

[141] Tan TCY, Mahbub SB, Campbell JM, Habibalahi A, Campugan CA, Rose RD, et al. Non-invasive, label-free optical analysis to detect aneuploidy within the inner cell mass of the preimplantation embryo. Hum Reprod. 2021; 37(1):14-29.

[142] Trimarchi JR, Liu L, Porterfield DM, Smith PJ, Keefe DL. A non-invasive method for measuring preimplantation embryo physiology. Zygote. 2000; 8(1):15-24.

[143] Trimarchi JR, Liu L, Smith PJ, Keefe DL. Noninvasive measurement of potassium efflux as an early indicator of cell death in mouse embryos. Biol Reprod. 2000; 63(3):851-7.

[144] Lopes AS, Larsen LH, Ramsing N, Løvendahl P, Räty M, Peippo J, et al. Respiration rates of individual bovine in vitro-produced embryos measured with a novel, non-invasive and highly sensitive microsensor system. Reproduction. 2005; 130(5):669-79.

[145] Ottosen LD, Hindkjaer J, Lindenberg S, Ingerslev HJ. Murine pre-embryo oxygen consumption and developmental competence. J Assist Reprod Genet. 2007; 24(8):359-65.

[146] Jurisicova A, Casper RF, MacLusky NJ, Mills GB, Librach CL. HLA-G expression during preimplantation human embryo development. Proc Natl Acad Sci U S A. 1996; 93(1):161-5.

[147] Kovats S, Main EK, Librach C, Stubblebine M, Fisher SJ, DeMars R. A class I antigen, HLA-G, expressed in human trophoblasts. Science. 1990; 248(4952):220-3.

[148] Noci I, Fuzzi B, Rizzo R, Melchiorri L, Criscuoli L, Dabizzi S, et al. Embryonic soluble HLA-G as a marker of developmental potential in embryos. Hum Reprod. 2005; 20(1):138-46.

[149] Sher G, Keskintepe L, Nouriani M, Roussev R, Batzofin J. Expression of sHLA-G in supernatants of individually cultured 46-h embryos: A potentially valuable indicator of 'embryo competency' and IVF outcome. Reprod Biomed Online. 2004; 9(1):74-8.

[150] Yie SM, Balakier H, Motamedi G, Librach CL. Secretion of human leukocyte antigen-G by human embryos is associated with a higher in vitro fertilization pregnancy rate. Fertil Steril. 2005; 83(1):30-6.

[151] Ménézo Y, Elder K, Viville S. Soluble HLA-G release by the human embryo: An interesting artefact? Reprod Biomed Online. 2006; 13(6):763-4.

[152] Sageshima N, Shobu T, Awai K, Hashimoto H, Yamashita M, Takeda N, et al. Soluble HLA-G is absent from human embryo cultures: A reassessment of sHLA-G detection methods. J Reprod Immunol. 2007; 75(1):11-22.

[153] Sargent I, Swales A, Ledee N, Kozma N, Tabiasco J, Le Bouteiller P. sHLA-G production by human IVF embryos: Can it be measured reliably? J Reprod Immunol. 2007; 75(2):128-32.

[154] O'Neill C. The role of paf in embryo physiology. Hum Reprod Update. 2005; 11(3):215-28.

[155] Stamatkin CW, Roussev RG, Stout M, Absalon-Medina V, Ramu S, Goodman C et al. PreImplantation Factor (PIF) correlates with early mammalian embryo development-bovine and murine models. Reprod Biol Endocrinol. 2011; 9(63). doi: 10.1186/1477-7827-9-63. PMID: 21569635; PMCID: PMC3112407.

[156] Strom CM, Bonilla-Guererro R, Zhang K, Doody KJ, Tourgeman D, Alvero R, et al. The sensitivity and speci-

ficity of hyperglycosylated hCG (hhCG) levels to reliably diagnose clinical IVF pregnancies at 6 days following embryo transfer. J Assist Reprod Genet. 2012; 29(7): 609–14.

[157] Xiao-Yan C, Jie L, Dang J, Tao L, Xin-Ru L, Guang-Lun Z. A highly sensitive electrochemiluminescence immunoassay for detecting human embryonic human chorionic gonadotropin in spent embryo culture media during IVF-ET cycle. J Assist Reprod Genet. 2013; 30(3):377–82.

[158] Dominguez F, Meseguer M, Aparicio-Ruiz B, Piqueras P, Quiñonero A, Simón C. New strategy for diagnosing embryo implantation potential by combining proteomics and time-lapse technologies. Fertil Steril. 2015; 104(4):908–14.

[159] Thapa S, Heo YS. Optimization of a single substrate-based fluorometric assay for glucose and lactate measurement to assess preimplantation single embryo quality and blood in obese mouse and clinical human samples. Anal Chem. 2022; 94(46):16171–9.

[160] Rubio C, Navarro-Sánchez L, García-Pascual CM, Ocali O, Cimadomo D, Venier W et al. Multicenter prospective study of concordance between embryonic cell-free DNA and trophectoderm biopsies from 1301 human blastocysts. Am J Obstet Gynecol. 2020; 223(5):751. e.

17

胚胎质量评估

时差成像评估胚胎形态发育

Akhil Garg，María Ángeles Valera 和 Marcos Meseguer

引　言

体外受精（in vitro fertilization，IVF）不断努力的目标是减少多胎妊娠的同时保持良好的临床结局。单胚胎移植（single-embryo transfer，SET），特别是在一些发达国家，已经开始实施，这也是在不同地区取得重大进展的结果。从临床角度看，主要得益于两方面的成就：一方面，医生们不仅能够熟练使用纯度更高、效果更好且让患者更舒适的促排卵药物，而且对卵巢过度刺激综合征的病理生理学的不断深入理解使其发生频率仅呈零散分布。另一方面，大量出现的多胎妊娠提高了人们对相应风险的认知，不仅影响母体（妊娠糖尿病、高血压和贫血），对婴儿也有负面影响（早产、低出生体重、神经损伤等），还会让父母承受巨大的心理负担和痛苦，以及由此带来的巨额医疗费用。从实验室角度看，对胚胎代谢深入研究使得培养液配方更适合胚胎体外培养，这些成果的支撑使多胎妊娠得以减少。在20世纪90年代初，卵胞质内单精子注射（intracytoplasmic sperm injection，ICSI）技术的应用彻底改变了男性不育症的治疗方式，遗传学筛查已经成为选择整倍体胚胎的金标准。随着玻璃化冷冻技术的出现，生育力保存不再是现代女性的幻想。“组学”浪潮开启了一个在实验室以非侵入方式研究人类胚胎的时代。在最近10年里，成像系统、人工智能（artificial intelligence，AI）和机器学习（machine learning，ML）的引入使我们能够以不同的方式评估胚胎，如通过对胚胎形态动力学和早期胚胎发育过程中拍摄的图像和视频进行分析。

时差成像技术

除了卵巢刺激、子宫内膜准备等其他因素，IVF治疗的成功主要取决于两个因素：最佳的培养环境和准确的胚胎选择。IVF周期成功的衡量标准已趋向于从着床转变为活产。传统的胚胎评估是基于时间点的评估。利用这种方法，胚胎通常根据卵裂球和细胞核数量、碎片百分比、细胞对称性以及囊胚内细胞团（inner cell mass，ICM）和滋养层细胞（trophectoderm cells，TE）的质量进行分类。通过这种方法已经获得了较丰富的认知，但相关研究已经证明，胚胎状态可能在几小时内发生显著变化[1-4]。此外，由于传统形态学评估的主观性影响[4,6-10]，观察者之间和观察者自身的异质性也是一个常见问题[5]。理论上，增加观察次数可以提供更多关于胚胎发育的准确信息，从而改善评估效果[4,11,12]。然而，增加操作和评估次数将使胚胎暴露于温度、湿度和气体成分的不断变化中[11-13]；此外，光线对胚胎也是有害的。

时差成像技术（time-lapse technology，TLT）是解决这一问题的有效方法。1997年，Payne等人[14]开发了时差摄影技术用于间断性观察卵母细胞受精过程。后来，观察时间得以延长，并保持了最佳的培养条件[2]。如今，TLT可以在IVF实验室中全面观察胚胎发育的整个过程。这些系统的两个主要优势在于改善和稳定培养条件以及有客观且准确的定量和定性标志[4]。除此以外，该技术能够减少操作、降低人为风险；节约胚胎培养液、气体和矿物油的使用，发现在胚胎发育时经常发生的异常事件，减少观察者之间和观察者自身的差异，也缩短了胚胎学家在实验室工作所需的时长[15]。

2011年，Meseguer等人提出了“形态动力学”这一术语，将其定义为胚胎外观（形态学）与细胞事件发生时间的结合。引入形态动力学这一新的概念用以更好地选择胚胎。采用这一策略可实施SET并且不影响整体IVF的成功率[16]，故其在对胚胎移植数量立法更严格的欧洲国家更具吸引力[15]。

理论上，相比于每个时间点都需要取出传统培养箱中的胚胎予以评估，连续培养则是对传统培养的一种实际有效的改进。在过去的10年中，已有许多关于TLT的研究，内容涉及囊胚形成、囊胚质量、妊娠、着床、活产、非整倍体以及其他的病例特征，通过形态动力学参数和其他观察来衡量该系统的优越性和实用性，而这些是传统形态学和培养箱无法实现的。此外，通过这项技术还获得了关于早期胚胎发育和潜在非侵入性标志的新知识和信息。近来,作为 AI 和计算机视觉(computer vision, CV)的一部分,充满前景的 ML 技术已在创建胚胎选择算法方面处于领先地位。

市场现有模型

市场上有不同的 TLT 可供选择。一些是将所有组件集成到一个设备中[如 Embryoscope®、Embryoscope +®(Vitrolife)、Geri®、Geri +®(Genea Biomedx)、Miri® TL(Esco Medical)和 ASTEC™],另一些则是将显微镜装入一个可用的培养箱中[如 Primo Vision®(Vitrolife)和 Eeva™ Test(Merck-Serono)]。此外,不同的 TLT 还提供不同的胚胎选择算法,可建立自己的算法,也可使用市场上其他可用的算法。表 17-1 描述了市场上所有可用 TLT 的临床和技术特性[17]。

表 17-1 市场上时差成像系统的技术和临床特性比较

特征	系统 A	系统 B	系统 C	系统 D	系统 E	系统 F	系统 G
系统	ASTEC™	Prime Vision™	ESD+®	ESD®	MIRI®	Geri®	Geri+®
培养箱	集成	放置于传统培养箱	集成	集成	集成	集成	集成
外部尺寸[长(mm)×宽(mm)×高(mm)]	382×590×219	220×80×110	550×600×500	603×560×435	805×585×375,950×685×375	615×500×300	615×500×300
特定培养皿	单独培养	集合培养	集合培养(共享培养液)	单独培养	单独或集合培养(共享培养液)	集合培养(共享培养液)	集合培养(共享培养液)
规格参数							
焦平面数量(个)	11(最大)	3~11	11	最多达 17,通常 7	3~7	最多达 11	最多达 11
拍照时间间隔	15 min(可在 15~60 min 范围调节)	5~60 min	10 min	7 个焦平面 10 min,单个焦平面 2 min	5 min	5 min	5 min
相机(百万像素)	13	5(1 px/μm)	2.2(3 px/μm)	1.3(3 px/μm)	1.25	5	5
显微镜类型	斜照光	明场(霍夫曼调制)	明场(霍夫曼调制)	明场(霍夫曼调制)	明场	明场	明场/暗场
胚胎照明光源	红色 LED(623 nm)	可调节的绿色 LED(550 nm)	红色 LED(630 nm)	红色 LED(635 nm)	红色 LED(635 nm)	橘色 LED(591 nm)	红色 LED(630 nm)
曝光时间	0.008 s	0.2~0.005 s	<0.02 s	<0.032 s	0.064 s	<0.005 s	<0.005 s <0.009 s
软件							
形态动力学注释	有,手动	有,手动,引导/半自动	有,手动,引导/半自动/全自动	有,手动,引导/半自动	有,手动和自动	有,手动,半自动和自动	有,手动,半自动和自动
预测算法	—	有,或由用户定义	有,或由用户定义	有,或由用户定义	由用户定义	由用户定义	有
气体条件							
气体消耗量		N/A	N_2:最大 5 L/h,通常 2~3 L/h;CO_2:最大 2 L/h,通常 0.5 L/h	N_2:<10 L/h,通常 3 L/h;CO_2:<1 L/h	N_2:3~5 L/h;CO_2:1~2 L/h	N_2 和 CO_2:3.6 L/h	N_2 和 CO_2:3.6 L/h
气体类型	内置气体混合器	N/A	集成式气体混合器	集成式气体混合器	内置气体混合器,不需要预混	预混	预混
恢复时间(min)	温度:10~12;气流:5~6	N/A	CO_2<5;O_2<3	CO_2 和温度<5;O_2<15	温度<1,气流<3	温度<1,CO_2<3,湿度 4 h(完全恢复)	温度<1,CO_2<3,湿度 4 h(完全恢复)
其他							

续表

特征	系统 A	系统 B	系统 C	系统 D	系统 E	系统 F	系统 G
干式或湿式培养系统	干式	N/A	干式	干式	干式	干式或湿式,独立仓室	干式或湿式,独立仓室
pH 值监测	可行	N/A	pH 值测量专用皿	可行	内置的	可行	可行
容量	12 个胚胎/皿	16 个或 9 个胚胎/皿	16 个胚胎/皿	12 个胚胎/皿	14 个胚胎/皿	16 个胚胎/皿	16 个胚胎/皿
	9 个培养皿/培养箱	1 个培养皿/倒置显微镜	15 个培养皿/培养箱	6 个培养皿/培养箱	6 个或 12 个培养皿/培养箱	6 个培养皿/培养箱	6 个培养皿/培养箱
电子记录系统	手动	可集成	可集成	可集成	正在开发中	可集成	可集成
远程访问图像	能	能	能	能	能	能	能

动力学参数(个体变量和计算后的变量)

根据时差成像协作组提出的关于人类胚胎动态监测的命名和注释的推荐指南[18],表 17-2 描述了形态动力学的“个体”变量。同时,表 17-3 定义了“计算后”的变量,这些变量代表特定的细胞阶段或周期持续时间。此外,在解冻过程,我们还可以定义囊胚再扩张的持续时间和完成囊胚再扩张的时间(图 17-1)。

表 17-2 形态动力学个体变量

t0	IVF 受精时间或显微注射(ICSI/形态学选择的卵胞质内单精子注射)的中间时间
tPB2	第二极体已经完全从卵细胞膜上分离
tPN	受精确认
tPNa	单个原核(pronuclei, PN)的出现:tPN1a、tPN2a、tPN3a 等
tPNf	PN 消失时间:tPN1f,tPN2f 等
tZ	PN 评分时间
t2~t9	2 细胞到 9 细胞的分裂时间
tTM	不同阶段出现 1 个细胞直接分裂成 3 个细胞
tSC	开始致密化的时间
tMf/p	致密化结束,“f”为完全致密化,“p”为部分致密化
tSB	开始形成囊胚的时间
tByz	囊胚,“y”对应于 ICM 的形态,“z”对应于 TE 细胞的形态
tEyz	开始扩张,透明带变薄的第一帧
tHNyz	孵出,扩张阶段结束并开始孵化
tHDyz	完全孵化的囊胚

囊胚发育研究

1997 年 Payne 等人首次采用 TLT 对人类胚胎进行研究后,TLT 于 2009 年首次在市场上出现,由于成本问题,起初只有少数 IVF 实验室使用了该系统。如今,TLT 已在 IVF 实验室得到了广泛使用。自 2008 年以来,人们已经开展了多项研究,将形态动力学标记与优质胚胎和囊胚形成的预测相关联(表 17-4)。

表 17-3 形态动力学计算变量

VP	tPNf~tPNa	PN 持续时间
ECC1	t2~tPB2	第 1 个细胞周期的持续时间
ECC2	t4~t2	第 2 个细胞周期的持续时间
cc2		单个卵裂球第 2 个细胞周期的持续时间:cc2a=t3~t2; cc2b=t4~t2
cc3		单个卵裂球第 3 个细胞周期的持续时间:cc3a=t5~t4; cc3b=t6~t4; cc3c=t7~t4; cc3d=t8~t4
ECC3	t8~t4	第 3 个细胞周期的持续时间
s2	t4~t3	细胞分裂同步(3 细胞分裂至 4 细胞的间隔时间)
s3	t8~t5	卵裂模式的同步化(5 细胞分裂至 8 细胞的间隔时间)
Dcom		致密化的时间,tMf~tSC(完全致密化),tMp~tSC(部分致密化)
dB	tB~tSB	囊胚形成的持续时间
Dexp	tHN~tE	囊胚扩张的持续时间
Dcol	tBCend(n)~tBCi(n)	囊胚塌陷的持续时间,“n”代表塌陷和再扩张的次数
dre~exp tre~exp end(n)~tre~ expi(n)		再扩张的持续时间
dHN	tHN~tHD	孵出的持续时间
tRE		再扩张开始的时间
tCRE		再扩张完成的时间

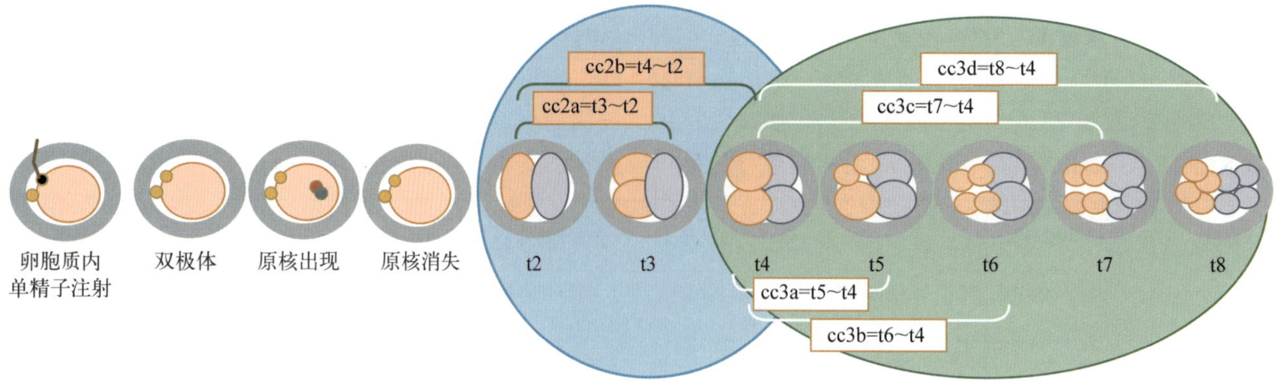

图 17-1　到胚胎 8 细胞阶段动力学变量的图形示例

表 17-4　囊胚形成与动力学标志物的相关研究

作者	研究设计	胚胎数(个)	胚胎来源	时差成像系统	已识别的预测标志物
Lemmen 等人[26]	回顾性研究	102	IVF/ICSI 周期	尼康 Diaphot 300 显微镜和相机内置于一个封闭系统	T2 和 PN 消失
Wong 等人[19]	回顾性研究	100	多余的冷冻 2PN 受精卵	改良的奥林巴斯 IX-70/71；CKX-40/41	第一次细胞分裂,P2 和 P3
Hashimoto 等人[20]	实验性研究	80	捐赠人类胚胎用于研究	Biostation CT	第二次(t4～t3)和第三次(t8～t5)有丝分裂的持续时间
Hlinka 等人[27]	回顾性研究	180	临床 IVF 常规流程	PrimoVision	c2，c3,和 c4；i2，i3,和 i4
Cruz 等人[22]	回顾性队列研究	834	卵子捐赠周期	EmbryoScope	t4，t5，s2，直接卵裂成 3 细胞和 tM；2 细胞非均等分裂
Dal Canto 等人[23]	回顾性研究	459	临床 IVF 常规流程	EmbryoScope	t3，t4，t5，t6，t7，t8，t3～t2，t4～t3，t4～t2，t8～t4，t8～t5
Kahraman 等人(2013)[25]	随机对照试验	406	临床 IVF 常规流程	EmbryoScope	cc2，s2，t2，t8，tM，tB
Chamayou 等人[24]	回顾性研究	224	新鲜卵母细胞行 ICSI 术	EmbryoScope	t1，t2，t4，t7，t8，tC～tF 和 s3
Kirkegaard 等人[28]	前瞻性队列研究	571	新鲜卵母细胞行 ICSI 术	EmbryoScope	第一次细胞分裂,t3 和直接卵裂成 3 细胞
Conaghan 等人[29]	前瞻性多中心队列研究	1 233	新鲜卵母细胞行 ICSI 术	Eeva	P2 和 P3
Wirka 等人[30]	回顾性多中心队列研究	651	临床 IVF 常规流程	Eeva	AS，A1^{cyt}，CC，AC
Kirkegaard 等人[31]	回顾性多中心研究	1 519	新鲜卵母细胞行 ICSI 术	EmbryoScope	t3～t2，t4～t3
Desai 等人[32]	回顾性研究	648	ICSI 周期	EmbryoScope	tPNf，t2，t4，t8，t9+，tM，tSB，tB，tEB，cc2，s1，s2，s3，t5～t4，t5～t2
Cetinkaya 等人[33]	回顾性观察性队列研究	3 354	临床 IVF 常规流程	EmbryoScope	CS2
Yang 等人[34]	前瞻性观察性研究	345	捐献的 MI 用于研究	PrimoVision	卵裂模式
Milewski 等人[35]	回顾性观察性研究	432	新鲜卵母细胞行 ICSI 术	EmbryoScope	t2，t5，cc2 和 SC
Storr 等人[36]	前瞻性队列研究	380	新鲜卵母细胞行 ICSI 术	EmbryoScope	s3，t8 和 tEB
Motato 等人[37]	回顾性研究	7 483	临床 IVF 常规流程	EmbryoScope	tM,t8～t5

续表

作者	研究设计	胚胎数(个)	胚胎来源	时差成像系统	已识别的预测标志物
Mizobe 等人[38]	队列研究	791	ICSI/IVF	EmbryoScope	基于碎片
Liu 等人(2016)[39]	回顾性队列研究	270	ICSI	EmbryoScope	s2, t5~tPNf
Zhan 等人(2016)[40]	回顾性观察研究	21 261	ICSI/IVF 周期	EmbryoScope	DUC
Mizobe 等人(2018)[41]	队列研究	948	ICSI 周期	EmbryoScope	EC, HS
Coticchio 等人(2018)[21]	回顾性队列研究	500	ICSI 周期	EmbryoScope	t2 ~ tPNf, $tPNa_m$ ~ $tPNf_m$, tPNf ~ tHaloD, tHaloD ~ tHaloA
Fishel 等人(2018)[42]	回顾性队列研究	843	ICSI/IVF 周期	EmbryoScope	tSB, dB
Desai 等人(2018)[43]	回顾性研究	1 478	ICSI 周期	EmbryoScope	IDC, DUC, 2 种以上异常(MN, RC, IDC, DUC), tSB, tEB, tEB~tSB
Lagalla 等人(2020)[44]	回顾性研究	499	ICSI 周期	EmbryoScope	FCM
Pennetta 等人(2021)[45]	回顾性队列研究	780	ICSI/IVF 周期	EmbryoScope	s2

缩写:ICSI,卵胞质内单精子注射;IVF,体外受精;HS,高度同步性;FCM,完全致密化;DUC,直接不均匀分裂;IDC,不规则混乱的卵裂。

自 TLT 问世后,该技术已从仅观察体外培养的人类胚胎转变为一种胚胎选择和预测的工具。通过该技术可以获得大量有关胚胎发育的新信息。现在所面临的关键问题在于如何利用这些信息。许多研究试图根据不同的潜在动力学标记来评估胚胎,如细胞分裂的时间间隔、受精标志、卵裂特征(如直接卵裂、不卵裂、混乱卵裂、逆向卵裂等)、多核现象、致密化、对称性、融合、碎片、塌陷、扩张、卵裂球不均一、孵出等,以明确获得成功的最佳机会。过去大部分研究都是使用 EmbryoScope™ 完成,少数研究涉及可集成到常规培养箱中的时差成像培养箱如 EEVA™ 和 PrimoVision™,及其他时差成像培养箱如后来问世的产品 Geri™ 和 Miri™ 等。

2010 年,Wong 等人分析了第 5 天或第 6 天共 100 个胚胎的动力学参数[19],并发现了囊胚形成的 3 个预测指标:P1——第一次细胞分裂持续时间(14.3±6.0 min);P2——第一次有丝分裂结束至第二次有丝分裂开始之间的时间间隔(11.1±2.2 h);P3——第二次和第三次有丝分裂之间的同步性(1.0±1.6 h)。他们得出结论,通过使用参数 P1、P2 和 P3,预测胚胎发育至囊胚阶段的灵敏度为 94%,特异性为 93%。当一个或多个参数值在这些范围以外,预测胚胎会发育停滞。Hashimoto 等人也分析了第二次和第三次有丝分裂的完成时间,发现得分高的囊胚在这两次分裂中的时间明显更短[20]。随后,Coticchio 等人观察到,更快的受精动力学与更优质的胚胎发育相关联,并定义了新的动力学参数:胞质晕出现时间(tHaloA)→消失时间(tHaloD);胞质晕消失时间①(tHaloD)→PN 消失时间(tPNf);PN 消失时间(tPNf)→第一次卵裂时间(t2);雄原核出现时间($tPNa_m$)→雄原核消失时间($tPNf_m$)[21]。

继 Wong 等人研究之后,许多研究基于选择和排除模型来检验与囊胚形成和囊胚质量相关的不同形态动力学参数。不同的研究团队也提出了一些算法,早期提出的大多数算法都是基于分层模型而建立的。

在一项回顾性队列研究中,Cruz 等人[22]观察了 834 个胚胎,并定义了与胚胎发育相关的动力学标记(图 17-2)。同年,Dal Canto 等人[23]观察了与胚胎发育相关的不同卵裂动力学参数,发现 2~8 细胞阶段的早期卵裂发生时间越早,越具有发育至囊胚并扩张的能力。

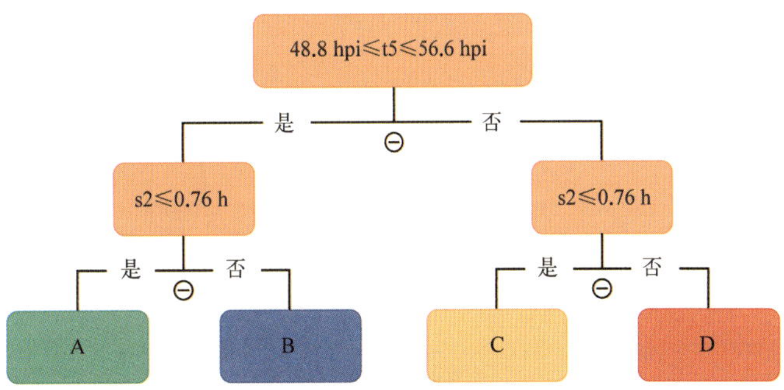

图 17-2　囊胚发育算法(出自文献[22])。Hpi:受精后小时数

2013 年,Chamayou 等人[24]报道了形态动力学参数的时间间隔可作为胚胎发育能力的预测指标。研究人员得出结论,当第 3 天胚胎的动力学参数符合以下范围时能发育成有活力的囊胚:t1(18.4~30.9 hpi)、t2(21.4~34.8 hpi)、t4(33.1~57.2 hpi)、t7(46.1~82.5 hpi)、t8(46.4~97.8 hpi)、tC~tF(7.7~22.9 hpi)和 s3(0.7~

① 译者注:原文译为"胞质晕出现时间",经查阅文献核对,正确结论应为"胞质晕消失时间"。

30.8 hpi)。同年,Kahraman 等人研究发现,顶级囊胚和优质囊胚与质量较差的囊胚相比,其动力学参数 t2、t8、tM、tB、cc2 和 s2 有显著差异[25]。

2013 年开展了几项前瞻性研究。Kirkegaard 等人[28]分析了预后良好患者的 571 个胚胎,报道了与高质量囊胚相关的 3 个标记:第一次细胞分裂的持续时间、3 细胞阶段的持续时间以及直接分裂为 3 细胞。这些参数具有可比较的预测价值,但它们与着床结果无明显关联。在 Wong 等人研究的基础上进一步开展了 EEVA™ 测试。随后 Conaghan 等人[29]开展了一项两个阶段的多中心研究,开发并验证了一种预测囊胚形成的算法。该研究采用自动细胞跟踪软件共监测了 1 727 个胚胎,发现从细胞分裂 1 到 2 之间的时间(P2)以及细胞分裂 2 到 3 之间的时间(P3)是预测模型中最重要的参数。结果表明,当 P2 和 P3 都在特定的细胞分裂时间范围内(P2 9.33~11.45 h;P3 0~1.73 h)时,可利用囊胚的形成概率较高,当 P2 或 P3 中的任何一个超出特定的细胞分裂时间范围时,可利用囊胚的形成概率较低。

Conaghan 模型,也称为 EEVA I,由另一研究团队通过使用一组 1 519 个已知临床结果的移植胚胎进行了回顾性测试[31]。根据该算法,基于 EEVA 的高低得分将胚胎分类为可用或不可用。可用组与整个队列的胚胎着床率差异为 30%,表明使用该模型可以提高着床率。但不可用组胚胎的着床率仍有 50.6%,这引发了人们对有活力胚胎被丢弃的困扰。尽管 Conaghan 模型是为预测囊胚形成而开发,但该研究的终点是临床结局。研究者强调,着床的胚胎应来自可用的胚胎组,而非不可用组(或至少不占如此高的比例)。根据研究者的观点,对这些发现可能的解释是,该模型基于较窄的时间间隔(图 17-3)。

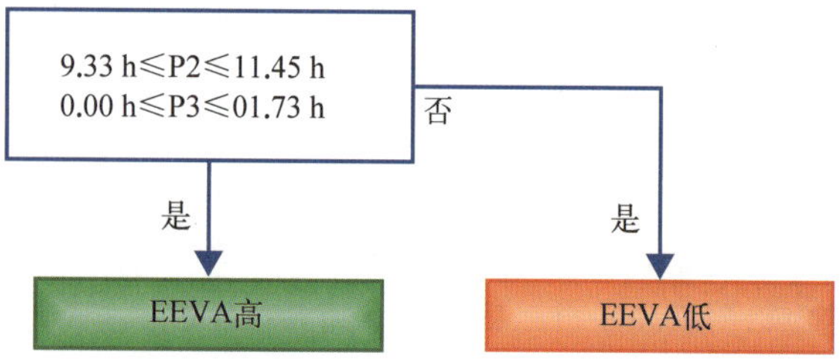

图 17-3 初始胚胎分类算法,称为 EEVA I(基于文献[29]的数据)

2015 年,Cetinkaya 等人[33]在培养至第 5 天的 3 354 个胚胎中研究了 17 个动力学标记。参数 t8~t5、4~8 细胞的卵裂同步性(CS4~8)以及 2~8 细胞的卵裂同步性(CS2~8)是较好的预测指标。特别是 CS2~8(被定义为[(t3~t2)+(t5~t4)]/(t8~t2))被确定为第 3 天预测囊胚形成和囊胚质量的最佳预测指标[曲线下面积(AUC)=0.786]。

Yang 等人[34]基于不同的方法开展了一项研究,以描述不同类型的异常卵裂及其如何影响胚胎发育潜能。根据对囊胚发育的影响,将两个类别内的 7 种卵裂类型进行定义。第 1 类(轻微异常)包括对发育潜能影响较小的卵裂:正常卵裂、卵裂球形成不均匀和大碎片出现。第 2 类(重度异常)包括对胚胎发育影响较大的卵裂:直接卵裂、碎片化、发育停滞和无序分裂。鉴于此,研究人员建立了一种基于胚胎三次初始卵裂模式的分层分类模型,而非之前研究提及的形态动力学参数。然后根据胚胎出现异常卵裂的数量和类别,于第 3 天将其分为 A~F 六个类别(图 17-4)。

在 Milewski 等人的研究中,监测了 t2、t3、t4、t5、cc2 和

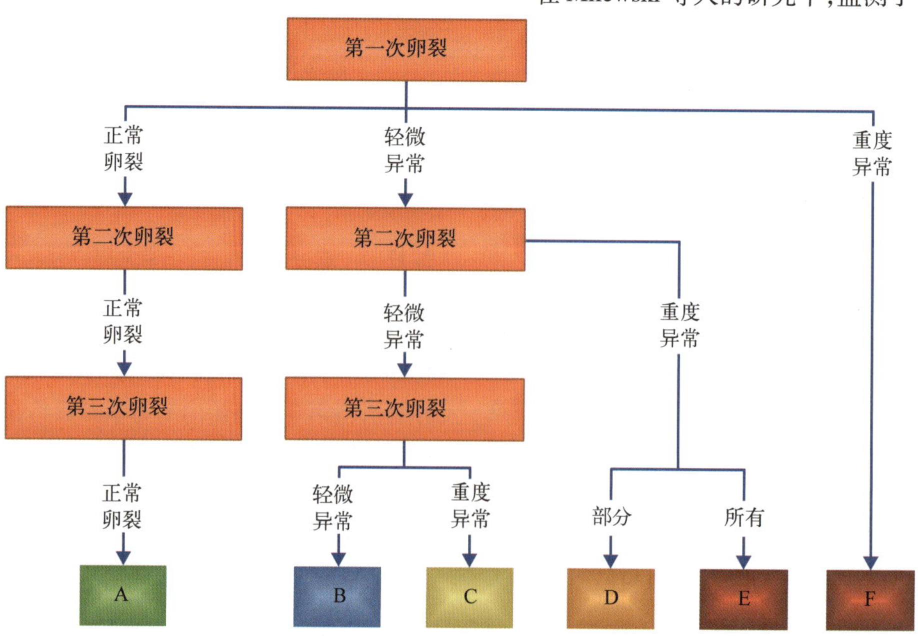

图 17-4 基于卵裂特征的 Yang 囊胚发育算法(基于文献[34]的数据)

s2 这些参数,并观察到可发育至囊胚阶段的胚胎与发育停滞胚胎之间的差异。该研究共分析了 432 个胚胎,每个参数的结果数据被分为四个区间(C1~C4),并对其进行评分,以找出哪个参数值对应的囊胚发育率最高。结果显示,最高发育率通常出现在 C3 和 C2 区间,而两端区间 C1 和 C4 发育率最低。单变量逻辑回归分析表明,所有研究的参数均与囊胚发育显著相关。然而,在多变量逻辑回归分析后,只有 t2、t5 和 cc2 被纳入并组合成一个新的参数(SC),作为囊胚发育的预测指标[35]。

Storr 等人记录了 380 个囊胚的发育时间,并发现了 8 个重要的顶级囊胚的预测指标:s3、t6、t7、t8、tM、tSB、tB 和 tEB。在这些候选的预测指标中,s3 是在胚胎致密化前最具区分能力的标志(AUC = 0. 585, 95% CI: 0. 534 ~ 0. 635),而 tEB 则是与胚胎发育阶段无关的最佳预测指标(AUC=0. 727, 95% CI: 0. 675~0. 775)。通过结合 ts3、tEB 和 t8,研究人员提出了一个具有更高判别能力的预测顶级质量胚胎的模型[36]。

Motato 等人[37]于 2016 年开展了一项为期三个阶段的观察性、回顾性、单中心临床研究,研究者通过 TLT 监测了有史以来最大样本量的胚胎,以描述与囊胚形成和着床相关的事件。

第一阶段是基于分类树的胚胎评分,选择囊胚形成概率较高的胚胎。该阶段形态动力学参数与囊胚形成之间的关联,为分层分类模型建立提供了基础,以此选择具有形成高质量囊胚潜能的有活力的胚胎。通过回顾性分析 7 483 个受精卵卵裂时间的 17 个参数,其中几个参数与囊胚形成和胚胎着床显著相关。最能预测囊胚形成的参数是桑葚胚形成的时间 tM(ICSI 后 81. 28~96. 0 h),或 5 细胞胚胎发育到 8 细胞胚胎的时间 t8~t5(≤8. 78 h)(图 17-5)。

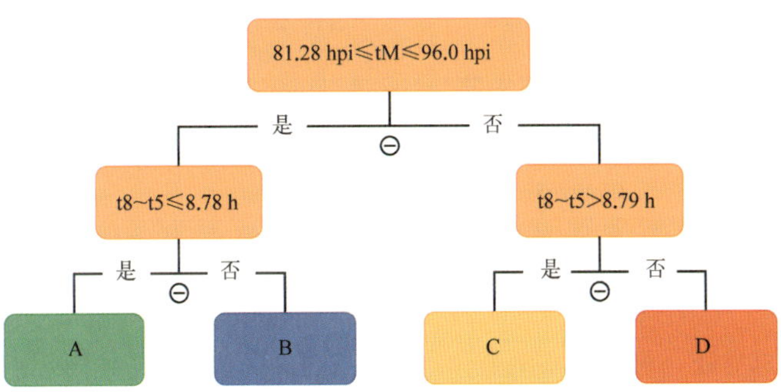

图 17-5 Motato 等人在 2016 年建立的囊胚发育算法

第二阶段聚焦于囊胚移植及其着床率。由于先前描述的变量与囊胚的着床潜力之间缺乏关联,因此研究人员通过比较移植囊胚后着床(n=383)与未着床(n=449)来识别新的变量。该研究再次分析了 17 个形态动力学参数,确定囊胚扩张时间 tEB(ICSI 后 107. 9~112. 9 h)和 t8~t5(ICSI 后 5. 67 h)可以作为预测囊胚着床的变量,ROC 值为 0. 591(95% CI: 0. 552~0. 630)。基于这些数据,他们提出了一个分类树的分层模型。该模型按照着床率的高低将囊胚分为 A~D 四个类别(从 A 类 72. 2%到 D 类 39. 7%)(图 17-6)。第三个阶段是验证阶段。

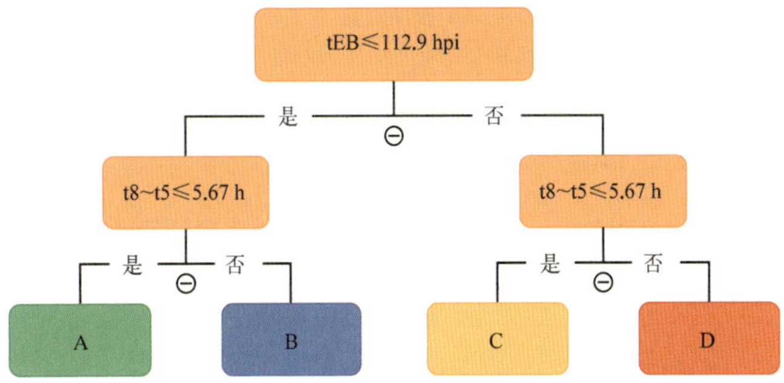

图 17-6 Motato 等人在 2016 年描述的胚胎着床算法

研究者得出结论,将动力学参数纳入评分体系可以完善囊胚的选择标准,并且可以准确预测囊胚形成。此外,该模型还根据囊胚形成阶段和着床概率对胚胎进行分类。2018 年,Fishel 等人研究发现 tSB 和 dB(tB~tSB)与顶级质量囊胚形成有关[42]。Mizobe 等人也进行了一些其他研究,他们观察到 t2、t4 和发育高度同步性与囊胚及顶级质量囊胚形成有关[38,41]。Pennetta 等人近期研究表明,s2 与囊胚发育相关[45]。然而,也有少数研究未发现传统培养箱与 TLT 系统在囊胚发育方面存在显著差异[46,47]。

着床、妊娠和活产的研究

除了囊胚形成,人们还将动力学标志与胚胎着床和活产相关联,因为这是 IVF 周期成功的主要参数(表 17-5)。

从 2008 年开始,Lemmen 等人[26]回顾在 4 细胞阶段移植胚胎的小样本时差成像记录,最终获得 8 例妊娠。研究发现,与着床失败的胚胎相比,成功着床的胚胎第一次卵裂后第一个卵裂球的细胞核出现速度更快,并且前两个卵裂球中细胞核的出现明显更同步(P<0. 05)。

3 年后,Meseguer 等人[1]发表了一项研究,其中几个参数与胚胎着床相关,并提出了一种名为“Meseguer”算法或“Meseguer”模型的分层算法。该研究基于 247 个已知着床结果(known implantation data, KID)的胚胎,将其分为 A~F 六个等级。其中四个等级(A~D)进一步分为两个子类别:(+)或(-)(图 17-7)。Meseguer 模型在外部得到了广泛的研究和验证[25, 48, 49]。

2012 年,Azzarello 等人[50]进行了一项移植 159 个胚胎的前瞻性研究,并提出“PN 消失时间”这一变量作为妊娠的预测指标。研究发现,最终活产胚胎的 PN 消失时间

表 17-5　着床和活产的研究

作者	研究设计	胚胎总数(个)	胚胎来源	时差成像系统	已识别/已应用的预测标记
Lemmen 等人(2008)[26]	回顾性研究	19	IVF/ICSI 周期	尼康 Diaphot 300 显微镜和相机内置于一个封闭系统	第一个卵裂球的细胞核形态
Meseguer 等人(2011)[1]	回顾性研究	247	ICSI 周期	EmbryoScope	t5, s2, cc2, 2 细胞非均等卵裂,4 细胞卵裂球多核,1~3 细胞直接卵裂
Arazello 等人(2012)[50]	前瞻性研究	159	ICSI 周期	EmbryoScope	PN 消失
Hlinka 等人(2012)[27]	回顾性研究	114	ICSI 周期	Primovision	c2, c3 和 c4;i2, i3 和 i4
Rubio 等人(2012)[51]	多中心回顾性研究	5 225(1 659 移植)	捐赠和自体卵子行 IVF 周期	EmbryoScope	2~3 细胞直接卵裂
Dal Canto 等人(2012)[23]	回顾性研究	134	ICSI/IVF 周期	EmbryoScope	t8
Cruz 等人(2012)[22]	回顾性研究	120	捐赠卵子行 ICSI 周期	EmbryoScope	t5, s2
Freour 等人(2013)[52]	前瞻性收集数据库的回顾性分析	191	ICSI 周期	EmbryoScope	t4 和 s3
Chamayou 等人(2013)[24]	回顾性研究	178	ICSI 周期	EmbryoScope	cc3
Kirkegaard 等人(2013)[28]	前瞻性队列研究	84	ICSI 周期	EmbryoScope	无
Desai 等人(2014)[32]	回顾性研究	105	ICSI 周期	EmbryoScope	tPNf, t2, t3, t5, t8, s1 和 t5~t2
Rubio 等人(2014)[48]	前瞻性随机对照研究	775	捐赠卵子行 ICSI 周期	EmbryoScope	T5, s2, cc2, 2 细胞非均等卵裂,4 细胞卵裂球多核,1~3 细胞直接卵裂
Aguilar 等人(2014)[53]	回顾性队列研究	1 448	捐赠卵子行 ICSI 周期	EmbryoScope	到 2PB 的时间, PF, S 期的时长
Basile 等人(2015)[54]	回顾性多中心研究	1 122	捐赠和自体卵子行 ICSI 周期	EmbryoScope	cc2, t3, t5, 2 细胞非均等卵裂,4 细胞卵裂球多核,1~3 细胞直接卵裂
Ergin 等人(2014)[55]	回顾性研究	686	ICSI/IVF 周期	EmbryoScope	MN
Vermileya 等人(2014)[56]	回顾性多中心研究	331	IVF/ICSI 周期	EEVA	P2 和 P3
Freour 等人(2015)[57]	回顾性研究	528	ICSI 周期	EmbryoScope	t5, s2, cc2, 2 细胞非均等卵裂,4 细胞卵裂球多核,1~3 细胞直接卵裂
Siristatidis 等人(2015)[49]	前瞻性队列研究	239	ICSI 周期	PrimoVision	t2, cc2a, t3, s2, t4, cc3a, t5, s3, t8
Marcos 等人(2015)[58]	回顾性队列研究	715	ICSI 周期	EmbryoScope	囊胚收缩
Dominguez 等人(2015)[59]	回顾性队列研究	28	捐赠卵子行 ICSI 周期	EmbryoScope	cc2
Liu 等人(2016)[39]	回顾性队列研究和前瞻性验证	336(270 例用于研究, 66 例用于验证)	IVF/ICSI 周期	EmbryoScope	s2, t5~tPNf, 68 h 细胞数<8, 异常卵裂
Adamson 等人(2016)[60]	前瞻性并行队列研究		自体卵子行 ICSI 和 IVF 周期	EEVA	P2 和 P3
Wu 等人[61]	回顾性研究	212	临床 IVF 常规流程	PrimoVision	tPNf, t2, t4, t4~t3
Goodman 等人(2016)[62]	前瞻性随机对照研究	2 092	自体卵子行 ICSI 和 IVF 周期	EmbryoScope	cc2, s2, t5, s3, tSB, MN, 不规则分裂

续表

作者	研究设计	胚胎总数(个)	胚胎来源	时差成像系统	已识别/已应用的预测标记
Petersen 等人(2016)[63]	回顾性评估(多中心)	3 275	ICSI/IVF 周期	EmbryoScope	t3～tPNf，(t5～t3/t5～t2)，66 h 细胞数<8
Zhan 等人(2016)[40]	回顾性观察研究	3 189	ICSI/IVF 周期	EmbryoScope	DUC
Desai 等人(2016)[64]	回顾性研究	669	解冻复苏囊胚	EmbryoScope	MN，囊胚延迟形成
Carrasco 等人(2017)[65]	回顾性研究	800	ICSI 周期	EmbryoScope	t4，t7，s3
Mizobe 等人(2017)[66]	回顾性研究	299	IVF/ICSI 周期	EmbryoScope	t2，t4，tC，tB
Ebner 等人(2017)[67]	回顾性研究	144	复苏周期	Miri	tRE，tCRE，tCRE～tRE
Kovacic 等人(2018)[68]	回顾性观察研究	143	复苏周期	PrimoVision	tCRE～tRE
Gonzalez 等人(2018)[69]	回顾性研究	234	复苏周期	EmbryoScope	囊胚收缩
Bartolacci 等人(2021)[70]	回顾性研究	1 801	ICSI 周期	EmbryoScope	tPNf，tPNa，t2，t3，t4，t8，t2～tPNf

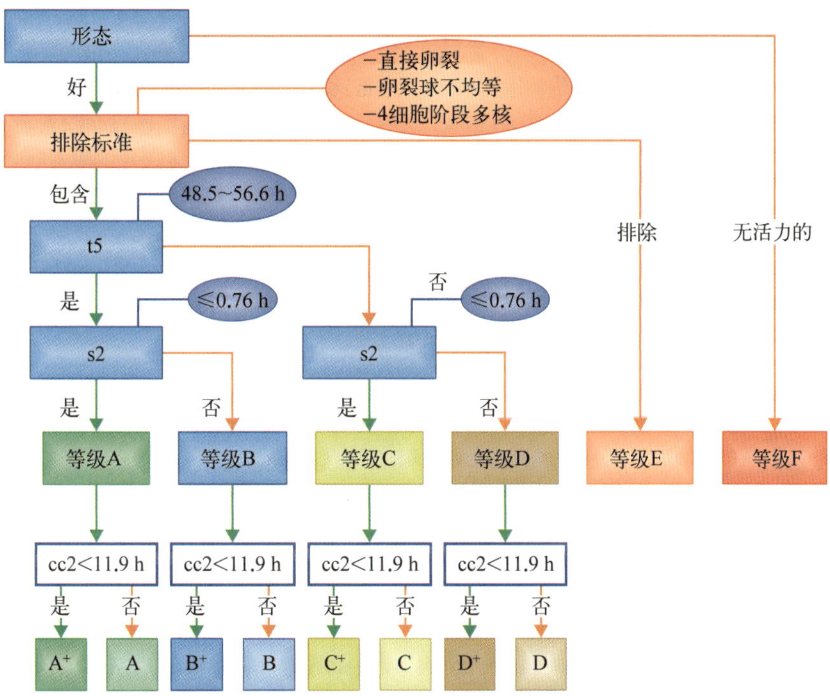

图 17-7　初始胚胎分类算法(摘自文献[1]，已获许可)

明显迟于未能活产的胚胎。为此，研究人员提出了 20 h 45 min 的限制，并建议避免移植 PN 过早消失的胚胎。

同年，Hlinka 等人[27]提出一种预测着床的新方法。该模型依赖于胚胎的卵裂速度评级，具体而言，利用细胞分裂期和分裂间期的时间模式来选择最佳质量的胚胎。对所有分析的胚胎($n=180$)而言，囊胚着床与卵裂速度的诊断特异性为 100%，并且所有妊娠均来自卵裂时间适宜的胚胎。

直接卵裂是另一个与着床相关的参数。Meseguer 等人[1]在 247 个有 KID 评分的胚胎最先观察到这一现象。随后，Rubio 等人通过一项多中心回顾性研究证实了这些发现[51]。在这项研究中，用于分析的胚胎数量更多($n=$ 5 225)，发现 2～3 细胞阶段出现直接卵裂(DC2～3<5 h)的胚胎，其着床率明显低于正常卵裂模式的胚胎。109 个表现为 2～3 细胞直接卵裂的胚胎中，仅有 1 个获得临床妊娠。

人们也已研究了外界因素对胚胎动力学的影响及其与着床的关系。2013 年，Freour 等人[52]关注了吸烟女性的情况，观察到吸烟者的胚胎卵裂迟于非吸烟者，吸烟组的着床结果更差。他们分析了 191 个胚胎，提出 t4 和 s3 是与着床相关性最强的动力学参数。根据这两个变量的分布情况，前两个四分位数的着床率明显较高。根据 t4 定义的最佳范围，将胚胎分为 A 级或 B 级(A=在范围内，B=在范围外)。此外，根据 s3 的最佳范围，对胚胎赋予

“+”或“-”值(“+”=范围内,“-”=范围外)。研究人员在包含所有移植胚胎的数据库中验证了该分类模型,观察到 A^+、A^-、B^+和 B^-类别的着床率分别为 38.7%、33.3%、30.7%和 15.3%。非吸烟患者 A+和 A-类别胚胎的比例更高。

Chamayou 等人[24]回顾性比较 72 个着床胚胎和 106 个未着床胚胎的形态动力学参数,发现 PN 出现、PN 消失、t1、t2、t4、t7、t8、tC~tF 和 s3 参数无明显差异。他们认为这些标记并非着床的预测指标,但它们可用于预测胚胎能否发育至囊胚阶段。在该研究中,cc3 是唯一可以预测着床和持续妊娠的指标。

与许多作者观点相反,Kirkegaard 等人[71]发现着床和非着床胚胎在细胞分裂时间或胚胎发育阶段并无差异。该研究基于 84 例 SETs 的观察,认为第一次细胞分裂的持续时间、3 细胞阶段的持续时间以及直接卵裂成 3 细胞可作为高质量胚胎的预测指标,但并不能预测胚胎着床或妊娠。因此,该研究小组得出结论,制订一个最优时间的通用型算法可能并不可行。

2014 年,Aguilar 等人[53]基于形态动力学研究了人类第一个细胞周期对胚胎着床的影响。该团队回顾性分析 1 448 个移植胚胎,比较着床和未着床胚胎中第二极体排出、第一个和第二个 PN 出现、PN 邻接、PN 消失以及 S 期时长等参数。他们发现与胚胎着床相关的时间范围是:第二极体排出时间为 3.3~10.6 h,PN 消失时间为 22.2~25.9 h,S 期时长为 5.7~13.8 h。

2015 年,Basile 等人[54]在 Meseguer 的结果[1]基础上,基于来自四家不同 IVF 中心的更大的胚胎数据集进行了深入研究发布了该算法的改进版,并引入新的动力学参数(图 17-8)。VerMileya 等人[56]将 EEVA Ⅰ算法扩展为 EEVA Ⅱ,基于自动化 TLT 建立了胚胎着床与胚胎类别的三种关系。该系统根据变量 P2 和 P3 将胚胎分为 EEVA 高、EEVA 中或 EEVA 低三类。根据多中心研究(205 例患者)结果,着床率与分类显著相关,具体为:分类高、中和低的着床率分别是 37%、35%和 15%。此外,具有 1 个或多个“EEVA 高分”移植胚胎患者的临床妊娠率更高(51% *vs.* 34%;P=0.02)(图 17-9)。EEVA 算法已在许多研究中通过了外部验证。

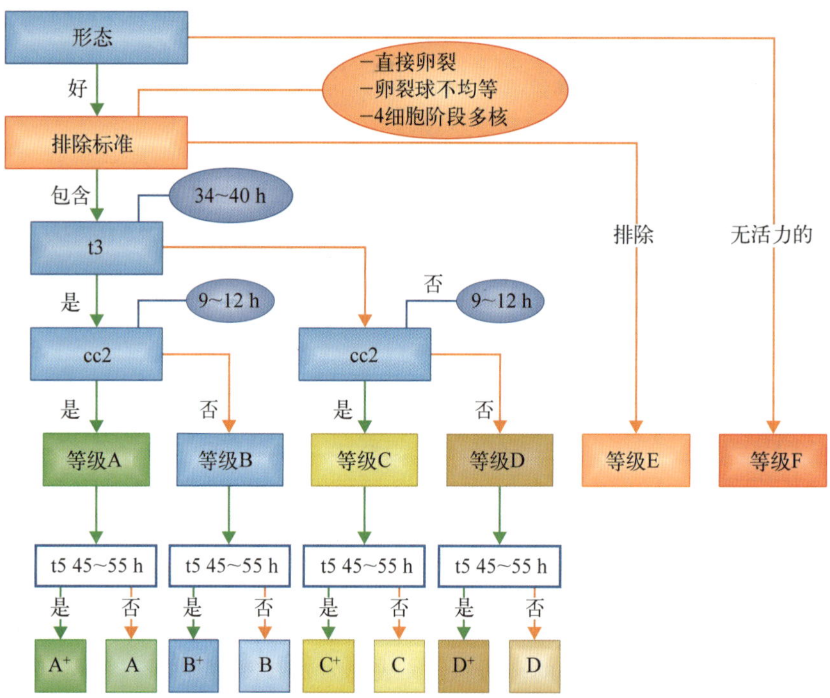

图 17-8　修正的胚胎分类算法(摘自文献[16],已获许可转载)

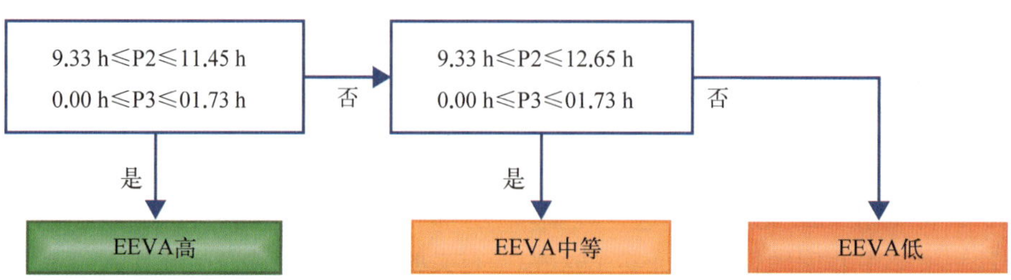

图 17-9　改良的胚胎分类算法,称为 EEVA Ⅱ(基于文献[56]的数据)

2016 年,Adamson 等人[60]前瞻性研究评估相同技术的效果。该研究旨在证明相对于单独应用形态学,自动时差成像测试(time-lapse test, TL 测试)联合传统形态学是否能提高第 3 天移植的着床率。同时收集两组患者进行比较:一组第 3 天移植时使用 TL 测试(EEVA 测试)联合形态学评估(测试组),另一组第 3 天胚胎移植时仅使用形态学评估(对照组)。对研究的主要终点——着床率的分析显示,实验组(58/192)的第 3 天移植着床率显著高于对照组(84/442)(30.2% *vs.* 19.0%, $P=0.003$)。

同年,Goodman 等人[62]发表了一种基于动力学参数 t5、s2、s3、tSB 和 cc2 的新型评分算法。他们还将多核和不规则卵裂作为算法的排除标准。该算法提供的评分范围从-2 分到 4 分(图 17-10)。

Liu 等人[39]在 2016 年验证了"Meseguer"算法,并衍生出一个名为"Liu"算法的具有高 AUC 数值的新型分层模型,该算法基于动力学参数 s2、t5 和 tPNf。异常卵裂和在 68 h 内细胞数少于 8 纳入排除标准(图 17-11)。

2016 年下半年,Petersen 等人[63]提出了一种基于 KID 的分层算法,称为 KIDScoreD3 算法,该算法基于 t3、tPNf、t2 和 t5 参数,细胞数在 66 h 后是否大于或等于 8 个(图 17-12)。

外部验证一致性差的问题已得到解决,目前发布的算法也得到普及使用[11]。Freour 等人[52]将 Meseguer 团队的算法[1]在一个未经筛选的患者群体中进行外部验证。该模型的应用显示了着床率在结果类别中的异质分布。另外,相关系数也明显低于原研究中的数值。然而,模型的简化版本(仅考虑两个主要的形态动力学变量——t5 和 s2,而不考虑 cc2)结果则可被接受。研究者认为这些差异可能是由培养条件中氧气浓度的变化、卵母细胞来源(供卵周期与自体周期)、研究人群的限制和/或使用刺激方案的差异所引起。因此,分层预测模型应根据各中心情况自行建立,不建议普及应用。

未来改善评估结果的关键可能是将各种技术进行结合。Dominguez 等人[59]将蛋白质组学和时差成像分析相结合研究着床($n=16$)和未着床($n=12$)的胚胎。经逻辑回归分析,该模型确定白细胞介素-6 蛋白的存在与否和 cc2 的持续时间是胚胎发育最相关的特征,并开发了一个基于这两个变量的分层模型(图 17-13),将胚胎分为 A~D 四个类别。着床率会按照预期从 A 到 D 逐渐降低,这与该研究结果相符(A=88.8%, B=66.6%, C=57%, D=33%)[59]。

Kovacic 和 Ebner 等人在复苏后囊胚移植过程中发现,与囊胚扩张相关的动力学参数和着床潜能有关[67,68]。

目前广泛使用的主要算法如表 17-6 所示。

非整倍体研究及其发展现状

逻辑上,仅移植整倍体胚胎应该能够通过提高着床率和/或降低流产率来提高活产率。然而,迄今为止,在实践中证明这一点仍然很困难。已有一些整倍性与胚胎动力学之间的相关性研究(表 17-7)。

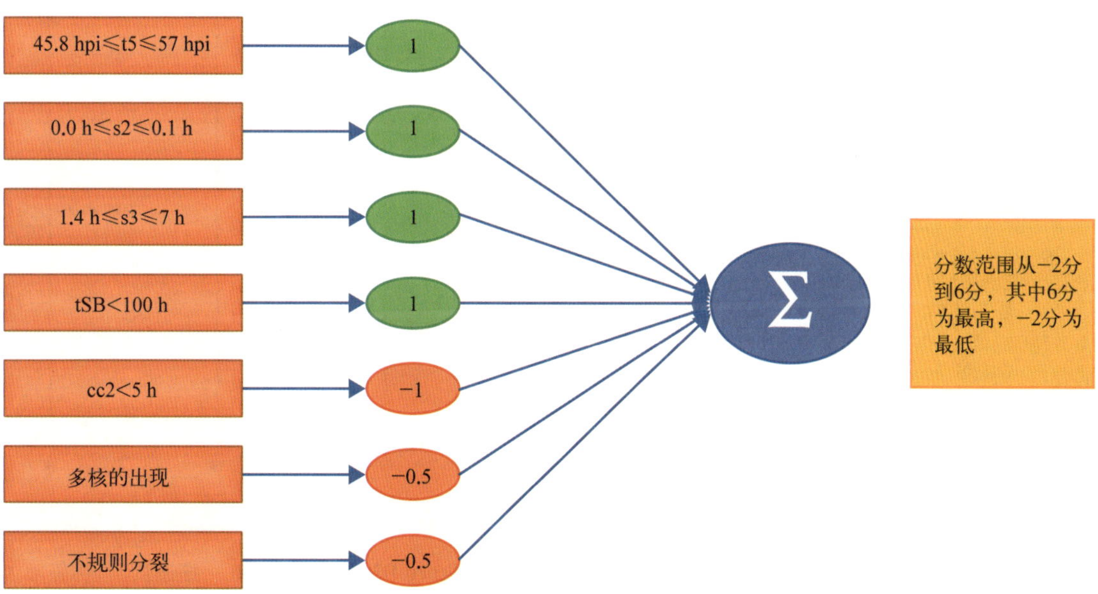

图 17-10 胚胎着床的 Goodman 算法(由文献[62]描述)

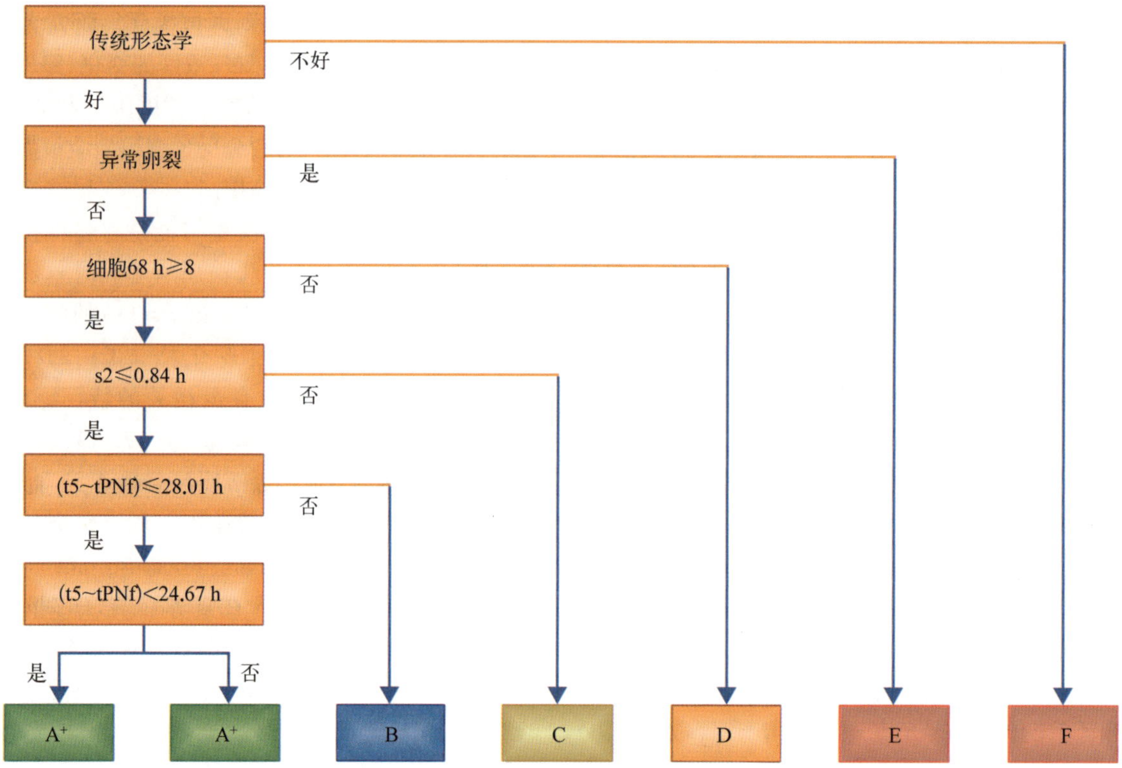

图 17-11 胚胎着床的 Liu 算法(由文献[39]描述)

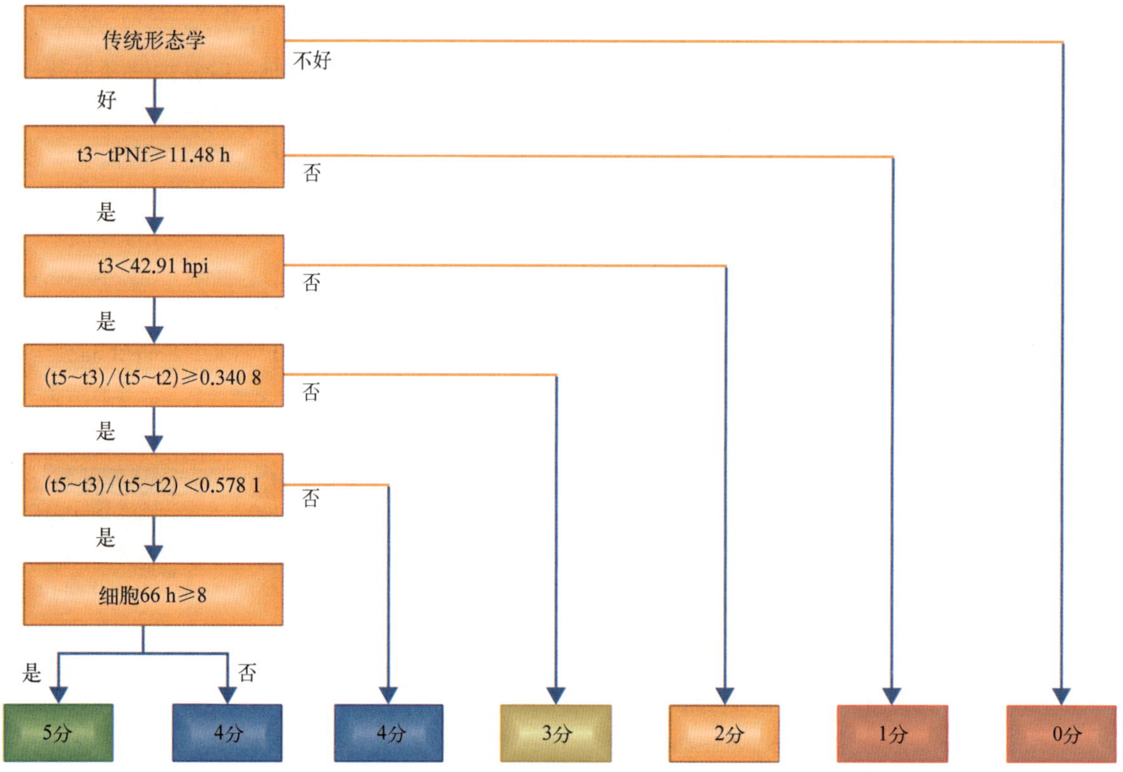

图 17-12 胚胎着床的 Petersen 算法,被称为 KIDScore D3 算法(由文献[63]描述)

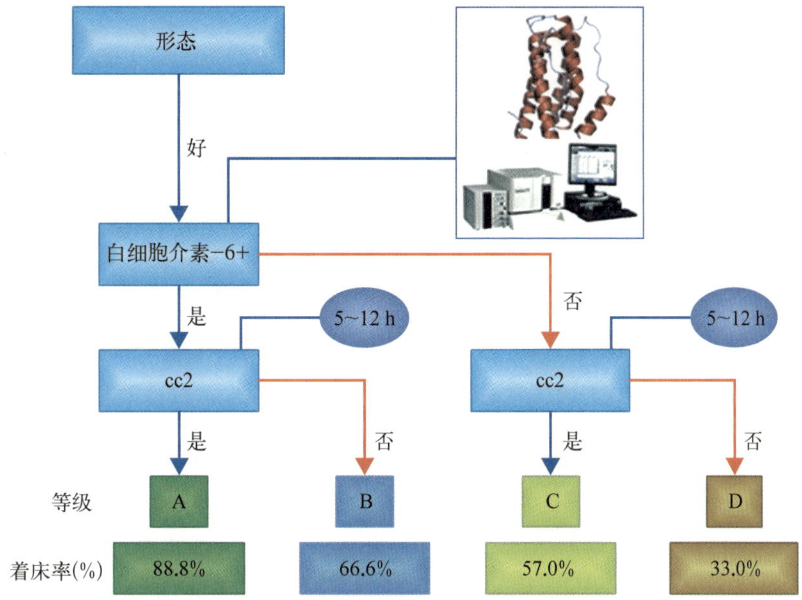

图 17-13 胚胎联合分类算法(摘自文献[59],已获许可转载)

表 17-6 已知的广泛使用的着床算法

已知模型	分数范围	动力学参数	模型类型
Meseguer 模型	A+~F(10)	t5, s2, cc2, 2 细胞非均等卵裂,4 细胞卵裂球多核,1~3 细胞直接卵裂	分层
Conaghan 模型 (EEVA Ⅰ)	EEVA 低,EEVA 高	P2, P3	选择/排除
VerMileya 模型 (EEVA Ⅱ)	EEVA 低,EEVA 中,EEVA 高	P2, P3	选择/排除
EEVA Xtend	1 (最高分)~5(最低分)	卵龄、细胞计数和 P3 后分析	选择/排除/分层
Basile 模型	A+~F(10)	cc2, t3, t5, 2 细胞非均等卵裂,4 细胞卵裂球多核,1~3 细胞直接卵裂	分层
Liu 模型	A+~F	t5, tPNf, s2, 68 h 细胞数,异常卵裂	分层
Motato 模型	A~D	T5, t8, tEB	分层
Goodman 模型	-2~4	cc2, MN, IRRD, t5, s2, s3, tSB	分层
Milewski 模型	-		基于四分位数
Petersen 模型	0~5	Not2PN, t2, t3, t5, 66 h 细胞数	分层
KIDScore D3 (不同版本)	0~5	Not2PN, tPNf, t2, t3, t4, t5, t8, 66 h 细胞数	分层
KIDScore D5 V2	0~10	Not2PN, t2, t3, t4, t5, tB, tE	分层(算法未公开)
KIDScore D5 V3 (不同版本)	0~10	Not2PN, t2, t3, t4, t5, tB, TCM, TE	分层(算法未公开)
iDA 得分	0~10		ANN

表 17-7 整倍体与胚胎动力学的相关研究

作者	研究设计	样本量(个)	TL 系统	活检日	着床前胚胎遗传学诊断技术(PGD)	发现有显著差异的参数
Chavez 等人(2012)[72]	前瞻性观察研究	75	定制显微镜	D3	aCGH	P1, P2, P3 和碎片化
Campbell 等人(2013)[73]	回顾性队列研究	98	EmbryoScope	D5	aCGH/SNP 阵列	tSB 和 tB
Campbell 等人(2013)[74]	回顾性队列研究	88	EmbryoScope	D5	aCGH/SNP 阵列	tSB 和 tB
Basile 等人(2014)[75]	回顾性队列研究	504	EmbryoScope	D3	aCGH	t5~t2 和 cc3

续表

作者	研究设计	样本量(个)	TL 系统	活检日	着床前胚胎遗传学诊断技术(PGD)	发现有显著差异的参数
Kramer 等人(2014)[76]	回顾性队列研究	149	EmbryoScope	D5	aCGH	无
Yang 等人(2014)[77]	前瞻性研究	285	EmbryoScope	D5	aCGH	无
Rienzi 等人(2015)[78]	纵向队列研究	455	EmbryoScope	D5	CCS	无
Chawla 等人(2015)[79]	回顾性队列研究	460	EmbryoScope	D3	aCGH	tPNf, t2, t5, cc2, cc3, t5~t2
Vera-Rodriguez 等人(2015)[80]	前瞻性观察研究	85	EEVA	D3	aCGH	PN 消失与第一次细胞分裂开始之间的时间, 3~4 细胞期
Minasi 等人(2016)[81]	回顾性队列研究	1 730 个胚胎/928 个在 TLT 中培养	EmbryoScope	D5	aCGH	tSB, tB, tEB, tHB
Balakier 等人(2016)[82]	回顾性队列研究	2 441 个胚胎/607 个行 PGS	EmbryoScope	D5	aCGH	NA
Patel 等人(2016)[83]	回顾性队列研究	167	EmbryoScope	D3	aCGH	无
Zhan 等人(2016)[40]	回顾性观察研究	1 434	EmbryoScope	D3/D5/D6	aCGH	DUC
Mumusoglu 等人(2017)[84]	回顾性队列研究	415	EmbryoScope	D5	aCGH	t9, tM, tSB, tB, tEB
DelCarmen Nogales 等人(2017)[85]	回顾性队列研究	485	EmbryoScope	D3	aCGH	t3, t5~t2
Zhang 等人(2017)[86]	回顾性研究	256	EmbryoScope	D5/6	aCGH	无
Desai 等人(2018)[43]	回顾性研究	767	EmbryoScope	D5/6	aCGH	2 种以上异常(MN, RC, IDC, DUC, tEB, tSB)
Huang 等人(2019)[87]	回顾性观察研究	188	EmbryoScope	D5/6	—	平均囊胚扩张速率
Pennetta 等人(2021)[45]	回顾性队列研究	287	EmbryoScope	D3	—	tPNa

2010 年,Wong 等人[19]对单个胚胎基因表达进行分析,发现 P1、P2 和 P3 超出最佳范围的胚胎其 RNA 表达异常,涉及胚胎胞质分裂、miRNA 生物合成和母源 mRNA 储备,这表明胚胎命运可能在发育早期(4 细胞阶段)就已经确定。

随后,Chavez 等人[72]观察到整倍体胚胎在 P1、P2 或 P3 时间段附近聚集,根据 Wong 等人[19]的研究,这与囊胚形成密切相关。通过进一步的分子水平分析,鉴于碎片包含核 DNA、着丝粒蛋白和荧光原位杂交检测到的染色体,研究人员发现碎片动态变化结合 P1、P2 和 P3,可能有助于在 4 细胞阶段区分整倍体和非整倍体胚胎。

2013 年,Campbell 等人[73]通过 TE 活检发现整倍体和非整倍体胚胎中 tSB 和 tB 的差异,并建立了一个非整倍体风险模型。该模型包括三个类别:低风险,tB<122.9 hpi 且 tSB<96.2 hpi;中风险,tB<122.9 hpi 且 tSB≥96.2 hpi;高风险,tB≥122.9 hpi[52]。同一研究小组在另一项研究[74]中将该模型应用于未经筛选的 IVF 患者以评估其有效性和潜在临床影响,这些患者的胚胎均经过 KID 分析但未行着床前胚胎遗传学筛查。研究结果显示,低、中、高三个类别在胎心率(72.7 次/min、25.5 次/min 和 0 次/min)和活产率(61.1%、19.2%和 0)上存在显著差异。这表明,在未经活检和着床前遗传学筛查的前提下,使用明确定义的形态动力学数据的时差成像,可以根据非整倍体风险对着床前人类胚胎进行分类,并且与临床结果密切相关(图 17-14)。

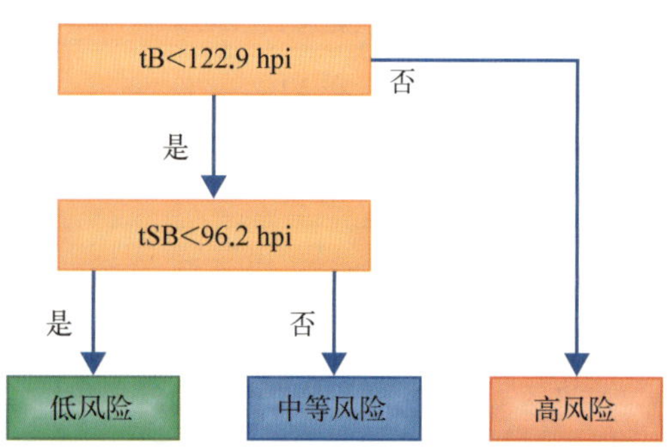

图 17-14 倍性检测的 Campbell 算法(由文献[73]描述)

次年,Basile 等人[75]也基于 77 名因反复流产或着床失败而接受遗传学筛查的患者,进行胚胎形态动力学与胚

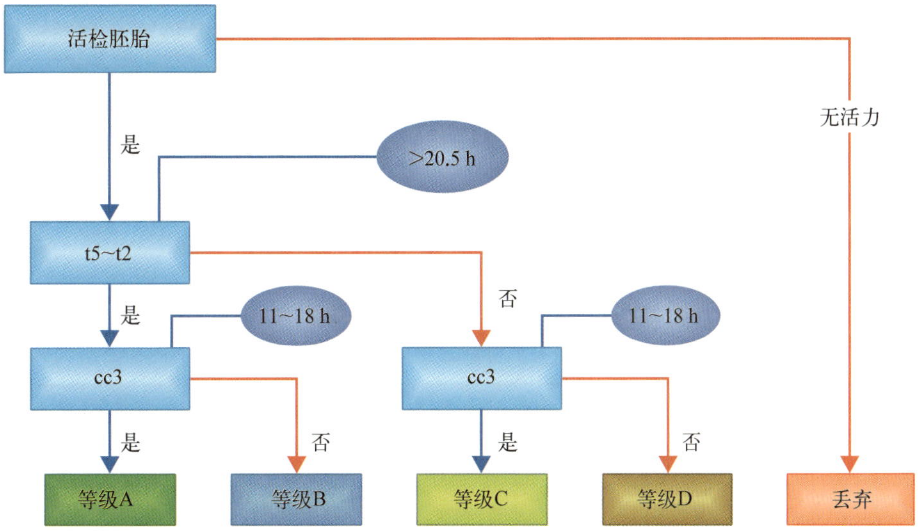

图 17-15　胚胎选择算法（来自文献[75]，已获许可转载）

胎非整倍体关联研究。于第 3 天进行胚胎活检，分析 504 个胚胎。采用逻辑回归分析选择和确定观察到的时间事件（以二元变量表示最佳范围内或范围外）与具有更高的正常染色体概率的胚胎相关。该模型确定了 t5～t2（OR：2.853，95%CI：1.763～4.616），其次是 cc3（OR：2.095，95%CI：1.356～3.238）作为与正常染色体含量最相关的变量。基于这两个变量的胚胎选择算法将胚胎从 A 到 D 分类（图 17-15），从 A 到 D 的正常胚胎的百分比之间存在显著差异。具体地，A=35.9%，B=26.4%，C=12.1%，D=9.8%（$P<0.001$）。

与以往的研究相反，Rienzi 等人[78]报道了 16 种常见的形态动力学参数与胚胎倍性之间并无相关性。这是一项纵向队列研究，使用来自 138 名因高龄、IVF 治疗失败病史，或二者兼有导致非整倍体风险增加的患者共计 455 个囊胚。分析的参数包括 t2、t3、t4、t5、t8、cc1、cc2、s2、s3、cc3、cc3/cc2、t5－t2、融合、tSB、tSC 和 tB。除了 Rienzi，Patel 团队、Kramer 团队、Yang 团队和 Zhang 团队也未能将非整倍体检测与动力学参数相关联[76,77,82-84]。

2015 年，两项研究观察到胚胎动力学与整倍体之间的相关性。第一项研究由 Chawla 等人[79]报道，发现 tPNf、t2、t5、cc2、cc3 和 t5～t2 等参数在染色体正常和异常胚胎之间存在显著差异。第二项研究由 Vera-Rodriguez 等人[80]进行，采用染色体评估联合单细胞反转录聚合酶链式反应（reverse transcription polymerase chain reaction，RT-qPCR）的方法，同时获取发育至约 8 细胞阶段人类胚胎的所有卵裂球信息（$n=85$）。根据他们的研究结果，与整倍体胚胎（$n=28$）相比，非整倍体胚胎（$n=26$）的染色体状态与第一次有丝分裂期的持续时间存在显著差异。此外，该研究中的基因表达谱分析表明，在发育的前 30 h 内，非整倍体胚胎中的一部分基因表达存在差异。

2017 年，Mumusoglu 研究团队通过多层混合效应逻辑回归分析发现，整倍体和非整倍体囊胚的动力学参数（t9、tM、tSB、tB 和 tEB）存在统计学差异[84]。同年，Del Carmen 等人基于动力学参数开发了一个非整倍体检测算法[85]（图 17-16）。

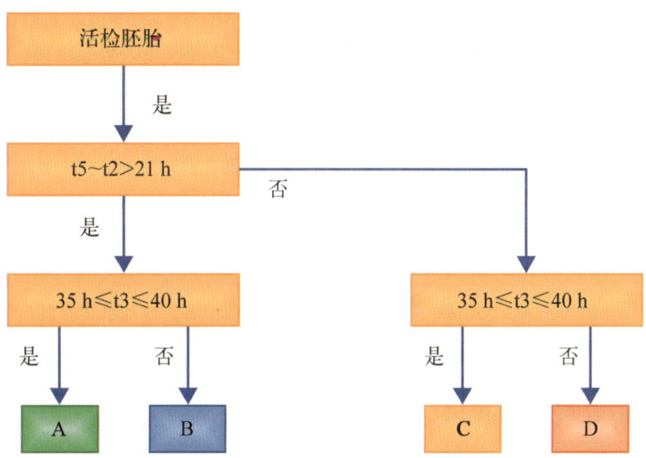

图 17-16　染色体倍性检测的 Del Carmen 算法（由文献[85]描述）

2018 年，Desai 等人发现，胚胎出现两种以上异常（MN、RC、IDC 和 DUC）可增加非整倍体风险[43]。Pennetta 等人[86-88]在近期一项研究中发现 tPNa 与倍性相关。过去 10 年间，许多研究试图将不同的动力学标记和事件与倍性检测相关联，但 PGT－A 仍然是检测倍性的金标准。目前，我们认为 TLT 只能在患者没有非整倍体风险的情况下才能有助于选择更好的胚胎。但对于有风险的患者，TLT 技术无法可靠地检测出非整倍体，仍需行 PGT－A。

近年来,AI 似乎有望辅助于倍性检测,但需要进行大量的研究,尤其是随机对照研究。

时差成像技术(TLT)及其回顾

过去 10 年,TLT 系统在胚胎评估方面经历了许多变化。持续的胚胎监测为胚胎学家和技术供应商提供了足够数据进行分析。用 AI 和许多其他统计方法分析这些数据以提高 IVF 效率,如胚胎选择和倍性检测。

TLT 从手工标注发展到全自动标注是一项非凡的成就。迄今为止,通过基于囊胚形成、着床(KID 得分)和胎儿心跳(iDA 得分)的 ML 方法,已经开发了不同的评分方法和算法。

表 17-8 列出了近 10 年来发表的许多关于 TLT 的评论、观点和未来发展方向。

表 17-8 形态动力学的研究综述

作者	题目
Kirkegaard 等人(2012)[71]	时差成像监测作为临床胚胎评估工具
Chen 等人(2013)[89]	通过时差成像识别的生物标志物:发现、验证和实际应用
Kaser 等人(2014)[10]	通过时差成像监测选择人类着床前胚胎的临床结果:一项系统综述
Kirkegaard 等人(2014)[11]	时差成像与标准形态学比较选择最佳胚胎
Polanski 等人(2014)[90]	时差胚胎成像改善生殖结局:系统性回顾和荟萃分析
Gardner 等人(2015)[4]	人类着床前胚胎活力诊断
Lundin 等人(2015)[91]	胚胎形态评分和活力标志物的质量控制和标准化
Racowsky 等人(2015)[92]	时差成像用于胚胎选择的负面评价:现状与未来
Chen 等人(2017)[93]	在 IVF 临床实践中,与传统方法相比,时差成像在胚胎培养和选择上是否有更好的结果? 一项随机对照研究的荟萃分析和系统综述
Milewski 等人(2017)[94]	通过时差成像观察卵裂在胚胎质量评估的作用
Pribenszky 等人(2017[95]	时差成像培养结合形态动力学胚胎选择提高了妊娠和活产的机会,减少早期妊娠丢失:一项荟萃分析
Zaninovic 等人(2017)[96]	时差成像显微镜评估胚胎形态和发育动力学:着床和胚胎倍性有关吗
Adolfsson 等人(2018)[97]	形态学与形态动力学:胚胎学家对已知着床结局的囊胚的观察者间和观察者自身评估一致性的回顾性比较
Reignier 等人(2018)[98]	时差成像参数能预测胚胎倍性吗? 一项系统综述
Armstrong 等人(2019)[99]	辅助生殖中时差成像系统在胚胎培养和评估方面的应用
Gallego 等人(2019)[100]	时差成像:最新技术
Apter 等人(2020)[17]	应用 TLT 的良好实践建议
Ferandez 等人(2020)[101]	人工智能应用于 IVF 实验室:通过应用不同类型的算法对生殖数据分类概述
Liu 等人(2020)[102]	使用定性和定量参数进行时差成像胚胎选择的实验室间可重复性:系统评价和荟萃分析
Lundin 等人(2020)[103]	TLT 用于胚胎培养和选择
Minasi 等人(2020)[104]	时差成像在人类辅助生殖中的临床应用
Sciorio 等人(2021)[105]	聚焦时差成像分析:囊胚塌陷和形态计量学评估作为预测胚胎活力的新特征
Kragh 等人(2021)[106]	人工智能在胚胎选择中的应用:如何评估与比较方法
Dimitriadis 等人(2022)[107]	人工智能在胚胎实验室的应用:综述

总 结

传统显微镜的静态观察对我们了解胚胎发育做出了重大贡献。然而,由于这种形态评估具有静态和众所周知的主观性,因此识别出最具着床潜力的胚胎极具挑战性。通过 TLT 研究胚胎动力学,发现了胚胎选择的新指标。这是一种以连续的、不间断的方式观察细胞活力和胚胎发育过程的全新而强大的工具,用传统显微镜是无法实现的。本章节概述了这项新技术在 IVF 实验室中应用情况的最新研究。目前,虽然 TLT 已被引入 IVF 实验室常规使用,但由于成本和其他因素,许多实验室仍主要使用传统培养箱。TLT 为胚胎培养和胚胎连续监测提供了最安全和最稳定的环境,使我们能够识别更多未被发现和未知的胚胎发育参数。TLT 结合 AI、代谢组学、蛋白质组学和分泌组学,为未来在关于非整倍体检测、胚胎异常检测以及胚胎选择等方面开发出非侵入性指标提供了广阔的前景。

(孙海翔、王珊珊译,姚桂东校)

参考文献

[1] Meseguer M, Herrero J, Tejera A, Hilligsøe KM, Ramsing NB, Remoh J. The use of morphokinetics as a predictor of embryo implantation. Hum Reprod. 2011; 26(10): 2658-71.

[2] Mio Y, Maeda K. Time-lapse cinematography of dynamic changes occurring during in vitro development of human embryos. Am J Obstet Gynecol. 2008; 199(6):660. e1-660. e5.

[3] Balaban B, Brison D, Calderón G, Catt J, Conaghan J, Cowan L, et al. The Istanbul consensus workshop on embryo assessment: Proceedings of an expert meeting. Hum Reprod. 2011; 26(6):1270-83.

[4] Gardner DK, Meseguer M, Rubio C, Treff NR. Diagnosis of human preimplantation embryo viability. Hum Reprod Update. 2015; 21(6):727-47.

[5] Baxter Bendus AE, Mayer JF, Shipley SK, Catherino WH. Interobserver and intraobserver variation in day 3 embryo grading. Fertil Steril. 2006; 86(6):1608-15.

[6] Paternot G, Wetsels AM, Thonon F, Vansteenbrugge A, Willemen D, Devroe J, et al. Intra- and interobserver analysis in the morphological assessment of early stage embryos during an IVF procedure: A multicentre study. Reprod Biol Endocrinol. 2011; 9(1):1-5.

[7] Sundvall L, Ingerslev HJ, Breth Knudsen U, Kirkegaard K. Inter- and intra-observer variability of time-lapse annotations. Hum Reprod. 2013; 28(12):3215-21.

[8] Arce JC, Ziebe S, Lundin K, Janssens R, Helmgaard L, Sørensen P. Interobserver agreement and intraobserver reproducibility of embryo quality assessments. Hum Reprod. 2006; 21(8):2141-8.

[9] Scott L. The biological basis of non-invasive strategies for selection of human oocytes and embryos. Hum Reprod Update. 2003; 9(3):237-49.

[10] Kaser DJ, Racowsky C. Clinical outcomes following selection of human preimplantation embryos with time-lapse monitoring: A systematic review. Hum Reprod Update. 2014; 20(5):617-31.

[11] Kirkegaard K, Ahlström A, Ingerslev HJ, Hardarson T. Choosing the best embryo by time lapse versus standard morphology. Fertil Steril. 2015; 103(2):323-32.

[12] Meseguer M, Rubio I, Cruz M, Basile N, Marcos J, Requena A. Embryo incubation and selection in a time-lapse monitoring system improves pregnancy outcome compared with a standard incubator: A retrospective cohort study. Fertil Steril. 2012; 98(6):1481-1489. e10.

[13] Zhang JQ, Li XL, Peng Y, Guo X, Heng BC, Tong GQ. Reduction in exposure of human embryos outside the incubator enhances embryo quality and blastulation rate. Reprod Biomed Online. 2010; 20(4):510-5.

[14] Payne D, Flaherty SP, Barry MF, Matthews CD. Preliminary observations on polar body extrusion and pronuclear formation in human oocytes using time-lapse video cinematography. Hum Reprod. 1997; 12(3):532-41.

[15] Basile N, Caiazzo M, Meseguer M. What does morphokinetics add to embryo selection and in-vitro fertilization outcomes? Curr Opin Obstet Gynecol. 2015; 27(3):193-200.

[16] Herrero J, Meseguer M. Selection of high potential embryos using time-lapse imaging: The era of morphokinetics. Fertil Steril. 2013; 99(4):1030-4.

[17] Apter S, Ebner T, Freour T, Guns Y, Kovacic B, le Clef N, et al. Good practice recommendations for the use of time-lapse technology†. Hum Reprod Open. 2020; 2020(2):1-26.

[18] Ciray HN, Campbell A, Agerholm IE, Aguilar J, Chamayou S, Esbert M, et al. Proposed guidelines on the nomenclature and annotation of dynamic human embryo monitoring by a time-lapse user group. Hum Reprod. 2014; 29(12): 2650-60.

[19] Wong CC, Loewke KE, Bossert NL, Behr B, de Jonge CJ, Baer TM, et al. Non-invasive imaging of human embryos before embryonic genome activation predicts development to the blastocyst stage. Nat Biotechnol. 2010; 28(10):1115-21.

[20] Hashimoto S, Kato N, Saeki K, Morimoto Y. Selection of

high-potential embryos by culture in poly(dimethylsiloxane) microwells and time-lapse imaging. Fertil Steril. 2012; 97(2):332-7.

[21] Coticchio G, Renzini MM, Novara PV, Lain M, de Ponti E, Turchi D, et al. Focused time-lapse analysis reveals novel aspects of human fertilization and suggests new parameters of embryo viability. Hum Reprod. 2018; 33(1):23-31.

[22] Cruz M, Garrido N, Herrero J, Pérez-Cano I, Muñoz M, Meseguer M. Timing of cell division in human cleavage-stage embryos is linked with blastocyst formation and quality. Reprod Biomed Online. 2012; 25(4):371-81.

[23] Dal Canto M, Coticchio G, Mignini Renzini M, de Ponti E, Novara PV, Brambillasca F, et al. Cleavage kinetics analysis of human embryos predicts development to blastocyst and implantation. Reprod Biomed Online. 2012; 25(5):474-80.

[24] Chamayou S, Patrizio P, Storaci G, Tomaselli V, Alecci C, Ragolia C, et al. The use of morphokinetic parameters to select all embryos with full capacity to implant. J Assist Reprod Genet. 2013; 30(5):703-10.

[25] Kahraman S, Çetinkaya M, Pirkevi C, Yelke H, Kumtepe Y. Comparison of blastocyst development and cycle outcome in patients with eSET using either conventional or time lapse incubators. A Prospective Study of Good Prognosis Patients. Journal of Reproductive Biotechnology and Fertility. 2012; 3(2):55-61. http://dx.doi.org/10.1177/205891581200300204

[26] Lemmen JG, Agerholm I, Ziebe S. Kinetic markers of human embryo quality using time-lapse recordings of IVF/ICSI-fertilized oocytes. Reprod Biomed Online. 2008; 17(3):385-91.

[27] Hlinka D, Kal'atová B, Uhrinová I, Dolinská S, Rutarová J, Řezáčová J, et al. Time-lapse cleavage rating predicts human embryo viability. Physiol Res. 2012; 61(5):513-25.

[28] Kirkegaard K, Kesmodel US, Hindkjær JJ, Ingerslev HJ. Time-lapse parameters as predictors of blastocyst development and pregnancy outcome in embryos from good prognosis patients: A prospective cohort study. Hum Reprod. 2013; 28(10):2643-51.

[29] Conaghan J, Chen AA, Willman SP, Ivani K, Chenette PE, Boostanfar R, et al. Improving embryo selection using a computer-automated time-lapse image analysis test plus day 3 morphology: Results from a prospective multicenter trial. Fertil Steril. 2013; 100(2).

[30] Athayde Wirka K, Chen AA, Conaghan J, Ivani K, Gvakharia M, Behr B, et al. Atypical embryo phenotypes identified by time-lapse microscopy: High prevalence and association with embryo development. Fertil Steril. 2014; 101(6):1637-48. e1-5.

[31] Kirkegaard K, Campbell A, Agerholm I, Bentin-Ley U, Gabrielsen A, Kirk J, et al. Limitations of a time-lapse blastocyst prediction model: A large multicentre outcome analysis. Reprod Biomed Online. 2014; 29(2):156-8.

[32] Desai N, Ploskonka S, Goodman LR, Austin C, Goldberg J, Falcone T. Analysis of embryo morphokinetics, multinucleation and cleavage anomalies using continuous time-lapse monitoring in blastocyst transfer cycles. Reprod Biol Endocrinol. 2014; 12(1):54.

[33] Cetinkaya M, Pirkevi C, Yelke H, Colakoglu YK, Atayurt Z, Kahraman S. Relative kinetic expressions defining cleavage synchronicity are better predictors of blastocyst formation and quality than absolute time points. J Assist Reprod Genet. 2015; 32(1):27-35.

[34] Yang ST, Shi JX, Gong F, Zhang SP, Lu CF, Tan K, et al. Cleavage pattern predicts developmental potential of day 3 human embryos produced by IVF. Reprod Biomed Online. 2015; 30(6):625-34.

[35] Milewski R, Kuć P, Kuczyńska A, Stankiewicz B, Łukaszuk K, Kuczyński W. A predictive model for blastocyst formation based on morphokinetic parameters in time-lapse monitoring of embryo development. J Assist Reprod Genet. 2015; 32(4):571.

[36] Storr A, Venetis CA, Cooke S, Susetio D, Kilani S, Ledger W. Morphokinetic parameters using time-lapse technology and day 5 embryo quality: A prospective cohort study. J Assist Reprod Genet. 2015; 32(7):1151.

[37] Motato Y, de los Santos MJ, Escriba MJ, Ruiz BA, Remohí J, Meseguer M. Morphokinetic analysis and embryonic prediction for blastocyst formation through an integrated time-lapse system. Fertil Steril. 2016; 105(2):376-384. e9.

[38] Mizobe Y, Oya N, Iwakiri R, Yoshida N, Sato Y, Miyoshi K, et al. Effects of early cleavage patterns of human embryos on subsequent in vitro development and implantation. Fertil Steril. 2016; 106(2):348-353. e2.

[39] Liu Y, Chapple V, Feenan K, Roberts P, Matson P. Time-lapse deselection model for human day 3 in vitro fertilization embryos: The combination of qualitative and quantitative measures of embryo growth. Fertil Steril. 2016; 105(3):656-662. e1.

[40] Zhan Q, Ye Z, Clarke R, Rosenwaks Z, Zaninovic N. Direct unequal cleavages: Embryo developmental competence, genetic constitution and clinical outcome. PLoS One. 2016; 11(12):e0166398.

[41] Mizobe Y, Tokunaga M, Oya N, Iwakiri R, Yoshida N, Sato Y, et al. Synchrony of the first division as an index of the blastocyst formation rate during embryonic development. Reprod Med Biol. 2018; 17(1):64-70.

[42] Fishel S, Campbell A, Montgomery S, Smith R, Nice L, Duffy S, et al. Time-lapse imaging algorithms rank human preimplantation embryos according to the probability of live birth. Reprod Biomed Online. 2018; 37(3):304-13.

[43] Desai N, Goldberg JM, Austin C, Falcone T. Are cleavage anomalies, multinucleation, or specific cell cycle kinetics observed with time-lapse imaging predictive of embryo developmental capacity or ploidy? Fertil Steril. 2018; 109(4): 665-74.

[44] Lagalla C, Coticchio G, Sciajno R, Tarozzi N, Zacà C, Borini A. Alternative patterns of partial embryo compaction: Prevalence, morphokinetic history and possible implications. Reprod Biomed Online. 2020; 40(3):347-54.

[45] Pennetta F, Lagalla C, Sciajno R, Tarozzi N, Nadalini M, Zacà C, et al. The association of kinetic variables with blastocyst development and ploidy status. J Reprod Infertil. 2021; 22(3):159.

[46] María C, Nicolás G, Inmaculada P-C, Niels R, Manuel M, Marcos M. Comparative study of embryo quality, blastocyst and ongoing pregnancy rates in oocyte donation patients sharing embryoscope and standard incubator. Fertil Steril. 2010; 94(4):S78.

[47] Cruz M, Gadea B, Garrido N, Pedersen KS, Martínez M, Pérez-Cano I, et al. Embryo quality, blastocyst and ongoing pregnancy rates in oocyte donation patients whose embryos were monitored by time-lapse imaging. J Assist Reprod Genet. 2011; 28(7):569.

[48] Rubio I, Galán A, Larreategui Z, Ayerdi F, Bellver J, Herrero J, et al. Clinical validation of embryo culture and selection by morphokinetic analysis: A randomized, controlled trial of the EmbryoScope. Fertil Steril. 2014; 102(5): 1287-1294. e5.

[49] Siristatidis C, Komitopoulou MA, Makris A, Sialakouma A, Botzaki M, Mastorakos G, et al. Morphokinetic parameters of early embryo development via time lapse monitoring and their effect on embryo selection and ICSI outcomes: A prospective cohort study. J Assist Reprod Genet. 2015; 32(4): 563-70.

[50] Azzarello A, Hoest T, Mikkelsen AL. The impact of pronuclei morphology and dynamicity on live birth outcome after time-lapse culture. Hum Reprod. 2012; 27(9):2649-57.

[51] Rubio I, Kuhlmann R, Agerholm I, Kirk J, Herrero J, Escribá MJ, et al. Limited implantation success of direct-cleaved human zygotes: A time-lapse study. Fertil Steril. 2012; 98(6):1458-63.

[52] Fréour T, Dessolle L, Lammers J, Lattes S, Barrière P. Comparison of embryo morphokinetics after in vitro fertilization-intracyto-plasmic sperm injection in smoking and non-smoking women. Fertil Steril. 2013; 99(7):1944-50.

[53] Aguilar J, Motato Y, Escribá MJ, Ojeda M, Muñoz E, Meseguer M. The human first cell cycle: Impact on implantation. Reprod Biomed Online. 2014; 28(4):475-84.

[54] Basile N, Vime P, Florensa M, Aparicio Ruiz B, García Velasco JA, Remohí J, et al. The use of morphokinetics as a predictor of implantation: A multicentric study to define and validate an algorithm for embryo selection. Hum Reprod. 2015; 30(2):276-83.

[55] Ergin EG, Çalişkan E, Yalçinkaya E, Öztel Z, Çökelez K, Özay A, et al. Frequency of embryo multinucleation detected by time-lapse system and its impact on pregnancy outcome. Fertil Steril. 2014; 102(4):1029-1033. e1.

[56] Vermilyea MD, Tan L, Anthony JT, Conaghan J, Ivani K, Gvakharia M, et al. Computer-automated time-lapse analysis results correlate with embryo implantation and clinical pregnancy: A blinded, multi-centre study. Reprod Biomed Online. 2014; 29(6):729-36.

[57] Fréour T, le Fleuter N, Lammers J, Splingart C, Reignier A, Barrière P. External validation of a time-lapse prediction model. Fertil Steril. 2015; 103(4):917-22.

[58] Marcos J, Pérez-Albalá S, Mifsud A, Molla M, Landeras J, Meseguer M. Collapse of blastocysts is strongly related to lower implantation success: A time-lapse study. Hum Reprod. 2015; 30(11):2501-8.

[59] Dominguez F, Meseguer M, Aparicio-Ruiz B, Piqueras P, Quiñonero A, Simón C. New strategy for diagnosing embryo implantation potential by combining proteomics and time-lapse technologies. Fertil Steril. 2015; 104(4):908-14.

[60] Adamson GD, Abusief ME, Palao L, Witmer J, Palao LM, Gvakharia M. Improved implantation rates of day 3 embryo transfers with the use of an automated time-lapse-enabled test to aid in embryo selection. Fertil Steril 2016; 105(2): 369-375. e6.

[61] Wu L, Han W, Zhang X, Wang J, Liu W, Xiong S, et al. A retrospective analysis of morphokinetic parameters according to the implantation outcome of IVF treatment. Eur J Obstet Gynecol Reprod Biol. 2016; 197:186-90.

[62] Goodman LR, Goldberg J, Falcone T, Austin C, Desai N. Does the addition of time-lapse morphokinetics in the selection of embryos for transfer improve pregnancy rates? A randomized controlled trial. Fertil Steril. 2016; 105(2): 275-285. e10.

[63] Petersen BM, Boel M, Montag M, Gardner DK. Development of a generally applicable morphokinetic algorithm capable of predicting the implantation potential of embryos trans-

ferred on Day 3. Hum Reprod. 2016; 31(10):2231-44.

[64] Desai N, Ploskonka S, Goodman L, Attaran M, Goldberg JM, Austin C, et al. Delayed blastulation, multinucleation, and expansion grade are independently associated with live-birth rates in frozen blastocyst transfer cycles. Fertil Steril. 2016; 106(6):1370-8.

[65] Carrasco B, Arroyo G, Gil Y, Gómez MJ, Rodríguez I, Barri PN, et al. Selecting embryos with the highest implantation potential using data mining and decision tree based on classical embryo morphology and morphokinetics. J Assist Reprod Genet. 2017; 34(8):983-90.

[66] Mizobe Y, Ezono Y, Tokunaga M, Oya N, Iwakiri R, Yoshida N, et al. Selection of human blastocysts with a high implantation potential based on timely compaction. J Assist Reprod Genet. 2017; 34(8):991.

[67] Ebner T, Oppelt P, Radler E, Allerstorfer C, Habelsberger A, Mayer RB, et al. Morphokinetics of vitrified and warmed blastocysts predicts implantation potential. J Assist Reprod Genet. 2017; 34(2):239-44.

[68] Kovačič B, Taborin M, Vlaisavljević V. Artificial blastocoel collapse of human blastocysts before vitrification and its effect on re-expansion after warming-A prospective observational study using time-lapse microscopy. Reprod Biomed Online. 2018; 36(2):121-9.

[69] Viñals Gonzalez X, Odia R, Cawood S, Gaunt M, Saab W, Seshadri S, et al. Contraction behaviour reduces embryo competence in high-quality euploid blastocysts. J Assist Reprod Genet. 2018; 35(8):1509-17.

[70] Bartolacci A, Dal Canto M, Guglielmo MC, Mura L, Brigante C, Mignini Renzini M, et al. Early embryo morphokinetics is a better predictor of post-ICSI live birth than embryo morphology: Speed is more important than beauty at the cleavage stage. Zygote. 2021; 29(6):495-502.

[71] Kirkegaard K, Agerholm IE, Ingerslev HJ. Time-lapse monitoring as a tool for clinical embryo assessment. Hum Reprod. 2012; 27(5):1277-85.

[72] Chavez SL, Loewke KE, Han J, Moussavi F, Colls P, Munne S, et al. Dynamic blastomere behaviour reflects human embryo ploidy by the four-cell stage. Nat Commun. 2012; 3:1-12. http://dx. doi. org/10. 1038/ncomms2249

[73] Campbell A, Fishel S, Bowman N, Duffy S, Sedler M, Hickman CFL. Modelling a risk classification of aneuploidy in human embryos using non-invasive morphokinetics. Reprod Biomed Online. 2013; 26(5):477-85.

[74] Campbell A, Fishel S, Bowman N, Duffy S, Sedler M, Thornton S. Retrospective analysis of outcomes after IVF using an aneuploidy risk model derived from time-lapse imaging without PGS. Reprod Biomed Online. 2013; 27(2): 140-6.

[75] Basile N, Nogales MDC, Bronet F, Florensa M, Riqueiros M, Rodrigo L, et al. Increasing the probability of selecting chromosomally normal embryos by time-lapse morphokinetics analysis. Fertil Steril. 2014; 101(3):699-704.

[76] Kramer YG, Kofinas JD, Melzer K, Noyes N, McCaffrey C, BuldoLicciardi J, et al. Assessing morphokinetic parameters via time lapse microscopy (TLM) to predict euploidy: Are aneuploidy risk classification models universal? J Assist Reprod Genet. 2014; 31(9):1231-42.

[77] Yang Z, Zhang J, Salem SA, Liu X, Kuang Y, Salem RD, et al. Selection of competent blastocysts for transfer by combining time-lapse monitoring and array CGH testing for patients undergoing preimplantation genetic screening: A prospective study with sibling oocytes. BMC Med Genomics. 2014; 7(1):38.

[78] Rienzi L, Capalbo A, Stoppa M, Romano S, Maggiulli R, Albricci L, et al. No evidence of association between blastocyst aneuploidy and morphokinetic assessment in a selected population of poor-prognosis patients: A longitudinal cohort study. Reprod Biomed Online. 2015; 30(1):57-66.

[79] Chawla M, Fakih M, Shunnar A, Bayram A, Hellani A, Perumal V, et al. Morphokinetic analysis of cleavage stage embryos and its relationship to aneuploidy in a retrospective time-lapse imaging study. J Assist Reprod Genet. 2015; 32(1):69-75.

[80] Vera-Rodriguez M, Chavez SL, Rubio C, Reijo Pera RA, Simon C. Prediction model for aneuploidy in early human embryo development revealed by single-cell analysis. Nat Commun. 2015; 6: 7601.

[81] Minasi MG, Colasante A, Riccio T, Ruberti A, Casciani V, Scarselli F, et al. Correlation between aneuploidy, standard morphology evaluation and morphokinetic development in 1730 biopsied blastocysts: A consecutive case series study. Hum Reprod. 2016; 31(10):2245-54.

[82] Balakier H, Sojecki A, Motamedi G, Librach C. Impact of multinucleated blastomeres on embryo developmental competence, morphokinetics, and aneuploidy. Fertil Steril. 2016; 106(3):608-614. e2.

[83] Patel DV, Shah PB, Kotdawala AP, Herrero J, Rubio I, Banker MR. Morphokinetic behavior of euploid and aneuploid embryos analyzed by time-lapse in embryoscope. J Hum Reprod Sci. 2016; 9(2):112-8.

[84] Mumusoglu S, Yarali I, Bozdag G, Ozdemir P, Polat M, Sokmensuer LK, et al. Time-lapse morphokinetic assessment has low to moderate ability to predict euploidy when patient-

and ovarian stimulation-related factors are taken into account with the use of clustered data analysis. Fertil Steril. 2017; 107(2):413-421. e4.

[85] Del Carmen Nogales M, Bronet F, Basile N, Martínez EM, Liñán A, Rodrigo L, et al. Type of chromosome abnormality affects embryo morphology dynamics. Fertil Steril. 2017; 107(1):229-235. e2.

[86] Zhang J, Tao W, Liu H, Yu G, Li M, Ma S, et al. Morphokinetic parameters from a time-lapse monitoring system cannot accurately predict the ploidy of embryos. J Assist Reprod Genet. 2017; 34(9):1173-8.

[87] Huang TT, Huang DH, Ahn HJ, Arnett C, Huang CT. Early blastocyst expansion in euploid and aneuploid human embryos: Evidence for a non-invasive and quantitative marker for embryo selection. Reprod Biomed Online. 2019; 39(1): 27-39.

[88] Pennetta F, L C, Borini A. Embryo morphokinetic characteristics and euploidy. Curr Opin Obstet Gynecol. 2018; 30: 185-96.

[89] Chen AA, Tan L, Suraj V, Reijo Pera R, Shen S. Biomarkers identified with time-lapse imaging: Discovery, validation, and practical application. Fertil Steril. 2013; 99 (4):1035-43.

[90] Polanski LT, Coelho Neto MA, Nastri CO, Navarro PA, Ferriani RA, Raine-Fenning N, et al. Time-lapse embryo imaging for improving reproductive outcomes: Systematic review and meta-analysis. Ultrasound Obstet Gynecol. 2014; 44(4):394-401.

[91] Lundin K, Ahlström A. Quality control and standardization of embryo morphology scoring and viability markers. Reprod Biomed Online. 2015; 31(4):459-71. http://dx. doi. org/10. 1016/j. rbmo. 2015. 06. 026

[92] Racowsky C, Kovacs P, Martins WP. A critical appraisal of time-lapse imaging for embryo selection: Where are we and where do we need to go? J Assist Reprod Genet. 2015; 32 (7):1025-30.

[93] Chen M, Wei S, Hu J, Yuan J, Liu F. Does time-lapse imaging have favorable results for embryo incubation and selection compared with conventional methods in clinical in vitro fertilization? A meta-analysis and systematic review of randomized controlled trials. PLoS ONE. 2017; 12(6): e0178720.

[94] Milewski R, Ajduk A. Time-lapse imaging of cleavage divisions in embryo quality assessment. Reproduction. 2017; 154(2):R37-53.

[95] Pribenszky C, Nilselid AM, Montag M. Time-lapse culture with morphokinetic embryo selection improves pregnancy and live birth chances and reduces early pregnancy loss: A meta-analysis. Reprod Biomed Online. 2017; 35(5):511-20.

[96] Zaninovic N, Irani M, Meseguer M. Assessment of embryo morphology and developmental dynamics by time-lapse microscopy: Is there a relation to implantation and ploidy? Fertil Steril. 2017; 108(5):722-9.

[97] Adolfsson E, Andershed AN. Morphology vs morphokinetics: A retrospective comparison of interobserver and intra-observer agreement between embryologists on blastocysts with known implantation outcome. Jornal Brasileiro de Reproducao Assistida. 2018; 22(3):228-37.

[98] Reignier A, Lammers J, Barriere P, Freour T. Can time-lapse parameters predict embryo ploidy? A systematic review. Reprod Biomed Online. 2018; 36(4):380-7.

[99] Armstrong S, Bhide P, Jordan V, Pacey A, Marjoribanks J, Farquhar C. Time-lapse systems for embryo incubation and assessment in assisted reproduction. Cochrane Data Syst Rev. 2019; 5(5):CD011320.

[100] Gallego R, del, Remohí J, Meseguer M, Gardner DK. Time-lapse imaging: The state of the art. Biol Reprod. 2019; 101(6):1146-54.

[101] Fernandez EI, Ferreira AS, Cecílio MHM, Chéles DS, de Souza RCM, Nogueira MFG, et al. Artificial intelligence in the IVF laboratory: Overview through the application of different types of algorithms for the classification of reproductive data. J Assist Reprod Genet. 2020; 37(10):2359-76.

[102] Liu Y, Qi F, Matson P, Morbeck DE, Mol BW, Zhao S, et al. Between-laboratory reproducibility of time-lapse embryo selection using qualitative and quantitative parameters: A systematic review and meta-analysis. J Assist Reprod Genet. 2020; 37(6):1295-302.

[103] Lundin K, Park H. Time-lapse technology for embryo culture and selection. Ups J Med Sci. 2020; 125(2):77-84.

[104] Minasi MG, Greco P, Varricchio MT, Barillari P, Greco E. The clinical use of time-lapse in human-assisted reproduction. Ther Adv Reprod Health. 2020; 14:263349412097692.

[105] Sciorio R, Meseguer M Focus on time-lapse analysis: Blastocyst collapse and morphometric assessment as new features of embryo viability. Reprod Biomed Online. 2021; 43(5): 821-32. https://doi. org/10. 1016/j. rbmo. 2021. 08. 008

[106] Kragh MF, Karstoft H. Embryo selection with artificial intelligence: How to evaluate and compare methods? J Assist Reprod Genet. 2021; 38(7):1675-89.

[107] Dimitriadis I, Zaninovic N, Badiola AC, Bormann CL. Artificial intelligence in the embryology laboratory: A review. Reprod Biomed Online. 2022; 44(3):435-48. https://doi. org/10. 1016/j. rbmo. 2021. 11. 003

18

人工智能

Daniella Gilboa

引 言

人工智能(artificial intelligence, AI)是未来最具潜力的技术之一。大多数人都认为,它将很快在医学领域产生重大影响。*Lancet* 杂志最近发表的一篇社论指出:“利用先进的机器算法分析在诊疗场所收集的医疗信息,为医生提供实时建议似乎近在咫尺”[1]。

各种新兴技术对医院、初级保健诊所等产生了巨大的冲击,但在很大程度上,人与人之间的互动仍是推动医疗保健行业发展的动力。AI 有望改变这一现状——通过与医生并肩工作,以辅助决策。得益于医疗数据的大量增长和 AI 算力的增强,由专家独自诊断的医疗方式终于开始发生改变。

医疗保健行业正在快速数字化:健康记录、医学影像,甚至有关治疗方案的讨论都在数字化变革中。1950 年,医学知识总量翻倍需要 50 年,而到 2020 年,翻倍时间仅需 73 天。深度学习被认为是 AI 的一种形式,因为它与人类的学习有相似之处。随着数字化数据的日益广泛应用,能够识别复杂数据集模式的深度学习将彻底改变我们的医疗实践方式。

人类智能的主要方面与 AI 类似。机器可以像人类一样收集信息、处理信息并确定输出。由于机器不像人具有物理感官,因此它们收集输入信息的方式也不尽相同。AI 通过语音识别、视觉识别和其他数据源等方式收集信息。

深度学习处理信息也模仿了人类智能的工作方式。与人类获取记忆和构建知识的方式一样,机器可以创建知识的表现形式和存储信息的数据库。就像人类进行推理和决策一样,机器可以预测、优化和确定实现特定目标的最佳“下一步”内容。

就像人类学习一样,机器也可以被“教学”。例如,监督式机器学习是指通过示例进行学习:为计算机提供一个数据集,其中包含作为答案的标签。随着时间的推移,机器基本上可以“学会”区分这些标签,从而输出正确的结果。

无监督学习就像是通过观察进行学习。计算机识别并确定某些模式,随后学习如何自行区分组别和模式[2]。

为理解深度神经网络(deep neural networks, DNN)的概念,我们应该定义其基本单位——神经元。神经元是一个代表学习单元的数学函数。

神经网络是一个由函数组成的网络,这意味着所有函数(或学习单元)及其所有输入和输出相互交织并相互反馈,以便从一组示例中学习问题(图 18-1)。神经网络可以学习其他算法难以发现的特征之间的关系[3]。

虽然 AI 的起源可以追溯到 80 多年前,是由 Alan Turing[5,6]、Warren McCulloch 和 Walter Pitts[7]提出的概念,直到 2012 年,深度学习这一分支才作为一种可行的 AI 形式被广泛接受。DNN 由数字化输入(如图像或语音)组成,输入经过多层连接的“神经元”,逐步检测特征,最终提供输出。DNN 的基本架构就像一个三明治,具有一个输入层、多个隐藏层(数量从 5 到 1 000 不等),每个隐藏层响应图像的不同特征(如形状或边缘)以及一个输出层。这些层就是“神经元”,构成了一个神经网络。与其他 AI 分支相比,深度学习的一个关键特征是自学性;神经网络不是由人类设计的,而是由数据本身决定层数。DNN 的学习有多种类型,包括卷积神经网络、循环神经网络、生成式对抗神经网络、强化学习、表示学习和迁移学习[8,9]。

深度学习算法一直是计算机性能的支柱。它们在多个游戏中超越了人类的能力,也是自动驾驶汽车取得卓越进展的主要原因(图 18-2)。值得注意的是,除了游戏和自动驾驶汽车,限制这些算法超越人类性能的一个主要原因是,分析是基于先前生成的数据,而非前瞻性分析。此外,缺乏仔细标注图像的大型数据集一直限制着医学领域各学科的发展。

生成式 AI(generative AI, GenAI)的最新进展为 AI 开辟了一个新的视角。

GenAI 是一种 AI 模型,可以创建文本、图像、视频、音频和 3D 模型等各种内容。它凭借大型语言模型(large language models, LLMs)对大量数据进行训练,然后利用这些知识生成新的独特输出。GenAI 与以往的 AI 或分析形式的主要区别在于,它通常是以“非结构化”的形式生成新的内容。

LLMs 是深度学习领域的最新进展,适用于人类语

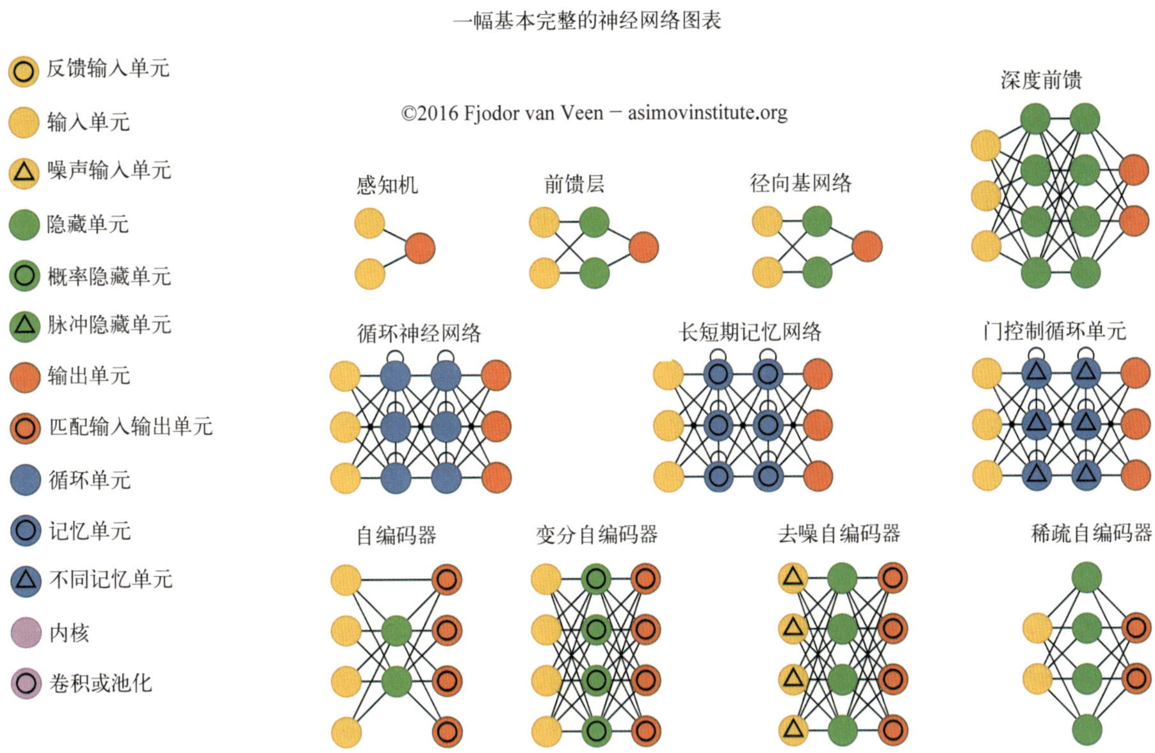

图 18-1　神经网络示意图(已获许可,来自文献[4])

人工智能	•模拟认知功能的设备 •自20世纪50年代以来
机器学习	•随着接触更多数据而不断改进的算法 •自20世纪80年代以来
深度学习	•用于解码成像原始数据的多层结构的人工神经网络 •自2010年以来

图 18-2　AI 术语总结

言。LLM 是一种经过训练的深度学习模型,能以类似人类的方式理解和生成文本。其背后是 Transformer 模型在发挥关键的作用。Transformer 模型是一种神经网络,它通过跟踪顺序数据(如句子中的单词)中的关系来学习上下文和含义。

Transformer 模型是一种基于注意力机制的深度学习模型,它使我们能够一次看到整个句子(甚至是段落),而不是一次仅看到一个单词。这使得 Transformer 模型能够更好地理解单词的上下文[10]。

Transformer 模型是迄今为止发明的最新、最强大的 AI 模型之一,被视为"基础模型"[11]。

要想了解未来,就必须了解使 GenAI 崛起的突破性进展,而 GenAI 的崛起已经酝酿了数十年。深度学习为 AI 的许多最新进展提供了动力,而用于生成式 AI 的 Transformer 模型为深度学习带来了新的变革。与以往的深度学习模型不同,它们可以处理极其庞大和多样的非结构化数据集并执行多项任务。

GenAI 技术的发展速度令人惊叹。ChatGPT 于 2022 年 11 月发布。4 个月后,OpenAI 发布了一款名为 GPT-4 的新 LLM,其功能显著提升。2023 年 5 月,谷歌宣布了几项由 GenAI 支持的新功能,包括搜索生成体验和一款名为 PaLM2 的新 LLM,该 LLM 将为 Bard 聊天机器人等谷歌产品提供支持。

GenAI 的最新进展为 AI 在医疗保健领域的应用开辟了新的前景,其中包括模拟医疗数据的模型训练、合成医疗数据、药物发现、药物开发、教育和医疗笔记自动化等更多应用。

医疗保健领域的 AI

目前,临床医生和 AI 科学家的合作研究成果丰硕,发表的开创性出版物日益增多。例如,有报道称 DNNs 被成功用于分析皮肤癌图像,其准确度高于皮肤科医生[8]。深度学习系统被证明可有效诊断糖尿病视网膜病变和视网膜图像中的相关眼部疾病[9]。DNNs 还成功应用于从细胞学图像中对卵巢癌类型[12]和宫颈癌[13]进行分类。*Nature* 推出了一本新期刊 *Nature Machine Intelligence*,该期刊为研究界提供一个讨论这些主题的论坛,并广泛探讨各种科学学科与机器智能相交叉的主题。

革新不会止步于学术研究。美国食品药品监督管理局(Food and Drug Administration, FDA)加快了某些类别的 AI 服务的审批,为 100 多家 AI 成像和诊断公司开辟了“商业途径”。有消息称,放射学领域的“下一个大事件”可能不是新的扫描仪技术,而是在 AI 用于成像方面的新发现。

人们对 AI 的需求及其蕴含的巨大潜力已经显而易见。一方面,传统医学的局限性正在显现——成本和人力的局限性使得传统医学难以向所有人群提供良好的服务;另一方面,计算能力和技术能力的巨大进步使计算机和机器参与医疗决策和治疗成为一个非常可行的选择。

最近发表在 *JAMA* 上的一篇论文提示[14],研究人员评估了 ChatGPT(特别是 2022 年 11 月发布的版本)提供高质量和富有同理心地回复患者问题的能力。他们从公共社交媒体论坛(Reddit's r/AskDocs)的公共问题数据库中,随机抽取了 195 条交流信息,其中包含医生对公开问题的回答。聊天机器人的回答是通过将原始问题输入新的会话中生成。持证医疗保健专业人员对匿名和随机排序的专业医生和机器人回复的内容分别评估。评估人员选择“哪个回答更好”,并评判“提供的信息质量”和“同理心或临床态度”。

结果显示聊天机器人的回复更优。在 78.6% 的案例中,评估人员更偏向机器人的回复,而非医生的回答,机器人的回复质量明显高于医生。在后疫情时代,虚拟医疗的快速发展导致患者信息激增,同时医疗专业人员的工作量增加,倦怠感增强,这只是 AI 助手的一个例子,它可以通过草拟答案辅助临床医生快速回复患者的问题。

生殖保健的 AI

将 AI 应用于不孕不育的设想早在 20 年前已被提出。早期的产品提供了一种解决方案,即利用时差成像系统收集胚胎培养阶段的数据,并利用算法预测胚胎的发育潜能。

用于 IVF 的 AI 系统已经在临床实践中显示良好的效果。在一项研究中,该系统被用于识别最具活力的胚胎。总体而言,AI 系统的准确率为 67%[15]。这表明,全自动模型的表现优于基于形态动力学参数建立的模型,无须胚胎学家进行评估/记录。

识别有活力的胚胎只是 IVF 的第一个关键步骤。真正的“全流程”AI 不孕不育诊疗方案必须整合复杂多样的数据集,这些数据集目前由多个互不兼容的系统组成——患者基本信息和病史、药物治疗方案、着床前遗传学检测结果以及临床妊娠结果。基于 AI 的系统可辅助医生从几种成功率最高的治疗方案中做出选择,并根据患者对治疗的反应更新信息。

在临床胚胎学中,我们还不知道最能预测 IVF 成功的特征或特征集。目前仍未发现 IVF 周期成功与否的关键变量,但理论上可能被 AI 系统发现,称之为计算胚胎学。

将 AI 应用于 IVF 的一个特殊问题是,AI 系统必须应对巨大的、多维度的信息量。与其他医学学科不同,不是在扫描过程发现肿瘤,也不是在图像上分析有无动脉瘤,也没有任何单个特征或特征集群与治疗成败直接相关。在时差成像中,IVF 的成败可能隐藏于数百张图像中的任何一张,也可能隐藏在时间关系中——例如,有丝分裂事件的时间。

时差成像系统的特性使部分问题变得更加棘手。时差成像视频面临着:光线不稳定、部分或全部对焦不良以及干扰部分或所有帧的气泡等伪影。有时只能看到胚胎的一部分,因为从相机的角度来看,它可能位于培养皿的边缘。AI 系统正在克服这些挑战,并投入临床广泛使用(图 18-3)。

由于生物学限制,解决方案空间中只有一小部分代表了胚胎的真实情况。用 AI 术语来说,这是一个非欧几里得问题[16],因为胚胎图像所有像素点都可能存在非典型欧几里得空间(图 18-4a)。非欧几里得问题对神经网络带来了特殊的挑战,因为网络很难学习解决方案空间的相关部分(图 18-4b~d 显示了不同非欧几里得空间的示例)。

针对非欧几里得问题,AI 正显示巨大的前景,预计这些方法将有助于很快提高 AI 系统的准确性。与此同时,使用计算机视觉和 AI 明确找到已知特征并将其纳入神经网络的方法有助于通过减少解决方案空间来缓解问题的非欧几里得性质。

AI 技术潜力巨大,有助于辅助生殖领域超越仅对胚胎本身的关注,并发现隐藏在患者数据中的新模式,以解决辅助生殖中的疑难问题[17]。

令人兴奋的是,在不久的将来,软件就能够实现快速、准确、低成本地读取和有的放矢地处理海量数据集。此外,AI 还能预判和处理人类无法做到的事情。这种能力最终将为真正由数据驱动的高性能医学奠定基础,降低我们对人力资源的依赖,并最终使我们的知识储备远远超越现有人类和 AI 的总和。生殖医学很可能成为有效利用 AI 革命的领域之一,它将大大提高我们为不孕不育患者准确提供个性化诊疗服务的能力,同时提高胚胎实验室的成功率。

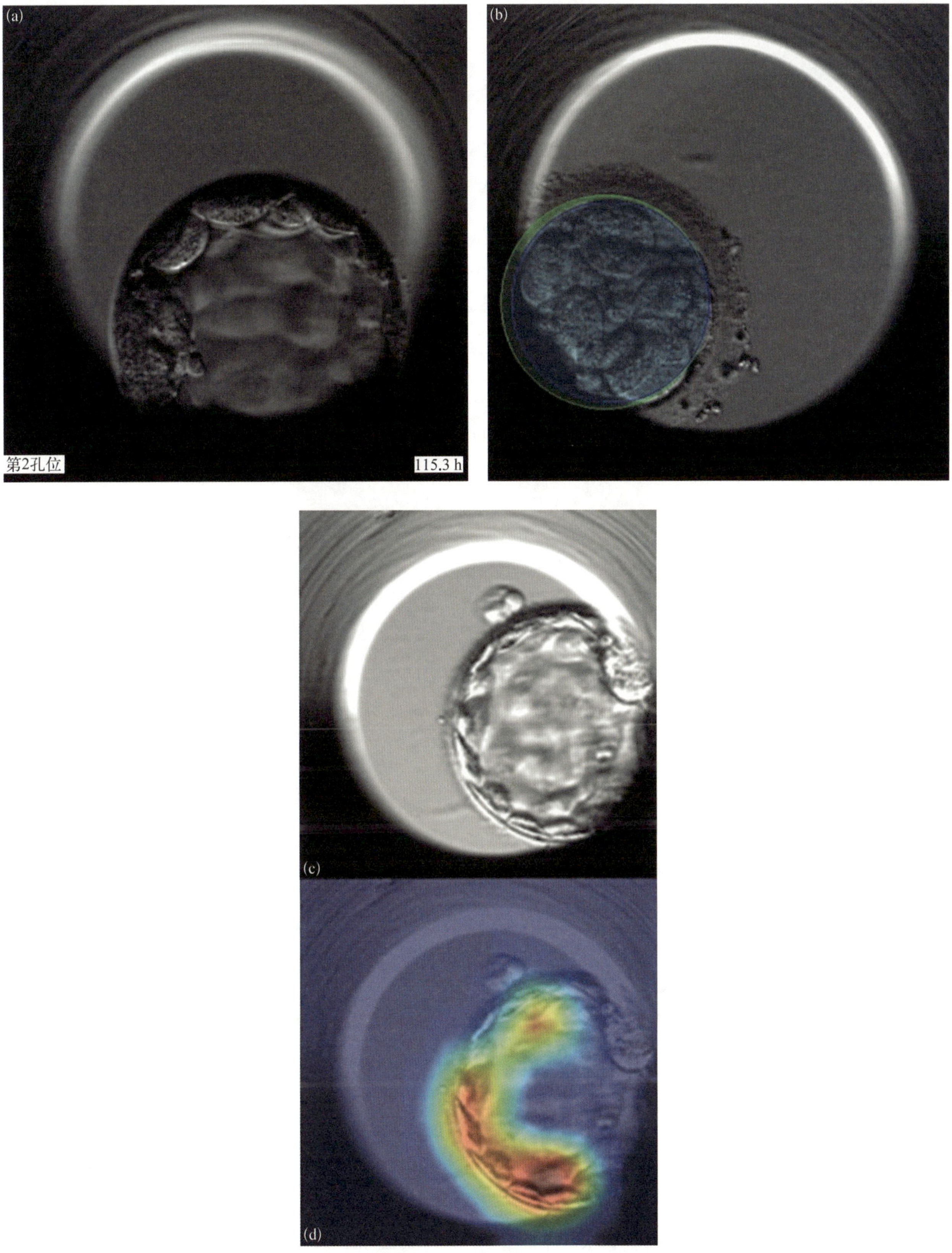

图 18-3 （a）人脑可以直观地识别位于培养皿底部的这个移位胚胎。根据比例，培养皿的直径为 200 μm。（b）人类对另一个移位胚胎的分割。（c）~（d）移位胚胎和经训练后可准确检测胚胎的模型

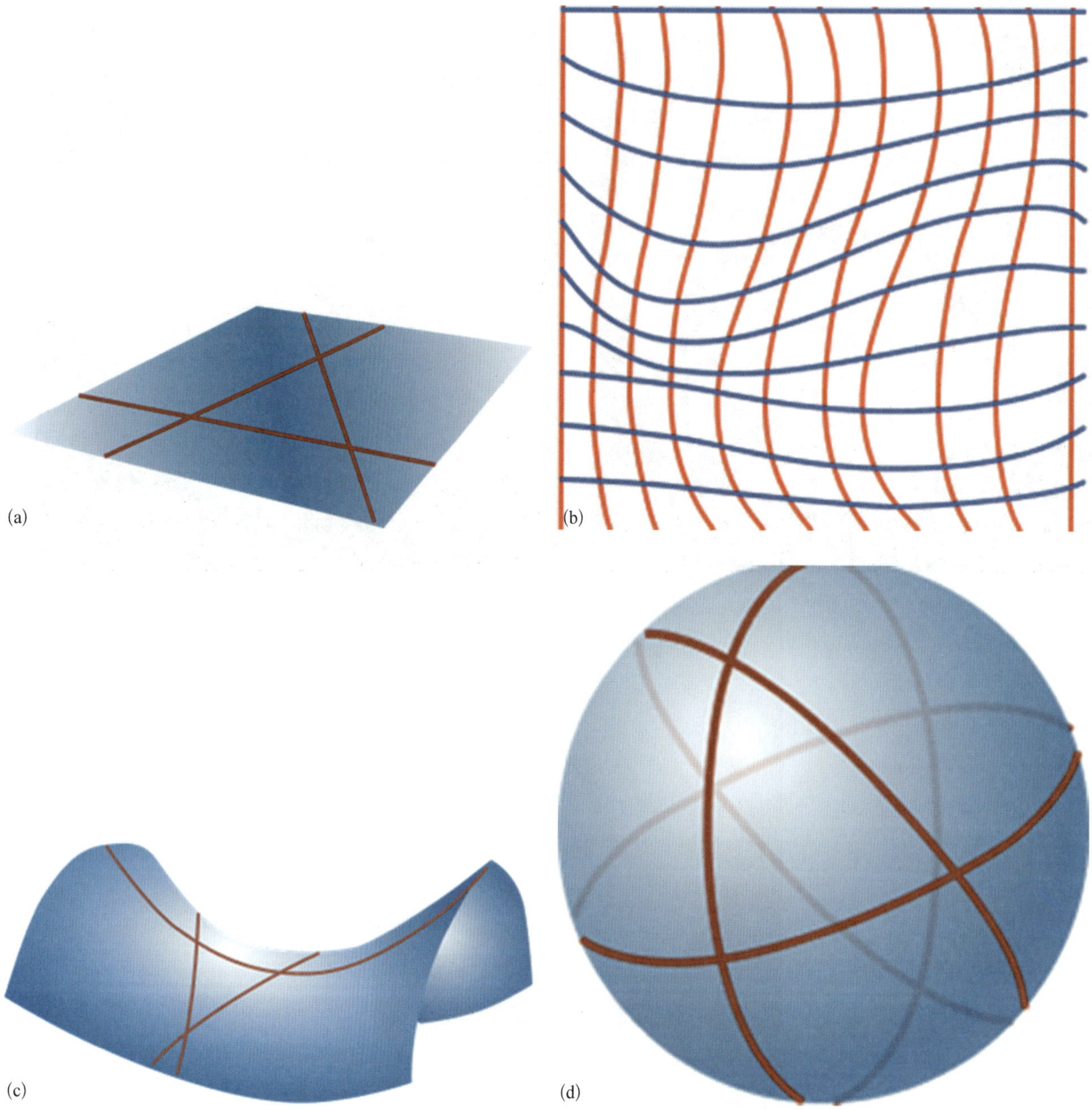

图 18-4 (a)欧几里得空间,如物理世界,其中的几何规则与人类的直觉相一致。(b)非欧几里得空间的二维图示。坐标线之间不平行,每个方格的面积也不相等。数学问题通常用非欧几里得空间来表示,但根据我们的直觉,这些空间似乎是“错误的”。(c)非欧几里得空间-双曲空间。与欧几里得空间中的三角形相反,三角形的角度相加小于① 180°。(d)非欧几里得空间-球形。三角形的角度总和大于② 180°

(陈攀宇、方丛译,张孝东校)

参考文献

[1] Editorial. Artificial intelligence in health care: Within touching distance. Lancet. 2017; 390(10114):2739.

[2] Rudin P. Thoughts on human learning vs. machine learning, Essay. January 2017. https://singularity2030.ch/thoughts-on-human-learning-vs-machine-learning/

[3] Ronaghan S. Deep Learning: Overview of neurons and activation functions. Medium. July 2018. https://medium.com/@ srnghn/deep-learning-overview-of-neurons-and-acti-

① 译者注:原文译为“超过”,经查阅文献核对,正确结论应为“小于”。

② 译者注:原文译为“小于”,经查阅文献核对,正确结论应为“大于”。

vation-functions-1d98286cf1e4

[4] Leijnen S, van Veen F. The neural network zoo. Multidisciplinary Digital Publishing Institute Proceedings. 2020; 47.1: 9, https://www. asimovinstitute. org/neural-network-zoo

[5] Turing AM. On computable numbers with an application to the Entscheidungs problem. Proc Lond Math Soc. 1936; s2-42: 230-265.

[6] Turing AM. Computing machinery and intelligence. Mind. 1950; 59:433-460.

[7] McCulloch WS, Pitts W. A logical calculus of the ideas immanent in nervous activity. Bull Math Biophys. 1943; 5: 115-133.

[8] Yu C, Yang S, Kim W, Jung J, Chung KY, Lee SW, Oh B. Correction: Acral melanoma detection using a convolutional neural network for dermoscopy images. PLOS ONE. 2018; 13(4):e0196621.

[9] Wei Ting DS. Development and validation of a deep learning system for diabetic retinopathy and related eye diseases using retinal images from multiethnic populations with diabetes. JAMA. 2017; 318:2211-23.

[10] Vaswani A, Shazeer N, Parmar N, Uszkoreit J, Jones L, Gomez AN, Kaiser L, Polosukhin I. Attention is all you need. 2023. arXiv:1706.03762.

[11] Bommasani R, et al. On the opportunities and risks of foundation models. 2022. arXiv:2108.07258.

[12] Raza SEA, AbdulJabbar K, Jamal-Hanjani M, Veeriah S, Le Quesne J, Swanton C, Yinyin Yuan Y. Deconvolving convolution neural network for cell detection. 2018: arXiv; 1806.06970v1.

[13] Hu L, Bell D, Antani S, Xue Z, Yu K, Horning MP, Gachuhi N, Wilson B, Jaiswal MS, Befano B, Long LR, Herrero R, Einstein MH, Burk RD, Demarco M, Gage JC, Rodriguez AC, Wentzensen N, Schiffman M. An observational study of deep learning and automated evaluation of cervical images for cancer screening. J Natl Cancer Inst. 2019; 111(9):923-32. https://doi. org/10.1093/jnci/djy225.

[14] Ayers JW, Dredze M, Leas EC, Zhu Z, Kelley JB, Faix DJ, Goodman AM, Longhurst CA, Hogarth M, Smith DM. Comparing Physician and Artificial Intelligence Chatbot Responses to Patient Questions Posted to a Public Social Media Forum. JAMA Internal Medicine. 2023.

[15] Berntsen J, Rimestad J, Lassen JT, Tran D, Kragh MF, Robust and generalizable embryo selection based on artificial intelligence and time-lapse image sequences. PLOS ONE. 2022; 17(2): e0262661. https://doi. org/10.1371/journal. pone. 0262661

[16] Bronstein MM, Bruna J, LeCun Y, Szlam A, Vandergheynst P. Geometric deep learning: going beyond Euclidean data. 2017:arXiv:1611.08097v2 [cs. CV].

[17] Tzukerman N, Rotem O, Shapiro MT, Maor R, Meseguer M, Gilboa D, Seidman DS, Zaritsky A. Using Unlabeled Information of Embryo Siblings from the Same Cohort Cycle to Enhance In Vitro Fertilization Implantation Prediction. Adv Sci (Weinh). 2023 Jul 28:e2207711

19

人工智能在配子和胚胎选择中的应用

Chloe He, Neringa Karpaviciute, Cristina Hickman 和 Nikica Zaninovic

引　言

在过去的几十年里,计算机给医学领域带来了革命性的变化。如今,计算机和基于计算机的技术已成为临床医生、研究人员和患者不可或缺的工具,可以辅助他们监测病情、处理数据并提供医疗服务。但计算机领域本身也正在经历一场革命。自 2010 年初以来,大量数据集的收集和计算能力的提高使人工智能(artificial intelligence, AI)领域取得了许多成功。其中大多数都有赖于机器学习(machine learning, ML),这是 AI 的一个数据驱动的子领域,专门用于自动挖掘数据中的模式。

AI 研究产生的大量技术可解决生殖医学领域面临的许多挑战,包括预测、分类和操作效率。如果有效地融入临床流程,那么与 AI 相关的自动化就能够提高一致性、效率和功效,并降低风险和人为失误。正是由于 AI 无限的前景促使人们加大研究力度,开发基于 AI 的工具来协助配子和胚胎选择。在本章中,我们将介绍 AI 在体外受精(in vitro fertilization, IVF)实验室中配子和胚胎选择的应用现状。

AI 在配子选择中的应用

确保配子质量是辅助生殖技术(assisted reproductive technology, ART)周期成功的关键步骤。配子人工选择是一个耗时耗力且高度主观的过程。将 AI 应用于卵母细胞和精子的选择,对配子捐献和冷冻保存大有裨益,并减少了胚胎浪费,特别是在 ART 法律限制严格的国家。基于 AI 的卵母细胞选择有可能识别出具有最高发育潜能且“值得”受精的卵母细胞。这可以提高 IVF 过程的效率,减少质量较差、不能存活或染色体异常等不能用于治疗的胚胎形成,它还可以减少冷冻保存的卵母细胞和胚胎的储存需求。以下部分将探讨基于 ML 的配子选择方法。表 19-1 列举了本节所提及的所有研究摘要。

表 19-1　AI 用于配子选择的文献

配子类型	AI 具体用途	作者	参考文献	标题	结论	是否与人类专家进行比对
卵母细胞	图像分割	Basile 等人(2010)	[2]	一种基于纹理描述的人类卵母细胞胞质图像处理方法	在卵母细胞图像中识别并分割细胞质。创建细胞质纹理的数据集	否
		Targosz 等人(2021)	[8]	利用深度神经网络对人类卵母细胞图像进行语义分割	对不同的卷积神经网络(convolutional neural network, CNN)架构进行基准测试,以分割卵母细胞图像中的关键结构	否
		Firuzinia 等人(2021)	[7]	基于深度学习的多类分割方法分析人类第二次减数分裂中期卵母细胞图像	提出了人类第二次减数分裂中期卵母细胞关键结构的 CNN 模型	否
	发育潜能预测	Manna 等人(2013)	[4]	胚胎和卵母细胞分类的 AI 技术	利用 Levenberg-Marquard 神经网络算法从卵母细胞的特征预测活产	否
		Baručić 等人(2021)	[5]	从显微镜静态图像自动评估人类卵母细胞的发育潜能	从 CNN 生成的卵母细胞分割图中提取测量值,并将其用于发育潜能的预测	是
精子	形态学分析	Kruger 等人(1993)	[10]	一种与人工评估同样高效的新型精子形态评估(严格标准)的计算方法	提出了一种根据严格标准对精子形态进行分类的图像分析程序	是
		Shaker 等人(2017)	[15]	人类精子头部分类的字典学习方法	使用基于自适应补丁的字典学习方法对精子头部进行分类。公开发布了被广泛使用的精子头部图像数据集 HuSHeM	否
		Riordon 等人(2019)	[14]	用于人类精子分类的深度学习	对现有的 VGG16 CNN 进行微调,以便从图像中对精子头部形态进行分类	否

续表

配子类型	AI 具体用途	作者	参考文献	标题	结论	是否与人类专家进行比对
精子	形态学分析	Javadi 和 Mirroshandel (2019)	[12]	一种自动评估人类精子图像的新型深度学习方法	提出了一种计算成本较低的 CNN，用于评估精子头部、顶体、颈部、尾部和空泡的形态畸变	否
		Ilhan 等人 (2020)	[17]	一种基于移动网络的全自动人类精子检测和分类系统及其与传统方法的性能比较	提出了一个精子图像分割和分类系统	否
		Yüzkat 等人 (2021)	[16]	多模型 CNN 融合用于精子形态分析	在评估精子形态的不同数据集上对六个 CNN 进行训练，并通过投票程序将所有模型的预测结果合并，得出最终评估结果	否
		Abbasi 等人 (2021)	[18]	深度传输和多任务学习对精子异常检测的影响	对现有的 VGG19 CNN 进行改良，以检测精子图像中的头部、顶体和空泡异常	否
		Sato 等人 (2022)	[26]	使用 YOLOv3 的新型深度学习模型对卵胞质内单精子注射过程中的精子选择提供支持	训练 YOLOv3 CNN，以同时对精子进行实时跟踪和形态评估	否
		Chandra 等人 (2022)	[19]	通过最先进的深度学习框架评估精子潜能	对检测头部、顶体和空泡异常分别构建不同的 CNN 架构基准	是
	活力分析	Goodson 等人 (2017)	[24]	CASAnova：一个用于人类精子活力模式分类的多类支持向量机模型	利用支持向量机分析通过精子跟踪软件获得的精子运动参数，以评估精子活力	否
		Dimitriadis 等人 (2019)	[31]	基于智能手机的自动系统，用于测量精子活力、DNA 碎片率和精子透明质酸结合试验评分	提出一种基于智能手机的视频分析系统，利用 3D 打印评估精子活力	否
		Agarwal 等人 (2019)	[27]	利用新型 AI 光学显微技术实现人类精液自动化分析	对自动精液分析专用设备与人类专家在精子浓度和活力方面的评估进行比较	是
		Hicks 等人 (2019)	[28]	基于 ML 的精子视频和相关数据分析用于男性生育能力预测	训练 CNN，从多模态视频数据和临床数据中预测精子活力	否
		Somasundaram 等人(2021)	[29]	用于精子分析的更快区域 CNN 和精液跟踪算法	将快速区域 CNN 网络的输出结果与其他算法相结合，从视频数据中评估精子的形态和活力	否
		Alameri 等人 (2021)	[23]	在精子活力跟踪中使用改良高斯混合模型进行多级优化	介绍了一种基于改良高斯混合模型的视频运动评估系统	否
		Valiuškaitė 等人(2021)	[22]	基于深度学习的人工授精精子活力评估	训练了一个更快的区域 CNN 网络，用于从视频中评估精子的形态和活力	否
	图像分割	Chang 等人 (2014)	[11]	精子头部分割的金标准和改进框架	使用经典图像分析技术对精子头部、细胞核和顶体进行分割	否
		Movahed 等人 (2019)	[20]	利用串联学习方法自动分割人类精液涂片图像中的精子部分	提出了一个由多种 ML 算法（包括 CNN、k-means 聚类和支持向量机）组成的系统，用于分割头部、顶体、细胞核、轴丝、中段和尾部	否
		Kandel 等人 (2020)	[13]	通过精子超微结构计算特异性相位成像预测生殖结局	提出了一种 U-Net CNN，用于从高灵敏度相位成像数据对头部、中段和尾部进行分割。这些分割结果被用于计算精子不同部分的干质量比率	否

续表

配子类型	AI 具体用途	作者	参考文献	标题	结论	是否与人类专家进行比对
精子	图像分割	Marín 等人(2021)	[21]	迁移学习对使用深度学习进行人类精子分割的影响	证明在较大的精子数据集上预先训练好的用于分割的 CNN,可以通过迁移学习适应新的精子数据集,从而比从头开始训练获得更高的效能	否
	DNA 完整性预测	McCallum 等人(2019)	[32]	基于深度学习筛选高 DNA 完整性人类精子	对现有的 VGG16 CNN 进行微调,以便根据图像亮度预测 DNA 的完整性。	否
		Zhang 等人(2021)	[9]	定量选择具有高 DNA 完整性的单个人类精子进行卵胞质内单精子注射	创建了一个程序,根据计算机视觉算法得出的形态和运动评估结果预测 DNA 碎片率	是
	精子排序	Mendizabal-Ruiz 等人(2022)	[25]	计算机软件(SiD)实时辅助单精子选择与受精和囊胚形成的关系	比较专有的精子评分系统和人工选择精子对 ICSI 受精和囊胚形成的影响	否
	临床结局预测	Gunderson 等人(2021)	[30]	ML 算法联合获能精子细胞内 pH 值预测精液正常患者的常规 IVF 成功率	使用临床数据、精子 pH 值和膜电位训练的梯度提升 ML 算法预测常规 IVF 的受精率	否

卵母细胞选择

能够在不损伤卵母细胞的情况下以非侵入方式评估卵母细胞质量,是 ART 周期成功的关键。这种评估通常包括对卵丘-卵母细胞复合体、细胞质、透明带、卵周隙和极体进行直观检查。由于这些结构的外观与成功受精有关,因此 ML 算法旨在对这些结构进行分析[1]。

早期曾经尝试使用经典图像分析方法预测卵母细胞到达活产的潜能[2,3]。Manna 等人[4]使用多个人工神经网络,利用卵母细胞的纹理描述符(衍生的局部二值模式)从卵母细胞图像中预测妊娠。纹理描述符通过经典图像分析技术获得,并输入每个网络中,最终通过网络之间的多数表决程序进行分类。最近,Baručić 等人[5]发明了一种自动检测高发育潜能卵母细胞的系统。与 Manna 等人[4]不同,Baručić 等人[5]使用的是实际测量值。使用卷积神经网络(convolutional neural network, CNN)对卵母细胞的各个部分进行分割(即识别和突出显示),该网络将原始卵母细胞图像作为输入并返回分割图。然后将从分割图中得出的测量结果输入支持向量机模型,该模型可预测卵母细胞的活力,其准确率可与人类胚胎学家媲美。

有几项研究仅关注卵母细胞关键结构(如空泡和极体)的自动识别和分割。这些研究中开发的系统有多种应用,包括下游图像分析[5]和机器人显微操作[6]。Firuzinia 等人[7]开发了一种深度学习系统,用于分割低分辨率的第二次减数分裂中期(metaphase Ⅱ, MⅡ)卵母细胞图像。Targosz 等人[8]对常用的 CNN 架构进行初步研究,用于分割细胞质、空泡、极体、透明带、卵丘细胞和其他结构。

精液分析和精子选择

虽然一个 IVF 周期中获卵数目有限,但在 IVF 过程中,会有数以万计的精子被置于卵母细胞周围。精子分选必须在胚胎实验室进行,以挑选出受精潜能较高的精子。AI 系统在精子评估、分类和选择上的应用研究通常比卵母细胞的更为先进,许多大型实验室都在使用计算机辅助精子评估系统。精子的形态、活力和浓度是胚胎学家和男科医生在精液分析中评估的重要指标。此外,与卵母细胞不同,精子活力和形态等肉眼可识别的指标已被证明可以反映 DNA 的完整性[9]。因此,人们开发了 AI 系统来用于自动化评估,以节省时间并避免人工评估固有的主观性和可变性。

多项研究提出了用于精子形态分析的自动化系统。其中最早被提出的系统是 FERTECH,它根据世界卫生组织(World Health Organization, WHO)标准对精子进行分类[10]。利用现代数据驱动的图像分析技术的最新研究解决了这个问题[11-21]。虽然这些工作中的大多数都是对精子进行整体分析,但 Javadi 等人[12]开发了一种基于 CNN 的系统,该系统明确区分了对精子头部、空泡和顶体的评估。

精子活力的评估也是自动化的目标[22-27]。Goodson 等人[24]开发了一种支持向量机模型,该模型检测精子活力特征的准确率高达 89.9%。该模型还能识别精子细胞亚群[24]。最近,人们采用深度学习方法提高计算机辅助运动分析的准确性[22,28,29]。Mendizabal Ruiz 等人[25]使用专用的计算机视觉系统根据运动学数据(直线速度、曲线路径的线性度和头部运动模式)选择精子进行卵胞质内单精子注射(intracytoplasmic sperm injection, ICSI)。他们发现,最终获得治疗成功的精子与失败的精子在统计学上存在显著差异。此外,Sato 等人[26]开发了一种基于 CNN 的系统,可同时进行精子的形态学评估和实时跟踪,以协助选择精子进行 ICSI。该模型能以较高的灵敏度和精确度(分别为 79.4%和 88.1%)区分正常精子和异常精子。

其他精子选择技术包括测量精子细胞内 pH 值,该值与 IVF 成功率相关[30]。此外,基于智能手机的精液分析系统也逐渐受到欢迎,这种系统可实现居家检测[31]。McCallum 等人[32]的研究首次证明,通过对不同 DNA 碎片率的精子图像进行 CNN 训练,可以仅从图像数据预测单个精子的 DNA 完整性。

AI 在胚胎选择中的应用

AI 在 ART 周期中对胚胎选择的应用也一直是备受关注的研究领域。这些方法大多基于对静态和时差成像胚胎数据的分析。因此,许多最先进的系统都基于深度学习(AI 方法的子集),已证明可成功应用于图像分析任务中。本节中,我们将对用于胚胎选择的 AI 系统的发展前景做一个高度概括。表 19-2 列举了本节所提及的所有研究摘要。

表 19-2　AI 用于胚胎选择的文献

<table>
<tr><th>输入模式</th><th>AI 具体用途</th><th>作者</th><th>参考文献</th><th>标题</th><th>结论</th><th>是否与人类专家进行比对</th></tr>
<tr><td rowspan="13">静态图像</td><td rowspan="4">胚胎分级</td><td>Filho 等人(2012)</td><td>[36]</td><td>人类囊胚显微图像的半自动分级方法</td><td>利用囊胚分割图得出的测量结果对支持向量机进行训练,以预测囊胚级别</td><td>否</td></tr>
<tr><td>Khosravi 等人(2019)</td><td>[37]</td><td>深度学习实现 IVF 后人类囊胚的可靠评估和选择</td><td>对现有的 InceptionV3 CNN 进行微调,以预测囊胚级别。该系统在胚胎选择方面的表现优于个别胚胎学家</td><td>是</td></tr>
<tr><td>Wu 等人(2020)</td><td>[62]</td><td>使用深度学习的人类 D3 胚胎分级系统</td><td>为预测 D3 胚胎的分级提出了一组 CNN 模型</td><td>是</td></tr>
<tr><td>Thirumalaraju 等人(2021)</td><td>[39]</td><td>基于形态学质量的深度 CNN 在人类胚胎图像分类中的评估</td><td>为预测 D5 胚胎的发育阶段和级别(如适用),对几种 CNN 架构进行了基准测试。还生成了热图,以帮助识别模型认为重要的图像部分</td><td>否</td></tr>
<tr><td>图像增强</td><td>Raudonis 等人(2021)</td><td>[73]</td><td>基于深度学习的快速多聚焦融合技术用于早期胚胎图像增强</td><td>提出了一种基于 CNN 的系统,可在不丢失有用信息的情况下将多个焦平面融合为单一图像</td><td>否</td></tr>
<tr><td rowspan="6">图像分割</td><td>Singh 等人(2015)</td><td>[68]</td><td>人类囊胚显微图像中滋养层细胞的自动分割</td><td>使用水平集算法分割囊胚图像中的滋养层细胞</td><td>否</td></tr>
<tr><td>Saeedi 等人(2017)</td><td>[70]</td><td>通过纹理自动识别人类囊胚结构</td><td>使用经典计算机视觉技术管道来分割滋养层细胞和内细胞团</td><td>否</td></tr>
<tr><td>Rad 等人(2019)</td><td>[67]</td><td>BLAST-NET:通过级联空洞金字塔和密集渐进式上采样对人类囊胚结构进行语义分割</td><td>首次提出了用于分割透明带、滋养层细胞、内细胞团和囊胚腔的 CNN 架构</td><td>否</td></tr>
<tr><td>Rad 等人(2020)</td><td>[66]</td><td>通过概念化 U-Net 对人类胚胎图像中的滋养层细胞进行分割</td><td>提出了一种新颖的 U-Net CNN 架构,用于分割透明带、滋养层细胞和内细胞团</td><td>否</td></tr>
<tr><td>Arsalan 等人(2022)</td><td>[71]</td><td>利用 AI 检测囊胚结构,进行人类胚胎学分析,提高 IVF 的成功率</td><td>利用快速卷积块提出了一种新型 CNN 架构,用于分割透明带、滋养层细胞、内细胞团和囊胚腔</td><td>否</td></tr>
<tr><td>Manna 等人(2013)</td><td>[4]</td><td>用于胚胎和卵母细胞分类的 AI 技术</td><td>利用 Levenberg-Marquard 神经网络集合从胚胎纹理描述符预测活产</td><td>否</td></tr>
<tr><td>活产预测</td><td>Geller 等人(2021)</td><td>[48]</td><td>利用光学显微镜在卵胞质内单精子注射过程中捕获的静态图像预测妊娠率的 AI 算法</td><td>对现有的 InceptionV1 CNN 进行了微调,以便根据 D5 胚胎图片预测妊娠和活产情况</td><td>否</td></tr>
</table>

续表

输入模式	AI 具体用途	作者	参考文献	标题	结论	是否与人类专家进行比对
静态图像	活产预测	B. Huang 等人(2022)	[52]	利用深度学习从 1 万多个胚胎数据中预测活产结局	提出一个 CNN 模型,利用成像数据预测单个囊胚移植的活产结局	否
静态图像	活产预测	Enatsu 等人(2022)	[47]	一个基于 AI 的囊胚活力预测和可视化解释的新系统	根据 D5 胚胎图像提出了一个预测妊娠和活产的 CNN 模型。此外,还利用热图对 CNN 的决策进行了解释。该模型的表现优于胚胎学家使用 Gardner 囊胚评分系统进行的评估	是
静态图像	妊娠预测	Bormann 等人(2020)	[45]	基于深度学习的神经网络在选择人类囊胚进行移植的表现	对一个自动预测着床的系统进行了评估,与 15 名经过训练的胚胎学家进行比较。该系统基于 CNN 和遗传算法的结合。结果显示该系统的表现优于胚胎学家	是
静态图像	妊娠预测	Chavez-Badiola(2020)	[46]	利用 ML 进行图像特征提取和分析进而预测胚胎移植后的验孕结果	通过对 D5 和 D6 囊胚的降维和图像分析得出的参数,比较了几种预测生化妊娠的算法	否
静态图像	妊娠预测	ver Milyea 等人(2020)	[55]	利用 IVF 过程中光学显微镜拍摄的静态图像,开发基于 AI 的胚胎活力预测评估模型	提出了一个根据 D5 囊胚图像预测妊娠的 CNN 模型。该模型的表现明显优于胚胎学家	是
静态图像	妊娠预测	Fitz 等人(2021)	[49]	“AI”应该是团队中一员吗?借助 AI 算法,胚胎学家选择高植入潜能胚胎的能力得到提高	证明在基于 CNN 的系统的辅助下,胚胎学家选择具有高植入潜力的胚胎的能力有所提高	是
静态图像	妊娠预测	Loewke 等人(2022)	[56]	对囊胚静态图像进行分级排序的 AI 模型特征描述	提出了一种通过囊胚图像预测妊娠的 CNN 模型。利用热图解释了 CNN 的结果。对热图的检查显示,该模型学习到的特征与人工分级系统考虑到的特征有相同之处	是
静态图像	倍体类型预测	Chavez-Badiola(2020)	[40]	胚胎排序智能分类算法(embryo ranking intelligent classification algorithm, ERICA):预测胚胎倍性和着床的 AI 临床助手	训练了一个深度神经网络,通过分析囊胚图像得出的参数来预测倍性和着床情况。该网络的表现优于两位人类胚胎学家	是
静态图像	图像生成	Dirvanauskas 等人(2019)	[87]	HEMIGEN:基于生成式对抗网络的人类胚胎图像生成器	训练了一个可生成卵裂期胚胎合成图像的生成对抗网络	否
静态图像	原核检测	Fukunaga 等人(2020)	[75]	利用深度学习技术在时差成像胚胎图像上开发双原核自动检测系统	提出了一个用于检测受精卵中原核的 CNN 模型	否
时差成像	胚胎评级	Kragh 等人(2019)	[38]	通过时差成像对人类囊胚进行自动评级	展示了一种基于循环 CNN 的系统,该系统可根据时差成像预测内细胞团和滋养层细胞等级。该模型的表现与胚胎学家不相上下	是
时差成像	妊娠预测	Tran 等人(2019)	[54]	深度学习作为时差成像培养和囊胚移植后临床妊娠的预测工具	引入一种深度学习模型,用于从时差成像视频中预测临床妊娠结局	否
时差成像	妊娠预测	Alegre 等人(2021)	[50]	利用云端自动软件评估胚胎着床潜能	利用 CNN 模型获得的形态动力学参数预测着床潜能	否
时差成像	妊娠预测	Kan-Tor 等人(2021)	[33]	利用深度学习自动评估人类胚胎的形成囊胚和着床潜能	使用基于深度神经网络的系统预测囊胚的形成和着床。为了深入了解该系统认为最重要的特征,我们使用 Shapley 加性解释对训练好的模型进行了分析	否

续表

输入模式	AI 具体用途	作者	参考文献	标题	结论	是否与人类专家进行比对
时差成像	妊娠预测	Berntsen 等人（2022）	［51］	基于 AI 和时差成像图像序列的胚胎选择具有稳定性和普适性	提出了一种深度学习模型，用于从时差成像中预测临床妊娠结局。该模型由双向长短期记忆模块增强的双流膨胀三维 CNN 组成	否
		Kragh 等人（2022）	［53］	基于时差成像视频的自监督校准预测胚胎活力	提出了一种自我监督的训练设置，可在训练深度学习模型时使用无标签数据。使用所提出的方法训练出的预测妊娠模型优于仅使用监督学习训练出的模型	否
		Erlich 等人（2022）	［82］	预测 IVF 胚胎发育潜能的伪对比标记法	提出了一种伪对比标记方案，为具有相似发育模式的胚胎分配相似的标记。这使得基于 CNN 的系统能够在多次胚胎移植和标签缺失造成模糊的情况下预测着床情况。该模型的表现优于人类胚胎学家	是
	活产预测	Sawada 等人（2021）	［61］	对利用 IVF 胚胎的时差成像图像预测活产的 AI 进行评估	训练注意力分支网络，从时差成像视频中预测活产	否
		Nagaya 等人（2022）	［60］	通过带排序的正则化 PU 学习，在染色体异常导致标签不可靠的情况下进行胚胎分级	提出了一种新的深度学习模型训练方案，用于在有染色体异常等混杂因素的情况下预测活产	否
	倍体类型预测	B. Huang 等人（2021）	［43］	AI 模型（整倍体预测算法）可根据时差成像数据预测胚胎倍性状态	提出了一个经过训练的深度学习模型管道，用于从时差成像视频中预测倍性	否
		Lee 等人（2021）	［44］	使用端到端深度学习技术，利用时差成像视频识别倍性状态	训练了一个双流注入 3D CNN，用于从时差成像视频中预测倍性	否
	图像分割	Zhao 等人（2021）	［69］	将 CNN 应用于 IVF 过程中的人类早期胚胎分割	提出了一种在 D1 胚胎时差成像中分割细胞质、原核和透明带的 CNN 模型	否
		T. T. F. Huang 等人（2021）	［80］	从时差成像图像文件分析人类囊胚扩张的深度学习神经网络	训练 U-Net CNN 模型来分割囊胚。该模型用于时差成像并生成囊胚扩张曲线	否
	囊胚形成预测	Coticchio 等人（2021）	［81］	早期人类胚胎的细胞质运动：通过成像与 AI 预测囊胚发育	从细胞质颗粒的运动评估了几种预测囊胚形成的 ML 模型。使用粒子图像测速仪算法测量粒子的运动	否
		Liao 等人（2021）	［34］	开发用于通过时差成像监测来预测囊胚形成和质量的深度学习算法	训练长短期记忆神经网络，根据 CNN 模型得出的形态动力学参数预测囊胚的形成和质量	否
	发育阶段预测	Lau 等人（2019）	［76］	利用弱监督区域选择和动态解码预测胚胎发育阶段	使用增强单调性约束的 CNN 模型预测胚胎发育阶段。作为预处理步骤，图像由强化学习代理自动裁剪	否
		Leahy 等人（2020）	［65］	用于 IVF 的人类胚胎关键形态特征自动测量系统	使用基于 CNN 的系统预测胚胎发育阶段和细胞分割掩码	否
		Malmsten 等人（2020）	［79］	利用 CNN 对早期小鼠和人类胚胎的细胞分裂进行自动分类	训练 CNN 检测细胞分裂并对其进行分类，直至 8 细胞阶段	否
		Lockhart 等人（2021）	［78］	利用协同损失和时序学习在时差成像图像中自动检测胚胎发育阶段	提出了一种新的 CNN 模型和损失函数，用于检测时差成像中的发育阶段	否

续表

输入模式	AI 具体用途	作者	参考文献	标题	结论	是否与人类专家进行比对
时差成像	发育阶段预测	Lukyanenko 等人(2021)	[77]	利用带有线性链条件随机场的双流神经网络进行胚胎发育阶段分类	提出了一种新的系统,用于检测时差成像中的发育阶段。该系统由两个 CNN(一个用于预测发育阶段,另一个用于检测阶段之间的转换)和一个线性链条件随机场组成	否
形态动力学注解	妊娠预测	Petersen 等人(2016)	[74]	开发能够预测第 3 天移植胚胎着床潜力的普遍适用的形态动力学算法	利用决策树方法从手动提供的形态动力学注释中预测妊娠	否
	活产预测	Bodri 等人(2018)	[59]	利用分层统计模型和基于数据挖掘的统计模型,结合卵裂期和囊胚阶段的时差成像变量预测活产率	根据形态动力学参数训练了两个预测活产的模型。第一个是分层模型,第二个是使用了主成分分析得出的特征的逻辑回归模型	否
		D'Estaing 等人(2021)	[35]	用于预测 ART 胚胎走向的具有强化能力的 ML 系统	使用基于形态动力学参数逻辑回归的评分系统预测囊胚形成和活产	否
	倍性预测	de Gheselle 等人(2022)	[42]	用于预测人类胚胎整倍性的 ML:寻找表现最佳的模型和预测特征	根据临床和形态动力学数据,对几种预测整倍性的 ML 模型进行了基准测试	否
临床数据	活产预测	Amini 等人(2021)	[58]	与 IVF 活产结果相关的因素:不同分类方法的比较	从基线特征、临床和治疗指标出发,对预测活产的多个 ML 模型进行了基准测试	否
	妊娠预测	Liu 等人(2021)	[57]	基于 ML 算法的胚胎移植结局的多因素预测	根据基线特征、临床和治疗指标,对几个预测冷冻胚胎移植后妊娠的 ML 模型进行了基准测试	否
	最佳移植策略预测	Xi 等人(2021)	[63]	通过堆叠 ML 模型开发个性化胚胎选择策略,改善 IVF 结局:一项应用研究	结合患者因素和胚胎学家对 D3 胚胎的评分,提出个性化的胚胎移植策略,在一定的双胎妊娠风险范围内,最大限度地提高妊娠概率	否
蛋白质组学图谱	活产预测	Bori 等人(2021)	[64]	基于整倍体胚胎蛋白质组学分析和囊胚形态的 AI 模型:一项初步研究	训练多层感知器,根据囊胚形态和其培养液内蛋白质谱分析测活产	否
染色体测序	妊娠预测	Chen 等人(2022)	[41]	用于 IVF 临床的无创胚胎选择策略,避免浪费有潜在发育能力的胚胎	使用一系列 ML 模型从培养液染色体测序中预测囊胚倍性。最佳模型(随机森林)在一项盲法前瞻性观察研究中得到了验证	否

事实真相是什么

迄今为止,几乎所有用于胚胎选择的 AI 工作都涉及使用监督学习从输入数据中预测相关临床结局。虽然输入数据通常是时差成像或静态图像,但文献中存在广泛的目标变量,包括囊胚形成[33-35]、囊胚等级[36-39]、倍性[40-44]、着床[33,40,45-50]、临床妊娠[47,48,51-57]和活产[52,57-61]。

这种异质性源于多种因素。不同的结果具有不同的生物学和临床意义。例如,有人认为,自动胚胎选择系统应该使用活产数据进行训练,因为活产是 ART 周期的最终目标。但也有观点认为,活产的发生在很大程度上取决于胚胎以外的因素,因此预测囊胚等级或着床可能更合适。另一个因素是数据的可用性和数量,根据经验法则,胚胎发育程度越高则有利于测量目标变量,但由于达到该阶段的胚胎数量少,测量目标变量的可用数据也相对较少。表 19-3 更全面地介绍了每个预测目标的优缺点。

表 19-3 AI 胚胎选择的常见结局预测指标的比较

结局指标	优势	劣势
囊胚形成	• 大量可用数据 • 客观	• 不是妊娠或活产的有力预测指标
囊胚级别	• 大量可用数据 • 与妊娠和活产相关	• 需要胚胎学家注释 • 较主观,不同胚胎学家的注释结果可能存在差异
倍性	• 与早期妊娠丢失相关	• 需要活检 • 可用数据相对较少

续表

结局指标	优势	劣势
着床（生化妊娠）	• 与活产相关性较强	• 可用数据少 • 多个胚胎移植难以确定具体着床的胚胎
临床妊娠	• 与活产相关性较强	• 可用数据少 • 母体因素可能会产生混杂效应 • 多个胚胎移植难以确定具体着床的胚胎
活产	• 是 ART 周期的最终目标	• 可用数据少 • 母体和环境因素可能会产生混杂效应 • 多个胚胎移植难以确定具体着床的胚胎

静态图像分析

许多早期研究 AI 在胚胎选择中的应用潜力都集中在单个静态图像上。Khosravi 等人[37]通过微调 InceptionV3 CNN 模型对 D5 囊胚的 Hoffman 调制相差（Hofman modulation contrast，HMC）显微镜图像进行分类，将其分为“好”或“差”。该研究将 4 位胚胎学家组成专家小组的多数投票结果视为最真实评级。该模型的表现优于每位胚胎学家，与胚胎学家多数票的符合率高达 96.9%。Ver Milyea 等人[55]也使用了 CNN。在这项研究中，它旨在根据标准光学显微镜拍摄的 D5 囊胚图像预测胎儿心跳。该系统的准确度达到 64.3%，灵敏度为 70.1%，精确度为 60.5%。

Wu 等人[62]还将自动静态图像分析应用于 D3 卵裂期胚胎的分类。他们的分类量表包括四个类别，并涵盖卵裂球大小的均一度以及碎片的严重程度。基于 CNN 系统的准确率达到 74.1%，曲线下面积（area under the curve，AUC）为 0.935。近期的其他研究则着眼于将静态图像分析与其他数据相结合。例如，Xi 等人[63]将患者因素与胚胎学家对 D3 胚胎的评级相结合，提出了一种个性化胚胎移植策略（单/双胚胎移植和指定胚胎移植），该策略可在给定的双胎妊娠风险内最大限度地提高妊娠率。该系统采用了 XGBoost 算法，预测双胎妊娠的 AUC 达到 0.72。在一项初步研究中，Bori 等人[64]使用多层感知器分析囊胚培养后培养液中的蛋白质谱和囊胚形态对活产的影响。该系统预测活产的准确率为 72.7%。

不过，并非所有静态图像分析研究都专注于根据临床结果对胚胎图像进行分类。已有多项研究提出了图像分割系统[65-71]，Rad 等人[67]提出的一个此类系统使用 CNN 识别囊胚图像中的透明带、滋养层细胞、内细胞团和囊胚腔。分割后，每个结构可在下游任务中分别进行分析，如测量或对质量进行评级。其他研究侧重于在将图像用作模型输入之前，对图像进行预处理[72,73]。

时差成像分析

最近关于 AI 胚胎选择的研究主要集中在对培养箱（如 EmbryoScope、Geri 和 MIRI）上拍摄的时差成像视频进行分析。使用这些培养系统的一个优点是，它们可以使不同医疗机构的成像设置高度标准化。早期的时差成像分析系统依赖胚胎学家对形态动力学事件的手动标记。第 3 天已知着床结果（know implantation date on day3，KIDScoreD3）[74]就是这些系统（即经 FDA 批准并可商品化购买）中的一个例子，它是基于 3 275 个已知结局数据的胚胎图像中训练出的决策树算法，可根据卵裂期胚胎阶段的形态动力学标记预测囊胚形成和囊胚质量。

从 2020 年开始，研究方向已转向使用全自动图像分析。采用这种方法的一个明显优势是，它避免了胚胎学家评估时观察者间和观察者自身评估的人员差异，并节省了人工标注的时间。与静态图像分析一样，这些系统大多以 CNN 为基础（尽管稍作修改，仍使用了长短期记忆网络等技术来处理时间层面的数据）。

综上，大多数自动时差成像分析研究都是从两个角度的其中之一解决这一问题的。第一种方法是创建可识别标记，如原核形成和消失[65,75,76]、细胞分裂[65,76-79]、囊胚形成和发育结局[65,76-78,80]以及胞质运动[81]等算法。胚胎学家或用另一种算法在下游使用这些标记进行胚胎发育潜能预测。第二种方法是创建利用时差成像数据直接预测临床结果的端到端算法[34,43,44,51,53,54,82]。第二种方法的优势在于，算法可以自由选取标准形态动力学评估中未考虑到的标记（或标记之间的相互作用）。因此，据报道，有几种时差成像系统在胚胎评估方面优于专业胚胎学家[34,82]。

配子和胚胎选择中的 AI：挑战与机遇

数据可用性

许多研究人员和从业人员在为医疗保健领域构建数据驱动的 AI 系统时面临的一个主要挑战是缺乏数据[83]。ART 领域也是如此。当前出于数据保护、隐私或商业考虑，ART 的数据状况是分散和独立的[84]。此外，由于胚胎学家需要花费大量精力标注数据集，现有的标注数据集往往非常小，或缺失标签。这对现代数据驱动的 AI 系统的研发带来了挑战，该系统需要大量、多样化的数据集才能准确跟踪整个患者群体的变化。因此，基于单个医疗机构的数据集构建的 AI 系统可能仅适合于该单位。此外，ART 数据的现状也使得验证和重现研究结果变得困难。

尽管如此,近年来 ART 领域已朝着更加开放的数据环境迈出了第一步。目前已有多个公开可用的精子成像数据集[11,15,85]。Gomez 等人[86]发布了用于对形态运动参数预测模型进行基准测试的开放数据集。Dirvanauskas 等人[87]从更专业的角度解决了数据可用性的问题,提出了一种生成式对抗神经网络模型,该模型能够生成可用作训练数据的胚胎人工图像。在有效利用无标签数据方面也取得了进展。Kragh 等人[53]在无标签数据上使用自监督学习技术来增强监督模型的性能。这种方法可以使模型在只标记了 16%的数据集上进行训练。

AI 和 ML 领域最近也进行了一些创新,如联邦学习。联邦学习允许在多个设备上训练 AI 模型,而无须将每个设备的数据集传输至中央服务器。因此,联邦学习可用于实现多个医疗机构的合作,模型可在各自的数据集上进行安全训练,而无须相互发送数据集[84]。另一项创新是“差异隐私学习”,这是一组允许对模型进行训练的技术,使其满足严格的隐私计算的保证[88]。采用此类技术可能为 ART 中更大数据量的可用性铺平道路。

技术的挑战

AI 在配子和胚胎选择中的应用还面临技术障碍。其中一个障碍是噪声标签问题。由于监督学习仍是构建 ART 的 AI 系统的主流模式,因此注释标签的质量非常重要。虽然这些标签通常是由胚胎学专家提供的,但注释过程仍存在噪声。例如,Khosravi 等人[37]发现,由 5 位胚胎学家组成的小组使用 Gardner 系统将胚胎分为三类(“好”、“一般”和“差”),在 394 个胚胎中,只有 89 个胚胎的等级分类一致。在某些情况下,从生物学过程中获得的标签本身也存在噪声和不确定性。例如,我们需要考虑如何将多胚胎移植后的单胎妊娠归因于特定移植胚胎的问题。

最近的研究采用了不同的方法来处理噪声标签。Khosravi 等人[37]使用胚胎学家小组的多数意见作为模型训练的“金标准”标签。Erlich 等人[82]通过创建伪标签解决了着床数据受母体因素干扰而出现的问题。这些伪标签是通过 CNN 生成的,因此具有相似发育模式的胚胎被赋予相同的标签。即使因母体因素导致胚胎着床失败,也可以识别出有活力的胚胎。此外,该方法也适用于无标签数据的训练。

AI 系统在不同医疗机构保持稳定的能力(称为域适应)是另一个瓶颈。对于深度学习图像分析模型来说是个难点,因为成像设置的变化(从不同的光照条件到使用不同的成像设备)可能会使模型出现偏差。帮助提高鲁棒性的常用方法包括数据规范化、数据增强(使用原始数据集中稍作修改的图像副本训练模型)以及从多个医疗机构收集数据(如前所述,这有其自身的挑战)。最近的研究利用了对抗性学习等技术,训练 AI 系统学会忽略特定成像设置的伪影。这种方法使 Kanakasabapathy 等人[72]能够将在一种图像模式(如 HMC 显微镜)训练的 CNN 适应于另一种图像模式(如基于智能手机的成像系统)。

报告、责任和道德挑战

人们已经提出了各种框架,为医疗保健和其他高影响力的应用领域的 AI 系统创建统一的报告标准[89-92]。其中最受欢迎的是 Collins 等人[92]关于个体预后或诊断的多变量预测模型的(transparent reporting of multivariate prediction models for individual prognosis or diagnosis, TRIPOD)指南。该指南针对医疗保健出版物(迄今为止,尚无针对 ART 的报告指南),将 22 项报告内容以清单形式呈现,其中包括参与人群、模型开发、性能评估和研究局限性的详细信息。然而,ART 领域的许多 AI 出版物目前并未遵守 TRIPOD 指南,因此未能报告足够的信息,以便对其有效性进行适当的审查。

在将 AI 纳入临床实践之前,评估 AI 系统在不同患者群体、临床实践和罕见生物事件方面的适用性至关重要。例如,以高加索人群为主的数据集得出的模型在用于其他种族的患者时,其性能可能会下降。这种模型会引起伦理方面的担忧,因为它会导致研究成果的偏倚,从而造成不同种族成功率的差异。此外,数据驱动的 AI 系统可能在重新收集数据集时做出无意识而有偏差的临床决策。因此,需要大型、多样化、国际化的测试数据集,以便对 AI 系统的泛化能力和偏差进行适当验证。

需要强调的是,目前没有证据表明 AI 可以取代 ART 从业者在临床决策中的作用。相反,绝大多数 AI 系统的目标是辅助和简化临床决策。因此,ART 从业者仍需对从此类工具中获得的建议承担全部责任。当决策支持工具所依赖的 AI 系统是“黑匣子”时,会带来特别的挑战:黑匣子是一种几乎无法看清或无法解释如何做出决策的系统。深度神经网络是一个黑匣子系统,它需要进行数百万次数学运算才能做出决策。这可能引发人们对 AI 工具可信度的担忧。例如,当囊胚排序工具建议优先考虑质量差的囊胚而不是质量好的囊胚时,胚胎学家可能很难在没有解释的情况下盲目跟随 AI 工具。

因此,临床实践中使用的 AI 工具必须提供临床医生和胚胎学家易于理解的生物学解释。这将有助于确保 AI 工具融入临床决策过程。例如,回到之前的例子,即劣质囊胚移植顺序优先于优质囊胚,建议可解释的 AI 决策支持工具同时提供如下解释:尽管第一个囊胚的形态较差,但第二个囊胚的某些形态动力学指标异常，如细胞直接从一个分裂为三个。如果胚胎学家没有使用 AI 工具来辅助胚胎选择，他们就会错过这些参数。因此，在 ART 从业者仍需对所有决策负责的前提下，AI 决策支持工具的易懂性、透明度和可解释性对其融入临床实践至关重要。

尽管如此，如何在不影响预测能力的情况下创建可解释的 AI 系统，仍然是一个有待解决的研究问题；很少有研究应用 AI 技术对胚胎和配子选择的同时提供可解释性的决策[39,47,56]。其中 Enatsu 等人的研究[47]提出了一种基于 CNN 的系统，该系统采用热图展示对囊胚图像的妊娠结果预测，热图显示了模型的判断依据。

监管机构，特别是美国和欧洲的监管机构，正在适应医疗器械中引入 AI 的趋势，目前正在将一系列指南和标准引入监管途径。这将有助于解决与 AI 相关的风险和挑战，并确保将这项新技术安全地引入临床实践。

AI 在配子和胚胎选择中的未来

近年来，ART 领域在 AI 支持的配子和胚胎选择工具方面取得了长足进步。我们预计 AI 将为技术进步奠定基础，使胚胎学的应用从技术依赖、动手实操的过程转向智能化，这将需要下一代胚胎学家具备不同的技能。AI 的使用还可能大大提高 IVF 实验室的运转效率，让胚胎学家可处理更多周期。这会降低 IVF 的运营成本，使有需要的患者更容易获得 IVF 治疗。

从技术角度来看，与其他医疗领域（尤其是涉及成像的领域）相比，AI 选择配子和胚胎系统的研究仍相对不成熟。最近出现了用视频分析代替单张图像的趋势，从而可以在更长的时间段内对配子和胚胎进行更详细的评估。一些研究也开始关注多种数据联合分析的结果，如蛋白质谱和成像数据。这种系统的发展，加上可解释性技术，很可能有助于发现配子和胚胎选择的新指标。结合日益开放的数据环境和联邦学习等技术建立的大型数据集，AI 能够为以随机对照试验（randomized control trials，RCTs）等传统方法无法实现的速度和规模提供结果。

迄今为止，将 AI 应用于 ART 的研究大多基于监督学习，这需要大量标记数据。有迹象表明，监督学习模式开始转向半监督、自监督和无监督学习技术。这样，未来的研究可能会使用更大的数据集，其中只有一部分数据集是经过专家标注。该领域还可利用 AI、数学建模和计算机制图生成合成数据和模拟数据，降低数据采集成本，从而降低开发 AI 和非 AI 技术的成本。

在生殖医学领域，AI 在配子和胚胎选择方面将有非常广阔的前景。

致 谢

感谢 Jia Lu 对本文的帮助。

（陈攀宇、方丛译，张孝东校）

参考文献

[1] Lazzaroni-Tealdi E, Barad DH, Albertini DF, Yu Y, Kushnir VA, Russell H, et al. Oocyte scoring enhances embryo-scoring in predicting pregnancy chances with IVF where it counts most. PLOS ONE. 2015; 10(12):1-13.

[2] Basile TMA, Caponetti L, Castellano G, Sforza G. A texture-based image processing approach for the description of human oocyte cytoplasm. IEEE Trans Instrum Meas. 2010; 59(10):2591-601.

[3] Aragón J, González AL, Yúfera A. Applying image processing to in-vitro human oocytes characterization. In *Image Processing: Methods, Applications and Challenges*. Carvalho VH (ed.). New York: Nova Publishers, pp 1-17, 2012.

[4] Manna C, Nanni L, Lumini A, Pappalardo S. Artificial intelligence techniques for embryo and oocyte classification. Reprod Biomed Online. 2013; 26(1):42-9.

[5] Baručić D, Kybic J, Teplá O, Topurko Z, Kratochvílová I. Automatic evaluation of human oocyte developmental potential from microscopy images. arXiv:2103.00302, 2021.

[6] Lu Z, Zhang X, Leung C, Esfandiari N, Casper RF, Sun Y. Robotic ICSI (intracytoplasmic sperm injection). IEEE Trans Biomed Eng. 2011; 58(7):2102-8.

[7] Firuzinia S, Afzali SM, Ghasemian F, Mirroshandel SA. A robust deep learning-based multiclass segmentation method for analyzing human metaphase Ⅱ oocyte images. Comput Methods Programs Biomed. 2021; 201:105946.

[8] Targosz A, Przystałka P, Wiaderkiewicz R, Mrugacz G. Semantic segmentation of human oocyte images using deep neural networks. Biomed Eng Online. 2021; 20(1):40.

[9] Zhang Z, Dai C, Shan G, Chen X, Liu H, Abdalla K, et al. Quantitative selection of single human sperm with high DNA integrity for intracytoplasmic sperm injection. Fertil Steril. 2021; 116(5):1308-18. https://doi.org/10.1016/j.fertnstert.2021.06.016.

[10] Kruger TF, DuToit TC, Franken DR, Acosta AA, Oehninger SC, Menkveld R, et al. A new computerized method of reading sperm morphology (strict criteria) is as efficient as technician reading. Fertil Steril. 1993; 59(1):202-9.

[11] Chang V, Garcia A, Hitschfeld N, Härtel S. Gold-standard

for computer-assisted morphological sperm analysis. Comput Biol Med. 2017; 83:143-50.

[12] Javadi S, Mirroshandel SA. A novel deep learning method for automatic assessment of human sperm images. Comput Biol Med. 2019; 109:182-94.

[13] Kandel ME, Rubessa M, He YR, Schreiber S, Meyers S, Naves LM, et al. Reproductive outcomes predicted by phase imaging with computational specificity of spermatozoon ultrastructure. Proc Natl Acad Sci U S A. 2020; 117(31): 18302-9.

[14] Riordon J, McCallum C, Sinton D. Deep learning for the classification of human sperm. Comput Biol Med. 2019; 111:103342.

[15] Shaker F, Monadjemi SA, Alirezaie J, Naghsh-Nilchi AR. A dictionary learning approach for human sperm heads classification. Comput Biol Med. 2017; 91:181-90.

[16] Yüzkat M, Ilhan HO, Aydin N. Multi-model CNN fusion for sperm morphology analysis. Comput Biol Med. 2021; 137: 104790.

[17] Ilhan HO, Sigirci IO, Serbes G, Aydin N. A fully automated hybrid human sperm detection and classification system based on mobilenet and the performance comparison with conventional methods. Med Biol Eng Comput. 2020; 58(5): 1047-68.

[18] Abbasi A, Miahi E, Mirroshandel SA. Effect of deep transfer and multi-task learning on sperm abnormality detection. Comput Biol Med. 2021; 128:104121.

[19] Chandra S, Gourisaria MK, Gm H, Konar D, Gao X, Wang T, et al. Prolificacy assessment of spermatozoan via state-of-the-art deep learning frameworks. IEEE Access. 2022; 10: 13715-27.

[20] Movahed RA, Mohammadi E, Orooji M. Automatic segmentation of sperm's parts in microscopic images of human semen smears using concatenated learning approaches. Comput Biol Med. 2019; 109:242-53.

[21] Marín R, Chang V. Impact of transfer learning for human sperm segmentation using deep learning. Comput Biol Med. 2021; 136: 104687.

[22] Valiuškaitė V, Raudonis V, Maskeliūnas R, Damaševičius R, Krilavičius T. Deep learning based evaluation of spermatozoid motility for artificial insemination. Sensors (Switzerland). 2021; 21(1):72.

[23] Alameri M, Hasikin K, Kadri NA, Nasir NFM, Mohandas P, Anni JS, et al. Multistage optimization using a modified Gaussian mixture model in sperm motility tracking. Comput Math Methods Med. 2021; 2021:6953593.

[24] Goodson SG, White S, Stevans AM, Bhat S, Kao CY, Jaworski S, et al. CASAnova: A multiclass support vector machine model for the classification of human sperm motility patterns. Biology of Reproduction. 2017; 97(5):698-708.

[25] Mendizabal-Ruiz G, Chavez-Badiola A, Figueroa IA, Nuño VM, Farias AFS, Valencia-Murillo R, et al. Computer software (SiD) assisted real-time single sperm selection correlates with fertilization and blastocyst formation. Reprod Biomed Online. 2022; 45(4):703-711. https://linkinghub.elsevier.com/retrieve/pii/S1472648322002267

[26] Sato T, Kishi H, Murakata S, Hayashi Y, Hattori T, Nakazawa S, et al. A new deep-learning model using YOLOv3 to support sperm selection during intracytoplasmic sperm injection procedure. Reprod Med Biol. 2022; 21(1):e12454. https://onlinelibrary.wiley.com/doi/10.1002/rmb2.12454

[27] Agarwal A, Henkel R, Huang CC, Lee MS. Automation of human semen analysis using a novel artificial intelligence optical microscopic technology. Andrologia. 2019; 51(11): e13440.

[28] Hicks SA, Andersen JM, Witczak O, Thambawita V, Halvorsen P, Hammer HL, et al. Machine learning-based analysis of sperm videos and participant data for male fertility prediction. Scientific Reports. 2019; 9(1):16770.

[29] Somasundaram D, Nirmala M. Faster region convolutional neu-ral network and semen tracking algorithm for sperm analysis. Comput Methods Programs Biomed. 2021; 200: 105918.

[30] Gunderson SJ, Puga Molina LC, Spies N, Balestrini PA, Buffone MG, Jungheim ES, et al. Machine-learning algorithm incorporating capacitated sperm intracellular pH predicts conventional in vitro fertilization success in normospermic patients. Fertility and Sterility. 2021; 115(4):930-9.

[31] Dimitriadis I, Bormann CL, Kanakasabapathy MK, Thirumalaraju P, Kandula H, Yogesh V, et al. Automated smartphone-based system for measuring sperm viability, DNA fragmentation, and hyaluronic binding assay score. PLOS ONE. 2019; 14(3):e0212562.

[32] McCallum C, Riordon J, Wang Y, Kong T, You JB, Sanner S, et al. Deep learning-based selection of human sperm with high DNA integrity. Commun Biol. 2019; 2(1):250.

[33] Kan-Tor Y, Zabari N, Erlich I, Szeskin A, Amitai T, Richter D, et al. Automated evaluation of human embryo blastulation and implantation potential using deep-learning. Adv Intell Syst. 2020 Oct; 2(10):2000080.

[34] Liao Q, Zhang Q, Feng X, Huang H, Xu H, Tian B, et al. Development of deep learning algorithms for predicting blastocyst formation and quality by time-lapse monitoring. Commun Biol. 2021 Dec 1; 4(1):415.

[35] Giscard D'Estaing S, Labrune E, Forcellini M, Edel C, Salle B, Lornage J, et al. A machine learning system with reinforcement capacity for predicting the fate of an ART embryo. Syst Biol Reprod Med. 2021 Feb; 67(1):64-78.

[36] Filho ES, Noble JA, Poli M, Griffiths T, Emerson G, Wells D. A method for semi-automatic grading of human blastocyst microscope images. Hum Reprod. 2012; 27(9):2641-8.

[37] Khosravi P, Kazemi E, Zhan Q, Malmsten JE, Toschi M, Zisimopoulos P, et al. Deep learning enables robust assessment and selection of human blastocysts after in vitro fertilization. NPJ Digit Med. 2019; 2(1):21.

[38] Kragh MF, Rimestad J, Berntsen J, Karstoft H. Automatic grading of human blastocysts from time-lapse imaging. Comput Biol Med. 2019; 115:103494.

[39] Thirumalaraju P, Kanakasabapathy MK, Bormann CL, Gupta R, Pooniwala R, Kandula H, et al. Evaluation of deep convolutional neural networks in classifying human embryo images based on their morphological quality. Heliyon. 2021 Feb; 7(2):e06298.

[40] Chavez-Badiola A, Flores-Saiffe-Farías A, Mendizabal-Ruiz G, Drakeley AJ, Cohen J. Embryo ranking intelligent classification algorithm (ERICA): Artificial intelligence clinical assistant predicting embryo ploidy and implantation. Reprod Biomed Online. 2020; 41(4):585-93.

[41] Chen L, Li W, Liu Y, Peng Z, Cai L, Zhang N, et al. Non-invasive embryo selection strategy for clinical IVF to avoid wastage of potentially competent embryos. Reprod Biomed Online. 2022 Jul; 45(1):26-34.

[42] de Gheselle S, Jacques C, Chambost J, Blank C, Declerck K, de Croo I, et al. Machine learning for prediction of euploidy in human embryos: In search of the best-performing model and predictive features. Fertil Steril. 2022 Apr 1; 117(4):738-46.

[43] Huang B, Tan W, Li Z, Jin L. An artificial intelligence model (euploid prediction algorithm) can predict embryo ploidy status based on time-lapse data. Reprod Biol Endocrinol. 2021 Dec 1; 19(1):185. https://rbej.biomedcentral.com/articles/10.1186/s12958-021-00864-4

[44] Lee CI, Su YR, Chen CH, Chang TA, Kuo EES, Zheng WL, et al. End-to-end deep learning for recognition of ploidy status using time-lapse videos. J Assist Reprod Genet. 2021 Jul 1; 38(7):1655-63.

[45] Bormann CL, Kanakasabapathy MK, Thirumalaraju P, Gupta R, Pooniwala R, Kandula H, et al. Performance of a deep learning based neural network in the selection of human blastocysts for implantation. Elife. 2020; 9:1-14.

[46] Chavez-Badiola A, Flores-Saiffe Farias A, Mendizabal-Ruiz G, Garcia-Sanchez R, Drakeley AJ, Garcia-Sandoval JP. Predicting pregnancy test results after embryo transfer by image feature extracion and analysis using machine learning. Sci Rep. 2020; 10(1):4394.

[47] Enatsu N, Miyatsuka I, An LM, Inubushi M, Enatsu K, Otsuki J, et al. A novel system based on artificial intelligence for predicting blastocyst viability and visualizing the explanation. Reprod Med Biol. 2022; 21(1):e12443.

[48] Geller J, Collazo I, Pai R, Hendon N, Lokeshwar SD, Arora H, et al. An artificial intelligence-based algorithm for predicting pregnancy success using static images captured by optical light microscopy during intracytoplasmic sperm injection. J Hum Reprod Sci. 2021; 14(3):288-92.

[49] Fitz VW, Kanakasabapathy MK, Thirumalaraju P, Kandula H, Ramirez LB, Boehnlein L, et al. Should there be an "AI" in TEAM? Embryologists selection of high implantation potential embryos improves with the aid of an artificial intelligence algorithm. J Assist Reprod Genet. 2021 Oct; 38(10):2663-70.

[50] Alegre L, del Gallego R, Bori L, Loewke K, Maddah M, Aparicio-Ruiz B, et al. Assessment of embryo implantation potential with a cloud-based automatic software. Reprod Biomed Online. 2021 Jan; 42(1):66-74.

[51] Berntsen J, Rimestad J, Lassen JT, Tran D, Kragh MF. Robust and generalizable embryo selection based on artificial intelligence and time-lapse image sequences. PLoS ONE. 2022; 17(2):e0262661.

[52] Huang B, Zheng S, Ma B, Yang Y, Zhang S, Jin L. Using deep learning to predict the outcome of live birth from more than 10,000 embryo data. BMC Pregnancy Childbirth. 2022 Jan 16; 22(1):36.

[53] Kragh MF, Rimestad J, Lassen JT, Berntsen J, Karstoft H. Predicting embryo viability based on self-supervised alignment of time-lapse videos. IEEE Trans Med Imaging. 2022; 41(2):465-75.

[54] Tran D, Cooke S, Illingworth PJ, Gardner DK. Deep learning as a predictive tool for fetal heart pregnancy following time-lapse incubation and blastocyst transfer. Hum Reprod. 2019; 34(6):1011-8.

[55] ver Milyea M, Hall JMM, Diakiw SM, Johnston A, Nguyen T, Perugini D, et al. Development of an artificial intelligence-based assessment model for prediction of embryo viability using static images captured by optical light microscopy during IVF. Hum Reprod. 2020; 35(4):770-84.

[56] Loewke K, Cho JH, Brumar CD, Maeder-York P, Barash O, Malmsten JE, et al. Characterization of an artificial intelligence model for ranking static images of blastocyst stage

embryos. Fertil Steril. 2022 Mar; 117(3):528-35.

[57] Liu R, Bai S, Jiang X, Luo L, Tong X, Zheng S, et al. Multifactor prediction of embryo transfer outcomes based on a machine learning algorithm. Front Endocrinol (Lausanne). 2021; 12:745039.

[58] Amini P, Ramezanali F, Parchehbaf-Kashani M, Maroufizadeh S, Omani-Samani R, Ghaheri A. Factors associated with in vitro fertilization live birth outcome: A comparison of different classification methods. Int J Fertil Steril. 2021; 15(2):128-34.

[59] Bodri D, Milewski R, Yao Serna J, Sugimoto T, Kato R, Matsumoto T, et al. Predicting live birth by combining cleavage and blastocyst-stage time-lapse variables using a hierarchical and a data miningbased statistical model. Reprod Biol. 2018 Dec 1; 18(4):355-60.

[60] Nagaya M, Ukita N. Embryo grading with unreliable labels due to chromosome abnormalities by regularized PU learning with ranking. IEEE Trans Med Imaging. 2022; 41(2):320-31.

[61] Sawada Y, Sato T, Nagaya M, Saito C, Yoshihara H, Banno C, et al. Evaluation of artificial intelligence using time-lapse images of IVF embryos to predict live birth. Reprod Biomed Online. 2021 Nov; 43(5):843-52.

[62] Wu C, Yan W, Li H, Li J, Wang H, Chang S, et al. A classification system of day 3 human embryos using deep learning. Biomed Signal Process Control. 2021 Sep 1; 70:102943.

[63] Xi Q, Yang Q, Wang M, Huang B, Zhang B, Li Z, et al. Individualized embryo selection strategy developed by stacking machine learning model for better in vitro fertilization outcomes: An application study. Reprod Biol Endocrinol. 2021 Apr 5; 19(1):53.

[64] Bori L, Dominguez F, Fernandez EI, Gallego R, Alegre L, Hickman C, et al. An artificial intelligence model based on the proteomic profile of euploid embryos and blastocyst morphology: A preliminary study. Reprod Biomed Online. 2020 Feb; 42(2):340-50.

[65] Leahy BD, Jang WD, Yang HY, Struyven R, Wei D, Sun Z, et al. Automated Measurements of Key Morphological Features of Human Embryos for IVF. In: Lecture Notes in Computer Science (including subseries Lecture Notes in Artificial Intelligence and Lecture Notes in Bioinformatics). 2020.

[66] Rad RM, Saeedi P, Au J, Havelock J. Trophectoderm segmentation in human embryo images via inceptioned U-Net. Medical Image Analysis. 2020; 62:101612.

[67] Rad RM, Saeedi P, Au J, Havelock J. BLAST-NET: Semantic Segmentation of Human Blastocyst Components via Cascaded Atrous Pyramid and Dense Progressive Upsampling. In: Proceedings—International Conference on Image Processing, ICIP. 2019.

[68] Singh A, Au J, Saeedi P, Havelock J. Automatic segmentation of trophectoderm in microscopic images of human blastocysts. IEEE Trans Biomed Eng. 2015; 62(1):382-93.

[69] Zhao M, Xu M, Li H, Alqawasmeh O, Chung JPW, Li TC, et al. Application of convolutional neural network on early human embryo segmentation during in vitro fertilization. J Cell Mol Med. 2021; 25(5):2633-44.

[70] Saeedi P, Yee D, Au J, Havelock J. Automatic identification of human blastocyst components via texture. IEEE Trans Biomed Eng. 2017; 64(12):2968-78.

[71] Arsalan M, Haider A, Choi J, Park KR. Detecting blastocyst components by artificial intelligence for human embryological analysis to improve success rate of in vitro fertilization. J Personal Med. 2022 Feb 1; 12(2):124.

[72] Kanakasabapathy MK, Thirumalaraju P, Kandula H, Doshi F, Sivakumar AD, Kartik D, et al. Adaptive adversarial neural networks for the analysis of lossy and domain-shifted datasets of medical images. Nat Biomed Eng. 2021 Jun 1; 5(6):571-85.

[73] Raudonis V, Paulauskaite-Taraseviciene A, Sutiene K. Fast multifocus fusion based on deep learning for early-stage embryo image enhancement. Sensors (Basel). 2021 Jan 28; 21(3):863.

[74] Petersen BM, Boel M, Montag M, Gardner DK. Development of a generally applicable morphokinetic algorithm capable of predicting the implantation potential of embryos transferred on day 3. Hum Reprod. 2016; 31(10):2231-44.

[75] Fukunaga N, Sanami S, Kitasaka H, Tsuzuki Y, Watanabe H, Kida Y, et al. Development of an automated two pronuclei detection system on time-lapse embryo images using deep learning techniques. Reprod Med Biol. 2020; 19(3):286-94.

[76] Lau T, Ng N, Gingold J, Desai N, McAuley J, Lipton ZC. Embryo Staging with Weakly-Supervised Region Selection and Dynamically-Decoded Predictions. In: Doshi-Velez F, Fackler J, Jung K, Kale D, Ranganath R, Wallace B, et al. (eds.). Proceedings of the 4th Machine Learning for Healthcare Conference. PMLR; 2019. pp. 663-79. (Proceedings of Machine Learning Research; vol. 106). Available from: https://proceedings.mlr.press/v106/lau19a.html

[77] Lukyanenko S, Jang WD, Wei D, Struyven R, Kim Y, Leahy B, et al. Developmental stage classification of embryos using two-stream neural network with linear-chain condi-

tional random field. In: Lecture Notes in Computer Science (Including Subseries Lecture Notes in Artificial Intelligence and Lecture Notes in Bioinformatics). 2021.

[78] Lockhart L, Saeedi P, Au J, Havelock J. Automating embryo development stage detection in time-lapse imaging with synergic loss and temporal learning. In: Lecture Notes in Computer Science (Including Subseries Lecture Notes in Artificial Intelligence and Lecture Notes in Bioinformatics). 2021.

[79] Malmsten J, Zaninovic N, Zhan Q, Rosenwaks Z, Shan J. Automated cell division classification in early mouse and human embryos using convolutional neural networks. Neural Comput Applic. 2021; 33(7):2217-28.

[80] Huang TTF, Kosasa T, Walker B, Arnett C, Huang CTF, Yin C, et al. Deep learning neural network analysis of human blastocyst expansion from time-lapse image files. Reprod Biomed Online. 2021; 42(6):1075-85.

[81] Coticchio G, Fiorentino G, Nicora G, Sciajno R, Cavalera F, Bellazzi R, et al. Cytoplasmic movements of the early human embryo: Imaging and artificial intelligence to predict blastocyst development. Reprod Biomed Online. 2021 Mar 1; 42(3):521-8.

[82] Erlich I, Ben-Meir A, Har-Vardi I, Grifo J, Wang F, Mccaffrey C, et al. Pseudo contrastive labeling for predicting IVF embryo developmental potential. Sci Rep. 2022 Dec 1; 12(1):2488.

[83] Rajpurkar P, Chen E, Banerjee O, Topol EJ. AI in health and medicine. Nat Med. 2022 Jan 20; 28(1):31-8.

[84] Hickman CFL, Alshubbar H, Chambost J, Jacques C, Pena CA, Drakeley A, et al. Data sharing: Using blockchain and decentralized data technologies to unlock the potential of artificial intelligence: What can assisted reproduction learn from other areas of medicine? Fertil Steril. 2020; 114:927-33.

[85] Haugen TB, Hicks SA, Andersen JM, Witczak O, Hammer HL, Borgli R, et al. VISEM: A multimodal video dataset of human spermatozoa. In: Proceedings of the 10th ACM Multimedia Systems Conference, MMSys 2019. Association for Computing Machinery, Inc. 2019. pp. 261-6.

[86] Gomez T, Feyeux M, Normand N, David L, Paul-Gilloteaux P, Fréour T, et al. Towards deep learning-powered IVF: A large public benchmark for morphokinetic parameter prediction. 2022 Mar 1. http://arxiv.org/abs/2203.00531

[87] Dirvanauskas D, Maskeliūnas R, Raudonis V, Damaševičius R, Scherer R. HEMIGEN: Human embryo image generator based on generative adversarial networks. Sensors (Switzerland). 2019; 19(16):3578.

[88] Ficek J, Wang W, Chen H, Dagne G, Daley E. Differential privacy in health research: A scoping review. J Am Med Inform Assoc. 2021; 28(10):2269-76.

[89] Wolff RF, Moons KGM, Riley RD, Whiting PF, Westwood M, Collins GS, et al. PROBAST: A tool to assess the risk of bias and applicability of prediction model studies. Ann Intern Med. 2019; 170(1):51-8.

[90] Mitchell M, Wu S, Zaldivar A, Barnes P, Vasserman L, Hutchinson B, et al. Model cards for model reporting. In: FAT* 2019—Proceedings of the 2019 Conference on Fairness, Accountability, and Transparency. 2019.

[91] Hernandez-Boussard T, Bozkurt S, Ioannidis JPA, Shah NH. MINIMAR (MINimum information for medical AI reporting): Developing reporting standards for artificial intelligence in health care. J Am Med Inform Assoc. 2020; 27: 2011-15.

[92] Collins GS, Reitsma JB, Altman DG, Moons KGM. Transparent reporting of a multivariable prediction model for individual prognosis or diagnosis (TRIPOD): The TRIPOD statement. European Urology. 2015; 67(6): W1-73.

20

玻璃化冷冻技术

Debra A. Gook 和 Kelly Lewis

引　言

辅助生殖技术(assisted reproductive technology, ART)中玻璃化冷冻应用的理论和结果已被广泛报道[1-8]。本章的目的不是重复这些工作,而是探讨 ART 中玻璃化冷冻生物材料出现的技术问题。同时,通过分析与这些问题相关的证据,并提供实用信息以帮助实现最佳的玻璃化冷冻结果。

本章将通过 30 余年的冷冻保存经验(包括培训及观摩玻璃化冷冻操作)与理论知识相结合,解释为什么一些方法上的细微变化会对玻璃化冷冻结果产生影响。许多实验数据是使用废弃的人类卵母细胞(第一次减数分裂中期(metaphase Ⅰ, MⅠ)和生发泡期(germinal vesicle, GV)过夜培养至第二次减数分裂中期(metaphase Ⅱ, MⅡ)所获得,旨在帮助消除人员差异从而实现玻璃化冷冻可重复的良好结果。

无论是使用速率控制性冷冻(通常称为慢速冷冻)还是玻璃化冷冻,冷冻保存都需要在冷冻之前排出细胞内的水分并用可渗透的冷冻保护剂替代。这两种方法的目的都是为了去除游离水以及尽量少的结合水分子,以减少冷冻或复温过程中可能形成的冰晶。市场上大多数商品化玻璃化冷冻试剂盒由三种溶液组成:①不含保护剂的缓冲溶液;②含有约 3 M 浓度的两种可渗透性保护剂的溶液,通常是二甲基亚砜(dimethyl sulfoxide, DMSO)和乙二醇(ethylene glycol, EG),在下文中将称为平衡液(equilibration solution, ES);③含有两倍浓度(与 ES 相比)的可渗透性保护剂,并添加了非渗透性冷冻保护剂(通常是蔗糖或海藻糖等)的溶液,在下文中将称为玻璃化冷冻液(vitrifcation solution, VS)。为了减少高浓度下单个冷冻保护剂的毒性,两种保护剂的组合有助于实现所需的脱水效果并减少毒性[9]。无论处于何种发育阶段,即卵母细胞、卵裂期胚胎或囊胚,大多数试剂盒都普遍适用,只是建议在溶液中停留的时间有所不同,这与细胞的大小和细胞内的

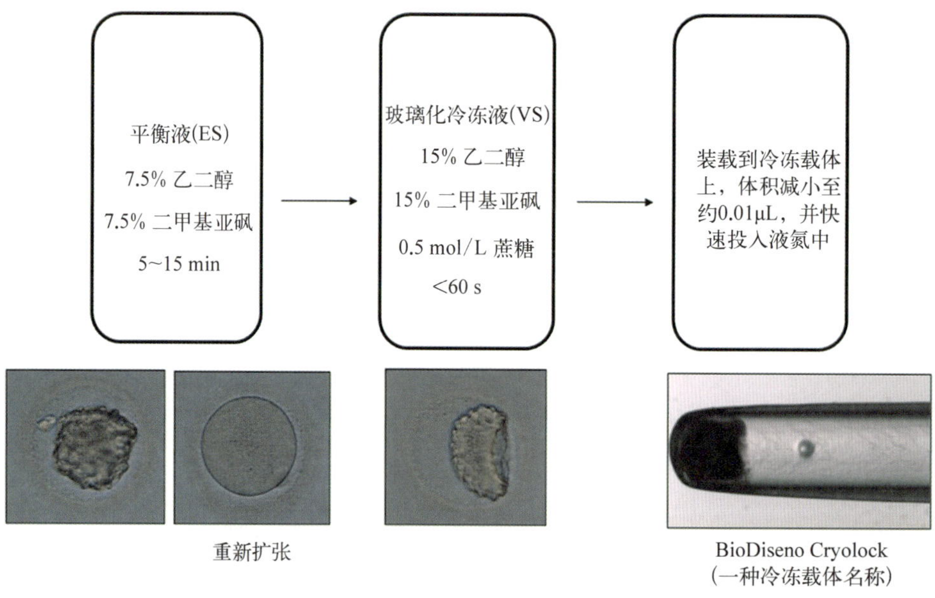

图 20-1　卵母细胞玻璃化冷冻方法。所有操作在室温下进行[Kuwayama M, Vajta G, Kato O, Leibo SP, Highly efficient vitrification method for cryopreservation of human oocytes. Reprod Biomed Online. 2005 Sep; 11(3):300-8. doi:10.1016/s1472-6483(10)60837-1; 根据文献[11]修改]

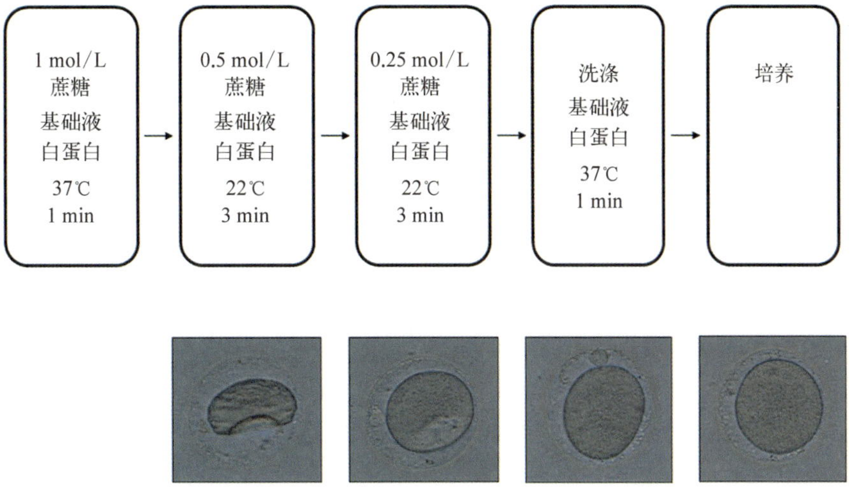

图 20-2　卵母细胞解冻

水分含量有关。

卵母细胞玻璃化冷冻

Cobo 2010 年使用 Kitazato 试剂盒报道的供者卵母细胞的高存活率激发了许多医疗机构尝试玻璃化冷冻人类卵母细胞[10]。图 20-1 和图 20-2 描述了最初由 Cobo 2008 年报道的方法，在本章中将以此作为标准程序进行参数比较。然而，将这种方法应用于冻存不孕妇女卵母细胞时，不同的报道显示存活率有所波动[12-14]。与 ART 的大部分情况一样，对此的解释可能是受女性年龄的影响，但比较不同年龄的结果未显示出显著差异，除了高龄患者的存活率略有下降趋势[15]。我们的玻璃化冷冻系统数据显示，来自年轻（<38 岁）和高龄（>38 岁）不孕妇女的卵母细胞的存活率也无显著差异[16]。其他研究表明年龄是一个重要影响因素[17]。不孕妇女的卵母细胞质量存在差异，这可能会影响卵子冻存的结果，但也有报道认为这并不是降低存活率的原因[18]。

脱水

在不同卵母细胞之间，水分子移动的速率是不同的，也就是水力渗透系数不同[19]，该系数与温度相关。在同一刺激周期中，同一组卵母细胞的不同卵母细胞之间，这个系数相差可以高达 8 倍[20]，这意味着在 ES 中平衡相同的时间，达到的脱水程度不同。卵母细胞在 ES 中重新膨胀至初始体积的 80% 所需的时间是该卵母细胞的水力渗透系数指标之一。我们对大量卵母细胞进行了检测（表 20-1），证实了同一批/患者周期中卵母细胞存在个体差异。然而，我们没有观察到重新膨胀时间与成熟阶段或患者年龄之间的关系。在标准方法中（图 20-1），当卵母细胞恢复后才被转移出 ES，因而允许这种不同细胞之间的差异存在。但商品化试剂盒的方案建议在 ES 中设定一个固定时间。我们的实验表明，卵母细胞恢复后才转移到 VS 的存活率与在 ES 中设定 10 min 之间的存活率没有显著差异：恢复后才转移的存活率为 92.4%（73/79），设定 10 min 的存活率为 84.0%（79/94）。但有迹象表明，在 ES 中 10 min 后存活的卵母细胞较少，可能因一部分卵母细胞需要更长的时间才能去除所有的水分。

表 20-1　卵母细胞的恢复时间

卵母细胞	平均时间（min）	范围（min）
GV→MⅡ	6.45	5.0~10.15
MⅠ→MⅡ	7.1	5.2~9.25
MⅡ（<37 岁）（n=2 293）	6.7	4.0~12.0
MⅡ（≥37 岁）（n=1 317）	6.5	3.5~11.0

囊胚内细胞团（inner cell mass, ICM）细胞的大小相似，因此含水量也相似，但 ICM 内部依旧存在水和保护剂的浓度梯度，这意味着单个 ICM 细胞相对于透明带和腔体的位置不同导致了脱水所需的时间不同，再次表明，ES 中的固定时间可能并不适用于囊胚内的所有细胞，在特定温度下的 ES 推荐时间可能是一种权宜之计。关于囊胚，将在本章后面的“是否皱缩”部分进一步探讨。

值得注意的，在 ES 中不同的操作方法会影响脱水程度，例如用液滴融合法或采用漂浮在 ES 表面的不同方法，脱水程度将存在差异。

在 VS 中，浓度梯度会导致进一步脱水，脱水速度取决于经 ES 处理后细胞内剩余的含水量。胚胎学家的技能也是一个重要因素，在某些情况下，对 VS 中高浓度保护剂潜在毒性的担忧促使人们倾向于缩短卵母细胞在 VS 中的暴露时间。对于像卵母细胞这样体积较大的细胞，与常规判断不同，卵母细胞在 ES 处理后仍然含有水分，因此需要在 VS 溶液中停留更长的时间。对 VS 中持续时间的分析表明，在 VS 中停留较长的时间（90 s）与标准方法（图 20-1）的存活率相似[100%（20/20）]。相比之下，在 VS 中放置 80 s，然后将冷冻载体于空气中放置 10 s 再插入液氮，会对存活率产生显著的负面影响[71%（15/21）]。此操作旨在模拟将过多溶液转移到冷冻载体上，并在插入之前延迟一段时间以去除卵母细胞周围多余 VS 的场景。这引发了另一个问题，即是否以最小的体积置于冷冻载体，才能达到成功玻璃化冷冻卵母细胞所需的降温速率。

降温速率

为了达到玻璃化冷冻所需的超快降温速率，冷冻载体上卵母细胞或胚胎包裹的 VS 的体积被认为是关键参数[21]。当在同一载体上冷冻多个卵母细胞时，液体过量的风险会增加。因此，在放入液氮之前通常会将卵母细胞周围的过量液体吸除，以减少这种风险。为了评估较低的降温速率对存活率的影响，测试了当卵母细胞周围的 VS 超过 0.5 μL 时的冷冻效果，没有观察到对存活率的影响[95.2%（20/21）]。这表明，过量体积相关联的较慢降温速率并不是之前认为的关键参数，但去除过量 VS 时将胚胎暴露于空气，对存活率有更大的影响。

事实上，使用超冷空气的封闭式冷冻系统（Rapid-I），降温速率较慢（-1220 ℃/min），也可以实现卵母细胞高存活率[16]，这与标准开放式系统（图 20-1）的存活率没有显著差异。封闭式冷冻系统操作时将卵母细胞加载到 Rapid-I 上的一个孔中，该孔中装有 30 nL VS，这种微小的液体体积有助于实现液氮中的降温速率。在孔外，塑料相对较厚，将卵母细胞放在这个区域，加入相对大量的 0.5 μL VS，则会对存活率产生影响[85.7%（30/35）]，这表明较慢的降温速率（低于-1220 ℃/min）不利于卵母细胞玻璃化冷冻。

复温速率

Seki 和 Mazur[22]通过小鼠卵母细胞实验清楚地表明，解冻时极快的复温速率比冷冻时的降温速率更为关键。无论冷冻保护剂浓度如何，只要复温速率达到 117 500 ℃/min，降温速率是 100 ℃/min 或 1 000 ℃/min，均可以实现卵母细胞高存活率（图 20-3）。为了实现极快的复温速率，在

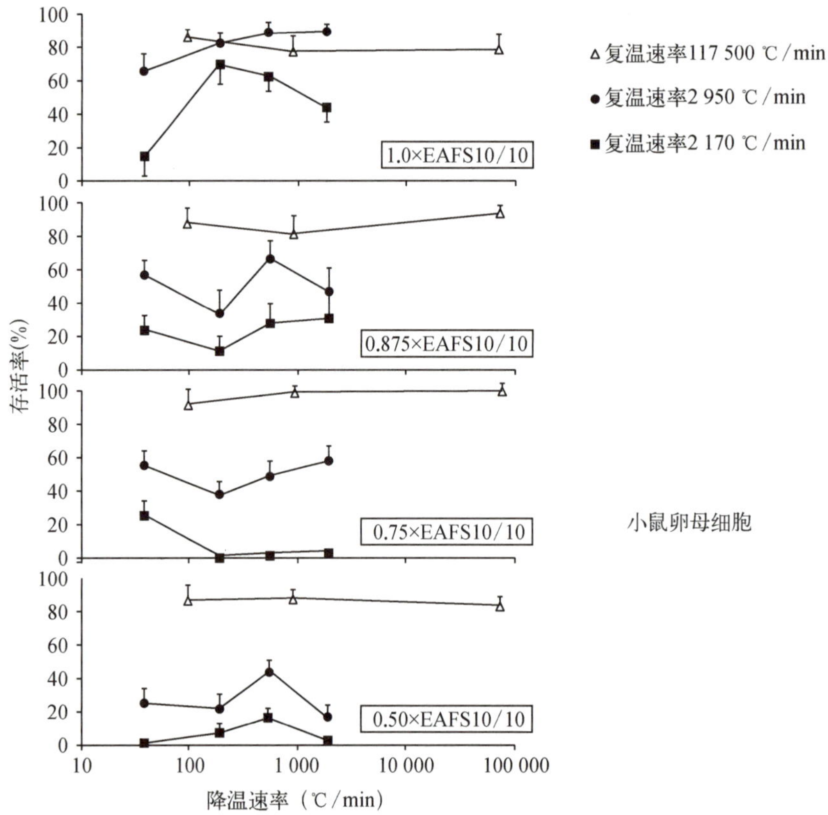

图 20-3 对于成功的玻璃化过程复温速率可能比降温速率更为关键
EAFS 为一种混合的冷冻保护剂，E、A、F 和 S 分别指的是乙二醇（ethylene glycol）、乙酰胺（acetamide）、聚蔗糖（ficoll）和蔗糖（sucrose）

解冻的第一个步骤中，载体须直接浸入 37 ℃的溶液中，这是实现高存活率的基础。因此，解冻第一步的液体应该在 37 ℃预热足够长的时间，以确保溶液温度分布均匀，并使用培养皿进行内部温度检测。

如果载体未浸入液氮液面之下，玻璃化冷冻后的配子/胚胎任何时候都存在短暂复温的风险。由于冷冻载体的热质量较低，转运过程中需要从液氮运输罐中拿取和放置冷冻载体，因此存在温度波动的风险，且被证实影响存活率[23]。模拟暴露于运输过程的玻璃化卵母细胞(图 20-3)与未暴露于运输过程(即留在储藏罐中直到解冻)的玻璃化卵母细胞进行比较，初始存活率相似，但随着培养时间的延长(24 h)，模拟运输组的卵母细胞的存活率下降，并且在这些卵母细胞中观察到纺锤体异常的增加。相比之下，载体放入运输罐前将运输罐装满液氮，模拟运输组和存储组相比，卵母细胞的存活率没有差异。

为了评估温度的影响，将装有玻璃化卵母细胞的容器暴露在运输罐中的不同温度下。运输罐内的温度随时间推移而升高(图 20-4)。保持温度处于零下状态，使容器内的内容物暴露在此温度下仍处于冷冻状态，之后再快速将容器放回液氮中，以便解冻使用。使用这个系统，可以

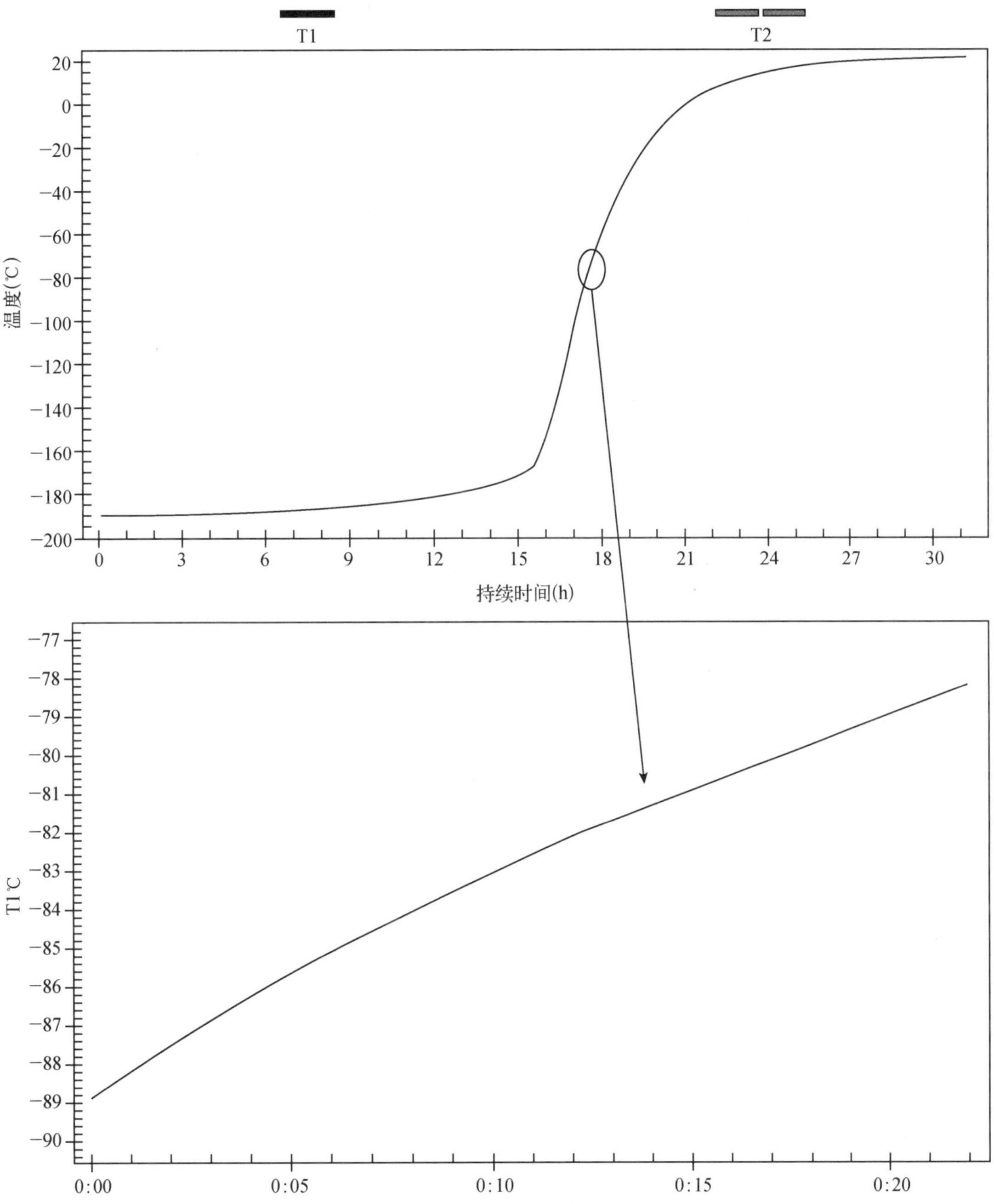

图 20-4 运输罐内的升温情况。温度范围为-88.9~-78.2 ℃，持续时间为 22 min，平均温度为-83.1 ℃

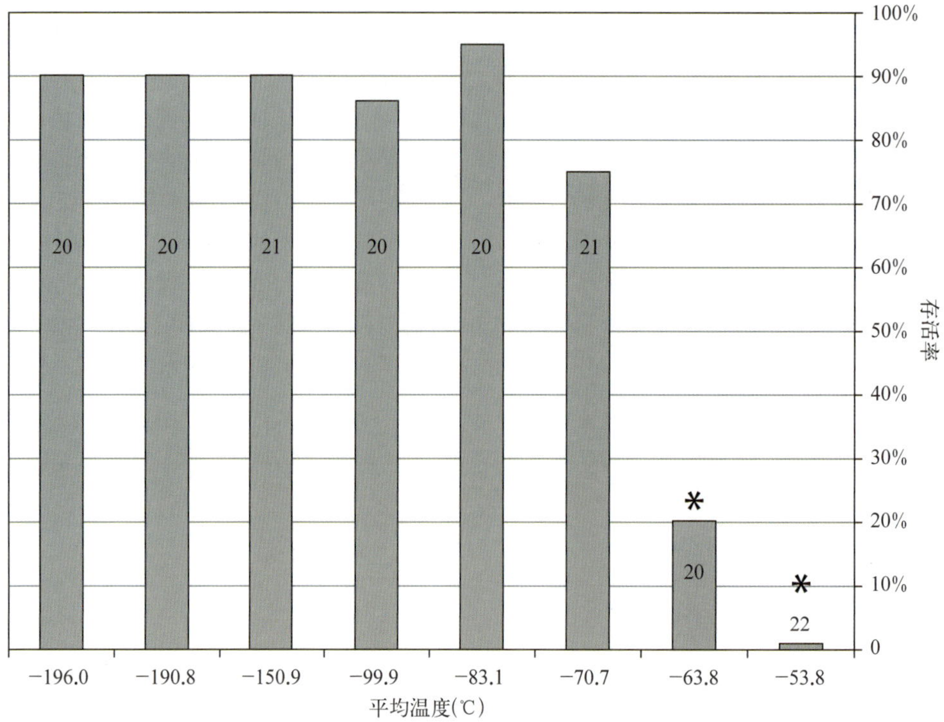

*Fisher精确检验($P<0.001$)

图 20-5　卵母细胞暴露于不同温度后的存活率

比较暴露于不同零下温度的卵母细胞的存活率(图 20-5)。短暂暴露于-63.8 ℃和-53.8 ℃时观察到存活率显著降低($P<0.001$),这表明在这些温度下发生了短暂的去玻璃化,再返回液氮储存时重新发生玻璃化。这种损伤是由去玻璃化还是重新玻璃化引起的尚不清楚。

补　水

使玻璃化冷冻过的 ART 细胞补水有两种常用的方法:①用高浓度的非渗透性冷冻保护剂;②混合使用较低浓度的渗透性保护剂和较高浓度的非渗透性冷冻保护剂,然后再转移到基础培养液中。第一种补水方法由 Cobo 2008 年报道(图 20-2),是大多数商品化解冻试剂盒中使用的方案,建议在高浓度非渗透性溶液(通常为 1 M 蔗糖)中停留 60 s。对此溶液中停留时间的研究发现,当卵母细胞仅停留 30 s(64.0%)和更长时间(90 s; 48.8%)时,二者均显著低于 60 s 的存活率(92.4%;$P<0.01$)。

在 Cobo 2008 年报道的方案和大多数商品化试剂盒中,后续溶液的非渗透性冷冻保护剂(通常为蔗糖)浓度是前一个溶液的一半,但溶液应在室温条件使用。很难理解这种温度变化的原因,可能是由于水力渗透系数呈温度依赖性,因此在室温下渗透性冷冻保护剂从卵母细胞中置换出的速率较慢。然而,在这种高浓度(0.5 M)非渗透性冷冻保护剂的条件下,水和渗透性冷冻保护剂的置换可能非常少。在我们的实验中将这个溶液的暴露温度改为 37 ℃,并将暴露时间缩短至 1 min,发现对存活率没有影响[100% (12/12)],在捐赠用于科研的玻璃化冷冻卵母细胞中同样如此[100% (30/30)]。这种方法的另一个好处是解冻过程中所有液体都处于 37 ℃的生理温度。当所有解冻步骤都在 37 ℃进行时,卵母细胞的存活率、受精率和着床率都很高[24]。

一个常见问题是:解冻方案是否能适用于各种冷冻试剂盒冻存的卵母细胞和囊胚(表 20-2)。一项关于 Kitazato 和 SAGE 的囊胚冷冻试剂盒以及用 1.0 M 蔗糖、0.5 M 蔗糖自制解冻液的交叉研究表明,囊胚的存活率和着床率没有差异,与新鲜囊胚相似[25]。两种玻璃化冷冻试剂盒均由相同的渗透性冷冻保护剂组成,浓度也相同,但基础缓冲液和非渗透性冷冻保护剂有所不同(表 20-2)。考虑到冷冻载体上的玻璃化冷冻液对解冻液的稀释甚微,并且非渗透性冷冻保护剂仅存在于囊胚外部,因此结果相同并不令人意外。另一项临床研究[26]使用类似成分的试剂盒重复了这一结果,未观察到差异。然而,其他试剂盒与上述两种试剂盒在成分上有很大差异。COOK 冷冻试剂盒具有不同的非渗透性冷冻保护剂(0.68 M 海藻糖)和浓度稍高的渗透性冷冻保护剂(EG 和 DMSO 均为 16%),而 Vitrolife 玻璃化冷冻试剂盒(囊胚、卵裂期胚胎、OMNI)含有渗透性冷冻保护剂丙二醇和 EG（均为 16%），以及 0.65 M 蔗糖、聚蔗糖和透明质酸作为非渗透性冷冻保护剂（表 20-2）。比较使用 SAGE（成分与图 20-1 相同）、COOK 或 Vitrolife 试剂盒进行玻璃化冷冻，并使用同品牌试剂盒解冻或通用解冻试剂盒（蔗糖）解冻的小鼠囊胚，发现 COOK 和 Vitrolife 在刚解冻和解冻后 10 h 的存活率无差异（未发表数据 Moazzam 2021）。然而，与 Parmegiani 2018 年的研究结论相反，使用 SAGE 玻璃化冷冻和解冻的情况明显优于通用试剂盒的解冻情况（$P<0.05$）。考虑到二者都以 1.0 M 蔗糖和 0.5 M 蔗糖作为解冻液体，且时间和温度相同，这样的结果令人惊讶（表 20-3）。所有组中完全再扩张时间相似（3～4 h），但使用 Vitrolife 试剂盒玻璃化冷冻并使用通用试剂盒解冻的囊胚，其再扩张时间显著延长（达到 7.5 h，$P<0.05$）。一项类似的研究（未发表数据，Aarshiya 2018）使用 SAGE、Vitrolife（OMNI）试剂盒和自制海藻糖玻璃化冷冻试剂盒冷冻小鼠卵母细胞，所有试剂盒均使用匹配的解冻液，结果无差异。这表明，无论使用哪种解冻液，使用 Vitrolife 玻璃化冷冻液的存活率都会降低，但样本数量不足以显示统计差异。后续所有组间受精和囊胚发育结果相似。这个结论需要进一步评估，但结果可能与通用型解冻液的潜力相关。

皱 缩

在玻璃化冷冻技术应用的早期阶段，有许多发表的文献描述了在脱水步骤之前进行囊胚腔皱缩的不同方法[27-33]，同样也有许多研究报道了人工皱缩的效果[34-37]。与无干预的对照组相比，无论是用针刺法、激光法还是细玻璃管法[29]皱缩囊胚腔，人工皱缩的囊胚玻璃化冷冻后存活率均有所提高[27,28]。目前，很多中心仍然使用打通透明带和滋养层细胞的操作，且报道显示在冷冻扩张期囊胚中使用该法具有更好的效果[38]。这一过程将减少水的含量并促进 ICM 内部的细胞更快地脱水。当然，囊腔液内还含有其他成分[39]，这些成分也会随着皱缩而流失，且在解冻过程中不会得到补充。人工皱缩的目的是提高脱水速率或促进后续着床（如辅助孵化），而其促进囊胚着床是未经证实的论点，这个论点是建立在玻璃化冷冻会导致透明带硬化[40]的基础上。无论出于何种目的，囊腔液内的一些成分都会丢失。如前面脱水部分所述，人工皱缩的目的是在玻璃化冷冻之前去除所有的游离水，因此，减小腔体尺寸至关重要，防止在玻璃化冷冻和/或解冻过程中因冰晶形成而导致细胞破裂。在 ES 溶液中许多囊腔会自行皱缩，但这些无法根据囊胚形态进行预测。因此，在 ES 期间，采用上述方法或细玻璃管操作皱缩囊腔[41,42]

表 20-2 玻璃化冷冻试剂盒的主要组分

玻璃化冷冻试剂盒	EG	DMSO	1,2-丙二醇	蔗糖	海藻糖	其他
Kitazato[a]	×	×			×	羟丙基纤维素
SAGE	×	×		×		
Irvine	×	×		×		
COOK	×	×			×	
Medicult	×		×	×		
VITROLIFE Cleave 和 OMNI	×		×	×		聚蔗糖 透明质酸

注：[a] Kitazato 试剂盒的初始成分是蔗糖和合成血清替代物；自 2016 年起，这些成分已被海藻糖和羟丙基纤维素取代。

表 20-3 解冻试剂盒的主要组分

解冻试剂盒	EG	DMSO	1,2-丙二醇	蔗糖[a]	海藻糖	其他
Kitazato[b]					×	羟丙基纤维素
SAGE				×		
Medicult				×		
COOK					×	
VITROLIFE Blast、Cleave 和 OMNI				×		透明质酸

注：[a] 蔗糖浓度为 1.0 M，VITROLIFE 囊胚和卵裂期胚试胎剂盒除外（<1.0 M）。
[b] Kitazato 试剂盒的初始成分是蔗糖和合成血清替代物；自 2016 年起，这些成分已被海藻糖和羟丙基纤维素取代。

将有助于水分的流动和脱水,然后再移至 VS 溶液中完成脱水。同样,着床前胚胎遗传学检测(preimplantation genetic testing, PGT)活检囊胚处于皱缩状态时即刻冷冻,也被证明是有益的[38]。

总 结

随着我们对玻璃化冷冻影响因素认识的不断增加,胚胎冷冻的存活率将进一步提高。这也是员工培训质量的问题,操作人员应理解试剂的组分、操作方法和关键参数及其原理来提升冷冻解冻技术。此外,定期的培训课程也非常重要,以维持关键绩效指标及个人操作的稳定性。

(方丛译,张孝东校)

参考文献

[1] Leibo SP. Cryopreservation of oocytes and embryos: Optimization by theoretical versus empirical analysis. Theriogenology. 2008; 69(1):37-47.

[2] Mazur P. Cryobiology: The freezing of biological systems. Science. 1970; 168(934):939-49.

[3] Mazur P, Rall WF, Leibo SP. Kinetics of water loss and the likelihood of intracellular freezing in mouse ova. Influence of the method of calculating the temperature dependence of water permeability. Cell Biophys. 1984; 6(3):197-213.

[4] Rall WF, Fahy GM. Ice-free cryopreservation of mouse embryos at-196 degrees C by vitrification. Nature. 1985; 313(6003):573-5.

[5] Vajta G, Kuwayama M. Improving cryopreservation systems. Theriogenology. 2006; 65(1):236-44.

[6] Vajta G, Nagy ZP. Are programmable freezers still needed in the embryo laboratory? Review on vitrification. Reprod Biomed Online. 2006; 12(6):779-96.

[7] Rienzi L, Gracia C, Maggiulli R, et al. Oocyte, embryo and blastocyst cryopreservation in ART: Systematic review and meta-analysis comparing slow-freezing versus vitrification to produce evidence for the development of global guidance. Hum Reprod Update. 2017; 23(2):139-55.

[8] Edgar DH, Gook DA. A critical appraisal of cryopreservation (slow cooling versus vitrification) of human oocytes and embryos. Hum Reprod Update. 2012; 18:536-54.

[9] Ali J, Shelton JN. Design of vitrification solutions for the cryopreservation of embryos. J Reprod Fertil. 1993; 99(2): 471-7.

[10] Cobo A, Meseguer M, Remohi J, et al. Use of cryo-banked oocytes in an ovum donation programme: A prospective, randomized, controlled, clinical trial. Hum Reprod. 2010; 25(9):2239-46.

[11] Cobo A, Kuwayama M, Perez S, et al. Comparison of concomitant outcome achieved with fresh and cryopreserved donor oocytes vitrified by the Cryotop method. Fertil Steril. 2008; 89(6):1657-64.

[12] Herrero L, Pareja S, Aragones M, et al. Oocyte versus embryo vitrification for delayed embryo transfer: An observational study. Reprod Biomed Online. 2014; 29(5):567-72.

[13] Rienzi L, Romano S, Albricci L, et al. Embryo development of fresh ‘versus’ vitrified metaphase Ⅱ oocytes after ICSI: A prospective randomized sibling-oocyte study. Hum Reprod. 2010; 25(1):66-73.

[14] Ubaldi F, Anniballo R, Romano S, et al. Cumulative ongoing pregnancy rate achieved with oocyte vitrification and cleavage stage transfer without embryo selection in a standard infertility program. Hum Reprod. 2010; 25(5):1199-205.

[15] Cobo A, Garcia-Velasco JA, Coello A, et al. Oocyte vitrification as an efficient option for elective fertility preservation. Fertil Steril. 2016; 105(3):755-64 e8.

[16] Gook DA, Choo B, Bourne H, et al. Closed vitrification of human oocytes and blastocysts: Outcomes from a series of clinical cases. J Assist Reprod Genet. 2016; 33(9):1247-52.

[17] Nagy ZP, Anderson RE, Feinberg EC, et al. The human oocyte preservation experience (HOPE) registry: Evaluation of cryopreservation techniques and oocyte source on outcomes. Reprod Biol Endocrinol. 2017; 15(1):10.

[18] Coello A, Sanchez E, Vallejo B, et al. Effect of oocyte morphology on post-warming survival and embryo development in vitrified autologous oocytes. Reprod Biomed Online. 2019; 38(3):313-20.

[19] Mazur P. Kinetics of water loss from cells at subzero temperatures and the likelihood of intracellular freezing. J Gen Physiol. 1963; 47:347-69.

[20] Hunter JE, Bernard A, Fuller BJ, et al. Measurements of the membrane water permeability (Lp) and its temperature dependence (activation energy) in human fresh and failed-to-fertilize oocytes and mouse oocyte. Cryobiology. 1992; 29(2):240-9.

[21] Vajta G, Rienzi L, Ubaldi FM. Open versus closed systems for vitrification of human oocytes and embryos. Reprod Biomed Online. 2015; 30(4):325-33.

[22] Seki S, Mazur P. Ultra-rapid warming yields high survival of mouse oocytes cooled to -196 degrees c in dilutions of a standard vitrification solution. PloS One. 2012; 7(4): e36058.

[23] McDonald CA, Valluzo L, Chuang L, et al. Nitrogen vapor

shipment of vitrified oocytes: Time for caution. Fertil Steril. 2011; 95:2628-30.

[24] Labrado C, Navarro JM. Clinical validation supports the concept of universal warming protocols for vitrified human oocytes. Fertil Steril. 2020; 114(3):e161.

[25] Parmegiani L, Beilby KH, Arnone A, et al. Testing the efficacy and efficiency of a single "universal warming protocol" for vitrified human embryos: Prospective randomized controlled trial and retrospective longitudinal cohort study. J Assist Reprod Genet. 2018; 35(10):1887-95.

[26] Parmegiani L, Minasi MG, Arnone A, et al. "Universal warming" protocol for vitrified oocytes to streamline cell exchange for transnational donation programs: A multi-center study. J Assist Reprod Genet. 2020; 37(6):1379-85.

[27] Mukaida T, Oka C, Goto T, Takahashi K. Artificial shrinkage of blastocoeles using either a micro-needle or a laser pulse prior to the cooling steps of vitrification improves survival rate and pregnancy outcome of vitrified human blastocysts. Hum Reprod. 2006; 21(12):3246-52.

[28] Vanderzwalmen P, Bertin G, Debauche C, et al. Births after vitrification at morula and blastocyst stages: Effect of artificial reduction of the blastocoelic cavity before vitrification. Hum Reprod. 2002; 17(3):744-51.

[29] Iwayama H, Hochi S, Yamashita M. In vitro and in vivo viability of human blastocysts collapsed by laser pulse or osmotic shock prior to vitrification. J Assist Reprod Genet. 2011; 28(4):355-61.

[30] Lee SY, Kim HJ, Park SJ. Optimization of a dilution method for human expanded blastocysts vitrified using EM grids after artifical shrinkage. J Assist Reprod Gen. 2006; 23:87-91.

[31] Son WY, Yoon SH, Yoon HJ, et al. Pregnancy outcome following transfer of human blastocysts vitrified on electron microscopy grids after induced collapse of the blastocoele. Hum Reprod. 2003; 18(1):137-9.

[32] Chen SU, Lee TH, Lien YR, et al. Microsuction of blastocoelic fluid before vitrification increased survival and pregnancy of mouse expanded blastocysts, but pretreatment with the cytoskeletal stabilizer did not increase blastocyst survival. Fertil Steril. 2005; 84(Suppl 2):1156-62.

[33] Desai NN, Szeptycki J, Scott M, et al. Artificial collapse of blastocysts before vitrification: Mechanical vs. laser technique and effect on survival, cell number, and cell death in early and expanded blastocysts. Cell Preserv Technol. 2008; 6:181-90.

[34] Van Landuyt L, Polyzos NP, De Munck N, et al. A prospective randomized controlled trial investigating the effect of artificial shrinkage (collapse) on the implantation potential of vitrified blastocysts. Hum Reprod. 2015; 30(11):2509-18.

[35] Ebner T, Shebl O. Artificial blastocoel collapse of human blastocysts before vitrification and its effect on re-expansion after warming. Reprod Biomed Online. 2018; 36(6):627.

[36] Kovacic B, Taborin M, Vlaisavljevic V. Artificial blastocoel collapse of human blastocysts before vitrification and its effect on re-expansion after warming—a prospective observational study using time-lapse microscopy. Reprod Biomed Online. 2018; 36(2):121-9.

[37] Mitsuhata S, Endo Y, Hayashi M, et al. Effect on clinical and neonatal outcomes of blastocelic microsuction prior to vitrification. Reprod Med Biol. 2019; 18(3):284-9.

[38] Cimadomo D, Capalbo A, Levi-Setti PE, et al. Associations of blastocyst features, trophectoderm biopsy and other laboratory practice with post-warming behavior and implantation. Hum Reprod. 2018; 33(11):1992-2001.

[39] Palini S, Galluzzi L, De Stefani S, et al. Genomic DNA in human blastocoele fluid. Reprod Biomed Online. 2013; 26(6):603-10.

[40] Endo Y, Mitsuhata S, Hayashi M, et al. Laser-assisted hatching on clinical and neonatal outcomes in patients undergoing single vitrified blastocyst transfer: A propensity score-matched study. Reprod Med Biol. 2021; 20(2):182-9.

[41] Hiraoka K, Kinutani M. Blastocoele collapse by micropipetting prior to vitrification gives excellent survival and pregnancy outcomes for human day 5 and 6 expanded blastocysts. Hum Reprod. 2004; 19(12):2884-8.

[42] Coello A, Meseguer M, Galan A, et al. Analysis of the morphological dynamics of blastocysts after vitrification/warming: Defining new predictive variables of implantation. Fertil Steril. 2017; 108(4):659-66 e4.

21

人类卵母细胞玻璃化冷冻

Masashige Kuwayama

引 言

过去50年来,冷冻保存在生殖生物学领域取得了令人瞩目的成就。这些技术通常是从动物实验得出,随后应用于人类。临床应用中,最早成功冷冻的细胞是精子[1],随后成功冷冻了处于不同发育阶段的着床前胚胎[2-4]。自1972年首次报道冷冻哺乳动物胚胎并在小鼠获得活产后[2],多年来人类卵子冷冻保存的尝试(与冷冻保存家畜卵母细胞的结果类似)大多以失败告终。然而,超快速玻璃化冷冻方法的开发意味着可以在不显著降低卵母细胞活力的情况下进行冷冻保存,并且此类卵母细胞可供临床使用[5]。

冷冻保存人类卵母细胞的原因众所周知[6,7]。常见指征包括疾病及其治疗,如患有癌症的未婚年轻女性需要对盆腔进行放化疗,或者在生育年龄之前/期间需要进行切除卵巢等手术干预。卵母细胞冷冻保存的另一个原因是卵巢功能障碍,包括早发性绝经、卵巢过度刺激综合征或卵巢低反应。甚至一些法律、伦理、社会和实际问题也可能需要冷冻保存卵母细胞:一些国家限制或禁止冷冻保存胚胎、由于各种原因希望推迟生育的女性(如职业女性)、取卵后无可用精子等情况。

从另一视角来看,卵母细胞冷冻保存弥补了女性生育的特殊情况[6-9]。与大多数哺乳动物物种一样,女性在生育后代方面付出更多的身体和情感上的牺牲。然而,女性的生育能力在数量和持续时间上都受到限制。男性在一次射精中可以产生数亿精子,而女性通常每28天只能排一个卵母细胞;男性青春期后,生育力几乎不间断,而女性的生育力(不考虑特殊治疗)仅持续15~20年。辅助生殖技术实际上并没有消除这种差异。事实上,随着卵胞质内单精子注射(intracytoplasminc sperm injection, ICSI)和精子冷冻保存技术的引入,这种差距反而扩大了。因此,我们的责任是开发一种安全、高效的卵母细胞冷冻保存方法,以提高女性的生育力。

这项任务相当艰巨,尽管大约40年前就报道了第一例通过冷冻保存的卵母细胞获得妊娠的案例[10],但直到最近,进展都非常缓慢。总体而言,冻卵效率低下和缺乏方法一致性是两个主要问题[11]。卵母细胞是特殊的细胞,它们的巨大体积、球形形状、低的膜通透性、膜脆弱性导致了在冷冻保存过程中出现许多困难。

卵母细胞是哺乳动物体内最大的细胞,这是冻存过程最大的挑战。众所周知,细胞体积是决定细胞冻存成功的关键参数。病毒和细菌体积微小,可直接在冷冻情况下存活,无须使用冷冻保护剂或控制降温速率。类似的,冷冻成纤维细胞或表皮细胞通常是组织培养实验室中一项简单而有效的常规任务,无须任何特殊仪器;使用控速冷冻机可以有效地进行精子冷冻保存。卵裂期胚胎的单个卵裂球大小为卵母细胞的50%~10%,使用传统的慢速冷冻方法也可获得理想的存活率及发育潜能。与大体积、发育完全的第二次减数分裂中期(metaphase Ⅱ, MⅡ)卵母细胞相比,原始卵泡和初级卵泡也可以成功冷冻。

卵母细胞的近球形形状在冷冻保存方面并没有优势。在冷冻和解冻前后的平衡和液体稀释过程中,渗透性冷冻保护剂必须迅速而均匀地分布在卵胞质中。球形物体(如卵母细胞)的表面积/体积比是所有几何形状中最小的。而不规则物体,如成纤维细胞或淋巴细胞,因具有更大的表面积/体积比,会比卵母细胞更快地达到渗透平衡。

卵母细胞的单细胞状态也严重限制了选择的可能性,因为没有容错的余地。单个细胞要么存活,要么死亡。而具有多个细胞的胚胎即使超过50%的细胞受损,仍然可以存活和发育。这一事实已经通过家畜的胚胎分割并成功出生的例子得到明确证实。

然而,除了大小、形状和细胞数量,其他因素也可能对卵母细胞冷冻保存的成功起重要作用。生发泡期(germinal vesicle, GV)卵母细胞和受精卵具有几乎完全相同的特性。然而,受精卵对冷冻损伤的抵抗力更强,而GV期卵母细胞比MⅡ期卵母细胞更敏感。已知影响其敏感性的因素包括冷冻损伤、暴露于和/或去除保护剂时形状严重变形以及透明带硬化。

冷冻损伤可能是冷冻保存过程中最复杂的损伤类型之一,涉及脂质、富含脂质的膜和微管的损伤。发生此类损伤的温度区间相对较宽,介于+15 ℃(在某些生物体中为+20 ℃)和-5 ℃之间[12]。脂质损伤是不可逆的,会导致卵母细胞死亡。与其他物种相比,人类卵母细胞的脂质含量相对较低。然而,它们对低温的敏感性仍然相当高,可能是由于膜损伤和微管解聚引起的,随之而来的后果包括染色体错位和非整倍体发生[13-17];然而,后者的实际影响较小[17]。人类成熟卵母细胞膜的冷冻损伤似乎比后期发育阶段(如合子)更为严重,这可能是由发育阶段敏感性引起[18]。

当卵母细胞暴露于冷冻保护剂时,由于渗透效应,其形状会发生严重改变。尽管卵母细胞在暴露于冷冻保护剂时可能呈现一些特殊的形态,但它们似乎能很好地耐受这些变形。缓慢添加冷冻保护剂可以最大限度地减少这种形状改变的有害影响。另一种策略,如添加用于猪胚胎的细胞骨架松弛剂,可能不适合在人类胚胎冷冻中使用[19]。另一方面,在去除冷冻保护剂的过程中,卵母细胞的球形形状可能只允许最低程度的膨胀,因为内流的游离水分子会胀破细胞膜。

玻璃化冷冻与慢速冷冻的比较

在过去的50年中,已经开发出两种哺乳动物卵母细胞和胚胎冷冻保存策略[20]。传统的慢速冷冻在各种来源的损伤之间建立了一个微妙的平衡,而玻璃化冷冻的主要目标是完全消除胚胎和卵母细胞内冷冻液中的冰晶形成。为了实现这种无冰晶的类玻璃化(也可以定义为高黏度),需要高浓度的冷冻保护剂和/或非常高的冷却速率。为了减少冷冻保护剂可能引起的渗透性和毒性损伤,最近的玻璃化冷冻方法侧重于提高冷却和复温速率[21-24]。大多数成功的玻璃化冷冻方法都是基于使用极小体积的溶液来保存样本,并且与液氮直接接触。

其中一种方法是最小液滴尺寸法(minimum drop size, MDS),由Arav[25]首次应用,后由Hamawaki等人[26]改良。基于这些早期结果,开发了一种称为超快速玻璃化冷冻的新方法用于卵母细胞和胚胎的冷冻保存[27]。超快速玻璃化冷冻已成功用于保存各种哺乳动物的卵母细胞和胚胎,并显著提高了人类卵母细胞和胚胎冷冻保存的效率[28-31]。最近,基于这些成果和20年来全球超过200万例使用超快速玻璃化冷冻法的临床经验,建立了一种非侵入性玻璃化冷冻方法,成为人类卵母细胞和胚胎的临床标准方案(Cryotec玻璃化冷冻法[9,32])。

经液氮传播疾病的风险

关于开放式玻璃化冷冻方法的安全问题已经详细讨论过[5,20,33]。液氮可能会被病原体污染,并将这些病原体传播给存储在同一液氮罐中的其他样本。实验室条件下,已经证实了样本之间传播的可能性[34,35]。过去的40年里,在人类和动物中虽未见经液氮污染胚胎并通过移植传播相关疾病的报道,但其风险不容忽视,应该通过合理的措施来最小化这种风险。根据大多数观察,在冷冻和解冻过程中将样本与液氮或培养液密封隔离会显著降低冷冻和复温速率,从而影响卵母细胞的存活率。解决此问题的合理方法是将卵母细胞的冷冻和解冻与其存储分开进行。冷冻可使用直接从工厂提供的未与任何其他生物样本接触的液氮或已过滤的液氮[36,37]。存储时,样本可以密封在预冷的密封隔离容器中,如1 mL体积的冷冻生物吸管(CBS)(IMV, L'Aigle,法国)。类似的系统已用于开放式拉长麦管(open pulled straw, OPS)玻璃化冷冻[35],并且所需设备已经有商品化产品(VitSet, Minitüb, Landshut, 德国[33])。在解冻时,可在载杆其余部分浸没在液氮时,用无菌剪刀剪断1 mL吸管的末端,迅速用窄镊子快速取出Cryotec以浸入适当的解冻液(thawing solution, TS)中。在部分封闭或完全封闭的系统中,卵母细胞解冻后并没有获得理想的存活率,可能是其降温和复温速率低于超快速玻璃化。20年来,在76个国家/地区超过400万例临床应用Cryotop和Cryotec玻璃化冷冻法后,并未发生病毒传播问题,这为该方法疾病传播的安全性提供了最佳实践证据。

使用超快速玻璃化冷冻方案的最新成果

1999年,Kuleshova报道了使用OPS方法冷冻保存人类卵母细胞获得第一例婴儿的诞生[22,38]。然而,存活率并不高,且结果没有得到重复。这与1986年人类卵母细胞慢速冷冻的第一个成功案例相似[10]。在这种方法中,玻璃化冷冻液(vitrification solution, VS)的体积较大,降温/复温速率较慢,对哺乳动物卵母细胞的冻存效果较差,但胚胎冻融效果良好。

同年,Kuwayama也使用超快速方法首次成功进行了人类卵母细胞玻璃化冷冻,并且存活率较高[27]。这种玻璃化冷冻保存方案通过改进,变得更简单、更高效,适用于所有人,该方案逐渐在全球范围内广泛应用,并根据各国不同的临床需求进行调整[7,28,29]。

在日本,首次报道了使用该方法冻存卵母细胞后行ICSI和体外培养,解冻后存活率为91%,受精率为90%,囊胚形成率为50%[29]。胚胎移植后,妊娠率达41%且着床的胚胎最终出生率为83%。在这项临床试验中共分娩了20个健康婴儿。2001年,建立了首个未婚癌症患者的卵子库,用这种超快速玻璃化冷冻方法为112名患者冷冻保存了 600 多个卵子,以备他们将来 IVF 治疗使用,并于 2013 年在恶性肿瘤患者中获得首例分娩。2001 年,一名 16 岁的未婚患癌症的学生冷冻保存了两个卵子,2013 年解冻后行 ICSI-胚胎移植,于 2014 年顺利产下健康婴儿。

在美国,Katayama 等人[28]多次使用超快速冷冻方法,卵母细胞解冻后的存活率达到 97%,并于 2003 年在美国获得首例玻璃化冷冻卵母细胞活产婴儿。2002 年,美国建立了首个未婚癌症患者和社会因素健康女性的卵子库。

在西班牙,Cobo 等人[37]报道,经过超快速冷冻后解冻的 231 个卵母细胞的存活率为 97%,受精率、卵裂率和囊胚形成率分别为 76%、94% 和 49%。对 23 名患者进行胚胎移植,妊娠率达 65%,但流产率为 20%。这个西班牙团队已经将卵母细胞玻璃化冷冻技术应用于卵子捐赠计划[39]。仅这个团队通过冷冻保存的卵母细胞就已诞生了 1 000 多个健康婴儿。

在这 20 年中,基于全球范围内的大量超快速玻璃化冷冻的临床经验,胚胎学家们已经明确了超快速玻璃化冷冻过程中遇到的困难以及卵母细胞冷冻损伤的原因。

为了尽量减少由于人为失误导致的卵母细胞损伤,人们开发了更易于操作的玻璃化冷冻和加热板。这已成为一项通用、可靠的常规技术,更适用于患者。VS 液体黏度仍然较低,难以判断 VS 平衡中卵母细胞的恢复情况,难以在有限的时间内将卵母细胞装入玻璃化冷冻载体,并且在 TS 中加热时卵母细胞会粘在载体上。这些问题已通过添加增稠剂(如羟丙基纤维素和黄原胶)改善液体成分而得到解决[7]。

下面是超快速玻璃化冷冻最新的操作步骤。

超快速玻璃化冷冻保存人类卵母细胞的最新方案

玻璃化冷冻时间以及解冻后卵子注射时间

卵母细胞可以在取卵后 1~6 h 进行玻璃化冷冻,也可以在剥脱卵丘细胞(卵丘细胞去除)后立即进行。卵母细胞解冻后培养 2~4 h 内行 ICSI。短暂的培养是为了确认卵母细胞存活状态,待卵膜弹性恢复后行 ICSI 注射。

玻璃化冷冻试剂和载体

冷冻试剂包括基础液(minimal essential media, MEM)、乙二醇、二甲基亚砜(渗透性冷冻保护剂)和海藻糖(非渗透性冷冻保护剂)。冷冻液中均不含血清和蛋白质。

为了获得 VS 的最佳超快速降温速率和升温速率,玻璃化冷冻载体 Cryotec 由一个宽 1.0 mm、长 1.4 mm、厚 0.1 mm 的柔性薄膜条连接到一个硬质塑料手柄上。为了保护薄膜条和其上的冷冻卵母细胞,在液氮中存储时还提供了一个 65 mm 长的透明塑料盖来覆盖这部分(图 21-1)。该装置经过灭菌处理,应在无菌条件下操作,并且一次性使用。

工作环境和准备步骤

玻璃化冷冻必须在通风良好、室温为 25~27 ℃的实验室中进行。这里提及的所有平衡和稀释所需时间均是根据此温度调整的,因此将储存在冰箱中的试剂预热至 25~27 ℃非常重要。可以将所有试剂和培养皿放在工作台上超过 1 h 来轻松实现,最好放在超净台内。但 TS 溶液应加热至 37 ℃,以提高卵母细胞复温速率。值得注意的是基础液中含有 Hepes 缓冲液和碳酸氢盐缓冲液,并且即使暴露在空气中也能维持适当的 pH 值。因此,无须使用二氧化碳培养箱来加热 TS 液。

额外需要的耗材

玻璃化冷冻必须在 300 μL 体积的三孔板[玻化板(Vitri-Plate), REPROLIFE, 日本;图 21-2]中进行。为了获得细胞外溶液渗透压逐渐变化的效果,以保证卵母细胞在解冻后的存活率,使用每种溶液体积的精确比例非常重要。实际操作中,建议使用一个相对较小、厚壁的聚苯乙烯盒(长、宽、高分别约为 250 cm、150 cm、200 cm),盒子的壁和底部厚度至少为 3 cm,最好使用合适的塑料盖。盒子应该放置在一个稳定的表面上,方便拿取,但要避免意外洒出或倒出液氮的风险。应严格遵守与液氮操作相关的所有安全说明。关于选择最佳液氮来源和可能的预处理方法将在后面讨论。聚苯乙烯盒还应配备塑料架用于临时存放相关材料。

超快速玻璃化冷冻需要熟练操作卵母细胞和胚胎。对于玻璃化冷冻和解冻,需要配备一个相对简单而具有变焦镜头并能提供清晰、对比度高的图像的体视显微镜。除非有特殊用途,否则无须使用正置或倒置显微镜或荧光设

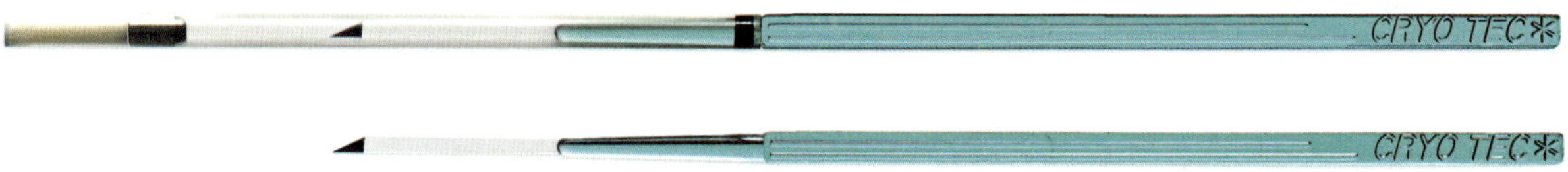

图 21-1 Cryotec 冷冻载体,带盖和不带盖两种状态

备。如果光源经过紫外线过滤器过滤,则无须限制照明,仅在需要时使用显微镜灯。

平衡和降温

轻轻混匀预热的 ES 和 VS(每种一瓶)。将 300 μL 的 ES 倒入孔 1 中,将 300 μL 的 VS 倒入孔 2 和孔 3 中,放入合适的玻化板(图 21-2)。

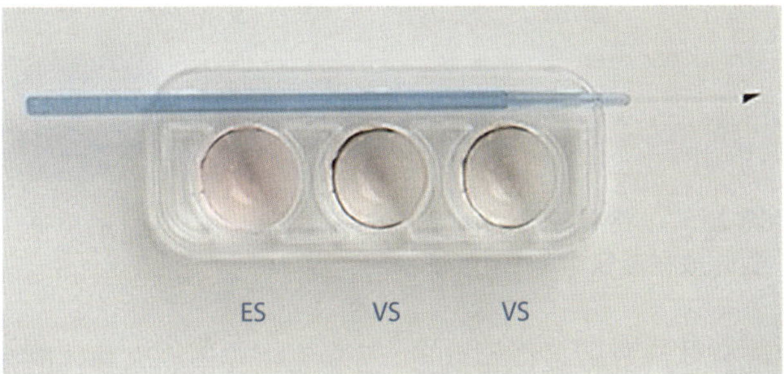

图 21-2 玻璃化冷冻板中的 VS
ES:平衡液; VS:玻璃化冷冻液

在开始玻璃化冷冻之前,应检查卵母细胞的质量和卵周隙大小,将其与透明带的厚度进行比较,并记录可能影响卵母细胞存活的任何特征。平衡和玻璃化冷冻程序包括以下步骤。

1. 将卵母细胞置于在 ES 表面的中心,卵母细胞将开始渗透皱缩,并根据自身密度沉入孔底(图 21-3)。

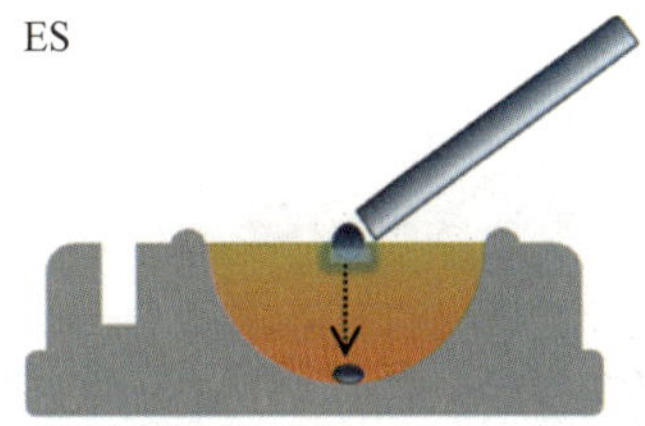

图 21-3 卵母细胞在 ES 中的平衡过程
ES:平衡液

2. 卵母细胞的皱缩应在放入 ES 后 90 s 内发生,等待 12 min 并观察卵母细胞的恢复情况。如果卵母细胞完全恢复(卵周隙应恢复至平衡前大小),则应吸出卵母细胞进行下一步。如果卵母细胞的体积恢复不完全,则继续平衡至 15 min。恢复期可用于准备液氮容器并标记冷冻标签。

3. 用吸管吸出卵母细胞,并将卵母细胞放置到 VS1 液的中间深度位置,卵母细胞将立即浮到 VS1 表面。用新鲜的 VS 洗涤吸管,再次吸出卵母细胞并置于 VS 底部。然后,卵母细胞将非常缓慢地浮到中间并停止。当卵母细胞静止时,表明平衡步骤结束。用吸管尖端吸取卵母细胞移至 VS2(图 21-4)。

4. 将卵母细胞转移到 VS2 的中间深度位置,在液体表面边缘吸取新鲜的 VS 液,将其排到皿外。再次从表面吸取新鲜的 VS2,吹出吸管中的 VS,与卵母细胞周围的液体混合并从三维角度观察卵母细胞皱缩情况(图 21-5)。用新鲜的 VS 洗涤吸管的内壁,并用吸管尖端吸取卵母细胞,将其置于玻化板上的冷冻载体上。

5. 用吸管吸出卵母细胞及尽可能少量的 VS,并将其放在冷冻载体的黑色三角标记附近区域(图 21-6)。

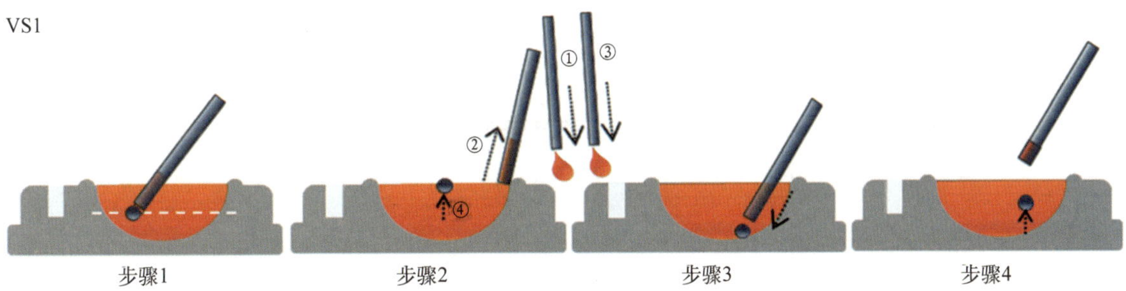

图 21-4 卵母细胞在 VS1 中的平衡过程。VS1:玻璃化冷冻液 1

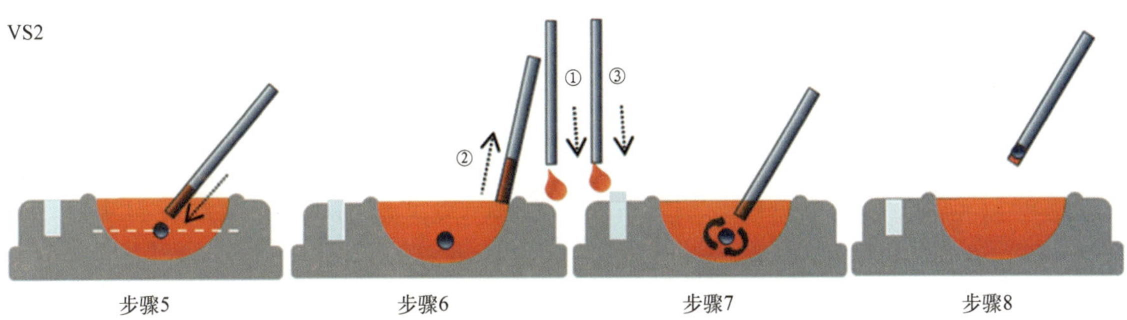

图 21-5 确认卵母细胞在 VS2 中的皱缩。VS2:玻璃化冷冻液 2

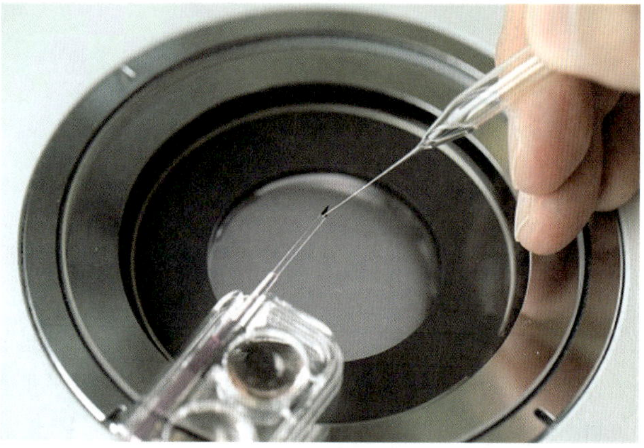

图 21-6 使用玻化板轻松将卵母细胞装载到冷冻载体上

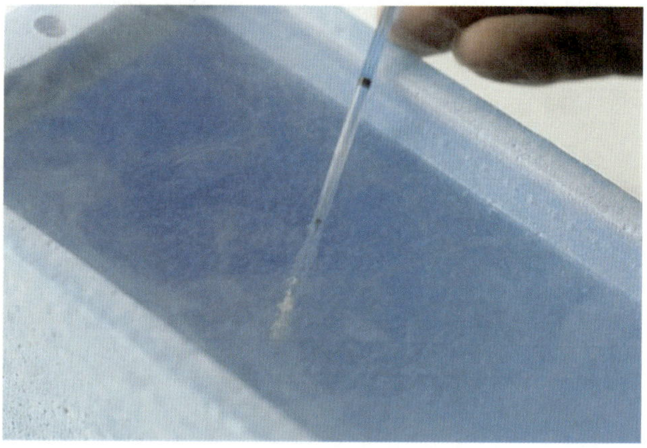

图 21-7 将装载玻璃化冷冻的卵母细胞(▲标记)的冷冻载体放在液氮中,确保盖子密封

6. 将冷冻载体直接浸入塑料盒的液氮中,并快速在液氮中搅动载体以获得最大的冷却速率(23 000 ℃/min)。在保持冷冻载体浸没在液氮中的同时,用镊子将载体用塑料盖盖住,确保其密封(图 21-7)。

CPAs 的升温和稀释

未开封的 TS 试剂瓶和解冻皿(图 21-8)应该在培养箱中预先加热至 37 ℃至少 1 h。所有其他溶液应保持室温,即 25~27 ℃。

上下轻轻混匀稀释液(dilution solution, DS)和 TS。将 300 μL 的 DS 倒入孔 2,将 1.8 mL 的 37 ℃的 TS 倒入解冻皿的方形孔 1 中。

加热和稀释步骤如下(稀释也显示在图 21-8 中):

1. 冷冻载体浸没在液氮中时,使用镊子取下其塑料盖,如将聚苯乙烯塑料盒几乎装满液氮,操作会更容易。冷冻载体应靠近显微镜放置,以避免在转移冷冻载体时出现延误。显微镜应以低倍数聚焦在解冻皿 TS 液的中心。

2. 握住冷冻载体,同时保持尖端浸没在液氮中,寻找黑色标记。快速将冷冻载体从液氮中取出,并立即将尖端放入解冻皿方形孔的 TS 液中央(图 21-9)。

3. 通过调整对冷冻载体薄片的焦点来找到卵母细胞。浸入 TS 1 min 后,保持载体薄片在 TS 中央,卵母细胞将从载体薄片分离并开始漂浮,持续跟踪卵母细胞的所有运动,因为在此阶段它们变得透明,容易丢失。稍后,它们将恢复正常外观。

4. 用吸管轻轻转移卵母细胞,并吸取额外的 3 mm 长的 TS 液到吸管尖端。将吸管移到 DS 孔的底部,并轻轻将内容物排出(最深处):首先是 TS 培养液,使其形成一个小的“山”,然后将卵母细胞放到其底部,静置 3 min(图

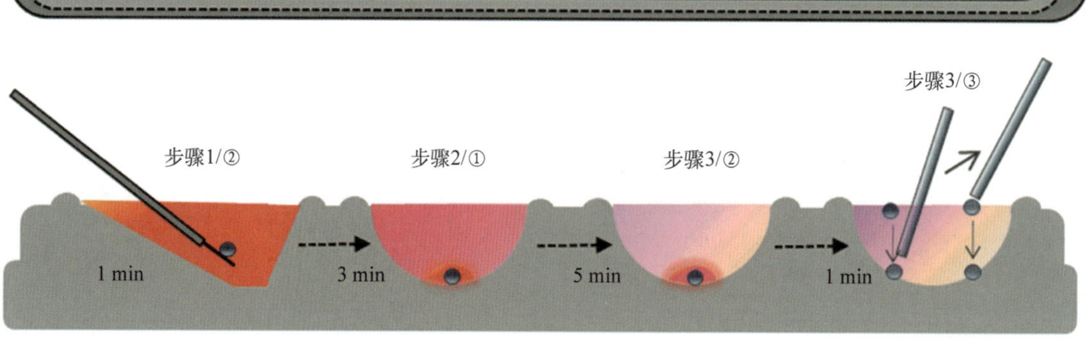

图 21-8 解冻皿中的 TS 和解冻过程。DS:稀释液;TS:解冻液;WS1:洗涤液 1;WS2:洗涤液 2

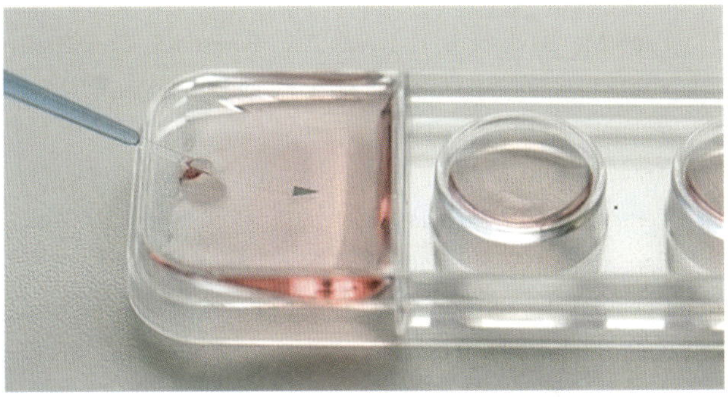

图 21-9 解冻：将冷冻卵母细胞的冷冻载体置于解冻皿的预热 TS 中

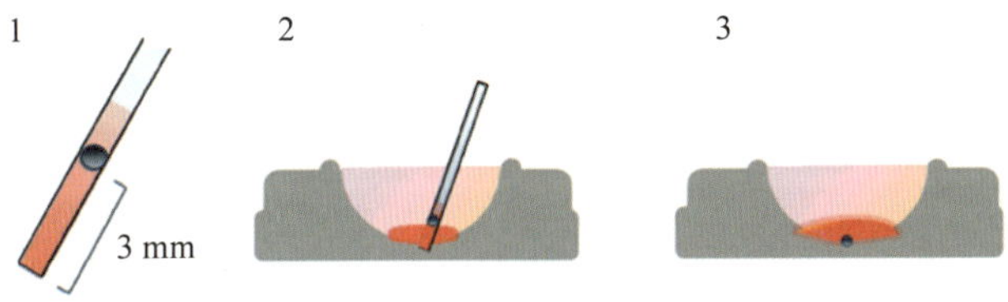

图 21-10 渐进替换溶液（从 TS 到 DS/从 DS 到 WS）

21-10）。

5. 应使用相同的转移方法，在不同的液体间转移卵母细胞：将卵母细胞放置在 WS1 液体中，使其置于 DS 液形成的“山”的底部，静置 5 min，不要搅动培养液。

6. 将卵母细胞置于 WS2 的表面上，等待 1 min。

7. 将卵母细胞转移到培养皿中，并在体式显微镜下检查其形态。在至少 1 h 的恢复期后，可以进行 ICSI 操作。

超快速玻璃化冷冻技术提高人类卵母细胞的存活率

在冷冻保存之前，卵母细胞的潜在发育率为 100%。如果冷冻导致部分卵母细胞受到严重损伤，这些卵母细胞就会死亡，导致整体存活率降低。低存活率是冷冻保存损伤增加的证据。因此，特别是在玻璃化冷冻技术的临床应用中，实现最高的存活率非常重要，这不仅可以提高治疗效率，还可能提高生育健康婴儿的可能性。使用超快速玻璃化冷冻方法可以获得较高的卵母细胞解冻后的存活率。

通过与超过 76 个国家同行的交流，我估计已有超过 100 000 个卵母细胞通过超快速玻璃化冷冻方法进行了冷冻保存，在大多数中心，该方法的卵母细胞的存活率接近 100%，迄今为止已有超 10 000 个健康婴儿出生。过去 10 年中，许多不同国家的独立临床团队报道了类似结果，这些团队没有直接或商业的联系，这可能表明已经建立了一种可靠的临床方案来冷冻保存人类卵母细胞。

总 结

卵母细胞的冷冻保存被认为是人类辅助生殖中最具挑战性的任务之一。通过对众多细节的细致关注和对最新玻璃化冷冻技术的正确应用，该方案的有效性已得到大幅提高。

最新玻璃化冷冻方法几乎实现了 100% 的存活率，且在后续受精、囊胚发育、妊娠和活产方面均表现出色，与新鲜周期的卵母细胞相当。

该技术可用于需要或考虑卵母细胞储存的各种情况。

致 谢

感谢 Kawano 博士和 Gabriel Dalvit 博士对本文的认真审阅。

（方丛译，张孝东校）

参考文献

[1] Polge C, Smith AY, Parkes AS. Revival of spermatozoa after vitrification and dehydration at low temperatures. Nature (London). 1949; 164:666.

[2] Whittingham DG, Leibo SP, Mazur P. Survival of mouse embryos frozen to −196 ℃ and −269 ℃. Science. 1972; 178:411-4.

[3] Wilmut I. The effect of cooling rate, warming rate, cryoprotective agent and stage of development on survival of mouse embryos during freezing and thawing. Life Sci. 1972; 11: 1071-9.

[4] Trounson A, Mohr L. Human pregnancy following cryopreservation, thawing, and transfer of an eight-cell embryo. Nature. 1983; 305:707-9.

[5] Kuwayama M. Highly efficient vitrification for cryopreservation of human oocytes and embryos: The cryotop method. Theriogenology. 2007; 67:73-80.

[6] Kuwayama M, Cobo A, Vajta G. Vitrification of oocytes: General considerations and the use of the cryotop method. In: Vitrification in Assisted Reproduction. Tucker MJ, Liebermann J (eds.). London: Informa Healthcare, pp. 119-128, 2008.

[7] Gandhi G, Ramesh S, Khatoon A. Vitrification of oocytes: General considerations. In: Vitrification in Assisted Reproduction. UK Springer. pp. 17-30, 2014.

[8] Kuwayama M, Gandhi G, Kagalwala S, Ramani R. Vitrification: An overview. In: Vitrification in Assisted

Reproduction. UK Springer, pp. 1-7, 2014.

[9] Kuwayama M, Gandhi G, Kagalwala S, Khatoon A. Oocyte Banking: Current perspectives. In: Vitrification in Assisted Reproduction. UK Springer. pp. 89-95, 2014.

[10] Chen C. Pregnancy after human oocyte cryopreservation. Lancet. 1986; 1(8486):884-6.

[11] Liebermann J, Tucker MJ. Comparison of vitrification and conventional cryopreservation of day 5 and day 6 blastocysts during clinical application. Fertil Sterill. 2006; 86:20-6.

[12] Leibo SP, Martino A, Kobayashi S, Pollard JW. Stage-dependent sensitivity of oocytes and embryos to low temperatures. Anim Reprod Sci. 1996; 42:45-53.

[13] Magistrini M, Szollosi D. Effects of cold and of isopropyl N-phenylcarbamate on the second meiotic spindle of mouse oocytes. Eur J Cell Biol. 1980; 22:699-707.

[14] Sathananthan AH, Ng SC, Trounson AO, Bongso A, Ratnam SS, Ho J, Mok H, Lee MN. The effects of ultrarapid freezing on meiotic and mitotic spindles of oocytes and embryos. Gam Res. 1998; 21:385-401.

[15] Pickering SJ, Braude PR, Johnson MH, Cant A, Currie J. Transient cooling to room temperature can cause irreversible disruption of the meiotic spindle in the human oocyte. Fertil Steril. 1990; 54:102-8.

[16] Fabbri R, Porcu E, Marsella T, Rocchetta G, Venturoli S, Flamigni C. Human oocyte cryopreservation: New perspectives regarding oocyte survival. Hum Reprod. 2001; 16: 411-6.

[17] Stachecki JJ, Munne S, Cohen J. Spindle organization after cryopreservation of mouse, human, and bovine oocytes. Reprod Biomed Online. 2004; 8:664-72.

[18] Ghetler Y, Yavin S, Shalgi R, Arav A. The effect of chilling on membrane lipid phase transition in human oocytes and zygotes. Hum Reprod. 2005; 20:3385-9.

[19] Dobrinsky JR, Pursel VG, Long CR, Johnson LA. Birth of piglets after transfer of embryos cryopreserved by cytoskeletal stabilization and vitrification. Biol Reprod. 2000; 62: 564-70.

[20] Vajta G, Nagy PZ. Are programmable freezers still needed in the embryo laboratory? Review on vitrification. Reprod Biomed Online. 2006; 12:779-796.

[21] Martino A, Songsasen N, Leibo SP. Development into blastocysts of bovine oocytes cryopreserved by ultra-rapid cooling. Biol Reprod. 1996; 54:1059-69.

[22] Vajta G, Holm P, Kuwayama M, Booth PJ, Jacobsen H, Greve T, Callesen H. Open pulled straw (OPS) vitrification: A new way to reduce cryoinjuries of bovine ova and embryos. Mol Reprod Dev. 1998b; 51:53-58.

[23] Lane M, Schoolcraft WB, Gardner DK. Vitrification of mouse and human blastocysts using a novel cryoloop container-less technique. Fertil Steril. 1999; 72:1073-8.

[24] Lane M, Bavister BD, Lyons EA, Forest KT. Containerless vitrification of mammalian oocytes and embryos. Nat Biotechnol. 2001; 17:1234-6.

[25] Arav A. Vitrification of oocytes and embryos. In: New Trends in Embryo Transfer. Lauria A, Gandolfi F (eds.). Cambridge UK: Portland Press. pp. 255-64, 1992.

[26] Hamawaki A, Kuwayama M, Hamano S. Minimum volume cooling method for bovine blastocyst vitrification. Theriogenology. 1999; 51:165.

[27] Kuwayama M, Kato O. All-round vitrification method for human oocytes and embryos. J Assist Reprod Genet. 2000; 17:477.

[28] Katayama P, Stehlik J, Kuwayama M, Kato O, Stehlik E. High survival rate of vitrified human oocytes results in clinical pregnancy. Fertil Steril. 2003; 80:223-4.

[29] Kuwayama M, Vajta G, Kato O, Leibo S. Highly efficient vitrification method for cryopreservation of human oocytes. Reprod Biomed Online. 2005; 11:300-8.

[30] Kuwayama M, Vajta G, Ieda S, Kato O. Vitrification of human embryos using the CryoTip™ method. Reprod Biomed Online. 2005b; 11:608-14.

[31] Kuwayama M, Leibo S. Cryopreservation of human embryos and oocytes. J Mamm Ova Res. 2010; 25:79-86.

[32] Dalvit G, Vitrification of Day 2-3 human embryos using various methods. In: Vitrification in Assisted Reproduction. UK Springer. pp. 65-70, 2014.

[33] Vajta G, Kuwayama M, Vanderzwalmen P. Disadvantages and benefits of vitrification. In: Vitrification in Assisted Reproduction. Tucker MJ, Liebermann J (eds.). London: Informa Healthcare. pp. 33-44, 2008.

[34] Bielanski A, Nadin-Davis S, Sapp T, Lutze-Wallace C. Viral contamination of embryos cryopreserved in liquid nitrogen. Cryobiology. 2000; 40:110-6.

[35] Bielanski A, Bergeron H, Lau PC, Devenish J. Microbial contamination of embryos and semen during long-term banking in liquid nitrogen. Cryobiology. 2003; 46:146-52.

[36] Vajta G, Lewis IM, Kuwayama M, Greve T, Callesen H. Sterile application of the open pulled straw (OPS) vitrification method. Cryo-Letters. 1998; 19:389-92.

[37] Cobo A, Kuwayama M, Pérez S, Ruiz A, Pellicer A, Remohi J. Comparison of concomitant outcome achieved with fresh and cryopreserved donor oocytes vitrified by the cryotop method. Fertil Steril. 2008; 89:1657-64.

[38] Kuleshova L, Gianaroli L, Magli C, Trounson A. Birth following vitrification of a small number of human oocytes. Hum Reprod. 1999; 14:3077-9.

[39] Cobo A, Remohi J, Chang CC, Nagy ZP. Oocyte cryopreservation for donor egg banking. Reprod Biomed Online. 2011; 11:300-8.

22

人类胚胎玻璃化冷冻

Zsolt Peter Nagy 和 Ching-Chien Chang

引　言

几十年前，大多数辅助生殖技术，包括体外受精（in vitro fertilization, IVF）和传统胚胎冷冻保存技术，几乎是在一些实验动物或家养物种获得成功后立即应用于人类。但是，在某些技术中，新方法的应用是不充分的和零星的，因此实际应用被大大延迟，其中包含玻璃化冷冻技术。延迟的原因可能包括以下事实：受精卵、卵裂期胚胎和囊胚的慢速冷冻/解冻复苏率尚可，在 50%～80%。玻璃化冷冻技术看起来尤为“令人诧异”，在冷冻过程中需要使用高浓度的冷冻保护剂，精准的计时。它似乎也“不那么复杂”，因为它完全依赖于人工技术，而不是传统的自动降温仪。最初，玻璃化冷冻需要高浓度冷冻保护剂使一些潜在的使用者望而却步。另外，没有供应商愿意用简单多的系统代替昂贵的程序降温仪（虽然最近已经有“半自动化”玻璃化冷冻仪出现）[1,2]。

21 世纪初科学家尝试将玻璃化冷冻技术从动物胚胎应用到人类胚胎，然而仍然需要更多的时间来得到认可，需要一定时间开发出便于使用的商业化工具和试剂，同时向经销商和使用者宣讲玻璃化冷冻技术的优势。最终可靠的证据使所有人都清楚地认识到，在所有发育阶段，与传统冷冻相比，玻璃化冷冻显著提高了卵母细胞及各个发育阶段胚胎的存活率和发育潜能。如今，人们对玻璃化冷冻技术的兴趣迅速增加，同时带来了一些新的问题，比如冷冻工具和冷冻液种类繁多，相关配方成分不透明，甚至初学者不能学以致用。尽管没有科学证据表明这项技术存在风险，但是对其生物安全性的法律问题已经被关注。

在本章中我们总结了玻璃化冷冻技术的基本特点，诠释了玻璃化冷冻技术的特殊性，提供了玻璃化冷冻技术用于植入前不同发育阶段的人类胚胎冷冻保存的数据。此外我们还讨论了高效的玻璃化冷冻方法（包括胚胎和卵母细胞）如何促进当今辅助生殖治疗方法的转变。在美国全胚冷冻的 IVF 周期数量急剧增加清楚地证明了玻璃化冷冻技术的效果。根据美国疾病控制中心（Centers for Disease Control, CDC）的数据，2007 年全美只有 2 020 个全胚冷冻周期，2013 年有 27 564 个全胚冷冻周期，最新数据显示 2019 年有 121 086 个全胚冷冻周期（图 22-1）。

相关术语参考 Shaw 和 Jones[3] 综述并接受其建议。冷冻生物学的基本原理参考早期综述[4-7]。

冷冻保存的主要方法

在第一例成功冷冻保存哺乳动物胚胎[8-12] 的 10 年内，人类冻融胚胎首次获得妊娠[13,14]，当时胚胎冷冻主要通过传统的慢速冷冻完成。玻璃化冷冻技术于 1985 年首次应用于哺乳动物胚胎的冷冻[15]，但在后续 10 年里作为一种新颖的实验方法，只在宠物的胚胎和零星的人类胚胎中得到应用。玻璃化冷冻技术真正大量应用于人类胚胎和卵母细胞冷冻在 15～18 年前（21 世纪前 10 年的中期）。

慢速冷冻和玻璃化冷冻这两种方法各有不同。迄今为止冷冻保存过程中最主要的损伤来源是冰晶形成。为了尽量减少这种损伤，需要应用各种化学物质（冷冻保护剂），但是这些化学物质会导致细胞毒性和渗透性损伤。

简要回顾一下慢速冷冻技术的原理。慢速冷冻技术中冰晶形成、保护剂毒性和细胞内外渗透压对胚胎的损害之间形成微妙的平衡。胚胎先在 1～2 mol/L 的渗透性和非渗透性冷冻保护剂中平衡，然后吸入 0.25 mL 麦管中，密封后放置于程序降温仪中降温至 -6 ℃。这一过程中特定浓度的冷冻保护剂起作用，不会自发形成冰晶；随后通过“置冰”操作诱导冰核产生，即蘸取小量液氮在远离胚胎的麦管一端置冰。在程序降温仪的作用下使麦管非常缓慢地降温（通常为 0.3 ℃/min，至 -30 ℃左右），然后将麦管放入液氮中进行最后的冷冻和储存。缓慢的降温速率允许细胞内外之间的液体交换，而不会产生严重的渗透压改变和细胞形状改变，从而达到平衡冷冻[16]。

玻璃化冷冻技术策略要激进得多。在冷冻过程中完全消除了对细胞危害最大的冰晶形成。显然，这种方法需要使用高浓度的冷冻保护剂，理论上可能会引起严重的细胞毒性和渗透性损害。对不同的冷冻保护剂和技术方法进行了测试（表 22-1），结果显示大多数玻璃化试剂具有相似的组成（成分和浓度相似）和操作方法。非渗透性冷

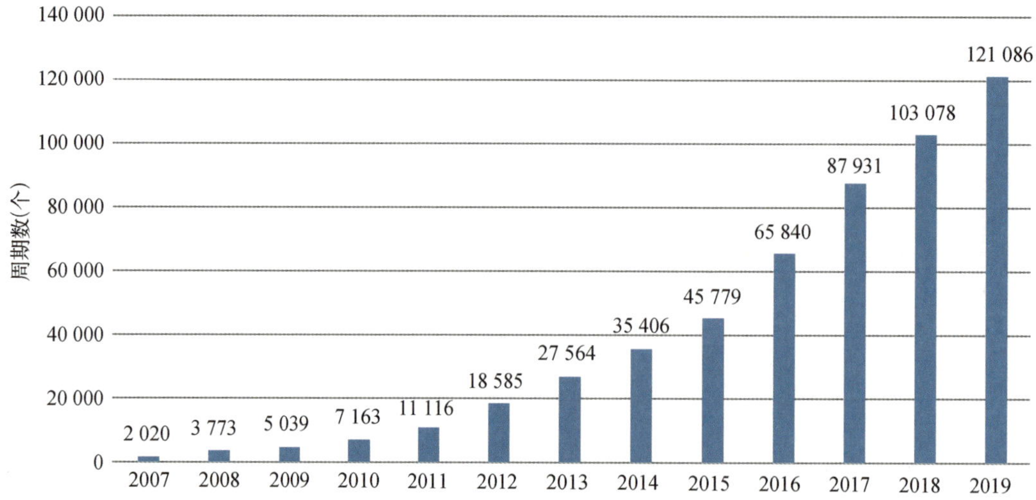

图 22-1　2007—2019 年美国玻璃化冷冻技术对全胚冷冻 IVF 周期数量的影响

冻保护剂可以引起细胞皱缩,渗透性成分的不完全渗透可能导致细胞内大分子的浓度增加从而阻碍冰晶的形成,因此玻璃化冷冻技术属于非渗透性冷冻技术。

表 22-1　胚胎学中的各种玻璃化冷冻技术

系统	参考文献
直接放入液氮	Landa, Tepla[76]
电镜网	Martino 等人[25]
开放式拉伸麦管(OPS)	Vajta 等人[83]
玻璃微细管(GMP)	Kong 等人[239]
超细拉伸 OPS(SOPS)	Isachenko 等人[240]
凝胶加样吸管	Tominaga, Hamada[241]
无菌剥离吸管	Kuleshova, Lopata[125]
Flexipet 剥脱吸管(FDP)	Liebermann 等人[242]
细直径塑料微移液器	Cremades 等人[243]
100 μL 移液头	Hredzak 等人[244]
封闭式拉长麦管(CPS)	Chen 等人[245]
密封开放式麦管	Lopez-Bejar, Lopez-Gatius[246]
冷冻管	Kuwayama 等人[69]
冷冻环	Lane 等人[91]
尼龙网	Matsumoto 等人[97]
最小液滴直径(MDS)	Arav[247]
最小冷冻体积 (MVC)	Hamawaki 等人[99]
半麦秆系统(HSS)	Vanderzwalmen 等人[100]
Cryotop	Kuwayama 等人[68]
Vitmaster	Arav 等人[85]
固体表面玻璃化(SSV)	Dinnyes 等人[113]

资料来源:经 Reproductive Healthcare Ltd. 许可,转载自 Vajta 和 Nagy[248]。

另一种减少玻璃化过程中冰晶形成的方法是增加冷却和升温速率。降温速率越快,所需的冷冻保护剂浓度越低,反之亦然。因此,玻璃化冷冻技术必须建立一种平衡:①安全的系统以获得最大和可靠的降温(和升温)速率,同时避免对透明带或胚胎细胞的损伤;②最小化维持玻璃样凝固所需的高浓度冷冻保护剂,从而降低其细胞毒性和渗透性影响。

以往的一些不尽完善的冷冻保存技术具有玻璃化冷冻和慢速冷冻的一些特征。有的方法中冷冻保护剂的浓度不足以建立玻璃化状态[9,17-19],完全是凭经验,也不符合胚胎学中冷冻技术要求。虽然会形成冰晶,但在某些(有时是不可预测的)条件下,胚胎得以存活并进一步发育[20,21]。由于缺乏可控性导致胚胎复苏率和发育率出现不稳定。与此同时,一些以快速冷冻为特征的早期实验实际上就是玻璃化冷冻技术[22,23]。

冻存过程的损伤和预防

生理条件下哺乳动物细胞不会接触到零度以下的低温环境。因此,冻存过程中的损伤可能发生在冷冻过程的各个阶段。

冷冻过程中胚胎经过三个重叠的温度区间,可能会发生不同类型的损伤。

1. 在相对较高的温度+15～-5 ℃,主要损伤胞质脂滴和包括减数分裂纺锤体在内的微管[24-26]。后者的损伤可能是可逆的,但前者是不可逆的;并导致富含脂滴的卵母细胞和某些物种的胚胎死亡。

2. 在-5～-80 ℃,细胞内外(主要是细胞内)容易形成冰晶,是损伤胚胎的主要因素。

3. -50～-150 ℃,导致透明带和细胞质发生破裂[27],

发生的具体机制目前还不清楚，Smith 和 Silva[6] 认为渗透压力变化不是引起透明带断裂的简单因素。

当在低于-150 ℃的液氮中储存时（通常是在-196 ℃的液氮中），产生的损伤是最小的。但是偶然的温度升高容易使胚胎发生损伤[28]，在液氮中储存时辐射对 DNA 影响较小，可以长久保存数十年甚至一个世纪[29]。由液氮介导的储存样品之间可能的疾病传播日益受到关注，尽管文献中没有报道涉及胚胎的病例。

作为冷冻的相反过程，解冻时也可以引起相同类型的损伤。升温过程中常出现再结晶现象。为了最大限度地减少对胚胎的损伤，需要在冷冻液中添加某些成分，同时调整升温速度（相对于冷却速度）[30,31]。

除此之外，细胞器、细胞骨架和细胞间连接也容易受到损伤[32,33]。虽然胚胎在冷冻解冻过程中受到部分损伤，但是有时候胚胎的修复能力强，可以继续发育。

冷冻保护剂成分多样，可以是简单或复杂、渗透性或非渗透性、有机或无机的化合物，但都具有两个共同特征：水溶性和降低损伤。冷冻保护剂的范围很广，从简单的有机溶剂如乙醇到复杂的、成分不完全明确的如血清或蛋黄。渗透性的冷冻保护剂能渗透进细胞中，并根据其结构和化学活性减少冰晶的形成；而非渗透性的冷冻保护剂则留在细胞外，起到渗透性脱水作用，从而减少冰晶的形成。这两类冷冻保护剂之间有一定的重叠作用；特别是在玻璃化冷冻时，短时间暴露于高浓度的渗透性保护剂中无法达到完全平衡，渗透性冷冻保护剂也能产生部分脱水的效果。此外，不论是渗透性还是非渗透性保护剂都具有一些冷冻保护作用，如能够稳定细胞膜、减数分裂的纺锤体或其他细胞结构[34]。同时，冷冻保护剂也有一些副作用，如细胞毒性和渗透效应。细胞毒性通常与保护剂的浓度、温度和暴露时间直接相关。渗透效应一般与浓度成正比，冷冻过程中通过缓慢增加或降低冻保护剂浓度，可以减少渗透效应。冻存过程中胚胎损伤的机制和保护剂的详细作用机制目前尚不清楚。冷冻保护剂在生理温度和低温下的作用有所差异，因此对胚胎损伤的回顾性分析会产生一定假象。现有的大多数低温保存技术都是基于体视显微镜下观察胚胎或卵母细胞的形态学变化，并通过体外和体内存活状况进行评估。随着分子生物学技术的发展，可以采用检测某些基因和蛋白质的表达来评估冷冻效果[35,36]。

玻璃化冷冻

冷冻保护剂

某些特定成分和组合（如乙二醇、二甲基亚砜和蔗糖）通常用于玻璃化冷冻，并且这些保护剂的浓度在玻璃化冷冻时显著高于传统的程序化冷冻。

最常见的渗透性试剂有乙二醇、丙二醇、乙酰胺、甘油、棉子糖和二甲基亚砜，这些保护剂可以混合使用[5,37]。乙二醇由于毒性低、渗透性高、阻止冰晶形成能力强，是所有冷冻保护剂不可缺少的成分。为了降低冷冻保护剂的毒性，两种渗透冷冻保护剂可以混合使用，如乙二醇和二甲基亚砜或者丙二醇混合使用。尤其是乙二醇和二甲基亚砜的混合物使用较多[38,39]。研究发现这些混合物的渗透性明显优于各自单独使用[40]。应该指出的是早期关于二甲基亚砜的遗传毒性和细胞毒性的担心是多余的[41,42]。

常用的非渗透性冷冻保护剂包括单糖、双糖、蔗糖、海藻糖、葡萄糖和半乳糖[43-45]。近年来虽然研究证明海藻糖有一定的优越性，但实际上蔗糖几乎成为玻璃化冷冻保护剂的基本成分之一。这些糖在低温时没有毒性，并且可以抵抗解冻时胚胎的肿胀，对胚胎起到一定的保护作用[46-49]。

许多聚合物也能起到类似作用，包括聚乙烯吡罗烷酮、聚乙二醇、Ficoll、葡聚糖和聚乙烯醇[50-55]。其中 Ficoll 被广泛使用，常与乙二醇和蔗糖联合使用[56]。此外还会添加包括蛋黄在内的各种蛋白，但是其透光性不佳常使操作过程增加困难。不同来源的高浓度血清以及人血白蛋白制品[57]也是常见的添加剂。在牛胚胎实验中，重组白蛋白和透明质酸也有类似效果[58]。从北极动物中分离出来的抗冻蛋白[59-61]已经很少使用了。最近，研究发现羟丙基纤维素（HPC）可以作为血清源性蛋白替代品用于冷冻保护剂，并且大有前景[62,63]。

冷冻过程中可以逐步增加冷冻保护剂的浓度来降低胚胎损伤[57,64-66]。典型的两步平衡法常被使用，第一步冷冻保护剂浓度大约是终浓度的一半。胚胎或卵母细胞在第一步溶液中平衡 5～15 min（有时可达 21 min），然后在第二步溶液中平衡较短时间（约 1 min）[67-69]。这种方法可能会有轻微的细胞毒性，但是其保护效果较好，尤其适用于较小表面积/体积比的卵母细胞或者早期胚胎。另一方面，早期试图将玻璃化试剂放置于 4 ℃来降低细胞毒性的尝试后来被发现是没有必要的。由于玻璃化中使用的冷冻保护剂（CPAs）的浓度很高，玻璃化后细胞内 CPAs 浓度远远高于程序化冷冻后的细胞内浓度，因此细胞毒性受到关注。最近研究表明，尽管暴露于较高浓度的冷冻保护剂中，玻璃化冷冻后的细胞内冷冻保护剂浓度实际低于慢速冷冻后的细胞内冷冻保护剂浓度[70]。最近有些研究尝试使用微流控技术，由机器人系统提供更可控的、逐渐增加冷冻保护剂浓度来冻存胚胎和卵母细胞[71]。

玻璃化冷冻工具

早期塑料授精管或冻存管常用于玻璃化冷冻实验。这些工具并不是专门为玻璃化冷冻而设计的,它们的管壁较厚,需要装载大量的冷冻液。限制了冷冻和升温速率(塑料授精管大约为2 500 ℃/min[72],冻存管更慢)。速率较低容易引起一些危害,例如把麦管直接放入液氮中或者解冻时把麦管从液氮中取出放置于温水中,麦管由于压力变化发生破裂,造成胚胎丢失。另一个影响温度速率变化的是液氮蒸汽温度的影响,即使在同一天同一地点实验室"室温"也可能出现5~7 ℃的差异。因此,最低需要5~7 mol/L的冷冻保护剂浓度,这样冷冻损伤才不会降低到慢速冷冻法的水平。

科学家尝试使用一种叫作VitMaster的仪器来达到更快的降温速率。VitMaster利用真空能够将液氮从-196 ℃降到-208 ℃左右,液氮从液态变为泥浆状,阻止胚胎周围形成隔热气囊,从而更快地冷却胚胎。虽然使用VitMaster玻璃化效果比"传统"的玻璃化效果要好一些[73,74],但它的普及应用尚需时日。近来,科学家正在努力开发一种自动化玻璃化冷冻仪[1]。"Gavi"自动化玻璃化冷冻系统使胚胎在冷冻过程中自动平衡,但是解冻过程必须手动操作,也不能用于卵母细胞的冷冻保存。虽然技术充满挑战,但是科学家依然致力于研发自动(或半自动)的冷冻设备[75]。

新载体提高冷却速率

通过增加降温和升温速率使冷冻保护剂的使用浓度尽可能低,最大限度地减少冷冻保护剂的细胞毒性和渗透性损伤,这个想法在相当长的时间内一直没有实现。第一个专门用于冷冻的工具在20~25年前发明出来。虽然今天可供选择的工具和方法种类繁多,但是对于IVF实验室的胚胎学家来说,最佳选择依然是一个难题。

提高降温和升温速率最合理的方法是减少胚胎周围冷冻液体积,建立胚胎和液氮之间直接接触。

接触液氮最简单的方法是将胚胎直接投入液氮中[67,76-78]。然而,冷冻液滴具有相对较大体积(4~6 μL),放入液氮过程中最初的几秒冷冻液滴被液氮蒸汽包围使液滴并不能立即沉到液氮中(所研究的不同方法见表22-1)。

因此,冷冻工具需要达到便于胚胎直接插入液氮中,同时升温过程中也容易操作的要求。电镜网(electron microscopic grids)的应用使这一想法变为现实[76,77,79,80]。样品放置网格上后周围的液滴极其小,同时液滴的大部分液体被网格上滤膜吸收。金属网格的热传导性有助于提高降温和升温速率。凝固的冷冻保护剂使样品在冷却和储存期间安全地固定在栅格上,解冻时容易移出[81]。但是操作微型网格过程有一定的难度。

玻璃化冷冻技术最早使用的是开放式拉长麦管(open pulled straw, OPS),它是在标准0.25 mL塑料麦管基础上改进而来,直径和壁厚均有减小。这种改进使其具有表面张力效应;冷冻液体积降低了5~10倍,为0.5~1 μL;降温和升温速率提高10倍;冷冻保护剂浓度降低了30%。因此OPS已成为快速玻璃化广泛使用的工具[82-90]。

冷冻环常用于卵母细胞和胚胎的冻存[91-94]。它是一个连接在支架上的小尼龙环,并配有外套管(图22-2)。优点在于使用较少的冷冻液体积;降温速率特别快,达到700 000 ℃/min[95];特别适用于有液氮蒸汽的环境[96,97]。

Arav最小液滴方法(MDS)[98]是将含有卵母细胞或胚胎最小体积的冷冻液放置于固体表面,然后浸入液氮中保存。这种方法后来经过改良,称为最小体积冷冻法(MVC[99])或者半麦管冷冻法(HSS[100])。

基于MVC技术改良的Cryotop常用于人类卵母细胞和胚胎玻璃化冷冻[69,99]。由杆柄和柔软透明的塑料薄片组成,同时配有外套管,避免薄片在液氮中储存时受到损伤。将胚胎装载在薄片上,去除多余的冷冻液后浸入液氮;解冻时迅速从液氮中取出Cryotop,将载有胚胎的薄片浸入解冻液中。自首次应用后,大量研究证实了它的价值[101-103]。与Cryotop相似的其他载体有Cryorock和Cryotec,也越来越受欢迎并大量使用[104,105]。

Cryopette是首次把微量冷冻液和封闭系统相结合的载体。其他封闭载体如Rapid-I[106,107]和CBS-VIT高安全性麦管(HS)冷冻效果也不错[108,109]。已发表的研究表明封闭系统也能够为胚胎玻璃化冷冻提供足够良好的结局;然而开放系统使卵母细胞保存原始的生理状态,带来更好的冷冻结果[110,111]。

典型的快速玻璃化冷冻流程图见图22-3。

减少液氮蒸汽形成以增加冷却速率

限制降温速率的一个主要因素是浸入液氮时周围形成蒸汽。常压下液氮在-196 ℃时处于沸点。温度较高的胚胎没入液氮中时会在胚胎周围产生大量蒸汽,包被在其周围,影响了降温速率;特别是刚没入液氮的时候胚胎最容易发生损伤。

避免这种现象的方法是将液氮在真空中暴露几分钟。一部分液氮会蒸发,剩下的液氮冷却到-203~-207 ℃,此时液氮开始凝固形成液氮浆(slush)。随着液氮蒸汽的挥发,浸没的样品产生了最小的蒸发,大大提高了降温速率[85,86,112]。虽然使用液氮浆有上述好处,但是VitMaster在现实中并没有获得太多的应用。

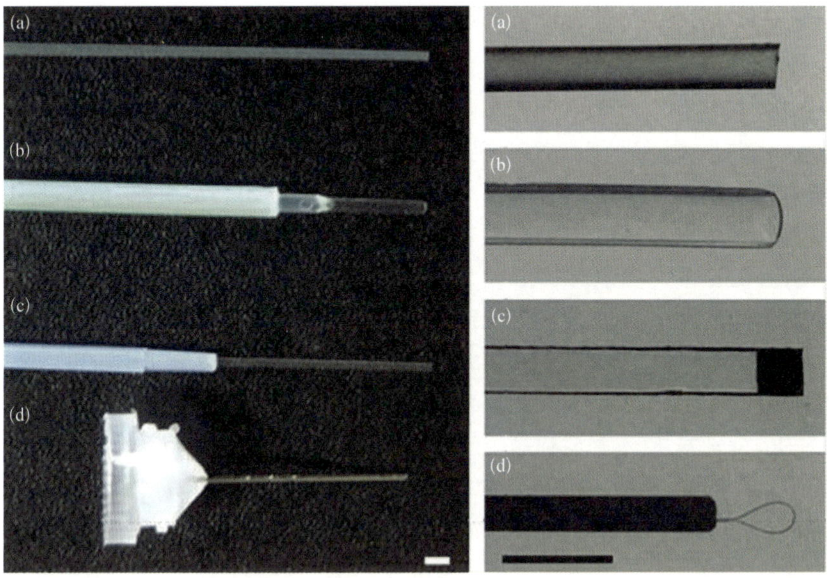

图 22-2 常用的玻璃化冷冻载体。(a)开放式拉长麦管,OPS(Minitüb,德国);(b)McGill 冷冻叶片(MediCult,丹麦);(c)Cryotop(Kitazato,日本);(d)冷冻环(Hampton Research,美国)。Bar 为 2 mm

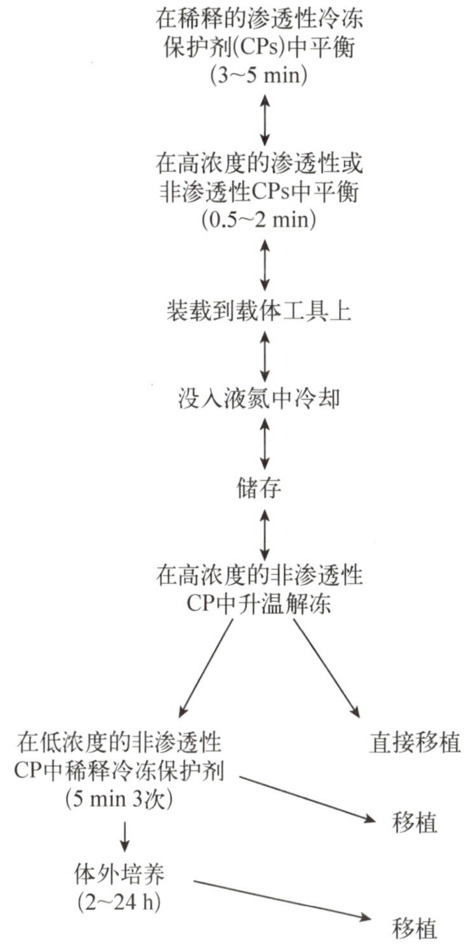

图 22-3 经典的快速玻璃化冷冻流程图

另一种降低液氮蒸汽的方法是使用预冷的金属表面。通过将金属块浸入液氮中来实现[113],或者使用更先进的商品化产品(CMV,澳大利亚)。但是这些降低液氮蒸汽方法需要进一步的实验验证。

感染性疾病的传播

人类胚胎玻璃化冷冻潜在的风险是传染性疾病在液氮罐内胚胎之间的传播。需要考虑以下几点:

1. 精液和卵母细胞的采集、处理和玻璃化冷冻方法不是完全无菌过程[114],使用的麦管也可能含有病毒。

2. 液氮容易被没有经过无菌处理的冷冻载体(如麦管、冷冻管、冻存架)污染,同时有泄露或开放性容器也无法避免存在感染性病原体。

3. 经过无菌处理的冷冻载杆容易发生再次污染:慢速冷冻过程中病毒可以通过封闭不严的空隙感染麦管,或者感染没有配置管帽的冷冻管,装载胚胎前不适当的清洁麦管外壁也容易使其再次发生污染。

4. 液氮罐中的液氮可能含有许多共生的致病性病原体[114]。

5. 液氮介导的病原体之间的传播已有文献报道[115-117],不仅仅限于冷冻卵母细胞或者胚胎之间[115]。

6. 根据 Bielanski[118] 的实验,玻璃化冷冻的开放系统胚胎之间可以发生交叉感染。然而该实验过程中使用的微生物浓度极高,远远高于实际临床浓度。

7. 世界各地冻存着大量的精子、卵母细胞和胚胎,不管是玻璃化封闭系统还是玻璃化开放系统,液氮介导的交叉感染鲜有报道。2012 年一项研究显示 HIV、HCV、HBV 血清阳性患者胚胎冻存使用了开放的玻璃化冷冻系统,胚胎之间并未出现交叉感染[119]。

如果封闭系统效果与开放系统相当,则封闭系统应当成为首选。研究提示卵裂期胚胎和囊胚使用封闭系统结局也不错[108,120,121]。然而对于卵母细胞玻璃化冷冻开放系统明显优于封闭系统[69,122]。一种可以避免感染的方案是在灭菌的液氮中进行冷却[123,124],然后将样本储存在预先冷却的密封载体中[83,125];或者用液氮蒸汽代替液氮把开放式载杆保存到温度较低的液氮罐内[126]。许多研究证明液氮蒸汽中使用开放式载体保存卵母细胞、胚胎的效果不错[126-128]。人们也更加关注使用密闭系统冻存对温度敏感的牛卵母细胞和卵裂期胚胎、猪囊胚或人类卵母细胞冷冻后的[129]复苏效果、宫内发育和子代长期安全性。

解冻过程

Rall[57]发现玻璃化冷冻胚胎使用较慢的解冻方法也能够获得较高的胚胎复苏率。然而大多数玻璃化冷冻方法使用快速升温，研究表明升温速率可能比降温速率更重要[130]。

慢速封闭载杆一般在温水中解冻；而开放系统直接把胚胎放置于第一种解冻液中，只需简单的一步胚胎就可以在第一种解冻液中升温。但是对于慢速的封闭冷冻，在温水中解冻后麦管表面需要快速的灭菌处理，然后用剪刀剪断麦管，把胚胎转移到解冻溶液中。相对于玻璃化解冻，慢速解冻后胚胎解冻和升温有 5~10 s 的间隔。尽管在解冻过程中有轻微的去玻璃化(devitrification)发生，特别是冷冻保护剂较少时；但是经过在不同解冻液内孵育，限制了冰晶形成，降低了胚胎和卵母细胞受到的损伤。

玻璃化冷冻胚胎的常规解冻过程需要经过多个解冻液孵育，在孵育过程中解冻液渗透性物质(常用的是蔗糖)浓度逐渐降低，抵抗渗透性冷冻保护剂引起的细胞肿胀[131]。

目前除了多个步骤解冻方法，一步解冻方法也成功应用于牛[48,65,132]和猪[133]的胚胎解冻，并未显著降低胚胎存活率，牛[134]和绵羊[135]用此方法获得了后代。令人感兴趣的是，玻璃化解冻方法也可以非常有效地用于慢速冷冻的卵母细胞和胚胎，从而为解冻胚胎提供了一个简单和标准的解冻方案[136]。

影响玻璃化冷冻效果的因素

物种和基因表型

不同物种的哺乳动物胚胎对冷冻损伤的敏感性存在差异，但人们对此机制知之甚少。胞质透明的卵母细胞和胚胎对冷冻损伤的抵抗力较强，而胞质较暗的抵抗力较弱，因为胞质较暗的卵母细胞和胚胎含有较多的脂滴。因此冷冻胞质透明的鼠胚比较容易，而冻存胞质较黑的牛胚比较困难，猪胚更是严峻的挑战。无论是慢速冷冻[137]还是玻璃化冷冻[138-141]，胞质透明的胚胎解冻后复苏率较高。应用此方法也提高了体细胞核移植后玻璃化猪囊胚的复苏率[141,142]。除了物种之间的差异，小鼠不同的基因表型也影响了玻璃化胚胎复苏后的发育[143]。

胚胎内细胞的大小与形状

哺乳动物胚胎在 5~6 天时发育迅速，细胞的大小和形状发生了巨大变化。从受滋养外胚层细胞保护的球形结构发育到不被保护的多细胞结构，其间形状的改变影响了胚胎对冷冻损伤的敏感性。

通常发育早期的胚胎尤其是卵母细胞对冷冻损伤极其敏感。虽然不成熟阶段的卵母细胞与成熟的卵母细胞的形状和大小差异不大，但是玻璃化冷冻过程中不成熟卵母细胞对损伤更为敏感[25,129,144]。不同阶段卵母细胞表达不同种类和水平的细胞膜水通道蛋白，从而影响不同阶段卵母细胞的复苏率[145,146]。人卵母细胞受精前后的差异也比较大，GV 期和 MⅡ期卵母细胞脂质含量是受精后原核阶段的 10 倍[129]。

人类受精卵、卵裂期胚胎和囊胚在慢速冷冻后的复苏率没有显著差异(65%~85%)[147-149]。虽然玻璃化冷冻技术显著提高了复苏率，但是人类受精卵、卵裂期或囊胚之间也没有显著差异[150-152]。囊胚复杂的结构会产生其他问题，通过穿刺或者反复吸吐技术降低囊胚腔体积也可以提高复苏率和妊娠率[134,153-156]，原因在于较大的囊胚腔容易形成冰晶[153]。即使没有任何额外的“操作”，玻璃化冷冻的囊胚复苏率也极高(通常在 95%以上)[149]。然而，研究表明人和其他物种的囊胚腔被穿刺和皱缩，玻璃化冷冻后复苏率会进一步提高[156-159]。

胚胎来源

由于缺乏体内来源的人类胚胎作为对比，冷冻效果的差异只能在家畜动物和实验动物中进行评估[160]。家畜动物体内产生的胚胎比体外受精或克隆的胚胎对损伤(包括冷冻损伤)有更强的抵抗力。这也可能和体外培养产生的胚胎脂质含量增加相关，体外操作容易导致胚胎细胞的脂质增加。通常体内获得的胚胎形状差异越小，玻璃化冷冻复苏后存活率差异就越小[161]。大量研究认为目前没有办法消除体内外胚胎发育的差异，因此玻璃化冷冻技术更适用于差异较小的胚胎冻存[162]。

胚胎玻璃化冷冻结局

实验动物

大量研究比较了慢速冷冻和玻璃化冷冻之间的优缺点[91,92,143,163-168]，证实玻璃化冷冻具有明显的优势；仅仅小于10%的研究认为二者之间没有差异。表22-2总结了用玻璃化技术冷冻胚胎取得的成就。

表22-2 用玻璃化冷冻技术冻存胚胎首次取得成功案例

物种、时期、系统	参考文献
用于IVF的牛未成熟卵母细胞	Vieria 等人[249]
用于IVF的牛体外成熟的卵母细胞	Martino 等人[250]; Vajta 等人[83]
用于体细胞核移植的牛体外成熟的卵母细胞	Hou 等人[251]
用于胚胎细胞核移植的牛细胞质体	Booth 等人[252]
牛早期IVF胚胎	Vajta 等人[84];体外研究
经体细胞核移植产生的带有透明带的牛囊胚	French 等人[253]
经体细胞核移植产生的去除透明带的牛囊胚	Tecirlioglu 等人[134]
经体细胞核移植产生的牛转基因囊胚	French 等人[254]
经核移植产生的带有透明带的羊囊胚	Peura 等人[255]
用于ICSI的猪未成熟卵母细胞	Fujihira 等人[256];体外研究
用于ICSI的猪体外成熟卵母细胞	Fujihira 等人[257];体外研究
猪体内产生的囊胚	Kobayashi 等人[258]
猪体内产生的桑葚胚	Berthelot 等人[259]
猪体外产生的囊胚	Men 等人[260];体外研究
马体内产生的成熟卵母细胞	Maclellan 等人[261]
欧洲臭鼬体内产生的桑葚胚和囊胚	Piltty 等人[262]
西伯利亚虎体内产生的胚胎	Crichton 等人[263];体外研究
用于体外成熟的小须鲸未成熟卵母细胞	Iwayama 等人[264];体外研究

缩写:ICSI,胞质内单精子注射。

来源:经Reproductive Health Care公司许可,转载自Vajta和Nagy[248]。

注:玻璃化之前胚胎和卵母细胞没有经过机械或化学方法处理。

人类胚胎

尽管采取了使卵裂期胚胎体外继续发育的方法,使用慢速冷冻技术临床妊娠率约为新鲜胚胎移植的2/3[169,170,171]。但是牛胚胎无论是使用慢速冷冻还是玻璃化冷冻,临床妊娠率相差仅为10%~15%。

玻璃化冷冻技术具有明显的优势,并成为世界各地使用的标准方法[5,22,23,79,80,88,89,93,94,100,134,153,165,172-184]。早在2005年三篇研究论文证实玻璃化冷冻比慢速冷冻有一定的优势[69,185,186]。最近发表的文献进一步证实玻璃化冷冻技术对于不同发育阶段的胚胎冷冻效果比慢速冷冻更好[187-192]。因此,无论合子、卵裂期胚胎、囊胚甚至第7天的胚胎都倾向使用玻璃化冷冻技术,以期取得较好的冷冻效果[121,151,155,192-199]。根据大量实验结果,Alpha Scientist组织了专家共识会议,制订了相关标准和参数,发布了全球规范[149]。

玻璃化冷冻技术中OPS和Cryotop方法尤为引人关注:OPS方法主要应用于动物领域,Cryotop方法主要用于人类胚胎。Cryotop方法由于能够产生极快的降温速率而受到青睐。目前市场上出现了几款新的冷冻载杆,更广泛地用于胚胎和卵母细胞的玻璃化冷冻。不同研究证明[200,201]如果胚胎储存妥善,储存时间对玻璃化冷冻的胚胎和卵母细胞的结局没有影响。

乔治亚州的生殖生物学协会(Reproductive Biology Associates, RBA)是美国最早将玻璃化冷冻技术应用于患者胚胎和卵母细胞冷冻的IVF诊所之一。2006—2007年使用慢速冷冻和玻璃化冷冻的数据表明,玻璃化冷冻技术的结局显著优于慢速冷冻(表22-3)。

表22-3 289个慢速冷冻周期和108个玻璃化冷冻周期(1 494个慢速冷冻/解冻胚胎和418个玻璃化冷冻/解冻胚胎)

胚胎发育时期	结局	玻璃化	慢速冷冻	*P* 值
2PN	存活率	97%	85%	<0.001
	临床妊娠率	59%	43%	0.186 4
	每个移植胚胎种植率	28%	23%	0.392 1
	每个解冻胚胎种植率	14%	10%	0.171
卵裂期	存活率	90%	75%	0.004 4
	临床妊娠率	50%	43%	0.422
	每个移植胚胎种植率	32%	22%	0.088 9
	每个解冻胚胎种植率	26%	12%	0.002 1
囊胚期	存活率	93%	76%	<0.001
	临床妊娠率	65%	55%	0.280 2
	每个移植胚胎种植率	36%	33%	0.696 3
	每个解冻胚胎种植率	33%	26%	0.174 3
所有时期	存活率	94%	80%	<0.001
	临床妊娠率	61%	45%	0.002 5
	每个移植胚胎种植率	33%	24%	0.003 2
	每个解冻胚胎种植率	23%	12%	<0.001

玻璃化冷冻技术和ART

近年来玻璃化冷冻技术在世界各地广泛应用[192,202,203],导致了辅助生殖治疗模式的转变。玻璃化冷冻技术使卵母细胞和胚胎的复苏率大大提高,为患者提供了各种可能。玻璃化技术使以下需求成为现实:医学或者社会因素导致的生育力保存[204-208],卵母细胞库的建立[101,103],促排时过度刺激的发生,取卵日无法获得精子,伦理原因导致的卵母细胞冻存[209-212],IUI 患者多余的卵母细胞冻存[213]。

胚胎玻璃化冷冻后极高的复苏效果给胚胎活检和 PGS/PGD 带来了惊喜。过去活检后慢速冷冻的胚胎复苏率差强人意,主要在卵裂期第 3 天进行极体活检[214,215],限制了活检和基因检测的使用。胚胎活检后的玻璃化冷冻技术显著提高了复苏率[185,216],从而对胚胎进行遗传学检测成为常规方法[190,217]。此外,玻璃化冷冻技术使活检时间从刚开始的第 3 天(或者第 0 天、第 1 天)到现在的第 5 天/第 6 天,此时胚胎发育到囊胚期,也不需要新鲜移植。与第 3 天活检相比,囊胚活检有以下优势:胚胎对活检损伤抵抗力增强,获得较多的活检细胞数,降低嵌合的概率,更佳的子宫内膜容受性,从而获得较高的临床妊娠率[217-220]。卵母细胞或者胚胎(甚至是对滋养层细胞活检后再次冷冻)反复玻璃化冻融后依然能够获得妊娠和活产,足以证明该技术的稳定性[104,220-223]。由于胚胎活检后玻璃化技术冷冻胚胎取得了极高的成功率,因此对于卵巢过度刺激的全胚冷冻患者[198]、"冷冻周期"患者[224]、子宫内膜异位症患者[225]和寻找最适移植窗口期的患者[224,226]也受益于玻璃化冷冻技术。卵巢储备降低患者同样受益于玻璃化冷冻技术,胚胎可以采用冷冻后再解冻的解冻移植周期(自然或者人工周期)从而代替新鲜移植周期[227,228]。当今大多数国家对 IVF 患者采用全胚冷冻的解冻周期移植策略,而新鲜移植周期越来越少[224]。解冻周期和新鲜周期相比,解冻周期胚胎移植后有较高的活产率。例如,2001 年美国新鲜胚胎移植后的活产率为 33.4%,解冻胚胎移植后的活产率为 23.4%(图 22-4)。2016 年,新鲜移植后的活产率仅仅上升到 36.3%,而解冻胚胎移植却上升至 45.9%(图 22-4 显示了玻璃化冷冻技术的优势)。同时胚胎玻璃化冷冻的优势也促进了单胚胎移植策略的出现。在美国受益于玻璃化冷冻技术的发展,单胚胎移植比例从 2010 年的 18%增加到 2019 年的 77%(图 22-5)。在过去慢速冷冻时胚胎复苏率欠佳,使用新鲜胚胎移植的患者比较多。如今使用玻璃化技术冷冻的胚胎解冻后存活情况几乎等同于冷冻前的存活情况,同时更佳的子宫内膜条件有助于妊娠率和活产率的提高[229]。从 2007 年至 2019 年的 13 年中,全胚冷冻周期从 2 000 个周期增加到 121 000 个周期,增加了约 60 倍。其原因在于:胚胎培养技术的提高使胚胎能够在体外发育到囊胚,PGT 筛查的广泛应用,玻璃化冷冻技术的优势,更佳的子宫内膜容受性。

玻璃化冷冻技术的安全性

一项新技术要在世界范围内得到广泛应用,需要满足两个关键条件:效率和安全性。胚胎和卵母细胞的玻璃化冷冻技术已被证明具有极高的效率,与使用新鲜卵母细胞和胚胎获得相似的结果。然而安全性有待于进一步的研究。活产数据(主要是卵母细胞玻璃化冷冻后收集的数据)初步显示并未出现令人担忧的结果[194,220,222,230-234]。关于胚胎玻璃化冷冻后出生的婴儿最新数据也证明了该技术的安全性;同时,出生缺陷或者其他活产参数风险并未增加[235-238]。对于一个国家或国际 IVF 协会来说,最严谨

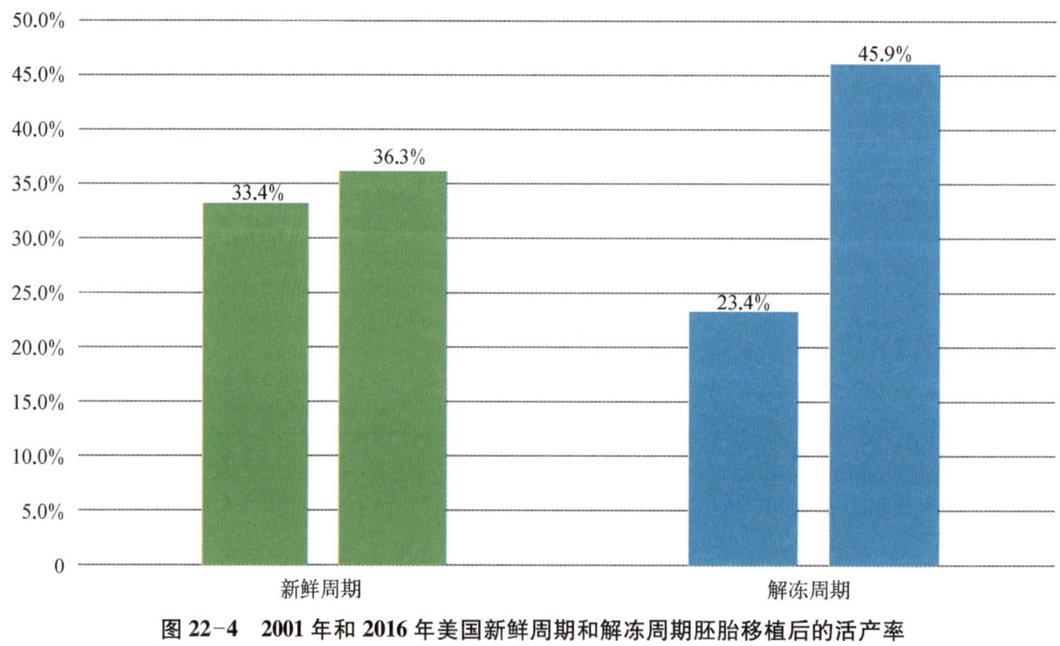

图 22-4 2001 年和 2016 年美国新鲜周期和解冻周期胚胎移植后的活产率

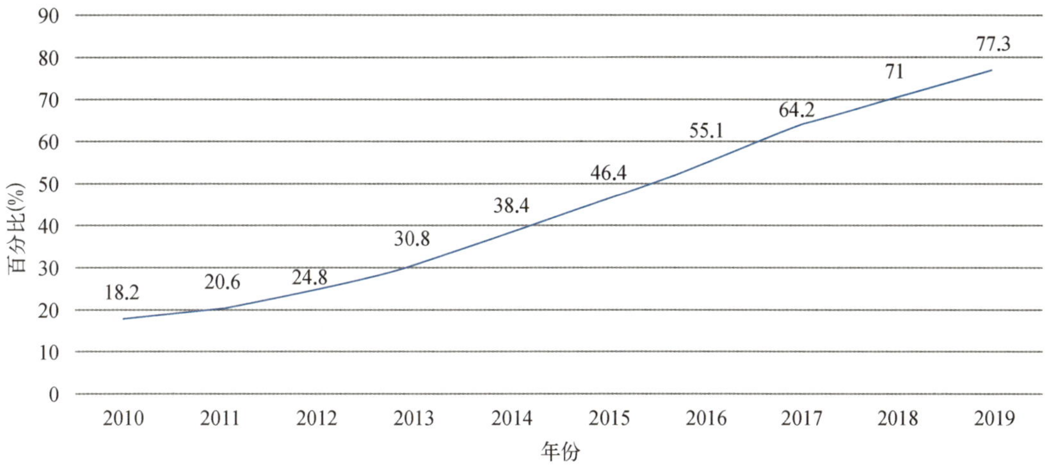

图 22-5 2010—2019 年美国单胚胎移植比例

的做法是对所需的数据进行收集，只有多中心共同参与才能在有限的时间内收集到足够数量的数据[239-247]。

总 结

玻璃化冷冻技术作为冷冻人类胚胎或卵母细胞的方法已经取得了显著成就。如今玻璃化冷冻技术已经成为人类辅助生殖的“金标准”，几乎所有的 IVF 诊所现在都在使用玻璃化技术冷冻胚胎。如果没有前期动物学家辛苦地开拓，这一非凡成就不可能成为现实。令人放心的是目前的数据没有显示玻璃化冷冻技术导致更高的畸形率发生，但是需要更大规模的数据进一步证实。

绝大多数研究支持玻璃化冷冻技术的应用，因其具有以下优点：操作简单，试剂廉价，过程较短，胚胎复苏率和发育率较高。虽然存在病毒传播的风险，但是已有避免的方法。卵母细胞和胚胎玻璃化冷冻技术的优势，改变了常规 IVF 操作的流程，为患者提供更有效、更安全的选择。

附录
胚胎/囊胚玻璃化冷冻方法

冷冻方法

材料

平衡液(equilibration solution, ES)：HEPES 缓冲液包含 7.5% DMSO、7.5%乙二醇和 20%血清蛋白替代物。

玻璃化冷冻液(vitrification solution, VS)：HEPES 缓冲液包含 15% DMSO、15%乙二醇、20%血清蛋白替代物和 0.5 M 蔗糖。

Cryolock 冷冻载杆。

操作过程

1. 室温平衡 ES 和 VS 至少 30 min。
2. 准备液氮。
3. 确定冷冻胚胎数。
4. Cryolock 冷冻载杆标记相关信息。
5. 四孔板内每孔各加入 1 mL ES 和 VS。
6. 转移胚胎至 ES 中 15 min。
7. 转移胚胎至 VS 中 1 min。
8. 以最少量体积的 VS 和胚胎放置于 Cryolock 冷冻载杆上。
9. 把 Cryolock 冷冻载杆置于液氮中(降温速率为 −12 000 ℃/min)。
10. 转移冻存好的 Cryolock 冷冻载杆至液氮罐中长期保存。

解冻

材料

解冻液(thawing solution, TS)：HEPES 缓冲液包含 1.0 M 蔗糖和 20%血清蛋白替代物。

稀释液(dilution solution, DS)：HEPES 缓冲液包含 0.5 M 蔗糖和 20%血清蛋白替代物。

洗液(washing solution, WS)：HEPES 缓冲液包含 20%血清蛋白替代物。

操作过程

1. 室温平衡 TS、DS、WS 至少 30 min。
2. 准备好液氮。
3. 确定解冻胚胎数量。
4. 从液氮中取出 Cryolock 冷冻载杆，迅速转移胚胎至 TS 液(3 mL, 37 ℃热台)中 1 min。

5. 转移胚胎至室温的 1 mL DS 液中 3 min。
6. 转移胚胎至室温的 1 mL WS 液中 10 min。
7. 转移胚胎至预平衡好的培养液中等待移植。

(刘丹丹译,林胜利、庄新杰校)

参考文献

[1] Roy TK, et al. Embryo vitrification using a novel semi-automated closed system yields in vitro outcomes equivalent to the manual cryotop method. Hum Reprod, 2014; 29(11):2431-8.

[2] Gatimel N, et al. Semi-automated versus manual embryo vitrification: Inter-operator variability, time-saving, and clinical outcomes. J Assist Reprod Genet, 2021; 38(12):3213-22.

[3] Shaw JM, Jones GM. Terminology associated with vitrification and other cryopreservation procedures for oocytes and embryos. Hum Reprod Update. 2003; 9(6):583-605.

[4] Fuller B, Paynter S. Fundamentals of cryobiology in reproductive medicine. Reprod Biomed Online. 2004; 9(6): 680-91.

[5] Kasai M, Mukaida T. Cryopreservation of animal and human embryos by vitrification. Reprod Biomed Online. 2004; 9(2):164-70.

[6] Smith GD, Silva ESCA. Developmental consequences of cryopreservation of mammalian oocytes and embryos. Reprod Biomed Online. 2004; 9(2):171-8.

[7] Stachecki JJ, Cohen J. An overview of oocyte cryopreservation. Reprod Biomed Online. 2004; 9(2):152-63.

[8] Whittingham DG, Leibo SP, Mazur P. Survival of mouse embryos frozen to -196 degrees and -269 degrees C. Science. 1972; 178(59):411-4.

[9] Wilmut I. The effect of cooling rate, warming rate, cryoprotective agent and stage of development on survival of mouse embryos during freezing and thawing. Life Sci Ⅱ. 1972; 11(22):1071-9.

[10] Wilmut I, Rowson LE. Experiments on the low-temperature preservation of cow embryos. Vet Rec. 1973; 92(26): 686-90.

[11] Bank H, Maurer RR. Survival of frozen rabbit embryos. Experimental Cell Research. 1974; 89 (1):188-96.

[12] Willadsen SM, et al. Deep freezing of sheep embryos. J Reprod Fertil. 1976; 46(1):151-4.

[13] Trounson A, Mohr L. Human pregnancy following cryopreservation, thawing and transfer of an eight-cell embryo. Nature. 1983; 305(5936):707-9.

[14] Zeilmaker GH, et al. Two pregnancies following transfer of intact frozen-thawed embryos. Fertil Steril. 1984; 42(2): 293-6.

[15] Rall WF, Fahy GM. Ice-free cryopreservation of mouse embryos at -196 degrees c by vitrification. Nature. 1985; 313(6003):573-5.

[16] Mazur P. Equilibrium, quasi-equilibrium, and nonequilibrium freezing of mammalian embryos. Cell Biophys. 1990; 17(1):53-92.

[17] Leibo SP, McGrath JJ, Cravalho EG. Microscopic observation of intracellular ice formation in unfertilized mouse ova as a function of cooling rate. Cryobiology. 1978; 15(3): 257-71.

[18] Kasai M, Niwa K, Iritani A. Survival of mouse embryos frozen and thawed rapidly. J Reprod Fertil. 1980; 59(1): 51-6.

[19] Wood MJ, Farrant J. Preservation of mouse embryos by two-step freezing. Cryobiology. 1980; 17(2):178-80.

[20] Trounson A, Peura A, Kirby C. Ultrarapid freezing: A new low-cost and effective method of embryo cryopreservation. Fertil Steril. 1987; 48(5):843-50.

[21] Shaw JM, Diotallevi L, Trounson A. Ultrarapid embryo freezing: Effect of dissolved gas and pH of the freezing solutions and straw irradiation. Hum Reprod. 1988; 3(7):905-8.

[22] Barg PE, Barad DH, Feichtinger W. Ultrarapid freezing (URF) of mouse and human preembryos: A modified approach. J in vitro Fertil Embryo Transf. 1990; 7(6):355-7.

[23] Feichtinger W, Hochfellner C, Ferstl U. Clinical experience with ultra-rapid freezing of embryos. Hum Reprod. 1991; 6(5):735-6.

[24] Aman RR, Parks JE. Effects of cooling and rewarming on the meiotic spindle and chromosomes of in vitro-matured bovine oocytes. Biol Reprod. 1994; 50(1):103-10.

[25] Martino A, Pollard JW, Leibo SP. Effect of chilling bovine oocytes on their developmental competence. Mol Reprod Dev. 1996; 45(4):503-12.

[26] Zenzes MT, et al. Effects of chilling to 0 degrees c on the morphology of meiotic spindles in human metaphase Ⅱ oocytes. Fertil Steril. 2001; 75(4):769-77.

[27] Rall WF, Meyer TK. Zona fracture damage and its avoidance during the cryopreservation of mammalian embryos. Theriogenology. 1989; 31(3):683-92.

[28] Sansinena M, et al. Implications of storage and handling conditions on glass transition and potential devitrification of oocytes and embryos. Theriogenology, 2014; 82(3):373-8.

[29] Rall, W. F. Cryopreservation of mammalian embryos, gametes and ovarian tissues. Current issues and progress. In: Assisted Fertilization and Nuclear Transfer in Mammals. Wolf DP, Zelinski-Wooten M. (eds.). Humana Press: Totowa, NJ, pp. 173-187, 2001.

[30] Chaytor JL, et al. Inhibiting ice recrystallization and optimization of cell viability after cryopreservation. Glycobiology. 2012; 22(1):123-33.

[31] Cha SK, et al. Effects of various combinations of cryoprotectants and cooling speed on the survival and further development of mouse oocytes after vitrification. Clin Exp Reprod Med. 2011; 38(1):24-30.

[32] Vincent C, Johnson MH. Cooling, cryoprotectants, and the cytoskeleton of the mammalian oocyte. Oxf Rev Reprod Biol. 1992; 14:73-100.

[33] Massip A, Mermillod P, Dinnyes A. Morphology and biochemistry of in-vitro produced bovine embryos: Implications for their cryopreservation. Hum Reprod. 1995; 10(11): 3004-11.

[34] Chang CC, et al. The oocyte spindle is preserved by 1,2-propanediol during slow freezing. Fertil Steril. 2010; 93(5):1430-9.

[35] Gardner DK, et al. Analysis of oocyte physiology to improve cryopreservation procedures. Theriogenology. 2007; 67(1): 64-72.

[36] Truong T, Harvey AJ, Gardner DK. Antioxidant supplementation of mouse embryo culture or vitrification media support more in-vivo-like gene expression post-transfer. Reprod Biomed Online. 2022; 44(3):393-410.

[37] dela Pena EC, et al. Vitrification of mouse oocytes in ethylene glycol-raffinose solution: Effects of preexposure to ethylene glycol or raffinose on oocyte viability. Cryobiology. 2001; 42 (2):103-11.

[38] Ishimori H, Takahashi Y, Kanagawa H. Factors affecting survival of mouse blastocysts vitrified by a mixture of ethylene glycol and dimethyl sulfoxide. Theriogenology. 1992; 38(6):1175-85.

[39] Ishimori H, et al. Vitrification of bovine embryos in a mixture of ethylene glycol and dimethyl sulfoxide. Theriogenology. 1993; 40(2):427-33.

[40] Vicente JS, Garcia-Ximenez F. Osmotic and cryoprotective effects of a mixture of DMSO and ethylene glycol on rabbit morulae. Theriogenology. 1994; 42(7):1205-15.

[41] Aye M, et al. Assessment of the genotoxicity of three cryoprotectants used for human oocyte vitrification: Dimethyl sulfoxide, ethylene glycol and propylene glycol. Food Chem Toxicol. 2010; 48(7):1905-12.

[42] Lawson A, Ahmad H, Sambanis A. Cytotoxicity effects of cryoprotectants as single-component and cocktail vitrification solutions. Cryobiology. 2011; 62(2):115-22.

[43] Ali J, Shelton JN. Design of vitrification solutions for the cryopreservation of embryos. J Reprod Fertil. 1993; 99(2): 471-7.

[44] Kasai M. Cryopreservation of mammalian embryos. Mol Biotechnol. 1997; 7 (2) :173-9.

[45] Wright DL, et al. Use of sugars in cryopreserving human oocytes. Reprod Biomed Online. 2004; 9(2):179-86.

[46] Kasai M. Nonfreezing technique for short-term storage of mouse embryos. J in vitro Fertil Embryo Transf. 1986; 3(1):10-4.

[47] Kasai M, et al. Survival of mouse morulae vitrified in an ethylene glycol-based solution after exposure to the solution at various temperatures. Biol Reprod. 1992; 47(6):1134-9.

[48] Vajta G, et al. Survival and development of bovine blastocysts produced in vitro after assisted hatching, vitrification and in-straw direct rehydration. J Reprod Fertil. 1997; 111(1):65-70.

[49] Kuleshova LL, et al. Sugars exert a major influence on the vitrification properties of ethylene glycol-based solutions and have low toxicity to embryos and oocytes. Cryobiology. 1999; 38(2):119-30.

[50] Oda K, Gibbons WE, Leibo SP. Osmotic shock of fertilized mouse ova. J Reprod Fertil. 1992; 95(3):737-47.

[51] Ohboshi S, et al. Usefulness of polyethylene glycol for cryopreservation by vitrification of in vitro-derived bovine blastocysts. Anim Reprod Sci. 1997; 48(1):27-36.

[52] Shaw JM, et al. Vitrification properties of solutions of ethylene glycol in saline containing PVP, ficoll, or dextran. Cryobiology. 1997; 35(3):219-29.

[53] Naitana S, et al. Polyvinyl alcohol as a defined substitute for serum in vitrification and warming solutions to cryopreserve ovine embryos at different stages of development. Anim Reprod Sci. 1997; 48(2-4):247-56.

[54] Kuleshova LL, Shaw JM, Trounson AO. Studies on replacing most of the penetrating cryoprotectant by polymers for embryo cryopreservation. Cryobiology. 2001; 43(1):21-31.

[55] Asada M, et al. Effect of polyvinyl alcohol (PVA) concentration during vitrification of in vitro matured bovine oocytes. Theriogenology. 2002; 58(6):1199-208.

[56] Kasai M, et al. A simple method for mouse embryo cryopreservation in a low toxicity vitrification solution, without appreciable loss of viability. J Reprod Fertil. 1990; 89(1): 91-7.

[57] Rall WF. Factors affecting the survival of mouse embryos cryopreserved by vitrification. Cryobiology. 1987; 24(5): 387-402.

[58] Lane M, et al. Cryo-survival and development of bovine blastocysts are enhanced by culture with recombinant albumin and hyaluronan. Mol Reprod Dev. 2003; 64(1):70-8.

[59] Rubinsky B, Arav A, Devries AL. The cryoprotective effect of antifreeze glycopeptides from Antarctic fishes. Cryobiology. 1992; 29(1):69-79.

[60] Eto TK, Rubinsky B. Antifreeze glycoproteins increase solution viscosity. Biochem Biophys Res Commun. 1993; 197(2):927-31.

[61] Wowk B, et al. Vitrification enhancement by synthetic ice

blocking agents. Cryobiology. 2000; 40(3):228-36.

[62] Mori C, et al. Hydroxypropyl cellulose as an option for supplementation of cryoprotectant solutions for embryo vitrification in human assisted reproductive technologies. Reprod Biomed Online. 2015; 30(6):613-21.

[63] Coello A, et al. A combination of hydroxypropyl cellulose and trehalose as supplementation for vitrification of human oocytes: A retrospective cohort study. J Assist Reprod Genet. 2016; 33(3):413-21.

[64] Vanderzwalmen P, et al. Vitrification of bovine blastocysts. Theriogenology. 1998; 31:270.

[65] Saha S, et al. Direct rehydration of in vitro fertilised bovine embryos after vitrification. Vet Rec. 1994; 134(11):276-7.

[66] Szell AZ, Windsor DP. Survival of vitrified sheep embryos in vitro and in vivo. Theriogenology. 1994; 42(5):881-9.

[67] Papis K, Shimizu M, Izaike Y. Factors affecting the survivability of bovine oocytes vitrified in droplets. Theriogenology. 2000; 54(5):651-8.

[68] Kuwayama M, et al. Highly efficient vitrification method for cryopreservation of human oocytes. Reprod Biomed Online. 2005; 11(3):300-8.

[69] Kuwayama M, et al. Comparison of open and closed methods for vitrification of human embryos and the elimination of potential contamination. Reprod Biomed Online. 2005; 11(5):608-14.

[70] Vanderzwalmen P, et al. Lower intracellular concentration of cryoprotectants after vitrification than after slow freezing despite exposure to higher concentration of cryoprotectant solutions. Hum Reprod. 2013; 28(8):2101-10.

[71] Miao S, et al. A Robotic System With Embedded Open Microfluidic Chip for Automatic Embryo Vitrification. IEEE Trans Biomed Eng. 2022; 69(12):3562-71.

[72] Palasz AT, Mapletoft RJ. Cryopreservation of mammalian embryos and oocytes: Recent advances. Biotechnol Adv. 1996; 14(2):127-49.

[73] Cuello C, et al. Vitrification of porcine embryos at various developmental stages using different ultra-rapid cooling procedures. Theriogenology. 2004; 62(1-2):353-61.

[74] Liu WX, et al. Effects of different cryoprotectants and cryopreservation protocols on the development of 2-4 cell mouse embryos. Cryo Letters. 2011; 32(3):240-7.

[75] Arav A, et al. A new, simple, automatic vitrification device: Preliminary results with murine and bovine oocytes and embryos. J Assist Reprod Genet. 2018; 35(7):1161-8.

[76] Landa V, Tepla O. Cryopreservation of mouse 8-cell embryos in microdrops. Folia Biol (Praha). 1990; 36(3-4):153-8.

[77] Riha J. Vitrification of cattle embryos by direct dropping into liquid nitrogen and embryo survival after nonsurgical transfer. Zivoc Viroba. 1994; 36:113-20.

[78] Yang BC, Leibo SP. Viability of in vitro-derived bovine zygotes cryopreserved in microdrops. Theriogenology. 1999; 51:178.

[79] Choi DH, et al. Pregnancy and delivery of healthy infants developed from vitrified blastocysts in an IVF-ET program. Fertil Steril. 2000; 74(4):838-9.

[80] Cho HJ, et al. An improved protocol for dilution of cryoprotectants from vitrified human blastocysts. Hum Reprod. 2002; 17(9):2419-22.

[81] Son WY, et al. Pregnancy resulting from transfer of repeat vitrified blastocysts produced by in-vitro matured oocytes in patient with polycystic ovary syndrome. Reprod Biomed Online. 2005; 10(3):398-401.

[82] Vajta G, et al. Vitrification of porcine embryos using the open pulled straw (OPS) method. Acta Vet Scand. 1997; 38(4):349-52.

[83] Vajta G, et al. Open pulled straw (OPS) vitrification: A new way to reduce cryoinjuries of bovine ova and embryos. Mol Reprod Dev. 1998; 51(1):53-8.

[84] Vajta G, et al. Sterile application of the open pulled straw (OPS) vitrification method. Cryo Letters. 1998; 19:389-92.

[85] Arav A, Zeron Y, Ocheretny A. A new device and method for vitrification increases the cooling rate and allows successful cryopreservation of bovine oocytes. Theriogenology. 2000; 53:248.

[86] Arav A, et al. New trends in gamete's cryopreservation. Mol Cell Endocrinol. 2002. 187 (1-2):77-81.

[87] Chen SU, et al. Open pulled straws for vitrification of mature mouse oocytes preserve patterns of meiotic spindles and chromosomes better than conventional straws. Hum Reprod. 2000; 15(12):2598-603.

[88] El-Danasouri I, Selman H. Successful pregnancies and deliveries after a simple vitrification protocol for day 3 human embryos. Fertil Steril. 2001; 76(2):400-2.

[89] Selman HA, El-Danasouri I. Pregnancies derived from vitrified human zygotes. Fertil Steril. 2002; 77(2):422-3.

[90] Isachenko V, et al. Modified vitrification of human pronuclear oocytes: Efficacy and effect on ultrastructure. Reprod Biomed Online. 2003; 7(2):211-6.

[91] Lane M, et al. Containerless vitrification of mammalian oocytes and embryos. Nat Biotechnol. 1999; 17(12):1234-6.

[92] Lane M, Schoolcraft WB, Gardner DK. Vitrification of mouse and human blastocysts using a novel cryoloop containerless technique. Fertil Steril. 1999; 72(6):1073-8.

[93] Mukaida T, et al. Successful birth after transfer of vitrified human blastocysts with use of a cryoloop containerless technique. Fertil Steril. 2001; 76(3):618-20.

[94] Mukaida T, Takahashi K, Kasai M. Blastocyst cryopreservation: Ultrarapid vitrification using cryoloop technique. Reprod Biomed Online. 2003; 6(2):221-5.

[95] Isachenko E, et al. Vitrification of mammalian spermatozoa in the absence of cryoprotectants: From past practical difficulties to present success. Reprod Biomed Online. 2003; 6(2):191-200.

[96] Larman MG, Sheehan CB, Gardner DK. Vitrification of mouse pronuclear oocytes with no direct liquid nitrogen contact. Reprod Biomed Online. 2006; 12(1):66-9.

[97] Matsumoto H, et al. Vitrification of large quantities of immature bovine oocytes using nylon mesh. Cryobiology. 2001; 42(2):139-44.

[98] Arav A, Shehu D, Mattioli M. Osmotic and cytotoxic study of vitrification of immature bovine oocytes. J Reprod Fertil. 1993; 99(2):353-8.

[99] Hamawaki A, Hamano KM. Minimum volume cooling method for bovine blastocyst vitrification. Theriogenology. 1999; 51:165.

[100] Vanderzwalmen P, et al. In vitro survival of metaphase Ⅱ oocytes (MⅡ) and blastocysts after vitrification in an hemi-straw (HS) system. Fertil Steril. 2000; 74:S215-216.

[101] Nagy ZP, et al. Clinical evaluation of the efficiency of an oocyte donation program using egg cryo-banking. Fertil Steril. 2009; 92(2):520-6.

[102] Chang CC, et al. Human oocyte vitrification: In-vivo and In-vitro maturation outcomes. Reprod Biomed Online. 2008; 17(5):684-8.

[103] Cobo A, et al. Comparison of concomitant outcome achieved with fresh and cryopreserved donor oocytes vitrified by the cryotop method. Fertil Steril. 2008; 89(6):1657-64.

[104] Chang CC, et al. Two successful pregnancies obtained following oocyte vitrification and embryo re-vitrification. Reprod Biomed Online. 2008; 16(3):346-9.

[105] Gutnisky C, et al. Evaluation of the cryotech vitrification kit for bovine embryos. Cryobiology. 2013; 67(3):391-3.

[106] Larman MG, Gardner DK. Vitrification of mouse embryos with super-cooled air. Fertil Steril. 2011; 95(4):1462-6.

[107] Hashimoto S, et al. A closed system supports the developmental competence of human embryos after vitrification: Closed vitrification of human embryos. J Assist Reprod Genet. 2013; 30(3):371-6.

[108] Van Landuyt L, et al. Outcome of closed blastocyst vitrification in relation to blastocyst quality: Evaluation of 759 warming cycles in a single-embryo transfer policy. Hum Reprod. 2011; 26(3):527-34.

[109] Schiewe MC, et al. Validation of microSecure vitrification (muSVTF) for the effective cryopreservation of human embryos and oocytes. Cryobiology. 2015; 71(2):264-72.

[110] Bonetti A, et al. Ultrastructural evaluation of human metaphase Ⅱ oocytes after vitrification: Closed versus open devices. Fertil Steril. 2011; 95(3):928-35.

[111] Papatheodorou A, et al. Open versus closed oocyte vitrification system: A prospective randomized sibling-oocyte study. Reprod Biomed Online. 2013; 26(6):595-602.

[112] Huang CC, et al. Successful pregnancy following blastocyst cryopreservation using super-cooling ultra-rapid vitrification. Hum Reprod. 2005; 20(1):122-8.

[113] Dinnyes A, et al. High developmental rates of vitrified bovine oocytes following parthenogenetic activation, in vitro fertilization, and somatic cell nuclear transfer. Biol Reprod. 2000; 63(2):513-8.

[114] Bielanski A, et al. Microbial contamination of embryos and semen during long term banking in liquid nitrogen. Cryobiology. 2003; 46(2):146-52.

[115] Tedder RS, et al. Hepatitis B transmission from contaminated cryopreservation tank. Lancet. 1995; 346(8968):137-40.

[116] Fountain D, et al. Liquid nitrogen freezers: A potential source of microbial contamination of hematopoietic stem cell components. Transfusion. 1997; 37(6):585-91.

[117] Berry ED, et al. Bacterial cross-contamination of meat during liquid nitrogen immersion freezing. J Food Prot. 1998; 61(9):1103-8.

[118] Bielanski A, et al. Viral contamination of embryos cryopreserved in liquid nitrogen. Cryobiology. 2000; 40(2):110-6.

[119] Cobo A, et al. Viral screening of spent culture media and liquid nitrogen samples of oocytes and embryos from hepatitis B, hepatitis C, and human immunodeficiency virus chronically infected women undergoing in vitro fertilization cycles. Fertil Steril. 2012; 97(1):74-8.

[120] Liebermann J. Vitrification of human blastocysts: An update. Reprod Biomed Online. 2009; 19(Suppl 4):4328.

[121] Vanderzwalmen P, et al. Aseptic vitrification of blastocysts from infertile patients, egg donors and after IVM. Reprod Biomed Online. 2009; 19(5):700-7.

[122] Vajta G, Rienzi L, Ubaldi FM. Open versus closed systems for vitrification of human oocytes and embryos. Reprod Biomed Online. 2015; 30(4):325-33.

[123] Parmegiani L, et al. Sterilization of liquid nitrogen with ultraviolet irradiation for safe vitrification of human oocytes or embryos. Fertil Steril. 2010; 94(4):1525-8.

[124] Parmegiani L, et al. Efficiency of aseptic open vitrification and hermetical cryostorage of human oocytes. Reprod Biomed Online. 2011; 23(4):505-12.

[125] Kuleshova LL, Lopata A. Vitrification can be more favora-

ble than slow cooling. Fertil Steril. 2002; 78(3):449-54.

[126] Cobo A, et al. Storage of human oocytes in the vapor phase of nitrogen. Fertil Steril. 2010; 94(5):1903-7.

[127] Eum JH, et al. Long-term liquid nitrogen vapor storage of mouse embryos cryopreserved using vitrification or slow cooling. Fertil Steril. 2009; 91(5):1928-32.

[128] Abdelhafez F, et al. Vitrification in open and closed carriers atdifferent cell stages: Assessment of embryo survival, development, DNA integrity and stability during vapor phase storage for transport. BMC Biotechnol. 2011; 11:29.

[129] Ghetler Y, et al. The effect of chilling on membrane lipid phase transition in human oocytes and zygotes. Hum Reprod. 2005; 20(12):3385-9.

[130] Mazur P, Seki S. Survival of mouse oocytes after being cooled in a vitrification solution to -196 degrees C at 95 degrees to 70,000 degrees C/min and warmed at 610 degrees to 118,000 degrees C/min: A new paradigm for cryopreservation by vitrification. Cryobiology. 2011; 62(1):1-7.

[131] Shaw JM, et al. An association between chromosomal abnormalities in rapidly frozen 2-cell mouse embryos and the ice-forming properties of the cryoprotective solution. J Reprod Fertil. 1991; 91(1):9-18.

[132] Vajta G, et al. In-straw dilution of bovine blastocysts after vitrification with the open-pulled straw method. Vet Rec. 1999; 144(7):180-1.

[133] Cuello C, et al. In vitro development following one-step dilution of OPS-vitrified porcine blastocysts. Theriogenology. 2004; 62(6):1144-52.

[134] Tecirlioglu RT, et al. Birth of a cloned calf derived from a vitrified hand-made cloned embryo. Reprod Fertil Dev. 2003; 15(7-8):361-6.

[135] Isachenko V, et al. New technology for vitrification and field (microscope-free) warming and transfer of small ruminant embryos. Theriogenology. 2003; 59(5-6):1209-18.

[136] Parmegiani L, et al. Rapid warming increases survival of slow-frozen sibling oocytes: A step towards A single warming procedure irrespective of the freezing protocol? Reprod Biomed Online. 2014; 28(5):614-23.

[137] Nagashima H, et al. Removal of cytoplasmic lipid enhances the tolerance of porcine embryos to chilling. Biol Reprod. 1994; 51(4):618-22.

[138] Dobrinsky JR, et al. Cryopreservation of swine embryos with reduced lipid content. Theriogenology. 1999; 51:164.

[139] Beeb LF, et al. Piglets born from centrifuged and vitrified early and peri-hatching blastocysts. Theriogenology. 2002; 57(9):2155-65.

[140] Esaki R, et al. Cryopreservation of porcine embryos derived from in vitro-matured oocytes. Biol Reprod. 2004; 71(2):432-7.

[141] Du Y, Zhang KP, et al. Successful vitrification of parthenofenetic porcine blastocysts produced from delipated in vitro matured oocytes. Reprod Fertil Dev. 2006; 18:153.

[142] Li R, et al. Cloned transgenic swine via in vitro production and cryopreservation. Biol Reprod. 2006; 75(2):226-30.

[143] Dinnyes A, Wallace GA, Rall WF. Effect of genotype on the efficiency of mouse embryo cryopreservation by vitrification or slow freezing methods. Mol Reprod Dev. 1995; 40 (4):429-35.

[144] Men H, Monson RL, Rutledge JJ. Effect of meiotic stages and maturation protocols on bovine oocyte's resistance to cryopreservation. Theriogenology. 2002; 57 (3): 1095-103.

[145] Edashige K, et al. Artificial expression of aquaporin-3 improves the survival of mouse oocytes after cryopreservation. Biol Reprod. 2003; 68(1):87-94.

[146] Edashige K, Sakamoto M, Kasai M. Expression of mRNAs of the aquaporin family in mouse oocytes and embryos. Cryobiology. 2000; 40(2):171-5.

[147] Veeck LL. Does the developmental stage at freeze impact on clinical results post-thaw? Reprod Biomed Online. 2003; 6 (3):367-74.

[148] Pool TB, Leibo SP. Cryopreservation and assisted human conception. Introduction. Reproductive Biomedicine Online. 2004; 9(2):132-3.

[149] Alpha Scientists in Reproductive Medicine. The alpha consensus meeting on cryopreservation key performance indicators and benchmarks: Proceedings of an expert meeting. Reprod Biomed Online. 2012; 25(2):146-67.

[150] Edgar DH, Gook DA. A critical appraisal of cryopreservation (slow cooling versus vitrification) of human oocytes and embryos. Hum Reprod Update. 2012; 18(5):536-54.

[151] Wang XL, et al. Outcomes of day 3 embryo transfer with vitrification using cryoleaf: A 3-year follow-up study. J Assist Reprod Genet. 2012; 29(9):883-9.

[152] Fernandez-Shaw S, et al. Ongoing and cumulative pregnancy rate after cleavage-stage versus blastocyst-stage embryo transfer using vitrification for cryopreservation: Impact of age on the results. J Assist Reprod Genet. 2015; 32(2):177-84.

[153] Vanderzwalmen P, et al. Births after vitrification at morula and blastocyst stages: Effect of artificial reduction of the blastocoelic cavity Before vitrification. Hum Reprod. 2002; 17 (3):744-51.

[154] Hiraoka K, Kinutani M, Kinutani K. Blastocoele collapse by micropipetting prior to vitrification gives excellent survival and pregnancy outcomes for human day 5 and 6 expanded blastocysts. Hum Reprod. 2004; 19(12):2884-8.

[155] Raju GA, et al. Vitrification of human early cavitating and

deflated expanded blastocysts: Clinical outcome of 474 cycles. J Assist Reprod Genet. 2009; 26(9-10):523-9.

[156] Iwayama H, Hochi S, Yamashita M. In vitro and in vivo viability of human blastocysts collapsed by laser pulse or osmotic shock prior to vitrification. J Assist Reprod Genet. 2011; 28(4):355-61.

[157] Cao S, et al. Retrospective clinical analysis of two artificial shrinkage methods applied prior to blastocyst vitrification on the outcome of frozen embryo transfer. J Assist Reprod Genet. 2014; 31(5):577-81.

[158] Van Landuyt L, et al. A prospective randomized controlled trial investigating the effect of artificial shrinkage (collapse) on the implantation potential of vitrified blastocysts. Hum Reprod. 2015; 30(11):2509-18.

[159] Min SH, et al. Forced collapse of the blastocoel enhances survival of cryotop vitrified bovine hatching/hatched blastocysts derived from in vitro fertilization and somatic cell nuclear transfer. Cryobiology. 2013; 66(2):195-9.

[160] Roth TL, Swanson WF, Wildt DE. Developmental competence of domestic cat embryos fertilized in vivo versus in vitro. Biol Reprod. 1994; 51(3):441-51.

[161] Enright BP, et al. Culture of in vitro produced bovine zygotes in vitro vs in vivo: Implications for early embryo development and quality. Theriogenology. 2000; 54(5): 659-73.

[162] Rizos D, et al. Consequences of bovine oocyte maturation, fertilization or early embryo development in vitro versus in vivo: Implications for blastocyst yield and blastocyst quality. Mol Reprod Dev. 2002; 61(2):234-48.

[163] Mahmoudzadeh AR, et al. Optimization of a simple vitrification procedure for bovine embryos produced in vitro: Effect of developmental stage, two-step addition of cryoprotectant and sucrose dilution on embryonic survival. J Reprod Fertil. 1995; 103(1):33-9.

[164] Wurth YA, et al. Developmental potential of in vitro produced bovine embryos following cryopreservation and single-embryo transfer. Theriogenology. 1994; 42:1275-84.

[165] Reinders JMC. From embryo to a calf after embryo transfer, a comparison of in vivo and in vitro produced embryos. Theriogenology. 1995; 43:306.

[166] Agca Y, et al. Transfer of fresh and cryopreserved IVP bovine embryos: Normal calving, birth weight and gestation lengths. Theriogenology. 1998; 50(1):147-62.

[167] Sirisha K, et al. Cryopreservation of zona-free cloned buffalo (*Bubalus bubalis*) embryos: Slow freezing vs open-pulled straw vitrification. Reprod Domest Anim. 2013; 48 (4):538-44.

[168] Zander-Fox D, Lane M, Hamilton H. Slow freezing and vitrification of mouse morula and early blastocysts. J Assist Reprod Genet. 2013; 30(8):1091-8.

[169] Check JH, et al. Fresh embryo transfer is more effective than frozen for donor oocyte recipients but not for donors. Hum Reprod. 2001; 16(7):1403-8.

[170] Nagy ZP, et al. Removal of lysed blastomeres from frozen-thawed embryos improves implantation and pregnancy rates in frozen embryo transfer cycles. Fertil Steril. 2005; 84 (6):1606-12.

[171] Elliott TA, et al. Lysed cell removal promotes frozen-thawed embryo development. Fertil Steril. 2007; 87(6): 1444-9.

[172] Jelinkova L, et al. Twin pregnancy after vitrification of 2-pronuclei human embryos. Fertil Steril. 2002; 77(2): 412-4.

[173] Vanderzwalmen P, et al. Vitrification of human blastocysts with the hemi-straw carrier: Application of assisted hatching after thawing. Hum Reprod. 2003; 18(7):1504-11.

[174] Vanderzwalmen P, et al. Pregnancies after vitrification of human day 5 embryos. Hum Reprod. 1997; 12(Suppl): 98.

[175] Mukaida T, et al. Vitrification of human embryos based on the assessment of suitable conditions for 8-cell mouse embryos. Hum Reprod. 1998; 13(10):2874-9.

[176] Park SP, et al. Ultra-rapid freezing of human multipronuclear zygotes using electron microscope grids. Hum Reprod. 2000; 15(8):1787-90.

[177] Saito H, et al. Application of vitrification to human embryo freezing. Gynecol Obstet Invest. 2000; 49(3):145-9.

[178] Yokota Y, et al. Successful pregnancy following blastocyst vitrification: Case report. Hum Reprod. 2000; 15(8): 1802-3.

[179] Yokota Y, et al. Birth of a healthy baby following vitrification of human blastocysts. Fertil Steril. 2001; 75(5): 1027-9.

[180] Liebermann J, Tucker MJ. Effect of carrier system on the yield of human oocytes and embryos as assessed by survival and developmental potential after vitrification. Reproduction. 2002; 124(4):483-9.

[181] Reed ML, et al. Vitrification of human blastocysts using the cryoloop method: Successful clinical application and birth of offspring. J Assist Reprod Genet. 2002; 19(6):304-6.

[182] Son WY, et al. Ongoing twin pregnancy after vitrification of blastocysts produced by in-vitro matured oocytes retrieved from a woman with polycystic ovary syndrome: Case report. Hum Reprod. 2002; 17(11):2963-6.

[183] Isachenko V, et al. Aseptic technology of vitrification of human pronuclear oocytes using open-pulled straws. Hum Reprod. 2005; 20(2):492-6.

[184] Liebermann J, Tucker MJ. Vitrifying and warming of human

oocytes, embryos, and blastocysts: Vitrification procedures as an alternative to conventional cryopreservation. Methods Mol Biol. 2004; 254:345-64.

[185] Zheng WT, et al. Comparison of the survival of human biopsied embryos after cryopreservation with four different methods using non-transferable embryos. Hum Reprod. 2005; 20(6):1615-8.

[186] Stehlik E, et al. Vitrification demonstrates significant improvement versus slow freezing of human blastocysts. Reprod Biomed Online. 2005; 11(1):53-7.

[187] Balaban B, et al. A randomized controlled study of human day 3 embryo cryopreservation by slow freezing or Vitrification: Vitrification is associated with higher survival, metabolism and blastocyst formation. Hum Reprod. 2008; 23(9):1976-82.

[188] Rezazadeh Valojerdi M, et al. Vitrification versus slow freezing gives excellent survival, post warming embryo morphology and pregnancy outcomes for human cleaved embryos. J Assist Reprod Genet. 2009; 26(6):347-54.

[189] Son WY, et al. Comparison of survival rate of cleavage stage embryos produced from in vitro maturation cycles after slow freezing and after vitrification. Fertil Steril. 2009; 92(3):956-8.

[190] Keskintepe L, et al. Vitrification of human embryos subjected to blastomere biopsy for pre-implantation genetic screening produces higher survival and pregnancy rates than slow freezing. J Assist Reprod Genet. 2009; 26(11-12):629-35.

[191] Wilding MG, et al. Human cleavage-stage embryo vitrification is comparable to slow-rate cryopreservation in cycles of assisted reproduction. J Assist Reprod Genet. 2010; 27(9-10):549-54.

[192] Sifer C, et al. Outcome of embryo vitrification compared to slow freezing process at early cleavage stages. Report of the first French birth. Gynecol Obstet Fertil. 2012; 40(3):158-61.

[193] AbdelHafez FF, et al. Slow freezing, vitrification and ultra-rapid freezing of human embryos: A systematic review and meta-analysis. Reprod Biomed Online. 2010; 20(2):209-22.

[194] Desai N, et al. Cryoloop vitrification of human day 3 cleavage-stage embryos: Post-vitrification development, pregnancy outcomes and live births. Reprod Biomed Online. 2007; 14(2):208-13.

[195] Hong SW, et al. Cryopreserved human blastocysts after vitrification result in excellent implantation and clinical pregnancy rates. Fertil Steril. 2009; 92(6):2062-4.

[196] Hiraoka K, Kinutani M, Kinutani K. Vitrification of human hatched blastocysts: A report of 4 cases. J Reprod Med. 2007; 52(5):413-5.

[197] Stachecki JJ, et al. A new safe, simple and successful vitrification method for bovine and human blastocysts. Reprod Biomed Online. 2008; 17(3):360-7.

[198] Selman H, et al. Vitrification is a highly efficient method to cryopreserve human embryos in in vitro fertilization patients at high risk of developing ovarian hyperstimulation syndrome. Fertil Steril. 2009; 91(4 Suppl):1611-3.

[199] Hiraoka K, et al. Vitrified human day-7 blastocyst transfer: 11 cases. Reprod Biomed Online. 2008; 17(5):689-94.

[200] Wirleitner B, et al. The time aspect in storing vitrified blastocysts: Its impact on survival rate, implantation potential and babies born. Hum Reprod. 2013; 28(11):2950-7.

[201] Cobo A, et al. Six years' experience in ovum donation using vitrified oocytes: Report of cumulative outcomes, impact of storage time, and development of a predictive model for oocyte survival rate. Fertil Steril. 2015; 104(6):1426-34. e8.

[202] Achour R, et al. [Embryo vitrification: First Tunisian live birth following embryo vitrification and literature review]. Tunis Med. 2015; 93(3):181-3.

[203] Sparks AE. Human embryo cryopreservation-methods, timing, and other considerations for optimizing an embryo cryopreservation program. Semin Reprod Med. 2015; 33(2):128-44.

[204] Knopman JM, et al. Women with cancer undergoing ART for fertility preservation: A cohort study of their response to exogenous gonadotropins. Fertil Steril. 2009; 91(4 Suppl):1476-8.

[205] Grifo JA, Noyes N. Delivery rate using cryopreserved oocytes is comparable to conventional in vitro fertilization using fresh oocytes: Potential fertility preservation for female cancer patients. Fertil Steril. 2010; 93(2):391-6.

[206] Noyes N, et al. Oocyte cryopreservation as a fertility preservation measure for cancer patients. Reprod Biomed Online. 2010; 23(3):323-33.

[207] Lockwood G. Politics, ethics and economics: Oocyte cryopreservation in the UK. Reprod Biomed Online. 2003; 6(2):151-3.

[208] Bedoschi G, Oktay K. Current approach to fertility preservation by embryo cryopreservation. Fertil Steril. 2013; 99(6):1496-502.

[209] Cobo A, et al. New options in assisted reproduction technology: The cryotop method of oocyte vitrification. Reprod Biomed Online. 2008; 17(1):68-72.

[210] Nagy ZP, et al. The efficacy and safety of human oocyte vitrification. Semin Reprod Med. 2009; 27(6):450-5.

[211] Lin YH, et al. Combination of cabergoline and embryo cryopreservation after GnRH agonist triggering prevents

OHSS in patients with extremely high estradiol levels-a retrospective study. J Assist Reprod Genet. 2013; 30(6): 753-9.

[212] Imudia AN, et al. Elective cryopreservation of all embryos with subsequent cryothaw embryo transfer in patients at risk for ovarian hyperstimulation syndrome reduces the risk of adverse obstetric outcomes: A preliminary study. Fertil Steril. 2013; 99(1):168-73.

[213] Stoop D, et al. Offering excess oocyte aspiration and vitrification to patients undergoing stimulated artificial insemination cycles can reduce the multiple pregnancy risk and accumulate oocytes for later use. Hum Reprod. 2010; 25(5): 1213-8.

[214] Joris H, et al. Reduced survival after human embryo biopsy and subsequent cryopreservation. Hum Reprod. 1999; 14(11):2833-7.

[215] Jericho H, et al. A modified cryopreservation method increases the survival of human biopsied cleavage stage embryos. Hum Reprod. 2003; 18(3):568-71.

[216] Schoolcraft WB, Katz-Jaffe MG. Comprehensive chromosome screening of trophectoderm with vitrification facilitates elective single-embryo transfer for infertile women with advanced maternal age. Fertil Steril. 2013; 100(3):615-9.

[217] Grifo JA, et al. Single thawed euploid embryo transfer improves IVF pregnancy, miscarriage, and multiple gestation outcomes and has similar implantation rates as egg donation. J Assist Reprod Genet. 2013; 30(2):259-64.

[218] Schoolcraft WB, et al. Clinical application of comprehensive chromosomal screening at the blastocyst stage. Fertil Steril. 2010; 94(5):1700-6.

[219] Fragouli E, et al. Comprehensive chromosome screening of polar bodies and blastocysts from couples experiencing repeated implantation failure. Fertil Steril. 2010; 94(3): 875-87.

[220] Schoolcraft WB, et al. Live birth outcome with trophectoderm biopsy, blastocyst vitrification, and single-nucleotide polymorphism microarray-based comprehensive chromosome screening in infertile patients. Fertil Steril. 2011; 96(3): 638-40.

[221] Oakes MB, et al. A case of oocyte and embryo vitrification resulting in clinical pregnancy. Fertil Steril. 2008; 90(5): 2013 e5-8.

[222] Peng W, Zhang J, Shu Y. Live birth after transfer of a twice-vitrified warmed blastocyst that had undergone trophectoderm biopsy. Reprod Biomed Online. 2011; 22(3): 299-302.

[223] Greco E, et al. Successful implantation and live birth of a healthy boy after triple biopsy and double vitrification of oocyte-embryo-blastocyst. Springerplus. 2015; 4:22.

[224] Shapiro BS, et al. Clinical rationale for cryopreservation of entire embryo cohorts in lieu of fresh transfer. Fertil Steril. 2014; 102(1):3-9.

[225] Mohamed AM, et al. Live birth rate in fresh and frozen embryo transfer cycles in women with endometriosis. Eur J Obstet Gynecol Reprod Biol. 2011; 156(2):177-80.

[226] Shapiro BS, et al. Evidence of impaired endometrial receptivity after ovarian stimulation for in vitro fertilization: A prospective randomized trial comparing fresh and frozen-thawed embryo transfer in normal responders. Fertil Steril. 2011; 96(2):344-8.

[227] Cobo A, et al. Accumulation of oocytes: A new strategy for managing low-responder patients. Reprod Biomed Online. 2012; 24(4):424-32.

[228] Vanderzwalmen P, et al. Blastocyst transfer after aseptic vitrification of zygotes: An approach to overcome An impaired uterine environment. Reprod Biomed Online. 2012; 25(6):591-9.

[229] Roy TK, et al. Single-embryo transfer of vitrified-warmed blastocysts yields equivalent live-birth rates and improved neonatal outcomes compared with fresh transfers. Fertil Steril. 2014; 101(5):1294-301.

[230] Chian RC, et al. Obstetric outcomes following vitrification of in vitro and in vivo matured oocytes. Fertil Steril. 2009; 91(6):2391-8.

[231] Noyes N, Porcu E, Borini A. Over 900 oocyte cryopreservation babies born with no apparent increase in congenital anomalies. Reprod Biomed Online. 2009; 18(6):769-76.

[232] Rama Raju GA, et al. Neonatal outcome after vitrified day 3 embryo transfers: A preliminary study. Fertil Steril. 2009; 92(1):143-8.

[233] Shu Y, Peng W, Zhang J. Pregnancy and live birth following the transfer of vitrified-warmed blastocysts derived from zona-and corona-cell-free oocytes. Reprod Biomed Online. 2010; 21(4):527-32.

[234] Wikland M, et al. Obstetric outcomes after transfer of vitrified blastocysts. Hum Reprod. 2010; 25(7):1699-707.

[235] Shi W, et al. Perinatal and neonatal outcomes of 494 babies delivered from 972 vitrified embryo transfers. Fertil Steril. 2012; 97(6):1338-42.

[236] Chen Y, et al. Neonatal outcomes after the transfer of vitrified blastocysts: Closed versus open vitrification system. Reprod Biol Endocrinol. 2013; 11:107.

[237] Li Z, et al. Clinical outcomes following cryopreservation of blastocysts by vitrification or slow freezing: A population-based cohort study. Hum Reprod. 2014; 29(12):2794-801.

[238] Devine K, et al. Single vitrified blastocyst transfer maximizes liveborn children per embryo while minimizing preterm

birth. Fertil Steril. 2015; 103(6):1454-60 e1.

[239] Kong IK, et al. Comparison of open pulled straw (OPS) vs glass micropipette (GMP) vitrification in mouse blastocysts. Theriogenology. 2000; 53(9):1817-26.

[240] Isachenko V, Vajta A. Double cryopreservtion of rat embryos at different developmental stages with identical vitrification protocol: The not properly understood phenomenon. J Reprod Fertil. 2000; 26:Abstract series:10.

[241] Tominaga K, Hamada Y. Gel-loading tips as container for vitrification of in vitro-produced bovine embryos. J Reprod Dev. 2001; 47:259-265.

[242] Liebermann J, et al. Blastocyst development after vitrification of multipronuclear zygotes using the flexipet denuding pipette. Reprod Biomed Online. 2002; 4(2):146-50.

[243] Cremades N, et al. Experimental vitrification of human compacted morulae and early blastocysts using fine diameter plastic micropipettes. Hum Reprod. 2004; 19(2):300-5.

[244] Hredzak R, et al. [Clinical experience with a modified method of human embryo vitrification]. Ceska gynekologie/Ceska Lekarska Spolecnost J. Ev. Purkyne. 2005; 70 (2):99-103.

[245] Chen SU, et al. Vitrification of mouse oocytes using closed pulled straws (CPS) achieves a high survival and preserves good patterns of meiotic spindles, compared with conventional straws, open pulled straws (OPS) and grids. Hum Reprod. 2001; 16(11):2350-6.

[246] Lopez-Bejar M, Lopez-Gatius F. Nonequilibrium cryopreservation of rabbit embryos using a modified (sealed) open pulled straw procedure. Theriogenology. 2002; 58(8): 1541-52.

[247] Arav A, Vitrification of oocytes and embryos. In: New Trends in Embryo Transfer. Lauria A, Gandolfi F. (eds.). Portland Press: Cambridge. pp. 255-264, 1992.

[248] Vajta G, Nagy ZP. Are programmable freezers still needed in the embryo laboratory? Review on vitrification. Reprod Biomed Online. 2006; 12(6):779-96.

[249] Vieira AD, et al. Calves born after open pulled straw vitrification of immature bovine oocytes. Cryobiology. 2002; 45 (1):91-4.

[250] Martino A, Songsasen N, Leibo SP. Development into blastocysts of bovine oocytes cryopreserved by ultra-rapid cooling. Biol Reprod. 1996; 54(5):1059-69.

[251] Hou YP, et al. Bovine oocytes vitrified by the open pulled straw method and used for somatic cell cloning supported development to term. Theriogenology. 2005; 64(6): 1381-91.

[252] Booth PJ, et al. Full-term development of nuclear transfer calves produced from open-pulled straw (OPS) vitrified cytoplasts: Work in progress. Theriogenology. 1999; 51(5): 999-1006.

[253] French AJ, et al. Viability of cloned bovine embryos following OPS vitrification. Theriogenology. 2002; 57:413.

[254] French AJ, et al. Generation of aS1 casein gene transgenic calves by nuclear transfer. Biol Reprod. 2003; 68:240.

[255] Peura TT, et al. No differences in sheep somatic cell nuclear transfer outcomes using serum-starved or actively growing donor granulosa cells. Reprod Fertil Dev. 2003; 15(3): 157-65.

[256] Fujihira T, Kishida R, Fukui Y. Developmental capacity of vitrified immature porcine oocytes following ICSI:Effects of cytochalasin B and cryoprotectants. Cryobiology. 2004; 49 (3):286-90.

[257] Fujuhira T, Fukui NH. Relationship between equilibration timea and the presence of cumulus cells, and effect of taxol treatment for vitrification of in vitro matured porcine oocytes. Cryobiology. 2005; 51:339-343.

[258] Kobayashi S, et al. Piglets produced by transfer of vitrified porcine embryos after stepwise dilution of cryoprotectants. Cryobiology. 1998; 36(1):20-31.

[259] Berthelot F, et al. Birth of piglets after OPS vitrification and transfer of compacted morula stage embryos with intact zona pellucida. Reprod Nutr Dev. 2001; 41(3):267-72.

[260] Men H, et al. Beneficial effects of serum supplementation during in vitro production of porcine embryos on their ability to survive cryopreservation by open pulled straw vitrification. Theriogenology. 2005; 64(6):1340-9.

[261] Maclellan LJ, et al. Pregnancies from vitrified equine oocytes collected from super-stimulated and non-stimulated mares. Theriogenology. 2002; 58 (5):911-9.

[262] Piltti K, et al. Live cubs born after transfer of OPS vitrified-warmed embryos in the farmed European polecat (*Mustela putorius*). Theriogenology. 2004; 61 (5):811-20.

[263] Crichton EG, et al. Efficacy of porcine gonadotropins for repeated stimulation of ovarian activity for oocyte retrieval and in vitro embryo production and cryopreservation in Siberian tigers (*Panthera tigris altaica*). Biol Reprod. 2003; 68(1):105-13.

[264] Iwayama H, et al. Effects of cryodevice type and donors' sexual maturity on vitrification of minke whale (*Balaenoptera bonaerensis*) oocytes at germinal vesicle stage. Zygote. 2004; 12(4):333-8.

23

卵子库的管理

Ana Cobo, Pilar Alamá, José María De Los Santos, María José De Los Santos 和 José Remohí

引　言

玻璃化冷冻技术的引进使得女性配子的冷冻保存、长期存储和后期胚胎移植已成现实。目前有大量人群从卵子库中受益,如需要在接受可能导致不育的治疗前进行生育保护的癌症患者[1],或因各种原因希望延迟生育的女性[2,3]。卵子冷冻保存也促进了辅助生殖技术(ART)的进展,有助于解决一些临床困境,如低反应患者[4]、不可预测的男性伴侣精液样本采集失败、卵巢过度刺激综合征高危人群[5],或其他一些不建议进行胚胎移植的情况[6]。毫无疑问,供卵相关的辅助生殖治疗也是卵子库的主要受益者。卵子冷冻保存可有效解决目前供卵治疗中的常见问题,如供卵者和受卵者的同步化、为寻找合适卵源导致的长期等待,以及最重要的,缺乏传染性疾病隔离观察期。

尽管卵子冷冻保存意义重大,但由于缺乏成功的方法学指引,直至近年,其应用仍较为有限。长期以来导致卵子冷冻保存失败的原因现已明确。其中,女性配子的大小和形状是两个重要原因。女性配子是人体最大的细胞,含有大量的水分,故在冷冻保存过程中更容易形成冰晶。冷冻损伤是指细胞从+15 ℃到-5 ℃的过程中发生的细胞骨架[7]和细胞膜[8]不可逆的损伤,是冷冻保存过程中细胞死亡的另一个主要因素[9]。为了保证后期解冻时细胞的存活和完整性,必须不惜一切代价避免细胞质内冰晶形成。玻璃化冷冻直接从室温过渡到-196 ℃,有效避免了冷冻损伤和冰晶形成[10]。玻璃化冷冻采用高冷却速率和高浓度的冷冻保护剂[11],由于冷冻保护剂的潜在毒性,玻璃化冷冻方案亦有所调整以减少损伤;此外,还通过提高冷却和加热速率,以保证细胞的活力[12,13]。因此,如今我们已能通过多种途径使得冷冻复苏的卵子获得与新鲜卵子相当的治疗结局,从而促进卵子库的推广与应用。

在本章中,我们将简要回顾使用冷冻卵子进行供卵治疗所取得的临床成果,着重阐述与卵子库管理相关的基本问题,包括相关设备、储存设备以及液氮(LN)供应。还有涉及卵子库管理的最紧要的临床问题,如供卵者选择、受卵者的准备和匹配过程。

利用卵子库行供卵治疗的临床结局

既往一个同胞队列研究显示[14],来自新鲜卵子与冷冻卵子的胚胎有着相似的发育结局,其后一个大型随机对照临床研究验证了冷冻卵子进行供卵治疗的临床结局[15]。最近在一项样本量为 2 000 多名婴儿的大型研究中,使用冷冻卵子与新鲜卵子所孕育的婴儿的产科和围产期结局相似,验证了该技术的安全性[16]。

最近一项关于供卵治疗大型研究分析了超过 40 000 个冷冻卵子的复苏率,结果提示其总体复苏率为 92.6%,且从小于 6 个月到超过 5 年的分组分析未发现冻存时长对卵子复苏率或临床结局有影响[17]。该研究为今后长期卵子冻存及利用提供了可靠的依据及保障,其临床妊娠率、继续妊娠率和分娩率分别为 55.0%、45.3%和 37.6%,与我们之前的研究结果较为一致[15,18]。该研究中由于供卵的平均个数较高,剩余冷冻胚胎移植的概率较高,故而增加了累积妊娠率,因此优化了单次供卵周期的治疗结局。每个供卵周期的累计分娩率在 3 次冷冻胚胎移植后达到 70%以上,在 5 次冷冻胚胎移植后上升到近 80%,充分证实了供卵周期的高效率。该研究也支持我们之前关于双重玻璃化(即玻璃化冷冻复苏的卵子形成的胚胎再玻璃化冷冻)无害的结果[19]。随着消耗的卵子数量上升,供卵治疗周期的成功率呈指数级增长,当完成 3~4 个供卵治疗周期时,不论总计消耗了多少卵子,患者的活产率几乎可达 100%[17]。

迄今为止,在 IVI(Instituto Valenciano de Infertilidad)集团(未发表数据),我们利用约 500 000 个玻璃化冷冻复苏卵子(n=488 022),完成了超 40 000 个(41 042 个)供卵治疗周期,获得了超过 16 000 个活产儿(n=16 739),这些数据向我们展示了卵子冷冻及供卵治疗的巨大潜力。与此同时,我们中心已在超过 20 000 次体外受精(IVF)周期(n=20 229)中使用了玻璃化卵子(190 000 个卵子),获得了 4 384 个活产儿。在 IVI 集团,通过玻璃化卵子复苏技术,目前总计已获得了约 21 000 个活产儿。

与卵子库相关的设施和技术问题

设施

根据欧洲指引 2004/23/EC,包括诊疗中心或门诊在内的 ART 实验室以及配子库,均被视为组织库,因此也受到旨在防止人类组织和细胞传染性疾病传播的规定和标准的约束。

不仅在组织采集、检测和处理过程中,在保存、分发、使用及存储过程中,均需有相关的安全措施。在此,我们将描述一些卵子库必须的技术指标以符合欧洲规定,并在设计、安装、操作和性能四个方面获得资格认证。

卵子库的选址、空气质量及建筑材料是设施层面获得认证的关键。

储存室的选址

从实用的角度来看,储存室与液氮罐应位于 IVF 实验室附近,以便冷冻的卵子可以轻松、迅速、成功地转移到储存室和液氮罐中。

就分发目的而言,拥有自己的卵子库在逻辑上会更容易进行分发和使用。然而,卵子运输也是一个可行且安全的选项,将在本章中进行阐述。

就空间而言,应根据预期存储的样本量,设计能够放置足够数量液氮罐的储存室。一些专家建议根据 10 年内线性增长的储存计划来计算空间,或者为紧急状况需要额外存储空间时设计一个备用的外部储存室[20,21]。

环境变量

尽管存储设施不需要严格遵循与组织获取和处理设施相同的环境标准,但对于蒸汽相和半封闭系统的卵子库,建议实施预防措施以最小化存储期间的细菌和其他空气传播的污染,可以通过在空调系统中安装高效颗粒空气过滤器来去除小颗粒(<0.3 mm),也可使用正压通气。

在欧洲,在组织样本采集和处理过程中组织库的空气环境必须达到 A 级;然而,由于在存储区域执行的关键步骤较少,因此环境空气 D 级亦可接受。

挥发性有机化合物(VOCs)对冷冻保存的人类卵子和胚胎的影响尚未完全阐明,因此很难就储存室内 VOC 的控制程度进行规范。我们仅建议通过固定或移动的光催化氧化元件或类似方法来控制和最小化 VOCs。

关于温度,尽管室温(22~23 ℃)即可,但将房间设置在一个较低的温度,将有助于最小化液氮蒸发和水凝结,毕竟水是微生物生长的促进剂。另一种方法则是设置湿度控制器以监测储存空间的湿度水平。

此外,出于安全考虑,必须安装低氧水平传感器和液氮泄漏报警系统。作为诊疗中心常规紧急预案的一部分,储存设施也应设有发电机或不间断电源系统以防突发电力中断。

设备

我们所有的样本都通过玻璃化冷冻保存。目前该过程完全是手工操作,因此任何用于玻璃化冷冻过程的设备都并非必须。玻璃化冷冻的整个过程不超过 20 min(玻璃化和加温),且仅需非常简单的工具,其便捷和高效为冷冻保存带来了突破。然而,玻璃化冻存样本大多数体积极小,这给进一步处理、存储和维护带来了挑战。因此,我们将着重阐述在卵子库中储存玻璃化冷冻卵子所需的材料和设备。

储存罐

储存容器可以是传统的液氮(LN)罐或蒸汽罐。在我们的卵子库中,使用带有液氮套层(图 23-1)的蒸汽相储存罐(CBS V1500;Custom Biogenic Systems,美国),可保证卵子储存于液氮中,且存储区域为低温环境。真空绝缘套层通过对流传播冷气流,通过储存隔间中的通风口后由冷冻设备下部排出液氮,从而使冷气层流于存储区域内(图 23-1,图 23-2),实现上层温度低于-180 ℃,底部温度低于-195 ℃,整个储存罐处于均匀的低温环境。工作区位于储存区域顶部,因此可以在安全温度范围内(-180 ℃)对样本进行操作,避免了意外升温的风险(图 23-2)。图 23-3 为样本储存分布示意图。每个储存罐可容纳近 11 000 个冷冻载杆。尽管可以手动设置,该储存系统的另一优势是液氮的供应可系统设置。我们已经证实,这种储存容器可有效避免由于直接接触 LN 而导致交叉污染的风险,且蒸汽储存的效价与传统液氮储存相当[22]。

由于这类储存罐更为复杂和精细,我们建议定期对其进行清洁和维护,这需要定期将容器清空,并将样本暂时转移到专门的备用储罐中。备用储罐必须具备与常规储罐相当的安全条件。应提前安排清空储存罐以清洁和维护,并且各项操作需要按照严格的标准操作流程执行。

建造、氮气供应及气体管道

储存空间的建筑材料的类型应与组织获取和处理空间中使用的材料相似,表面光滑,易于清洁。建筑材料选择中最需要考虑的是地板材料的收缩程度对于温度变化的响应性,需要有足够大的温度变化区间,不会因为液氮泄漏造成地板温度骤降而容易产生裂缝。

在我们的卵子库中,储存罐液氮供应有三个基本要素:首先是位于外部的大型液氮储存罐(带有 2 400 L 容量的储存箱,能够向大约 10 个 CBS V1500 蒸汽罐供应液氮)(图 23-4);其次是一个由容器加压的加压罐;第三是

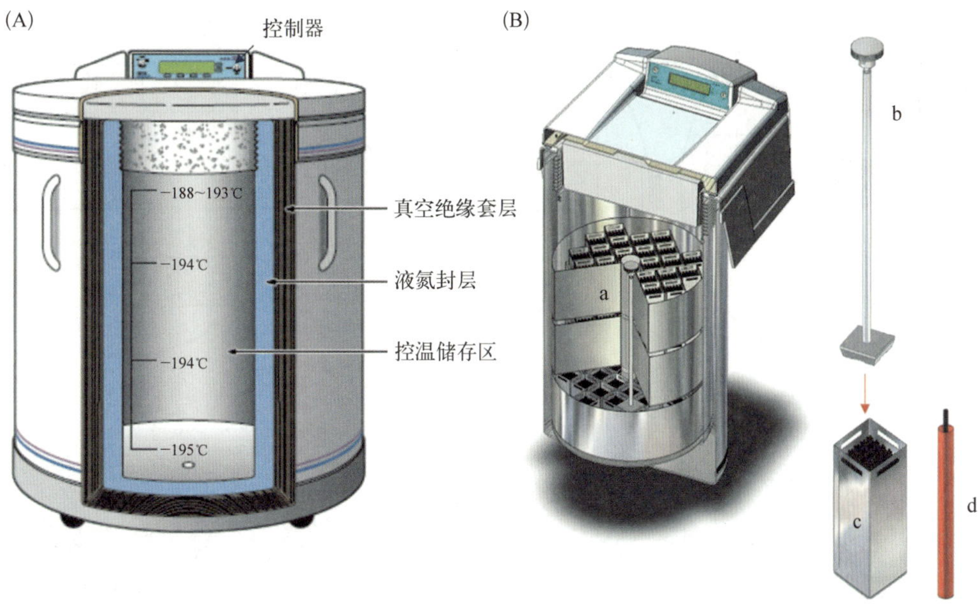

图 23-1 (A)罐体内部示意图,展示了液氮套层和蒸汽存储区。(B)(a)一个旋转盘上组装三层存储空间。(b)取出工具。(c)用于放置和取出存储桶。(d)存储桶中装载样本的载杆

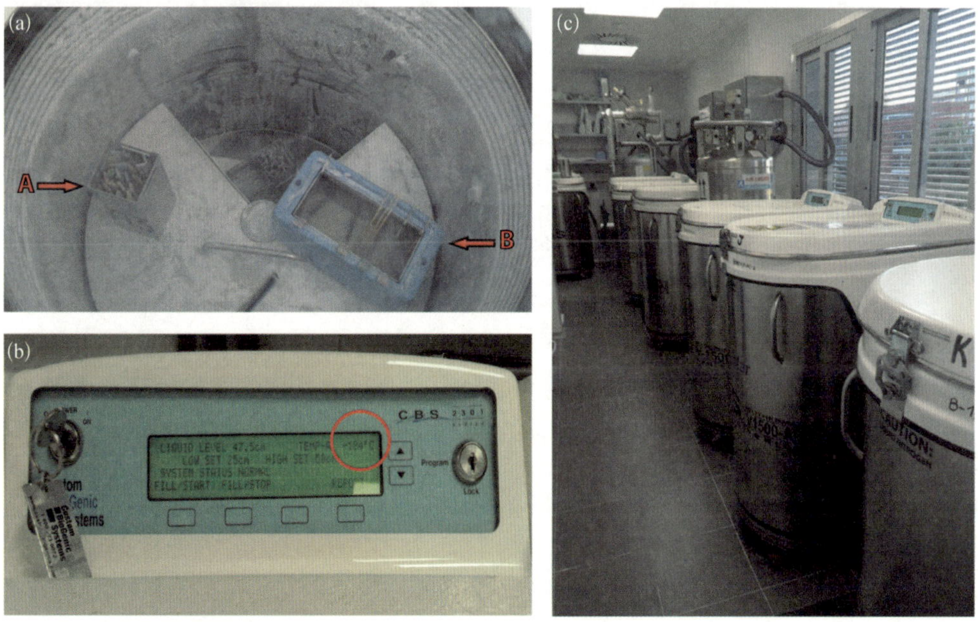

图 23-2 (a)蒸汽罐的工作区域,展示了一个存储罐(A 箭头)和正在冻卵的玻璃化冷冻架(B 箭头)。(b)在处理卵子时显示的温度(−184 ℃)。(c)存储室

连通加压罐的蒸汽储存罐。该系统回路由一个自动化的可编程系统控制(Simatic Siemens PLC HMI,德国)。该系统多个参数可调,如最小和最大调节水平、液氮填充压力、低水平和过填报警。

液氮传输系统应完全绝缘,以避免储存系统温度过高和过低,且在液氮重新填充期间的蒸发可降到最低。

此外,独立的阀门保证液氮仅流入储存罐的套层中。强烈推荐使用预过滤器防止液氮中可能混有的杂质进入储存罐,因为"杂质"的存在可能会对储存罐套层的独立阀门造成严重影响(图 23-4c)。

用于玻璃化冷冻的液氮供应

为了净化在玻璃化冷冻过程中使用的液氮,需要在加压罐连接一个特制的陶瓷过滤器(图 23-5)。Ceralin 在线过滤器(Air Liquide Medicinal,法国)包含一个 0.1 μm 的陶瓷膜,其工艺符合美国食品药品监督管理局对无菌产品的制造要求(1987)[23]。Ceralin 在线过滤器包含两个串联连接且插入真空传输系统中的液体过滤元件。陶瓷膜是多层的多通道元件,安装在真空绝缘管内,靠近使用终

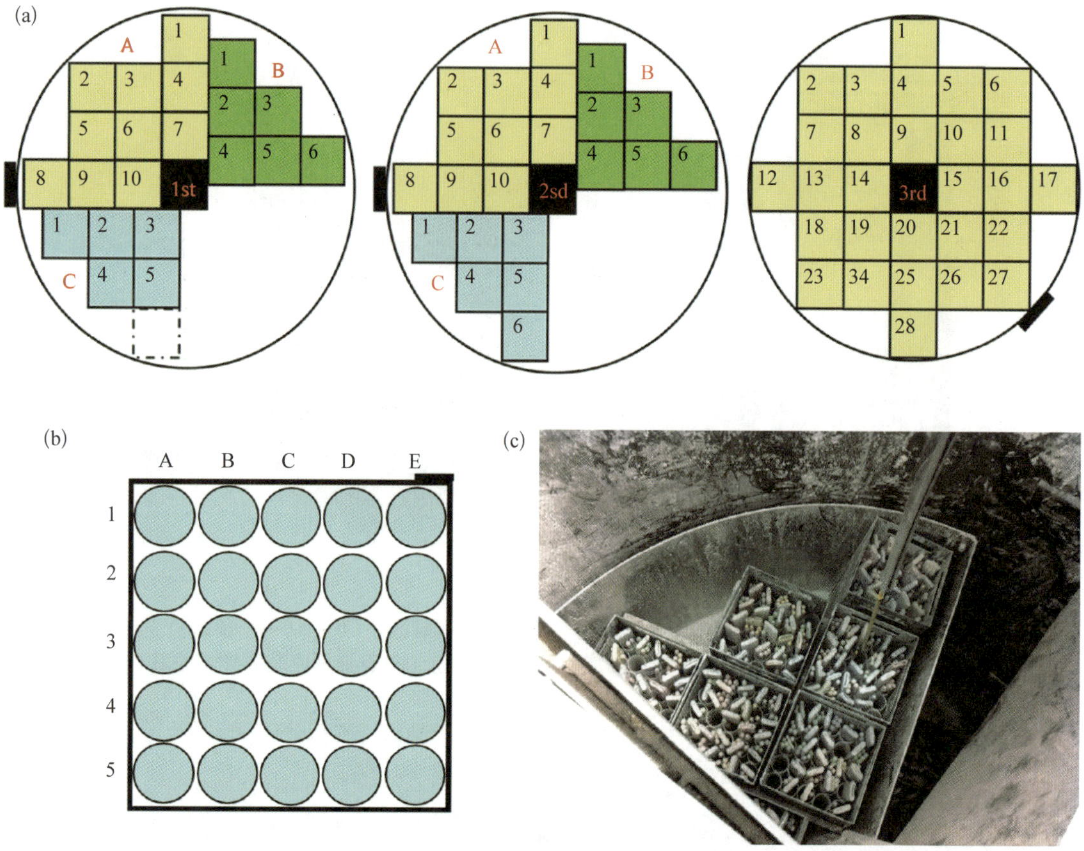

图 23-3 (a)存储罐的排列和数量的示意图,每个存储罐被分成 25 个独立的字母数字位置。(b)每个储存罐中共有 1 800 个位置,每个位置最多可以容纳 6 个冷冻载杆(每个卵子库有 10 800 个冷冻载杆)。(c)储存样本细节展示,放置桶及冷冻载杆的存储罐,每个桶的样本来自同一个供卵者,不同供卵者的样本不能放在同一个小桶中

端。在使用过程中,液氮流过过滤器及陶瓷膜,由此形成高纯度液氮,每升液氮中细菌计数低于 1 个菌落单位(CFU)。由于陶瓷膜过滤面积大,且液氮污染水平低,该过滤器可使用几十年才会失效而需要更换。尽管如此,定期进行微生物采样评估仍不可忽略。

储存期间的温度监控系统

冷冻保存的样本,尤其是那些冻存体积小的玻璃化样本,对温度变化极为敏感。因此,温度监控应为冷冻实验室常规质量控制(QC)项目之一。在我们的卵子库中,使用了持续温度监控系统(DataCare, ControlTemp,西班牙)来监测储存罐内的温度,该系统能够提供数字和图形记录(图 23-6)并每秒更新,实时警报,也可以通过记录评估在警报期间发生的事件,区分现时报警或既往报警重现。一旦发生报警,系统会向授权管理人员发送警报和报警信息。

处理液氮时的安全问题

处理液氮必须遵守相关安全措施。所有实验室工作人员,特别是负责卵子库、玻璃化冷冻以及所有相关操作的胚胎学家/技术人员,必须了解液氮材料安全数据表及使用液氮的潜在危害。卵子库应位于通风良好的房间。鉴于氮气可能会降低空气中可呼吸的氧气浓度,因此需要在卵子库中监测氧气水平。进入该区域必须强制使用护眼设备、低温手套、实验室工作服、封闭式鞋和长裤等经过认证的个人防护装备。

供卵者及受卵者的管理

供卵者筛选

西班牙辅助生殖法是基于 1988 年 11 月通过的立法(法条 35/1988)[24]。尽管当时一些国家已有对辅助生殖技术(ART)的规定或建议,但西班牙是第一个在这一医学领域颁布特定法律的国家。1996 年皇家法令 412 和 1996 年 3 月 25 日的总理发布令,规范了供卵者选择标准及强制性的筛查程序,以避免基因病、遗传性或传染性疾病的传播[25]。2006 年,西班牙通过了一项新的辅助生殖法(法条 14/2006)[26],该法律确定了配子和胚胎使用的

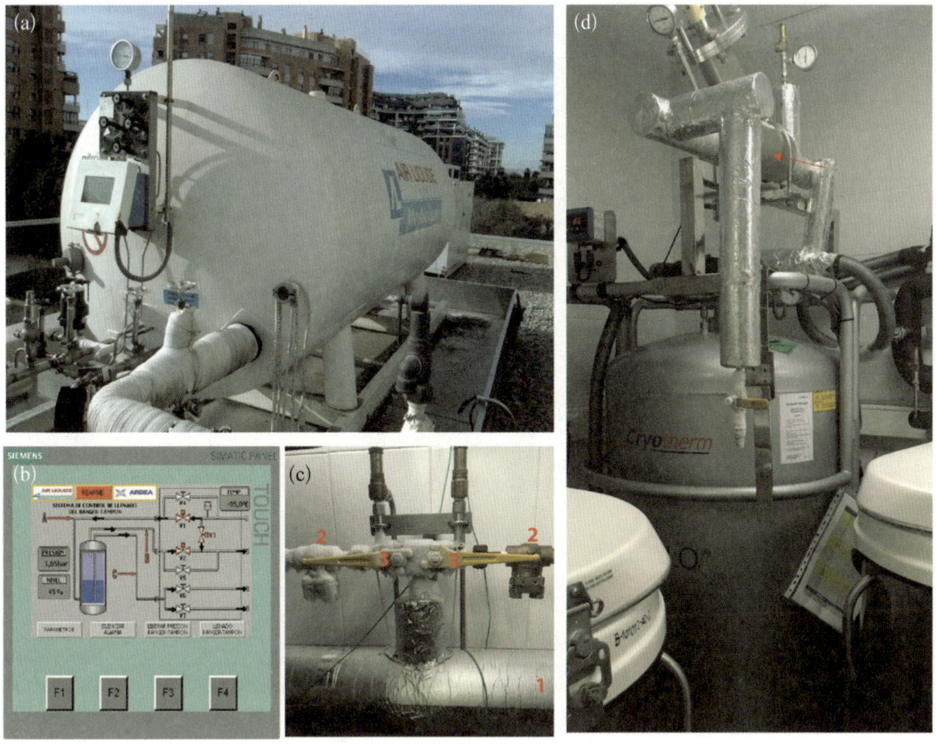

图 23-4 (a)储存液氮的储备罐(Air Liquide,西班牙)。(b)系统触摸屏控制器的细节,显示了加压罐充填方案。加压罐的充填(Apollo 350, Cryotherm, 德国)从-130 ℃开始,由系统控制激活三个电磁阀(V1、V2 和 V3)。所有来自储备罐通过管道 A 的液氮相气体都被排出,以确保加压罐被液氮填充。当达到预设温度时,液氮填充加压罐(护理罐)。充填阶段产生的过压通过管道 B 排出。当充填完成时,阀门自动关闭。液氮通过特定管道 C 传输到蒸汽储存罐。在出现故障的情况下,可以通过手动控制电磁阀 V4、V5、V6 和 V7 来处理。(c)①带有绝缘涂层的液氮管道;②在线丝网预过滤器;③每个罐的进气阀。(d)加压(护理)罐。箭头所指为 Ceralin 在线陶瓷过滤器

要求以及关于经济补偿的规定。新的皇家法令 9/2014 建立了捐赠、采集、检测、处理、保存、存储和使用人体组织和细胞的质量和安全标准。

西班牙卵子捐赠法的重要议题:

- 人类配子捐赠是供卵者与生殖医学中心之间的正式、保密的合同。捐赠者的身份必须保持匿名。
- 捐赠不能被撤销。
- 单一供卵者的配子产生的子代数量不得超过 6 个。

供卵者必须为年龄在 18~35 岁的健康女性。下述为本中心筛选供卵者的必经步骤:

- *病史*:在初次就诊时,完整采集供卵者的家族史和个人史。
- *心理健康筛查*:由心理学专家对供卵者进行心理评估和心理咨询。供卵者与心理学家进行充分沟通,以确保供卵者充分理解供卵的收益和风险,且供卵动机正当。
- *妇科检查*:评估供卵者的月经周期,阴道超声检查评估卵巢、卵泡计数,并排除卵巢病理性情况,计算体质量指数(BMI)。
- *医学筛查*:包括血型、Rh 因子、抗体筛查、全血细胞计数、凝血功能、生化检查以及传染病筛查,如 HIV、丙型肝炎病毒(HCV)和梅毒。
- *基因筛查*:基于 NGS 技术的染色体核型及严重儿童期隐性及 X 连锁疾病的基因携带筛查。

供卵周期始于前 1 个月经周期,在该月经周期的第 1 或第 2 天开始服用口服避孕药,最多 21 天[27]。在服用最后一片药物的 5 天洗脱期之后,开始对供卵者进行卵巢刺激,使用 150~225 IU 的重组卵泡刺激激素(FSH)和 225 IU 的高纯度人绝经期促性腺激素(HP-hMG),或 150~225 IU 的重组 FSH 加上 75 IU HP-hMG。卵巢刺激期间每日使用一次醋酸甲地孕酮以抑制脑垂体功能直至扳机日[28]。在 FSH 注射期间,通过超声定期监测供卵者卵泡生长径线,辅以血液激素水平检测,以评估卵泡生长情况。一旦卵泡达到取卵径线,单次注射促性腺激素释放激素(GnRH)激动剂以触发最终的卵子成熟,36 h 后行经阴道穿刺取卵。在取卵过程中给予供卵者轻度静脉麻醉

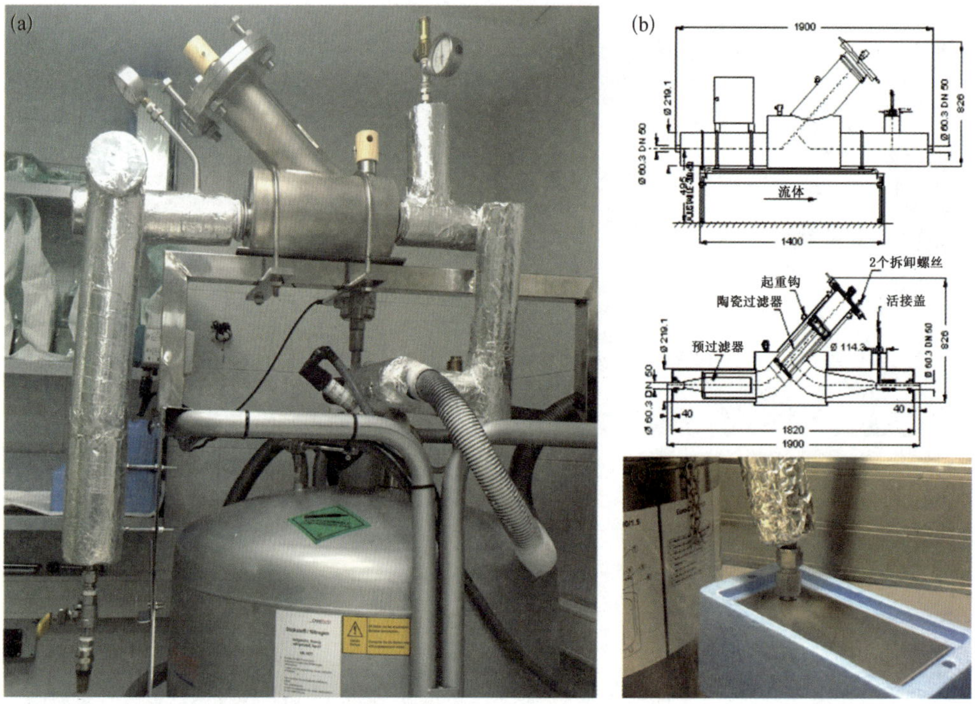

图 23-5 (a) Ceralin 在线过滤器(Air Liquide Medicinal,法国)。(b) 过滤器构造示意图。(c) 无菌容器收集过滤后的用于玻璃化冷冻的液氮(LN)

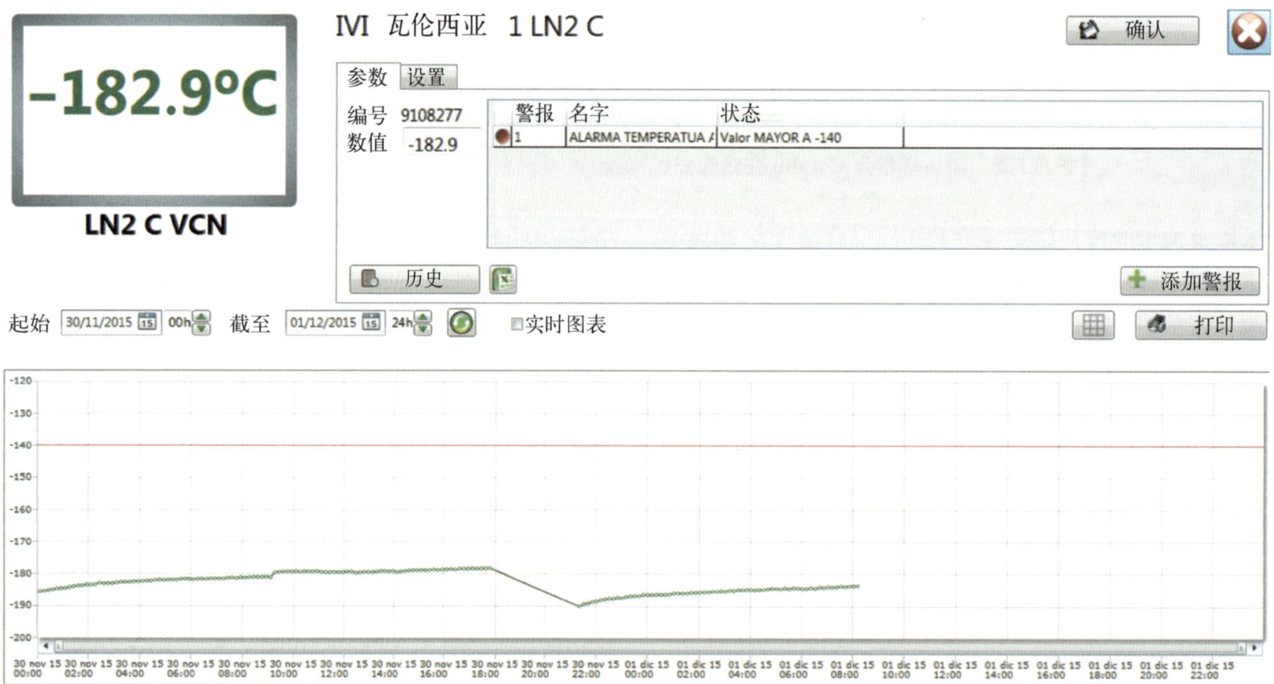

图 23-6 数据记录仪的温度测量表展示了一段时间内蒸汽储存罐的温度变化

镇静,以保证手术过程中舒适,取卵后休息 2 h 再离开诊所。在某些情况下,取卵后 2~3 天再安排一次阴道超声检查[29]。

受卵者

进入供卵治疗的受卵者需满足以下某项诊断:卵巢功能早衰/绝经;≥3 个 ART 治疗周期后未获得妊娠;基因

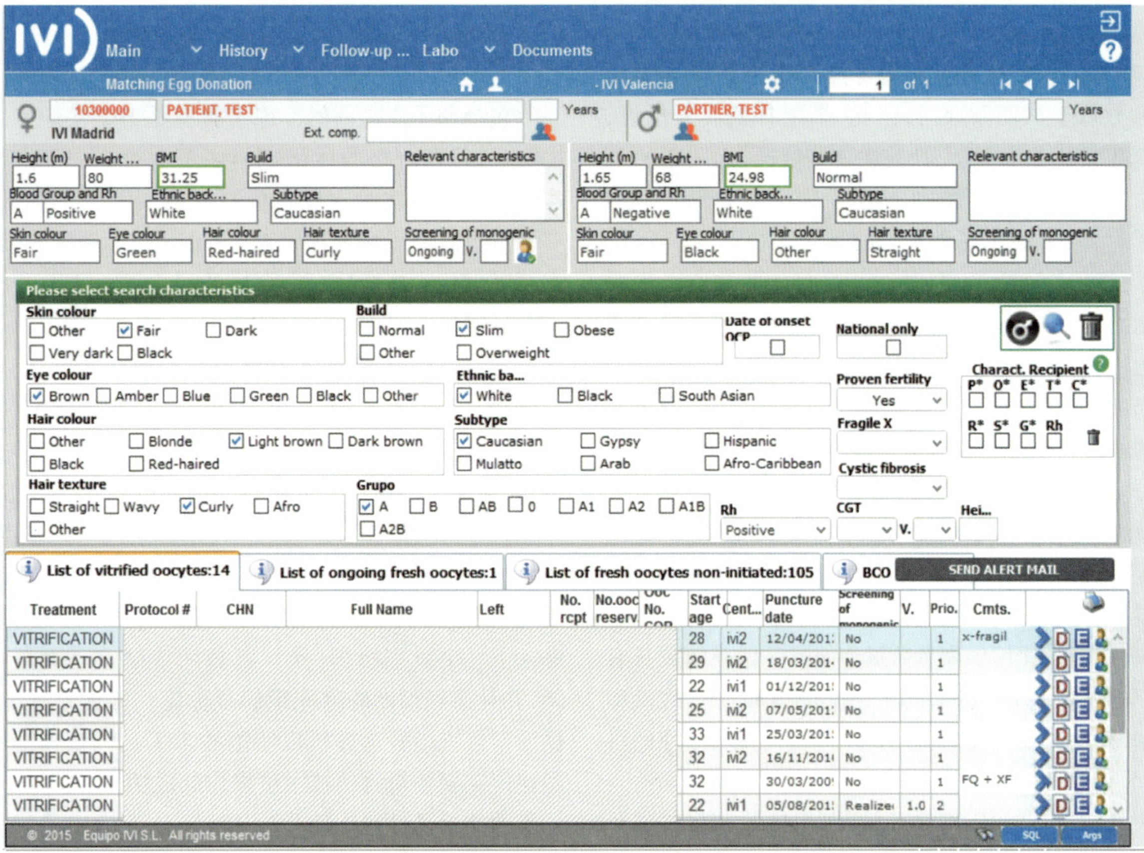

图 23-7 供卵者和受卵者的匹配表(Equipo IVI S. L. ©)

或染色体疾病;对控制性卵巢超刺激低反应;或复发性流产。

绝大多数受卵者采用激素替代疗法(HRT)进行内膜准备。在尚有卵巢功能的患者中,在其月经周期的黄体中期,注射长效 GnRH 激动剂,或者在月经期间每日使用 GnRH 拮抗剂,持续 5 天。HRT 在下一个周期的第 1 至第 3 天开始,使用口服戊酸雌二醇或雌二醇透皮贴剂[30-32]。没有卵巢功能的受卵者接受相同的子宫内膜准备方案,但无须注射长效 GnRH 激动剂。在 HRT 的第 15 天或第 16 天,进行经阴道超声检查以测量子宫内膜厚度,并检测血清 E2 和孕酮水平。在等待合适卵源的过程中,戊酸雌二醇使用时限最多可达 50 天,大多数受卵者在开始 HRT 后的 2~3 周可移植胚胎。在受卵当天开始使用微粒化孕酮(每日阴道给药 800 mg),并在囊胚阶段移植胚胎。在胚胎移植当天测量血清孕酮水平,并根据孕酮水平调整黄体支持期剂量[33]。

受卵者继续使用雌激素和孕酮,确认妊娠后继续使用黄体期支持治疗,直到怀孕 12 周。在治疗开始之前,受卵需要进行初步检测,包括传染病筛查(如 HIV、HCV 和梅毒)、夫妻双方血型和 Rh 因子检测及 TRH。超过 45 岁的女性,还需要有近期乳腺 X 线片、全血细胞计数、凝血功能和血液生化检查。

为了帮助供卵团队选择一个合适的供卵者,还需要采集受卵者的身体特征信息,如头发颜色、体重、身高、眼睛颜色和生物测量(面部相似性研究)等特征。

如果配偶住所较远,还需提前收集精液样本。

供卵者同步化治疗

在供卵者选择过程中,我们考虑了多种不同的因素:种族、生育史和与受卵者身体特征的匹配,血型匹配和基因病携带者筛查。当我们在考虑所有上述因素后为受卵者选定了一个供卵者,我们称之为匹配时间。

卵子库的成功实践极大地减少了匹配程序所需要的时间。只要我们国家仍允许新鲜卵子捐赠这种形式,在我们的工作中,仍是新鲜卵子捐赠匹配与卵子库匹配并存。具体采用哪种形式,根据卵子的可获得性和受卵者的要求来共同决定。

在供卵治疗引入玻璃化冷冻之前,诊所中供卵者和受卵者的数量是在匹配时确定的:如果有很多供卵者,受卵者在供卵者取卵当天即可完成匹配。这也意味着有时受卵者需要等待多日,HRT 周期内膜准备时间过长开始出血仍未能获得成功匹配。然而,如果诊所因特殊考虑需要的供卵者很少,那么供卵者和受卵者将被同步,意味着受卵者和供卵者将同时开始卵巢刺激(供卵者)和激素替代治疗(受卵者)。但实际捐赠可能因为供卵者异常出血或获卵数低于预期而取消,因此,捐赠日期仅为预设,并不是真正的捐赠日期[18]。上述这些情况,无一不凸显了一个大型卵子库的重要性,卵子库中拥有大量和多样化的卵子存储,可满足各种不同的需求。

除了前述的问题,我们中心大约 65% 的受卵者来自外国。因此,需要从医学角度考虑兼容性问题,以及物流的可通达性。

在当前工作中,我们已可常规使用卵子库,受卵者与供卵者的匹配将更多考虑其他方面,如受卵者的特定特征需要或特定的胚胎移植需求。

- 有特定特征需求的受卵者:血型(O 阴性,AB 阴性)、特定种族、筛查特定的遗传疾病,或者希望寻求之前相同的供卵者以再次生育。

首先,我们会使用供卵者数据库选择一位或两位具有所需特征的供卵者,有些是正在接受促排卵治疗的供卵者,而有些则是需要匹配后再回诊所进行促排卵治疗的供卵者。

其次,取卵获得的所有卵子都为受卵者进行了玻璃化冷冻。

最后,受卵者确定胚胎移植时间,我们会据此提供合适的 HRT 的治疗。

- 不需要特定特征的受卵者。
- 受卵者有特定的胚胎移植日期需求。

-首先,从卵子库中预留卵子。

-其次,受卵者根据胚胎移植日期开始 HRT 治疗。

-最后,我们有两种选择:

匹配日有特征相近的供卵者取卵,我们则使用新鲜卵子。在这种情况下,会取消预留的冷冻卵子。

直接使用玻璃化冻存的卵子。

- 受卵者没有特定胚胎移植日期:

接受者开始 HRT 并保留在等待名单上。

如果当日安排了新鲜周期取卵,则使用新鲜卵子。

如果受卵者在等待名单上的时间超过 20~25 天,则使用卵子库中的冷冻卵子。

我们设计了一款软件用于管理供卵治疗,其中包括所有有关供卵者的相关信息,囊括了当前正在接受促排卵治疗的供卵者、已冻卵的供卵者以及冻卵所在 IVI 中心。该软件还匹配了一个应用程序,在输入受卵者的特征,如表型、血型和其他特殊特征后,可提供一份最佳供卵者名单(图 23-7)。

卵子库的质量控制

包括卵子库在内的冷冻实验室是 IVF 实验室的一部分,也必须在严格的质量控制之下运行。一般来说,IVF 实验室与冷冻实验室质量控制参数一致[34]。因此,冷冻实验室也需要监测和记录温度、pH 值、渗透压和培养液,包括玻璃化冷冻介质。储存罐的温度尤其需要严密监测(图 23-6)。

另一方面,与其他实验室程序不同,目前玻璃化冷冻完全是一项手工操作,其效果高度依赖胚胎学家/技术员等操作者的经验。因此,为了确保效率,只应由学习时间最长、最熟练的技术人员施行。因此,施行玻璃化冷冻操作的技术人员需要有足够的学习时间也应纳入重点考量。自从引入玻璃化冷冻以来,我们的培训计划已经取得了满意的结果。该培训过程包括难度逐渐增加的多个阶段,要进入下一个级别培训,受训者必须掌握前一阶必要的技能,并且达到预设的冷冻组织复苏率。除此之外,动态数据库常规进行管理分析以监测技术人员的工作能力。强烈建议定期分析每位技术员操作的成功率。图 23-8 显示了不同技术员进行玻璃化冷冻和解冻后的卵子的复苏率和临床妊娠率。

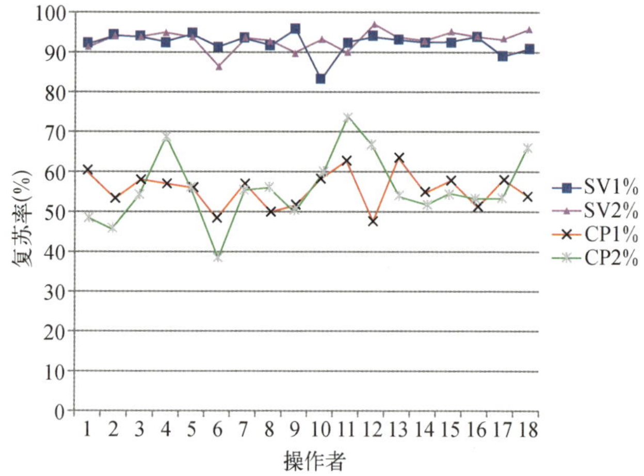

图 23-8　不同操作者解冻卵的复苏率和临床妊娠率。SV1%和 CP1%,分别为进行玻璃化冷冻的操作者的解冻卵的复苏率和临床妊娠率;SV2%和 CP2%,分别为进行解冻的操作者的解冻卵的复苏率和临床妊娠率

(袁媛译,徐艳文、丁晨晖校)

参考文献

[1] Cobo A, Domingo J, Pérez S, Crespo J, Remohi J, Pellicer A. Vitrification, an effective new approach to oocyte banking

in healthy women, could be applied in cancer patients to preserve their fertility. Clin Transl Oncol. 2008; 10:268-73.

[2] Dondorp WJ, De Wert GM. Fertility preservation for healthy women: Ethical aspects. Hum Reprod. 2009; 24(8):1 779-85.

[3] Garcia-Velasco JA, Domingo J, Cobo A, Martinez M, Carmona L, Pellicer A. Five years' experience using oocyte vitrification to preserve fertility for medical and nonmedical indications. Fertil Steril. 2013; 99(7):1994-9.

[4] Cobo A, Garrido N, Crespo J, Jose R, Pellicer A. Accumulation of oocytes: A new strategy for managing low-responder patients. Reprod Biomed Online. 2012; 24(4):424-32.

[5] Herrero L, Pareja S, Losada C, Cobo AC, Pellicer A, Garcia-Velasco JA. Avoiding the use of human chorionic gonadotropin combined with oocyte vitrification and GnRH agonist triggering versus coasting: A new strategy to avoid ovarian hyperstimulation syndrome. Fertil Steril. 2011; 95(3):1137-40.

[6] Herrero L, Pareja S, Aragones M, Cobo A, Bronet F, Garcia-Velasco JA. Oocyte versus embryo vitrification for delayed embryo transfer: An observational study. Reprod Biomed Online. 2014; 29(5):567-72.

[7] Pickering SJ, Braude PR, Johnson MH, Cant A, Currie J. Transient cooling to room temperature can cause irreversible disruption of the meiotic spindle in the human oocyte. Fertil Steril. 1990; 54(1):102-8.

[8] Ghetler Y, Yavin S, Shalgi R, Arav A. The effect of chilling on membrane lipid phase transition in human oocytes and zygotes. Hum Reprod. 2005; 20(12):3385-9.

[9] Watson PF, Morris GJ. Cold shock injury in animal cells. Symp Soc Exp Biol. 1987; 41:311-40.

[10] Liebermann J, Dietl J, Vanderzwalmen P, Tucker MJ. Recent developments in human oocyte, embryo and blastocyst vitrification: Where are we now? Reprod Biomed Online. 2003; 7(6):623-33.

[11] Vajta G, Kuwayama M. Improving cryopreservation systems. Theriogenology. 2006; 65(1):236-44.

[12] Kuwayama M, Vajta G, Ieda S, Kato O. Comparison of open and closed methods for vitrification of human embryos and the elimination of potential contamination. Reprod Biomed Online. 2005; 11(5):608-14.

[13] Seki S, Mazur P. Effect of warming rate on the survival of vitrified mouse oocytes and on the recrystallization of intracellular ice. Biol Reprod. 2008; 79(4):727-37.

[14] Cobo A, Kuwayama M, Perez S, Ruiz A, Pellicer A, Remohi J. Comparison of concomitant outcome achieved with fresh and cryopreserved donor oocytes vitrified by the cryotop method. Fertil Steril. 2008; 89(6):1657-64.

[15] Cobo A, Meseguer M, Remohi J, Pellicer A. Use of cryo-banked oocytes in an ovum donation programme: A prospective, randomized, controlled, clinical trial. Hum Reprod. 2010; 25(9):2239-46.

[16] Cobo A, Serra V, Garrido N, Olmo I, Pellicer A, Remohi J. Obstetric and perinatal outcome of babies born from vitrified oocytes. Fertil Steril. 2014; 102(4):1006-15. e4.

[17] Cobo A, Garrido N, Pellicer A, Remohi J. Six years' experience in ovum donation using vitrified oocytes: Report of cumulative outcomes, impact of storage time, and development of a predictive model for oocyte survival rate. Fertil Steril. 2015; 104(6):1426-34. e1-8.

[18] Cobo A, Remohi J, Chang CC, Nagy ZP. Oocyte cryopreservation for donor egg banking. Reprod Biomed Online. 2011; 23(3):341-6.

[19] Cobo A, De Los Santos JM, Castellò D, Pellicer A, Remohi J. Effect of re-vitrification of embryos achieved following oocyte vitrification on the new born rate. Fertil Steril. 2011; 96(3 Suppl):S73.

[20] Vajta G, Reichart A. Designing and operating cryopreservation facilities. In: A Practical Guide of Setting up an IVF Lab, Embryo, Culture Systems and Running the Unit. Varghese AC, Sjöblom P, Jayaprakasan K (eds.). New Delhi, India: Jaypee Brothers Ltd, pp. 54-9, 2013.

[21] EDQM, Council of Europe. Guide of the quality and safety of tissues and cells for human application, 2nd edition [database on the Internet]. 2015. Available from: https://www.edqm.eu/en/ guide-to-the-quality-and-safety-of-tissues-and-cells-for-human-application1

[22] Cobo A, Romero JL, Perez S, de los Santos MJ, Meseguer M, Remohi J. Storage of human oocytes in the vapor phase of nitrogen. Fertil Steril. 2010; 94(5):1903-7.

[23] Cobo A, Castellò D, Weiss B, Vivier C, De la Macorra A, Kramp F. Highest liquid nitrogen quality for vitrification process: Micro bacteriological filtration of LN2. 16th World Congress on In vitro Fertilization; 6th World Congress on In vitro Maturation, Tokyo, Japan. Abstract book. 2011; 286.

[24] Disposiciones generales Ley 35/1988, de 22 de Noviembre, sobre Técnicas de Reproducción Asistida. 1988; 33373-8.

[25] Decreto R. Donación gametos. RD 412/1996:11253-6.

[26] LEY 14/2006, de 26 de mayo, sobre *Técnicas de Reproducción Humana Asistida*. 2006; 19947-56.

[27] Remohi J, Vidal A, Pellicer A. Oocyte donation in low responders to conventional ovarian stimulation for *in vitro* fertilization. Fertil Steril. 1993; 59(6):1208-15.

[28] Giles J, Alama P, Gamiz P, Vidal C, Badia P, Pellicer A, Bosch E. Medroxyprogesterone acetate is a useful alternative to a gonadotropin-releasing hormone antagonist in oocyte donation: A randomized, controlled trial. Fertil Steril. 2021; 116(2):404-412.

[29] Remohi J, Gartner B, Gallardo E, Yalil S, Simon C, Pellicer A. Pregnancy and birth rates after oocyte donation. Fertil Steril. 1997; 67(4):717-23.

[30] Remohi J, Gutierrez A, Cano F, Ruiz A, Simon C, Pellicer A. Long oestradiol replacement in an oocyte donation programme. Hum Reprod. 1995; 10(6):1387-91.

[31] Soares SR, Troncoso C, Bosch E et al. Age and uterine receptiveness: Predicting the outcome of oocyte donation cycles. J Clin Endocrinol Metab. 2005; 90(7):4399-404.

[32] Soares SR, Velasco JA, Fernandez M, Bosch E, Remohi J, Pellicer A et al. Clinical factors affecting endometrial receptiveness in oocyte donation cycles. Fertil Steril. 2008; 89(3):491-501.

[33] Labarta E, Mariani G, Paolelli S, Rodriguez-Varela C, Vidal C, Giles J, et al. Impact of low serum progesterone levels on the day of embryo transfer on pregnancy outcome: A prospective cohort study in artificial cycles with vaginal progesterone. Hum Reprod. 2021 Feb 18; 36(3):683-92.

[34] Mortimer D, Pool TR, Cohen J. Introduction to quality management in assisted reproductive technology symposium. Reprod Biomed Online. 2014; 28(5):533-4.

24

严重男性因素不育
遗传效应和基因检测建议

Katrien Stouffs

引　言

与严重男性因素相关的不育症，如少弱畸形精子症(oligoastheno-teratozoospermia, OAT)或无精子症可能存在遗传因素，如染色体的数目或结构的异常，或者基因缺陷。通过了解生育问题的潜在分子病因，可以在必要时向患者、其伴侣及其家人提供适当的遗传咨询。辅助生殖技术(assisted reproduction technology, ART)，尤其是卵胞质内单精子注射(intracytoplasmic sperm injection, ICSI)技术的临床应用，为严重男方因素的患者提供了生育机会，也使得遗传咨询的作用越来越大[1-3]。根据现有的数据，即使是健康的男性不育患者也应该进行一些基因检测。目前主要的基因诊断包括外周血淋巴细胞的核型、Y 染色体长臂上是否存在 Yq11 缺失和/或分析夫妻中男方先天性双侧输精管缺失(congenital bilateral absence of the vas deferens, CBAVD)的囊性纤维化跨膜传导调节因子(*CFTR*)基因。当无精子症或少精子症表型是更复杂的疾病或综合征的一部分时，必要时可以进行更特异的遗传检测。虽然目前没有按常规检测无精子症或少精子症患者的遗传缺陷，但在未来高通量测序技术的使用将日益广泛。

无精子症和少精子症的遗传因素

染色体畸变

早年男性不育患者染色体相关的研究发现，男性多一条 X 染色体的 47,XXY 核型导致 Klinefelter 综合征，以睾丸发育不良和非梗阻性无精子症为主要特征[4,5]。随后，发表了不少相关的研究，并从这些研究中证实染色体畸变随着精子数量的减少而增加。

目前已明确，无精子症男性染色体数量异常(如 47,XXY 和 47,XYY)的发生率比少精子症男性高。常染色体的结构重排，如罗伯逊易位(图 24-1a)和相互易位(图 24-1b)在少精子男性中比例更高(表 24-1)[6-8]。

在无精子的男性中，也可能发现 46,XX 的核型。在大约 90% 的 Klinefelter 综合征样的男性中，由于减数分裂期间的交叉事件，位于 Y 染色体短臂上拟常染色区附近的 *SRY* 基因出现在其中一条 X 染色体的相同区域[9-11]。*SRY* 基因位于 Y 染色体上的性别决定区域，必须有表达才能诱导胚胎向男性表型的性发育[12]。在剩下的 10% 的 XX 男性中，很可能还有其他与性发育有关的基因缺陷。在这些 XX 男性中似乎没有精子产生，而在典型的非嵌合型 Klinefelter 综合征患者中，有时可以在睾丸组织中发现少量精子。这可以用 XX 男性中缺少含有无精子症因子(azoospermia factor, AZF)区域的 Y 染色体长臂来解释。ICSI 技术已被用于有精子的 Klinefelter 综合征患者，并且获得了健康的婴儿和少数 47,XXY 婴儿[13]。

Y 染色体长臂微缺失(Yq11)

通过传统的细胞遗传学分析，研究者首次发现了无精子男性患者中 Y 染色体长臂 q11 区域缺失(Yq11)[14]。在当年引入了 AZF 区域的概念，即由于该区域的微缺失导致精子发生所必需因子(基因)的缺失。随后，更敏感的分子技术被应用于 Y 染色体结构的研究，包括含有基因的常染色质部分(Yp 和 Yq11)和多态异染色质部分(Yq12)。这些研究有助于更好地确定 AZF 区域。实际上，AZF 区域由三个子区域组成：AZFa、AZFb 和 AZFc。这些亚区中的缺失在大多数情况下不容易被细胞遗传学分析检测到。目前检测微缺失最常用的方法是用内部开发的引物组或市售试剂盒进行聚合酶链式反应(polymerase chain reaction, PCR)。在目前的指南中，建议采取两步方法。首先，必须通过多重 PCR 分析对这三个次区域进行分析。如果检测到缺失，则进行扩展分析以确认缺失的存在并确定其大小[15]。此外，大规模平行测序技术目前正被用于检测 Yq 的微缺失。然而，Y 染色体上的重复序列使对 Y 染色体的研究仍然具有挑战性。在 20 世纪 90 年代后期，有多项研究分析 Yq 微缺失的频率。这些研究表明，Yq 微缺失的发病率约为 7.4%，无精子者的患病

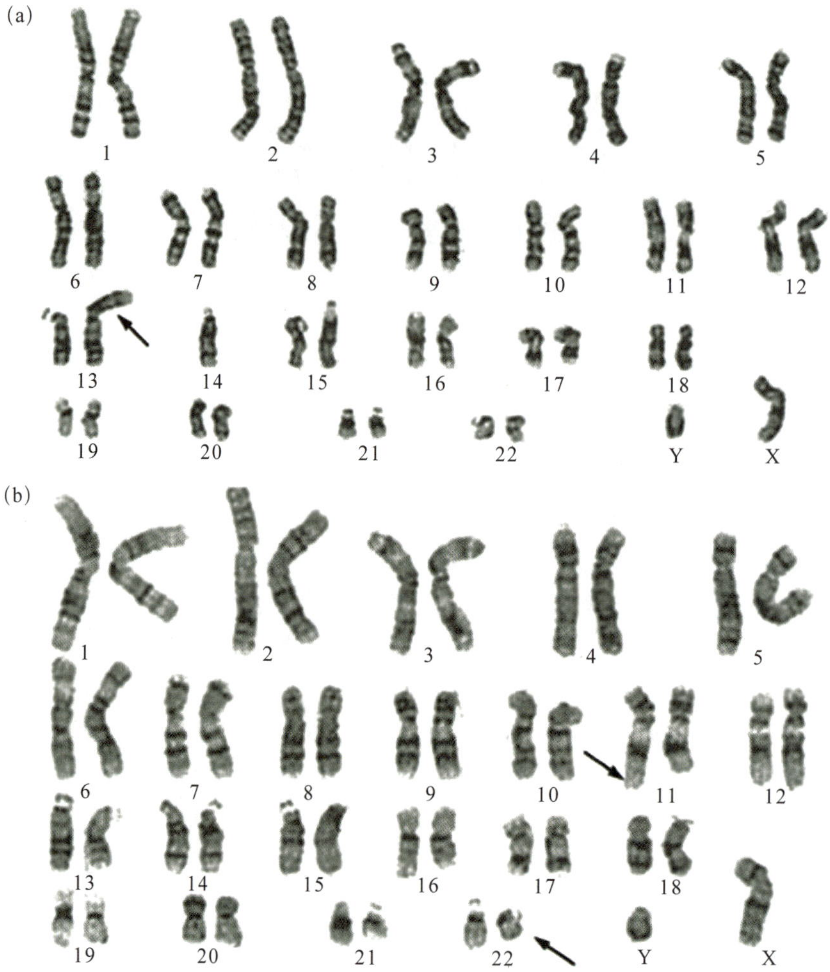

图 24-1 (a) 一种表型正常的男性核型为 45,XY,der(13; 14)(q10;q10),他的 13 号和 14 号染色体通过中心粒融合发生了罗伯逊易位。(b) 表型正常的男性核型为 46,XY,t(11;22)(q24.3;q12),其 11 号染色体和 22 号染色体平衡易位,断点位于 11q24.3(↘)和 22q12(↖)

表 24-1 与新生儿相比,不育少精子症和无精子症男性染色体畸变的发生率

染色体畸变	不育男性(n=7 876)	少精子症(n=1 701)	无精子症(n=1 151)	新生儿(n=94 465)
常染色体	1.3%	3.0%	1.1%	0.25%
性染色体	3.8%	1.6%	12.6%	0.14%
合计	5.1%	4.6%	13.7%	0.39%

摘自 Van Assche E, Bonduelle M, Tournaye H, et al. Cytogenetics of infertile men. Hum Reprod, 1996, 11: 1-26.

率(9.7%)高于少精子者(6.0%)[16]。在大多数患者中,缺失跨越 AZFb 和/或 AZFc 区域,而 AZFa 区域缺失较少。大多数缺失是由于 Yq11 区域的重复序列之间发生了染色体内的同源重组导致[17-19]。这些重复序列是由反向重复臂组成的回文序列,或者是染色体内的重复序列。如果这些微缺失导致生精障碍,射出精中的精子数量很低或非常低,或者睾丸中的精子细胞很少,显而易见,通过 ICSI 技术会将微缺失传递给儿子,而儿子很可能也会不育。少数例外的情况,有携带 AZFc 缺失的可育父亲将缺失遗传给了他们的儿子,而儿子现在不育[21-23]。研究发现可能有年龄因素影响,正如在一名 AZFc 缺失的患者中观察到的那样,患者首先表现为少精子症,随后发展成无精子症[24]。

CBAVD 和囊性纤维化

患有 CBAVD 的男性表现为梗阻性无精子症。患者一般可正常生成精子,通过显微外科附睾精子抽吸术、睾丸取精术、经皮附睾精子抽吸术或附睾或睾丸细针穿刺术可获得精子。手术获得的精子通过 ICSI 技术可使卵母细胞体外受精[2,25]。97%~99%的男性囊性纤维化(cystic fibrosis, CF)患者都存在 CBAVD。CF 是一种常见的常染色体隐性遗传病,在高加索人种的发病率约为 1/2 500。许多患者在 30 岁或 40 多岁时患有严重的肺病和胰腺功能不全。虽然患者可能因病不生育,但存活率在成年期提高会让他们产生对生育的需求[26,27]。*CFTR* 基因编码一种参与跨上皮细胞膜氯离子转运的蛋白质。该基因突变后蛋白质功能失常,从而导致 CF 的发生[28-30]。

在 1%~2%表现健康的不育男性和 6%~10%患有梗阻性无精子症的男性中也观察到了 CBAVD[31]。在研究这些男性的 *CFTR* 基因时,发现其中 80%~90%的患者存在干扰基因表达的内含子 8 的致病变异或剪接位点变异(包括所谓的 5T 变异及其上游的 TG 二核苷酸重复)[32-37]。在其余的 CBAVD 患者中,没有发现与 *CFTR* 表达异常有关的基因变异。然而,在这些患者中观察到了与 CBAVD 相关的尿路/肾脏畸形[34, 38]。在一小部分 CBAVD 患者中,发现 *ADGRG2* 基因存在致病变异[39]。携带 *CFTR* 基因变异的CBAVD 男性患者进行 ICSI 时,其伴侣也要接受检测,因为在白种人中,*CFTR* 基因致病变异的携带频率可能高达 1/25。如果夫妻双方都携带致病性 *CFTR* 基因变异,则所生子女患 CF 的风险高达 1/4 或 25%,甚至 1/2 或 50%(表 24-2)。然而,由于 *CFTR* 变异的发生率和类型因种族和地理区域而异,因此必须调整咨询和治疗方法。在高风险情况下,应进行产前诊断或植入前遗传学诊断(pre-implantation genetic diagnosis, PGD)(见下文)。

表 24-2 先天性双侧输精管缺如(CBAVD)的患者生育患囊性纤维化(CF)儿童或患 CBAVD 的风险计算

未检测	男性		女性			风险 =1/125
	8/10	×	1/25	×	1/4	
检测女性						
携带	8/10	×	1	×	1/4	=1/5
不携带	8/10	×	1/150	×	1/4	=1/750
检测男性+女性						
女性携带	CF/CF	×	1	×	1/2	=1/2
女性不携带	CF/CF	×	1/150	×	1/2	=1/300
女性携带	CF/5T	×	1	×	1/4	=1/4 (CF)
						=1/8(CBAVD)

注:如果 CBAVD 患者未接受 *CFTR* 基因致病变异检测,那么他至少携带一个 CF 致病变异的风险为 8/10;如果他的配偶未接受检测且为白种人,那么她为 *CFTR* 单个致病变异携带者的风险为 1/25。携带者或杂合型个体遗传变异给子代的风险为 1/2。两个携带者同时遗传其变异给子代的风险为 1/4。有两个致病变异的 CBAVD 患者必会遗传一个变异。若夫妻中没有人接受基因检测,或如果只有女性接受检测,或如果夫妻双方都接受检测,则可以计算出 CF 的风险。在高风险情况下,可提供产前或植入前遗传学诊断[91]。

导致圆头精子症和大头精子症的遗传因素

圆头精子症是导致男性不育的罕见原因(<0.1%)。这些圆头精子的主要特征是顶体畸形或缺失[40,41]。研究最深入的与这种畸形精子症关联的人类基因是 *SPATA16*、*PICK1* 和 *DPY19L2*[42-44]。这些案例均为常染色体隐性遗传病。*DPY19L2* 基因的变异最常见,可以在 60%~83.3%的(Ⅰ型)圆头精子症患者中检测到。这些患者中有 26.7%~73.3%为 *DPY19L2* 基因纯合的 200 kb 缺失变异[45]。*PICK1* 和 *SPATA16* 中的致病变异也在圆头精子症患者中发现,但发病率很低。与圆头精子症有关的潜在致病基因数量正在增加。然而,这些基因的致病变异频率极低。

在其他形态异常精子(大头、多尾、多头精子)中,参与染色体分离和细胞分裂的 *AURKC* 基因的致病变异是导致男性不育的病因[46]。在该基因中检测到的第一个变异是一个碱基的缺失(c.144delC)。这种致病变异已在北非裔患者中检测到。特别是在马格里布人群中,估计有 1/50 的人是该变异的杂合子。在欧洲患者中还能检测到第二个重复出现的致病变异(p.Tyr248*)[47]。

男性不育作为综合征的部分表型

不育症作为综合征部分表型的患者均具有 46,XY 正常核型。多数为单基因遗传缺陷,且致病基因是已知的,或者染色体定位是已知或已被提示的[48]。然而,部分男性不育综合征在分子水平上仍是特发性的,可能涉及多个基因。

肌营养不良症是一种相对常见的常染色体显性综合征,可导致肌肉萎缩,发病率为 1/8 000。*DMPK* 基因中的 CTG 三核苷酸重复次数增加会干扰其功能[49-53]。该病的症状可以非常轻微,仅出现晚年白内障,也可以非常严重,如先天性的致命性疾病。严重程度与 CTG 重复的次数有关[44]。60%~80%的男性患者有睾丸小管发育不良,导致 OAT。当患者精子被用于受精时,传递该疾病的风险为 1/2 或 50%,常因三核苷酸重复次数的进一步扩大(称为可预期)导致更严重的症状。应对患此类疾病的患者提供产前诊断或胚胎植入前遗传学检测的建议[54,55]。

促性腺激素释放激素分泌功能减退症的特征是促性腺激素释放激素分泌功能受损。根据其潜在的致病机制可分为两类。如果伴有无精子症,则称为 Kallmann 综合征。遗传方式有 X 染色体连锁、常染色体隐性遗传和常染色体显性遗传。X 染色体连锁遗传 Kallmann 综合征

(由 *KAL1* 基因致病变异导致)是最常见和熟知的一种(图 24-2b)[56]。常染色体显性遗传的 Kallmann 综合征是由 *FGFR1* 基因的致病变异导致的[57]。有人认为,*KAL1* 和 *FGFR1* 的基因产物之间可能存在相互作用,这也是男性 Kallmann 综合征发病率高于女性的原因之一[58,59]。目前已发现 30 多个与性腺功能减退症(包括 Kallmann 综合征)相关的基因,而且这一数量还在不断增加[60]。然而,在大多数临床诊断为 Kallmann 综合征或特发性性腺功能减退症的患者中,并不能检测到致病变异。

原发性纤毛运动障碍或不动纤毛综合征是一种常染色体隐性遗传病,由于纤毛不动而导致慢性呼吸道疾病、鼻炎和鼻窦炎。男性患者通常因为无精子症而不育[61]。如果上述症状伴有内脏转位,则称为 Kartagener 综合征[62,63]。这种疾病的男性可以借助 ICSI 进行辅助生殖。遗憾的是,由于缺乏对原发性纤毛运动障碍和 Kartagener 综合征所有相关基因的了解,遗传咨询比较困难[63,64]。

肯尼迪病,或称为脊髓延髓性肌萎缩症,是一种神经肌肉疾病,肌无力并伴有睾丸发育不良,从而导致少精子

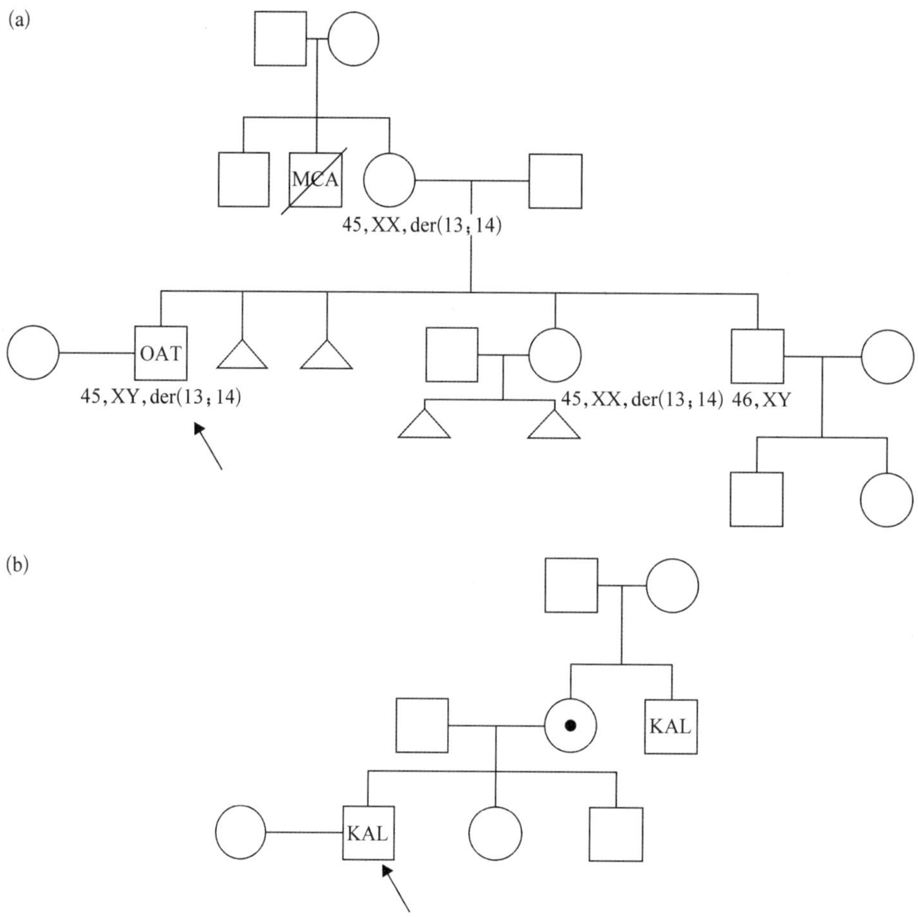

图 24-2 (a)在一个家系中共分离的罗伯逊易位 der(13; 14)。"OAT"(先证者)因少精子症而不育。他的妹妹曾两次流产(Δ),他的弟弟有两个健康的孩子。他的母亲两次流产(Δ),失去了一个患有多发性先天性畸形(multiple congenital anomalies, MCA)的弟弟,还有一个健康的哥哥未生育。这个家系情况提示可能存在染色体易位。"OAT"的核型显示罗伯逊易位 der(13; 14)(图 24-1a)。他的母亲和妹妹也有相同的易位,这也是反复流产的原因(Δ)。这些流产很可能是由 14-三体综合征或 13 或 14 单体综合征引起的。"OAT"的弟弟完全有可能核型正常。母亲的弟弟 MCA 死亡,很可能是 13-三体综合征。应告知"OAT"在怀孕时所有这些可能的风险。如果进行卵胞质内精子注射,则应进行植入前遗传学诊断或产前诊断。(b)一个 X 连锁 Kallmann 综合征家系:其妊娠结局和建议。"KAL"(先证者)患有 Kallmann 综合征。由于"KAL"母亲的弟弟患有同样的疾病,因此家族史符合 X 连锁遗传,提示"KAL"的母亲一定是携带者◉。因此,她的女儿,也就是先证者的妹妹,有 50%的风险是携带者,有 25%的风险生下一个患病的儿子。应该商讨进行植入前诊断或产前诊断。如果"KAL"的妻子怀孕,男孩将是健康和可育的(因为他们继承了父亲的 Y 染色体),而女孩则一定是携带者

症或无精子症。肯尼迪病是一种X连锁疾病,由雄激素受体基因的转录激活功能域中的(CAG)三核苷酸重复次数增加而导致的[65,66]。如果采用ICSI治疗,则需要再次进行遗传咨询。然而,雄激素受体基因的点突变可能会导致双氢睾酮与受体结合受损,从而导致雄激素不敏感,影响性发育。由此产生的综合征是睾丸女性化或雄激素不敏感综合征,导致(部分)女性表型[67,68]。在此种情况下,出现的问题将不仅仅是男性不育。类似的常染色体隐性遗传的5α还原酶缺乏症患者无法从睾酮合成双氢睾酮,理论上也可能出现无精子症和假两性畸形[69,70]。

在罕见情况下,患有其他(多半)与综合征相关的遗传缺陷的患者可能会到男性不育门诊就诊。多达80%的Noonan综合征患者会因隐睾而有少精子症或无精子症[71]。疾病诊断通常基于其他表型,包括身材矮小、胸部畸形、典型的面部畸形和先天性心脏病。约40%的Noonan综合征患者是由*PTPN11*基因变异导致的[72]。与Noonan综合征有关的其他基因也已被发现,总共可解释约60%的病例。因此,仍有更多的(目前未知的)基因与Noonan综合征有关。遗传咨询时可按常染色体显性遗传模式进行解释。还有患者可能患有伴有顶体精子缺陷的Aarskog-Scott综合征[73,74]或伴有隐睾症的Beckwith-Wiedemann综合征[75]。Bardet-Biedl综合征和Prader-Willi综合征等综合征均表现为性腺功能低下,并伴有其他主要症状,包括(严重的)智力低下,从而限制了生育力[76,77]。Prader-Willi综合征是一种印记基因综合征,由父源等位基因在15q11-q13印记区表达缺失所致[78-80]。导致男性不育的其他原因包括参与合成睾酮、黄体生成素和黄体生成素受体的酶缺乏[81,82]。

此外,线粒体能量生成缺陷也与男性不育有关。线粒体是细胞通过氧化磷酸化过程产生能量的主要来源。ATP的合成通过由核基因和母系遗传的线粒体基因组编码的五种酶的复合物发挥作用。线粒体疾病通常演变为多系统疾病,主要影响中枢神经系统和肌肉。此外,呼吸功能缺陷被认为会导致精子活力下降,因为精子鞭毛运动所需的ATP会耗尽。在一些因线粒体tRNA点突变或(多个)mtDNA缺失而导致的线粒体脑病患者中,精子运动能力下降和由此引起的男性不育症已得到充分证实[83]。

基因组范围检测策略

由于导致男性不育的已知基因数量在增加,因此在全基因组范围进行致病基因分析的需求大。为了检测拷贝数变异(缺失/重复),多项研究对微阵列比较基因组杂交技术的诊断率和实用性进行了调查。这些结果大多令人失望。除了涉及*MAGEA9*基因的缺失,检测到的拷贝数变异多数为临床意义不明,或者在随后的研究中没有得到证实[84,85]。然而,在已知与男性不育有关或含有男性不育相关基因的区域寻找拷贝数变异可能是有价值的。

对于涉及多个基因的病症/综合征,如性腺功能减退症,靶向基因组合分析已被证明是可成功应用的。此外,靶向基因组合分析和外显子测序已被应用于以无精子症或严重OAT为唯一症状的特发性男性不育症的基因检测[86,87]。然而,目前还没有就此类靶向基因组合应包括哪些基因达成共识。只有一小部分已知不育基因或变异能在后续研究中得到证实[88]。从最近的文献来看,特发性男性不育有关的潜在致病基因数量仍在显著增加,但大多数可能致病的基因仍有待发现。为了避免定期更新靶向基因组合,人们可能会选择进行全外显子组测序。然而,分析的基因越多,遗传咨询解释就越复杂。

结果和临床建议

ART前对不育男性进行遗传学评估

遗传学评估中,应了解患者的个人史,以及绘制详细的家系图,包括一级或二级亲属中流产或患有多种先天性畸形的儿童(包括夭折)。兄弟姐妹或其他家庭成员的不育状况也很重要。这些信息可提示可能存在染色体重排如染色体易位,或单基因疾病如Kallmann综合征或CF。对患者及其伴侣的深入调查可能会发现不一定会导致不孕不育,但会导致后代发病或死亡的遗传性疾病。对患者及其伴侣进行全面的临床检查有助于确定与不孕症相关的疾病或综合征的临床诊断,如Klinefelter综合征或与CF相关的CBAVD。另外,还可能会发现之前未发现的其他遗传性疾病。由于夫妇双方可能都没有意识到遗传问题,因此在开始治疗前应向他们提供咨询。辅助检查——主要是实验室检查——有助于临床诊断确诊。如果是男性不育症,个人史、临床检查、精液分析和激素检查可以确定大多数患者的表型:

1. 伴有其他身体或精神问题的不育。

2. 不育但身体的其他方面健康,这些患者大多可细分为少精子症或最终OAT男性,以及梗阻性或非梗阻性无精子症男性。少数患者可通过精液分析发现畸形精子症。

基因检测有助于完善诊断,并为患者/夫妇提供相应的建议。上述信息有助于选择完成更多的临床检查项目。对于大多数因严重OAT或非梗阻性无精子症导致的男性不育病例，即使家族史未提示染色体疾病，也应进行外周血染色体核型检查[6-8]。在同一批患者中，应从外周血DNA中寻找Yq11上AZF区的微缺失。男方有AZF缺失的夫妇能否进行辅助生殖治疗，在很大程度上取决于缺失的类型[89]。AZFa或AZFb缺失，或包括这些区域的组合缺失，预后很差，因为不会产生精子细胞，也就无法进行ICSI。相比之下，约70%的AZFc区域完全缺失患者可以找到精子[89]，这些患者可以进行ICSI治疗。

对于由CBAVD引起的非梗阻性无精子症且无泌尿生殖道异常的男性患者，应检测患者*CFTR*基因的致病变异，更重要的是检测其伴侣。目前，在白种人群中可以发现85%~90%的杂合子（“携带者”）[90,91]。根据男性患者和/或其女性伴侣是否发现*CFTR*基因突变，可以计算出其生育CF患儿的风险（表24-2）。这些数据和变异类型可能是产前诊断或植入前遗传学检测（PGT，见第13章）的指征[26,92,93]。如果怀疑有肯尼迪病、Kallmann综合征、肌营养不良症、不动纤毛综合征或其他综合征或疾病，则应进行更特异性的检测。在这些案例中重要的是，不仅要确定正确的诊断以进行适当的治疗，还要就复发风险、产前诊断（prenatal diagnosis，PND）或胚胎植入前遗传学检测（preimplantation genetic testing，PGT）等问题为患者及其家人提供充分的咨询。

ART治疗期间严重男性不育症的基因检测

在ART期间进行的基因检测指的是PGT，即胚胎植入前遗传学检测（PGT）[94-99]，其目的是避免遗传病患儿的出生。传统的产前诊断证实胎儿异常时需终止妊娠，而PGT在胚胎植入子宫前进行检测，可避免终止妊娠的风险。由于是“单细胞”基因诊断，PGT是一项复杂的程序。它是在30多年前发展出来并首次应用于临床的[98]。起初，大多数PGT是针对CF病、肌营养不良症、亨廷顿病和杜氏肌营养不良症，但后来也针对许多其他疾病的不育或已育夫妇进行了PGT[96,97]。染色体重排中，相互易位和罗伯逊易位是最主要的适应证[94,99]。图24-2a展示了一个罗伯逊易位der（13；14）家庭的例子。一般来说，活产率与ICSI周期的活产率相同，均为20%~25%[2,3]。许多Klinefelter综合征患者利用睾丸中的精子使卵母细胞受精并进行PGT[13]。

因严重男性不育症通过ICSI妊娠胎儿和出生儿童的遗传学评估

ICSI作为新技术进行临床应用后，人们就已经开展了应用ICSI后获得妊娠和新生儿的随访研究。这些研究仍在进行中，而目前的结果清晰显示ICSI后严重畸形的发生率与体外受精（IVF）的发生率相当，可能略高于自然受孕的儿童。这些儿童的精神运动发育情况也令人欣慰[100-107]。目前正在研究经ICSI后出生的青壮年的生殖特征[108-111]。

与大样本新生儿相比，产前诊断中发现的新发染色体重排显示性染色体数目异常略有增加，如自然受孕后新生儿的发生率为0.2%，但ICSI婴儿的发病率为0.8%。增长了4倍，但总体发生率仍然很低（<1%）。除性染色体异常外，还发现了新发平衡易位[105,107,112]。这些畸变发生在外周血核型正常男性的子女身上，他们的精子中可能存在染色体异常，但外周淋巴细胞中不存在染色体异常[113-116]。

总　结

对于严重的男性不育症，良好的临床实践需要在ART之前、期间和之后进行遗传学评估，以便对原发性不育患者、夫妇以及家系进行适当的治疗和咨询。其目的是让患者了解可能存在的风险，提高ART的成功率，避免生出患有严重遗传疾病的孩子。此外，目前导致男性不育的原因还有很多，遗传学领域的更多研究将帮助我们更好地理解病因，并能更好地判断不育症或其他可能的遗传缺陷遗传给下一代的风险。

（许言译，袁媛、曾扬校）

参考文献

[1] Palermo G, Joris H, Devroey P, et al. Pregnancies after intracytoplasmic injection of single spermatozoon into an oocyte. Lancet. 1992; 340:17-8.

[2] Devroey P, Van Steirteghem A. A review of ten years experience of ICSI. Hum Reprod Update. 2004; 10:19-28.

[3] The ESHRE Capri Workshop Group. Intracytoplasmic sperm injection (ICSI) in 2006: Evidence and evolution. Hum Reprod Update. 2007; 13:515-26.

[4] Jacobs PA, Strong JA. A case of human intersexuality having a possible XXY sex-determining mechanism. Nature. 1959; 183:302-3.

[5] Forti G, Corona G, Vignozzi L, et al. Klinefelter's syndrome: A clinical and therapeutical update. Sex Dev. 2010; 4:167-9.

[6] Van Assche E, Bonduelle M, Tournaye H, et al. Cytogenetics of infertile men. Hum Reprod. 1996; 11:1-26.

[7] Yoshida A, Miura K, Shirai M, et al. Cytogenetic survey of 1007 infertile males. Urol Int. 1997; 58:166-76.

[8] Martin RH. Cytogenetic determinants of male fertility. Hum Reprod Update. 2008; 14:379-90.

[9] Weil D, Wang I, Dietrich A, et al. Highly homologous loci on the X and Y chromosomes are hot-spots for ectopic recombination resulting in XX maleness. Nat Genet. 1994; 7: 414-9.

[10] Schiebel K, Winkelmann M, Mertz A, et al. Abnormal XY interchange between a novel isolated protein kinase gene, *PRKY*, and its homologue, PRKX, accounts for one third of all (Y+) XX males and (Y-) XY females. Hum Mol Genet. 1997; 6:1985-9.

[11] Vorona E, Zitzmann M, Gromoll J, et al. Clinical, endocrinological, and epigenetic features of the 46, XX male syndrome, compared with 47,XXY Klinefelter patients. J Clin Endocrinol Metab. 2007; 92:3458-65.

[12] Sinclair AH, Berta P, Palmer MS, et al. A gene from the human sex-determining region encodes a protein with homology to a conserved DNA-binding motif. Nature. 1990; 346: 240-4.

[13] Fullerton G, Hamilton M, Maheshwari A. Should non-mosaic Klinefelter syndrome men be labelled as infertile in 2009? Hum Reprod. 2010; 25:588-97.

[14] Tiepolo L, Zuffardi O. Localization of factors controlling spermatogenesis in the nonfluorescent position of the human Y chromosome long arm. Hum Genet. 1976; 34:119-24.

[15] Krausz C, Hoefsloot L, Simoni M, Tüttelmann F. European Academy of andrology; European Molecular genetics quality network. EAA/EMQN best practice guidelines for molecular diagnosis of Y-chromosomal microdeletions: State-of-the-art 2013. Andrology. 2014; 2:5-19.

[16] Massart A, Lissens W, Tournaye H, Stouffs K. Genetic causes of spermatogenic failure. Asian J Androl. 2012; 14: 40-8.

[17] Skaletsky H, Kuroda-Kawaguchi T, Minx PJ, et al. The male-specific region of the human Y chromosome is a mosaic of discrete sequence classes. Nature. 2003; 423:825-37.

[18] Repping S, Skaletsky H, Lange J, et al. Recombination between palindromes P5 and P1 on the human y chromosome causes massive deletions and spermatogenic failure. Am J Hum Genet. 2002; 71:906-22.

[19] Jobling MA. Copy number variation on the human Y chromosome. Cytogenet Genome Res. 2008; 123:253-62.

[20] Silber SH. The y chromosome in the era of intracytoplasmic sperm injection: A personal view. Fertil Steril. 2011; 95: 2439-48.

[21] Saut N, Terriou P, Navarro A, et al. The human Y chromosome genes *BPY2*, *CDY1* and *DAZ* are not essential for sustained fertility. Mol Hum Reprod. 2000; 6:789-93.

[22] Chang PL, Sauer MV, Brown S, et al. Y chromosome microdeletion in a father and his four infertile sons. Hum Reprod. 1999; 14:2689-94.

[23] Calogero AE, Garofalo MR, Barone N, et al. Spontaneous transmission from a father to his son of a y chromosome microdeletion involving the deleted in azoospermia (*DAZ*) gene. J Endocrinol Invest. 2002; 25:631-4.

[24] Girardi SK, Mielnik A, Schlegel PN. Submicroscopic deletions in the Y chromosome of infertile men. Hum Reprod. 1997; 12:1635-41.

[25] Sarkar NN. Intracytoplasmic sperm injection: An assisted reproductive technique and its outcome to overcome infertility. J Obstet Gynaecol. 2007; 27:347-53.

[26] Sueblinvong V, Whittaker LA. Fertility and pregnancy: Common concerns of the aging cystic fibrosis population. Clin Chest Med. 2007; 28:433-43.

[27] Keymolen K, Goossens V, De Rycke M, et al. Clinical outcome of preimplantation genetic diagnosis for cystic fibrosis: The Brussels' experience. Eur J Hum Genet. 2007; 15: 752-8.

[28] Kerem B, Rommens JM, Buchanan JA, et al. Identification of the cystic fibrosis gene: Genetic analysis. Science. 1989; 245:1073-80.

[29] Riordan JR, Rommens JM, Kerem B, et al. Identification of the cystic fibrosis gene: Cloning and characterization of complementary DNA. Science. 1989; 245:1066-73.

[30] Rommens JM, Iannuzzi MC, Kerem B, et al. Identification of the cystic fibrosis gene: Chromosome walking and jumping. Science. 1989; 245:1059-65.

[31] Dubin L, Amelar RD. Etiologic factors in 1294 consecutive cases of male infertility. Fertil Steril. 1971; 22:469-74.

[32] Anguiano A, Oates RD, Amos JA, et al. Congenital bilateral absence of the vas deferens. A primarily genital form of cystic fibrosis. JAMA. 1992; 267:1794-7.

[33] Chillon M, Casals T, Mercier B, et al. Mutations in the cystic fibrosis gene in patients with congenital absence of the vas deferens. N Engl J Med. 1995; 332:1475-80.

[34] Claustres M. Molecular pathology of the *CFTR* locus in male infertility. Reprod Biomed Online. 2005; 10:14-41.

[35] Cuppens H, Cassiman JJ. *CFTR* mutations and polymorphisms in male infertility. Int J Androl. 2004; 27:251-6.

[36] Lissens W, Mercier B, Tournaye H et al. Cystic fibrosis and infertility caused by congenital bilateral absence of the vas deferens and related clinical entities. Hum Reprod. 1996; 11 (Suppl 4):55-80.

[37] Groman JD, Hefferon TW, Casals T, et al. Variation in a

repeat sequence determines whether a common variant of the cystic fibrosis transmembrane conductance regulator gene is pathogenic or benign. Am J Hum Genet. 2004; 74:176-9.

[38] Dumur V, Gervais R, Rigot JM, et al. Congenital bilateral absence of the vas deferens in absence of cystic fibrosis. Lancet. 1995; 345:200-1.

[39] Patat O, Pagin A, Siegfried A, et al. Truncating Mutations in the Adhesion G Protein-Coupled Receptor G2 Gene ADGRG2 Cause an X-Linked Congenital Bilateral Absence of Vas Deferens. Am J Hum Genet. 2016; 99(2):437-42.

[40] Dam AH, Feenstra I, Westphal JR, et al. Globozoospermia revisited. Hum Reprod Update. 2007; 13:63-75.

[41] Coutton C, Escoffier J, Martinez G, et al. Teratozoospermia: Spotlight on the main genetic actors in the human. Hum Reprod Update. 2015; 21:455-85.

[42] Dam AH, Koscinski I, Kremer JA et al. Homozygous mutation in *SPATA16* is associated with male infertility in human globozoospermia. Am J Hum Genet. 2007; 81: 813-20.

[43] Liu G, Shi QW, Lu GX. A newly discovered mutation in *PICK1* in a human with globozoospermia. Asian J Androl. 2010; 12:556-60.

[44] Harbuz R, Zouari R, Pierre V, et al. Recurrent deletion of *DPY19L2* causes infertility in man by blocking sperm head elongation and acrosome formation. Am J Hum Genet. 2011; 88:351-61.

[45] Koscinski I, Ellnati E, Fossard C, et al. *DPY19L2* deletion as a major cause of globozoospermia. Am J Hum Genet. 2011; 88:344-50.

[46] Dieterich K, Soto Rifo R, Faure AK, et al. Homozygous mutation of *AURKC* yields large-headed polyploid spermatozoa and causes male infertility. Nat Genet. 2007; 39: 661-5.

[47] Ben Khelifa M, Zouari R, Harbuz R, et al. Identification of a new recurrent aurora kinase c mutation in both European and African men with macrozoospermia. Mol Hum Reprod. 2011; 17:762-8.

[48] Lissens W, Liebaers I, Van Steirteghem A. Male infertility. In: *Emery and Rimoin's Principles and Practice of Medical Genetics.* Rimoin DL, Connor JM, Pyeritz RE, Korf BC (eds.). Philadelphia, PA: Elsevier, pp. 856-74, 2007.

[49] Aslanidis C, Jansen G, Amemiya C, et al. Cloning of the essential myotonic dystrophy region and mapping of the putative defect. Nature. 1992; 355:548-51.

[50] Brook DJ, McCurrach ME, Harley HG, et al. Molecular basis of myotonic dystrophy: Expansion of a trinucleotide (CTG) repeat at the 3′ end of a transcript encoding a protein kinase family member. Cell. 1992; 68:799-808.

[51] Fu HY, Pizzuti A, Fenwick RG, et al. An unstable triplet repeat in a gene related to myotonic muscular dystrophy. Science. 1992; 255:1256-8.

[52] Mahadevan M, Tsilfidis C, Sabourin L, et al. Myotonic dystrophy mutation: An unstable CTG repeat in the 3′ untranslated region of the gene. Science. 1992; 255:1253-5.

[53] Hunter A, Tsilfidis C, Mettler G, et al. The correlation of age of onset with CTG trinucleotide repeat amplification in myotonic dystrophy. J Med Genet. 1992; 29:774-9.

[54] Sermon K, De Vos A, Van de Velde H, et al. Fluorescent PCR and automated fragment analysis for the clinical application of preimplantation genetic diagnosis of myotonic dystrophy (Steinert's disease). Mol Hum Reprod. 1998; 4: 791-6.

[55] Sermon K, Seneca S, De Rycke M et al. PGD in the lab for triplet repeat diseases—Myotonic dystrophy, Huntington's disease and fragile-X syndrome. Mol Cell Endocrinol. 2001; 183(Suppl 1):S77-85.

[56] Rugarli EI, Ballabio A. Kallmann syndrome. From genetics to neurobiology. JAMA. 1993; 270:2713-16.

[57] Dodé C, Levilliers J, Dupont JM, et al. Loss-offunction mutations in *FGFR1* cause autosomal dominant Kallmann syndrome. Nat Genet. 2003; 33:463-5.

[58] Ayari B, Soussi-Yanicostas N. *FGFR1* and anosmin-1 underlying genetically distinct forms of Kallmann syndrome are co-expressed and interact in olfactory bulbs. Dev Genes Evol. 2007; 217: 169-75.

[59] Cadman SM, Kim SH, Hu Y, et al. Molecular pathogenesis of Kallmann's syndrome. Horm Res. 2007; 67:231-42.

[60] Louden ED, Poch A, Kim HG, Ben-Mahmoud A, Kim SH, Layman LC. Genetics of hypogonadotropic hypogonadism-human and mouse genes, inheritance, oligogenicity, and genetic counseling. Mol Cell Endocrinol. 2021; 534:111334.

[61] Cardenas-Rodriguez M, Badano JL. Ciliary biology: Understanding the cellular and genetic basis of human ciliopathies. Am J Med Genet. 2009; 151:263-80.

[62] Afzelius BA. Immotile cilia syndrome: Past, present, and prospects for the future. Thorax. 1998; 53:894-7.

[63] Sutherland MJ, Ware SM. Disorders of left-right asymmetry: Heterotaxy and situs inversus. Am J Med Genet. 2009; 151: 307-17.

[64] Baker K, Beales PL. Making sense of cilia in disease: The human ciliopathies. Am J Med Genet. 2009; 151C:281-95.

[65] Igarashi S, Tanno Y, Onodera O, et al. Strong correlation between the number of CAG repeats in androgen receptor genes and the clinical onset featu1res of spinal and bulbar atrophy. Neurology. 1992; 42:2300-2.

[66] Finsterer J. Perspectives of Kennedy's disease. J Neurol Sci. 2010; 298:1-10.

[67] Quigley CA, De Bellis A, Marschke KB, et al. Androgen receptor defects: Historical, clinical and molecular perspectives. Endocr Rev. 1995; 16:271-321.

[68] Wisniewski AB, Mazur T. 46,XY DSD with female or ambiguous external genitalia at birth due to androgen insensitivity syndrome, 5α-reductase-2 deficiency, or 17-hydroxysteroid dehydrogenase deficiency: A review of quality of life outcomes. Int J Pediatr Endocrinol. 2009; 2009:567430.

[69] Sinnecker GH, Hiort O, Dibbelt L, et al. Phenotypic classification of male pseudo hermaphroditism due to steroid 5α-reductase 2 deficiency. Am J Med Genet. 1996; 63: 223-30.

[70] Chong CK. Practical approach to steroid 5alphareductase type 2 deficiency. Eur J Pediatr. 2011; 170:1-8.

[71] Romano A, Allanson J, Dahlgren J, et al. Noonan syndrome: Clinical features, diagnosis and management guidelines. Pediatrics. 2010; 126:746-59.

[72] Tartaglia M, Mehler EL, Goldberg R, et al. Mutations in *PTPN11*, encoding the protein tyrosine phosphatase SHP-2, cause Noonan syndrome. Nat Genet. 2001; 29:465-8.

[73] Meschede D, Rolf C, Neugebauer DC, et al. Sperm acrosome defects in a patient with Aarskog-Scott syndrome. Am J Med Genet. 1996; 66:340-2.

[74] Orrico A, Galli L, Faivre L, et al. Aarskog-Scott syndrome: Clinical update and report of nine novel mutations in the *FGD1* gene. Am J Med Genet. 2010; 152:313-18.

[75] Choufani S, Shuman C, Weksberg R. Beckwith-Wiedemann syndrome. Am J Med Genet. 2010; 154C:343-54.

[76] Beales PL, Elcioglu N, Woolf AS, et al. New criteria for improved diagnosis of Bardet-Biedl syndrome: Results of a population survey. J Med Genet. 1999; 36:437-46.

[77] Cassidy SB. Prader-Willi syndrome. J Med Genet. 1997; 34:917-23.

[78] Horsthemke B, Dittrich B, Buiting K, et al. Imprinting mutations on human chromosome 15. Hum Mutat. 1997; 10:329-37.

[79] Feil R, Khosla S. Genomic imprinting in mammals. Trends Genet. 1999; 15:431-5.

[80] Vogels A, Moerman P, Frijns JP, Bogaert GA. Testicular histology in boys with Prader-Willi syndrome: Fertile or infertile? J Urol. 2008; 180:1800-4.

[81] Weiss J, Axelrod L, Whitcomb RW, et al. Hypogonadism caused by a single amino acid substitution in the beta subunit of luteinizing hormone. N Engl J Med. 1992; 326:179-83.

[82] Latronico AC, Segaloff DL. Naturally occurring mutations of the luteinizing-hormone receptor: Lessons learned about reproductive physiology and G protein-coupled receptors. Am J Hum Genet. 1999; 65:949-58.

[83] Rajender S, Rahul P, Mahdi AA. Mitochondria, spermatogenesis and male infertility. Mitochondrion. 2010; 10: 419-28.

[84] Lo Giacco D, Chianese C, Ars E, Ruiz-Castañé E, Forti G, Krausz C. Recurrent X chromosome-linked deletions: Discovery of new genetic factors in male infertility. J Med Genet. 2014; 51(5):340-344.

[85] Stouffs K, Vandermaelen D, Massart A, Menten B, Vergult S, Tournaye H, Lissens W. Array comparative genomic hybridization in male infertility. Hum Reprod. 2012; 27(3): 921-9.

[86] Oud MS, Ramos L, O'Bryan MK, McLachlan RI, Okutman Ö, Viville S, de Vries PF, Smeets DFCM, Lugtenberg D, Hehir-Kwa JY, Gilissen C, van de Vorst M, Vissers LELM, Hoischen A, Meijerink AM, Fleischer K, Veltman JA, Noordam MJ. Validation and application of a novel integrated genetic screening method to a cohort of 1,112 men with idiopathic azoospermia or severe oligozoospermia. Hum Mutat. 2017; 38(11):1592-1605.

[87] Kherraf ZE, Cazin C, Bouker A, Fourati Ben Mustapha S, Hennebicq S, Septier A, Coutton C, Raymond L, Nouchy M, Thierry-Mieg N, Zouari R, Arnoult C, Ray PF. Whole-exome sequencing improves the diagnosis and care of men with non-obstructive azoospermia. Am J Hum Genet. 2022; 109(3):508-17.

[88] Houston BJ, Riera-Escamilla A, Wyrwoll MJ, Salas-Huetos A, Xavier MJ, Nagirnaja L, Friedrich C, Conrad DF, Aston KI, Krausz C, Tüttelmann F, O'Bryan MK, Veltman JA, Oud MS. A systematic review of the validated monogenic causes of human male infertility: 2020 update and a discussion of emerging gene-disease relationships. Hum Reprod Update. 2021; 28(1):15-29.

[89] Stouffs K, Lissens W, Tournaye H, et al. The choice and outcome of the fertility treatment of 38 couples in whom the male partner has a Yq microdeletion. Hum Reprod. 2005; 20: 1887-96.

[90] Dequeker E, Stuhrmann M, Morris MA, et al. Best practice guidelines for molecular genetic diagnosis of cystic fibrosis and CFTR-related disorders—Updated European recommendations. Eur J Hum Genet. 2009; 17:51-65.

[91] World Health Organisation. *The molecular genetic epidemiology of cystic fibrosis. Report of a joint meeting of WHO/ECFTN/ICF(M)A/ECFS*, 2004. Available from: www.who.int/genomics/publications/en/

[92] Goossens V, Sermon K, Lissens W, et al. Clinical applica-

tion of preimplantation genetic diagnosis for cystic fibrosis. Prenat Diagn. 2000; 20:571-81.

[93] Dreesen JC, Jacobs LJ, Bras M, et al. Multiplex PCR of polymorphic markers flanking the *CFTR* gene: A general approach for preimplantation genetic diagnosis of cystic fibrosis. Mol Hum Reprod. 2000; 6:391-6.

[94] van Montfoort A, Carvalho F, Coonen E, Kokkali G, Moutou C, Rubio C, Goossens V, De Rycke M. ESHRE PGT consortium data collection XIX-XX: PGT analyses from 2016 to 2017. Hum Reprod Open. 2021; 2021(3).

[95] Sermon K, Van Steirteghem A, Liebaers I. Preimplantation genetic diagnosis. Lancet. 2004; 363:1633-41.

[96] Geraedts JP, De Wert GM. Preimplantation genetic diagnosis. Clin Genet. 2009; 76:315-25.

[97] Simpson JL. Preimplantation genetic diagnosis at 20 years. Prenat Diagn. 2010; 30:682-95.

[98] Handyside AH, Kontogianni EH, Hardy K, et al. Pregnancies from biopsied human preimplantation embryos sexed by Y-specific DNA amplification. Nature. 1990; 344:768-70.

[99] Harper JC, Coonen E, De Rycke M, et al. ESHRE PGD consortium data collection X: Cycles from January to December 2007 with pregnancy followup to October 2008. Hum Reprod. 2010; 25:2685-707.

[100] Bonduelle M, Liebaers I, Deketelaere V, et al. Neonatal data on a cohort of 2889 infants born after intracytoplasmic sperm injection (ICSI) (1991-1999) and of 2995 infants born after *in vitro* fertilization (IVF) (1983-1999). Hum Reprod. 2002; 17:671-94.

[101] Bonduelle M, Van Assche E, Joris H, et al. Prenatal testing in ICSI pregnancies: Incidence of chromosomal anomalies in 1586 karyotypes and relation to sperm parameters. Hum Reprod. 2002; 17:2600-14.

[102] Bonduelle M, Ponjaert I, Van Steirteghem A, et al. Developmental outcome of children born after ICSI compared to children born after IVF at the age of two years. Hum Reprod. 2003; 19:1-9.

[103] Leunens L, Celestin-Westreich S, Bonduelle M, Liebaers I, Ponjaert-Kristoffersen I. Cognitive and motor development of 8-year-old children born after ICSI compared to spontaneously conceived children. Hum Reprod. 2006; 21: 2922-9.

[104] Sutcliffe AG, Ludwig M. Outcome of assisted reproduction. Lancet. 2007; 370:351-9.

[105] Belva F, De Schrijver F, Tournaye H et al. Neonatal outcome of 724 children born after ICSI using nonejaculated sperm. Hum Reprod. 2011; 1752-8.

[106] De Schepper J, Belva F, Schiettecatte J, et al. Testicular growth and tubular function in prepubertal boys conceived by intracytoplasmic sperm injection. Horm Res. 2009; 71: 359-63.

[107] Woldringh GH, Besselink DE, Tillema AJ, et al. Karyotyping, congenital anomalies and follow-up of children after intracytoplasmic sperm injection with non-ejaculated sperm: A systemic review. Hum Reprod Update. 2010; 16:12-19.

[108] Belva F, Bonduelle M, Tournaye H. Endocrine and reproductive profile of boys and young adults conceived after ICSI. Curr Opin Obstet Gynecol. 2019; 31(3):163-169.

[109] Belva F, Roelants M, Vloeberghs V, Schiettecatte J, Evenepoel J, Bonduelle M, de Vos M. Serum reproductive hormone levels and ultrasound findings in female offspring after intracytoplasmic sperm injection: First results. Fertil Steril. 2017; 107(4):934-939.

[110] Belva F, Roelants M, De Schepper J, Van Steirteghem A, Tournaye H, Bonduelle M. Reproductive hormones of ICSI-conceived young adult men: The first results. Hum Reprod. 2017; 32(2):439-446.

[111] Belva F, Bonduelle M, Roelants M, Michielsen D, Van Steirteghem A, Verheyen G, Tournaye H. Semen quality of young adult ICSI offspring: The first results. Hum Reprod. 2016; 31(12):2811-2820.

[112] Belva F, Bonduelle M, Buysse A, Van den Bogaert A, Hes F, Roelants M, Verheyen G, Tournaye H, Keymolen K. Chromosomal abnormalities after ICSI in relation to semen parameters: Results in 1114 fetuses and 1391 neonates from a single center. Hum Reprod. 2020; 35(9):2149-2162.

[113] Martin RH. Genetics of human sperm. J Assist Reprod Genet. 1998; 15:240-455.

[114] Aran B, Blanco J, Vidal F, et al. Screening for abnormalities of chromosomes x, y, and 18 and for diploidy in spermatozoa from infertile men participating in an *in vitro* fertilization-intracytoplasmic sperm injection program. Fertil Steril. 1999; 72: 696-701.

[115] Vegetti W, Van Assche E, Frias A, et al. Correlation between semen parameters and sperm aneuploidy rates investigated by fluorescence *in-situ* hybridization in infertile men. Hum Reprod. 2000; 15:351-65.

[116] Egozcue S, Blanco J, Vendrell JM, et al. Human male infertility: Chromosome anomalies, meiotic disorders, abnormal spermatozoa and recurrent abortion. Hum Reprod Update. 2000; 6:93-105.

25

植入前胚胎非整倍体遗传学检测
改善临床结局

Jenna S. Hynes, Eric J. Forman 和 Alan H. Handyside

引　言

染色体非整倍体在人类配子和植入前胚胎中很常见，是妊娠失败、流产和发生率小于 0.3% 的死产的主要原因[1,2]。大多数非整倍体源于卵母细胞的减数分裂错误，且在 30 岁后期和 40 岁早期的女性中呈指数增长[3]，导致接受体外受精(IVF)助孕女性的流产率急剧上升、活产率(LBRs)相应下降[4]。因此，原则上没有临床或伦理方面的正当理由给 IVF 治疗后的不孕症患者移植非整倍体胚胎，因为 IVF 的目的是帮助夫妇生育健康的婴儿。然而，如何在不影响治疗的情况下准确识别整倍体和非整倍体胚胎仍是一项挑战。

植入前胚胎非整倍体遗传学检测

胚胎植入前非整倍性检测(PGT-A)最初包括极体或卵裂期活检，以及使用多色荧光原位杂交(fluorescent in situ hybridization, FISH)与数量有限的特异性染色体探针(通常为 7~9 条染色体)进行单细胞分析[5,6](表 25-1)。然而，几项随机对照试验(randomized controlled trials, RCTs)均未显示出其益处，而荷兰的一项大型试验则显示活产率显著下降[7]。随后，对胚胎的全部 24 条染色体进行全基因组扩增和拷贝数分析方面取得了重大进展，技术上从最初的微阵列比较基因组杂交(microarray comparative genomic hybridization, arrayCGH)发展到基于下一代测序(next-generation sequencing, NGS)的检测，最近又发展了基于 NGS 的单核苷酸多态性(single-nucleotide polymorphism, SNP)靶向测序以提高准确性[8,9]。同时期，囊胚培养和玻璃化冷冻保存技术也有了重大改进[10,11]。已有多篇报道将囊胚培养与滋养外胚层活检和 PGT-A 双重选择结合起来，然后进行玻璃化冷冻处理，并在后续的非刺激周期中移植整倍体囊胚，可获得极高的植入率(implantation rates, IRs)和单次移植活产率，证明这种方法对胚胎选择非常有效[12-14]。最近一项非选择性研究[9]仅根

表 25-1　植入前胚胎非整倍体遗传学检测(PGT-A)的方法及其局限性和附加性能

方法[a]	覆盖染色体	分辨率	整条染色体非整倍体		染色体片段非整倍体		受精异常	污染	亲缘关系	成本
			整段	中间	整段	中间				
多色荧光原位杂交(mFISH)	通常为 13、16、18、21、22、X 和 Y	探针多位于着丝粒	✓		×					中
比较基因组杂交阵列(aCGH)	全部 24 条染色体	约 3 000 个覆盖全基因组的探针	✓	×	✓	×				中
基于 SNP 阵列的基因分型和亲本基因分型的核型定位	染色体 1~22 和 X 染色体	1~5 Mb，取决于 SNP 的覆盖范围	✓	×	✓	×	✓	✓	✓	高
基于 NGS 的拷贝数分析	全部 24 条染色体	>10 Mb	✓	✓	✓	✓				中
靶向 NGS 的拷贝数和 SNP 分析	全部 24 条染色体	全基因组约 2 500 个 SNP 位点	✓	✓	✓	✓	✓	✓	×	中
基于 NGS 的拷贝数和 SNP 分析及亲本基因分型	全部 24 条染色体	>10 Mb	✓	✓	✓	✓	✓	✓	✓	高

注 a：仅为方法论的一般指南，并不代表具体商业测试的准确性。

据形态学选择囊胚,并在移植前进行活检,但仅在得知临床结局后才进行活检细胞的检测,结果显示单个整倍体囊胚移植的植入率和持续妊娠/出生率分别超过 80% 和 64.7%,而非整倍体囊胚只有 40%的植入率,且没有持续妊娠。这项研究也直接证实了进行非整倍体筛查的重要性。

许多 RCTs 的临床结果参差不齐。五项早期研究表明,采用不同技术和不同组别的 PGT-A 患者的临床疗效均有所改善[15-19]。Yang 等人在 35 岁以下因输卵管因素或男方因素行体外受精助孕女性的首个周期中对比分析了 aCGH 结合形态学与仅靠形态学挑选胚胎的临床妊娠率[15]。在 103 名接受冷冻胚胎移植(frozen embryo transfer, FET)的女性中,PGT-A 组的临床妊娠率(70.9% *vs.* 45.8%, $P=0.017$)和妊娠 20 周后的持续妊娠率(ongoing pregnancy rate, OPR)(69.1% *vs.* 41.7%, $P=0.009$)显著更高。

Scott 等人对比了应用实时定量聚合酶链反应(quantitative polymerase chain reaction, qPCR)的 PGT-A 与传统形态学相比进行胚胎选择的优越性[18]。在进行 PGT-A 之后,活检组的女性最多移植 2 个优质整倍体的新鲜囊胚,而对照组移植 2 个未经检测的囊胚。PGT-A 组每移植周期的 IR(79.8% *vs.* 63.2%, $P=0.002$)和持续 IR(66.4% *vs.* 47.9%, $P=0.001$),或继续妊娠到分娩的胚胎数都高于对照组。每移植周期 PGT-A 组的临床妊娠率(93.1% *vs.* 80.7%)和 LBRs(84.7% *vs.* 67.5%)也同样有提高。

囊胚整倍体选择性移植(blastocyst euploid selective transfer, BEST)试验旨在比较单个整倍体胚胎移植和 2 个未经检测的胚胎移植。这项研究招募了年龄小于 42 岁、至少有 2 个优质囊胚的女性[16]。在 PGT-A 组中,所有可用的囊胚都进行了活检和 qPCR 分析,并移植了单个质量最好的整倍体囊胚。对照组患者仅根据形态学结果移植了 2 个质量最好的未检测囊胚。两组患者的 OPR,定义为妊娠≥24 周的持续妊娠率,相似(60.7% *vs.* 65.1%),但双胚胎移植组的多胎妊娠率明显更高(53.4% *vs.* 0)。接受单个整倍体胚胎移植的女性,持续单胎妊娠率几乎是移植 2 个未检测胚胎女性的 2 倍(60.7% *vs.* 33.7%)。对出生结局的随访分析表明,单个整倍体胚胎移植组的早产率(13% *vs.* 29%)、低出生体重率(11% *vs.* 33%)和新生儿重症监护室住院率(11% *vs.* 26%)均较低[17]。自 BEST 试验发表以来,移植单个整倍体胚胎已成为标准做法,并被美国生殖医学会(American Society for Reproductive Medicine, ASRM)强烈推荐,原因是单个整倍体胚胎移植可降低多胎妊娠风险及相关产科风险[20]。

2015 年发表的一项荟萃分析结合了这些 RCTs 的结果,证实在利用 PGT-A 确定整倍体胚胎后移植的周期中,临床 IRs(1.29,95%CI:1.15,1.45)和持续 IRs(1.39,95%CI:1.21,1.60)均有所增加[21]。同一项荟萃分析整合了八项观察性研究的结果,也发现 PGT-A 组的临床 IRs(1.78,95%CI:1.60~1.99)和持续 IRs(1.75,95%CI:1.48~2.07)均有所增加。这些早期 RCTs 因主要纳入了预后良好、卵巢储备功能正常且有多个优质囊胚的患者而备受质疑[22]。因未养成囊胚的患者未被随机化。此外,aCGH 和 qPCR 方法没有报道可能的胚胎嵌合情况。

Rubio 等人在非整倍体率较高的高龄人群(38~41 岁)中评估 PGT-A 的效果[19]。PGT-A 组的女性接受了卵裂期卵裂球活检和 aCGH 分析,随后进行了整倍体囊胚的新鲜移植。PGT-A 组单次移植的出生率有所提高(52.9% *vs.* 24.2%, $P=0.0002$),验孕阳性时间(7.7 周 *vs.* 14.9 周)和需要移植次数(1.8 次 *vs.* 3.7 次)也有所缩短。尽管该试验包含卵裂期胚胎移植,但在 Scott 等人发表了一项证明卵裂球活检有潜在的不利影响的试验后,PGT-A 领域已几乎完全转向使用扩展到囊胚期的滋养外胚层活检[23]。

与 Rubio 试验不同的是,单个整倍体胚胎移植(single-embryo transfer of euploid embryo, STAR)试验旨在比较使用基于 NGS 的 PGT-A 选择胚胎进行移植的结果,结果发现临床妊娠率或流产率均无明显改善[24]。这项大型 RCT 研究纳入了从美国、英国和澳大利亚 34 家诊所招募的 25~40 岁女性,她们都至少有 2 个囊胚可供活检或移植。各组每次移植(妊娠≥20 周时)的总体 OPR 相似,PGT-A 组没有改善。然而,PGT-A 组中年龄较大群体(35~40 岁)的 OPR 明显更高(50.8% *vs.* 37.2%, $P=0.035$)。另外,中间拷贝数即"嵌合型"的胚胎,被视为非整倍体不符合移植条件。随后的回顾性研究和非选择性研究均表明,移植嵌合型的胚胎可获得与非嵌合的整倍体胚胎相似的结果,并可获得健康的活产[25,26]。不能移植嵌合型胚胎可能降低了经随机化后进入 PGT-A 组的 OPR。

迄今为止,通过 NGS 技术评估 PGT-A 对 ART 结果影响的最大规模 RCT 于 2021 年发表[27]。这项雄心勃勃的多中心 RCT 对 1 212 名年龄在 20~37 岁、正在接受首个 IVF 周期且拥有 3 个或更多优质囊胚的女性进行了随机对照研究。PGT-A 组的女性对其前 3 个囊胚进行了活检。主要结局指标是连续 FETs 后的累积 LBR,包括移植后获得活产,或移植了完全部整倍体胚胎(PGT-A 组),或移植了 3 个最优的未检测胚胎(对照组)。最多进行三次移植后,各组的累积 LBR 相似(PGT-A 组:77.2%;对照组:81.8%)。然而,对照组中有更多女性需要进行第二次(192 *vs.* 119)或第三次(49 *vs.* 5)移植。这项研究设计可能低估了潜在的真实周期,因为只有不到一半的可用囊胚进行了活检。

鉴于这些喜忧参半的结果,PGT-A 的使用仍存在争议[28,29]。其中一个原因是,随着高效玻璃化冷冻方案日益常规化,衡量试管婴儿成功率的重点已转移到累积妊娠和已开始或有治疗意向的每周期 LBRs。显然,在这种情况下,任何形式的胚胎选择(包括 PGT-A)都无法改变累积的结果,而胚胎活检则有可能降低累积结果。

此外,因假阳性结果而丢弃可用胚胎的可能性也是一个令人担忧的问题,尤其是对预后不良的患者而言[30]。在非选择的研究中,事先未知 PGT-A 的检测结果使我们能够对非整倍体胚胎移植的结果进行回顾性分析。第一项此类研究于 2012 年进行,采用 SNP 微阵列技术分析卵裂期和囊胚活检的胚胎[31]。共选择了 255 个形态学上经过筛选的胚胎,并在移植前短时间内进行了活检。在 232 个有可解释结果的胚胎中,99 个被认为是非整倍体,其中 4 个导致活产,阴性预测值为 96%。

随后,又有学者进行了类似的非选择试验以验证 NGS 技术[9]。作者评估了 18~44 岁女性 484 个囊胚的移植结果。在已知临床结局后,使用 NGS 分析了活检细胞,报出了整倍体、整条染色体非整倍体、整条染色体嵌合和片段非整倍体。在 102 个非整倍体胚胎导致 41 个(40.2%)验孕阳性,24 个(23.5%)临床妊娠,但没有超过 13 周的持续妊娠,非整倍体胚胎的阴性预测值为 100%。

另一项来自中国的非选择性研究将 PGT-A 结果首先分为整倍体与非整倍体,然后再分为亚组(整倍体、嵌合型整倍体、片段整倍体、非整倍体和片段非整倍体)[32]。整倍体组的 LBR 为 49.6%(67/135),而非整倍体组为 7.5%(4/53)。在非整倍体组的 4 例活产中,2 例来自被认为是明确非整倍体的胚胎,2 例被认为是片段整倍体。整倍体胚胎与整条染色体非整倍体之外的其他非整倍体类型的胚胎相比,LBRs 无差异($P<0.0001$),但片段非整倍体胚胎组的结果确实有更差的趋势。

染色体嵌合型

与早期用于 PGT-A 的方法(包括 aCGH 等)不同的是,样本经 DNA 扩增的染色体拷贝数与基于低深度 NGS 的拷贝数分析呈线性关系,且 NGS 分辨率更高[33]。通过在囊胚阶段活检多个滋养外胚层细胞样本(通常为 3~10 个细胞),可以确定整条和片段染色体非整倍体,其拷贝数范围从三体或单体的预期拷贝数(完全变化)到低拷贝数或中间拷贝数变化(图 25-1)。中间拷贝数变化一般被解释为活检的滋养外胚层细胞的染色体嵌合所致,可通过染色体不分离和其他机制,包括纺锤体异常产生[34]。而低拷贝数变化可能与所使用的扩增方法和 NGS 方案产生的技术人为误差有关。

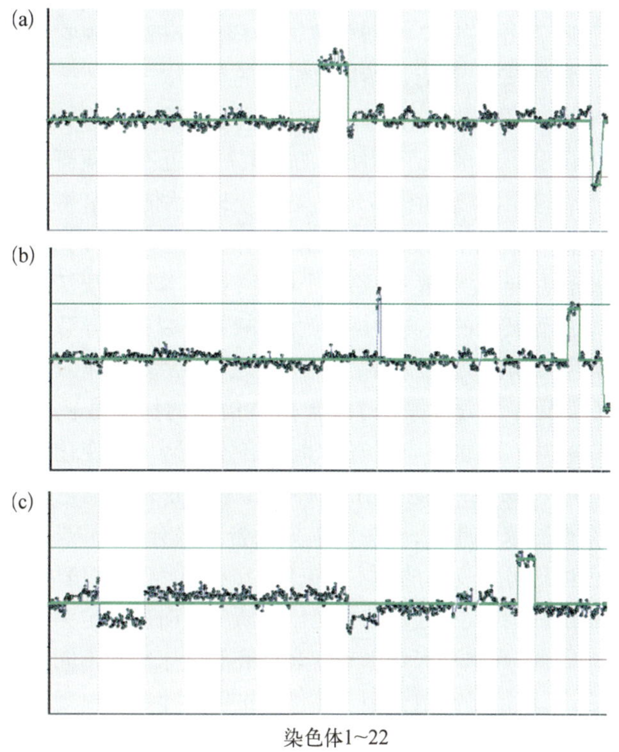

图 25-1 基于 NGS 的染色体拷贝数图谱,对一名 43 岁患者的一个周期的 3 个滋养外胚层活检组织进行全基因组扩增后,显示了可识别的拷贝数变化:(a) 8-三体综合征和 22 单体综合征,(b) 10 号染色体短臂末端区域重复(p10 dup),(c) 2 号和 9 号染色体嵌合缺失和 16-三体综合征。点代表映射到每条染色体上连续分段的片段的归一化分布,亮绿色线表示两个拷贝的最佳拟合。上下绿线和红线分别代表三个拷贝(-三体)和一个拷贝(单体)的理论位移

中间拷贝数或嵌合型,整条或片段拷贝数变化的临床意义尚不完全清楚,因为 PGT-A 结果仅基于胚胎中的少量细胞,可能无法完全代表尤其是形成胎儿的内细胞团体系。的确,在适当的遗传咨询后,移植嵌合型胚胎已有健康的活产[35-38]。对移植 1 000 多个嵌合型囊胚后的临床结果分析已经证实,与明确的整倍体囊胚相比,高水平的嵌合胚胎(50%~80%)持续妊娠率和活产率显著较低,而低水平嵌合胚胎(20%~50%)的结局则与整倍体类似。此外,嵌合胚胎非整倍型的异常染色体数量和类型也影响结局。

此外,一项前瞻性的非选择试验证实,只在滋养外胚层存在低或中等程度的嵌合囊胚与完全整倍体的囊胚具有相当的发育潜能[25]。具有 20%~30% 和 30%~50% 非整倍体细胞的胚胎分别标记为“低水平嵌合”和“中水平嵌合”。共有897个胚胎可供移植:484个明确的整倍体、282个低比例嵌合和131个中比例嵌合。妊娠率、活产率和流产率在各组之间相似,表明整倍体和低至中等程度嵌合胚胎之间具有相当的生殖潜能。作者进一步对移植嵌合胚胎后出生的27个新生儿进行核型分析,发现它们都有正常的核型,没有原始嵌合结果的存在。

用于区分非整倍体而设定的中间、嵌合型拷贝数阈值的上限和下限取决于所使用的方案。最近有一项研究使用SNP基因分型和核型定位技术[39]以识别极体和滋养外胚层活检细胞中的减数分裂错误,并与基于NGS的PGT-A平行对照,结果显示,除一个例外,在滋养外胚层活检或整个停育胚胎的检测中,所有女性减数分裂错误导致的嵌合拷贝数异常超过70%[40]。相比之下,大多数非减数分裂(假设有丝分裂来源)嵌合非整倍体的拷贝数比例在30%~70%,但也有少数嵌合非整倍体的拷贝数变化超过了70%的阈值,可能是有丝分裂第一次分裂时染色体分离错误所致。此外,一些原本只报告有嵌合、整条或片段染色体拷贝数变化的样本被确定为减数分裂非整倍体,或者相反的情况下,通过核型定位重新分析时被确定为整倍体。因此,高水平和低水平嵌合型胚胎临床结局不同的原因之一,可能是减数分裂非整倍体细胞对比局部出现的有丝分裂非整倍体细胞,是出现在整个胚胎还是仅影响了胚胎一部分。只有少数本来是整倍体的囊胚出现了嵌合拷贝数变化,但这些异常的临床意义并不确定,因此在考虑移植这些胚胎之前,推荐进行遗传咨询[41]。

无创PGT-A

PGT-A需要对胚胎进行活检,增加了所需的资源和患者的费用。将活检推迟到受精后第5~7天的囊胚阶段,并仅活检可移植的优质临床级囊胚,可最大限度地控制费用。活检也有可能损伤胚胎,但最近的证据表明,控制活检的滋养外胚层细胞数量(通常为3~10个细胞)后活检并不会降低整倍体囊胚(9)移植后的植入率或OPRs。然而,无创PGT-A(non-invasive PGT-A, niPGT-A)将消除胚胎损伤的可能性,扩大使用范围并降低成本。有报道称,在囊胚阶段,囊胚腔液和用过的培养液中存在游离DNA[42,43],因此有许多关于niPGT-A方法的报道,旨在扩增和检测这种游离DNA[44-46]。

理想情况下,niPGT-A应该是微创、准确和高效的[47]。囊胚腔穿刺术是用锋利的吸管穿透滋养外胚层吸出囊胚腔液,吸取可能来自囊胚腔中的凋亡细胞的游离DNA,其创伤性显然低于对多个滋养外胚层细胞进行活检。有实验室已采用囊胚腔穿刺术使囊胚腔塌陷,以提高玻璃化冷冻后的存活率[42,48]。相比之下,对使用过的培养液取样的“侵入性”程度仅为因胚胎需要单独培养,但为避免母体污染,需要仔细去除颗粒细胞,多次清洗,取样前更换培养液,培养时间至少延长到受精后第6天[45]。

现已有多种方案用于优化niPGT-A中游离DNA片段的全基因组扩增,并将扩增的DNA用于基于NGS的拷贝数分析。然而,仅依靠拷贝数分析并不能分析游离DNA的来源。最近一项使用全基因组甲基化测序的研究可以检测到囊胚、颗粒细胞和卵母细胞/极体DNA所特有的不同甲基化区域[49],证实了来自第二极体的DNA可持续到囊胚阶段,并有可能导致染色体和单基因水平的诊断错误[50]。因此,为避免母源污染造成的假阴性结果,可能需要采用包括全基因组SNP标记分析等的方案[9]。

niPGT-A结果与相应的滋养外胚层活检细胞团、整个囊胚以及在某些研究中分离的内细胞团的检测结果准确性差异很大[51]。然而,最近一项多中心前瞻性研究对来自1 301个人类囊胚的游离DNA和滋养外胚层活检样本的一致性进行了研究,在胚胎培养的第4天更换培养液并在≥40 h后采集样本,结果显示一致性为78%,假阳性率和假阴性率分别为12%和8%,母源污染率为12.5%,约12%的样本检测失败[45]。因此,对于希望改变胚胎方案的诊所来说,niPGT-A可能有助于确定胚胎移植的优先顺序。

融入常规临床实践的前景

用于PGT-A的方法在不断发展,现在有几种方法包括SNP标记以提高准确性并扩展诊断能力,如可以检测异常受精胚胎和污染。另外,niPGT-A可避免胚胎活检,并可用于确定胚胎移植的优先顺序,但准确性较低。PGT-A仍具有挑战性,染色体嵌合存在不确定性,需要进行遗传咨询[52],而且成本仍然很高。尽管如此,PGT-A目前已得到广泛应用,并具有一系列临床和实验室优势(表25-2)。最重要的好处包括:优化单胚胎移植后的妊娠率,避免多胎妊娠的并发症;降低流产和异常妊娠的风险;改善临床和实验室管理。PGT-A的使用证实,不仅单条染色体非整倍体,多条非整倍体和其他已知会导致妊娠丢失的异常情况的发生率也很高,而且随着女方年龄的增长,这些异常情况的发生率呈指数增长[14,53](图25-2)。因此,准确且经济的PGT-A方法对于改善临床结局、对我们加深对染色体非整倍体以外的不孕症和IVF失败原因的理解至关重要。

表 25-2 囊胚期结合延时分析、玻璃化冷冻和 PGT-A 的临床和实验室优势

- 单个整倍体胚胎玻璃化冷冻-解冻囊胚移植的着床率和临床妊娠率高，流产率低
- 仅冻存整倍体囊胚
- 降低染色体异常妊娠或活产的风险
- 提高临床管理和胚胎学标准
- 使患者能够做出知情决定

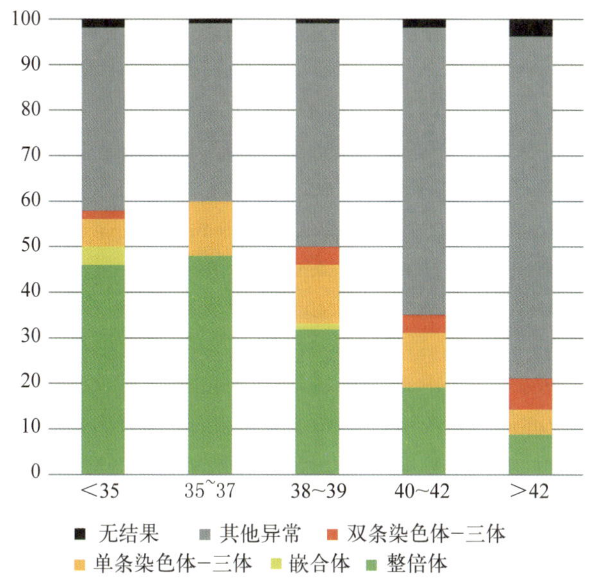

图 25-2 根据对所有活检囊胚进行单滋养层活检的结果得出的整倍体、完整拷贝数的单条染色体-三体、双条染色体-三体、嵌合体和其他复杂非整倍体的分布情况[14]。分组的依据是对单囊胚移植后保留的胎儿产物进行分析时观察到的染色体情况[53]

（许言译，徐艳文、丁晨晖校）

参考文献

[1] McKinlay Gardner R, Amor D (eds.). Gardner and Sutherland's Chromosome Abnormalities and Genetic Counseling, 5th ed. Oxford University Press (OUP), 2018.

[2] Moorthie S, Blencowe H, Darlison MW, Gibbons S, Lawn JE, Mastroiacovo P, et al. Chromosomal disorders: Estimating baseline birth prevalence and pregnancy outcomes worldwide. J Community Genet. 2018 Oct 26; 9(4):377-86.

[3] Nagaoka SI, Hassold TJ, Hunt PA. Human aneuploidy: Mechanisms and new insights into an age-old problem. Nat Rev Genet. 2012 Jun 18; 13(7):493-504.

[4] Ishihara O, Jwa SC, Kuwahara A, Katagiri Y, Kuwabara Y, Hamatani T, et al. Assisted reproductive technology in Japan: A summary report for 2017 by the Ethics Committee of the Japan Society of Obstetrics and Gynecology. Reprod Med Biol. 2020 Jan 1; 19(1):3-12.

[5] Verlinsky Y, Cieslak J, Ivakhnenko V, Lifchez A, Strom C, Kuliev A. Birth of healthy children after preimplantation diagnosis of common aneuploidies by polar body fluorescent in situ hybridization analysis. Preimplantation Genetics Group. Fertil Steril. 1996 Jul; 66(1):126-9.

[6] Munné S, Alikani M, Tomkin G, Grifo J, Cohen J. Embryo morphology, developmental rates, and maternal age are correlated with chromosome abnormalities. Fertil Steril. 1995 Aug; 64(2):382-91.

[7] Mastenbroek S, Twisk M, van Echten-Arends J, Sikkema-Raddatz B, Korevaar JC, Verhoeve HR, et al. In vitro fertilization with preimplantation genetic screening. N Engl J Med. 2007 Jul 5; 357(1):9-17.

[8] Handyside AH. 24-chromosome copy number analysis: A comparison of available technologies. Fertil Steril. 2013 Sep; 100(3):595-602.

[9] Tiegs AW, Tao X, Zhan Y, Whitehead C, Kim J, Hanson B, et al. A multicenter, prospective, blinded, nonselection study evaluating the predictive value of an aneuploid diagnosis using a targeted next-generation sequencing-based preimplantation genetic testing for aneuploidy assay and impact of biopsy. Fertil Steril. 2021 Mar 1; 115(3):627-37.

[10] Rienzi L, Gracia C, Maggiulli R, Labarbera AR, Kaser DJ, Ubaldi FM, et al. Oocyte, embryo and blastocyst cryopreservation in ART: Systematic review and meta-analysis comparing slow-freezing versus vitrification to produce evidence for the development of global guidance. Hum Reprod Update. 2017 Mar 1; 23(2):139-55.

[11] Glujovsky D, Quinteiro Retamar AM, Alvarez Sedo CR, Ciapponi A, Cornelisse S, Blake D. Cleavage-stage versus blastocyst-stage embryo transfer in assisted reproductive technology. Cochrane Database Syst Rev. 2022 May 19; 2022(5).

[12] Whitney JB, Schiewe MC, Anderson RE. Single center validation of routine blastocyst biopsy implementation. J Assist Reprod Genet. 2016 Nov 20; 33(11):1507-13.

[13] Barash OO, Ivani KA, Willman SP, Rosenbluth EM, Wachs DS, Hinckley MD, et al. Association between growth dynamics, morphological parameters, the chromosomal status of the blastocysts, and clinical outcomes in IVF PGS cycles with single embryo transfer. J Assist Reprod Genet. 2017 Aug 30; 34(8):1007-16.

[14] Gorodeckaja J, Neumann S, McCollin A, Ottolini CS, Wang J, Ahuja K, et al. High implantation and clinical pregnancy rates with single vitrified-warmed blastocyst transfer and optional aneuploidy testing for all patients. Hum Fertil (Camb). 2020 Oct 1; 23(4):256-67.

[15] Yang Z, Liu J, Collins GS, Salem SA, Liu X, Lyle SS, et al. Selection of single blastocysts for fresh transfer via standard morphology assessment alone and with array CGH for good prognosis IVF patients: Results from a randomized pilot study. Mol Cytogenet. 2012 May 2; 5(1):24.

[16] Forman EJ, Hong KH, Ferry KM, Tao X, Taylor D, Levy B, et al. In vitro fertilization with single euploid blastocyst transfer: A randomized controlled trial. Fertil Steril. 2013 Jul; 100(1):100-7. e1.

[17] Forman EJ, Hong KH, Franasiak JM, Scott RT. Obstetrical and neonatal outcomes from the BEST Trial: Single embryo transfer with aneuploidy screening improves outcomes after in vitro fertilization without compromising delivery rates. Am J Obstet Gynecol. 2014 Feb; 210(2):157. e1-157-e6.

[18] Scott RT, Upham KM, Forman EJ, Hong KH, Scott KL, Taylor D, et al. Blastocyst biopsy with comprehensive chromosome screening and fresh embryo transfer significantly increases in vitro fertilization implantation and delivery rates: A randomized controlled trial. Fertil Steril. 2013 Sep; 100(3):697-703.

[19] Rubio C, Bellver J, Rodrigo L, Castillón G, Guillén A, Vidal C, et al. In vitro fertilization with preimplantation genetic diagnosis for aneuploidies in advanced maternal age: A randomized, controlled study. Fertil Steril. 2017 May; 107(5):1122-9.

[20] Practice Committee of the American Society for Reproductive Medicine and the Practice Committee for the Society for Assisted Reproductive Technologies. Guidance on the limits to the number of embryos to transfer: A committee opinion. Fertil Steril. 2021 Sep 1; 116(3):651-4.

[21] Dahdouh EM, Balayla J, García-Velasco JA. Comprehensive chromosome screening improves embryo selection: A meta-analysis. Fertil Steril. 2015; 104(6):1503-12.

[22] Orvieto R, Gleicher N. Should preimplantation genetic screening (PGS) be implemented to routine IVF practice? J Assist Reprod Genet. 2016 Nov; 33(11):1445-8.

[23] Scott RT, Upham KM, Forman EJ, Zhao T, Treff NR. Cleavage-stage biopsy significantly impairs human embryonic implantation potential while blastocyst biopsy does not: A randomized and paired clinical trial. Fertil Steril. 2013 Sep; 100(3):624-30.

[24] Munné S, Kaplan B, Frattarelli JL, Child T, Nakhuda G, Shamma FN, et al. Preimplantation genetic testing for aneuploidy versus morphology as selection criteria for single frozen-thawed embryo transfer in good-prognosis patients: A multicenter randomized clinical trial. Fertil Steril. 2019; 112(6).

[25] Capalbo A, Poli M, Rienzi L, Girardi L, Patassini C, Fabiani M, et al. Mosaic human preimplantation embryos and their developmental potential in a prospective, non-selection clinical trial. Am J Hum Genet. 2021 Dec 2; 108(12): 2238-47.

[26] Viotti M, Victor AR, Barnes FL, Zouves CG, Besser AG, Grifo JA, et al. Using outcome data from one thousand mosaic embryo transfers to formulate an embryo ranking system for clinical use. Fertil Steril. 2021 May 1; 115(5): 1212-24.

[27] Yan J, Qin Y, Zhao H, Sun Y, Gong F, Li R, et al. Live birth with or without preimplantation genetic testing for aneuploidy. N Engl J Med. 2021 Nov 25; 385(22):2047-58.

[28] Rosenwaks Z, Handyside AH. Is preimplantation genetic testing for aneuploidy an essential tool for embryo selection or a costly "add-on" of no clinical benefit? Fertil Steril. 2018 Aug; 110(3):351-2.

[29] Rosenwaks Z, Handyside AH, Fiorentino F, Gleicher N, Paulson RJ, Schattman GL, et al. The pros and cons of preimplantation genetic testing for aneuploidy: Clinical and laboratory perspectives. Fertil Steril. 2018 Aug; 110(3): 353-61.

[30] Paulson RJ. Hidden in plain sight: The overstated benefits and underestimated losses of potential implantations associated with advertised PGT-A success rates. Hum Reprod. 2020 Mar 27; 35(3):490-3.

[31] Scott RT, Ferry K, Su J, Tao X, Scott K, Treff NR. Comprehensive chromosome screening is highly predictive of the reproductive potential of human embryos: A prospective, blinded, nonselection study. Fertil Steril. 2012 Apr; 97(4):870-5.

[32] Wang L, Wang X, Liu Y, Ou X, Li M, Chen L, et al. IVF embryo choices and pregnancy outcomes. Prenat Diagn. 2021 Dec 1; 41(13):1709-17.

[33] Fiorentino F, Biricik A, Bono S, Spizzichino L, Cotroneo E, Cottone G, et al. Development and validation of a next-generation sequencing-based protocol for 24-chromosome aneuploidy screening of embryos. Fertil Steril. 2014 May; 101(5):1375-82.

[34] Chatzimeletiou K, Morrison EE, Prapas N, Prapas Y, Handyside AH. Spindle abnormalities in normally developing and arrested human preimplantation embryos in vitro identified by confocal laser scanning microscopy. Hum Reprod. 2005 Mar; 20(3):672-82.

[35] Greco E, Minasi MG, Fiorentino F. Healthy babies after intrauterine transfer of mosaic aneuploid blastocysts. N Engl J Med. 2015 Nov 19; 373(21):2089-90.

[36] Fragouli E, Alfarawati S, Spath K, Babariya D, Tarozzi N, Borini A, et al. Analysis of implantation and ongoing pregnancy rates following the transfer of mosaic diploid-aneuploid blastocysts. Hum Genet. 2017 Jul 9; 136(7):805-19.

[37] Spinella F, Fiorentino F, Biricik A, Bono S, Ruberti A, Cotroneo E, et al. Extent of chromosomal mosaicism influences the clinical outcome of in vitro fertilization treatments. Fertil Steril. 2018 Jan; 109(1):77-83.

[38] Victor AR, Tyndall JC, Brake AJ, Lepkowsky LT, Murphy AE, Griffin DK, et al. One hundred mosaic embryos transferred prospectively in a single clinic: Exploring when and why they result in healthy pregnancies. Fertil Steril. 2019 Feb 1; 111(2):280-93.

[39] Handyside AH, Harton GL, Mariani B, Thornhill AR, Affara N, Shaw M-A, et al. Karyomapping: A universal method for genome wide analysis of genetic disease based on mapping crossovers between parental haplotypes. J Med Genet. 2010 Oct 1; 47(10):651-8.

[40] Handyside AH, McCollin A, Summers MC, Ottolini CS. Copy number analysis of meiotic and postzygotic mitotic aneuploidies in trophectoderm cells biopsied at the blastocyst stage and arrested embryos. Prenat Diagn. 2021 Apr 1; 41(5):525-35.

[41] Leigh D, Cram DS, Rechitsky S, Handyside A, Wells D, Munne S, et al. PGDIS position statement on the transfer of mosaic embryos 2021. Reprod Biomed Online. 2022 Jul 1; 45(1):19-25.

[42] Gianaroli L, Magli MC, Pomante A, Crivello AM, Cafueri G, Valerio M, et al. Blastocentesis: A source of DNA for preimplantation genetic testing. Results from a pilot study. Fertil Steril. 2014 Dec; 102(6):1692-9. e6.

[43] Shamonki MI, Jin H, Haimowitz Z, Liu L. Proof of concept: Preimplantation genetic screening without embryo biopsy through analysis of cell-free DNA in spent embryo culture media. Fertil Steril. 2016 Nov; 106(6):1312-8.

[44] Xu J, Fang R, Chen L, Chen D, Xiao J-P, Yang W, et al. Noninvasive chromosome screening of human embryos by genome sequencing of embryo culture medium for in vitro fertilization. Proc Natl Acad Sci U S A. 2016; 113(42): 11907-12.

[45] Rubio C, Navarro-Sánchez L, García-Pascual CM, Ocali O, Cimadomo D, Venier W, et al. Multicenter prospective study of concordance between embryonic cell-free DNA and trophectoderm biopsies from 1301 human blastocysts. Am J Obstet Gynecol. 2020 Nov 1; 223(5):751. e1-751. e13.

[46] Chen L, Sun Q, Xu J, Fu H, Liu Y, Yao Y, et al. A noninvasive chromosome screening strategy for prioritizing in vitro fertilization embryos for implantation. Front Cell Dev Biol. 2021 Aug 9; 9:708322.

[47] Handyside AH. Noninvasive preimplantation genetic testing: Dream or reality? Fertil Steril. 2016 Nov; 106(6):1324-5.

[48] Magli MC, Albanese C, Crippa A, Tabanelli C, Ferraretti AP, Gianaroli L. Deoxyribonucleic acid detection in blastocoelic fluid: A new predictor of embryo ploidy and viable pregnancy. Fertil Steril. 2019 Jan; 111(1):77-85.

[49] Chen Y, Gao Y, Jia J, Chang L, Liu P, Qiao J, et al. DNA methylome reveals cellular origin of cell-free DNA in spent medium of human preimplantation embryos. J Clin Invest. 2021 Jun 1; 131(12):e146051.

[50] Ottolini CS, Rogers S, Sage K, Summers MC, Capalbo A, Griffin DK, et al. Karyomapping identifies second polar body DNA persisting to the blastocyst stage: Implications for embryo biopsy. Reprod Biomed Online. 2015 Dec; 31(6): 776-82.

[51] Li J, Liu Y, Qian Y, Zhang D. Noninvasive preimplantation genetic testing in assisted reproductive technology: Current state and future perspectives. J Genet Genomics. 2020 Dec 20; 47(12):723-6.

[52] Capalbo A, Poli M, Jalas C, Forman EJ, Treff NR. On the reproductive capabilities of aneuploid human preimplantation embryos. Am J Hum Genet. 2022 Sep 1; 109(9):1572-81.

[53] Segawa T, Kuroda T, Kato K, Kuroda M, Omi K, Miyauchi O, et al. Cytogenetic analysis of the retained products of conception after missed abortion following blastocyst transfer: A retrospective, large-scale, single-centre study. Reprod Biomed Online. 2017 Feb; 34(2):203-10.

26

子宫内膜容受性的诊断、胚胎-子宫内膜相互对话及子宫内膜微生物组学

Maria Ruiz-Alonso, Inmaculada Moreno, Feilpe Vilella 和 Carlos Simon

引 言

胚胎种植是第一个重要的母胎物理互动,成功的胚胎种植需要母胎的同步和双向通信,随后则是胚胎黏附和侵入蜕膜化的子宫内膜。人类子宫内膜是一个复杂的组织,主要由上皮细胞和基质细胞组成,这些细胞受到类固醇激素[雌激素和孕酮(P)]的周期性调节。子宫内膜容受性是一个自限性的时段,其间子宫内膜暂时接纳囊胚的植入,这一过程还受到免疫细胞、细胞因子、生长因子、趋化因子、黏附分子以及多种通过不同途径作用的分子的调节[2-4]。一个具有容受性的子宫内膜、一个有活力的整倍体囊胚,以及它们之间精确协调的双向通信,是胚胎成功种植和侵入母体底层子宫内膜的基础。

在本章中,我们讨论了通过转录组学描述子宫内膜容受性的分子特征及其临床转化应用,还审视了母胎相互对话在围种植期从母体传递信息给胚胎中发挥的重要作用,最后探讨了子宫内膜菌群及其对生殖的影响。我们在本章展示了一幅受孕前时空发生的多样化事件的完整图谱,并探讨了它们是如何影响胚胎的种植。

子宫内膜容受性的分子学诊断

子宫内膜生物学进展得益于基因组学进展。早期子宫内膜转录组学研究定义了自然周期中的种植窗(WOI),有4篇几乎同时期发表的研究展示了人类分泌期子宫内膜转录组学特征[5],后期的研究描述了在控制性卵巢刺激下(COS)以及反复种植失败患者的整个月经周期的转录组学特征[5],其后子宫内膜转录组的研究日渐增多[6],成功描述了与子宫内膜病理性改变和影响生育力的因素相关的子宫内膜转录组学[7-13]。这些发现使我们对生殖健康的认识从子宫内膜的解剖学层次深入到分子学层面。

我们的研究组首次从分子学特征层次(转录组)定义了人类子宫内膜的容受性。我们挖掘出238个差异化表达基因,通过算法设计,可预测获取的子宫内膜样本处于增殖期(PRO)、容受前期(PRE)、容受期(R)或容受后期(POST)[14],因此我们可以不用局限于子宫内膜组织学去评估子宫内膜容受性。此外,我们2020年的研究描述了单细胞层次整个月经周期的子宫内膜的转录组特征[15]。通过分析超过70 000个属于六种不同子宫内膜细胞类型的单细胞,我们发现上皮细胞中的转录组激活负责开启WOI[15]。

这些分子学证据推动了子宫内膜容受性分析(ERA)诊断和治疗子宫内膜源性的反复植入失败(RIF)的进展[16]。该法旨在指导子宫内膜处于容受状态时[即个性化胚胎移植(pET)]进行胚胎移植。ERA揭示了WOI的关键所在,WOI仅持续30~36 h,具有个体特异性,可出现于月经周期的不同时间[通常在黄体生成素(LH)峰后的5~10天(LH+6至LH+9)或在激素替代疗法周期P暴露后的3~8天(P+4至P+7)][17]。并不是所有人都有相同的WOI,在P暴露5天后(P+5;标准WOI)ERA的结果可指导个性化胚胎移植(图26-1)。

我们对49个子宫内膜活检样本的数据使用了二次加权Kappa指数进行评估[18],通过组织学金标准检测了ERA是否能够在整个月经周期中产生准确和可重复的结果。我们还分析了在相同条件下相隔29~40个月获取的活检样本以确定ERA结果在同一个体的不同月经周期中是否可重复,结果没有检测到周期间变异[18];然而,特定变量可能影响子宫内膜,增加WOI移位的可能性,体质量指数(BMI)则是其一。一个按BMI分层的前瞻性队列研究提示,BMI>30 kg/m^2 的患者中WOI移位更为常见,而在BMI<30 kg/m^2 的患者中则较少[19]。

个性化胚胎移植的临床结局是子宫内膜容受性检测效用性的终极评估目标[20]。迄今为止,关于ERA指导下的pET的临床结果,有27项研究进行了报道。这些研究在不同的生殖中心进行,临床适应证不同,研究结果也不尽一致(表26-1)。这些研究显示在先前移植失败的患者中,将有活力的囊胚同步移植于有容受性的子宫内膜,可以提高移植成功率。

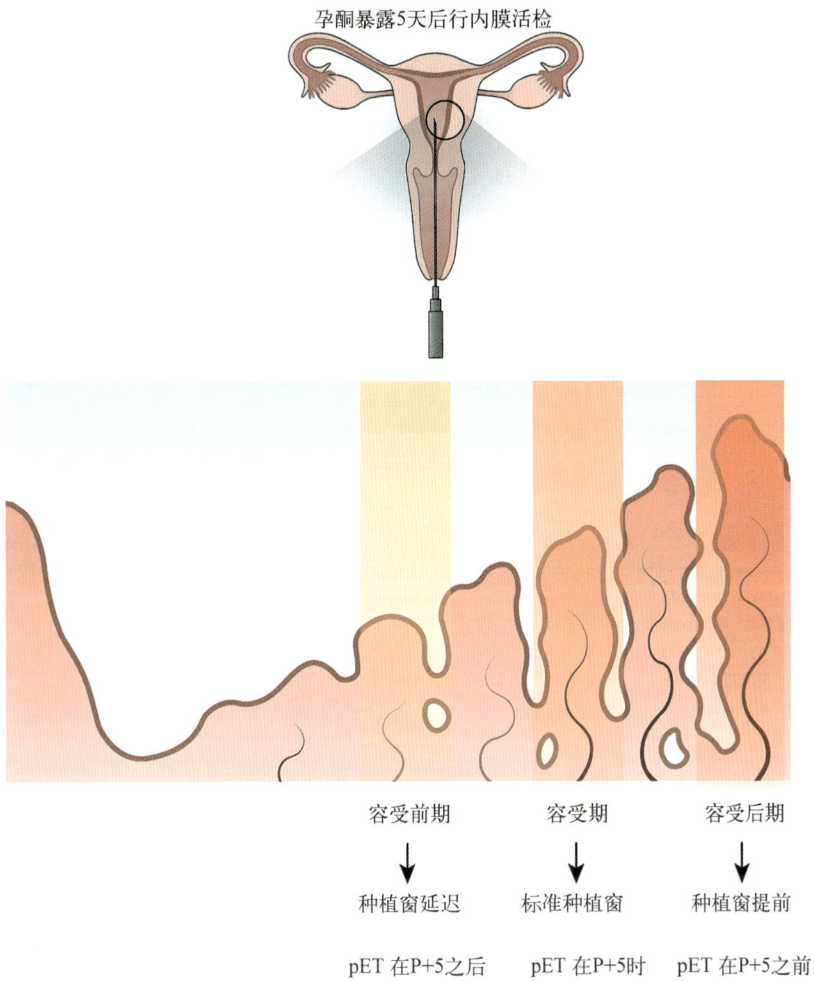

图 26-1　WOI 不同移位的示意图。收集在标准 WOI 期间(在 P+5 时)的子宫内膜活检样本,通过 ERA 来识别子宫内膜的容受状态。如果 WOI 没有移位,ERA 结果将是处于容受期。如果 ERA 结果是容受前期,说明 WOI 延迟,所以 pET 应该在 P+5 之后进行。如果 ERA 结果是容受后期,说明 WOI 提前,pET 应该在 P+5 之前进行。

胚胎-子宫内膜对话

细胞与细胞接触,通过不同化学物质、激素或生长因子的释放和摄取来完成细胞间沟通[21]。这一过程对于多细胞生物及单细胞生物与环境或宿主之间的互动至关重要[22]。胚胎种植期间的信号传递是第一次重要的胚胎-母体物理互动,是同步的、双向的通信[1,23-25]。人类的早期种植前胚胎产生可溶性配体,并通过受体以自分泌/旁分泌方式接收信号,包括母体来源的可溶性因子[26]。在容受期,人类子宫内膜可产生大量配体(主要是细胞因子和生长因子)[27]。因此,在胚胎种植期存在母胎交互对话或分子对话。这些信号通路非常复杂,通常被称为控制性"回路"[28]。近来,已有大量研究证据支持母体与胚胎之间存在交互对话。

母胎通信

细胞外囊泡(EVs)是细胞间通信的关键要素[29,30]。EVs 通过直接与细胞表面受体相互作用或通过内吞作用、吞噬作用或与目标细胞膜融合来传递其内容物,从而发挥作用。接收细胞的特异性是由细胞和 EVs 表面的受体驱动[30,31]。母胎通信似乎是由子宫内膜上皮细胞[32,33,36,37]释放到宫腔液[32-35]中的 EVs 介导。

我们的研究证实了母体与种植前胚胎通过 EVs 进行有效通信。人类宫腔液[33]中存在 EVs,含有 miRNA has-miR-30d 的外泌体被积极地从子宫内膜上皮细胞转移到胚胎滋养层细胞,其后 miRNA 被后者内化。用人类 miR-30d 合成类似物处理的小鼠胚胎基因表达改变,参与胚胎黏附的分子,如 Itgb3、Itga7 和 Cdh5 的表达水平上调,证

表 26-1 根据 ERA 进行 pET 后获得的临床结果的相关已发表研究

研究类型	年份	标题	作者	期刊	研究对象	主要研究结果
随机对照研究	2020	A five-year multicentre randomized controlled trial comparing personalized, frozen and fresh blastocyst transfer in IVF	Simon C 等人	Reproductive BioMedicine Online, 2020, 41(3):402-415	458 名首次接受囊胚移植的患者被随机分配到由 ERA 指导的 pET、FET 或新鲜 ET	按 ITT 分析:除了累积妊娠率在 pET 组(93.6%)显著高于 FET 组(79.7%)($P=0.0005$)和新鲜 ET 组(80.7%)($P=0.0013$),无其他差异 按 PP 分析:首次胚胎移植的活产率在 pET 组为 56.2%, FET 组为 42.4%($P=0.09$),新鲜胚胎移植组为 45.7%($P=0.17$)。累积活产率在 pET 组为 71.2%, FET 组为 55.4%($P=0.04$),新鲜 ET 组为 48.9%($P=0.003$)。PR 在 PET、FET 和新鲜胚胎移植组分别为 72.5% *vs.* 54.3%($P=0.01$)和 58.5%($P=0.05$。IR 分别为 57.3% *vs.* 43.2%($P=0.03$)和 38.6%($P=0.004$)。产科结局、分娩类型和新生儿结局在所有组中均相似
前瞻性	2013	The endometrial receptivity array for diagnosis and personalized embryo transfer (pET) as a treatment for patients with repeated implantation failure	Ruiz-Alonso M 等人	Fertil Steril, 2013, 100(3):818-824	RIF 组:($n=85$) 对照组:($n=25$)	在 RIF 组的患者中,25.9%的 WOI 发生了位移,而对照组为 12% 经过 pET 的 RIF 患者, PR 为 51.7%,IR 为 38.5%,与预后好的患者相似
	2021	Role of endometrial receptivity array for implantation failure in in-vitro fertilization & intracytoplasmic sperm injection	Nafees 等人	Biomedica, 2021, 37(4):220-226	经历过 1 次以上 IF 的患者($n=16$)	25%的患者 WOI 发生移位。PR 为 75%
	2021	Routine endometrial receptivity array in first embryo transfer cycles does not improve live birth rate	Riestenberg C 等人	Fertil Steril, 2021, 115(4):1001-1006	ERA 组($n=147$) 标准 ET 组($n=81$)	ERA 组有 59.2%的患者 WOI 发生错位。pET 与标准 ET 组之间的 LBR 没有差异(56.6% *vs.* 56.5%)
回顾性	2014	What a difference two days make: "personalized" embryo transfer (pET) paradigm: a case report and pilot study	Ruiz-Alonso M 等人	Hum Reprod, 2014, 29(6):1244-1247.	1~6 次移植失败的病例报告和系列分析($n=17$)	病例报告:在前 7 次 IVF 失败后,进行 pET 获得成功妊娠的临床案例 病例系列:在 ERA 诊断 WOI 移位的患者中,pET 患者的 PR 达到 60%,对照组仅为 19%
	2015	Endometrial receptivity array: Clinical application	Mahajan N 等人	J Hum Reprod Sci, 2015, 8(3):121-129	RIF 组($n=80$) 对照组($n=93$)	印度人群 RIF 患者 27.5%发生 WOI 移位,而对照组仅为 15%($P=0.04$) 两组均通过 ERA 指导行 pET 获得了相似的临床结局,RIF 组: OPR 42.4%, IR 33%; 非 RIF 组: OPR 56%, IR 39%($P>0.1$)
	2017	Efficacy of the endometrial receptivity array for repeated implantation failure in Japan: A retrospective, two-centers study	Hashimoto T 等人	Reprod Med Biol, 2017, 16(3): 290-296	RIF 组($n=50$)	日本人群 RIF 患者 24%发生 WOI 移位 无论 WOI 移位与否, RIF 患者在 pET 后有相似的临床结局:容受期患者(R)的 PR 为 35.3%,非容受期患者(NR)为 50%($P=0.9$)
	2017	Window of implantation (WOI) transcriptomic stratification reveals different endometrial subsignatures associated with live birth and biochemical pregnancy	Diaz-Gimeno P 等人	Fertil Steril, 2017, 108(4):703-710. e3	健康供卵者($n=79$) ERA 患者($n=771$)	在容受前期末和容受期进行胚胎移植(ET)的持续妊娠率分别为 76.9%和 80%,而在容受期末时为 33.3%。在容受前期末和容受期进行胚胎移植(ET)的生化妊娠率分别为 7.7%和 6.6%,但在容受期末为 50%

续表

研究类型	年份	标题	作者	期刊	研究对象	主要研究结果
回顾性	2018	The role of the endometrial receptivity array (ERA) in patients who have failed euploid embryo transfers	Tan J 等人	J Assist Reprod Genet, 2018, 35(4): 683-692.	1次以上整倍体胚胎移植失败的ERA组(n=88)	22.5%的患者出现WOI移位。RIF患者,无论WOI位移与否,在pET后达到了相似的临床结局。RIF患者行整倍体胚胎移植,与容受期患者相比,非容受期患者校正WOI后的IR和OPR显著提高(分别为76.5% *vs.* 53.8%和64.7% *vs.* 42.3%),但上述差异不具有统计学显著性
	2018	Does the endometrial receptivity array really provide pET	Bassil R 等人	J Assist Reprod Genet, 2018, 35(7): 1301-1305	0~2次移植失败人群;ERA组(n=53)、标准ET组(n=503)	ERA组患者64.15%发生WOI移位 pET与ET组之间的PR在统计上没有显著性差异(39% *vs.* 35.2%)
	2018	WOI is significantly displaced in patients with adenomyosis with previous implantation failure as determined by endometrial receptivity assay	Mahajan N 等人	Journal of Human Reproductive sciences, 2018, 11(4): 353	子宫腺肌病组(n=36) 对照组(n=338)	子宫腺肌病患者WOI移位率(47.2%)显著高于对照组(21.6%)(P<0.001) 子宫腺肌病患者RIF的发生率为66.6%,而对照组为34.9%(P<0.001) 腺肌症组pET后的PR为62.5%
	2019	pET Helps in Improving IVF/ICSI Outcomes in Patients with Recurrent Implantation Failure (RIF)	Patel JA 等人	J Hum Reprod Sci, 2019, 12(1): 59-66	RIF组(n=248)	17.7%的RIF患者出现WOI移位 WOI移位或未移位的RIF患者pET后持续妊娠率相似[41.7% *vs.* 42.9% (P=0.93)]
	2019	Endometrial Receptivity Analysis-a tool to increase an implantation rate in assisted reproduction	Hromadova L 等人	Ceska Gynekol, 2019, 84(3): 177-183	ERA组(n=85)	36.5%的患者出现WOI移位 非容受期患者pET后的PR为69.2%
	2019	What is the clinical impact of the endometrial receptivity array in PGT-A and oocyte donation cycles	Neves AR 等人	J Assist Reprod Genet, 2019, 36: 1901	pET组:≥1次整倍体移植失败(n=24),≥2次供卵胚胎移植失败(n=32) 标准ET组:≥1次整倍体胚胎移植失败(n=119),≥2次供卵胚胎移植失败(n=158)	pET与ET组整倍体胚胎移植结局没有显著性差异(IR 55.6% *vs.* 65%和PR 58.3% *vs.* 70.6%) 供卵胚胎pET的PR显著低于标准ET组(34.4% *vs.* 65.2%; P=0.001)。无论是WOI移位与否,RIF患者行pET,整倍体胚胎与供卵胚胎组临床结局相似
	2020	Evaluation of the endometrial receptivity assay and the pre-implantation genetic test for aneuploidy in overcoming RIF	Cozzolino M 等人	J Assist Reprod Genet, 2020, 37(12): 2989-2997	中度RIF组(n=2110) 重度RIF组(n=488)	与没有进行PGT-A的患者相比,移植整倍体胚胎的中度RIF组患者有更高的种植率和持续妊娠率。在任一组中,使用ERA并没有显著改善临床结局
	2020	Comparing endometrial receptivity array to histologic dating of the endometrium in women with a history of implantation failure	Cohen AM 等人	Syst Biol Reprod Med, 2020, 66(6): 347-354	RIF组(n=97)	47.4%的患者发生WOI错位 ERA与组织学检查结果的一致性是40.0% WOI错位的RIF患者(22.5%)行pET后,其临床PR与WOI无错位的患者类似(26.7% *vs.* 22.5%, P=0.66)
	2020	Does pET based on ERA improve the outcomes in patients with thin endometrium and RIF in self versus donor programme	Selvaraj P 等人	Gynecological Research and Obstetrics 6.3 (2020): 76-80	RIF自体卵ERA组(n=179) RIF自体卵非ERA组(n=180) RIF供卵ERA组(n=181) RIF供卵非ERA组(n=182)	35%~39%的患者中存在WOI错位 使用自体卵的患者(由于胚胎因素),是否进行ERA,其临床结局无统计学差异;但在供卵患者中,进行ERA的临床结局显著优于(CPR 59.4%)比未进行ERA的患者(CPR 43.4%)

续表

研究类型	年份	标题	作者	期刊	研究对象	主要研究结果
回顾性	2021	Clinical utility of the endometrial receptivity analysis in women with prior failed transfers	Eisman LE 等人	J Assist Reprod Genet, 2021, 38(3): 645-650	≥1 次移植失败的 ERA 组(n=131) 对照组(n=91)	WOI 错位的发生率在≥1 次移植失败的患者中为 45%,在≥3 次移植失败的患者中为 40%,在对照组患者中为 52% ≥1 次移植失败患者的妊娠结局和对照组没有差异。在有≥3 次移植失败的患者中,持续妊娠率/活产率显著低于对照组(28% *vs.* 54%,P=0.046)
	2021	Evaluation of Pregnancy Outcomes of Vitrified-Warmed Blastocyst Transfer before and after Endometrial Receptivity Analysis in Identical Patients with RIF	Kasahara Y 等人	Fertility & Reproduction, 2020, 3(2):35-41	RIF 组(n=95)	在 RIF 患者中,对比之前的移植结局,经过 pET 后,每患者或每周期的妊娠率均显著增加(5.3% *vs.* 62.8%, 4.4% *vs.* 47.9%)。WOI 移位的患者第一次 pET 的 PR 和 IR 均显著高于无移位的患者
	2021	The use of propensity score matching to assess the benefits of the endometrial receptivity analysis in frozen embryo transfers	Bergin K 等人	Fertil Steril, 2021, 116(2):396-403	ERA 组(n=133) 非 ERA 组(n=353)	ERA 和非 ERA 组之间没有统计学上的显著差异(LBR 49.62% *vs.* 54.96%)
	2021	Do clinical outcomes differ for day-5 versus day-6 single embryo transfers controlled for endometrial factor	Stankewicz T 等人	Reprod Biomed Online, 2021 Nov 18, S1472-6483(21)00581-2	第 5 天囊胚组(n=183) 第 6 天囊胚组(n=77)	移植第 5 天囊胚与第 6 天囊胚的临床结局相似:PR 75.4% *vs.* 70.1%(P=0.465);IR 67.8% *vs.* 63.6%(P=0.476);OPR 57.9% *vs.* 58.4%(P=0.728)
	2022	Role of endometrial receptivity array in RIF	Samadhiya R 等人	Fertility Science and Research 8.2(2021): 180.	RIF 患者(n=34)	38.2%的患者出现 WOI 移位 非容受期患者经过 pET 后的 PR 和 IR 可分别达到 50%和 45.5%,与正常人群(非 RIF)的 55.4%相似
	2022	Comparison of the Effectiveness of Endometrial Receptivity Analysis (ERA) to Guide pET with Conventional Frozen Embryo Transfer in 281 Chinese Women with RIF	Jia Y 等人	Medical Science Monitor: International Medical Journal of Experimental and Clinical Research 28(2022): e935634-e935634	RIF ERA 组(n=140) RIF 非 ERA 组(n=141)	检测发现 ERA 组 35%的样本处于容受期,65%的样本处于非容受期 ERA 组的临床 PR 和 IR 高于非 ERA 组(50% *vs.* 24.8%, 41.7% *vs.* 18.8%;P<0.01),两组之间的流产率没有显著性差异(P>0.05)
病历报告	2014	Live birth after embryo transfer in an unresponsive thin endometrium	Cruz F, Bellver J	Gynecol Endocrinol, 2014, 30(7): 481-484.	病历报告	在一个 3.5 mm 的子宫内膜中识别出 WOI,其后行 pET 获得活产
	2018	Different Endometrial Receptivity in Each Hemiuterus of a Woman With Uterus Didelphys and Previous Failed Embryo Transfers	Carranza F 等人	J Hum Reprod Sci, 2018, 11(3): 297-299	病历报告	ERA 提示右半侧子宫内膜具有容受性,而左半侧子宫内膜则不具备容受性。在右半侧子宫进行 pET 后获得活产
	2019	Why results of endometrial receptivity assay testing should not be discounted in RIF	Simrandeep K 等人	The Onco Fertility Journal, 2019, 2(1): 46-49	病历报告(n=3)	3 个严重的 RIF 患者病例;其中 2 个之前在其他中心进行了 ERA,但未遵循 pET,故未获得妊娠。其后 3 位患者均行 pET,均成功获得了临床妊娠
	2019	The Reproductive Outcomes for the Infertile Patients with RIFs May Be Improved by Endometrial Receptivity Array Test	Ota T 等人	Journal of Medical Cases, 2019, 10(5), 138-140	病历报告	在经过 11 次失败抑制后,通过 ERA 指导的 pET 实现成功妊娠的患者

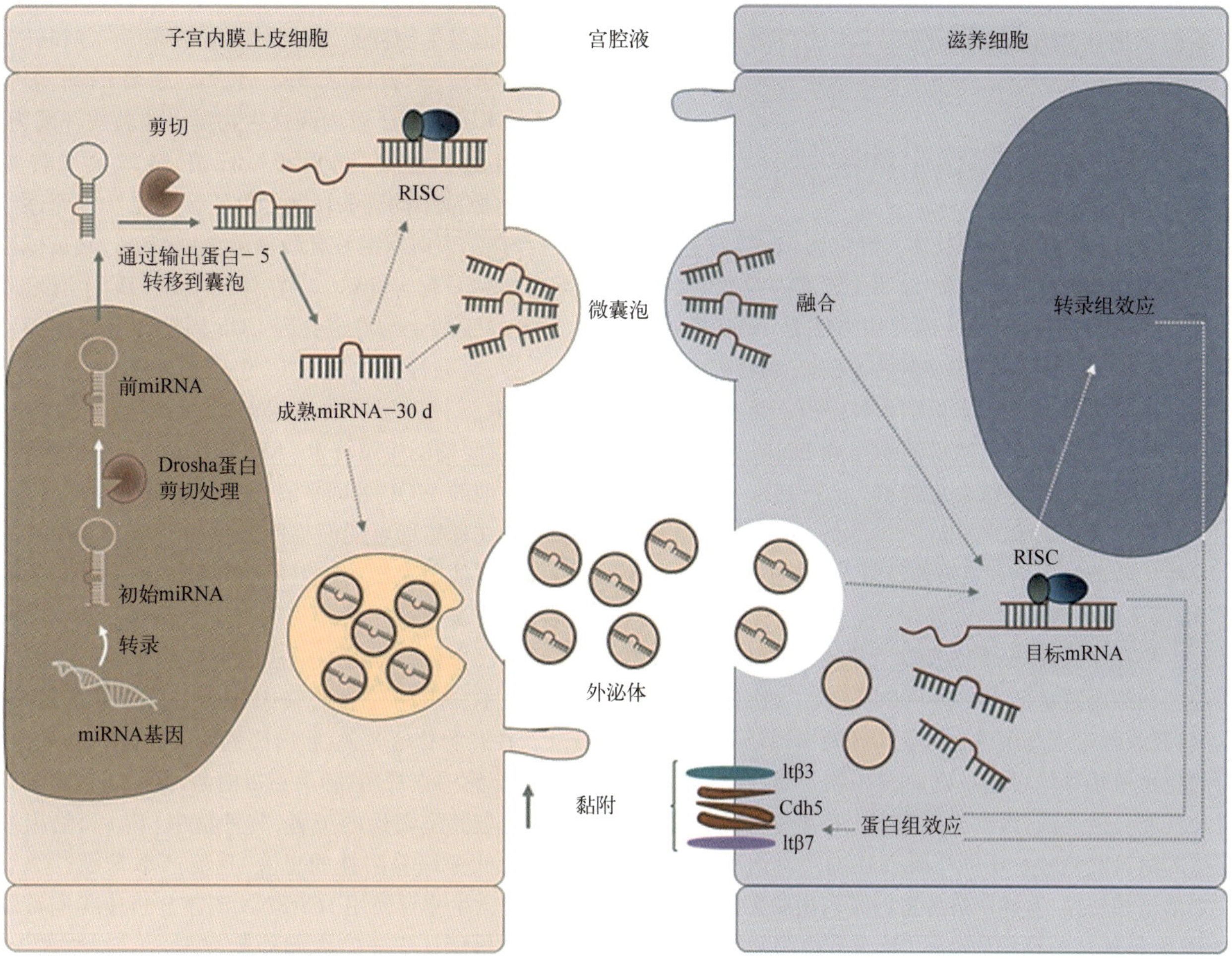

图 26-2　母胎交互对话示意图。子宫内膜上皮细胞将 miRNAs 封装在 EVs 中,具体来说,上皮细胞分泌的 miRNA-30 d 被封装在 EVs 中,其后被滋养层细胞内化,继而增加胚胎的黏附性(摘自文献[32],已获许可转载)

实了通过外泌体传递 miR-30d 的重要性[32](图 26-2)。EV 蛋白质组受到类固醇激素调节,而在子宫内膜容受期产生的外泌体可能会影响胚胎的种植潜能,如外泌体被胚胎滋养层细胞内化,然后通过黏附点激酶级联反应增强胚胎的黏附能力[37]。

细胞间的 DNA 传输也可通过 EVs 进行。单链 DNA 和双链 DNA 存在于不同类型的囊泡中[38],而 EV DNA 的水平转移可能是跨物种遗传物质转移的一种新机制[39]。外泌体和微囊泡也可传输线粒体 DNA(mtDNA),因此可能传递改变的 mtDNA[40]。母体 mtDNA 垂直传递到胚胎可能是调节围孕期胚胎生物能量的机制[41]。

胚胎对母体的通信

种植前的胚胎释放特定的分子信号到细胞外的宫腔中,影响子宫内膜细胞基因表达(如胚胎在种植前释放的胰蛋白酶提高了子宫内膜上皮细胞的钙信号)[42-44]。胚胎来源的参与种植过程的可溶性因子是胚胎质量的生物传感器,其被蜕膜化的内膜基质细胞识别,可用于判别胚胎的发育潜能。复发性流产患者的蜕膜化基质细胞无法区分低质量和高质量人类胚胎[42,45],这种生物传感过程的异常可能导致反复流产,自然杀伤细胞在调节这些生物传感器中发挥了重要作用[46]。

研究者使用体外受精(IVF)周期的培养基分析胚胎释放的分子,从而对种植前胚胎旁分泌/自分泌过程进行特征定性。在早期发育阶段,胚胎分泌的 miRNAs 可能介导胚胎与母体之间的对话。在囊胚阶段,miRNAs 的分泌显著增加,表明这种类型的信号传导始于囊胚形成后,与胚胎侵入子宫内膜的过程同步[47]。

胚胎还产生与子宫内膜的对话[35,48]及自分泌调节[49]的 EVs。从卵裂期到囊胚期,特定的胚胎外泌体量显著增加[50]。子宫内膜细胞可摄取包含 miRNAs 和其他分子的各种囊泡[27,32]。在体外模型中,从滋养层细胞系分离出的 EVs 刺激内皮细胞增殖,说明 EVs 可能参与调节子宫内膜血管生成[36]。为更好地理解胚胎种植过程,尚需要进一步的研究来揭示胚胎与种植部位之间潜在的通信过程。

子宫内膜微生物组学

最近,通过无须培养的技术(指纹图谱、靶向扩增、DNA微阵列、宏基因组测序等)证明了子宫内膜微生物组的存在[51]。用于细菌分型的最常用方法是16SrRNA基因测序。该基因高度保守,许多种特异的高变区域可以作为“指纹”与参考序列比对来识别菌种[52,53]。该技术可检测到环境中或生物样本中微量的微生物DNA,因此揭示了人体许多部位存在定植微生物群[54],包括那些既往像宫腔一样被认为是无菌的部位。

女性生殖道微生物群具有连续性,从外向内深入的过程中,细菌多样性增加、丰度减少[55]。因此,像上生殖道的其他生物存在一样,子宫内膜微生物群具有低生物量,比阴道中的细菌载量低100~10 000倍[55]。性行为、妇科手术、口腔或呼吸道细菌的血源性传播及肠道或尿道微生物群的生殖道转移均可造成宫腔微生物定植[56,57]。由于阴道与宫腔直接连通,因此阴道细菌上行是子宫内膜微生物定植的最可能途径。不同年龄女性的子宫内膜和阴道中的细菌谱相似性,女性阴道感染时子宫内膜黏附多菌种生物膜,细菌转移的动物研究,以及子宫内膜和阴道微生物群随着时间推移日渐趋同等发现,证实了该假说[58-61]。

越来越多的证据显示,乳酸杆菌是育龄期女性子宫内膜中最常见的定植菌。与阴道一致,生理条件下宫腔乳酸杆菌占优势[58,62-65](图26-3)。子宫内膜中也检测到了其他菌种,如加德纳菌、普雷沃菌、链球菌、梭菌、拟杆菌、顶端杆菌等[58,61,65-67]。尽管全球女性子宫内膜和阴道微生物群存在相似性,但育龄期女性子宫内膜和阴道配对样本的研究显示,每个女性这两个部位的微生物群并不完全相同,提示子宫内膜中潜在的致病菌在阴道中并不存在,反之亦然[58,62]。

非乳酸杆菌主导的子宫内膜微生物环境与多种妇科疾病相关,如子宫内膜息肉[68]、子宫内膜癌[69]、子宫内膜异位症[55,70]、月经过多和痛经[71]及不孕症[64,72],尤其是与慢性子宫内膜炎(CE,由亚临床细菌感染引起的子宫内膜持续性炎症,常见病原体)、反复种植失败(RIF)和反复妊娠丢失(RPL)[73-75]显著相关。对比研究显示,伴有CE的RIF[种植率(IR):15% *vs.* 46%]及RPL患者[活产率(LBR):治疗前 *vs.* 治疗后为7% *vs.* 56%],其临床结局比不伴CE的患者更差[76,77]。RIF患者使用抗生素治疗CE后,IR、临床妊娠率(CPR)和LBR得到改善,治愈的CE患者的临床结局与没有CE的患者相当[78]。

生殖道微生物群受到内源性(如激素[57,79])和外源性因素的影响。一项纳入392名RIF患者的研究发现44.9%的RIF患者子宫内膜微生物群以非乳酸杆菌为主,如高丰度的加德纳菌、顶端拟杆菌、链球菌和普雷沃菌[72]。宫腔液中的乳酸杆菌含量随着卵泡发育而逐渐增加,月经期结束时宫腔液乳酸杆菌含量<50%,到黄体期则逐渐增加到平均>70%[72]。在体外受精(IVF)治疗周期中,子宫内膜微生物群也会因COS周期和P暴露而发生变化[67,71],乳酸杆菌含量减少,生殖道病原体(如顶端拟杆菌属、大肠杆菌属和普雷沃菌属)的丰度增加[67]。因此,对于接受辅助生殖技术(ART)治疗的不孕症患者,应在模拟周期的WOI期间评估子宫内膜微生物群,以准确评估胚胎在种植期可能面临的微生物环境。未在这些特殊条件下评估内膜微生物组可能导致对该类患者的内膜种植环境的误判。

目前已有研究分析了子宫内膜微生物群的组成与辅助生殖技术(ART)患者的临床结局之间的关系,结果各异[80]。在胚胎移植时,宫腔内厌氧菌、肠杆菌、肠球菌、大肠杆菌、流感嗜血杆菌、肺炎克雷伯菌、葡萄球菌和链球菌等病原体培养呈阳性的患者,其种植率(IR)和临床妊娠率(CPR)低于培养阴性的患者,且流产率升高[81-86]。对子宫内膜微生物群使用16SrRNA测序分析使我们可以从生态学的角度认识子宫内膜微生物群。一项纳入35名RIF患者的队列研究提示,以乳酸杆菌为主的子宫内膜微生物群(>90%乳酸杆菌)与活产率增加相关,反之,病原菌的存在挑战了乳酸杆菌的主导地位,与失败的妊娠结局显著相关[58],该研究首次证实了子宫内膜微生物群对IVF结果存在影响。前述结果与近期一项全球前瞻观察性研究的结果一致,该研究纳入了342名患者,发现子宫内膜微生物群的组成与在通过ERA确定种植窗其后行pET后的生育结局显著相关[65]。子宫内膜乳酸杆菌丰度高的女性更容易获得活产,而奇异菌、双歧杆菌、金黄杆菌、加德纳菌、嗜血杆菌、克雷伯菌、奈瑟菌、葡萄球菌及链球菌则与失败的妊娠结局相关(无妊娠、生化妊娠或临床妊娠流产)[65](图26-3)。

宫腔菌群失调影响胚胎种植的机制仍未知,细菌分泌的代谢产物可能会破坏子宫内膜上皮屏障,引起免疫和炎症反应的加剧;金属蛋白酶及其他对胚胎植入有重要作用的结构蛋白的调控异常;分泌病原分子导致准备接纳胚胎的子宫产生毒性,均可能造成胚胎种植失败。尽管这些假设仍需要进一步研究证实,子宫内膜微生物群的组成分析仍可以作为ERA之外的分析子宫内膜源性不孕的重要途径。

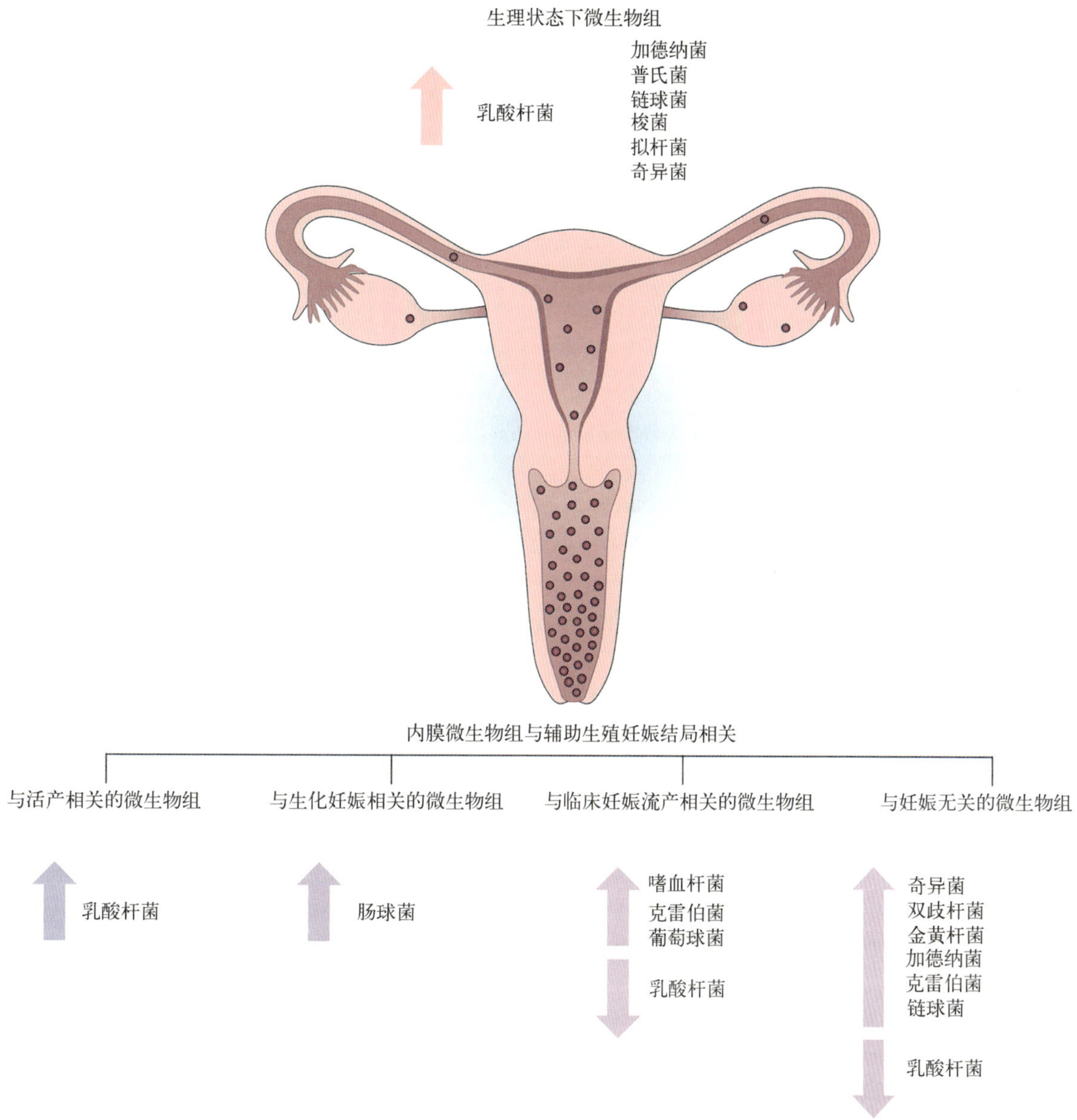

图 26-3 在生理和病理条件下子宫内膜微生物组成。在生理条件下，育龄期女性的子宫内膜菌群主要由乳酸杆菌组成，伴较低丰度的其他细菌类群。在不孕等病理条件下，子宫内膜微生物群出现细菌病原体丰度增加的特征。在体外受精（IVF）的情况下，乳酸杆菌占优势的宫腔环境与成功的辅助生殖技术（ART）结局相关，而种植失败或妊娠流失则与乳酸杆菌减少和细菌病原体的增加有关

总 结

近年来，基于转录组学的临床子宫内膜容受性评估，为我们提供了新的分子工具来评估 WOI 并由此提高 IVF 成功率。现已使用多种其他“组学”来揭示子宫内膜容受性，尽管目前仍存在一些技术限制，我们相信整合的科学方法是诊断胚胎正确种植时机的未来。此外，新技术的应用可加深我们对子宫内膜容受性的理解，尤其是在胚胎与子宫内膜之间的关键对话以及子宫内膜微生物组成层面，便于我们准确分辨种植失败的主要原因，并开辟分子学干预研究的新途径，帮助诊断和治疗，从而改善胚胎种植过程。

（袁媛译，徐艳文、许言校）

参考文献

[1] Moreno I, Capalbo A, Mas A, Garrido-Gomez T, Roson B, Poli M, et al. The human periconceptional maternal-embryonic space in health and disease. Physiol Rev. 2023; 103(3): 1965-2038.

[2] Kämerer U, von Wolff M, Markert UR. Inmunology of human endometrium. Inmunobiology. 2004; 209:569-74.

[3] Giudice LC. Implantation and endometrial function. In: Molecular Biology in Reproductive Medicine. Fauser BCJM (ed.). London, UK: Parthenon Publishing Group, 1999.

[4] Dimitriadis E, White CA, Jones R, Salomonsen LA. Cytokines, chemokines and growth factors in endometrium related to implantation. Hum Reprod Update. 2005; 11:613-30.

[5] Ruiz-Alonso M, Blesa D, Simon C. The genomics of the human endometrium. BBA Mol Basis Dis. 2012; 1822:1931-1942.

[6] Díaz-Gimeno P, Ruíz-Alonso M, Blesa D, Simon C. Transcriptomics of the human endometrium. Int J Dev Biol. 2014; 58(2-4):127-137.

[7] Tapia A, Gangi LM, Zegers-Hochschild F, Balmaceda J, Pommer R, Trejo L, et al. Differences in the endometrial transcript profile during the receptive period between women who were refractory to implantation and those who achieved pregnancy. Hum Reprod. 2008; 23:340-51.

[8] Koler M, Achache H, Tsafrir A, Smith Y, Revel A, Reich R. Disrupted gene pattern in patients with repeated in vitro fertilization (IVF) failure. Hum Reprod. 2009; 24:2541-48.

[9] Altmae S, Martinez-Conejero JA, Salumets A, Simon C, Horcajadas JA, Stavreus-Evers A. Endometrial gene expression analysis at the time of embryo implantation in women with unexplained infertility. Mol Hum Reprod. 2010; 16:178-87.

[10] Matsuzaki S. DNA microarray analysis in endometriosis for development of more effective targeted therapies. Front Biosci (Elite Ed.). 2011; 3:1139-53.

[11] Habermann JK, Bundgen NK, Gemoll T, Hautaniemi S, Lundgren C, Wangsa D, et al. Genomic instability influences the transcriptome and proteome in endometrial cancer subtypes. Mol Cancer. 2011; 10:132.

[12] Garcia-Velasco JA, Fassbender A, Ruiz-Alonso M, Blesa D, Thomas DH, Simon C. Is endometrial receptivity transcriptomics affected in women with endometriosis? A pilot study. Reprod Biomed Online. 2015; 31(5):647-654.

[13] Comstock IA, Diaz-Gimeno P, Cabanillas S, Bellver J, Sebastian-Leon P, Shah M, et al. Does an increased body mass index affect endometrial gene expression patterns in infertile patients? A functional genomics analysis. Fertil Steril. 2017; 107(3):740-748. e2.

[14] Díaz-Gimeno P, Horcajadas J, Martinez-Conejero J, Esteban F, Alama P, Pellicer A, et al. A genomic diagnostic tool for human endometrial receptivity based on the transcriptomic signature. Fertil Steril. 2011; 95:50-60.

[15] Wang W, Vilella F, Alama P, Moreno I, Mignardi M, Isakova A, et al. Single-cell transcriptomic atlas of the human endometrium during the menstrual cycle. Nat Med. 2020; 26:1644-53.

[16] Ruiz-Alonso M, Blesa D, Díaz-Gimeno P, Gómez E, Fernández-Sánchez M, Carranza F, et al. The endometrial receptivity array for diagnosis and personalized embryo transfer as a treatment for patients with repeated implantation failure. Fertil Steril. 2013 Sep; 100(3):818-24.

[17] Rincon A, Clemente-Ciscar M, Gomez E, Marin C, Valbuena D, Simon C. That is the real length of the window of implantation (WOI) in humans? In: European Society of Human Reproduction and Embryology; July 1-July 4, 2018; Barcelona, Spain. Abstract P-477.

[18] Díaz-Gimeno P, Ruiz-Alonso M, Blesa D, Bosch N, Martínez-Conejero JA, Alamá P, et al. The accuracy and reproducibility of the endometrial receptivity array is superior to histology as a diagnostic method for endometrial receptivity. Fertil Steril. 2013; 99(2):508-517.

[19] Bellver J, Marín C, Lathi RB, Murugappan G, Labarta E, Vidal C, et al. Obesity affects endometrial receptivity by displacing the window of implantation. Reprod Sci. 2021; 28(11):3171-3180.

[20] Ruiz-Alonso M, Valbuena D, Gomez C, Cuzzi J, Simon C. Endometrial receptivity analysis (ERA): Data versus opinions. Hum Reprod Open. 2021; 2021(2):hoab011.

[21] Raposo G, Stoorvogel W. Extracellular vesicles: Exosomes, microvesicles, and friends. J Cell Biology. 2013; 200(4):373-83.

[22] Yáñez-Mó M, Siljander PRM, Andreu Z, Zavec AB, Borràs FE, Buzás EI, et al. Biological properties of extracellular vesicles and their physiological functions. J Extracell Vesicles. 2015 May 14; 4(0):27066.

[23] Hardy K, Spanos S. Growth factor expression and function in the human and mouse preimplantation embryo. J Endocrinol. 2002; 172(2):221-36.

[24] Richter KS. The importance of growth factors for preimplantation embryo development and in-vitro culture. Curr Opin Obstetrics Gynecol. 2008; 20(3):292-304.

[25] Martn JC, Jasper MJ, Valbuena D, Meseguer M, Remoh J, Pellicer A, et al. Increased adhesiveness in cultured endometrial-derived cells is related to the absence of moesin expression. Biol Reprod. 2000 Nov; 63(5):1370-6.

[26] Thouas GA, Dominguez F, Green MP, Vilella F, Simon C, Gardner DK. Soluble ligands and their receptors in human embryo development and implantation. Endocr Rev. 1996;

36(1):92-130.

[27] Simon C, Greening DW, Bolumar D, Balaguer N, Salamonsen LA, Vilella F. Extracellular vesicles in human reproduction in health and disease. Endocr Rev. 2018; 39(3):292-332.

[28] Kaye P. Preimplantation growth factor physiology. Rev Reprod. 1997; 2(2):121-7.

[29] Yuana Y, Oosterkamp TH, Bahatyrova S, Ashcroft B, Rodriguez PG, Bertina RM, et al. Atomic force microscopy: A novel approach to the detection of nanosized blood microparticles. J Thromb Haemost. 2010; 8(2):315-23.

[30] Andaloussi SE, Mäger I, Breakefield XO, Wood MJA. Extracellular vesicles: Biology and emerging therapeutic opportunities. Nat Rev Drug Discov. 2013; 12(5):347-57.

[31] Colombo M, Raposo G, Théry C. Biogenesis, secretion, and intercellular interactions of exosomes and other extracellular vesicles. Annu Rev Cell Dev Biol. 2014 Oct 11; 30(1):255-89.

[32] Vilella F, Moreno-Moya JM, Balaguer N, Grasso A, Herrero M, Martínez S, et al. Hsa-miR-30d, secreted by the human endometrium, is taken up by the pre-implantation embryo and might modify its transcriptome. Development. 2015; 142(18):3210-21.

[33] Ng YH, Rome S, Jalabert A, Forterre A, Singh H, Hincks CL, et al. Endometrial exosomes/microvesicles in the uterine microenvironment: A new paradigm for embryo-endometrial cross talk at implantation. PLoS One. 2013; 8(3):e58502.

[34] Burns G, Brooks K, Wildung M, Navakanitworakul R, Christenson LK, Spencer TE. Extracellular vesicles in luminal fluid of the ovine uterus. PLoS One. 2014; 9(3):e90913.

[35] Burns GW, Brooks KE, Spencer TE. Extracellular vesicles originate from the conceptus and uterus during early pregnancy in sheep. Biol Reprod. 2016; 94(3):56.

[36] Bidarimath M, Khalaj K, Kridli RT, Kan FWK, Koti M, Tayade C. Extracellular vesicle mediated intercellular communication at the porcine maternal-fetal interface: A new paradigm for conceptusendometrial cross-talk. Sci Rep. 2017 Jan 12; 7:40476.

[37] Greening DW, Nguyen HPT, Elgass K, Simpson RJ, Salamonsen LA. Human endometrial exosomes contain hormone-specific cargo modulating trophoblast adhesive capacity: Insights into endometrial-embryo interactions. Biol Reprod. 2016; 94(2):Article 38, 1-15.

[38] Thakur BK, Zhang H, Becker A, Matei I, Huang Y, Costa-Silva B, et al. Double-stranded DNA in exosomes: A novel biomarker in cancer detection. Cell Res. 2014 Apr 8; 24(6):766-9.

[39] Kawamura Y, Yamamoto Y, Sato T, Ochiya T. Extracellular vesicles as trans-genomic agents: Emerging roles in disease and evolution. Cancer Sci. 2017; 108(5):824-30.

[40] Guescini M, Guidolin D, Vallorani L, Casadei L, Gioacchini AM, Tibollo P, et al. C2C12 myoblasts release micro-vesicles containing mtDNA and proteins involved in signal transduction. Exp Cell Res. 2010; 316(12):1977-84.

[41] Bolumar D, Amadoz A, Moreno I, Marín C, Juan AD, Simon C, et al. Endometrial mitochondrial DNA secreted in extracellular vesicles: A novel maternal mechanism modulating embryo bioenergetics. Fertil Steril. 2020; 114(3):e34.

[42] Weimar CHE, Kavelaars A, Brosens JJ, Gellersen B, Vreeden-Elbertse JMT, de Heijnen CJ, et al. Endometrial stromal cells of women with recurrent miscarriage fail to discriminate between high-and low-quality human embryos. PLoS One. 2012; 7(7):e41424.

[43] Macklon NS, Brosens JJ. The human endometrium as a sensor of embryo Quality. Biol Reprod. 2014; 91(4):Article 98, 1-8.

[44] Brosens JJ, Salker MS, Teklenburg G, Nautiyal J, Salter S, Lucas ES, et al. Uterine selection of human embryos at implantation. Sci Rep. 2014; 4(1):3894.

[45] Teklenburg G, Salker M, Molokhia M, Lavery S, Trew G, Aojanepong T, et al. Natural selection of human embryos: Decidualizing endometrial stromal cells serve as sensors of embryo quality upon implantation. PLoS One. 2010; 5(4):e10258.

[46] Orlando J, Coulam C. Is superfertility associated with recurrent pregnancy loss? Am J Reprod Immunol. 2014; 72(6):549-54.

[47] Cimadomo D, Rienzi L, Giancani A, Alviggi E, Dusi L, Canipari R, et al. Definition and validation of a custom protocol to detect miRNAs in the spent media after blastocyst culture: Searching for biomarkers of implantation. Hum Reprod. 2019; 34(9):1746-61.

[48] Simon B, Bolumar D, Amadoz A, Jimenez-Almazán J, Valbuena D, Vilella F, et al. Identification and characterization of extracellular vesicles and its DNA cargo secreted during murine embryo development. Genes (Basel). 2020; 11(2):203.

[49] Desrochers LM, Bordeleau F, Reinhart-King CA, Antonyak MA, Cerione RA. Microvesicles provide a mechanism for intercellular communication by embryonic stem cells during embryo implantation. Nat Commun. 2016; 7(1):11.

[50] Giacomini E, Vago R, Sanchez AM, Podini P, Zarovni N, Murdica V, et al. Secretome of in vitro cultured human em-

bryos contains extracellular vesicles that are uptaken by the maternal side. Sci Rep. 2017; 7(1):5210.

[51] Mor A, Driggers PH, Segars JH. Molecular characterization of the human microbiome from a reproductive perspective. Fertil Steril. 2015; 104(6):1344-50.

[52] Patel JB. 16S rRNA gene sequencing for bacterial pathogen identification in the clinical laboratory. Mol Diagn. 2001; 6(4):313-21. doi: 10.1054/modi.2001.29158.

[53] Hamady M, Knight R. Microbial community profiling for human microbiome projects: Tools, techniques, and challenges. Genome Res. 2009; 19(7):1141-52. doi: 10.1101/gr.085464.108.

[54] Human Microbiome Project Consortium. Structure, function and diversity of the healthy human microbiome. Nature. 2012; 486(7402):207-14.

[55] Chen C, Song X, Wei W, Zhong H, Dai J, Lan Z, et al. The Microbiota continuum along the female reproductive tract and its relation to uterine-related diseases. Nat Commun. 2017; 8:875.

[56] Baker JM, Chase DM, Herbst-Kralovetz MM. Uterine Microbiota: Residents, tourists, or invaders? Front Immunol 2018; 9:208.

[57] Laniewski P, Ilhan ZE, Herbst-Kralovetz MM. The microbiome and gynaecological cancer development, prevention and therapy. Nat Rev Urol. 2020; 17(4):232-50.

[58] Moreno I, Codoñer FM, Vilella F, et al. Evidence that the endometrial microbiota has an effect on implantation success or failure. Am J Obstet Gynecol. 2016; 215(6), 684-703.

[59] Swidsinski A, Verstraelen H, Loening-Baucke V, Swidsinski S, Mendling W, Halwani Z. Presence of a polymicrobial endometrial biofilm in patients with bacterial vaginosis. PLoS One. 2013; 8(1):e53997.

[60] Racicot K, Cardenas I, Wünsche V, et al. Viral infection of the pregnant cervix predisposes to ascending bacterial infection. J Immunol. 2013; 191(2):934-41.

[61] Wang J, Li Z, Ma X, et al. Translocation of vaginal microbiota is involved in impairment and protection of uterine health. Nat Commun. 2021; 12:4191.

[62] Mitchell CM, Haick A, Nkwopara E, Garcia R, Rendi M, Agnew K, et al. Colonization of the upper genital tract by vaginal bacterial species in nonpregnant women. Am J Obstet Gynecol. 2015; 212(5):611.e1-19.

[63] Tao X, Franasiak JM, Zhan Y, Scott RT, Rajchel J, Bedard J, et al. Characterizing the endometrial microbiome by analyzing the ultra-low bacteria from embryo transfer catheter tips in IVF cycles: Next generation sequencing (NGS) analysis of the 16S ribosomal Gene. Hum Microbiome J. 2017; 3: 15-21.

[64] Kyono K, Hashimoto T, Nagai Y, Sakuraba Y. Analysis of endometrial Microbiota by 16S ribosomal RNA Gene sequencing among infertile patients: A single-center pilot study. Reprod Med Biol. 2018; 17:297-306.

[65] Moreno I, Garcia-Grau I, Perez-Villaroya D, et al. Endometrial microbiota composition is associated with reproductive outcome in infertile patients. Microbiome. 2022; 10(1):1.

[66] Verstraelen H, Vilchez-Vargas R, Desimpel F, et al. Characterisation of the human uterine microbiome in non-pregnant women through deep sequencing of the V1-2 region of the 16S rRNA gene. PeerJ. 2016; 4:e1602.

[67] Carosso A, Revelli A, Gennarelli G, Canosa S, Cosma S, Borella F, et al. Controlled ovarian stimulation and progesterone supplementation affect vaginal and endometrial Microbiota in IVF cycles: A pilot study. J Assist Reprod Genet. 2020; 37:2315-26.

[68] Fang RL, Chen LX, Shu WS, Yao SZ, Wang SW, Chen YQ. Barcoded sequencing reveals diverse intrauterine microbiomes in patients suffering with endometrial polyps. Am J Transl Res. 2016; 8(3):1581-92.

[69] Walther-António MR, Chen J, Multinu F, Hokenstad A, Distad TJ, Cheek EH, et al. Potential contribution of the uterine microbiome in the development of endometrial cancer. Genome Med. 2016; 8(1):122.

[70] Khan KN, Fujishita A, Masumoto H, Muto H, Kitajima M, Masuzaki H, et al. Molecular detection of intrauterine microbial colonization in women with endometriosis. Eur J Obstet Gynecol Reprod Biol. 2016; 199:69-75.

[71] Pelzer ES, Willner D, Buttini M, Huygens F. A role for the endometrial microbiome in dysfunctional menstrual bleeding. Antonie Van Leeuwenhoek. 2018; 111(6):933-43.

[72] Kadogami D, Nakaoka Y, Morimoto Y. Use of a vaginal probiotic suppository and antibiotics to influence the composition of the endometrial microbiota. Reprod Biol. 2020; 20(3):307-14.

[73] Kitaya K, Takeuchi T, Mizuta S, Matsubayashi H, Ishikawa T. Endometritis: New time, new concepts. Fertil Steril. 2018; 110(3):344-50.

[74] Cicinelli E, Matteo M, Tinelli R, Pinto V, Marinaccio M, Indraccolo U, et al. Chronic endometritis due to common bacteria is prevalent in women with recurrent miscarriage as confirmed by improved pregnancy outcome after antibiotic treatment. Reprod Sci. 2014; 21(5):640-47.

[75] Cicinelli E, Matteo M, Tinelli R, Lepera A, Alfonso R, Indraccolo U, et al. Prevalence of chronic endometritis in repeated unexplained implantation failure and the IVF success

rate after antibiotic therapy. Hum Reprod. 2015; 30(2): 323-30.

[76] Johnston-MacAnanny EB, Hartnett J, Engmann LL, Nulsen JC, Sanders MM, Benadiva CA. Chronic endometritis is a frequent finding in women with recurrent implantation failure after in vitro fertilization. Fertil Steril. 2010; 93(2): 437-41.

[77] McQueen DB, Bernardi LA, Stephenson MD. Chronic endometritis in women with recurrent early pregnancy loss and/or fetal demise. Fertil Steril. 2014; 101(4):1026-30.

[78] Vitagliano A, Saccardi C, Noventa M, Di Spiezio Sardo A, Saccone G, Cicinelli E, et al. Effects of chronic endometritis therapy on in vitro fertilization outcome in women with repeated implantation failure: A systematic review and meta-analysis. Fertil Steril. 2018; 110(1):103-112. e101.

[79] Gajer P, Brotman RM, Bai G, Sakamoto J, Schütte UM, Zhong X, et al. Temporal dynamics of the human vaginal microbiota. Sci Transl Med. 2012; 4(132):132ra152.

[80] Toson B, Simon C, Moreno I. The endometrial microbiome and its impact on human conception. Int J Mol Sci. 2022; 23(1):485.

[81] Egbase PE, al-Sharhan M, al-Othman S, al-Mutawa M, Udo EE, Grudzinskas JG. Incidence of microbial growth from the tip of the embryo transfer catheter after embryo transfer in relation to clinical pregnancy rate following in-vitro fertilization and embryo transfer. Hum Reprod. 1996; 11(8):1687-89.

[82] Egbase PE, Udo EE, Al-Sharhan M, Grudzinskas JG. Prophylactic antibiotics and endocervical microbial inoculation of the endometrium at embryo transfer. Lancet. 1999; 354(9179):651-52.

[83] Fanchin R, Harmas A, Benaoudia F, Lundkvist U, Olivennes F, Frydman R. Microbial flora of the cervix assessed at the time of embryo transfer adversely affects in vitro fertilization outcome. Fertil Steril. 1998; 70(5):866-70.

[84] Moore DE, Soules MR, Klein NA, Fujimoto VY, Agnew KJ, Eschenbach DA. Bacteria in the transfer catheter tip influence the live-birth rate after in vitro fertilization. Fertil Steril. 2000; 74(6):1118-24.

[85] Salim R, Ben-Shlomo I, Colodner R, Keness Y, Shalev E. Bacterial colonization of the uterine cervix and success rate in assisted reproduction: Results of a prospective survey. Hum Reprod. 2002; 17(2):337-40.

[86] Selman H, Mariani M, Barnocchi N, Mencacci A, Bistoni F, Arena S, et al. Examination of bacterial contamination at the time of embryo transfer, and its impact on the IVF/pregnancy outcome. J Assist Reprod Genet. 2007; 24(9): 395-99.

27

人工配子
卵母细胞

Evelyn E. Telfer 和 Yvonne L. Odey

引　言

人类卵母细胞从生成到成熟的发育机制尚未阐明，这阻碍了人类辅助生殖技术（ART）的进步。虽然我们在啮齿动物模型的研究中取得了进展，但我们需要可追踪的人类模型系统。在体外完整地跟踪人类卵母细胞的发育将为卵子发生、卵泡生成和减数分裂的基础科学提供见解，并将推动 ART 的发展和改进。无论是来源于未成熟配子（原始卵泡）还是干细胞，体外配子的产生都被称为“人工配子”。除了可为基础研究提供重要模型，在证实其安全性的前提下，人工配子将减少对捐赠卵子和精子的需求，并为更广泛的人群提供更多的生育力保存选择。本章将涵盖从各种细胞类型产生所谓“人工卵母细胞”的进展，并探讨从最不成熟阶段到成熟阶段的卵母细胞体外成熟技术。

人工卵母细胞的来源

在人类卵巢中，卵母细胞的形成发生在胎儿期。原始生殖细胞（PGCs）迁移至假定的卵巢部位，并在那里发育为卵原细胞。卵原细胞进入减数分裂后成为卵母细胞并被体细胞（颗粒细胞）包围以形成原始卵泡。原始卵泡由一个处于第一次减数分裂前期核网期阶段的卵母细胞以及包围在其周围的扁平体细胞（颗粒细胞）组成，形成非增殖的生殖细胞池。在女性的整个生殖生涯中，生殖细胞不断从该池中被招募进入发育轨道中[1]。卵泡形成的数量、卵泡的利用率以及接触性腺毒性物质都是女性生育能力的决定因素。对于早发性卵巢功能不全（POI）高风险的女性，已经开发了卵巢组织冷冻保存后再植入的生育力保存方案[2,3]。尽管这项技术已使 130 多个婴儿出生[4]，但卵巢组织再植入并不适合所有患者群体。对于卵泡池中剩余卵母细胞较少的女性，将干细胞在体外培养并转化成新的卵母细胞的替代策略正被视为未来的治疗方法。

干细胞体外分化（IVD）产生的卵母细胞对生育力保存具有明显应用价值，特别是在小鼠模型方面取得了快速进展。干细胞有潜力提供新的卵母细胞来源，可以用于帮助那些不孕或卵巢储备耗尽的女性实现生育。研究重点在于从多能细胞［包括胚胎干细胞（ESCs）或诱导多能干细胞（iPSCs）］获得人工卵母细胞。另一个卵母细胞潜在来源是单能卵原干细胞或生殖系干细胞[5,6]。

干细胞是存在于特定的生长环境中未分化或分化受限的、可自我更新的细胞。多能干细胞具有分化为哺乳动物胚胎所有细胞的能力，因此具有产生生殖细胞的潜能。哺乳动物体内卵子发生是一个紧密协调的过程，需要调节许多基因和分子过程的瞬时启动和关闭，我们对此仍知之甚少（图 27-1）。

来自多能干细胞（ESCs 和 iPSCs）的卵母细胞

多能性上胚层细胞来自发育中的囊胚内细胞团，可再分化为体细胞和生殖细胞。已从小鼠上胚层衍生出两种类型的干细胞系：胚胎干细胞（ESCs）[7]和上胚层干细胞（EpiSCs）[8]，并可分化成体细胞系和生殖细胞系[8]。从人类囊胚中衍生出胚胎干细胞（hESCs）[9]被认为是体外卵子发生的潜在祖细胞[10]。

研究人员可将小鼠胚胎干细胞（mESCs）分化为生殖细胞[11]。根据 *Oct4* 和 *cKit* 的表达差异对这些细胞进行分离，结果显示了这些细胞处于生殖细胞发育的不同阶段（迁移原始生殖细胞和迁移后的生殖细胞）（图 27-1）。在培养的 mESCs 中鉴定出了卵母细胞样细胞（OLCs），但这些细胞并不是具有功能的卵母细胞，因为它们没有经历减数分裂[11]。这些实验强调了 OLCs 的形成未经历减数分裂过程。在 *Stra8* 缺失小鼠的卵巢生殖细胞实验中也证实，*Stra8* 缺失小鼠中形成的卵母细胞并未发生减数分裂[12]。

早期生殖细胞的体外培养可以重现生殖细胞发育的复杂途径中的最早期阶段。在生殖细胞迁移之前，通过来自周围体细胞的骨形态发生蛋白 4（BMP4）信号诱导小鼠

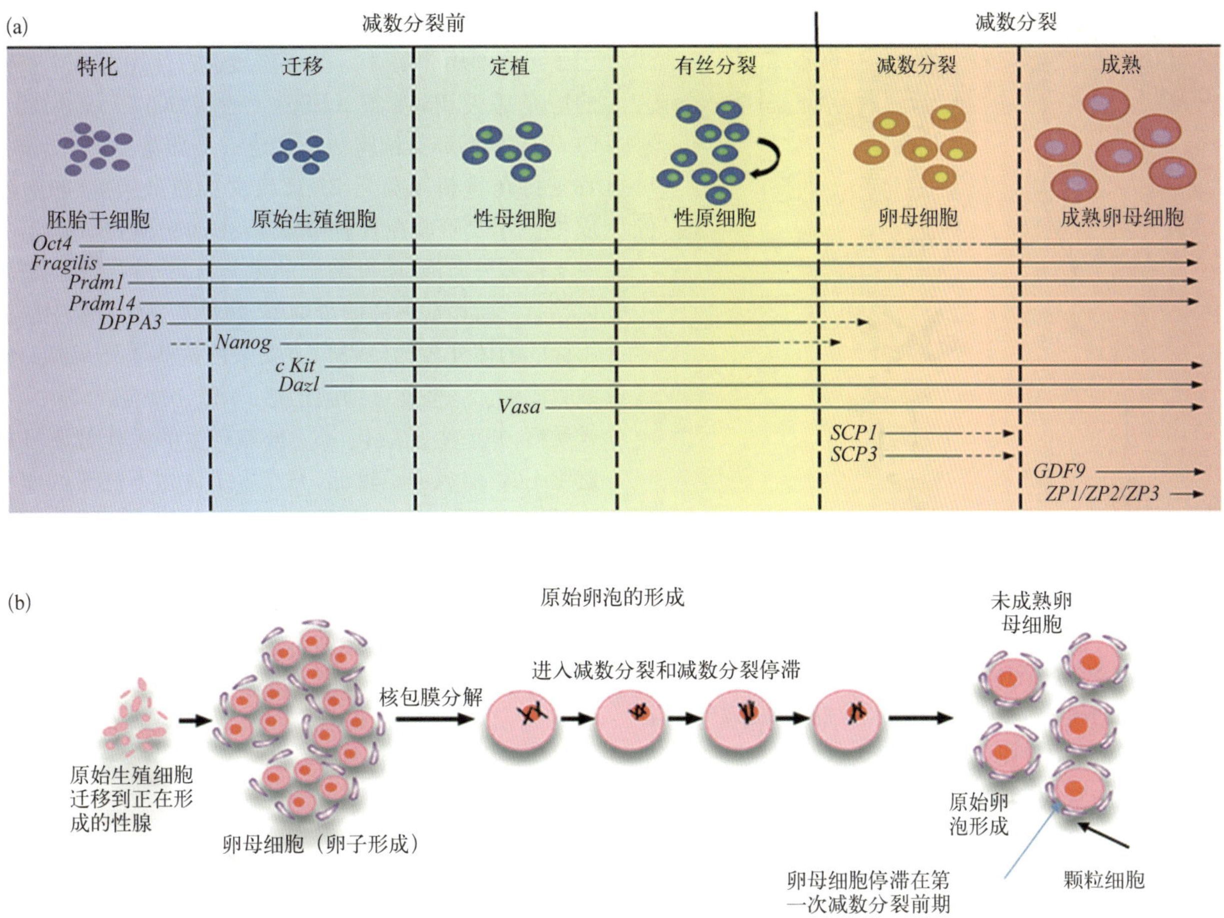

图 27-1 (a)生殖细胞形成/发育的阶段和生殖细胞标记物的表达水平。(b)卵泡形成过程:从 PGCs 到卵原细胞进入减数分裂形成卵母细胞,卵母细胞在减数分裂前期 I 停滞并被体细胞包围形成原始卵泡

上胚层细胞中的生殖细胞命运决定[13]。从 mESCs 中诱导出了上胚层样细胞(EpiLCs)具有与原肠胚形成前上胚层一致的基因表达谱。BMP4 通过诱导 EpiLCs 中 Blimp1 的表达,上调原始生殖细胞分化相关的 Nanos3、Dppa3 和 Prdm14,以及下调体细胞标记物 Hoxa1、Hoxb1 和 Snai1。这些基因表达的变化与表观遗传学变化同时发生,重现了上胚层细胞在体内向原始生殖细胞分化的事件[14]。这些结果表明,上胚层细胞在体外成功分化为原始生殖细胞样细胞(PGCLCs)的过程与其在体内的分化过程是类似的[15]。

BMP4 依赖的 PGCLCs 分化可以被 Noggin(BMP4 拮抗剂)抑制,而另一种促进中胚层形成的因子(Wnt3a)也可在体外培养中诱导 PGCLCs 的产生,说明体细胞因子在生殖细胞体外分化中的重要性。从拟胚体(EB)分化出的 PGCLCs 在与颗粒细胞共培养时可分化为卵母细胞样细胞,表达卵母细胞特异基因(Figα、GDF9、ZP1、ZP2 和 ZP3)和早期减数分裂标记物(SCP3)[16]。PGCLCs 与中国仓鼠卵巢细胞共培养时也观察到类似的结果[17]。然而,这些结果不能通过颗粒细胞条件培养基重复[16],证实了 PGCLCs 与卵巢体细胞之间相互作用的重要性。

PGCLCs 与胎儿卵巢基质细胞结合并异种移植到免疫缺陷的受体小鼠卵巢囊中时,形成了包裹在卵泡内的类卵母细胞。这些类卵母细胞能够在体外成熟和受精,并产生胚胎。由此产生的后代健康、可育,并显示正常的印记模式[18]。这些研究证明了 mESCs 具有分化后经历卵子发生和随后胚胎发育的所有阶段的潜力,并且与体内卵子发生一样,与周围体细胞的相互作用对于体外卵子发生的成功至关重要(图 27-2)。

人类 ESCs 的生殖细胞分化的研究显示 PGCLCs 源自 hESCs,其基因表达模式与 PGCs 相似[19]。hESCs 向生殖细胞前体的分化是自发发生的,但有研究表明添加 BMP4 可提高分化率[20]。几种生长因子和饲养层已被用来提高具有种系和减数分裂标记的细胞的分化率[21]。hESCs 衍生的 EB 中形成了表达卵母细胞特异性标记物(ZP1 和 GDF9)的卵泡样结构,然而在假定的卵母细胞中无法检测到透明带[22]。最近,hESCs 已发育成卵母细胞样结构[23],但尚未观察到减数分裂。

虽然使用 ESCs 的研究让我们深入了解细胞谱系的

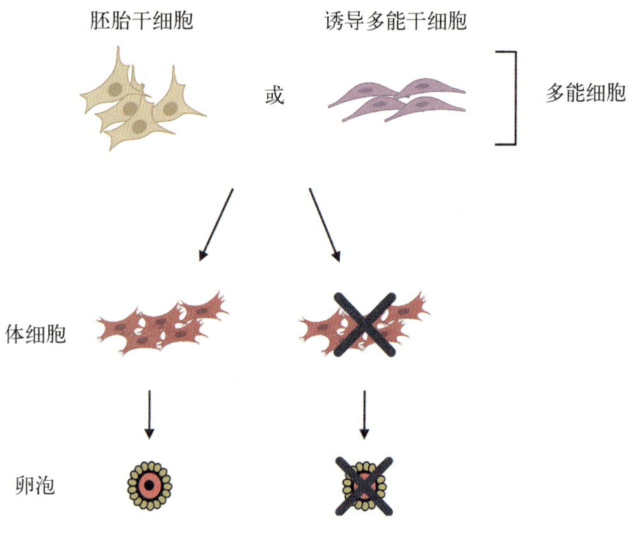

图 27-2 阐明体细胞与原始生殖细胞样细胞结合在体外形成卵泡的基本步骤。如果没有体细胞,就不会形成卵泡

发展,但人类 ESC 的临床使用充满了实际困难和伦理问题。一个主要的担忧是,从人类胚胎干细胞中提取卵母细胞用于临床将依赖体细胞核移植,因为这些细胞与受体没有生物学上的亲缘关系[24],并且围绕这一点存在许多伦理问题。因此,通过这种途径衍生配子不太可能应用于临床,更可能的途径是利用源自成体细胞的诱导多能干细胞(iPSC),以克服与 hESCs 相关的困难[10]。

来自 iPSCs 的卵母细胞

Takahashi 和 Yamanaka 开发了成体细胞去分化和诱导多能性的方法,并产生了第一个 iPSC 系[25,26]。表达四种关键多能性基因(Oct3/4、Klf4、Sox2 和 c-Myc)的小鼠成纤维细胞被诱导至多能状态并称为诱导多能细胞(iPSCs)[26],现在 iPSC 已衍生出包括人类在内的多种物种[25]。这些细胞已用于再生多种组织类型,并且在临床上变得可行[27]。鉴于 iPSCs 不会引起与 ESC 相同的伦理问题,它们更有可能为人工配子发生提供临床选择。

与 ESC 类似,小鼠 iPSCs 通过四倍体补偿试验已被证实能产生包括生殖细胞在内的所有细胞类型[28,29]。小鼠 iPSCs 可以在体外衍生为 EpiLCs 和 PGCLCs,与体细胞结合形成重构卵巢,并在异种移植后生成卵母细胞[30]。其中一些卵母细胞具有减数分裂和发育能力,并且已经产生了后代[18]。在此基础上,已有研究证明干细胞在体外可以完全产生有功能的卵母细胞,从而避免了移植阶段的需要[31](图 27-3)。Hikabe 等人开发了一种多步骤系统用于支持多能干细胞在体外分化、体外生长和体外成熟,以实现完全在体外产生具有发育能力的卵母细胞。

人工卵母细胞每个发育阶段都使用含有各阶段特定因子组合的培养基[31]。第一阶段通过使用混合生长因子的培养基从 iPSCs 或 mESCs 产生 PGCLCs,然后将 PGCLCs 与胚胎卵巢细胞结合构建一个卵巢类器官,该类器官支持在重新聚集后 21 天内支持卵母细胞/卵泡的形成[31]。第二阶段在含有 BMP15、GDF9 和 FSH 的培养基中支持体外卵泡/卵母细胞的生长,以产生完全生长并可以在第三阶段成熟的卵母细胞-颗粒复合体。第三阶段利用标准的体外成熟(IVM)方案来使这些体外来源的卵母细胞成熟。一些卵母细胞达到了第二次减数分裂中期,完成受精,并产生了后代[31]。虽然产生的后代健康且表观遗传正常,但成功率较低,并产生了许多不健康的卵母细胞,仅有不到 4% 的胚胎得到了活产后代[31]。我们需要更深入地了解调控卵母细胞形成/早期发育的因子,最近已经确定了一组转录因子可以使胚胎干细胞在体外产生类似卵母细胞[32]。这些发现标志着在阐明产生优质卵母细胞所需机制方面取得了重大进展[33]。

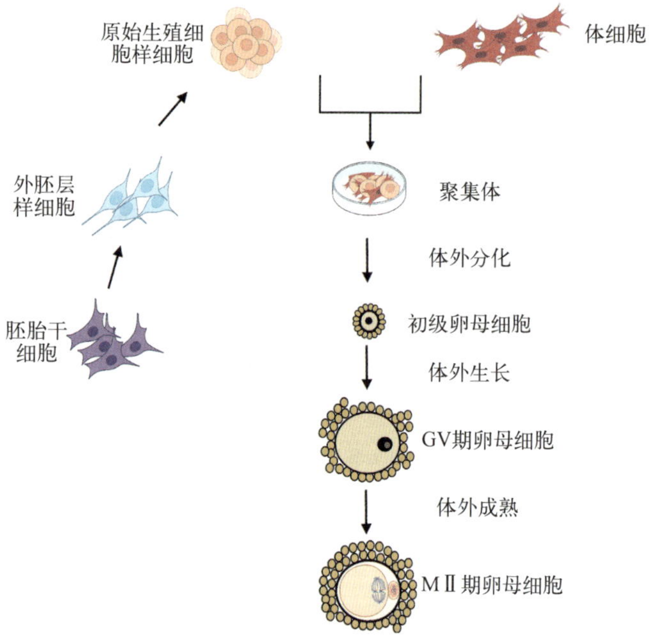

图 27-3 胚胎干细胞(ESCs)或诱导多能干细胞(iPSCs)完全在体外形成卵泡的步骤[31]。使用胚胎组织获得体细胞来支持生殖细胞发育,而从多能干细胞(PSCs)获得可以支持卵子体外发育的体细胞[34]。这表明生殖细胞发育可在体外完全重现,形成的卵母细胞能够受精并形成胚胎

显然,能够完全在体外从 iPSCs 获取卵母细胞是一个巨大的进步,但该方案[31]依赖于使用胚胎组织作为体细胞来源来支持生殖细胞发育。如果这些方案要应用于人类并在临床上使用,那么使用胚胎/胎儿组织并不是一个可行的选项。该领域的另一个重大进展是从 PSCs 中发展出可支持生殖细胞产生卵子的卵巢体细胞[34]。在确定的培养条件下，mESCs 可以分化为胎儿卵巢体细胞样细胞（FOSLCs），与从 mESCs 中分化出的 PGCLCs 聚集成团，支持含有有功能卵母细胞的卵泡形成，产生的卵母细胞可以受精，发育成胚胎并得到健康的后代[34]（图 27-3）。无须利用胚胎干细胞即可形成有功能的卵母细胞/卵泡的能力是一项重大进步，为从成年细胞中产生的 iPSCs 分化为支持细胞的技术奠定了基础，从而改进了这项技术在人类和其他物种的应用[30]。

人来源的诱导多能干细胞（hiPSCs）已诱导产生具完成减数分裂的类生殖细胞[35]。另外，从人类 iPSCs 已经可分化形成 PGCLCs[36,37]，并与自 hiPSCs 分化来的卵原细胞、人类胎儿来源的体细胞结合形成卵泡样结构[38]。这些进展使我们更接近于从 hiPSCs 完全在体外分化出人类卵母细胞。

利用小鼠 mESCs 和 iPSCs 培育卵母细胞的工作取得了巨大进展。随着外观上健康的小鼠后代的诞生，现在已经从原理上证明了可以用 mESCs 和 iPSCs 产生人工卵母细胞。虽然人类研究取得了良好的进展，但仍需要进行大量工作来确定这些方法的长期安全性，并将其转化为人类卵母细胞的发展。

体细胞转化产生的卵母细胞

最近，细胞可塑性模型描述了细胞具有跨越传统谱系屏障的能力，对分层干细胞分化提出了挑战[39]。通过直接重编程将体细胞转分化（将一个谱系的分化细胞直接转化为另一个谱系的分化细胞，而不恢复多能性）的能力使体外生成新的卵母细胞成为可能。从新生小鼠体细胞中分离的皮肤源干细胞（SDSCs）已被证明在体外可以分化为 PGCLCs[40,41]。SDSC 来源的 PGCLCs 在体内经历了类似于 PGCs 的表观遗传学变化。类似于人类 ESCs，激活素 A 促进了 PGCLCs 的分化[41]。与从新生小鼠中获得的卵巢细胞一起培养时，SDSCs 还生成了聚集体，形态上类似于卵泡，其中含有表达卵母特异性标记的大细胞。这些大的类卵母细胞表达了减数分裂标记物，但 SCP3 显示不连续的染色模式，与细胞无减数分裂的能力相符。SDSCs 与新生小鼠卵巢体细胞聚集并移植到受体小鼠的肾囊内，卵泡一直发育至窦卵泡阶段并产生卵母细胞样细胞[40]，表明 SDSCs 可以分化并生成形态上类似于卵母细胞的细胞，再次证实了卵母细胞结构的形成与减数分裂能力的获得是分开的[12]。

胎猪 SDSCs 也显示了体外生殖细胞分化的潜力。从胎猪 SDSCs 衍生的 PGCLCs 表达生殖细胞标记物（Dppa3、Dazl、Vasa 和 cKit），并显示基因印记的消除[42]。在聚集体中这些 PGCLCs 进一步发展为大的中央细胞（OLCs），并显示透明带的存在以及卵母细胞和减数分裂标记物的表达。大鼠胰腺干细胞在培养中也生成了类似透明带结构的 OLCs，其与较小细胞形成聚集，并与卵母细胞有相同的基因表达模式，表达卵母细胞和减数分裂标记物[43]。人羊水干细胞能在体外重现这种分化路径，在培养过程中形成由透明带结构包围的大中央细胞（OLCs）和产生雌激素的小细胞组成的聚集体。对 OLCs 的分析显示了它们表达卵母细胞特异的减数分裂标记物，并在长期培养过程中经历了孤雌激活[44,45]，与其他细胞类型和物种的先前报道一致。

最近的一项研究表明，从成年小鼠卵巢体细胞中可以生成具有基因组稳定性的功能性卵母细胞[46]。利用化学重编程方法，通过使用丁烯酸进行重编程可以诱导颗粒细胞形成 PSCs。这些 gPSCs（颗粒多能性干细胞）获得生殖细胞潜能，并且可以形成 PGCLCs，从而产生可以受精并获得有生育能力后代的功能性卵母细胞[46]。

显然，一些细胞在某些条件下可以重新编程，并可以形成形态学上的卵母细胞，但在大多数情况下，这些细胞不会进入减数分裂。正如前文所强调的，卵母细胞分化过程可以与减数分裂分离[12]，因此如果要获得功能性人工卵母细胞，那么了解卵母细胞分化和进入减数分裂之间的联系至关重要。

来自卵原干细胞（OSCs）的卵母细胞

近年来，女性生殖细胞生物学出现了一些令人兴奋且有争议的进展，越来越多的证据表明卵母细胞可能是由可从成体卵巢中分离出来的罕见的假定生殖系干细胞群形成的[5,47-49]。这些细胞被认为是种系特异性细胞，而不是多能细胞，但它们对卵母细胞库的贡献仍不清楚。本章不会讨论它们潜在的生理作用，只会考虑它们在体外的潜在用途。

2009 年首次有研究报道了从成年哺乳动物卵巢中分离和鉴定产生卵母细胞的生殖细胞干细胞的研究，即所谓的卵原干细胞（OSCs）。当时首先从成年小鼠卵巢中分离出了假定的生殖细胞干细胞，随后从成年人类卵巢中也分离出了类似的细胞。现已经可以从成年小鼠、大鼠和人类的卵巢中分离出来类似的细胞了。

这些细胞的分离是基于磁性或荧光（FACS）细胞分选方法，利用抗体对生殖细胞标记物 DDX4 对细胞进行筛选[50,51,53]。分离过程引起了争议，因为尽管有证据表明 DDX4 可以在细胞表面表达，但 DDX4 被假定定位在内部而不是在表面[56]。有研究使用类似方法未能分离出这些细胞[57,58],另外还有研究在大鼠[52]和人类[51,53-55]中分离出了一个细胞群,其分子特征包括生殖细胞和干细胞标记物[50,51]。在人类卵巢组织中,这是一种罕见的细胞群,占总细胞群的 0.014%。根据形态和基因表达,它可以在体外稳定增殖数月并自发生成卵母细胞样结构[51],当与胎儿体细胞结合时,也能在体外形成滤泡样结构[53]。

注射带荧光标记的小鼠 OSCs 到受体小鼠的育性和不育卵巢中,在宿主体细胞内产生了 GFP 阳性卵母细胞,且这些卵母细胞能够排卵、受精和胚胎发育[50,51],在某些情况下还能够产生活仔[50,52]。人类 OSCs(hOSCs)也能产生宿主体细胞包裹的 OLCs,这主要通过将 hOSCs 注射到成人人类卵巢皮质组织内,并在免疫缺陷小鼠中异种移植 7 天后,通过形态和卵母细胞特异性标记的表达进行评估[51,59]。从成人人类卵巢中分离出的假定卵巢干细胞与人胎儿卵巢衍生体细胞(FODSCs)在体外结合,57%的聚集体中形成卵母细胞/卵泡样结构[53]。图 27-4 总结了用于确定人类卵巢干细胞的卵原潜力的结果。

除了假定的 OSCs,具有非常小胚胎样干细胞(VSELs)特征的另一种干细胞群体已经从成人人类卵巢中分离出来[60,61]。这些细胞包括一个小于 5 μm 的细胞群,表达生殖细胞系和干细胞标记物,并且似乎具有卵母细胞发生的潜力[62]。人们认为这些 VSELs 是 OSCs 的前体[63],但仍需要进行大量的工作来确定成人人类卵巢中的细胞系谱。

虽然鉴定人类卵巢中具有明显种系潜力的细胞代表了一项重大进展,但它也引发了很大的争议。用于分离这些细胞的方法仍然需要澄清,但考虑到来自多个小组的证据,值得进一步研究。这些细胞提供了更多了解生殖细胞发育及其相关过程的机会。来自所讨论的每种细胞类型的"卵母细胞样"细胞需要体细胞支持旁分泌和连接通信,以形成卵泡并支持发育成功能性卵母细胞。将这些"卵母细胞样"细胞与卵巢培养模型相结合可能会促进卵泡的形成和生长[64]。

体外支持卵母细胞形成和生长

30 多年来,通过体外培养未成熟卵母细胞以获得成熟的卵母细胞一直是研究的重要课题。尽管支持卵母细胞体外发育的技术不是"人工配子"的产物,但这项技术对于支持任何来源的配子发育至关重要。现在仅在小鼠中实现了体外从最不成熟的卵母细胞(原始阶段)至其完全发育成熟,随后完成体外受精(IVF)并诞生活幼体[65,66]。早期这两步培养系统仅获得了一只活体后代,并且这只小鼠成年后有许多异常[65]。随着技术的改进和培养基的改变,通过体外生长(IVG)结合体外成熟(IVM)和 IVF 的卵母细胞已可以发育成少数小鼠胚胎乃至后

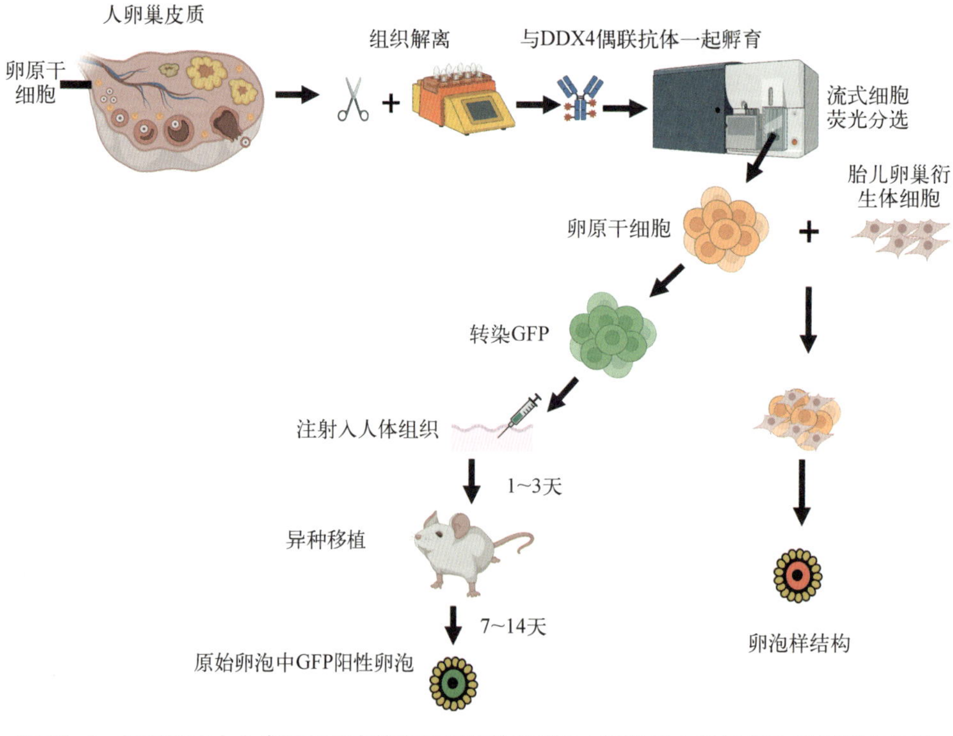

图 27-4 如果将成人人类卵巢分离的卵原干细胞(OSCs)注射到人类卵巢皮质组织中并异种移植到免疫缺陷小鼠体内,则会在卵泡内形成卵母细胞结构[51]。如果 OSCs 与人类胎儿卵巢来源的体细胞(FODSCs)结合,也可以在体外形成卵母细胞/卵泡结构[53]

代[66]。这项研究成果证明了体外可以实现完整的卵母细胞发育，促进了前面描述的小鼠 ESCs 和 iPSCs 的研究，也促进了在其他物种特别是人类的培养系统的发展。现在，研究者在人类、非人灵长类动物和家畜的卵泡培养方面取得了进展，使得支持完整人类卵母细胞发育的体外系统的前景更加光明[64,67]。

体外生长系统

在体内形成的原始卵泡的一个显著特征是它们处于休眠阶段，必须被激活以启动生长(图 27-5)。原始卵泡的激活和生长的标志是以卵母细胞周围扁平上皮细胞转化为立方细胞，这些前颗粒细胞开始增殖，形成一个多层结构，卵母细胞将在其中发育。正常卵泡/卵母细胞发育在很大程度上取决于生长中的卵母细胞与发育中的颗粒细胞之间的细胞间通信，因此支持和维持这些细胞连接至关重要[68]。在卵泡发育过程中，卵母细胞保持减数分裂停滞状态，但随着卵母细胞发育，它必须获得恢复减数分裂的能力(减数分裂能力)以及支持受精和胚胎发育的能力(发育能力)。开发支持生殖细胞发育的培养条件是一个巨大的挑战，需要了解卵泡发育过程中每个组成部分的生理需求。

原始卵泡生长的启动

原始卵泡代表卵泡的休眠库，其激活受到卵母细胞-体细胞相互作用介导的旁分泌因子的复杂相互作用的调节，而这些复杂相互作用又受到生物力学信号的影响[69]。在体外支持这一复杂的多层过程在技术上具有挑战性，但目前已经在体外实现了将人类卵母细胞从原始/单层卵泡发育到减数分裂成熟的完整发育过程[70,71]。所有正在开发的支持人类卵母细胞发育的系统都以手术取出用于保存生育能力的卵巢皮质或整个卵巢为起点[64]。如果使用卵巢皮质，则主要从原始卵泡开始培养，而使用整个卵巢则可以从中直接分离生长的卵泡进行培养。

从人类卵巢组织中分离出来的原始卵泡在体外不会被激活而开始发育[72]，但在卵巢皮质内人类原始卵泡会自发发生激活[73-76]，并且如果组织被机械松动，激活的卵泡数量会在更短的时间内增加[70,77]。激活的卵泡可以在 6 天内发育到多层(次级卵泡)阶段[77]。基质细胞的密度和组织结构成为调节体外原始卵泡生长激活的关键因素。在将卵巢组织制备成微皮层碎片的过程中发生的组织碎裂会影响 Hippo 信号通路[78]，通过调节细胞增殖和细胞死亡来控制器官大小。除了 Hippo 信号通路，参与调节原始卵泡激活的关键细胞信号通路是磷脂酰肌醇-3′-激酶(PI3K-AKT)通路[79,80]。

窦前卵泡 IVG

一旦卵泡开始在卵巢微皮质内生长(图 27-6)，它们就会发育到窦前/次级卵泡阶段，但当它们到达这个阶段时，它们所嵌入的皮质环境会对进一步生长产生抑制作用，导致丧失卵泡完整性和卵母细胞死亡[77]。这种抑制作用可以通过从微皮质中去除正在生长的卵泡并将其放置在单独的培养孔中以限制卵泡相互作用的影响来克服[77]。

目前已经开发出来支持多层(窦前)卵泡生长的培养系统，这些生长卵泡是从人类卵巢皮质中分离出来的[81-85]，或是从原始阶段体外发育而来的[70,71,77,86]。由于卵泡可以长到几毫米大小，维持分离的人类卵巢卵泡的结构具有挑战性。研究人员应用组织工程学原理以解决这个问题，一些研究小组已将人类窦前卵泡封装在藻酸盐等生物基质中，以支持其结构并促进其体外生长[82,84,85]。除了藻酸盐，还开发了一系列支持人类卵泡的体外生长支架，包括去除细胞的卵巢组织[83,87]和三维微孔支架[88,89]。

支持基质不是促进分离卵泡发育所必需的，因此为人

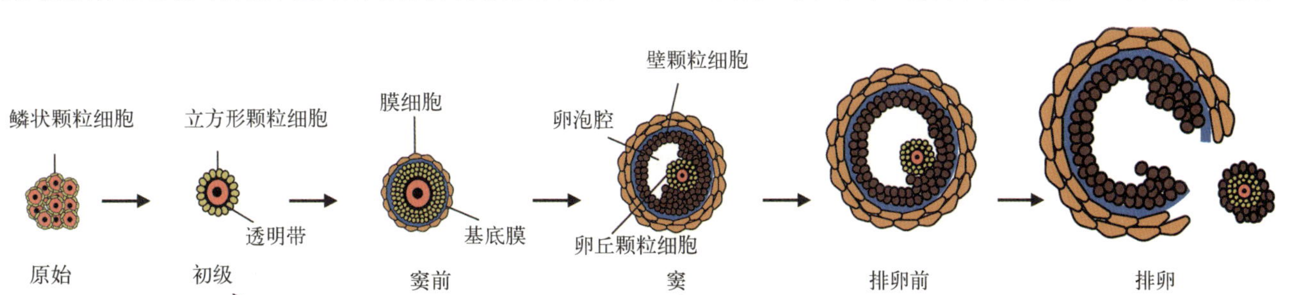

图 27-5 卵泡发育的阶段。原始卵泡代表不发育的卵泡池，它们在整个生殖寿命中不断发育生长。一旦卵泡被激活生长(初级卵泡)，颗粒细胞就会增殖形成多层结构(窦前卵泡)，然后形成充满液体的腔(窦卵泡)，该腔经历扩张以达到排卵前阶段，在黄体生成素(LH)信号的作用下，卵母细胞-卵泡复合体在排卵时被释放出来

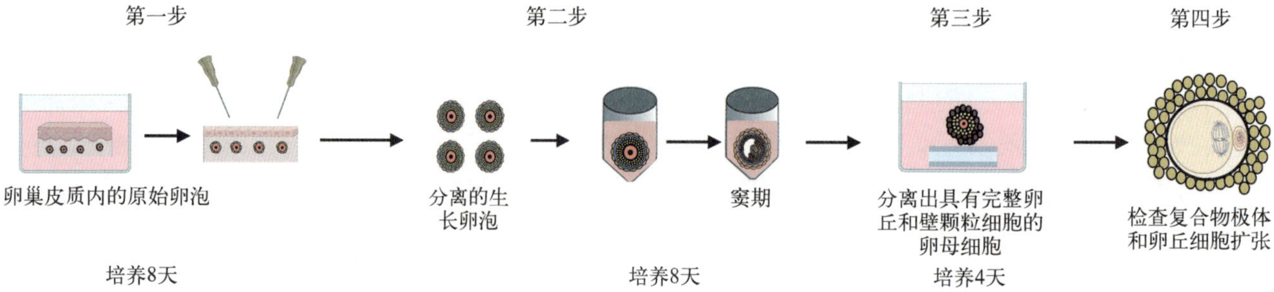

图 27-6　用于人类卵泡/卵母细胞发育的多步培养系统[70]。第一步:制备含有原始/单层卵泡的卵巢组织碎片用于培养。一旦卵泡达到多层阶段,就可以使用针进行机械分离。第二步:单独培养分离的窦前期到窦期卵泡。第三步:从窦卵泡中取出卵丘-卵母细胞复合物(COC)并进一步培养,直到卵母细胞直径>100 μm。第四步:将 COC 置于培养基中进行体外成熟(IVM),然后检查卵丘细胞扩增(黄色)、第二次减数分裂中期纺锤体形成以及极体的存在

类卵泡开发的多步骤培养系统不使用支持基质(图 27-6)[70]。将单个多层卵泡置于含有低剂量 FSH、激活素 A 和抗坏血酸的无血清培养基[70]的 V 形微孔板中(图 27-6)构成窦前卵泡的生长和分化系统。在此系统内人[77,86,90]和牛[91]的卵泡能够在体外维持三维结构,在 10 天内形成卵泡窦(图 27-6)。

一旦卵泡窦腔形成,可以通过对卵泡施加轻微压力来得到卵母细胞-颗粒细胞复合物[70]。然后在多步骤培养系统的第三步中,选择具有完整卵丘和壁颗粒细胞的复合体,使其在膜上进一步生长(图 27-6)。

该阶段的目的是促进卵母细胞生长,因为卵母细胞大小是减数分裂潜力的指标,在此步骤之后获得直径至少为 100 μm 的卵母细胞用于进一步成熟。来自多步培养系统的 IVG 卵母细胞按照 IVM 方案进行减数分裂成熟,大约 30%的卵母细胞会在整个培养期间存活并形成第二次减数分裂中期纺锤体[70]。IVGM 卵母细胞形成的极体明显大于正常卵母细胞[70],但尚不清楚这是否会影响卵母细胞的发育潜力。

IVG 的一个重要应用将是需要生育力保存的青春期前的女性们[92],但是随着年龄和青春发育期的变化,卵泡特性将存在显著差异[86]。从青春期前的女性中获得的卵泡在体外生长速度与成人卵泡不同,因此为成人卵巢组织开发的培养系统可能不适用于青春期前的女性。这将需要针对特定年龄组和卵母细胞来源进行调整和改进。

生长和成熟的最终阶段

体外系统的最终目的是产生可受精的卵母细胞并在受精后发育成正常的胚胎。为了实现这一目标,体外生长的人类卵母细胞需要在体外成熟以恢复减数分裂并达到第二次减数分裂中期(MⅡ)。现在已经实现从人类 IVG 卵泡中产生具有减数分裂能力的 MⅡ 卵母细胞[70,93]。虽然两个系统都支持卵母细胞生长到直径大于 100 μm,可用于 IVM,并发育到第二次减数分裂中期,但在体外从原始阶段生长的卵母细胞中的极体比预期的要大[70]。最近的研究利用长时间(9 周)多步培养系统,使 IVG 卵母细胞在 IVM 后成功成熟至 MⅡ 阶段,并且全部具有正常大小的极体[71]。这些 IVG 成熟卵母细胞是否具有发育能力仍有待评估。此外,迫切需要对来自快速或长期培养系统的 IVG 成熟卵母细胞进行比较,以确定哪一种能够最好地支持卵母细胞功能、染色体排列、表观遗传印记和健康。

虽然这些研究证明了人类卵母细胞完整 IVG 是可能的,但临床使用 IVG 培养系统仍然受限于低 MⅡ 率、不明确的受精能力和未知的表观遗传安全性。除了 IVG 系统的改进,还需要采用更精确的 IVM 方法。现在涉及预成熟阶段的 IVM 技术已取得进展[94,95]。该技术有助于防止体外发生的自发减数分裂成熟,同时保持卵母细胞核和细胞质成熟的同步。这种预成熟技术先加入 C 型利尿钠肽("获能"步骤-CAPA),然后进行常规 IVM(CAPA-IVM)。现在有越来越多的证据表明 CAPA-IVM 可以提高卵母细胞成熟率、提高胚胎质量和获得更高的妊娠率[96-98]。尽管如此,仍需要进一步完善和优化 IVM 方案,来开发和验证标准化、高效、安全的 IVM 系统,提高 IVG 卵母细胞的成熟率和发育潜力。

总　结

人类需要更好地了解人类卵母细胞从形成到成熟的发育调节机制以便改进 ART。完全在体外追踪人类卵母细胞发育的方式将为卵子发生、卵泡发生和减数分裂的基础科学提供见解,并有可能促进 ART 的发展和改进。小鼠干细胞产生健康后代为恢复女性生育能力带来了新的希望。然而,与小鼠相比,人类生殖系细胞体外发育的进展有限,并且这些细胞的遗传稳定性和功能仍不确定。研究人员按照国际干细胞研究协会指南[99],正将这些技术开发为成熟、安全和可复制,但人工卵母细胞在临床上的应用还有很长的路要走。

(曾杨译,丁晨晖、徐艳文校)

参考文献

[1] Oktem O, Oktay K. The ovary: Anatomy and function throughout human life. Ann N Y Acad Sci. 2008; 1127: 1-9.

[2] Anderson RA, Baird DT. The development of ovarian tissue cryo-preservation in Edinburgh: Translation from a rodent model through validation in a large mammal and then into clinical practice. Acta Obstet Gynecol Scand. 2019; 98(5):545-9.

[3] Donnez J, Dolmans MM. Fertility preservation in women. N Eng J Med. 2017; 377(17):1657-65.

[4] Lotz L, Dittrich R, Hoffmann I, Beckmann MW. Ovarian tissue transplantation: Experience from Germany and worldwide efficacy. Clin Med Insights Reprod Health. 2019; 13: 1179558119867357.

[5] Oqani RK, So S, Lee Y, Ko JJ, Kang E. Artificial oocyte: Development and potential application. Cells. 2022; 11(7): 1135.

[6] Sarma UC, Findlay JK, Hutt KJ. Oocytes from stem cells. Best Pract Res Clin Obstet Gynaecol. 2019; 55:14-22.

[7] Evans MJ, Kaufman MH. Establishment in culture of pluripotential cells from mouse embryos. Nature. 1981; 292 (5819):154-6.

[8] Brons IG, Smithers LE, Trotter MW, Rugg-Gunn P, Sun B, Chuva de Sousa Lopes SM, et al. Derivation of pluripotent epiblast stem cells from mammalian embryos. Nature. 2007; 448(7150):191-5.

[9] Thomson JA, Itskovitz-Eldor J, Shapiro SS, Waknitz MA, Swiergiel JJ, Marshall VS, et al. Embryonic stem cell lines derived from human blastocysts. Science. 1998; 282 (5391):1145-7.

[10] Hendriks S, Dancet EA, van Pelt AM, Hamer G, Repping S. Artificial gametes: A systematic review of biological progress towards clinical application. Hum Reprod Update. 2015; 21(3):285-96.

[11] Hübner K, Fuhrmann G, Christenson LK, Kehler J, Reinbold R, De La Fuente R, et al. Derivation of oocytes from mouse embryonic stem cells. Science. 2003; 300(5623): 1251-6.

[12] Dokshin GA, Baltus AE, Eppig JJ, Page DC. Oocyte differentiation is genetically dissociable from meiosis in mice. Nat Genet. 2013; 45(8):877-83.

[13] Lawson KA, Dunn NR, Roelen BA, Zeinstra LM, Davis AM, Wright CV, et al. Bmp4 is required for the generation of primordial germ cells in the mouse embryo. Genes Dev. 1999; 13(4):424-36.

[14] Hayashi K, Ohta H, Kurimoto K, Aramaki S, Saitou M. Reconstitution of the mouse germ cell specification pathway in culture by pluripotent stem cells. Cell. 2011; 146 (4):519-32.

[15] Wei W, Qing T, Ye X, Liu H, Zhang D, Yang W, et al. Primordial germ cell specification from embryonic stem cells. PLoS One. 2008; 3(12):e4013.

[16] Qing T, Shi Y, Qin H, Ye X, Wei W, Liu H, et al. Induction of oocyte-like cells from mouse embryonic stem cells by co-culture with ovarian granulosa cells. Differentiation. 2007; 75(10):902-11.

[17] Eguizabal C, Shovlin TC, Durcova-Hills G, Surani A, McLaren A. Generation of primordial germ cells from pluripotent stem cells. Differentiation. 2009; 78(2-3):116-23.

[18] Hayashi K, Ogushi S, Kurimoto K, Shimamoto S, Ohta H, Saitou M. Offspring from oocytes derived from in vitro primordial germ cell-like cells in mice. Science. 2012; 338 (6109):971-5.

[19] Clark AT, Rodriguez RT, Bodnar MS, Abeyta MJ, Cedars MI, Turek PJ, et al. Human STELLAR, NANOG, and GDF3 genes are expressed in pluripotent cells and map to chromosome 12p13, a hotspot for teratocarcinoma. Stem Cells. 2004; 22(2):169-79.

[20] Duggal G, Heindryckx B, Warrier S, O'Leary T, Van der Jeught M, Lierman S, et al. Influence of activin A supplementation during human embryonic stem cell derivation on germ cell differentiation potential. Stem Cells Dev. 2013; 22 (23):3141-55.

[21] Yao C, Yao R, Luo H, Shuai L. Germline specification from pluripotent stem cells. Stem Cell Res Ther. 2022; 13(1):74.

[22] Aflatoonian B, Ruban L, Jones M, Aflatoonian R, Fazeli A, Moore HD. In vitro post-meiotic germ cell development from human embryonic stem cells. Hum Reprod. 2009; 24 (12):3150-9.

[23] Jung D, Xiong J, Ye M, Qin X, Li L, Cheng S, et al. In vitro differentiation of human embryonic stem cells into ovarian follicle-like cells. Nat Commun. 2017; 8:15680.

[24] Tachibana M, Amato P, Sparman M, Gutierrez NM, Tippner-Hedges R, Ma H, et al. Human embryonic stem cells derived by somatic cell nuclear transfer. Cell. 2013; 153 (6):1228-38.

[25] Takahashi K, Tanabe K, Ohnuki M, Narita M, Ichisaka T, Tomoda K, et al. Induction of pluripotent stem cells from

adult human fibroblasts by defined factors. Cell. 2007; 131(5):861-72.

[26] Takahashi K, Yamanaka S. Induction of pluripotent stem cells from mouse embryonic and adult fibroblast cultures by defined factors. Cell. 2006; 126(4):663-76.

[27] Yamanaka S. Pluripotent stem cell-based cell therapy-promise and challenges. Cell Stem Cell. 2020; 27(4):523-31.

[28] Boland MJ, Hazen JL, Nazor KL, Rodriguez AR, Gifford W, Martin G, et al. Adult mice generated from induced pluripotent stem cells. Nature. 2009; 461(7260):91-4.

[29] Zhao XY, Li W, Lv Z, Liu L, Tong M, Hai T, et al. Viable fertile mice generated from fully pluripotent iPS cells derived from adult somatic cells. Stem Cell Rev Rep. 2010; 6(3):390-7.

[30] Saitou M, Hayashi K. Mammalian in vitro gametogenesis. Science. 2021; 374(6563):eaaz6830.

[31] Hikabe O, Hamazaki N, Nagamatsu G, Obata Y, Hirao Y, Hamada N, et al. Reconstitution in vitro of the entire cycle of the mouse female germ line. Nature. 2016; 539(7628): 299-303.

[32] Hamazaki N, Kyogoku H, Araki H, Miura F, Horikawa C, Hamada N, et al. Reconstitution of the oocyte transcriptional network with transcription factors. Nature. 2021; 589(7841):264-9.

[33] Schultz RM, Eppig JJ. Challenges to making an egg. Nat Cell Biol. 2021; 23(1):9-10.

[34] Yoshino T, Suzuki T, Nagamatsu G, Yabukami H, Ikegaya M, Kishima M, et al. Generation of ovarian follicles from mouse pluripotent stem cells. Science. 2021; 373(6552) eabe0237.

[35] Eguizabal C, Montserrat N, Vassena R, Barragan M, Garreta E, Garcia-Quevedo L, et al. Complete meiosis from human induced pluripotent stem cells. Stem Cells. 2011; 29(8):1186-95.

[36] Irie N, Weinberger L, Tang WW, Kobayashi T, Viukov S, Manor YS, et al. SOX17 is a critical specifier of human primordial germ cell fate. Cell. 2015; 160(1-2):253-68.

[37] Sasaki K, Yokobayashi S, Nakamura T, Okamoto I, Yabuta Y, Kurimoto K, et al. Robust in vitro induction of human germ cell fate from pluripotent stem cells. Cell Stem Cell. 2015; 17(2):178-94.

[38] Yang S, Liu Z, Wu S, Zou L, Cao Y, Xu H, et al. Meiosis resumption in human primordial germ cells from induced pluripotent stem cells by in vitro activation and reconstruction of ovarian nests. Stem Cell Res Ther. 2022; 13(1):339.

[39] Estrov Z. Stem cells and somatic cells: Reprogramming and plasticity. Clin Lymphoma Myeloma. 2009; 9(Suppl 3): S319-28.

[40] Dyce PW, Liu J, Tayade C, Kidder GM, Betts DH, Li J. In vitro and in vivo germ line potential of stem cells derived from newborn mouse skin. PLoS One. 2011; 6(5):e20339.

[41] Sun R, Sun YC, Ge W, Tan H, Cheng SF, Yin S, et al. The crucial role of Activin A on the formation of primordial germ cell-like cells from skin-derived stem cells in vitro. Cell Cycle. 2015; 14(19):3016-29.

[42] Linher K, Dyce P, Li J. Primordial germ cell-like cells differentiated in vitro from skin-derived stem cells. PLoS One. 2009; 4(12):e8263.

[43] Danner S, Kajahn J, Geismann C, Klink E, Kruse C. Derivation of oocyte-like cells from a clonal pancreatic stem cell line. Mol Hum Reprod. 2007; 13(1):11-20.

[44] Cheng X, Chen S, Yu X, Zheng P, Wang H. BMP15 gene is activated during human amniotic fluid stem cell differentiation into oocyte-like cells. DNA Cell Biol. 2012; 31(7): 1198-204.

[45] Yu X, Wang N, Qiang R, Wan Q, Qin M, Chen S, et al. Human amniotic fluid stem cells possess the potential to differentiate into primordial follicle oocytes in vitro. Biol Reprod. 2014; 90(4):73.

[46] Tian C, Liu L, Ye X, Fu H, Sheng X, Wang L, et al. Functional oocytes derived from granulosa cells. Cell Rep. 2019; 29(13):4256-67. e9.

[47] Akahori T, Woods DC, Tilly JL. Female fertility preservation through stem cell-based ovarian tissue reconstitution in vitro and ovarian regeneration in vivo. Clin Med Insights Reprod Health. 2019; 13:1179558119848007.

[48] Martin JJ, Woods DC, Tilly JL. Implications and current limitations of oogenesis from female germline or oogonial stem cells in adult mammalian ovaries. Cells. 2019; 8(2)93.

[49] Telfer EE, Anderson RA. The existence and potential of germ-line stem cells in the adult mammalian ovary. Climacteric. 2019; 22(1):22-6.

[50] Zou K, Yuan Z, Yang Z, Luo H, Sun K, Zhou L, et al. Production of offspring from a germline stem cell line derived from neonatal ovaries. Nature Cell Biology. 2009; 11(5): 631-6.

[51] White YA, Woods DC, Takai Y, Ishihara O, Seki H, Tilly JL. Oocyte formation by mitotically active germ cells purified from ovaries of reproductive-age women. Nat Med. 2012; 18(3):413-21.

[52] Zhou L, Wang L, Kang JX, Xie W, Li X, Wu C, et al. Production of fat-1 transgenic rats using a post-natal female germline stem cell line. Mol Hum Reprod. 2014; 20(3): 271-81.

[53] Clarkson YL, McLaughlin M, Waterfall M, Dunlop CE, Skehel PA, Anderson RA, et al. Initial characterisation of adult human ovarian cell populations isolated by DDX4 expression and aldehyde dehydrogenase activity. Sci Rep. 2018; 8(1):6953.

[54] Ding X, Liu G, Xu B, Wu C, Hui N, Ni X, et al. Human GV oocytes generated by mitotically active germ cells obtained from follicular aspirates. Sci Rep. 2016; 6:28218.

[55] Silvestris E, Cafforio P, D'Oronzo S, Felici C, Silvestris F, Loverro G. In vitro differentiation of human oocyte-like cells from oogonial stem cells: Single-cell isolation and molecular characterization. Hum Reprod. 2018; 33(3):464-73.

[56] Clarkson YL, Weatherall E, Waterfall M, McLaughlin M, Lu H, Skehel PA, et al. Extracellular localisation of the C-terminus of DDX4 confirmed by immunocytochemistry and fluorescenceactivated cell sorting. Cells. 2019; 8(6):578.

[57] Wagner M, Yoshihara M, Douagi I, Damdimopoulos A, Panula S, Petropoulos S, et al. Single-cell analysis of human ovarian cortex identifies distinct cell populations but no oogonial stem cells. Nat Commun. 2020; 11(1):1147.

[58] Zhang H, Panula S, Petropoulos S, Edsgärd D, Busayavalasa K, Liu L, et al. Adult human and mouse ovaries lack DDX4-expressing functional oogonial stem cells. Nat Med. 2015; 21(10):1116-8.

[59] Grieve KM, McLaughlin M, Dunlop CE, Telfer EE, Anderson RA. The controversial existence and functional potential of oogonial stem cells. Maturitas. 2015; 82(3):278-81.

[60] Parte S, Bhartiya D, Telang J, Daithankar V, Salvi V, Zaveri K, et al. Detection, characterization, and spontaneous differentiation in vitro of very small embryonic-like putative stem cells in adult mammalian ovary. Stem Cells Dev. 2011; 20(8):1451-64.

[61] Virant-Klun I, Zech N, Rozman P, Vogler A, Cvjeticanin B, Klemenc P, et al. Putative stem cells with an embryonic character isolated from the ovarian surface epithelium of women with no naturally present follicles and oocytes. Differentiation. 2008; 76(8):843-56.

[62] Virant-Klun I, Stimpfel M, Cvjeticanin B, Vrtacnik-Bokal E, Skutella T. Small SSEA-4-positive cells from human ovarian cell cultures: Related to embryonic stem cells and germinal lineage? J Ovarian Res. 2013; 6:24.

[63] Bhartiya D, Singh P, Sharma D, Kaushik A. Very small embryonic-like stem cells (VSELs) regenerate whereas mesenchymal stromal cells (MSCs) rejuvenate diseased reproductive tissues. Stem Cell Rev Rep. 2022; 18(5):1718-27.

[64] Telfer EE, Andersen CY. In vitro growth and maturation of primordial follicles and immature oocytes. Fertil Steril. 2021; 115(5):1116-25.

[65] Eppig JJ, O'Brien MJ. Development in vitro of mouse oocytes from primordial follicles. Biol Reprod. 1996; 54(1): 197-207.

[66] O'Brien MJ, Pendola JK, Eppig JJ. A revised protocol for in vitro development of mouse oocytes from primordial follicles dramatically improves their developmental competence. Biol Reprod. 2003; 68(5):1682-6.

[67] Telfer EE, Zelinski MB. Ovarian follicle culture: Advances and challenges for human and nonhuman primates. Fertil Steril. 2013; 99(6):1523-33.

[68] Li R, Albertini DF. The road to maturation: Somatic cell interaction and self-organization of the mammalian oocyte. Nat Rev Mol Cell Biol. 2013; 14(3):141-52.

[69] Shah JS, Sabouni R, Cayton Vaught KC, Owen CM, Albertini DF, Segars JH. Biomechanics and mechanical signaling in the ovary: A systematic review. J Assist Reprod Genet. 2018; 35(7):1135-48.

[70] McLaughlin M, Albertini DF, Wallace WHB, Anderson RA, Telfer EE. Metaphase Ⅱ oocytes from human unilaminar follicles grown in a multi-step culture system. Mol Hum Reprod. 2018; 24(3):135-42.

[71] Xu F, Lawson MS, Bean Y, Ting AY, Pejovic T, De Geest K, et al. Matrix-free 3D culture supports human follicular development from the unilaminar to the antral stage in vitro yielding morphologically normal metaphase Ⅱ oocytes. Hum Reprod. 2021; 36(5):1326-38.

[72] Abir R, Roizman P, Fisch B, Nitke S, Okon E, Orvieto R, et al. Pilot study of isolated early human follicles cultured in collagen gels for 24 hours. Hum Reprod. 1999; 14(5): 1299-301.

[73] Garor R, Abir R, Erman A, Felz C, Nitke S, Fisch B. Effects of basic fibroblast growth factor on in vitro development of human ovarian primordial follicles. Fertil Steril. 2009; 91(5 Suppl):1967-75.

[74] Hovatta O, Silye R, Abir R, Krausz T, Winston RM. Extracellular matrix improves survival of both stored and fresh human primordial and primary ovarian follicles in long-term culture. Hum Reprod. 1997; 12(5):1032-6.

[75] Hovatta O, Wright C, Krausz T, Hardy K, Winston RM. Human primordial, primary and secondary ovarian follicles in long-term culture: Effect of partial isolation. Hum Reprod. 1999; 14(10):2519-24.

[76] Wright CS, Hovatta O, Margara R, Trew G, Winston RM, Franks S, et al. Effects of follicle-stimulating hormone and serum substitution on the in-vitro growth of human ovarian follicles. Hum Reprod. 1999; 14(6):1555-62.

[77] Telfer EE, McLaughlin M, Ding C, Thong KJ. A two-step serum-free culture system supports development of human oocytes from primordial follicles in the presence of activin. Hum Reprod. 2008; 23(5):1151-8.

[78] Zhao B, Tumaneng K, Guan KL. The hippo pathway in organ size control, tissue regeneration and stem cell self-renewal. Nat Cell Biol. 2011; 13(8):877-83.

[79] Grosbois J, Demeestere I. Dynamics of PI3K and hippo signaling pathways during in vitro human follicle activation. Hum Reprod. 2018; 33(9):1705-14.

[80] Grosbois J, Devos M, Demeestere I. Implications of nonphysiological ovarian primordial follicle activation for fertility preservation. Endocr Rev. 2020; 41(6):bnaa020.

[81] Gruhn JR, Kristensen SG, Andersen CY, Hoffmann ER. In vitro maturation and culture of human oocytes. Methods Mol Biol. 2018; 1818:23-30.

[82] Jones ASK, Shikanov A. Follicle development as an orchestrated signaling network in a 3D organoid. J Biol Eng. 2019; 13:2.

[83] Pors SE, Ramløse M, Nikiforov D, Lundsgaard K, Cheng J, Andersen CY, et al. Initial steps in reconstruction of the human ovary: Survival of pre-antral stage follicles in a decellularized human ovarian scaffold. Hum Reprod. 2019; 34(8):1523-35.

[84] Shea LD, Woodruff TK, Shikanov A. Bioengineering the ovar-ian follicle microenvironment. Annu Rev Biomed Eng. 2014; 16: 29-52.

[85] Xu M, Barrett SL, West-Farrell E, Kondapalli LA, Kiesewetter SE, Shea LD, et al. In vitro grown human ovarian follicles from cancer patients support oocyte growth. Hum Reprod. 2009; 24(10):2531-40.

[86] Anderson RA, McLaughlin M, Wallace WH, Albertini DF, Telfer EE. The immature human ovary shows loss of abnormal follicles and increasing follicle developmental competence through childhood and adolescence. Hum Reprod. 2014; 29(1):97-106.

[87] Laronda MM, Jakus AE, Whelan KA, Wertheim JA, Shah RN, Woodruff TK. Initiation of puberty in mice following decellularized ovary transplant. Biomaterials. 2015; 50:20-9.

[88] Laronda MM, Rutz AL, Xiao S, Whelan KA, Duncan FE, Roth EW, et al. A bioprosthetic ovary created using 3D printed microporous scaffolds restores ovarian function in sterilized mice. Nat Commun. 2017; 8:15261.

[89] Liverani L, Raffel N, Fattahi A, Preis A, Hoffmann I, Boccaccini AR, et al. Electrospun patterned porous scaffolds for the support of ovarian follicles growth: A feasibility study. Sci Rep. 2019; 9(1):1150.

[90] McLaughlin M, Kinnell HL, Anderson RA, Telfer EE. Inhibition of phosphatase and tensin homologue (PTEN) in human ovary in vitro results in increased activation of primordial follicles but compromises development of growing follicles. Mol Hum Reprod. 2014; 20(8):736-44.

[91] McLaughlin M, Patrizio P, Kayisli U, Luk J, Thomson TC, Anderson RA, et al. mTOR kinase inhibition results in oocyte loss characterized by empty follicles in human ovarian cortical strips cultured in vitro. Fertil Steril. 2011; 96(5): 1154-9. e1.

[92] Corkum KS, Rhee DS, Wafford QE, Demeestere I, Dasgupta R, Baertschiger R, et al. Fertility and hormone preservation and restoration for female children and adolescents receiving gonadotoxic cancer treatments: A systematic review. J Pediatr Surg. 2019; 54(11):2200-9.

[93] Xiao S, Zhang J, Romero MM, Smith KN, Shea LD, Woodruff TK. In vitro follicle growth supports human oocyte meiotic maturation. Sci Rep. 2015; 5:17323.

[94] De Vos M, Grynberg M, Ho TM, Yuan Y, Albertini DF, Gilchrist RB. Perspectives on the development and future of oocyte IVM in clinical practice. J Assist Reprod Genet. 2021; 38(6):1265-80.

[95] Richani D, Gilchrist RB. Approaches to oocyte meiotic arrest in vitro and impact on oocyte developmental competence. Biol Reprod. 2022; 106(2):243-52.

[96] Sanchez F, Le AH, Ho VNA, Romero S, Van Ranst H, De Vos M, et al. Biphasic in vitro maturation (CAPA-IVM) specifically improves the developmental capacity of oocytes from small antral follicles. J Assist Reprod Genet. 2019; 36(10):2135-44.

[97] Sánchez F, Lolicato F, Romero S, De Vos M, Van Ranst H, Verheyen G, et al. An improved IVM method for cumulus-oocyte complexes from small follicles in polycystic ovary syndrome patients enhances oocyte competence and embryo yield. Hum Reprod. 2017; 32(10):2056-68.

[98] Vuong LN, Le AH, Ho VNA, Pham TD, Sanchez F, Romero S, et al. Live births after oocyte in vitro maturation with a prematuration step in women with polycystic ovary syndrome. J Assist Reprod Genet. 2020; 37(2):347-57.

[99] Lovell-Badge R, Anthony E, Barker RA, Bubela T, Brivanlou AH, Carpenter M, et al. ISSCR guidelines for stem cell research and clinical translation: The 2021 update. Stem Cell Reports. 2021; 16(6):1398-408.

28

微流控与微细加工技术如何改善人类辅助生殖技术中的诊断与治疗

Dale M. Goss, Steven A. Vasilescu, Majid E. Warkiani, Jeremy G. Thompson 和 David K. Gardner

引 言

微流控是一门操纵小体积流体的科学,这些流体的体积通常在微升到皮升的范围内[1,2]。微流控组件和平台可提供精确的环境控制、细胞操作和自动化,已被广泛应用于许多生物医学领域[3-6]。微流控平台通常被称为"芯片上的实验室",这是因为微流控技术具有真正的多学科性质。微流控平台的应用不但需要生物、化学、物理和计算机软件开发等领域的同等贡献,而且也得益于传统微细加工技术的应用以及现代制造技术中新的微细加工方法的出现[7-10]。微流控技术最初产生于1951年喷墨打印机的开发,它利用了1840年的Hagen-Poiseuille方程来描述流体通过管道的层流特性[11]。几十年后的1979年,微细加工与分析方法的结合催生了微流控技术[12]。在20世纪90年代初,人们开始利用软光刻技术制造可塑轻质结构的设备。此后,微流控平台被用于众多生物技术领域的研究和工业应用,如即时检验(侧流免疫测定)、组织工程和建模(器官芯片)、纳米粒子合成、药物发现和芯片上的细胞分析等[13-16]。与传统方法相比,这些微流控平台能够以无与伦比的速度和低廉的价格收集到数量更多、质量更高的数据。微流控设备还能为研究人员提供观察活细胞和物理反应的极佳可视化手段,这对细胞研究尤为重要。

现代辅助生殖技术(ART)诊所由无数个高度受控的微观环境组成,通过层层优化的质量控制和保证,最大限度地减少配子和胚胎在受精、胚胎培养和冷冻保存过程中受到的外部和内部压力。这些过程都取决于胚胎学家的操作技能和设备的正常运行。近年来,微流控技术和微细加工技术在现代试管婴儿实验室或诊所中的许多应用引起了广泛关注,这些应用通常是对体积为微升或者纳升级别液体的测试。在生育和辅助生殖方面,微流控技术做出了多项贡献,尤其是在不孕症诊断、配子处理和分析、胚胎培养、芯片上受精、冷冻保存和生殖器官建模等领域(图28-1)[1,17,18]。微流控技术使研究人员能够有选择性地模拟生殖系统内的几何形状和环境条件,使其可以在生物仿真过程中模拟体内的温度、化学和物理环境。事实证明,这对于评估卵母细胞和精子的质量和动态[17,19,20]、从新鲜和冷冻精液以及手术取精的睾丸组织中为体外受精选择精子等方面都极为有用[17,21,22]。这些平台可利用外力(如热、电流或液体流动)或细微尺度受控的几何形状产生的物理现象等方式采用"主动"或"被动"方法来执行这些操作。微流控技术还能精确控制热传导,这是冷冻保存技术的基本要求[23],其在精子选择方面已被证明非常有用[24]。此外,纸基微流控技术(微流控纸芯片)可提供简单、低成本和快速的诊断平台,目前已可用于妊娠检测,并在辅助生殖技术之外普遍使用[25]。

最近,微流控技术还被应用于生殖科学中复杂组织和器官微环境的建模。这些模型可以重现自然状态下的器官环境和内分泌信号,并可能为研究生殖健康/全身健康、体外药物筛选、毒性测试和组织移植提供可靠的模型[26-28]。二维模型缺乏组织和器官间的生理学相关性,而微细加工和微流控技术可以构建组织-组织和多器官相互作用的三维(3D)结构,其已被广泛用于开发比现有传统体外培养模型更好的细胞培养平台[29]。尽管微流控技术在辅助生殖技术中的应用取得了令人瞩目的进展,但这些技术在临床实践中的应用却十分有限。自1979年Terry等人[12]和1990年Manz等人[30]在第一代芯片实验室系统方面开展具有里程碑意义的工作以来,大多数芯片实验室系统尚未成为专业实验室以外研究级的商业化仪器产品[31]。不过,也有一些值得注意的例外情况,本章将对此进行介绍,以说明ART的实验室流程和研究范式可能发生的转变。

在此,我们将探讨如何利用微流控技术以及最近的微细加工技术对精子进行分析和诊断,并改进包括卵胞质内单精子注射(ICSI)、体外成熟、胚胎培养和冷冻保存在内的辅助生殖技术。

用于精液分析和诊断的微流控技术

在进行ART临床治疗之前进行可靠、准确的诊断将

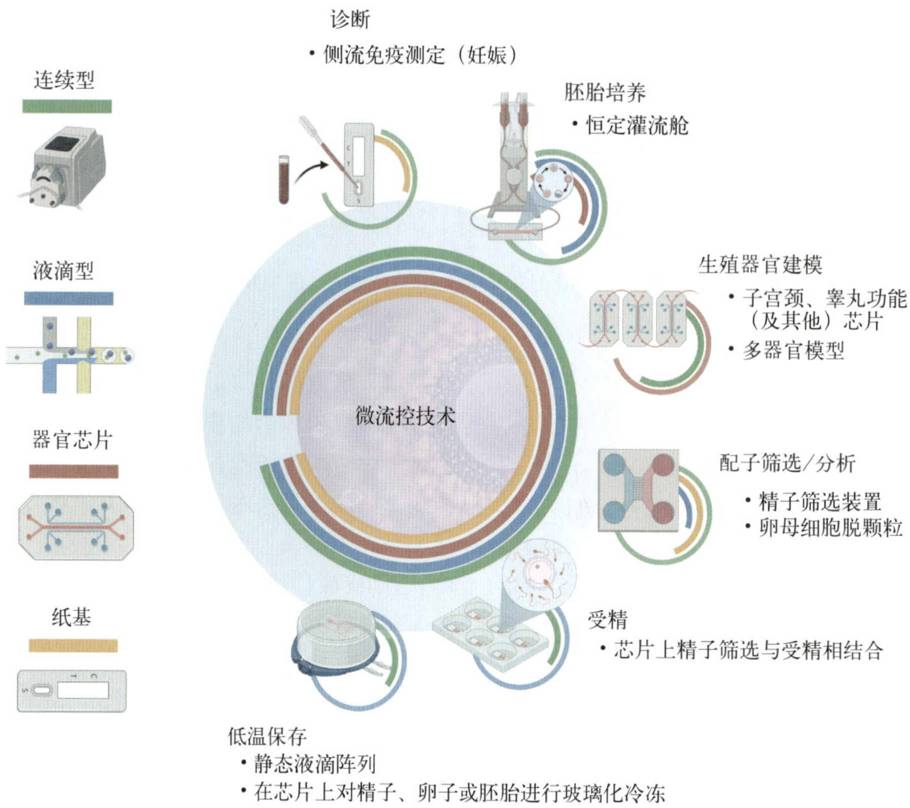

图 28-1　微流控技术在辅助生殖技术中的应用概述

有助于未来不孕不育的个性化治疗。在男性不育症中，精液分析因其相对简单和非侵入性而成为临床诊断的基石。然而，由于社会因素，男性往往不愿意进行积极的临床评估，从而使女性在不孕治疗的初期阶段承担更多的负担[32]。此外，不同精液样本的基本精液参数存在显著的生物学差异，因此精液分析需要一种稳健、可重复的方法，通过最大限度地减少不同操作者的差异来实现分析的标准化。同时精液分析也可以提供精确、易用的指标来提示患者的生育状况[33]。随着技术的进步，传统的临床精液分析方法也略有改进，如利用微细加工技术生产的精子计数器[34]，计算机辅助精子分析(CASA)[35]，以及精子活力[36]、形态和 DNA 完整性[37]检测。然而，这些方法受到标准化程度低、复杂性高、成本高、用户易变性和处理时间长等因素的限制。

近年来，随着人们对男性不育诊断的普及和去污名化的共同努力，一些商业上可行的精液分析系统应运而生。传统的微流控设备具有微型化的几何形状和物理特性，由聚二甲基硅氧烷(PDMS)和玻璃等材料制造的微通道组成，从而形成了由一系列腔室和阀门组成的模块化系统，能够将多种基本精液分析技术整合到一个设备中[38]。这有助于这些微流控设备提供许多计算机辅助精液分析(CASA)平台所执行的标准化指标。这些微流控设备有可能减少精液分析的操作时间和不同操作者之间的差异。目前的 CASA 系统可评估精子浓度、活力、运动学、形态学和活率，理论上可与使用微流控技术检测的酸碱度、黏度、DNA 断裂和生物标记分析等指标联合使用。另外，纸基微流控技术通过毛细管作用可以将液体从具有选择性疏水边界形状的纸张中被动吸出进行检测[18]，这种方法专门用于诊断，既方便又经济实惠。

基础精液分析

最近出现了几种用于评估精子浓度、活力和活率的微流控方法，这些方法的实用性和用户友好程度各不相同。基于精子迁移的传统微流控平台在原始精液活力和浓度分析方面有较好的应用前景(图 28-2a)[39]。该平台使用平行微通道将活动精子与不动精子和碎片分离，并测量每个通道的颗粒大小，其对精子浓度和活力的测量结果可与精子计数器相媲美。在微流控平台的微通道中使用荧光标记精子进行总活力和前向运动活力评估的结果也与 CASA 相当，可以根据世卫组织的参数显示精子是否处于生育力低下状态[36,40]。

SpermCheck 生育力检测试纸(SpermCheck，美国)是

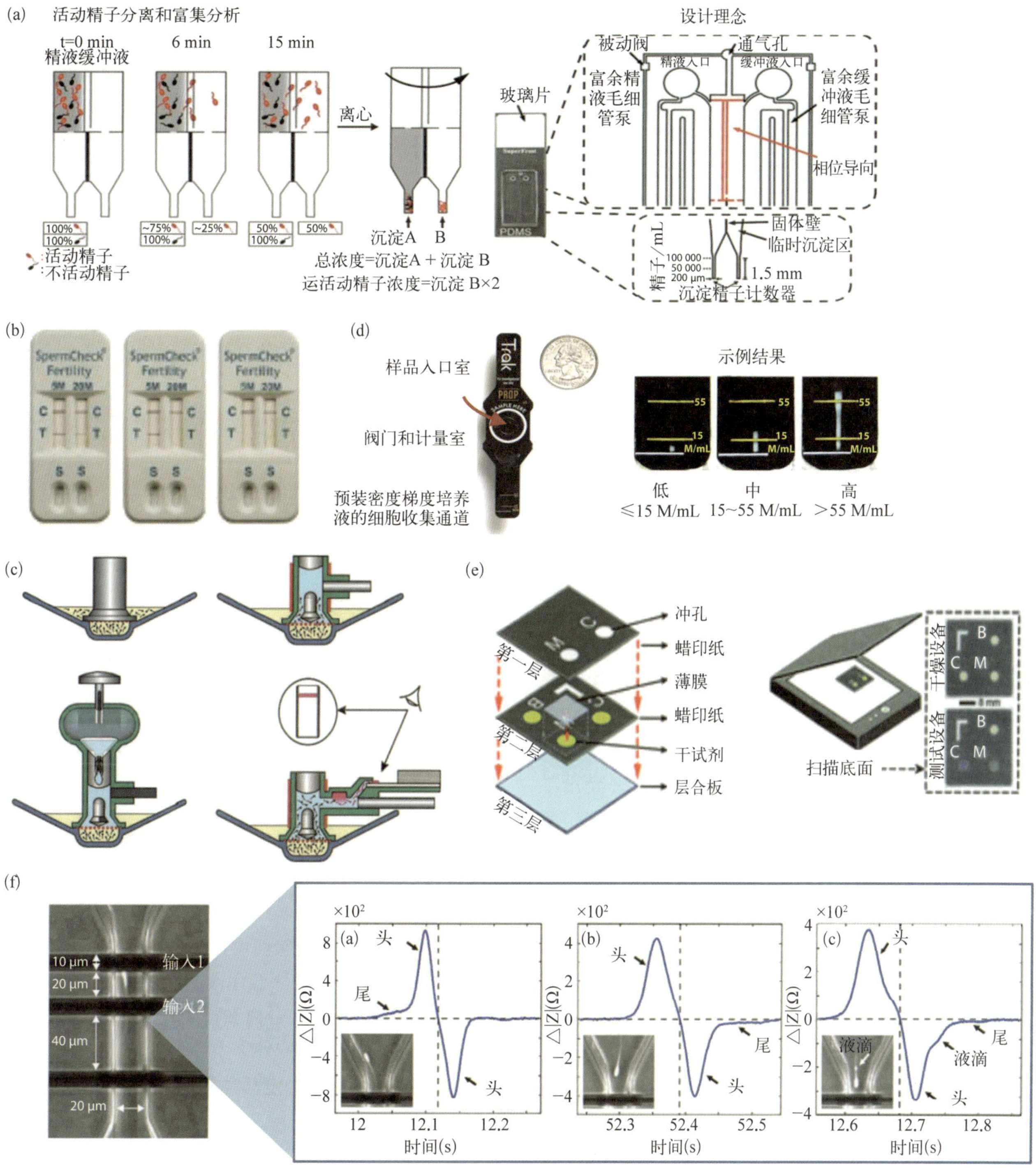

图 28-2　示例微流控精液分析装置。(a) 使用平行微通道分离活动精子，并根据颗粒大小评估浓度；(b) 用于评估精子浓度的 SpermCheck®生育力检测装置；(c) 用于评估精子活力的 Fertell 免疫诊断测试；(d) 用于评估精子浓度的男性快速生育力测试；(e) 用于评估精子活力的实验性纸基微流控装置；(f) 利用阻抗评估精子形态[(a) 摘自文献[39]，已获授权；(b) 摘自文献[41]，已获授权；(c) 摘自文献[42]，已获授权；(d) 摘自文献[43]，已获授权；(e) 摘自文献[13]，已获授权；(f) 摘自文献[45]，已获授权]

一种商品化的家用纸质检测装置，其利用免疫诊断比色信号可以提供基础检测结果，显示精子浓度是正常、低还是极低(图 28-2b)[41]。Fertell (Genosis 公司，美国)是另一种免疫诊断装置，其使用了一个与硝酸纤维素条相连的上游室，该硝酸纤维素条能捕获标记有抗 -CD59 胶体金偶联的精子，并显示前向运动的精子是否超过 1 000 万/mL (图 28-2c)[42]。男性快速生育力检测试剂盒(LabCorpOnDemand，美国)是另一种家用检测试剂盒，它使用紧凑型低速离心机和一次性微流控芯片,将精子注入微通道柱中,可以在三个宽泛的范围内通过色柱的高度显示精子浓度(图28-2d)[43]。

精子活力居家测试与云分析和移动医疗策略相结合,使用户能够控制自己的治疗,并在不踏入诊所的情况下获得医疗建议。基于CASA的分析系统使用带有微室玻片的家用精子分析设备,如Yo男性生育力精子检测仪(Mira,美国)和基于智能手机的精子检测试剂盒(ExSeed Health,英国),旨在通过将精子活力和浓度与参考值进行比较,为用户提供容易理解的简化精子分析信息,并通过基于云的平台提供个性化建议。基于CASA的系统在未来精子检测的自动化和标准化方面也具有巨大潜力,但目前在全球范围内的应用受到成本、复杂性和标准化问题的阻碍。同时,分析设备的校准也是亟须解决的一个关键因素。

有人提出了一种用于分析精子活力和浓度的实验性微流控平台,该平台采用一种易用的试纸检测方法,利用代谢活跃的精子中一种名为心肌黄酶的黄素蛋白酶将四唑啉转化为紫色甲臜的显色反应,对精子的活率和活力进行量化测定(图28-2e)[13]。纸基微流控技术还被应用于分析精子DNA的完整性,其方法是利用纸上纳米多孔膜的离子浓度聚合(ion concentration polymerization,ICP)效应,这与临床上进行的基于流式细胞仪进行的精子染色质结构检测(SCSA)有很强的相关性[44]。目前已开发出了电子集成微流控芯片,其利用精子阻抗细胞测量法确定精子的浓度和形态正常的精子,并利用电泳方法对精子进行分拣和计数,将正常精子从伴随细胞和其他具有大细胞质液滴(多余的残留细胞质)的精子中分离出来(图28-2f)[45]。研究人员对这一概念进行了探索,通过使精子流过自制的阻抗分析仪微通道的一对平面铂电极,利用电阻抗的差异性对异源样本中的精子进行识别和计数[46]。此外,另一个研究小组利用该技术准确区分了形态正常的精子和有细胞质液滴的精子[45]。

液体活检

最近,微流控技术在液体活检领域也备受关注,它可以对疾病状态进行无创检测。检测的结果准确度高而且可用于临床诊断。这些微流控平台可对流体的体积和流速进行完全控制,能够实现高分辨率的细胞和颗粒分离,同时还能控制温度、几何形状和机械刺激等其他参数[38]。例如,纸基微流控技术已广泛应用于即时检验(侧流免疫测定)对COVID-19病毒进行快速检测。这项研究和技术最常见的目标是循环肿瘤DNA(ctDNA)、循环肿瘤细胞(CTCs)和细胞外小泡(S-EVs或外泌体)[47,48]。在不孕症方面,S-EVs已被提出作为诊断和即时需求应用的新目标,研究人员已在精浆的S-EVs中确定并提出了大量候选生物标记物[49-53]。越来越多的证据表明,因为S-EVs含有珍贵的蛋白质、脂类、代谢物、功能性信使RNA(mRNA)和microRNA(miRNA)以及双链DNA(dsDNA)[48,54-58],因此其与许多重要的生理功能、病理生理状态和无处不在的细胞间通信关系密切。精浆由睾丸、附睾、精囊、前列腺和尿道球腺的分泌物组成,提供了高度多样化的S-EVs、游离蛋白质、核酸、矿物质和其他囊泡[59]。然而,由于S-EVs体积微小,分离S-EVs面临着独特的挑战,需要复杂而费力的方法才能分离出纯净的S-EVs。

目前分离S-EV的金标准是差速超速离心法,这种方法需要很高的起始体积(mL)、大型复杂的设备和专门的操作人员,并且在处理过程中会导致S-EVs大量损失[48,60]。然而,微流控技术已被证明可以有效地从微升级别的起始体积中高度特异性地分离高纯度的S-EVs。微流控方法不仅采用了免疫亲和捕获(利用纳米吸附剂或表面上的抗体与目标外泌体特异性结合)和过滤等传统方法,还采用了微流控特有的几何和物理的方法,如声学分离技术(利用声场辐射波聚焦及分离不同大小、密度和可压缩性的颗粒)[61,62]和纳米线捕获技术(纳米线作为S-EVs的过滤器在允许较大颗粒通过的同时将S-EVs捕获富集在纳米线的表面上)[63]。微流控设备还可以结合多种S-EVs分离方法,以提高捕获或检测S-EVs的效率以及富集目标S-EVs的纯度,从而提高随后所做测量和所得结论的准确性。大多数微流控S-EVs分离平台都是专为诊断癌症的即时检验而设计的,采用基于血液或尿液的液体活检方法。在不孕不育诊断和液体活检方面应用微流控平台上的S-EVs分离和检测技术可以更好地利用"即时需求"方法来指导ART中的个性化治疗,如根据一些生物标志物的表达,确定哪种授精方式(IVF或ICSI)能带来最多的健康活产[53]。

微流控技术可以实现新的精子质量分析方式,并简化这一过程,为患者和临床医生提供一种便捷的选择。微流控技术的独特优势在于能将多个程序步骤整合到一个自动化平台上,这与临床上的精液分析和液体活检(精浆等容易获取的液体)高度类似。此外,通过进一步创新开发和验证,该技术还能实现诊断的便携性和成本效益,并消除对大型昂贵技术设备的需求。这项技术还可应用于ART诊治期间获得的其他生物液体,如卵泡液和血液,并可在临床不孕症治疗之前、治疗期间和治疗之后几个阶段开辟一条可实际操作的疾病诊断新途径。

用于精子筛选的微流控技术

精子筛选是辅助生殖技术的一个核心环节,可在很大程度上影响胚胎发育、流产率和活产率[64-67]。在 IUI、IVF 或 ICSI 中使用有 DNA 碎片的精子会对 ART 的结果产生负面影响。然而,最常用的精子筛选方法——密度梯度离心法(density gradient centrifugation, DGC)和上游法(swim-up,SU)在很大程度上仍未改变精子 DNA 碎片的负面影响,有关精子筛选方法的安全性和有效性的报道也越来越多[68,69]。密度梯度离心法和上游法处理精子的过程中都有可能通过产生活性氧(ROS)和离心造成的人为损伤诱导精子 DNA 断裂[70,71]。在雌性生殖道中,一系列严格的筛选机制会过滤掉几乎所有精子,只有极少数精子会被挑选出来[72,73]。这些在自然界进化而来的自然选择机制能够辨别精子的质量,但人们对它们的了解仍然很少。人们推测能够穿过女性生殖道到达输卵管的精子是有受精能力的。这种推测是可信的,但并不是确定的。然而,了解体内精子选择的机制将明确这些具有受精能力精子的特性,并为下一代精子筛选技术的产生提供依据。与目前广泛使用的传统方法相比,新的精子筛选技术可能会改善治疗效果[73,74]。此外,精子筛选的要求会因使用 ART 方式的不同而有差异,在开发其他精子筛选技术时应考虑到这一点。

微流控精子筛选技术自 2003 年发表第一篇经同行评议的论文以来已经取得了一些进展,但只有极少数进行了商业化生产的尝试[18,72]。微流控精子筛选技术可分为主动式和被动式两种。被动式微流控设备依靠其固有的几何形状来控制流体以及流体中可能含有的细胞和化合物。被动微流控设备通常利用精子在封闭微通道环境中的运动和行为来筛选精子[17,21,75-78]。这些系统通常利用静水压力(流体柱的重力压力)和毛细现象(流体在狭窄的微通道或纳米通道中的运动)而放弃使用泵推系统来推动液体流动。这简化了设备,使不熟悉微流控技术的研究人员更容易使用这项技术。Cho 和 Schuster[76]使用这种系统筛选出能够穿过液体层流进入新鲜培养基的活动精子,留下死亡和非运动的精子和细胞[76,79](图 28-3a)。据报道,该系统能筛选出活力达 97%的精子,并提高筛选出正常形态精子的比例(筛选前正常形态为 9.5%±1.1%,筛选后正常形态为 22.4%±3.3%)。随后,同一研究小组又对临床不育样本进行了测试,结果表明该设备能够选择 DNA 完整性更好的精子,获得的精子 DNA 碎片指数(DNA fragmentation index, DFI)小于 1%[80]。该设备(与现有的许多 ART 技术一样)的可治疗人群仅限于那些精子活力较好的患者,可能不适用于精子活力较差的患者。Asghar 和 Velasco[75]设计了一种微流控芯片,由一个末端为聚碳酸酯膜(8 μm)的微通道组成(图 28-3b)。该设备处理的新鲜精液样本的回收率可达 85%,正常形态平均值为 30%[75]。尽管研究表明该设备比传统上游法分离得到的精子具有更低的 ROS,但使用聚碳酸酯膜可能会在临床应用中引起一些问题,因为细胞聚集物和组织碎片可能导致膜的微孔堵塞。虽然这一方法分离精子所用时间约为传统密度梯度离心法的一半,但这些设备使用单通道在运行 30 min 后会出现饱和现象,其对精子的处理量受到了限制。图 28-3c 展示了类似的设计[81],它也采用了空间受限的精子竞赛模型。有趣的是,对小鼠和人类精子的测试显示,在这一微流控平台上精子活力衰竭时间不同,分别为 30 min 和 60 min。然而,超过 30 min 的精子筛选显示,分离出的精子的速度和活力分别比原始精液样本中的精子提高了 1.9 倍和 1.3 倍[78]。同样,这项研究也是以上游法为基准,而不是密度梯度离心法。这两种设备都已商业化,其中 Asghar 等人的设备因其简单、可靠性高而获得了更大的成功,并在此基础上开发出了 Zymōt Fertility 精子筛选装置(Zymōt Fertility,美国)(图 28-3d)。

许多微流控精子筛选方法都存在处理量偏低的问题,而 Nosrati 及其同事则开发了一种由 500 多个径向微流控通道组成的系统,可快速处理大量细胞[21]。该设备可在 20 min 内处理 1 mL 的原始精液,引导精子通过边界跟随行为进入黏性培养基储集器中,从而实现一步式精子纯化和筛选(图 28-3e)。该设备还使用了黏性培养基,与输卵管黏性分泌物的黏度相似[82]。这一过程使临床不育患者的精子活力提高了 89%,DFI 改善了 80%。随后,该研究小组更进一步发现,与沿着直线游动的精子相比,能够沿着微通道不规则边界游动的精子呈现更高的 DNA 完整性[17]。虽然这种行为的确切生物机制尚不清楚,但与直线游动的精子相比,能转弯精子的 DNA 完整性提高了 50%以上。Yazadan Parast 及其同事更进一步采用了相同的概念,在常用的注射器格栅中提供了一个由 560 多个微通道组成的 3D 网络来对精子进行筛选[83]。这种“精子注射器”能在 15 min 内从稀释的精液样本中回收 41%的精子,并显著改善精子 DNA 的完整性和形态(图 28-3f)。这些研究表明,可控的微流体几何结构结合对精子运动学特性的深入理解,可能会对辅助生殖技术有所助益。利用计算机视觉和改进的培养基(如加入人工智能或使用精子功能分子标记物),有可能改进精子筛选的过程[80,83]。

微流控设备的一个更广泛的目标是将多个 ART 功能并行或集成到一个平台上,从而在一个设备上进行精子筛选、卵母细胞收集、受精和胚胎培养。利用趋化作用引导

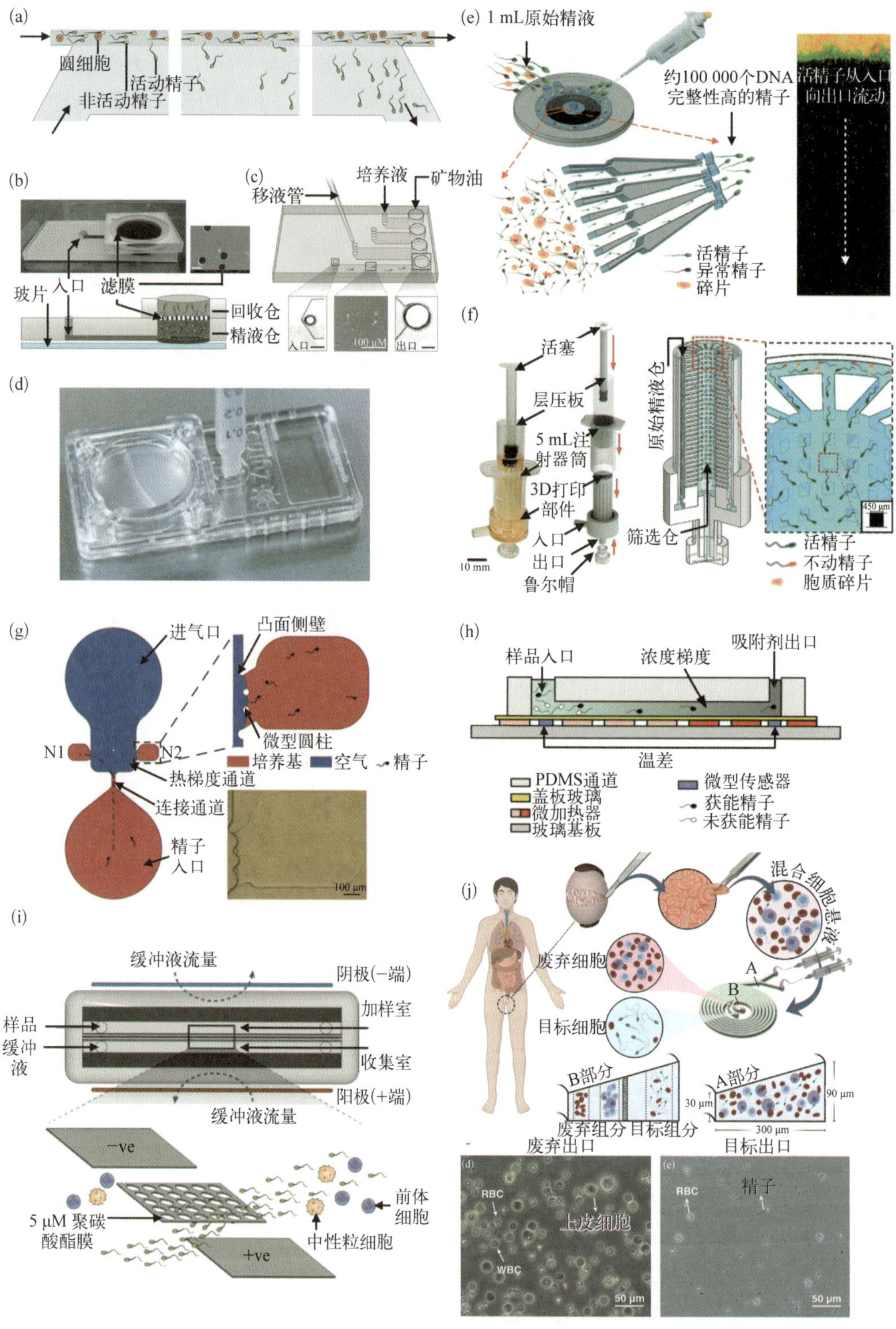

图 28-3 用于治疗的微流控精子筛选平台。(a)利用层流作用筛选活动精子的简单通道;(b)与微通道集成用于筛选活动精子的聚碳酸酯膜;(c)精子竞赛空间受限模型;(d)使用膜屏障筛选活动精子的 Zymōt 精子筛选装置;(e)用于筛选具有边界跟随能力精子的带有黏性介质的径向通道;(f)用于筛选活动精子的趋化性和趋温性平台;(g)温控间隔精子筛选平台;(h)用于筛选运动精子的趋化性和趋热性平台;(i)利用电场筛选可穿过聚碳酸酯膜的精子;(j)利用惯性微流控技术从外科睾丸组织中分离精子的螺旋微通道[(a)摘自文献[18],已获授权;(b)摘自文献[75],已获授权;(c)摘自文献[81],已获授权;(d)由 ZymōtR Fertility 提供;(e)摘自文献[21],已获授权;(f)摘自文献[83],已获授权;(g)摘自文献[87],已获授权;(h)摘自文献[24],已获授权;(i)摘自文献[18],已获授权]

小鼠精子通过四个相互垂直的通道进入有卵母细胞的微流控装置就是这种方法的一个例子[84]。精子进入通道后15 min时，精子活力从入口处的60%增加到靠近中心壁处的96%。但随着时间的推移，精子的活力有所下降。不过，由于使用的是无流体边界的相互连接的流体网络，因此多种培养基的交换是必需的。这限制了这种芯片在临床上的可行性，因为它几乎没有减少人工处理培养基交换的工作量，不过它确实省去了在体外受精前离心分离精子的步骤。其他几项研究也开发出了用于研究精子趋化性的微流控技术，但没有精子筛选所需的端口，因此纯属研究工具[24,85]。

主动微流体技术包括利用热力、声力或电磁力等外力来影响流体和反应。用于辅助生殖技术的主动微流控装置通常采用电泳、趋温性或光诱导介电电泳技术[45,86-88]。趋温性是一种成熟的精子远距离引导方法[89]。输卵管本身呈现大约1.4 ℃的温度梯度，随着精子朝着卵母细胞的方向移动，温度会逐渐升高。人们曾多次尝试将温度作为精子定向引导的一种手段。如Li等人研究了在趋温性内阀精子筛选平台上的主通道收窄后，游动精子转向游到主通道旁的含有HTF培养液小滴中的这种趋温性反应，这个小滴的部位模仿了子宫输卵管交界处(体内趋温运动的起始点)[89]。图28-3g所示的通道利用界面阀门关闭机制，在精子进入温暖区域后将其捕获。在四个温度范围内，5.7%~10.6%的活动精子表现出趋温反应。虽然精子经历了(诱导的)获能过程并具有趋温反应能力，但这并不是精子生殖力或DNA完整性的直接指标。因此，趋温性精子筛选技术结合其他技术(如被动壁引导或趋化性)筛选出来的精子可能会具有更高的生殖力。目前还不完全清楚，仅靠趋温性反应筛选出来的精子是否能改善生殖结局。既往关于对精子筛选机制(如运动性、趋化性和趋温性)的组合效果研究很少，但最近的研究中逐渐开始考虑这一点。Ko等人利用小鼠精子的趋化性和趋温性设计了一种微流控装置[24]，他们的研究表明将这两种选择机制结合在一起比单独使用这两种方法能诱发小鼠精子更大的反应(图28-3h)。趋化性已经在商业产品中得到应用，但是效果参差不齐。电泳是趋化作用的一种替代方法，可以根据精子体积的大小和所带电荷相结合来选择健康的精子[86]。这种方法利用外加电场吸引精子穿过聚碳酸酯膜，精子从膜的精液一侧游到有新鲜精子培养基的一侧(图28-3i)。该研究结果显示，使用这种聚碳酸酯膜可以排除精液中的胞质碎片、白细胞和未成熟的精子细胞。与初始样本相比，电泳分离后的精子的活力、运动能力和DNA完整性都有显著提高，带负电荷的精子具有较高的DNA完整性，但具体原因尚不完全清楚[90]。虽然用原理上完全不同的方法来筛选精子可能是有效的，但迄今为止，电泳等主动精子筛选方法尚未在临床上得到验证[91,92]。

临床精子筛选中另一个经常被忽视的环节是手术获得精子的分离和筛选。对睾丸组织进行显微穿刺和抽吸后通常需要操作人员花费数小时进行睾丸精子的回收[93]。人工处理过程中遇到的主要问题是精子回收率低，处理过程容易出现人为错误。微流控技术(如螺旋技术)可通过限制精子在体外的时间以及精子与ROS、消化酶、细胞碎片和其他污染物的接触来保持精子的活力和DNA的完整性[94]。之前讨论过的利用精子运动性的微流控精子筛选方法，对手术获得的非运动性精子是无效的。因此，一些研究采用了使用流体泵的惯性微流控技术，其利用精子的独特形态和大小来过滤碎片可显著缩短精子富集的时间[22,95,96]。在多项研究中，Son及其同事展示了惯性微流控技术在从微珠、红细胞(red blood cells, RBC)和白细胞(white blood cells, WBC)中分离非运动性精子方面的新应用[97-99]。这些研究虽然看上去前景广阔，在这种理想化的细胞悬浮液中可以将精子从多种细胞中分离出来，但理想化的细胞悬浮液在很大程度上不能代表被碎化的睾丸组织——碎化的睾丸组织是复杂的混合物。最近，Vasilescu等人利用3D打印技术制造了一种类似的螺旋微通道装置，可以从精子、白细胞、红细胞、肌肉上皮细胞、微颗粒和白血病癌细胞等异质细胞悬浮液中回收精子(图28-3j)[22]。精子在5 min内就被分离出来了，而且重要的是精子的存活率、形态或DNA的完整性都没有受到任何不利影响。

因此，与传统方法相比，微流控精子筛选有可能以更小的误差和更高的标准化程度筛选出更高质量的精子。虽然研究有限，但有一些初步证据表明，微流控精子筛选技术确实能改善ART的临床结局，包括人工授精更高的持续妊娠率、IVF后更好的胚胎质量和更高的整倍体怀孕机会[100-102]。微流控精子筛选技术的持续临床应用将确定该技术是否能够在ART的临床结局中带来可重复的改善，以及这些新技术对哪些病因的患者治疗效果最好。

生殖器官建模

缺乏有效的可转化的人类生殖模型阻碍了研究分子和药物干预以治疗不孕症的进展。与传统的二维培养相比，微细加工和微流控技术使复杂的三维培养平台的开发成为可能[29]。这些微工程生理模型被恰如其分地称为器官芯片(organ-on-a-chip systems, OOC)，其能更有效地模拟特定器官或组织在体内的三维多细胞结构和微环境[103,104]。器官芯片可以通过泵控制的生理流体流动来模拟血液流动，实现营养和气体灌注以及机械应力信号[16]。器官芯片技术已被应用于雌性[28]和雄性生殖系统的建模，并取得了可喜的成果。

睾丸芯片（曲细精管）

目前已在人类[105,106]、灵长类动物[106]和小鼠[107,108]上开发出多种不同用途的睾丸芯片模型。如多器官人类模型可用于研究睾丸类器官系统与肝脏之间的相互作用，包括自然状态和药物诱导的组织间相互作用（图 28-4a）[105]。该研究小组观察到睾丸类器官产生睾酮和抑制素 B，肝脏球状体进行类固醇代谢，以及加入化疗药物（环磷酰胺）后生殖细胞的耗损。因此，研究人员开发了一种简单的灌流装置，可对青春期前的灵长类动物的曲细精管进行培养和研究；在激素刺激和非激素刺激这两种条件下，对曲细精管的组织完整性、细胞形态以及细胞活力进行了评估[106]。如在非刺激条件下，向装置中灌注含有 FSH（0.5 IU/mL）、hCG（0.5 IU/mL）和狨猴血清（0.4%）和 10%胎牛血清（FBS）的 DMEM 培养基（Thermo Fisher，美国）；在刺激条件下，灌注含有 FSH（5 IU/mL）、hCG（5 IU/mL）、狨猴血清（4%）和 10%胎牛血清（FBS）的 DMEM 培养基。在小鼠中，研究人员创建了一个生物反应器模型，由多孔膜隔离培养组织与缓慢流动培养基（以每分钟 0.05 μL 的流速），在专门设计的器官芯片中培养睾丸组织以模拟体内环境（图 28-4b）[107]。该装置可在 6 个月中维持精子发生和睾丸激素分泌，产生有功能的精子，通过圆形精子注射（round spermatid injection，ROSI）和卵胞质内单精子注射（ICSI）可得到健康的后代[107]。利用静水压力可将这一装置制成无泵式，以持续注入补充有 40 mg/mL 牛血清白蛋白（BSA）的 α-MEM 培养基[109]，并进一步改进这一装置以便在培养过程中更好地观察和监测体外培养的睾丸组织（图 28-4c）[108]。

这种设备在研究和临床应用方面都有相当大的潜力，特别是作为生物反应器，制造可用于 ART 的有功能的精子，创建强大的个性化平台，将非梗阻性无精子症患者的干细胞培养成可用精子用于自体精子的 ART 临床治疗。

输卵管芯片和子宫芯片

由于输卵管上皮细胞在单层培养时会迅速由立方柱状细胞转变为扁平细胞，同时纤毛失去摆动能力，分泌功能降低，因此输卵管上皮细胞的单层培养非常困难[110-112]。从牛输卵管上皮细胞的原代培养中开发出的牛输卵管芯片能成功维持了这些细胞的纤毛摆动和分泌功能（图 28-5a）[110]。与传统的牛卵母细胞体外受精相比，利用该装置能促进牛精子获能和牛卵母细胞体外受精并减少多精受精现象。输卵管芯片被认为可以提高牛体

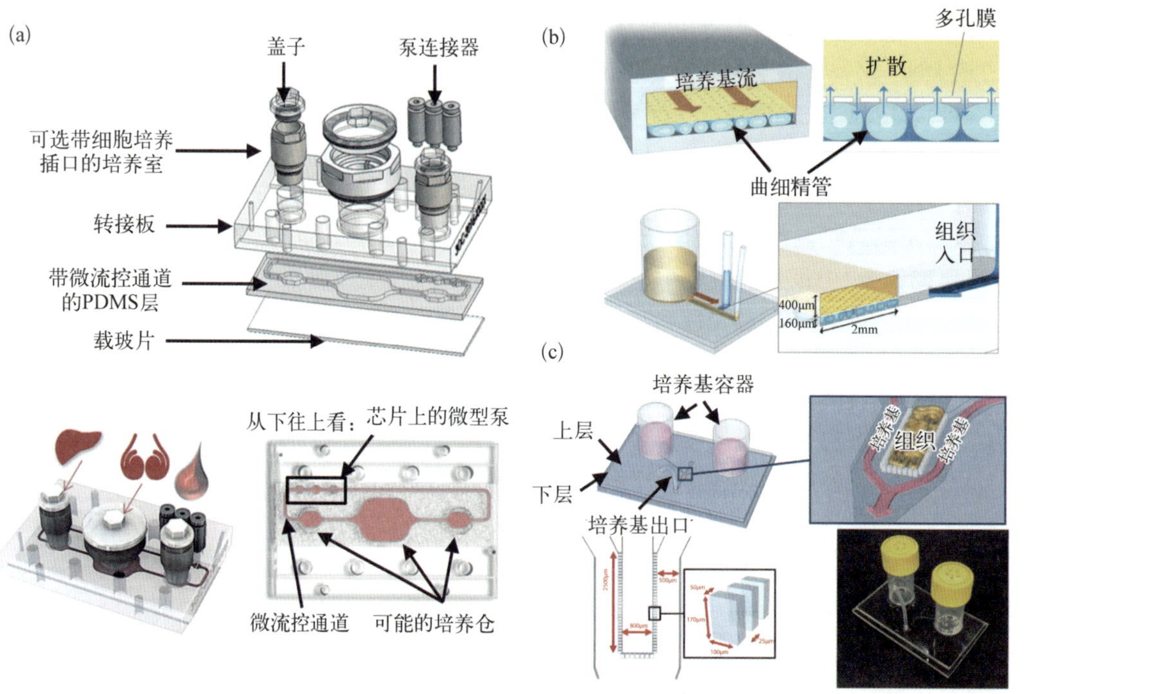

图 28-4　雄性生殖模型：（a）睾丸组织和肝脏等效模型；（b）睾丸组织生物反应器，用于从曲细精管中培育精子；（c）无泵扩散灌流式曲细精管平台［（a）摘自文献[105]，已获授权；（b）摘自文献[107]，已获授权；（c）摘自文献[108]，已获授权］

外受精过程中的受精率。

有人尝试使用手术切除的人子宫内膜间质和内皮细胞，在微流控器官芯片中重建子宫内膜(图 28-5b)[113]。该系统模拟了理想状态下 28 天月经周期中激素的变化，并根据形态和催乳素分泌情况将间质细胞分化为功能性蜕膜细胞。另一种“子宫芯片”模型是利用小鼠组织开发的，它在更大程度上模拟了一些体内子宫的功能，使胚胎发育和胚胎植入处于生理上更有利的微环境中[114]。他们的装置由分别位于多孔膜两侧的胚胎和子宫内膜细胞共培养组成，允许可溶性因子的扩散以及胚胎通过膜与底层细胞相互作用。与传统培养皿中的胚胎培养相比，子宫芯片模型明显提高了的桑葚胚率和囊胚率[114]。这项研究为胚胎培养和在类似体内的系统中研究胚胎发育提供了一种创新方法。Mizuno 等人通过将人类子宫内膜细胞与人类胚胎共同培养，开发了一个模拟体内理化特征的子宫芯片平台[115]。与传统的微滴培养相比，他们的微流控子宫芯片平台提高了胚胎的囊胚率和整体胚胎质量。Chang 等人开发了一种灌流 3D 子宫芯片，以动态方式提供温和的机械动态刺激以促进胚胎与子宫内膜基质细胞的共培养(图 28-5c)[116]。该装置还能为胚胎适时发育提供类似子宫的条件，从而提高囊胚率，因此被认为是胚胎培养过程中更类似体内的选择。另一种装置整合了人类

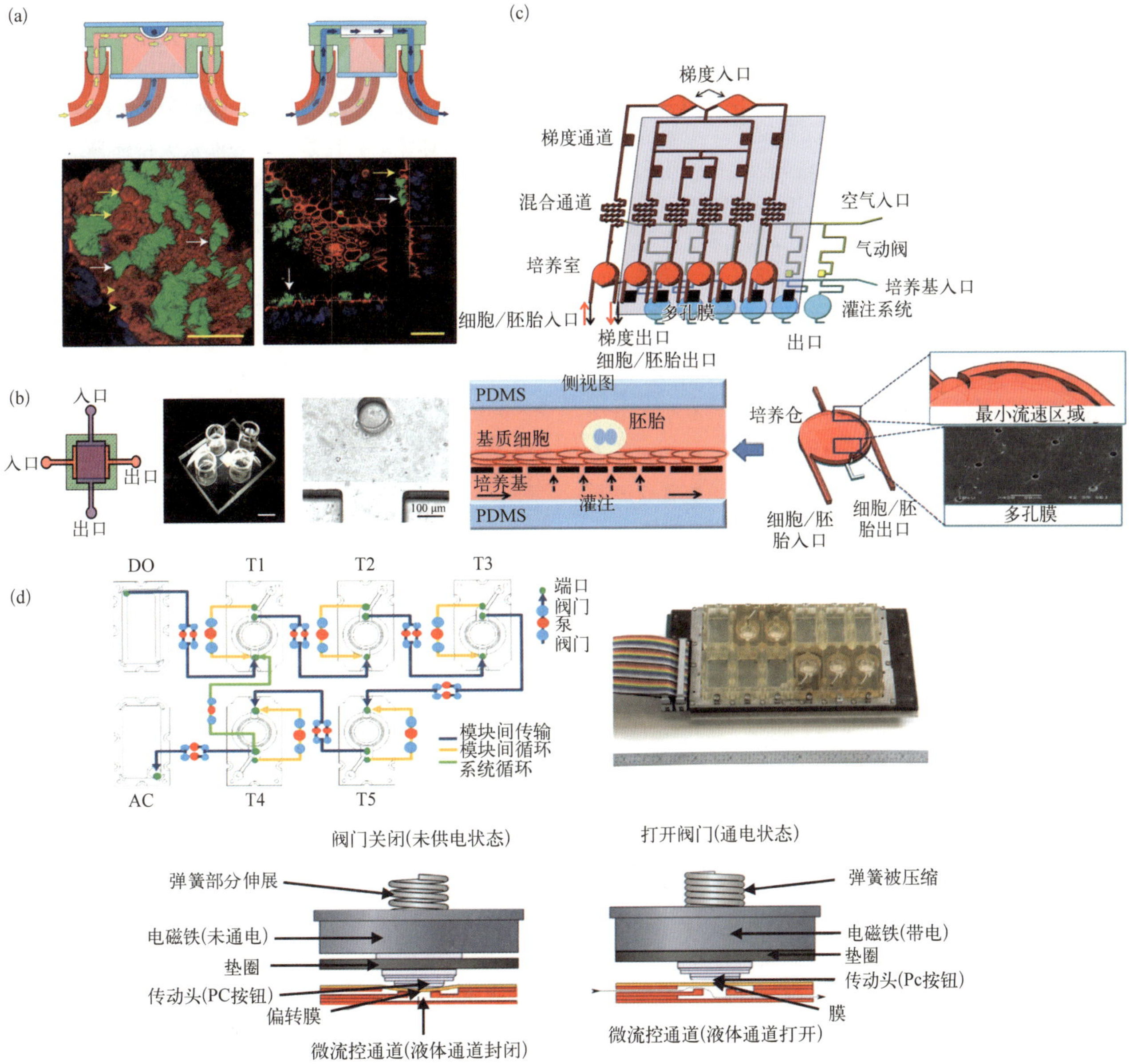

图 28-5　雌性生殖模型：(a) 牛输卵管模型；(b) 人类子宫内膜模型；(c) 用于胚胎培养的三维子宫芯片；(d) 整个雌性生殖系统模型[(a)摘自文献[110]，已获授权；(b)摘自文献[113]，使用知识共享许可协议；(c)摘自文献[116]，已获授权；(d)摘自文献[28]，使用知识共享许可协议]

子宫内膜细胞和卵巢卵泡细胞,以模拟子宫和卵巢之间的双向内分泌交流[117]。该装置与具有明确生殖毒性的标志物 SERPINB2 配合使用,可用于预测引入该系统的特定化学物质的生殖毒性,并被建议用来替代测试这些毒性反应的动物模型。

生殖器官芯片模型的生物仿真特性为模拟体内条件以实现最佳受精和植入前胚胎发育提供了独特的机会。与传统培养系统相比,通过自体输卵管上皮和子宫内膜联合培养来模拟体内条件,可以支持这些重要事件的发生,从而通过分子和微环境相互作用的方式以改善受精和培养的结果。目前,这些概念尚未实现临床转化,但这些模型可以帮助改善 ART 的实验室方法,使其更接近输卵管和子宫的体内微环境。

完整的雌性生殖系统芯片

研究人员使用单一模块的系统开发了一个雌性生殖系统芯片,其中有多个插槽可用于培养选定的组织和细胞类型[28]。该芯片提供了一个模型,能够对包括小鼠卵巢卵泡的培养、成熟和分化过程在内的 28 天月经周期进行功能模拟(图 28-5d)[28]。首先用含有 50% α-MEM Glutamax 和 50% F-12 Glutamax 的生长培养基灌注卵泡,培养基中补充 3 mg/mL 牛血清白蛋白、0.5 mg/mL 牛胎素、5 mg/mL 胰岛素、5 mg/mL 转铁蛋白和 5 mg/mL 硒,然后在第 0 天用含 1.5 IU/mL hCG、10 ng/mL 表皮生长因子和 10 mIU/mL FSH 的成熟培养基刺激卵泡。这些卵泡成功产生了适合受精的成熟卵母细胞。随后,该装置通过不间断培养基与输卵管、子宫、宫颈和肝脏等器官模块进行了整合。这项工作展示了一种能够模拟雌性生殖道与外周器官之间微生理相互作用的工具,为研究药效动力学和生物过程提供了一种独特的方法。

尽管这一领域尚处于起步阶段,但微细加工技术和细胞培养支架的进一步发展可拓宽器官芯片在医学和生物学中的应用。器官芯片具有成本效益高、重复性好、可扩展等特点,并能提供高通量和精确的信息,从而减少对传统体内模型的依赖[118]。随着技术的进一步发展和多个器官特异性模型的相互结合,器官芯片可能成为筛选影响生殖健康的药物和毒素的新平台,并有助于通过解决广泛的生物学问题来确定新的治疗方法[119,120]。此外,结合人类诱导多能干细胞(hiPSCs)可以开发出患者特异性的器官模型。形成的个性化人体器官芯片模型可以促进不孕症的个性化诊疗。

用于胚胎培养的微流控技术

从多个角度看,植入前人类胚胎在体内的发育是高度动态的。胚胎在分化过程中,其形态和结构也发生了变化。胚胎在此过程中经历了基因表达谱的改变,其新陈代谢功能也会发生巨大变化。与此同时,当胚胎通过输卵管进入子宫时,雌性生殖道会提供不同的环境(营养、气体、pH 值和信号分子)。子宫提供了日益复杂的微环境以支持胚胎在致密化后的发育[121]。此外,由于雌性生殖道的纤毛和肌肉活动,胚胎也在持续地运动。所有这一切都与我们在实验室中进行植入前胚胎培养的方式形成鲜明对比,即在培养皿/微孔中培养(尽管已开发出序贯培养基以适应生理条件下的营养需求)。Gardner 于 1994 年提出,为了在实验室中优化胚胎发育和活力,可以采用动态/灌流方法[122](见 Gardner 编写的章节)。为了实现这些目标,几个研究小组着手开发灌流系统,最初使用流速相对较高的传统蠕动泵(每分钟 30~38 μL)[123],后来使用微流控技术,大大降低了培养液的流速[124,125]。这些早期灌流设备的液体流动往往是以培养液从大型储液器向小型储液器的被动流动来实现,或者通过蠕动泵来实现主动流动(尽管后一种方法的体积控制能力有限)。为了更好地控制培养基等流体的流动,Takayama 和 Smith 建立了一个由计算机控制的集成流体控制系统,该系统利用多达数百个泵和阀门组成的芯片,由单独控制的盲文针驱动,有效地挤压培养液通过各个通道。利用这种方法在胚胎周围建立动态流动环境(通过培养基的流动但不是培养基交换来实现),研究人员观察到小鼠囊胚的细胞数量和随后的植入率显著提高[126]。然而,利用新型微细加工技术制造的灌流系统还需要在临床应用中得到评估。

微细加工

如前所述,用于 ART 的微流控设备的微细加工通常采用聚二甲基硅氧烷(polydimethylsiloxane, PDMS)[38]。这种材料因其透明性、生物相容性和气体渗透性而受到青睐。尽管如此,人们仍在不断寻求具有精确几何形状和可扩展性的亚微米流体结构,同时也在寻找 PDMS 的替代品。从细胞和胚胎培养的角度来看,PDMS 微流控设备微通道内培养基的吸收和蒸发是一个主要限制因素[127,128]。此外,PDMS 的成型特征不具备足够的分辨率制造可更换部件。另一种替代方法是微米级 3D 可打印玻璃,目前可从 Glassomer Gmbh(德国)等公司购买。双光子聚合(two-photon polymerization, 2PP)技术也能实现亚微米特征的 3D 打印。2PP 打印是一种使用光敏聚合物的高分辨率微细加工制造技术。与双光子荧光显微镜的原理类似,双光子吸收(two-photon absorption, 2PA)以两个长波长激光源的激光焦点为中心产生非线性能量分布[129]。在该

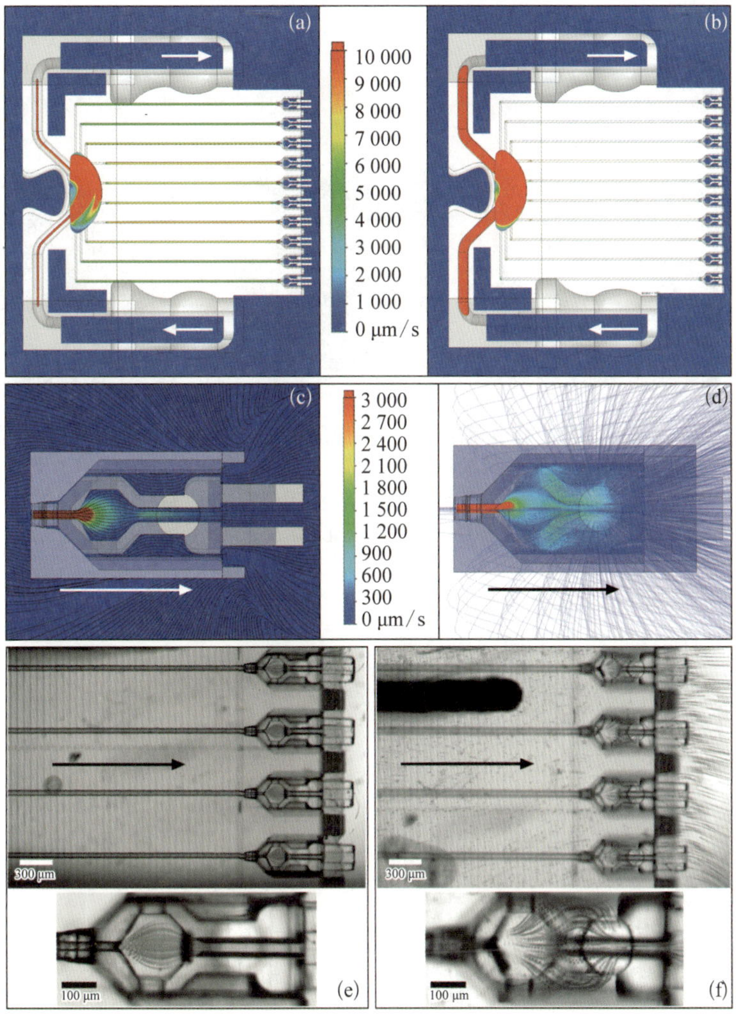

图 28-6 通过“巢-篮”互锁的 2PP 打印装置的预测和实际流动模式：(a) 计算机流体动力学(CFD)建模显示整个巢状通道的流量分布；(b) 显示流经位于入口、背部储液池和通道中心上方 250 μm 处出口的“巢”表面的 CFD 建模；(c) CFD 建模显示单个“篮”内喷嘴的平滑效应；(d) 从下往上显示单个“篮”内流动轨迹的 CFD 建模；(e) 从上方投射的微珠轨迹，焦平面位于通道中心；(f) 从上往下看的微珠轨迹投影，焦平面设置在“巢”顶表面。(a)、(b)=1 mm；(c)、(d) 从喷嘴到另一端的“篮”长度=1 mm；(e)、(f) 如图所示；箭头表示流体流动方向

聚焦点，2PA 的激发可诱导紫外线敏感的单体发生交联形成聚合物。因此，2PP 可以制造具有高分辨率特征的精密结构，其分辨率特征可小于激光波长，从而制造出特征尺寸在亚微米范围内的设备[130]。此外，2PP 还支持使用生物相容性和无细胞毒性的光敏聚合物，在经过适当的打印后处理即可用于细胞培养，这已经通过一种名为数字光处理的类似打印技术得到证明[131]。

最近发表的两篇论文揭示了 2PP 微细制造技术在制造 IVF 实验室使用的设备方面有很广泛的用途。第一篇论文介绍了一种用于卵胞质内单精子注射(ICSI)的设备[132]。该装置的设计无须使用卵子固定针，因此可以从 ICSI 工作站中移除至少一个显微操作臂和显微注射器。卵母细胞被固定在 2PP 制造的两件式装置的空腔中，其尺寸和几何形状是其他制造技术无法实现的。线性阵列组成的腔室提供了卵母细胞在注射前后的可追溯性，降低了在传统 ICSI 系统下没有注射或重复注射的风险。第二篇文献[133]也报道称 2PP 设备非常适合作为冷冻保存设备。在对小鼠卵母细胞和胚胎进行玻璃化处理后，获得了与传统方法相似的存活率和后续发育率。在这种应用中，2PP 技术生产的这种设备的另一个优势是能将冷冻保护剂的用量降到最低。

由于打印时长和打印尺寸的限制，2PP 在微流控技术中的应用一直受到阻碍。随着 Nanoscribe Gmbh(德国)和 UpNano(奥地利)等公司进一步开发商业 3D 2PP 打印机，这一问题正在迅速得到解决。例如，NanoOne(UpNano)具有水平打印 1 cm^2 构件的能力，它可以支持多个微流控

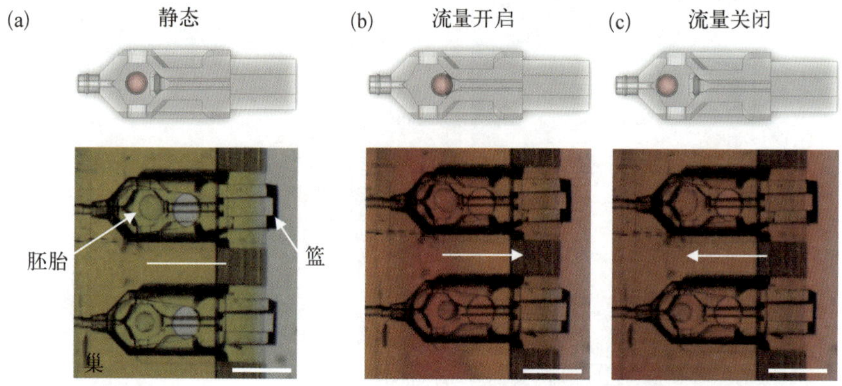

图 28-7 随着红色染色培养基的引入,小鼠胚胎在不断变化的动态流动环境中的运动:(a) 静态条件下显示的是培养 48 h 后放置在摇篮和巢内的膨大囊胚;(b) 流量开启显示胚胎向右移动,因为液体流动将它们推到细胞室的后面;(c) 流量关闭显示胚胎向左移动,回到喷嘴处(标尺=300 μm)

通道,现已开发出用于卵母细胞和胚胎的微流控培养系统[134]。该论文展示了 2PP 如何打印两个不同的流体部件("巢"和"篮",图 28-6)通过喷嘴管接头等打印部件实现互锁。该装置支持动态流动状态下卵母细胞-颗粒细胞复合体的扩张和胚胎的体外发育(图 28-7)。因此,一个以 2PP 微米级 3D 打印技术在各种聚合物和玻璃材料中的制造能力和高分辨率为核心的微流控设备的新时代正在迅速到来(图 28-6,图 28-7)。

微细加工技术的这一突破不仅为卵子体外成熟和胚胎培养提供了新的令人兴奋的可能性,而且还可能使自动化玻璃化冷冻技术得以发展,正如最初提出的那样,通过微流控装置本身的内置阀门,使得以浓度梯度方式引入冷冻保护剂成为可能[135]。

总 结

20 多年来,微流控技术为人类辅助受孕带来了巨大希望。然而,该领域的最新发展(包括新型微细加工方法)表明,我们终于即将看到这些技术在不孕症治疗的广泛工作中得到临床验证,从精子制备和诊断、卵胞质内单精子注射、胚胎培养到最终的玻璃化冷冻。此外,所有这些方法都有助于 IVF 实验室中的几个关键流程实现全部或部分自动化[136],从而大大降低这些要求极高的技术在操作过程中受人员变化的影响。这反过来又会提高 IVF 实验室的效率和效益,促进实验室流程的标准化,缩短患者怀孕的时间,提高妊娠率。最终,这将使全世界更多的患者能够获得试管婴儿的服务[137]。

(丁晨晖译,曾扬、徐艳文校)

参考文献

[1] Kashaninejad N, Shiddiky MJA, Nguyen NT. Advances in microfluidics-based assisted reproductive technology: From sperm sorter to reproductive system-on-a-chip. Adv Biosyst. 2018; 2(3):1700197.

[2] Zhang J, Yan S, Yuan D, Alici G, Nguyen N-T, Warkiani ME, et al. Fundamentals and applications of inertial microfluidics: A review. Lab Chip. 2016; 16(1):10-34.

[3] Bai Y, Gao M, Wen L, He C, Chen Y, Liu C, et al. Applications of microfluidics in quantitative biology. Biotechnol J. 2018; 13(5):1700170.

[4] Bohr A, Colombo S, Jensen H. Future of microfluidics in research and in the market. Microfluidics for Pharmaceutical Applications. Amsterdam, Netherlands: Elsevier, pp. 425-65, 2019.

[5] Chaudhuri PK, Warkiani ME, Jing T, Lim CT. Microfluidics for research and applications in oncology. Analyst. 2016; 141(2):504-24.

[6] Chen J, Chen D, Xie Y, Yuan T, Chen X. Progress of microfluidics for biology and medicine. Nano-Micro Lett. 2013; 5(1):66-80.

[7] Niculescu A-G, Chircov C, Bîrcă AC, Grumezescu AM. Fabrication and applications of microfluidic devices: A review. Int J Mol Sci. 2021; 22(4):2011.

[8] Razavi Bazaz S, Rouhi O, Raoufi MA, Ejeian F, Asadnia M, Jin D, et al. 3D printing of inertial microfluidic devices. Sci Rep. 2020; 10(1):1-14.

[9] Scott SM, Ali Z. Fabrication methods for microfluidic devices: An overview. Micromachines. 2021; 12(3):319.

[10] Vasilescu SA, Bazaz SR, Jin D, Shimoni O, Warkiani

ME. 3D printing enables the rapid prototyping of modular microfluidic devices for particle conjugation. Appl Mater Today. 2020; 20:100726.

[11] Sharma B, Sharma A. Microfluidics: Recent advances toward lab-on-chip applications in bioanalysis. Adv Eng Mater. 2022; 24(2):2100738.

[12] Terry SC, Jerman JH, Angell JB. A gas chromatographic air analyzer fabricated on a silicon wafer. IEEE Trans Electron Devices. 1979; 26(12):1880-6.

[13] Nosrati R, Gong MM, San Gabriel MC, Pedraza CE, Zini A, Sinton D. Paper-based quantification of male fertility potential. Clin Chem. 2016; 62(3):458-65.

[14] Ortseifen V, Viefhues M, Wobbe L, Grünberger A. Microfluidics for biotechnology: Bridging gaps to foster microfluidic applications. Front Bioeng Biotechnol. 2020; 8:589074.

[15] Panesar S, Neethirajan S. Microfluidics: Rapid diagnosis for breast cancer. Nano-Micro Lett. 2016; 8(3):204-20.

[16] Sun W, Luo Z, Lee J, Kim HJ, Lee K, Tebon P, et al. Organ-on-a-chip for cancer and immune organs modeling. Adv Healthcare Mat. 2019; 8(4):1801363.

[17] Eamer L, Vollmer M, Nosrati R, San Gabriel MC, Zeidan K, Zini A, et al. Turning the corner in fertility: High DNA integrity of boundary-following sperm. Lab Chip. 2016; 16(13):2418-22.

[18] Nosrati R, Graham PJ, Zhang B, Riordon J, Lagunov A, Hannam TG, et al. Microfluidics for sperm analysis and selection. Nat Rev Urol. 2017; 14(12):707-30

[19] Zargari S, Veladi H, Sadeghzadeh B, Shahabi P, Frounchi J. A microfluidic chip for in vitro oocyte maturation. Sensor Lett. 2016; 14(4):435-40.

[20] Zhao G, Zhang Z, Zhang Y, Chen Z, Niu D, Cao Y, et al. A microfluidic perfusion approach for on-chip characterization of the transport properties of human oocytes. Lab Chip. 2017; 17(7):1297-305.

[21] Nosrati R, Vollmer M, Eamer L, San Gabriel MC, Zeidan K, Zini A, et al. Rapid selection of sperm with high DNA integrity. Lab Chip. 2014; 14(6):1142-50.

[22] Vasilescu SA, Khorsandi S, Ding L, Bazaz SR, Nosrati R, Gook D, et al. A microfluidic approach to rapid sperm recovery from heterogeneous cell suspensions. Sci Rep. 2021; 11(1):7917.

[23] Zhao G, Fu J. Microfluidics for cryopreservation. Biotechnol Adv. 2017; 35(2):323-36.

[24] Ko Y-J, Maeng J-H, Hwang SY, Ahn Y. Design, fabrication, and testing of a microfluidic device for thermotaxis and chemotaxis assays of sperm. SLAS Technol. 2018; 23(6): 507-15.

[25] Nishat S, Jafry AT, Martinez AW, Awan FR. Paper-based based microfluidics: Simplified fabrication and assay methods. Sens Actuators B. Chem. 2021; 336:129681.

[26] Gargus ES, Rogers HB, McKinnon KE, Edmonds ME, Woodruff TK. Engineered reproductive tissues. Nat Biomed Eng. 2020; 4(4):381-93.

[27] Mancini V, Pensabene V. Organs-on-chip models of the female reproductive system. Bioengineering. 2019; 6(4):103.

[28] Xiao S, Coppeta JR, Rogers HB, Isenberg BC, Zhu J, Olalekan SA, et al. A microfluidic culture model of the human reproductive tract and 28-day menstrual cycle. Nat Commun. 2017; 8(1):1-13.

[29] Lee SH, Sung JH. Organ-on-a-chip technology for reproducing multiorgan physiology. Adv Healthcare Mater. 2018; 7(2):1700419.

[30] Manz A, Graber N, Widmer H. Miniaturized total chemical analysis systems: A novel concept for chemical sensing. Sens Actuators B. Chem. 1990; 1(1-6):244-8.

[31] Mohammed MI, Haswell S, Gibson I. Lab-on-a-chip or chip-in-a-lab: Challenges of commercialization lost in translation. Procedia Technol. 2015; 20:54-9.

[32] Inhorn MC. Masturbation, semen collection and men's IVF experiences: Anxieties in the Muslim world. Body Soc. 2007; 13(3):37-53.

[33] Alvarez C, Castilla J, Martinez L, Ramírez J, Vergara F, Gaforio J. Biological variation of seminal parameters in healthy subjects. Hum Reprod. 2003; 18(10):2082-8.

[34] Liu Y, Chesnut M, Guitreau A, Beckham J, Melvin A, Eades J, et al. Microfabrication of low-cost customisable counting chambers for standardised estimation of sperm concentration. Reprod Fertil Dev. 2020; 32(9):873.

[35] Kime D, Ebrahimi M, Nysten K, Roelants I, Rurangwa E, Moore H, et al. Use of computer assisted sperm analysis (CASA) for monitoring the effects of pollution on sperm quality of fish: Application to the effects of heavy metals. Aquatic Toxicol. 1996; 36(3-4):223-37.

[36] WHO. Laboratory Manual for the Examination and Processing of Human Semen. 6th edition. Geneva, Switzerland:—World Health Organisation, p. 276, 2021.

[37] Pérez-Cerezales S, Miranda A, Gutiérrez-Adán A. Comparison of four methods to evaluate sperm DNA integrity between mouse caput and cauda epididymidis. Asian J Androl. 2012; 14(2):335-7.

[38] Whitesides GM. The origins and the future of microfluidics. Nature. 2006; 442(7101):368-73.

[39] Chen C-Y, Chiang T-C, Lin C-M, Lin S-S, Jong D-S,

Tsai VF-S, et al. Sperm quality assessment via separation and sedimentation in a microfluidic device. Analyst. 2013; 138(17):4967-74.

[40] McCormack MC, McCallum S, Behr B. A novel microfluidic device for male subfertility screening. J Urol. 2006; 175(6):2223-7.

[41] Coppola M, Klotz K, Kim K-a, Cho H, Kang J, Shetty J, et al. SpermCheck® fertility, an immunodiagnostic home test that detects normozoospermia and severe oligozoospermia. Hum Reprod. 2010; 25(4):853-61

[42] Björndahl L, Kirkman-Brown J, Hart G, Rattle S, Barratt CLR. Development of a novel home sperm test. Hum Reprod. 2006; 21(1):145-9.

[43] Schaff UY, Fredriksen LL, Epperson JG, Quebral TR, Naab S, Sarno MJ, et al. Novel centrifugal technology for measuring sperm concentration in the home. Fertil Steril. 2017; 107(2):358-64. e4.

[44] Gong MM, Nosrati R, San Gabriel MC, Zini A, Sinton D. Direct DNA analysis with paper-based ion concentration polarization. J Am Chem Soc. 2015; 137(43)13913-9

[45] de Wagenaar B, Dekker S, de Boer HL, Bomer JG, Olthuis W, van den Berg A, et al. Towards microfluidic sperm refinement: Impedance-based analysis and sorting of sperm cells. Lab Chip. 2016; 16(8):1514-22.

[46] Segerink LI, Sprenkels AJ, ter Braak PM, Vermes I, Van den Berg A. On-chip determination of spermatozoa concentration using electrical impedance measurements. Lab Chip. 2010; 10(8):1018-24.

[47] Sun Y, Haglund TA, Rogers AJ, Ghanim AF, Sethu P. Microfluidics technologies for blood-based cancer liquid biopsies. Analytica Chimica Acta. 2018; 1012:10-29.

[48] Contreras-Naranjo JC, Wu HJ, Ugaz VM. Microfluidics for exosome isolation and analysis: Enabling liquid biopsy for personalized medicine. Lab Chip. 2017; 17(21):3558-77.

[49] Murdica V, Giacomini E, Alteri A, Bartolacci A, Cermisoni GC, Zarovni N, et al. Seminal plasma of men with severe asthenozoospermia contain exo-somes that affect spermatozoa motility and capacitation. Fertil Steril. 2019; 111(5):897-908. e2.

[50] Murdica V, Cermisoni GC, Zarovni N, Salonia A, Vigano P, Vago R. Proteomic analysis reveals the negative modulator of sperm function glycodelin as over-represented in semen exosomes isolated from asthenozoospermic patients. Hum Reprod. 2019; 34(8):1416-27.

[51] Barceló M, Castells M, Bassas L, Vigués F, Larriba S. Semen miRNAs contained in exosomes as non-invasive biomarkers for prostate cancer diagnosis. Sci Rep. 2019; 9(1):1-16.

[52] Barcelo M, Mata A, Bassas L, Larriba S. Exosomal microRNAs in seminal plasma are markers of the origin of azoospermia and can predict the presence of sperm in testicular tissue. Hum Reprod. 2018; 33(6):1087-98.

[53] Goss DM, Vasilescu SA, Sacks G, Gardner DK, Warkiani ME. Microfluidics facilitating the use of small extracellular vesicles in innovative approaches to male infertility. Nat Rev Urol. 2022; 20(2):66-95.

[54] Harding CV, Heuser JE, Stahl PD. Exosomes: Looking back three decades and into the future. J Cell Biol. 2013; 200(4):367-71.

[55] Zheng R, Du M, Wang X, Xu W, Liang J, Wang W, et al. Exosome-transmitted long non-coding RNA PTENP1 suppresses bladder cancer progression. Mol Cancer. 2018; 17(1):1-13.

[56] Pegtel DM, Gould SJ. Exosomes. Annu Rev Biochem. 2019; 88:487-514.

[57] Valadi H, Ekström K, Bossios A, Sjöstrand M, Lee JJ, Lötvall JO. Exosome-mediated transfer of mRNAs and microRNAs is a novel mechanism of genetic exchange between cells. Nat Cell Biol. 2007; 9(6):654-9.

[58] Men Y, Yelick J, Jin S, Tian Y, Chiang MSR, Higashimori H, et al. Exosome reporter mice reveal the involvement of exosomes in mediating neuron to astroglia communication in the CNS. Nat Commun. 2019; 10(1):1-18.

[59] Yang C, Guo WB, Zhang WS, Bian J, Yang JK, Zhou QZ, et al. Comprehensive proteomics analysis of exosomes derived from human seminal plasma. Andrology. 2017; 5(5):1007-15.

[60] Théry C, Amigorena S, Raposo G, Clayton A. Isolation and characterization of exosomes from cell culture supernatants and biological fluids. Curr Protoc Cell Biol. 2006; 30(1):3. 22. 1-3, 9.

[61] Bruus H. Acoustofluidics 7: The acoustic radiation force on small particles. Lab Chip. 2012; 12(6):1014-21.

[62] Yang D, Zhang W, Zhang H, Zhang F, Chen L, Ma L, et al. Progress, opportunity, and perspective on exosome isolation-efforts for efficient exosome-based theranostics. Theranostics 2020; 10(8):3684-7.

[63] Suwatthanarak T, Thiodorus IA, Tanaka M, Shimada T, Takeshita D, Yasui T, et al. Microfluidic-based capture and release of can cer-derived exosomes via peptide - nanowire hybrid interface. Lab Chip. 2021; 21(3):597-607.

[64] Benchaib M, Braun V, Lornage J, Hadj S, Salle B, Lejeune H, et al. Sperm DNA fragmentation decreases the pregnancy rate in an assisted reproductive technique. Hum Reprod.

2003; 18(5):1023-8

[65] Coughlan C, Clarke H, Cutting R, Saxton J, Waite S, Ledger W, et al. Sperm DNA fragmentation, recurrent implantation failure and recurrent miscarriage. Asian J Androl. 2015; 17(4):681.

[66] Henkel R, Kierspel E, Hajimohammad M, Stalf T, Hoogendijk C, Mehnert C, et al. DNA fragmentation of spermatozoa and assisted reproduction technology. Reprod Biomed Online. 2003; 7(4):477-84.

[67] Sedó CA, Bilinski M, Lorenzi D, Uriondo H, Noblía F, Longobucco V, et al. Effect of sperm DNA fragmentation on embryo development: Clinical and biological aspects. JBRA Assist Reprod. 2017; 21(4):343.

[68] De Martin H, Miranda EP, Cocuzza MS, Monteleone PA. Density gradient centrifugation and swim-up for ICSI: Useful, unsafe, or just unsuitable? J Assist Reprod Genet. 2019; 36(12):2421-3.

[69] Malvezzi H, Sharma R, Agarwal A, Abuzenadah AM, Abu-Elmagd M. Sperm quality after density gradient centrifugation with three commercially available media: A controlled trial. Reprod Biol Endocrinol. 2014; 12(1):1-7.

[70] Aitken R, Bronson R, Smith T, De Iuliis G. The source and significance of DNA damage in human spermatozoa; A commentary on diagnostic strategies and straw man fallacies. Mol Hum Reprod. 2013; 19(8):475-85.

[71] Rappa KL, Rodriguez HF, Hakkarainen GC, Anchan RM, Mutter GL, Asghar W. Sperm processing for advanced reproductive technologies: Where are we today? Biotechnol Adv. 2016; 34(5):578-87.

[72] Leung ET, Lee C-L, Tian X, Lam KK, Li RH, Ng EH, et al. Simulating nature in sperm selection for assisted reproduction. Nat Rev Urol 2022; 19(1):16-36.

[73] Sakkas D, Ramalingam M, Garrido N, Barratt CL. Sperm selection in natural conception: What can we learn from mother nature to improve assisted reproduction outcomes? Hum Reprod Update. 2015; 21(6):711-26.

[74] Wang C, Swerdloff RS. Limitations of semen analysis as a test of male fertility and anticipated needs from newer tests. Fertil Steril. 2014; 102(6):1502-7.

[75] Asghar W, Velasco V, Kingsley JL, Shoukat MS, Shafiee H, Anchan RM, et al. Selection of functional human sperm with higher DNA integrity and fewer reactive oxygen species. Adv Healthcare Mater. 2014; 3(10):1671-9.

[76] Cho BS, Schuster TG, Zhu X, Chang D, Smith GD, Takayama S. Passively driven integrated microfluidic system for separation of motile sperm. Anal Chem. 2003; 75(7):1671-5.

[77] Lopez-Garcia MC, Monson R, Haubert K, Wheeler M, Beebe D. Sperm motion in a microfluidic fertilization device. Biomed Microdevices. 2008; 10(5):709-18.

[78] Tasoglu S, Safaee H, Zhang X, Kingsley JL, Catalano PN, Gurkan UA, et al. Exhaustion of racing sperm in nature-mimicking microfluidic channels during sorting. Small. 2013; 9(20):3374-84.

[79] Schuster TG, Cho B, Keller LM, Takayama S, Smith GD. Isolation of motile spermatozoa from semen samples using microfluidics. Reprod Biomed Online. 2003; 7(1):75-81.

[80] Shirota K, Yotsumoto F, Itoh H, Obama H, Hidaka N, Nakajima K, et al. Separation efficiency of a microfluidic sperm sorter to minimize sperm DNA damage. Fertil Steril. 2016; 105(2):315-21. e1.

[81] Yetkinel S, Kilicdag EB, Aytac PC, Haydardedeoglu B, Simsek E, Cok T. Effects of the microfluidic chip technique in sperm selection for intracytoplasmic sperm injection for unexplained infertility: A prospective, randomized controlled trial. J Assist Reprod Genet. 2019; 36(3):403-9

[82] Suarez SS, Katz DF, Owen DH, Andrew JB, Powell RL. Evidence for the function of hyperactivated motility in Sperm. Biol Reprod. 1991; 44(2):375-81.

[83] Yazdan Parast F, O'Bryan MK, Nosrati R. Sperm syringe: 3D sorting platform for assisted reproduction. Adv Mater Technol. 2022; 44(2):2101291.

[84] Ma R, Xie L, Han C, Su K, Qiu T, Wang L, et al. In vitro fertilization on a single-oocyte positioning system integrated with motile sperm selection and early embryo development. Anal Chem. 2011; 83(8):2964-70

[85] Ko Y-J, Maeng J-H, Lee B-C, Lee S, Hwang SY, Ahn Y. Separation of progressive motile sperm from mouse semen using on-chip chemotaxis. Anal Sci. 2012; 28(1):27.

[86] Ainsworth C, Nixon B, Aitken RJ. Development of a novel electrophoretic system for the isolation of human spermatozoa. Hum Reprod. 2005; 20(8):2261-70.

[87] Li Z, Liu W, Qiu T, Xie L, Chen W, Liu R, et al. The construction of an interfacial valve-based microfluidic chip for thermotaxis evaluation of human sperm. Biomicrofluidics. 2014; 8(2):024102.

[88] Pérez-Cerezales S, Laguna-Barraza R, de Castro AC, Sánchez-Calabuig MJ, Cano-Oliva E, de Castro-Pita FJ, et al. Sperm selection by thermotaxis improves ICSI outcome in mice. Sci Rep. 2018; 8(1):1-14.

[89] Suarez SS. Mammalian sperm interactions with the female reproductive tract. Cell Tissue Res. 2016; 363(1):185-94.

[90] Simon L, Murphy K, Aston KI, Emery BR, Hotaling JM,

Carrell DT. Optimization of microelectrophoresis to select highly negatively charged sperm. J Assist Reprod Genet. 2016; 33(6):679-88.

[91] Fleming S, Ilad R, Griffin AG, Wu Y, Ong K, Smith H, et al. Prospective controlled trial of an electrophoretic method of sperm preparation for assisted reproduction: Comparison with density gradient centrifugation. Hum Reprod. 2008; 23(12):2646-51.

[92] Said TM, Land JA. Effects of advanced selection methods on sperm quality and ART outcome: A systematic review. Hum Reprod Update. 2011; 17(6):719-33.

[93] Flannigan R, Bach PV, Schlegel PN. Microdissection testicular sperm extraction. Transl Androl Urol. 2017; 6(4):745-52.

[94] Esteves SC. Clinical management of infertile men with nonobstructive azoospermia. Asian J Androl. 2015; 17(3):459-70.

[95] Samuel R, Badamjav O, Murphy KE, Patel DP, Son J, Gale BK, et al. Microfluidics: The future of microdissection TESE? Syst Biol Reprod Med. 2016; 62(3):161-70.

[96] Samuel R, Son J, Jenkins TG, Jafek A, Feng H, Gale BK, et al. Microfluidic system for rapid isolation of sperm from microdissection TESE specimens. Urology. 2020; 140:70-6.

[97] Son J, Jafek AR, Carrell DT, Hotaling JM, Gale BK. Sperm-like-particle (SLP) behavior in curved microfluidic channels. Microfluid Nanofluid. 2019; 23(1):4.

[98] Son J, Murphy K, Samuel R, Gale BK, Carrell DT, Hotaling JM. Non-motile sperm cell separation using a spiral channel. Anal Methods. 2015; 7(19):8041-7.

[99] Son J, Samuel R, Gale BK, Carrell DT, Hotaling JM. Separation of sperm cells from samples containing high concentrations of white blood cells using a spiral channel. Biomicrofluidics. 2017; 11(5):054106.

[100] Anbari F, Khalili MA, Sultan Ahamed AM, Mangoli E, Nabi A, Dehghanpour F, et al. Microfluidic sperm selection yields higher sperm quality compared to conventional method in ICSI program: A pilot study. Syst Biol Reprod Med. 2021; 67(2):137-43.

[101] Gode F, Bodur T, Gunturkun F, Gurbuz AS, Tamer B, Pala I, et al. Comparison of microfluid sperm sorting chip and density gradient methods for use in intrauterine insemination cycles. Fertil Steril 2019; 112(5):842-8. e1.

[102] Parrella A, Keating D, Cheung S, Xie P, Stewart JD, Rosenwaks Z, et al. A treatment approach for couples with disrupted sperm DNA integrity and recurrent ART failure. J Assist Reprod Genet. 2019; 36(10):2057-66

[103] Zheng W, Jiang X. Synthesizing living tissues with microfluidics. Acc Chem Res. 2018; 51(12):3166-73.

[104] Shrestha J, Razavi Bazaz S, Aboulkheyr Es H, Yaghobian Azari D, Thierry B, Ebrahimi Warkiani M, et al. Lung-on-a-chip: The future of respiratory disease models and pharmacological studies. Crit Rev Biotechnol. 2020; 40(2):213-30.

[105] Baert Y, Ruetschle I, Cools W, Oehme A, Lorenz A, Marx U, et al. A multi-organ-chip co-culture of liver and testis equivalents: A first step toward a systemic male reprotoxicity model. Hum Reprod. 2020; 35(5):1029-44.

[106] Sharma S, Venzac B, Burgers T, Schlatt S, Le Gac S. Testis-on-chip platform to study ex vivo primate spermatogenesis and endocrine dynamics. Organs-on-a-Chip. 2022; 4:100023.

[107] Komeya M, Kimura H, Nakamura H, Yokonishi T, Sato T, Kojima K, et al. Long-term ex vivo maintenance of testis tissues producing fertile sperm in a microfluidic device. Sci Rep. 2016; 6(1):1-10.

[108] Yamanaka H, Komeya M, Nakamura H, Sanjo H, Sato T, Yao M, et al. A monolayer microfluidic device supporting mouse spermatogenesis with improved visibility. Biochem Biophys Res Commun. 2018; 500(4):885-91.

[109] Komeya M, Hayashi K, Nakamura H, Yamanaka H, Sanjo H, Kojima K, et al. Pumpless microfluidic system driven by hydrostatic pressure induces and maintains mouse spermatogenesis in vitro. Sci Rep. 2017; 7(1):1-8.

[110] Ferraz MA, Henning HH, Costa PF, Malda J, Melchels FP, Wubbolts R, et al. Improved bovine embryo production in an oviduct-on-a-chip system: Prevention of polyspermic fertilization and parthenogenic activation. Lab Chip. 2017; 17(5):905-16.

[111] Ulbrich SE, Zitta K, Hiendleder S, Wolf E. In vitro systems for intercepting early embryo-maternal cross-talk in the bovine oviduct. Theriogenology. 2010; 73(6):802-16.

[112] Gualtieri R, Mollo V, Braun S, Barbato V, Fiorentino I, Talevi R. Bovine oviductal monolayers cultured under three-dimension conditions secrete factors able to release spermatozoa adhering to the tubal reservoir in vitro. Theriogenology. 2013; 79(3):429-35.

[113] Gnecco JS, Pensabene V, Li DJ, Ding T, Hui EE, Bruner-Tran KL, et al. Compartmentalized culture of perivascular stroma and endothelial cells in a microfluidic model of the human endometrium. Ann Biomed Eng. 2017; 45(7):1758-69.

[114] Wei-Xuan L, Liang G-T, Wei Y, Zhang Q, Wei W, Xiao-Mian Z, et al. Artificial uterus on a microfluidic chip.

Chinese J Anal Chem. 2013; 41(4):467-72.

[115] Mizuno J, Ostrovidov S, Sakai Y, Fujii T, Nakamura H, Inui H. Human ART on chip: Improved human blastocyst development and quality with IVF-chip. Fertil Steril. 2007; 88:S101.

[116] Chang K-W, Chang P-Y, Huang H-Y, Li C-J, Tien C-H, Yao D-J, et al. Womb-on-a-chip biomimetic system for improved embryo culture and development. Sens Actuators B. Chem. 2016; 226:218-26.

[117] Park S-R, Kim S-R, Lee JW, Park CH, Yu W-J, Lee S-J, et al. Development of a novel dual reproductive organ on a chip: Recapitulating bidirectional endocrine crosstalk between the uterine endometrium and the ovary. Biofabrication. 2020; 13(1):015001.

[118] Bhise NS, Ribas J, Manoharan V, Zhang YS, Polini A, Massa S, et al. Organ-on-a-chip platforms for studying drug delivery systems. J Control Release. 2014; 190:82-93.

[119] Zheng F, Fu F, Cheng Y, Wang C, Zhao Y, Gu Z. Organ-on-a-Chip systems: Microengineering to biomimic living systems. Small. 2016; 12(17):2253-82.

[120] Zhang B, Korolj A, Lai BFL, Radisic M. Advances in organ-on-a-chip engineering. Nat Rev Mater. 2018; 3(8): 257-78.

[121] Gardner DK. Human embryo development and assessment of viability. In: Encyclopedia of Reproduction, 2. 2nd edition, Skinner M, (ed.). Elsevier, pp. 176-5, 2018.

[122] Gardner DK. Mammalian embryo culture in the absence of serum or somatic cell support. Cell Biol Int. 1994; 18 (12):1163-80.

[123] Lim J, Reggio B, Godke R, Hansel W. Perifusion culture system for bovine embryos: Improvement of embryo development by use of bovine oviduct epithelial cells, an antioxidant and polyvinyl alcohol. Reprod Fertil Dev. 1997; 9(4): 411-8.

[124] Glasgow IK, Zeringue HC, Beebe DJ, Choi S-J, Lyman JT, Chan NG, et al. Handling individual mammalian embryos using microfluidics. IEEE Trans Biomed Eng. 2001; 48(5):570-8.

[125] Beebe D, Wheeler M, Zeringue H, Walters E, Raty S. Microfluidic technology for assisted reproduction. Theriogenology. 2002; 57(1):125-35.

[126] Heo Y, Cabrera L, Bormann C, Shah C, Takayama S, Smith G. Dynamic microfunnel culture enhances mouse embryo development and pregnancy rates. Hum Reprod. 2010; 25(3):613-22.

[127] Heo YS, Cabrera LM, Song JW, Futai N, Tung Y-C, Smith GD, et al. Characterization and resolution of evaporation-mediated osmolality shifts that constrain microfluidic cell culture in poly (dimethylsiloxane) devices. Anal Chem. 2007; 79(3):1126-34.

[128] Halldorsson S, Lucumi E, Gómez-Sjöberg R, Fleming RM. Advantages and challenges of microfluidic cell culture in polydimethylsiloxane devices. Biosens Bioelectron. 2015; 63:218-31.

[129] Faraji Rad Z, Prewett PD, Davies GJ. High-resolution two-photon polymerization: The most versatile technique for the fabrication of microneedle arrays. Microsyst Nanoeng. 2021; 7(1):1-17.

[130] Hu Q, Rance GA, Trindade GF, Pervan D, Jiang L, Foerster A, et al. The influence of printing parameters on multi-material two-photon polymerisation based micro additive manufacturing. Addit Manuf. 2022; 51:102575

[131] González G, Baruffaldi D, Martinengo C, Angelini A, Chiappone A, Roppolo I, et al. Materials testing for the development of biocompatible devices through vat-polymerization 3D printing. Nanomaterials. 2020; 10(9):1788.

[132] Yagoub SH, Thompson JG, Orth A, Dholakia K, Gibson BC, Dunning KR. Fabrication on the microscale: A two-photon polymerized device for oocyte microinjection. J Assist Reprod Genet. 2022; 39(7):1503-13.

[133] Yagoub SH, Lim M, Tan TC, Chow DJ, Dholakia K, Gibson BC, et al. Vitrification within a nanoliter volume: Oocyte and embryo cryopreservation within a 3D photopolymerized device. J Assist Reprod Genet. 2022; 39(9):1997-2014.

[134] McLennan HJ, Blanch AJ, Wallace SJ, Ritter LJ, Heinrich SL, Gardner DK, et al. Nano-liter perfusion microfluidic device made entirely by two-photon polymerization for dynamic cell culture with easy cell recovery. Sci Rep. 2023; 13(1):1-16.

[135] Heo YS, Lee H-J, Hassell BA, Irimia D, Toth TL, Elmoazzen H, et al. Controlled loading of cryoprotectants (CPAs) to oocyte with linear and complex CPA profiles on a microfluidic platform. Lab Chip. 2011; 11 (20): 3530-7.

[136] Gardner DK. The way to improve ART outcomes is to introduce more technologies in the laboratory. Reprod BioMed Online. 2022; 44(3):389-92.

[137] Gardner DK, Sakkas D. Making and selecting the best embryo in the laboratory. Fertil Steril. 2022. https://doi.org/10.1016/j.fertnstert.2022.11.007.

29

人类生殖中的基因组编辑

Helen C. O'Neill

引　言

基于规律间隔成簇短回文重复序列(CRISPR)的基因组编辑是一项革命性技术,可以精确、高效地编辑 DNA 序列。其已迅速成为分子生物学中最强大的工具之一,在农业、医学和生物技术等领域具有广泛的应用,并具有不断扩展的编辑功能。CRISPR 最有前途的研究领域之一便是人类健康。

CRISPR-Cas 系统是一种原核适应性免疫系统,其原理是利用被称为引导 RNA(gRNA)的小 RNA 来靶向和切割特定的 DNA 序列。首先,gRNA 将核酸酶(通常是 Cas9)引导至基因组上的特定位置,在那里它可以产生 DNA 双链断裂(DSB)。然后,细胞自身的修复机制修复 DSB,导致 DNA 序列发生变化,如核苷酸的插入、删除或替换,从而纠正基因突变或破坏特定基因的功能。在大规模并行分析中,CRISPR 敲除、CRISPR 激活和基于 CRISPR 干扰的遗传筛选为评估数千个基因功能提供了可能[1]。

人类基因组编辑在治疗和预防疾病方面具有巨大的潜力。除了临床应用,人类生殖细胞基因组编辑还将能够对人类胚胎发育中的基因功能和细胞命运进行前所未有的研究,从而探讨植入前人类胚胎发育难以捉摸的机制[2]。基因组编辑系统允许对几乎所有生物体活细胞进行有针对性的基因破坏或修改[3],且现在用于人类基因组编辑的分子工具也不难获得[4,5]。基因编辑技术适用于体细胞和生殖细胞,如 CRISPR/Cas 编辑系统已经成功地在人类体细胞中进行了编辑试验,包括对癌症患者 T 细胞进行基因编辑而改善其抗肿瘤免疫[6,7]。然而,仅在少数几项实验中进行过人类生殖细胞基因组编辑[8]。由于生殖细胞相关的研究受到伦理限制,因此最初许多研究使用废弃的三原核(3PN)胚胎来规避伦理挑战。

人类生殖细胞基因组编辑的进展仍然具有明显争议,并引发了长期存在的社会和生物伦理方面的许多重要的反对意见,包括关于使用意图的监管考虑,尤其是将基因组编辑用于增强功能方面,担忧样本中种族代表性,以及确保平等获得机会[9]。然而,如果能够建立安全有效的实践方案,那么关于人类生殖细胞编辑的伦理问题争论将会减少。目前,生殖细胞基因组编辑实验可能会给人类基因组带来可遗传变化的潜在风险,但也有可能纠正破坏性的家族遗传突变。大多数人认为之前对人类基因组编辑的尝试是过早和不负责任的[10]。脱靶编辑、无意染色体重排和镶嵌现象仍然是 CRISPR/Cas9 编辑实验并不罕见的负面结果[11,12],但这些都可以通过更新的基因组编辑方法来克服。编辑组件引入目标细胞的时间和递送方法是实验成功的关键决定因素。然而,在将 CRISPR/Cas 系统引入大型动物和人类细胞以及胚胎方面仍然缺乏最佳实践的信息,以及具体编辑方法与成功率的数据。

CRISPR/Cas 基因组编辑机制

CRISPR/Cas 编辑实验依赖两个组件:单引导 RNA(sgRNA)和 Cas 核酸内切酶[13,14]。sgRNA 由"支架"反式激活 CRISPR RNA(tracrRNA)和 CRISPR RNA(crRNA)组成(图 29-1a)[3]。crRNA 的"间隔区"区域与靶序列具有 17~20 nt 同源性,该区域位于前间隔序列邻近基序(PAM)的近端[15]。PAM 可以短至三核苷酸序列,作为 Cas 结合位点和目标位点特异性 DNA 切割的信号(图 29-1b)[16]。由此产生的双链断裂(DSB)可以通过非同源末端连接(NHEJ)或同源定向修复(HDR)进行修复(图 29-1c)[17,18]。NHEJ 主要用于基因敲除,利用易出错的天然 DNA 修复机制来解决 DSB;小的插入或缺失(indels)会导致基因破坏[17,19]。或者,可以使用 Cas 酶递送与目标区域同源的单链寡脱氧核苷酸(ssODN)模板,以启动 HDR 并向目标序列引入特定变化,包括基因敲入或点突变。然而,HDR 发生的概率通常低于 NHEJ 介导的修复[20]。

酿脓链球菌(Cas9)仍然是使用最广泛的 Cas 酶[3,21]。然而,Cas9 的早期成功推动了基于 CRISPR 的编辑系统的潜在应用多样化的努力。随后,几个用于基因靶向的新型核酸内切酶导向系统被确定,包括 Cas12a、Cas13a 和 Lb-Cpf1[22]。每种核酸内切酶可识别不同的 PAM,具有不同的靶序列长度,并具有不同的切割特性。由于 sgRNAs 设计的简便性,这种基于 CRISPR 的广泛技术现在为基因编

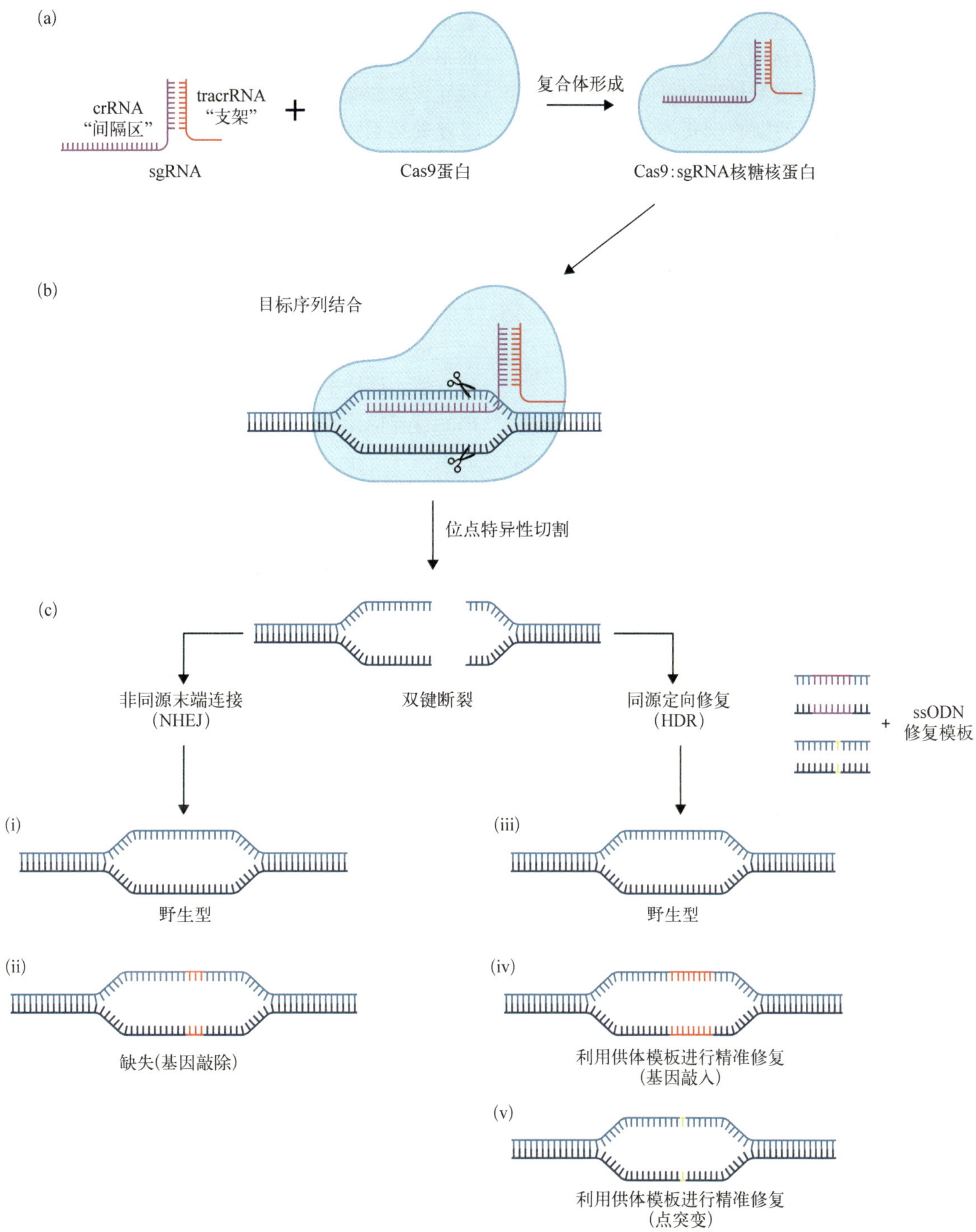

图 29-1 CRISPR/Cas 介导的 DSB 修复机制。(a) sgRNA 由“支架”反式激活 CRISPR RNA(tracrRNA)和 CRISPR RNA(crRNA)组成,其与 Cas 蛋白结合形成编辑复合体。(b) crRNA“间隔区”区域将核酸内切酶引导至靶位点。(c)双链断裂(DSB)形成后,可通过非同源末端连接(NHEJ)发生内源 DNA 修复,导致(i)恢复野生型序列,(ii)导致基因破坏的随机插入缺失,或者通过同源定向修复(HDR),使用模板 DNA 链进行精确修复,从而导致(iii)恢复野生型序列,(iv)通过基因插入进行精确修复,或(v)通过点突变进行精确修复。图使用 BioRender 创建

辑实验提供了显著的灵活性。同时,CRISPR/Cas 编辑系统的简单性和多功能性得到了广泛地使用,并替代了效率较低但更费力的编辑系统,如锌指核酸酶(ZFNs)、转录激活因子样效应核酸酶(TALENs)和巨核核酶。

评估 CRISPR/Cas 基因组编辑的编辑结果

脱靶编辑和嵌合现象是 CRISPR/Cas 介导的基因编

辑面临的持续挑战。定点 Cas 核酸内切酶可能会无意中在脱靶位点切割宿主 DNA，从而产生不良影响[23,24]。相反，如果编辑复合物在 DNA 复制过程中保持活跃，则可能导致嵌合现象：同一生物体的细胞携带不同基因型的现象[12,25]。两项尝试对人类 3PN 胚胎进行基因编辑的研究均报道了无意编辑和嵌合突变的发生[26,27]。CRISPR/Cas 编辑实验也导致大规模染色体重排和杂合性丧失等更多的并发问题[28-31]。

基因组编辑递送策略

CRISPR/Cas 基因编辑系统可以通过三种形式引入靶细胞（图 29-2a）[21,32]。第一个方法是引入编码 Cas 核酸内切酶和 sgRNA 的质粒载体[33]。Cas 基因和 sgRNA 序列递送到细胞后被转录，编辑系统直到质粒从细胞中清除前持续表达（图 29-2b）。然而，宿主细胞未能有效清除质粒可能会导致 Cas/sgRNA 表达延长并增加脱靶编辑的倾向[34]。或者，以 Cas mRNA 和 sgRNA 将编辑组件递送到细胞，从而规避宿主转录。然而，这种递送方式会引起 Cas mRNA 翻译和 sgRNA 结合之间的“滞后”，增加嵌合的发生率[35]。最后，CRISPR/Cas 系统可以作为核糖核蛋白（RNPs）引入。有功能的 Cas 蛋白 sgRNA 复合物可以立即开始基因组编辑[27,36]。近年来，RNPs 已成为 CRISPR/Cas 编辑实验中的主要递送方式。RNPs 消除了翻译等待时间，从而减少了嵌合现象；而与 mRNA 相比，Cas 蛋白的半衰期较短，从而减少了脱靶编辑[27]。

胚胎转染的方法

将足够的 sgRNA 和 Cas 核酸酶引入靶细胞是实现高效编辑结果的基础。递送方法可大致分为三类：基于病毒的转导、化学转染或物理转染[37]。由于高细胞毒性、病毒感染风险以及病毒 DNA 可能整合到宿主基因组中，病毒转导方案与生殖细胞编辑不兼容[38]。基于脂质体和阳离子聚合物的化学转染方法也在生殖细胞进行了尝试，但仅取得有限的成功[39]。因此，物理转染技术是将 CRISPR/Cas 系统引入受精卵的主要手段。显微注射仍然是将基因编辑成分递送到受精卵细胞核或细胞质的主要方法[39,40]。原核注射可诱导染色体断裂[41]，而细胞质注射有更高的胚胎存活率，然而，这两种类型的显微注射都是侵入性的，可能对胚胎造成包括转染后死亡[40]的严重损伤。从概念上看，显微注射是一个简单的递送方法。然而，由于需要熟练的技术人员为每个胚胎注射，显微操作技术伴随着几个实际挑战[42]。要求手动进行使得该技术容易受到不同操作者间的差异影响，可能会导致实验结果的不一致。为了克服这些限制，计算机辅助显微注射的发展允许对非哺乳动物胚胎进行高通量显微操作，并获得可重复的结果[43]。最近仅在哺乳动物胚胎中尝试了所谓的“自动注射”，并表现出较低的变异容忍度[44,45]。因此，目前仍有研发安全、可重复的递送方法的需求。

胚胎电穿孔

电穿孔已成为合子转染显微注射的一种有前景的替代方法。该技术可能是临床应用中唯一有效的转染方法：消除特异操作者带来的变异性，同时避免与病毒转导相关的风险[46]。在电穿孔方法里，脉冲电场被用来瞬时增加细胞膜的渗透性，允许其他不渗透的基因编辑成分同步进入多达 100 个胚胎[47]。同时转染多个受精卵的能力具有显著的优势，可以对递送时间进行严格的调节，增强样品之间的一致性。但连续显微注射胚胎可能会导致将 CRISPR/Cas 组件引入每个胚胎的时间点出现相当大的差异。

电穿孔现在通常用于创建转基因小鼠。在这些小鼠模型中，该技术已被证明优于显微注射：可产生更高的突变率并提高后代的存活率[48,49]。电穿孔也已成功将 CRISPR/Cas 编辑组分递送至大型哺乳动物的受精卵，并产生高效的编辑结果[50]。据我们所知，在人类胚胎上尚未有研究尝试电穿孔介导 CRISPR/Cas 编辑组分的递送。鉴于电穿孔在动物中的轻松和成功应用，将电穿孔应用于人类生殖细胞系编辑实验似乎合理。为了做好这一转变的准备，需要进一步优化电穿孔技术的配置以实现更精确的人类胚胎编辑。

哺乳动物胚胎——实际考虑

迄今为止，对非人类胚胎进行的研究为理解人类胚胎的基因组编辑提供了有趣但不充分的比较证据。将 CRISPR/Cas 系统引入受精卵时，需要评估几个实际考虑因素。受精卵大小已被证明会影响基因编辑结果，因为细胞直径与膜电位呈正相关[51]。因此，较小的胚胎通常比较大的胚胎需要更高的电压才能穿透。

哺乳动物卵母细胞被透明带包裹。透明带是一种厚厚的非细胞糖蛋白基质，其功能是在卵子发生过程中支持卵母细胞和卵泡细胞之间的通信，并在发育过程中保护卵母细胞和成熟卵子[52,53]。牛和猪的透明带均由三种糖蛋白（ZP1-3）组成，而人类透明带包含四种不同的糖蛋白（ZP1-4）[54]。人类透明带在受精时“硬化”以防止多精，

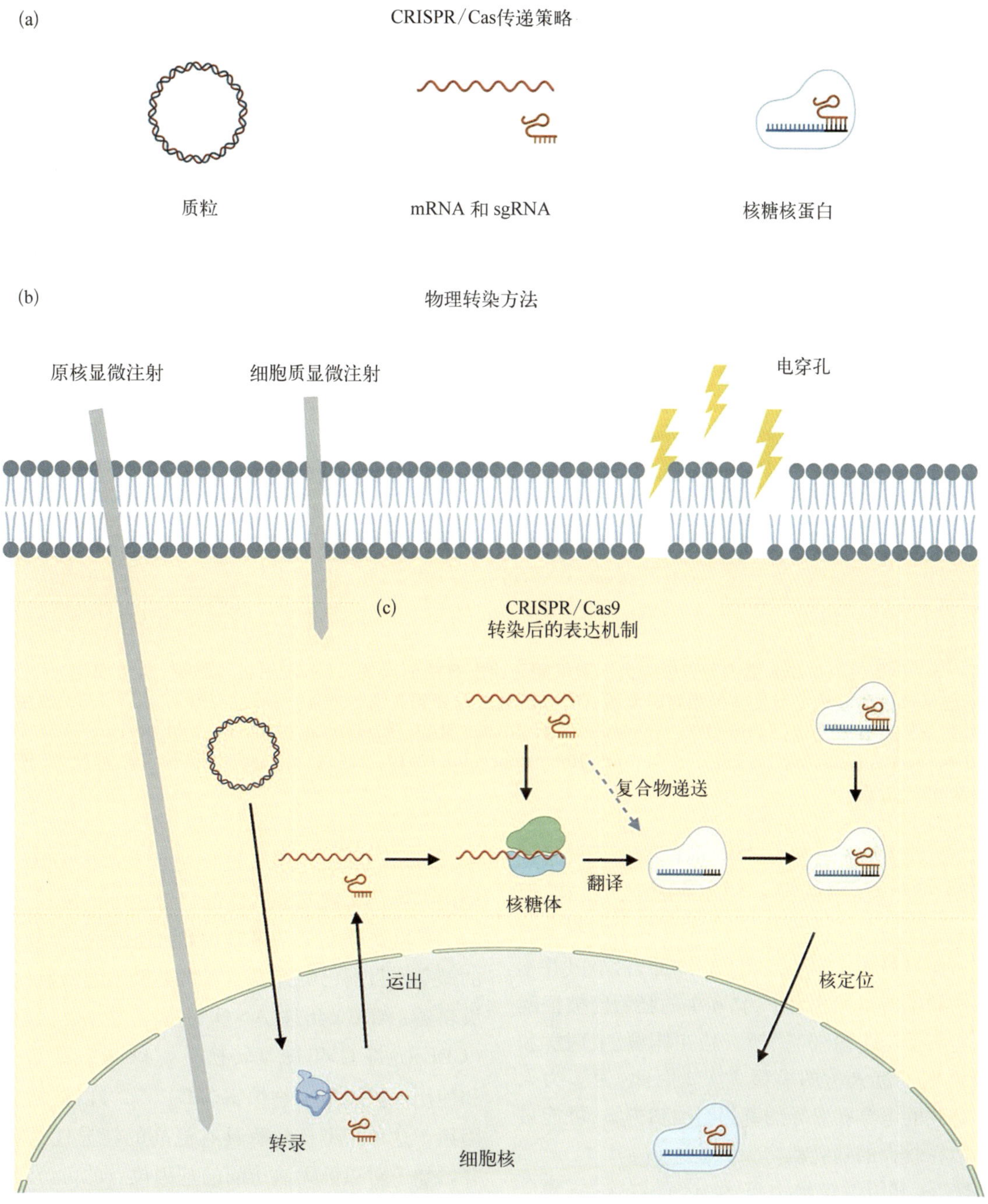

图 29-2 使用 CRISPR/Cas9 传递和编辑基因的策略。(a) CRISPR/Cas 系统可以以三种形式引入细胞：质粒、mRNA 或 RNP。(b) 原核和细胞质显微注射以及电穿孔是可用的物理转染方法。(c) 质粒递送需要质粒迁移到细胞核中、DNA 转录以及 mRNA 运出到细胞质中。然后 mRNA 被翻译产生 Cas9 蛋白。第二种策略是提供 Cas9 mRNA 和 sgRNA 的组合。Cas9 mRNA 必须在细胞中从 Cas9/sgRNA 复合物翻译为 Cas9 蛋白。最后，Cas9/sgRNA 复合物可以直接递送至细胞。图使用 BioRender 创建

相反，有证据表明牛和猪的透明带在受精前硬化[55,56]。这种“外壳”可能会阻碍编辑成分传递给受精卵，因此透明带值得在 CRISPR/Cas 编辑实验设计中予以考虑。ZFN 和 TALEN 介导的编辑的早期方案通常报道在电穿孔之前通过 Tyrode 溶液削减透明带，以提高编辑效率[57]。然而，丧失透明带可能反过来影响电穿孔后胚胎的活力[58]。

基因组编辑最有价值的用途可能是加深我们对早期人类发育的理解。Niakan 等人是第一个被许可将 CRISPR/Cas9 应用于人类胚胎，以探究 OCT4 在人类胚胎发育中的作用[59]。

近期研究已越来越强调小鼠和人类之间胚胎基因组

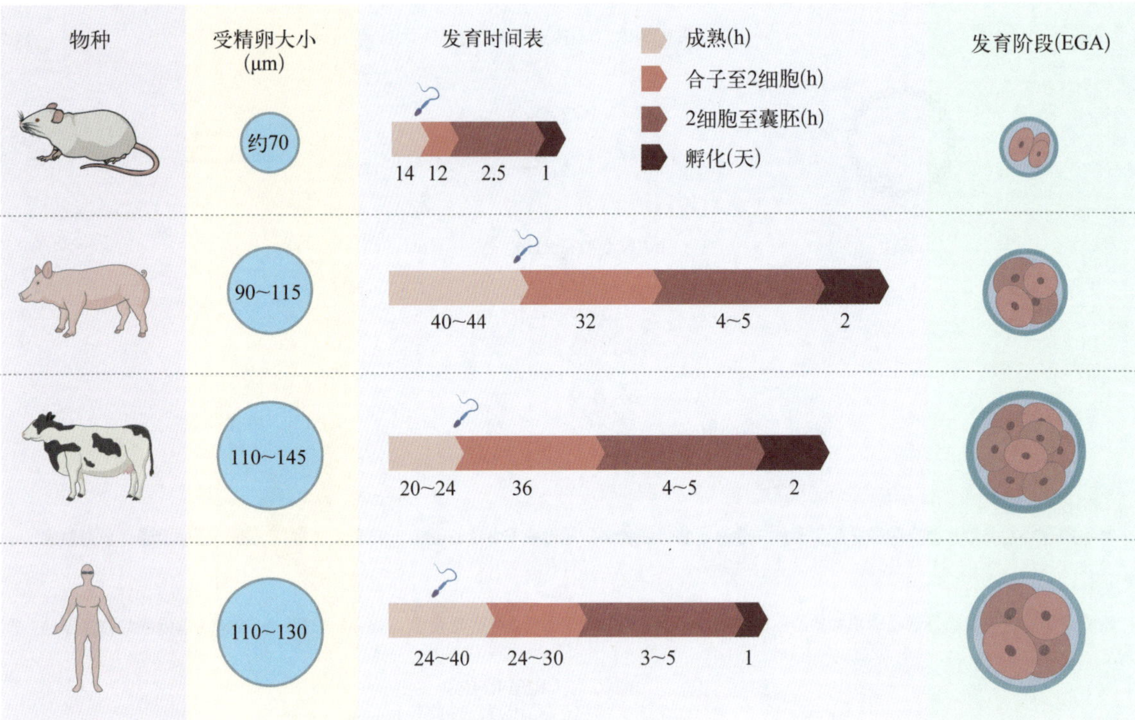

图 29-3 小鼠、猪、牛和人类的卵母细胞大小和早期胚胎发育的时间表。（从左到右）：物种；卵母细胞大小（按比例显示以供比较）；胚胎发育的相对时间线，包括成熟、受精卵到 2 细胞到囊胚，最后到孵化，以及 EGA 发生的发育阶段（图根据文献：Santos RR，Schoevers EJ，Roelen BAJ. Usefulness of bovine and porcine IVM/IVF models for Reproductive toxicology. Reprod Biol Endocrinol，2014，12：117 的知识共享署名许可改编；使用 BioRender 创建）

激活（EGA）（受精后基因表达的启动）的机制存在显著差异[60,61]。因此，虽然小鼠无疑是一种优秀的模式生物，但它们对了解人类胚胎发育的帮助有限，并且对于阐明基因组编辑技术如何最好地应用于人类受精卵而言，小鼠并不是一个很好的候选者。相比之下，猪和牛的胚胎已被证明更类似于人类胚胎（图 29-3）[62,63]。猪在体型、生理学和遗传学方面也更接近人类的模型[64,65]。因此，为了为人类推进安全有效的电穿孔介导的基因组编辑方案，可能最好将研究集中在较大的哺乳动物胚胎上。

CRISPR/Cas 基因编辑潜力巨大，然而，在该技术广泛应用于人类胚胎之前，必须克服一些障碍。如何将编辑组件安全有效地引入细胞仍对 CRISPR/Cas 的广泛使用构成重大挑战。

基因组编辑的先进工具——碱基编辑及其他

虽然使用核酸酶的基因组编辑策略为治疗疾病带来了巨大希望，但这些传统方法的一个主要缺点是产生双链断裂（DSB），可能会产生不可预测的潜在有害影响。碱基编辑是一种基于 CRISPR-Cas9 的新型基因组编辑技术，可以在 DNA 中引入点突变且不产生 DSB。其原理是使用一种称为碱基编辑器的特定类型的酶通过切割 DNA 的一条链来改变单个碱基，然后使用细胞修复机制引入新的碱基。目前已经开发了三大类碱基编辑器：腺嘌呤碱基编辑器（ABE）允许 A>G 碱基转换，胞苷碱基编辑器（CBE）允许 C>T 碱基转换[16]。碱基编辑工具的适用性和使用已扩展至引物编辑（PE）[66]，可以更复杂地改变基因组。这种新型核酸酶具有更高的特异性、更高的效率，并增加了对以前无法访问的基因位点的可访问性，同时保持较低的脱靶效应以及不希望的插入和删除。PE 将 CRISPR 碱基编辑工具扩展到所有 12 种可能的转换和颠换突变，以及小的插入或缺失突变[67]。

碱基编辑作为基因组编辑的一种，无须在 DNA 中造成双链断裂（DSB）便可以对基因组中的单个碱基进行精确更改。碱基编辑是一个快速发展的新兴领域，与传统的基于 DSB 的基因组编辑方法（如 CRISPR-Cas9）相比，碱基编辑因其高精度和低脱靶效应而变得越来越受欢迎。碱基编辑的高精度和低脱靶效应使其成为基因研究的强大工具，并有可能为多种遗传性疾病带来新的治疗和治愈方法。

人类生殖中的基因组编辑
——过去、现在和未来

2018 年 11 月在中国香港地区举行的大型国际会议 2018 人类基因组编辑国际峰会上，汇聚了来自世界各地的顶尖专家，讨论基因组编辑的最新进展，并考虑这项技术的伦理、法律和社会影响。峰会前夕，有消息称中国科学家贺建奎利用 CRISPR-Cas9 基因组编辑技术修改了两个人类胚胎的基因。

贺建奎的发表受到了科学界的广泛批评，此次峰会为专家们提供了机会来解决他的研究所引起的担忧[68,69]。许多与会者对贺建奎的工作缺乏透明度和伦理考量表示失望，并呼吁在基因编辑技术的发展和使用中加强国际合作和监督。

这次峰会还提供了一个机会来讨论基因组编辑的潜在好处，特别是在人类健康领域的潜在好处。与会者强调了负责任和合乎道德地使用该技术的必要性，并强调了持续研究和开发的重要性，以确保以安全和负责任的方式实现基因组编辑的益处。

2019 年，世界卫生组织（WHO）发布了一份关于可遗传基因组编辑的报告，呼吁全球禁止在人类胚胎中使用 CRISPR[70]。该报告强调在开发和使用该技术时需要做到谨慎和透明，并呼吁国际合作以制订道德和监管框架来管理其使用。

英国独立组织纳菲尔德生物伦理委员会也在同年发布了一份关于基因组编辑的报告[71]。该报告的结论是，尽管基因组编辑技术有着显著的潜在好处，但也存在重大的伦理问题，包括造成新的不平等的风险以及可能产生意想不到的后果。该报告建议，在人类胚胎中使用 CRISPR 仅限于有严重医疗需求的情况，并且该技术应接受严格的伦理审查。

2020 年，美国国家科学、工程和医学院发布了基因组编辑共识研究报告[72]。该报告同意世界卫生组织和纳菲尔德委员会报告的结论，并强调在开发和使用该技术时需要做到谨慎。该报告呼吁对所有在人类胚胎中使用 CRISPR 的提案进行严格的伦理审查，并制订国际指南以确保该技术得到负责任地使用。

总体而言，世界卫生组织、纳菲尔德理事会以及美国国家科学院、工程院和医学院的报告反映了 CRISPR 技术的开发和使用，特别是在人类胚胎学领域上开发与使用需要做到谨慎和透明。报告强调了严格的道德审查和制订国际准则的重要性，以确保负责任并符合道德标准地使用该技术。

总之，基因组编辑是一项革命性技术，有可能通过精确修改基因来彻底改变医学和生物学。然而，研究者仍然需要做大量的工作，特别是在人类胚胎学和编辑人类生殖细胞的伦理影响方面，来充分了解基因组编辑的功能的范围。尽管基因组编辑领域已取得了巨大进步，但仍然存在许多未知和不确定因素，需要进行大量研究才能更好地了解这项强大技术的潜在风险和好处。随着 CRISPR 基因组编辑领域的不断发展，以负责任和道德的方式进行研究非常重要，同时需要考虑这些技术对人类健康和福祉的潜在影响。

（曾扬译，徐艳文校）

参考文献

[1] Sanson KR, Hanna RE, Hegde M, et al. Optimized libraries for CRISPR-Cas9 genetic screens with multiple modalities. Nat Commun. 2018; 9:5416.

[2] O'Neill HC. Clinical germline genome editing: When will good be good enough? Perspect Biol Med. 2020; 63:101-110.

[3] Jinek M, Chylinski K, Fonfara I, et al. A programmable dual-RNA-guided DNA endonuclease in adaptive bacterial immunity. Science. 2012; 337(6096):816-21.

[4] Cong L, Ran F, Cox D, et al. Multiplex genome engineering using CRISPR/Cas systems. Science. 2013; 339(6121):819-23.

[5] Mali P, Yang L, Esvelt K, et al. RNA-guided human genome engineering via Cas9. Science. 2013; 339(6121):823-26.

[6] Lu Y, Xue J, Deng T, et al. Safety and feasibility of CRISPR-edited t cells in patients with refractory non-small-cell lung cancer. Nat Med. 2020:26(5):732-40.

[7] Stadtmauer EA, Fraietta JA, Davis MM, et al. CRISPR-engineered T cells in patients with refractory cancer. Science. 2020; 367: eaba7365.

[8] Lea R, Niakan K. Human germline genome editing. Nat Cell Biol. 2019; 21(12):1479-1489.

[9] Cyranoski D. The CRISPR-baby scandal: what's next for human gene-editing. Nature. 2019; 566(7755):440-42. https://www.nature.com/articles/d41586-019-00673-1 [Accessed 31 August 2021].

[10] Brokowski C, Adli M. CRISPR ethics: Moral considerations for applications of a powerful tool. J Mol Biol. 2019; 431(1):88-101.

[11] Kosicki M, Tomberg K, Bradley A. Repair of double-strand breaks induced by CRISPR-Cas9 leads to large deletions and complex rearrangements. Nat Biotechnol. 2018; 36(8):

765−771.

[12] Mehravar M, Shirazi A, Nazari Met al. Mosaicism in CRISPR/Cas9−mediated genome editing. Dev Biol. 2019; 445(2):156−62.

[13] Hsu P, Lander E, Zhang F. Development and applications of CRISPR−Cas9 for genome engineering. Cell. 2014; 157(6):1262−78.

[14] Rath D, Amlinger L, Rath A, et al. The CRISPR−Cas immune system: Biology, mechanisms and applications. Biochimie. 2015; 117: 119−128.

[15] Hille F, Charpentier E. CRISPR−Cas: Biology, mechanisms and relevance. Philos Trans R Soc Lon B Biol Sci. 2016; 371(1707):20150496.

[16] Komor A, Badran A, Liu D. CRISPR−based technologies for the manipulation of eukaryotic genomes. Cell. 2017; 169(3):559.

[17] Mao Z, Bozzella M, Seluanov A, et al. Comparison of non-homologous end joining and homologous recombination in human cells. DNA Repair. 2008; 7(10):1765−71.

[18] Van Den Bosch M, Lohman P, Pastink A. DNA double-strand break repair by homologous recombination. Biol Chem. 2002; 383(6):873−92.

[19] Dudáš A, Chovanec M. DNA double-strand break repair by homologous recombination. Mutat Res. 2004; 566(2): 131−67.

[20] Lin S, Staahl B, Alla R et al. Enhanced homology-directed human genome engineering by controlled timing of CRISPR/Cas9 delivery. eLife, 2014; 3:e04766.

[21] Liu C, Zhang L, Liu H, et al. Delivery strategies of the CRISPR−Cas9 gene-editing system for therapeutic applications. J Control Release. 2017; 266:17−26.

[22] Nakade S, Yamamoto T, Sakuma T. Cas9, Cpf1 and C2c1/2/3—What's next? Bioengineered. 2017; 8(3):265−73

[23] Li J, Hong S, Chen W, et al. Advances in detecting and reducing off-target effects generated by CRISPR−mediated genome editing. J Genet Genom. 2019; 46(11):513−21.

[24] Zhang X, Tee L, Wang X, et al. Off-target effects in CRISPR/Cas9−mediated genome engineering. Mol Ther Nucleic Acids. 2015; 4:e264.

[25] Capalbo A, Ubaldi FM, Rienzi L, et al. Detecting mosaicism in trophectoderm biopsies: Current challenges and future possibilities. Hum Reprod. 2017 Mar 1; 32(3):492−98. doi: 10.1093/humrep/dew250.

[26] Kang X, He W, Huang Y, et al. Introducing precise genetic modifications into human 3PN embryos by CRISPR/Cas-mediated genome editing. J Assist Reprod Genet. 2016; 33(5):581−88.

[27] Liang P, Xu Y, Zhang X, et al. CRISPR/Cas9−mediated gene editing in human tripronuclear zygotes. Protein Cell. 2015; 6(5):363−72.

[28] Cullot G, Boutin J, Toutain J, et al. CRISPR−Cas9 genome editing induces megabase-scale chromosomal truncations. Nat Commun. 2019; 10(1):1136.

[29] Przewrocka J, Rowan A, Rosenthal R, et al. Unintended on-target chromosomal instability following CRISPR/Cas9 single gene targeting. Ann Oncol. 2020:31(9); 1270−73.

[30] Rayner E, Durin M, Thomas R, et al. CRISPR−Cas9 causes chromosomal instability and rearrangements in cancer cell lines, detectable by cytogenetic methods. CRISPR J. 2019; 2(6):406−16.

[31] Alanis-Lobato G, Zohren J, McCarthy A. Frequent loss of het-erozygosity in CRISPR−Cas9−edited early human embryos. Proc Natl Acad Sci U S A. 2021; 118(22): e2004832117. doi: 10.1073/pnas.2004832117

[32] Yip B. Recent advances in CRISPR/Cas9 delivery strategies. Biomolecules. 2020; 10(6):839.

[33] Ran F, Hsu P, Lin C et al. Double nicking by RNA-guided CRISPR Cas9 for enhanced genome editing specificity. Cell. 2013; 154(6):1380−89.

[34] Wu X, Kriz A, Sharp P. Target specificity of the CRISPR−Cas9 system. Quant Biol. 2014; 2(2):59−70.

[35] Hennig S, Owen J, Lin J, et al. Evaluation of mutation rates, mosaicism and off target mutations when injecting Cas9 mRNA or protein for genome editing of bovine embryos. Sci Rep. 2020; 10(1):22309.

[36] Kim S, Kim D, Cho S, et al. Highly efficient RNA-guided genome editing in human cells via delivery of purified Cas9 ribonucleoproteins. Genome Res. 2014; 24(6):1012−19.

[37] Lino C, Harper J, Carney J, et al. Delivering CRISPR: A review of the challenges and approaches. Drug Delivery. 2018; 25(1):1234−57.

[38] Robbins P, Tahara H, Ghivizzani S. Viral vectors for gene therapy. Trends Biotechnol. 1998; 16(1):35−40.

[39] Sato M, Ohtsuka M, Watanabe S et al. Nucleic acids delivery methods for genome editing in zygotes and embryos: The old, the new, and the old-new. Biol Direct. 2016; 11(1):16.

[40] Horii T, Arai Y, Yamazaki M, et al. Validation of microinjection methods for generating knockout mice by CRISPR/Cas-mediated genome engineering. Sci Rep. 2014; 4(1): 4513.

[41] Yamauchi Y, Doe B, Ajduk A, et al. Genomic DNA damage in mouse Transgenesis. Biol Reprod. 2007; 77(5):803−812.

[42] Zhang Y. 2007. Microinjection technique and protocol to single cells. Protocol Exchange. https://doi.org/10.1038/nprot.2007.487

[43] Wang W, Liu X, Gelinas D, et al. A fully automated robotic system for microinjection of zebrafish embryos. PLoS

ONE, 2007; 2(9):e862.

[44] Doe B, Brown E, Boroviak K. Generating CRISPR/Cas9-derived mutant mice by zygote cytoplasmic injection using an automatic microinjector. Methods Protoc. 2018; 1(1):5.

[45] Eto T, Ueda H, Ito R, et al. Establishment of an integrated automated embryonic manipulation system for producing genetically modified mice. Sci Rep. 2021; 11(1):11770.

[46] Xu X, Gao D, Wang P, et al. Efficient homology-directed gene editing by CRISPR/Cas9 in human stem and primary cells using tube electroporation. Sci Rep. 2018; 8(1):11649.

[47] Kotnik T, Rems L, Tarek M, et al. Membrane electroporation and electropermeabilization: Mechanisms and models. Annu Rev Biophys. 2019; 48(1):63-91.

[48] Miyasaka Y, Uno Y, Yoshimi K, et al. CLICK: One-step generation of conditional knockout mice. BMC Genomics. 2018; 19(1):318.

[49] Modzelewski A, Chen S, Willis B et al. Efficient mouse genome engineering by CRISPR-EZ technology. Nat Protoc. 2018; 13(6):1253-74.

[50] McFarlane G, Salvesen H, Sternberg A, et al. On-farm livestock genome editing using cutting edge reproductive technologies. Front Sustain Food Syst. 2019; 3.

[51] Agarwal A, Zudans I, Weber E, et al. Effect of cell size and shape on single-cell electroporation. Anal Chem. 2007; 79(10); 3589-96.

[52] Modliński J. The role of the zona pellucida in the development of mouse eggs in vivo. Development. 1970; 23(3):539-47.

[53] Bleil J, Wassarman P. Mammalian sperm-egg interaction: Identification of a glycoprotein in mouse egg zonae pellucidae possessing receptor activity for sperm. Cell. 1980; 20(3):873-82.

[54] Moros-Nicolás C, Chevret P, Jiménez-Movilla M, et al. New insights into the mammalian egg zona pellucida. Int J Mol Sci. 2021;22(6); 3276.

[55] Fahrenkamp E, Algarra B, Jovine L. Mammalian egg coat modifications and the block to polyspermy. Mol Reprod Dev. 2020; 87(3):326-340.

[56] Coy P, Canovas S, Mondejar I, et al. Oviduct-specific glycoprotein and heparin modulate sperm-zona pellucida interaction during fertilization and contribute to the control of polyspermy. Proc Natl Acad Sci U S A. 2008; 105(41):15809-14.

[57] Grabarek J, Plusa B, Glover D, et al. Efficient delivery of dsRNA into zona-enclosed mouse oocytes and preimplantation embryos by electroporation. Genesis. 2002; 32(4):269-76.

[58] Hakim B, Tyagi V, Agnihotri S, et al. Electroporation of mouse follicles, oocytes and embryos without manipulating zona pellucida. J Dev Biol. 2021; 9(2):13.

[59] Fogarty NM, McCarthy A, Snijders KE, et al. Genome editing reveals a role for oct4 in human embryogenesis. Nature. 2017; 550:67-73.

[60] Niakan K, Eggan K. Analysis of human embryos from zygote to blastocyst reveals distinct gene expression patterns relative to the mouse. Dev Biol. 2013; 375(1):54-64.

[61] Li L, Lu X, Dean J. The maternal to zygotic transition in mammals. Mol Aspects Med. 2013; 34(5):919-38.

[62] Jukam D, Shariati S, Skotheim J. Zygotic genome activation in vertebrates. Dev Cell. 2017; 42(4):316-32.

[63] Sanson KR, Hanna RE, Hegde M, et al. Optimized libraries for CRISPR-Cas9 genetic screens with multiple modalities. Nat Commun. 2018; 9:5416. doi: https://doi.org/10.1038/s41467-018-07901-8.

[64] Whyte J, Prather R. Genetic modifications of pigs for medicine and agriculture. Mol Reprod Dev. 2011; 78(10-11):879-91.

[65] Walters E, Wells K, Bryda E, et al. Swine models, genomic tools and services to enhance our understanding of human health and diseases. Lab Animal. 2017; 46(4):167-72.

[66] Anzalone A, Koblan L, Liu D. Genome editing with CRISPR-Cas nucleases, base editors, transposases and prime editors. Nat Biotechnol. 2020; 38(7):824-44.

[67] Kantor A, McClements ME, MacLaren RE. CRISPR-Cas9 DNA base-editing and prime-editing. Int J Mol Sci. 2020 Aug 28; 21(17):6240. doi: https://doi.org/10.3390/ijms21176240.

[68] O'Neill HC, Cohen J. Live births following genome editing in human embryos: A call for clarity, self-control and regulation. Reprod Biomed Online. 2019; 38(2):131-132. doi: https://doi.org/10.1016/j.rbmo.2018.12.003.

[69] Lovell-Badge R. CRISPR babies: A view from the centre of the storm. Development. 2019 February1; 146(3):dev175778. doi: https://doi.org/10.1242/dev.175778.

[70] Baylis F, Darnovsky M, Hasson K, et al. Human germline and heritable genome editing: The global policy landscape. CRISPR J. 2020;3:365-377.

[71] Nuffield Council on Bioethics. Genome Editing and Human Reproduction: Social and Ethical Issues. London: Nuffield Council on Bioethics, 2018.

[72] National Academy of Sciences. Heritable Human Genome Editing. Washington, DC: The National Academies Press, 2020. https://doi.org/10.17226/25665.

30

制订 IVF 实验室的灾难应急计划

Kimball O. Pomeroy 和 Michael L. Reed

引　言

并不是所有灾害都像飓风肆虐整个城市、森林大火威胁诊所或者地震摧毁医院那样剧烈。有许多毫无征兆的灾难会在我们毫无防备的时候降临。在波士顿，一栋建筑物五楼的水管破裂，28 000 加仑 106 m^3 的水漏到楼下，导致一家 IVF 实验室被淹。在圣地亚哥，虽然没有受到附近火灾的威胁，但几周来附近的有毒空气可能会影响一家 IVF 中心的治疗结局。在亚利桑那州，一个 IVF 中心的抽水马桶阀门卡住，造成实验室被水淹，水深足有 2 英尺 0.6 m。在新西兰，一家分娩机构的浴缸没有关水，水淹了楼下的 IVF 中心。在尝试了许多种办法处理实验室到处生长的霉菌后，他们终于通过用过氧化氢喷雾对实验室进行熏蒸的方法成功地根治了霉菌。在一些地区（如佛罗里达州和得克萨斯州南部的地区），由于经常发生飓风，习惯于每年启动灾难计划。我们可以从这些例子中学习并做好准备。

Richard Dickey 博士参与了卡特里娜飓风对新奥尔良生育研究所影响的调查。他在报告中说："我们在卡特里娜飓风中的经验证明，即使不在自然灾害的发生地，依然能受到它的影响。几英里外的事件可能会造成很长一段时间的停电和交通中断，因此，在电力恢复之前必须依靠发电机。将胚胎移植推迟到第 5 天可能还不足以应对危机。应该制订当发生自然或人为灾害时能有效保护新鲜和冻存胚胎的应急预案，这个预案应包括 IVF 流程的所有步骤"[1]。

无论实验室位于何处，即使不在飓风或地震区，也会有许多灾害会破坏 IVF 中心并使患者的努力前功尽弃。最近的新冠感染大流行使人们深刻认识到了制订灾害计划的重要性。这些计划应该在人们有充足的时间思考如何最好地应对紧急情况时制订。在许多情况下资源可能要变得短缺，如果事先有准备，我们就可以对灾害做出反应，以确保资源的安全。当然，如果这些资源可以在灾害发生之前得到保护将会更好。

在新冠感染大流行开始时，大多数人在等待专家发布回应的同时自己也做出了反应。在辅助生殖领域，尽管艾滋病病毒和寨卡病毒曾经发出过警告，也没有人预见到这一场大流行病会引起人们如此的担忧，当然也没有经过深思熟虑来制订一项大流行病的防范计划。

"应急预案（应急计划）的主要目标应该是确保项目人员和患者、新鲜和冷冻保存的人类样本以及关键设备和记录的安全"[2]。

灾害的类型

灾害分为两大类，自然灾害和人为灾害。自然灾害包括飓风、龙卷风、森林火灾、洪水、地震、暴风雪和大风。人为威胁包括恐怖主义、纵火犯和罢工等。

对于每一次潜在的灾害，都必须考虑到这些灾害的后果。水灾可能来自备用厕所或漫过河岸的河流。电力系统需求过大或飓风可能导致停电。材料短缺可能是由于停工、罢工或疫情造成的。

在制订计划时，应考虑实验室和诊所的所有潜在资源中断和可能造成损害的源头。根据可用资源的不同，每种类型的灾害都可能需要针对性地采取不同的解决方案。备用厕所溢水可以由水利公司处理。但飓风过后，这些公司很可能会不堪重负。因此，必须找到一个单独的解决方案——如在紧急情况发生前自己购买清洁设备，包括吸尘器和水泵。

与灾害计划有关的条例

在灾害发生时，IVF 中心对所有患者和工作人员负有监管和道德责任。这些责任包括保护（人员和样本），在可能的情况下继续提供服务，以及从灾难带来的危险中迅速、安全、彻底地恢复过来。如果做得正确，一个全面的灾害计划可以确保这些责任得以履行。

美国病理学家学院（CAP）、美国生殖医学会和欧洲人类生殖与胚胎学会等监管机构要求实验室和诊所制订灾害应急预案以帮助他们处理紧急情况[3-6]。CAP 清单项目 Gen. 73. 800 涉及灾害应急预案和状态，并指出，"应急预案中包含的具体要素必须基于风险评估，使用'全致灾因子'方法来评估最有可能发生的、可能破坏服务的危险类型"[3]。联合委员会标准 EM. 09. 09. 01 要求采用"全致灾因子"方法制订综合防灾计划[7]。它涉及领导角色、紧急情况下的沟通、紧急情况期间的人员配置、灾害恢复计划和紧急教育计划。这些计划必须确保工作人员、患者和样本的安全。

辅助制订灾害计划的软件

有几个软件程序(如 Noggin 应急管理)宣传管理解决方案、灾难规划、事件报告、预测算法等,但需要注意的是,许多软件程序都专注于大型地理灾害场景。大多数辅助生殖中心有着特定的需求,因此你可能需要花费时间和金钱修正程序以满足你的需求。如果你是一个大的团体或公司机构的成员,你可能已经有了使用该软件的权限,所以一定要与你所在机构的安全部门核实。此外,这些程序中的许多功能都是针对数据恢复的,对于一般性规划来说用处不大。如果你不是大机构的成员,同行可能愿意分享他们的政策和程序,你可以根据需要进行调整。

如何设计灾害计划

设计一个灾害计划并不容易。这里有几种工具可用于帮助它们的开发设计。最好的资源之一来自联邦紧急事务管理局(FEMA)。他们提供了许多"工具包",将带你完成几种类型灾害计划制订。这些工具包可在其网站上免费获得(http://www.ready.gov/business)。有一些工具包可以帮助设计停电、洪水、大风、地震和飓风等灾害的应对计划。

美国红十字会有一个免费的资助项目,帮助企业、组织和学校为紧急情况做好准备(https://www.readyrating.org/How-It-Works)[8]。该项目名为"准备就绪评级",由五个部分组成:参与、应急预案、设施和设备、培训和演习以及扩展社区。这些项目将对应急预案的制订和实施给予全程和专业的指导。通过回答 ReadyGo 或 ReadyAdvance 模块中的问题来评估团队的准备情况。ReadyAdvance 程序可能适合大多数生育实践的需求。它将衡量应急预案是否成熟和完整。红十字会还提供几个免费的手机应用程序,可以解决许多类型的紧急情况。当紧急情况临近时,这些应用程序可以为你关心的区域——你的家、诊所、亲人——生成警报。他们还可以提供在某些特定紧急情况下的应对措施,包括如何做准备以及该做什么和不该做什么。

开始

如果你尚未制订工作计划,最佳的启动方式是对主题进行概述和讨论,并与其他团队成员一起重新审视所关注的领域。起初可能会产生更多问题而非答案(表 30-1)。

表 30-1　制订灾害计划的步骤

1. 给整个实验室和诊所拍照
2. 确定关键设备
3. 建立由各个部门成员组成的灾害委员会
4. 首先标记已经发生过的灾害或者紧急情况,重点是那些比较罕见的事件
5. 罗列出可能被破坏的重要独立功能单元
6. 在遭遇不同程度中断的情况下,设计管理关键功能单元的方案
7. 将灾难和需要保护的物品可视化
8. 逐项列出在灾难发生前减轻这些关注事项遭受损失的预案
9. 逐项列出灾难期间将实施的计划,确保包括何时实施、如何实施以及由谁实施
10. 解决在发生重大灾难时的沟通问题
11. 计划包括当灾难被最小化或消失时会发生什么
12. 设计一种方法来培训员工,让他们知道在灾难中所扮演的角色

如果你还没有这样做,则需要成立一个安全团队,包括参与取卵或其他手术的医生或麻醉师,因为疏散可能需要对患者进行动态的评估。在灾害计划的设计中还应包括护士、医疗助理和文职人员,给每位成员分配特定的任务,并确保跟进以保证所有任务都落实到位。化学、生物和环境安全都应列在考虑范围之内。

任何灾害计划的最初关键部分都是调查阶段。调查阶段应包括所有部门——实验室、临床以及文职团队的所有人员。在这个阶段,每个人都应该竭尽所能列出可以预见的所有紧急情况。首先,检查过去 10 年中发生过的紧急情况。理想情况下,人们可能会从列出特殊的机械故障引发的紧急情况开始,并使用这些计划来处理更普遍的紧急情况。这些机械故障引发的紧急情况可能包括断电、断水、暖通空调中断、淹水、供应中断、在建筑物内的疏散、无法进入实验室等。普遍性的紧急情况可能包含水灾、烟雾、地震、飓风和大流行病等。一次只关注一个计划。即使不可能考虑到每一个潜在的紧急情况,对这些机械故障引发的紧急情况的应对措施也可以成为协助应对任何紧急情况的基础。为诊所的每个房间拍一张照片,并列出设备和关键用品清单,可能会对接下来的步骤,尤其是恢复阶段有所帮助。这些照片不仅有助于计划的实施,而且有助于在需要保险理赔来回收成本时提供证据。应对诊所中的所有资产进行全面清点,这也可以用于恢复阶段的保险理赔。

好的灾难应对准备包括设计知情同意书,以便患者在紧急情况发生前明了他们的治疗过程和样本可能发生的潜在风险。作为一种替代方式,患者也可以通过监控与医疗人员进行沟通。理想情况下,应该有一个患者可以提出问题的场所,并且这个场所工作人员会每日监控。

在制订计划时,需留出专门的时间,专注于计划的制订,浏览所有涉及的场所。平面布置图副本覆盖的空间应

包括计划内区域及外面的扩展区域。确保记录所有进出位点,并让团队成员打开和关闭门。此外,并非所有门都只能朝同一方向打开。有些可能是单向门,当它们被关闭时会锁住,或者具有磁性或动力特性,也可能安装了警报装置。确保步行出口门的另一侧空间不会被杂物堵塞或用于存放物品——你不希望任何东西堵塞出口,因为当发生紧急情况时可能没有时间清理道路。如果你的设施有窗户,也要检查它们是否可以用作逃生通道,还是在风大时可能成为隐患。你在一个多层建筑里吗?如果是,请确认你是否可以快速到达楼梯间——再次强调,这里的门是可以打开的吗?要从楼梯间走下去看看通向哪里。你肯定不希望最终进入一个没有出口或出口被堵塞的死胡同或停车场。

整体灾害计划的一个重要组成部分是疏散路线——火灾、地震、停电以及许多其他涉及工作人员和患者安全疏散的情景。这是灾害计划中最常被应用到的部分,因为大多数规模较大或较小的紧急情况都需要你从当前位置转移到指定的集合地点。

务必考虑一下你的疏散路线在人员疏散情况下的效果。你能带领着他人自由移动吗?能用轮椅或移动病床转移患者吗?寻找放置在明显位置的安全设施,如灭火器(你可能必须使用它们来清理火灾时需要穿过的路径)、应急照明、任何停电时亮起的紧急出口标志等。

如果你的诊所还没有手电筒,请购买手电筒。有一个真实的案例,一家诊所位于医生办公楼的地下室,没有窗户,也没有外部自然照明。通往大楼的电力线被铲断了,包括附近应急备用发电机的电力线。当时没有光,没有电,漆黑一片,患者和工作人员仍在诊所里。一些人有手机,在被疏散的过程中可以将其用作手电筒照明。

找一个大家都熟悉的安全集合地点——设置简易并且明显的地标,在光线弱或黑暗时以及低能见度条件下都可以看到。

一旦规划好疏散路线后,就需要为每个人分配特定的职责以便清理工作空间并摸清情况,包括浴室、办公室、休息室、检查室、壁橱和储藏室,确保不要错过任何一个地方。要保证每个人都知道自己的职责范围。如果有足够的员工就更好了,可以在疏散过程中通过团队合作互相帮助并帮助患者。

减灾措施

这个计划的下一步是减灾措施[9]。在减灾方面,人们应该专注于可以做些什么来避免或减少灾害带来的危害。例如,在发生轻微水灾的情况下,尽可能确保所有电器设备都高于地板表面,以免漏水导致关键电器设备损坏。

例如,一家生殖中心的厕所淹水,如果将台式电脑放在一个小平台上,使其离地面哪怕只有 2 英寸 5 cm,一台重要的设备就不至于在新电脑到位之前因电脑损坏而不得不停止使用。对轻微水灾的另一种减灾措施是在关键区域安装排水管道和水监测/报警器,以便提供水侵的早期预警。我们应采取措施,不仅是为了减少灾害带来的损失,更是为了尽可能避免损失。

对于每种类型的潜在灾害,人们应该检查可以做些什么来减少灾害的影响。如何保护电器免受浪涌的影响?如何保护窗户免受大风造成的损坏?如果需要,是否应该安装防风百叶窗?如何保护关键设备使其免受高温的影响?如果暖通空调系统故障,培养箱该如何正常工作?是否需要便携式制冷机?你是否储存了可以持续使用 1 周的液氮?如何为材料供应链中潜在的短缺做好准备?需要在手边储备多少重要的实验室和临床供应物资?是否需要第二套临床数据或冷冻储存数据管理系统,以避免当本地计算机和网络出现故障时造成数据丢失?人们应该与灾害规划团队坐在一起进行一场头脑风暴,列出一份可能发生的所有潜在问题的清单。

响应阶段

接下来是响应阶段,它是任何灾害计划的重要组成部分。它描述了灾难发生时会发生什么,以及如何通过适当的备份、应急措施和充足的物资储备将影响降至最低。在这个阶段,重要的是要决定紧急情况发生时需要什么物品,以便提前购买。例如,如果需要移动低温储存罐,是否有带轮的手推车可用?如果电梯不能使用,是否有一种方式可以在不依赖电梯的情况下搬移设备和样本?如果手机无法使用,员工将如何保持联系?

人们需要计划如何应对紧急情况,以及在什么情况下发起该计划?低温储存罐将如何转移以及将被转移到哪里?如果附近森林发生火灾该如何应对?当你所在的地区发布飓风预警时,应该做出哪些响应?发布飓风警报的时候呢?如何管理当前正在进行或即将进行 IVF 治疗的患者?

迈阿密的一家 IVF 中心在飓风即将到来的前几天实施了飓风灾害计划(Inea Collazo,个人通信)。他们列出了所有在培养箱中有胚胎的患者和处于促排卵阶段的患者并与其沟通。当气象部门宣布还有 2 天左右飓风就要来临时,他们开始对培养箱中的所有胚胎进行玻璃化冷冻处理,所有处于促排卵阶段的患者都被取消了取卵。

制订灾害计划的一种有效方法是首先为每种类型/级别的灾害根据其造成资源等的中断所持续的时间制订计划。如表 30-2 所示,可以被称为次生灾害。例如,飓风灾害可能引发洪水、停电和交通中断等多个次生灾害。识别这些次生灾害，并为这些不同级别的次生灾害制订计划，然后将其纳入主要灾害计划。以洪水为例，制订应对小洪水和大规模洪水的应对措施，例如持续数小时的洪水和持续数天的洪水。接下来考虑短期和长期停电的情况。在一天或多天不能进入诊所时该如何应对。然后可以根据灾害的类型将应对每种中断类型的计划添加到每个灾害计划中。

表 30-2 规划要解决的次生灾害

1. 停电
2. 水灾
3. 无法进入诊所
4. 大风
5. 过热或过冷
6. 毒气
7. 供应链中断或延迟
8. 通信中断
9. 交通中断

考虑到有些人会在面临真正的灾难时惊慌失措——例行演习将有助于缓解这种情况。但即使经过了演习的训练，也不能保证在灾难中每个人都能保持冷静。控制一个惊慌失措的人是很困难的——无论是在情绪上还是身体上。恐慌是可以被传染的。在真实的疏散过程中，人们可能会面临火灾、烟雾、响亮的警报声、闪烁的灯光以及高分贝的说话声等刺激，这些因素会让人感到紧张、混乱和恐惧，并无法预测其他人的反应。有些人可能会感到恐惧，害怕前进或向后退，直到身体被引导直至脱离危险区域，而另一些人则可能头也不回地逃离。所以，必须做好应对措施以保持对局势的掌控。如果你发现自己惊慌失措，请尽可能寻求帮助并避免落单。

恢复阶段

编写灾害计划的最后阶段是恢复阶段。其目的在于评估灾难发生后可能出现的情况，并规划实验室或诊所如何有效地恢复运营。首要任务应该包括确保安全、提供基本需求以及恢复基本服务。准备一份当地和州公共机构的联系名单，如消防员、警察等，因为他们将能够帮助你确定是否以及何时可以返回。重新开放必须符合什么标准？如何确保实验室安全并为培养和冷冻胚胎做好准备？如何清除残骸？如何清洁临床和实验室区域？采取哪些措施来确保培养箱和其他关键设备的正常运行？

当灾害过去，并且被认为可以安全进入建筑物时，重要的是制作一份完整的损坏清单。此时，可以聘请专业的灾害评估公司来帮助评估建筑物结构的完整性、公共设施的安全性等，以及提供如何清除残骸和将工作空间恢复如初的建议。如果发生了水灾，则需特别注意如何减轻真菌对建筑物的污染。

最初为减轻损害而采取的措施并不会一直奏效，因此必须随着时间的推移持续监测恢复的结果，直到取得成功。澳大利亚一家IVF中心因楼上的按摩浴缸漏水导致水淹。起初只进行了简单的排水和清理工作，然而几周后问题变得明显——来自墙上的真菌正在污染体外受精培养物。人们尝试了多种方法来消灭真菌均未能成功，直至采用了过氧化氢雾对整个诊所进行熏蒸。

可以使用摄像机和/或照相机来记录灾难造成的后果。应注意设施和设备的损坏情况。初始的设备库存清单可能会提供帮助，尤其是在某些设备丢失的情况下。应注意各设施和设备功能性和安全性是否得到恢复。

停 电

停电在世界许多地方都很常见。如何应对取决于停电将持续多久。用于短期停电的最常见方法是备用电池。蓄电池可能在一两小时内工作良好（取决于备用电池设备），但不能解决除了短暂停电的所有问题。电池通常很重，因此常被放在地板上，一旦被水淹则会造成损坏，所以应把其放在凸起的平台或架子上。重要的是只有那些关键设备，如培养箱和冰箱，需要提供紧急的电力支持。因为超声设备和加热设备耗电量大，所以在紧急情况下为所有设备提供电力支持未免要求过高。

现场发电机是下一级保护措施。也可以购买和安装发电机，以便在断电时自动启动供电。发电机可以使用汽油或天然气作为燃料。不过，这也存在一些问题：一是购买成本，二是所需维护和检测的工作量。最后，如果发生重大的灾难，是否有足够的燃料可以让这些发电机运行几天？储存燃料和运转时产生有毒烟雾是发电机的另一个问题。相较于汽油而言，天然气可能是更可靠的燃料来源，因为即使在重大灾害期间，通常也能获得天然气的供应，而对于运输依赖度较高的汽油来说，其供应可能会减少。在某些紧急情况下，可以依靠租用大型移动发电机供电。在大多数持续几天的紧急情况下，很有可能所有手术都会停止，出于这个原因，静态且不需要电力供应的低温储存方法是理想的应对措施，因为胚胎一旦被冷冻保存，就不再需要长期的电力供应。尽管如此，人们必须考虑在每种类型的紧急情况下如何应对低温储存报警，还应该思考在灾难恢复中采用太阳能电池阵列的可行性。

在任何停电期间，我们都需要解决建筑物的供暖或制冷、冰箱和冷冻柜的维持以及任何正在培养箱中培养的胚胎的问题。例如，所有培养箱都将失去泵送气体的能力，但根据品牌/型号的不同，温度能够保持的时间长短不一。

应定期检测所有备用电源系统的功效以及它们可以提供支持的时间。如果电池不能维持设备运行足够的时间,则需要更换电池。

灾害发生时的沟通

灾害发生期间的通信系统是最常被忽视的项目之一。沟通至关重要。在疏散期间以及疏散后,你将如何有效沟通?如果有人失踪了怎么办?回去找人可能不安全——所以需要保持有效沟通,确定每个人应该在哪里以及每个人所在的位置。如果固定电话或手机不工作,如何协调灾害计划?如何知道已经采取了适当的措施来确保样本和设备的安全?

2011 年,龙卷风袭击了亚拉巴马州塔斯卡卢萨附近地区,造成了 54 人死亡,1 500 人受伤,更多人无家可归。德鲁伊市医院是破坏中心仅存的建筑。由于灾难期间出现的问题,该医院开始评估一键通设备作为改善通信的手段[10]。

在灾害期间,有一个信息中心位置(可能还需要备用位置)进行信息交流是很重要的。一家 IVF 中心配备了一台带答录机的电话,可以作为灾害期间的中央信息中心。在灾害的特定阶段,某些通信方法可能是无法使用。例如,在初始阶段,电力供应可能会中断,因此人们必须完全依靠不依赖当地电网的通信方法。此外,在任何重大灾难的最初阶段,当地移动服务通常要么停摆,要么因通信网络拥堵导致无法使用手机进行沟通。灾难期间需要了解谁在 IVF 中心,包括工作人员和患者。登记每个工作人员和患者的信息以免遗漏。应考虑多种通信形式,包括手机、短信、传真机、电子邮件、无线通信设备或民用波段无线电收音机。在某些情况下,当即时通信可能无法使用时,留下消息供稍后检索的被动系统或许是最好的选择。当手机信号过载或不稳定时,发短信是一种有效的交流方式。

在任何紧急情况发生之前,员工都应该可以获得所有员工、服务人员、当前患者、利益相关者、供应商和关键事件响应人员(如政府和私人灾难机构)的电话号码。现在是编制这份详尽清单的时候了,以便在灾难发生之前将其集中存储或保存。在大多数重大灾害中,获得患者的医疗记录至关重要,以便为正在接受治疗的患者提供适当的医疗建议。同样地,在需要查询冷冻样本时,获取相应的保存记录也十分重要。

在灾难发生之前、期间和之后,应为所有正在进行的程序制订一份每日计划,用白板、电子表格或纸张详细列出每个培养箱内样本所需的每日操作流程。这些工作列表可用于每日工作安排——今天需要做什么,明天需要做什么,例如,取卵、授精、受精检查、辅助孵化、活检、冷冻等。在人员短缺的情况下,工作人员可以使用这些列表,在当天或第 2 天,马上或者将要进入实验室支援的额外的工作人员加入时,工作列表可以辅助其快速了解工作任务。

运　输

2005 年卡特里娜飓风袭击新奥尔良地区后不久,当地 IVF 实验室的主任 Roman Pyrzak 就从美国国家航空航天局获得了卫星图像,图像显示他的医院被水包围,但完好无损。他与多个机构取得联系并请求帮助,用船疏散了低温液氮罐[11],这些机构包括国民警卫队和当地警察。交通状况的恶化可能由多种原因造成,包括燃料短缺、桥梁禁止通行、道路封闭、人员疏散、交通堵塞和公共交通停运。灾害计划应说明如何处理这些情况。如果出现交通问题,可以考虑调动最近的人员来执行计划中的关键步骤。

培　训

如果没有人知道灾害发生后他们的职责是什么,那么制订灾害计划就是徒劳的。定期培训是计划成功的关键。在训练中员工应该清楚何时以及如何采取行动。应为他们分配每种灾害类型的任务。由于这些计划可能充满了假设,而且复杂多样,因此每个员工都能够轻松地在工作场所和家中获取该计划的信息至关重要,以便提醒自己在灾难中扮演的角色。指派一名人员记录演习,不仅需要记录演习过程,还需记录演习开始的时间、参与者及其行为等各方面细节。至少每年审查一次演习效果是否有效——若有任何问题出现,则需要调整计划。

在可能发生灾难的关键时刻之前复习培训课程可能具有重要意义,如在飓风或火灾季节之前。每次培训课程结束后,都是向受训者征求改进计划的绝佳时机。应该考虑定期进行针对特定灾难场景的演习。

(冯雪译,廉颖、林胜利校)

参考文献

[1] Dickey RP, Lu PY, Sartor BM, Dunaway HE Jr., Pyrzak R, Klumpp AM. Steps taken to protect and rescue cryopreserved embryos during hurricane Katrina. Fertil Steril. 2006;86:732-4.

[2] Development of an emergency plan for in vitro fertilization programs: A committee opinion. Practice Committees of the American Society for Reproductive Medicine, the Society for Assisted Reproductive Technology, and the Society of Reproductive Biologists and Technologists. Fertil Steril. 2021; 115(4):870-3.

[3] CAP Laboratory General Checklist 9/22/21. College of American Pathologists; 2021.

[4] Revised guidelines for human embryology and andrology laboratories. Fertil Steril. 2008; 90(5):S45-59.

[5] The Revised guidelines for good practice in IVF laboratories (2015) [Internet]. [cited 2022 Jan 2]. Available from: https://www.eshre.eu/Guidelines-and-Legal/Guidelines/Revised-guidelines-for-good-practice-in-IVF-laboratories-(2015).aspx.

[6] Practice Committee of the American Society for Reproductive Medicine, Practice Committee of the Society for Assisted Reproductive Technology, Practice Committee of the Society of Reproductive Biologists and Technologists. Minimum standards for practices offering assisted reproductive technologies: A committee opinion. Fertil Steril. 2021; 115(3):578-582.

[7] The Joint Commission. R3 Report: Requirement, Rational, Reference [Internet]. 2021 [cited 2022 Feb 25]. Available from: https://www.jointcommission.org/standards/r3-report/.

[8] American Red Cross Ready Rating. American Red Cross Ready Rating [Internet]. 2022 [cited 2022 Feb 9]. Available from: https://www.readyrating.org/How-It-Works.

[9] National Research Council. Prudent Practices in the Laboratory: Handling and Management of Chemical Hazards, Updated Version [Internet]. Washington, DC: The National Academies Press; 2011 [cited 2021 Dec 30]. 360 p. Available from: https://www.nap.edu/catalog/12654/prudent-practices-in-the-laboratory-handling-and-management-of-chemical.

[10] Scungio DJ. Disaster preparedness plans [Internet]. Medical Laboratory Observer. 2014 [cited 2021 Nov 6]. Available from: https://www.mlo-online.com/home/article/13006800/disaster-and-the-laboratory-preparation-response-and-recovery.

[11] Roman P. Crises Management Symposium. ASRM Scientific Congress and Exposition 2021; 2021 Oct 20; Baltimore, Maryland.

31

静态成像揭示人类早期胚胎发育过程

Yanina D. Alvarez 和 Melanie D. White

引 言

几十年来，我们对人类早期胚胎发育的了解源自对固定样本图像的研究，直到最近，才开始利用体外培养的人类胚胎。通过对子宫切除手术中取出的苏木精和伊红染色的人类胚胎连续切片仔细分析，揭示了胚胎从输卵管到子宫内着床时所经历的复杂的形态变化[1]。多年来，这些稀缺的标本几乎提供了我们有关早期人类胚胎发育的所有信息。然而，随后体外系统的发展使人类胚胎培养成为可能，再加上显微镜技术的改进，这构成了一项重大进步，让我们得以一窥早期胚胎发生，甚至是之前难以理解的着床过程。人类胚胎在含支持细胞的二维共培养模型或更复杂的三维培养模型中培养，可完成从早期到晚期着床阶段的发育过程[2]。现在还可以在没有任何外源细胞或组织存在的情况下，让胚胎在体外进行着床，从而研究胚胎自主着床的周围组织[3-5]。通过对不同阶段的体外着床胚胎进行成像，可以对指导胚胎发育和着床的过程提供新的见解。创新的成像技术和新的自动分析方法，为非侵入性选择具有最佳发育能力的胚胎提供了可能。可视化着床前胚胎发育过程中发生的分子和形态变化研究，对于推动新知识的发展和改善辅助生殖技术（assisted reproductive technologies，ART）的结局至关重要。

人类胚胎发育

第 1 天：合子

精子使卵母细胞受精形成合子会引发一系列形态变化，包括第二极体的排出、雌雄原核的发育和逐渐迁移。合子一旦形成，雌原核就会向雄原核迁移，直到它们贴近在一起，并一起移向卵母细胞中心。在迁移的原核内，核前体出现并凝聚成核仁。要使发育继续，取决于母源和父源因素的事件必须及时、协调地进行。

根据核仁的数量、大小和分布以及原核的大小和排列等几种常见参数，已开发出各种合子分级系统[6-8]。这些特征的评分反映了染色体分离、染色质解聚和激活子代 RNA 合成等关键早期过程的真实情况，并与胚胎的发育潜能相关联[7,9]。然而，这些特征的高度动态性使得评分对测量的时间点非常敏感，这或许解释了为什么许多研究并不支持合子评分与妊娠之间的关联[10-13]。在人类发育的最初几天，受精卵经过一系列卵裂过程，每个细胞一分为二并产生两个较小的细胞（或卵裂球），但胚胎的总体积不变。由于人类胚胎染色体的不稳定性较高，这些分裂很容易出错[14]。对临床体外受精（in vitro fertilization，IVF）周期捐献的人类胚胎固定并进行共聚焦显微镜检查发现，即使是优质胚胎也有许多核异常，包括带有额外小微核的细胞、带有两个同样大小核的细胞和带有许多小核的细胞（图 31-1）[15]。

细胞核异常的细胞很可能是非整倍体，并有 DNA 损伤的迹象。然而，随着发育的进行，细胞核异常的频率会降低，表明可能存在一种潜在的纠错机制。虽然这些染色体分离错误的根本原因尚不清楚。但最近的研究表明，与体细胞不同，人类卵裂期胚胎中有丝分裂纺锤体的破坏并不会引发细胞死亡[16]。

第 2 天：4 细胞阶段

第二次卵裂产生有 4 个卵裂球的胚胎。根据每个卵裂球在 2 细胞阶段的分裂方向，4 细胞胚胎可能是四面体结构，也可能是平面结构（图 31-2）。

鉴于至少某些蛋白质在卵母细胞中显示极化定位，卵裂的方向会导致这些蛋白质从 4 细胞阶段开始在卵裂球之间分布不均[18]。目前还不清楚是什么决定了卵裂的方向。不过，四面体 4 细胞胚胎更有可能在体外发育成优质胚胎[17,19]。

第 3~4 天：桑葚胚

致密化

在胚胎着床前的发育过程中，第一个明显的形态发生过程是致密化。在致密化过程中，胚胎细胞相互压扁，增加了接触面积，使胚胎从松散的球形细胞团转变为紧密排列的细胞团[20]。致密化可能在 4~16 个细胞阶段开始，但

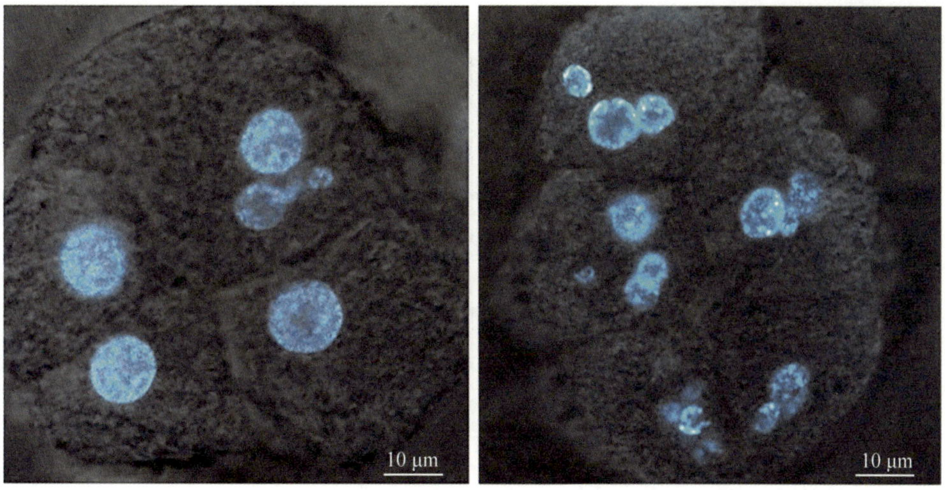

图 31-1 人类卵裂期胚胎的核异常(经授权改编自文献[15])

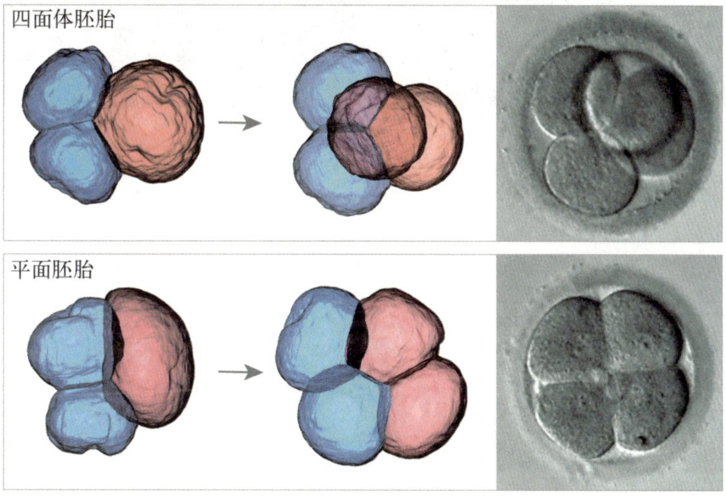

图 31-2 不同的卵裂方向会产生四面体胚胎或平面胚胎。着床前第 2 天发育的人类 4 细胞期胚胎图像(经授权改编自文献[17])

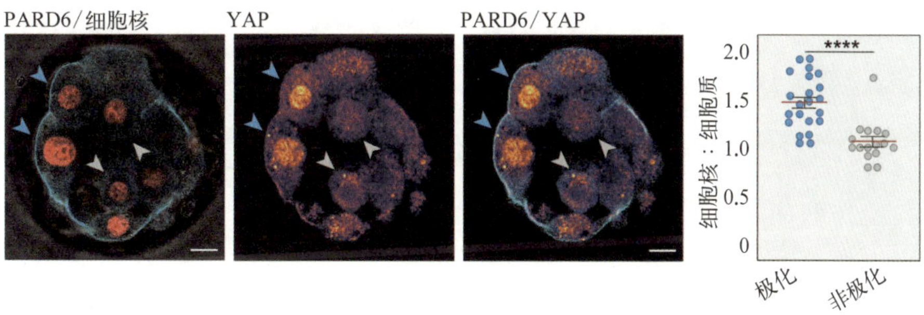

图 31-3 人类胚胎在第 4 天建立顶端-基底极性。用 PARD6 和 YAP1 免疫标记胚胎,并用 DAPI 染色标记细胞核。蓝色箭头表示外层细胞,白色箭头表示内层细胞。图表显示了 YAP1 在细胞核与细胞质表达量的比率。**** $P<0.0001$,Mann-Whitney 检验(改编自文献[24],开放获取)

大多数人类胚胎在 8 细胞阶段开始致密化,致密化时间与囊胚质量和着床有关[21,22]。细胞黏附分子 E-CADHERIN 在致密化胚胎的细胞接触处聚集;E-CADHERIN 的异常分布与发育缺陷有关,包括不致密化、细胞破碎和胚胎停育[23]。

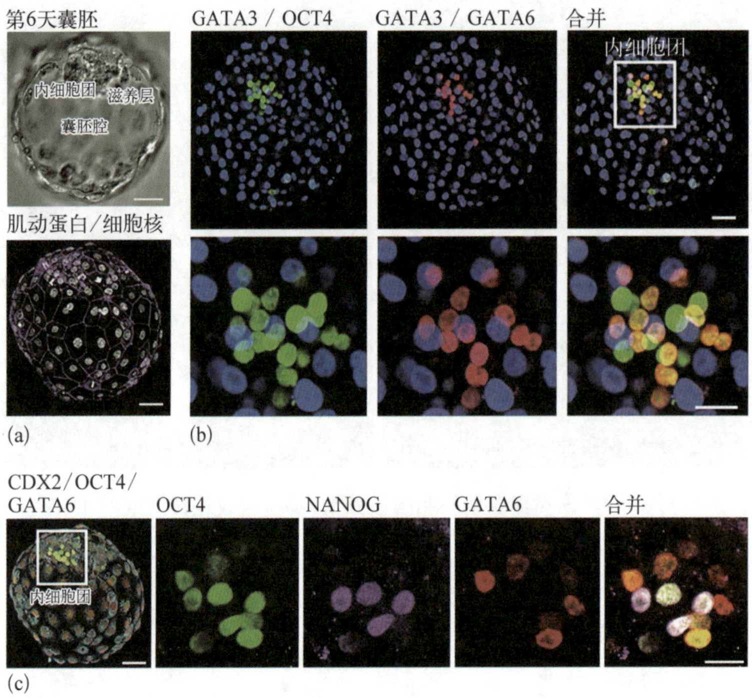

图 31-4　第 6 天人类胚胎的最早 2 个细胞系的建立。(a)第 6 天囊胚的 DIC 图像(上图)和三维图像(下图),分别用鬼笔环肽(Phalloidin)标记肌动蛋白、用 DAPI 标记细胞核。比例尺为 100 μm。(b)和(c)用 ICM 和 TE 免疫标记物标记第 6 天囊胚的三维图像(引用自文献[4])

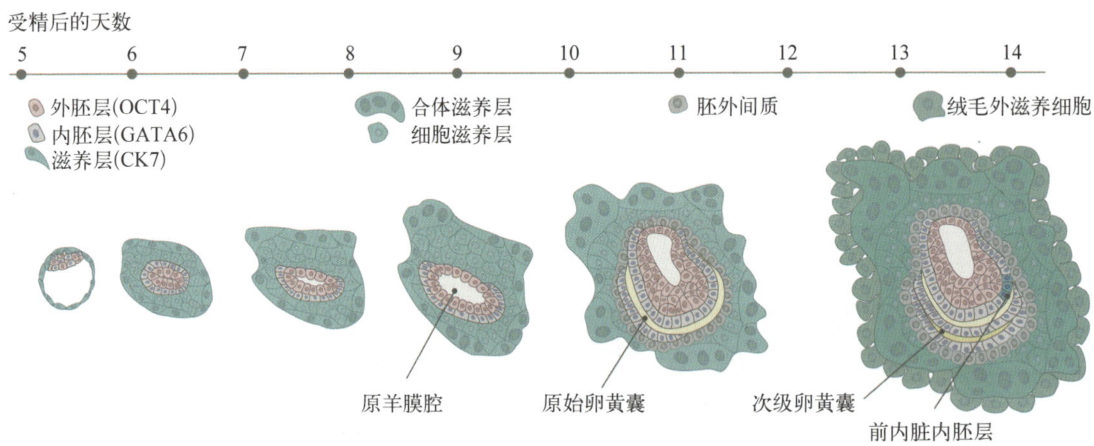

图 31-5　体外着床前人类胚胎的发育示意图

极化

在人类胚胎中,与致密化同时进行的是顶端-基底细胞极性的建立。对发育第 4 天的人类胚胎进行固定、免疫荧光和共聚焦显微镜观察发现,顶端结构域的生成分为两个步骤[24]:首先,磷脂酶 C(phospholipase C, PLC)信号的激活触发了肌动蛋白在卵裂球无接触顶端表面富集;接着,PAR 极性复合体成分 PARD6 和 aPKC 定位于新生的顶端结构区域[24,25]。顶端区域的建立促进了第一个细胞谱系分化的开始:与滋养层相关的转录程序,其特征是 GATA3 转录因子的表达和 YAP1 的核定位(图 31-3)。滋养层(trophectoderm, TE)介导胚胎着床于子宫内膜并形成胎盘。抑制 PLC 或 aPKC 信号会影响 TE 分化的启动和囊胚第一个空腔的扩展[24,25]。

第 5~6 天:囊胚

人类着床前的囊胚是一个中空的细胞球,位于空腔的内侧由一小簇紧密排列的多能细胞组成团(内细胞团,inner cell mass, ICM),周围由形成外表面的较大的 TE 细胞

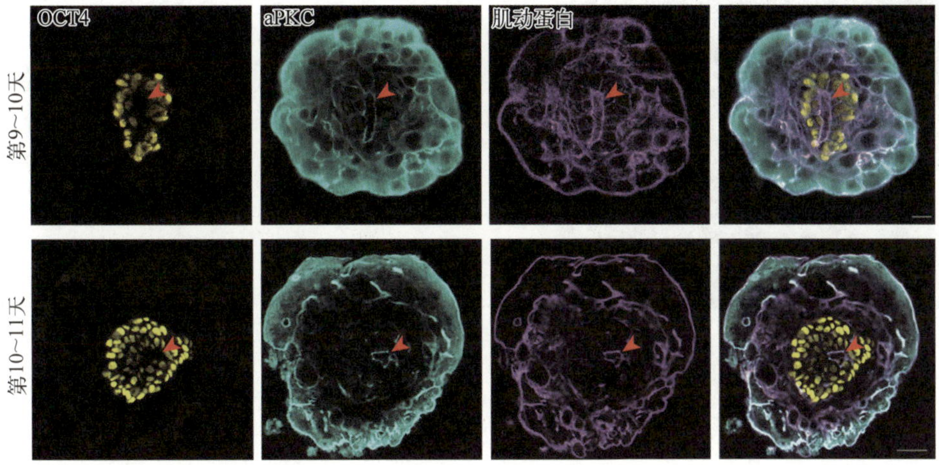

图 31-6 培养的人类胚胎前羊膜腔的形成。通过 OCT4 和 aPKC 免疫标记并用鬼笔环肽标记肌动蛋白的不同时期人类胚胎中心位置的共聚焦 Z 轴截面图。箭头所指为管腔。比例尺，20 μm（经授权改编自文献[3]）

构成。两种细胞系可根据转录因子的不同表达加以区分（图 31-4）。

ICM 细胞表达 OCT4 和 NANOG 或不同表达水平的 GATA6，并产生胚胎组织[4]。囊胚外围 TE 细胞表达 GATA3、不同表达水平的 CDX2 以及低表达水平的 OCT4 和 GATA6。一旦囊胚完全扩张，它就会从透明带孵化出来，并为着床做准备。最近开发的培养系统可使人类胚胎体外着床，从而首次对着床前的胚胎发育进行深入研究，并揭示驱动这一以往难以观测阶段的关键发育过程（图 31-5）。

第 7~8 天：外胚层和内胚层分离

胚胎在子宫着床失败是导致早期妊娠丢失的主要原因，也是 ART 成功必须克服的关键障碍[26,27]。胚胎着床需要囊胚附着在子宫内膜的上皮层并侵入上皮层下的子宫内膜间质。在这里，它必须穿透并重塑母体血管，为后续发育建立血流通道。

将囊胚放到源自子宫内膜腺癌的 Ishikawa 单层细胞组成的简单二维共培养系统中培养，结果表明大多数优质胚胎（即使不是全部）会开始黏附于紧挨着的上皮细胞层[28]。大多数人类胚胎的黏附区域是滋养层细胞的极化位置，即环绕 ICM 的 TE 区域[4,28-30]。这种最初的黏附可能是由人类囊胚中上调的细胞黏附分子介导的，如整合素 αvβ3、凝血酶原 1 和层粘连蛋白 α3[28,31]。

胚胎在黏附过程中会变充实，并开始细胞重组，使胚胎细胞和胚外细胞分离[3,4]。外胚层细胞以 OCT4 表达为特征，并将发育成胎儿。在受精后第 7~8 天，胚胎外胚层细胞由一簇 OCT4 阳性细胞组成，周围是 GATA6 阳性的胚外内胚层细胞（原始内胚层），这些细胞将形成卵黄囊（图 31-5）。在大气（21% O_2）条件下，体外培养的胚胎，其外胚层细胞的保存得到改善，细胞死亡减少[3]。IVF 临床中越来越多地在低氧条件（5% O_2）下培养着床前人类胚胎，因为符合输卵管和子宫中的氧浓度，有利于胚胎存活[32,33]。仔细评估氧浓度对胚胎外胚层发育和胚胎存活的分子影响，是容易控制且可作为改善 IVF 结果的参数。

第 8~10 天：外胚层极化、前羊膜腔和原始卵黄囊形成

体外培养第 8~10 天，表达 OCT4 的外胚层细胞变成放射状组织，并建立起顶端-基底极性[3,5]。肌动蛋白和顶端 PAR 极性复合体的主要激酶 aPKC 逐渐被限制在细胞的顶端结构区域，而整合素 β1 则被限制在基底结构区域[3,34]。外胚层细胞的一个亚群显示出管腔形成成分 PODXL 定位，一个内衬肌动蛋白细胞骨架的小管腔形成，即前羊膜腔开始形成（图 31-6）[4,35]。

与此同时，在第 8~9 天内胚层细胞开始定位到外胚层的一侧，越来越多的细胞亚群表达 CER1 和 LEFTY1（WNT、BMP 和 NODAL 信号通路的拮抗剂）[3,5,36]。这部分细胞可作为信号中心，在胚胎原肠形成前启动胚胎前后轴的发育模式。在内胚层细胞附近，假定的卵黄囊腔形成区域（图 31-7）周围由一群表达 CDX2 以及低表达水平 GATA6 和 OCT4 的新型细胞组成，这群细胞最近被描述为卵黄囊 TE[4]。

滋养层细胞分化

在胚胎表面，TE 细胞极化伴随着 PAR6、细胞角蛋白

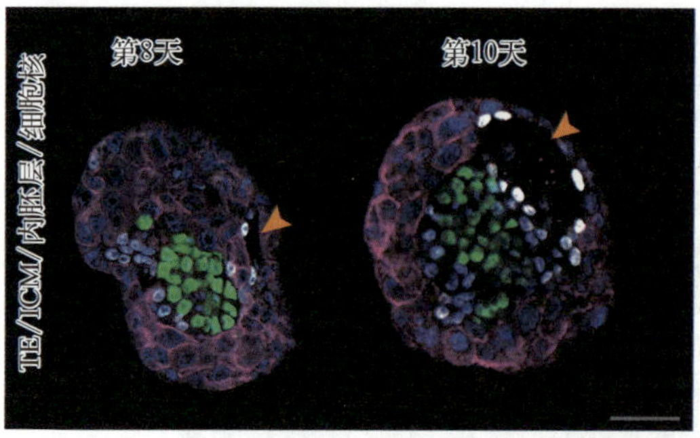

图 31-7 人类囊胚第 8~10 天原始卵黄囊的发育。通过免疫标记 ICM（OCT4，绿色）、内胚层（GATA6，灰色）和 TE（CK7，品红色）的胚胎中部共聚焦 Z 轴截面图。箭头表示发育中的原始卵黄囊。比例尺，50 μm（经授权改编自文献[5]）

7（CK7）和肌动蛋白的定位表达[3,5]。从第 8 天开始，出现了两个 TE 细胞亚群（图 31-8）。最靠近外胚层和内胚层的 TE 细胞保留单个细胞核，很可能对应于细胞滋养层（cytotrophoblast，CTB）。而胚胎外围的 TE 细胞开始表达人绒毛膜促性腺激素（human chorionic gonadotropin，hCG）并融合成多核细胞，这是合体滋养层细胞（syncytiotrophoblast，STB）的特征（图 31-8a）[3,4]。hCG 的表达对 STB 的形成、调控子宫内膜对着床部位的容受性以及随后脐血循环发育都很重要[37]。低水平 hCG 与 ART 后的复发性流产和妊娠失败有关[38,39]，这表明滋养层细胞的分化和 hCG 的充分表达在建立和维持妊娠中起着至关重要的作用。

最近对在体外培养的人类胚胎全染色体非整倍体的研究发现，16-三体或 21-单体的胚胎由于滋养层细胞发育不全而胚胎较小（图 31-8c）[41]。在 16-三体胚胎中，滋养层细胞增殖不足被认为是 E-CADHERIN 基因过表达的结果，该基因位于 16 号染色体上，能促进细胞周期停滞和滋养层分化。事实上，免疫荧光和共聚焦成像显示 16-三体胚胎的 E-CADHERIN 蛋白和滋养层分化标志物 SDC-1 水平升高；同时，有丝分裂的滋养层细胞数量减少。这些发现为胎盘 16-三体病例中经常出现的宫内生长受限和先兆子痫提供了可能的解释[41]。

在着床部位，STB 细胞具有很强的侵袭性，会与子宫内膜细胞形成接触并挤入它们之间[1,29,40,42]。随着更多的 STB 细胞穿透子宫内膜层，它们会形成一个由全包围的外胚层细胞组成的锥体（图 31-8b）[40]。内皮细胞移位并聚集在着床部位周围。滋养层细胞的入侵可能会对外胚层产生牵拉和拉伸力，从而促使外胚层在此阶段向双层盘状结构转变[43]。

STB 的另一个特征是腔隙的形成。一旦 STB 细胞突破母体血管，这些相互连接的空间将包含母体血液（图 31-8d）[29,44]，这为母体-胎儿循环系统奠定了基础。该系统最终将为胎儿提供足够的血流以支持胎儿在孕中期和孕晚期的发育。从第 9 天到第 12 天，CTB 和 STB 细胞继续重组为同心环，直到 STB 形成滋养层外层，而 CTB 被限制在外胚层和发育中的卵黄囊相邻的区域[3,4,44]。

第 10~14 天

对体外附着的囊胚进行仔细分析后发现，从第 10 天开始，外胚层细胞似乎分成两个亚群[3]。与内胚层相邻的外胚层细胞获得柱状形态，在细胞膜上表达 E-CADHERIN 黏附蛋白，成为双层外胚层盘[3,5]。然而，与 CTB 接触的外胚层细胞会变成扁平、呈鳞状，很可能代表未来的羊膜上皮（amniotic epithelium，AME）。羊膜腔的扩张将外胚层盘与羊膜上皮分离开来[5]。到发育的第 11 天，原始卵黄囊完全形成[1,3,5]。

体外三维培养人类胚胎至国际公认准则[45]规定的 14 天极限，此时次级卵黄囊发育、胚胎的前后轴（LEFTY）确定和原条的早期特征基因启动表达（N-CADHERIN 和 T，图 31-9）[5]。

值得注意的是，人类胚胎可以自主地指导所有这些细胞系分化、细胞重组和早期组织形态发生事件，而无须任何母体组织的进入[3,4]。支持人类早期发育的体外培养系统使人们能够以前所未有的视角观察这些早期过程，它们所产生的深刻见解为改进胚胎培养和为 ART 挑选优质胚胎带来了希望。

其他用于无创胚胎成像的显微镜方法

在体外受精过程中移植单个胚胎对母婴的临床益处已被普遍接受[46-48]，选择最具发育潜力的胚胎进行移植变得越来越重要。传统上，胚胎是根据其形态特征选择的，这使显微镜成为 ART 不可或缺的工具[49]。尽管最近出现了定时拍摄数字图像的延时培养系统，可持续监测胚胎发育情况，但静态形态评估仍是世界范围内胚胎选择的标准方法。通常情况下，胚胎学家会在特定的时间点将胚胎从培养箱中取出，在显微镜上进行观察。根据卵裂球数量、碎片化程度和对称性等形态特征以及 ICM 和 TE 的质量进行评分[50]。虽然连续胚胎监测可进行形态动力学分析，但延时培养系统较高的成本仍是许多试管婴儿诊所的一大障碍，而且目前尚不清楚该技术是否能提高着床率[51,52]。

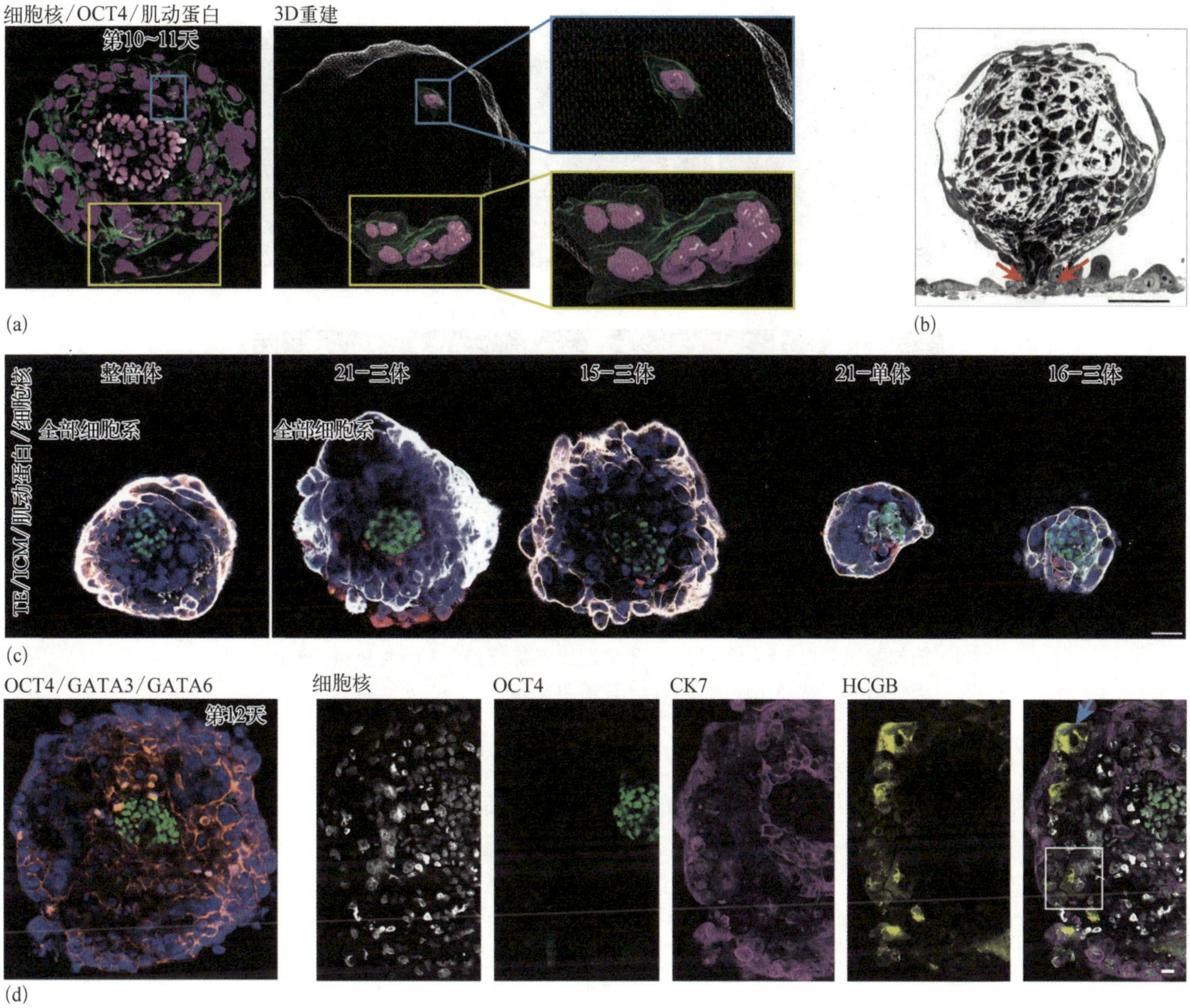

图 31-8　着床前人类胚胎的滋养层分化。(a)具有代表性的滋养层细胞和细胞核形状的三维重建图。请注意,外胚层附近的细胞为单核,而胚胎外围的细胞为多核。(b)人类囊胚与培养的子宫内膜细胞黏附并形成滋养层穿透锥(箭头)的光学显微照片。穿透锥被来自内细胞团的细胞占据,几乎填满囊胚腔。(c)第 9 天人类胚胎全染色体非整倍体胚胎。胚胎通过免疫标记显示 TE(GATA6,品红色)和 ICM(OCT4,绿色),并进行肌动蛋白(鬼笔环肽,灰色)和细胞核(DAPI,蓝色)染色。由于缺乏滋养层细胞,21-单体和 16-三体胚胎较小。(d)第 12 天的人类囊胚显示合体滋养层细胞(CK7,hCGB)系的分化。蓝色箭头表示新生的腔隙,是 STB 细胞的典型特征;方框表示多核细胞,是 STB 细胞系发展的特征。比例尺,20 μm[(a)已获许可,改编自文献[3];(b)已获许可,改编自文献[40];(c)已获许可,改编自文献[4];(d)已获许可,改编自文献[4]]

偏振显微镜

标准的实验室显微镜配备有明场照明,这对于观察染色标本是非常好的,但对于未染色的活细胞却只能分辨出很少的细节。为了改善活体标本的成像,现代显微镜通常配备专门的物镜和聚光器或偏振镜,以提供相位对比,从而大大提高亚细胞特征的分辨率。偏振显微镜在胚胎学中特别有用,因为它能够显著提高厚的未标记标本的图像质量(图 31-10)[53,54]。该技术根据大分子结构的双折射对其进行成像。双折射是一种独特的光学特性,即光线进入含有高度有序分子的样本时,会折射成方向不同的两种偏振光。双折射材料的特点是有两个正交光轴,每个光轴的折射率不同。与平行于正交轴的偏振光相比,平行于其中一条光轴的光束以不同的速度穿过样品。因此,这两束光在进入样品之前是同方向的,但在离开样品时,它们的方向发生了变化。测量这种不同的延迟可以量化样品中分子秩序的大小和方向[55]。

偏振显微镜可以对未标记活细胞中的有丝分裂纺锤体(纺锤体微管排列整齐)进行成像(图 31-10)[56-58]。随后的改进包括添加电光调制器、采用圆偏振光以及依赖双折射的角度来观察活细胞中的其他细胞骨架元素,包括沿

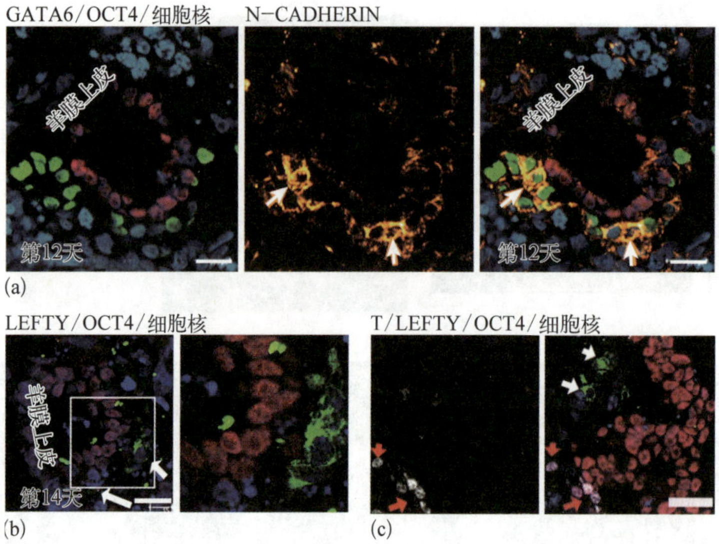

图 31-9　人类第 12~14 天胚胎原条标记蛋白和前后极性的表达。(a)第 12 天胚胎的免疫标记,包括 ICM(OCT4,红色)、内胚层(GATA6,绿色)和间充质标记蛋白(N-CADHERIN,橙色)。(b)和(c)前部标记蛋白 LEFTY(绿色)和早期原条标记蛋白(T,灰色)在第 14 天胚胎中表达。比例尺,50 μm(改编自文献[5])

细胞骨架移动的应力纤维和囊泡结构[60,62,65,69]。

用偏振显微镜观察哺乳动物卵母细胞中的两个结构,即减数分裂纺锤体[63]和透明带[61],可显示分子秩序。在引入偏振显微镜之前,要观察活体人类卵母细胞中的纺锤体极为困难。利用偏振显微镜可以研究纺锤体动力学、检测纺锤体形态、预测染色体错位、监测热量控制运行和进行纺锤体移植[70-73]。许多研究都探讨了人类卵母细胞中纺锤体的存在是否与 ART 结局的改善有关。尽管这些研究的结果有时相互矛盾[74],但一个对 10 项试验的荟萃分析表明,通过偏振显微镜可检测到纺锤体的卵母细胞受精率更高,胚胎分裂和发育至囊胚阶段的速度更快[75]。

用偏振显微镜观察人类卵母细胞透明带的结构发现,内层的双折射与卵母细胞的发育潜能有关[76]。随后的研究证实了透明带双折射与囊胚形成、着床和妊娠率之间的关系[77-79],但其潜在机制仍有待确定。

光学相干显微镜

光学相干显微镜(optical coherence microscopy,OCM)是一种相对较新的非侵入式无标记成像技术,它根据后向散射光相干涉,内部对比重建生成三维图像[59]。事实证明,OCM 是一种非常有用的胚胎发育成像技术,特别是非侵入性深度分辨成像、采集速度快和高空间分辨率。由于不同胚胎的横截面 OCM 图像与其组织学切片相似,它被命名为“光学活检”[80]。此外,OCM 还能区分正常胚胎和异常胚胎的形态[81]。

在哺乳动物胚胎中,OCM 可提供细胞核、核小体、分裂期纺锤体、内质网和线粒体排列等细胞内的关键细胞器图像。最重要的是,可用于监测和定量分析它们的动态行为和随时间的演变(图 31-10)[68]。虽然 OCM 尚未应用于 IVF 临床,但它的高分辨率无标记成像能力及其在眼科等其他医学领域的迅速普及表明,这项技术可能会成为我们进一步了解人类胚胎发育和改善辅助生殖结局的宝贵工具。

人工智能用于胚胎选择

近年来,人们越来越关注利用人工智能(artificial intelligence, AI)来识别最优胚胎进行移植。这种方法的优势在于它可以是非侵入性的,只需要胚胎的静态图像,并消除了不同胚胎学家带来的潜在差异。一般来说,这种分析需要对胚胎图像中的各种特征进行计算分割,应用基于机器学习的模型来预测发育潜力。这些模型不依赖于人类对其特征的描述,而是通过对已知结果的数以千计的胚胎实例图像进行迭代学习而训练出来的[82,83]。

机器学习后至少可以像胚胎学家一样根据胚胎质量进行排序,甚至在选择具有着床潜力、活检或冷冻保存的优质囊胚方面优于经验丰富的胚胎学家[84-86]。目前正在开发模型,目的是改进从受精到着床和临床妊娠的 ART 过程的每一步[87]。虽然 AI 有可能改善 ART 的结局,但

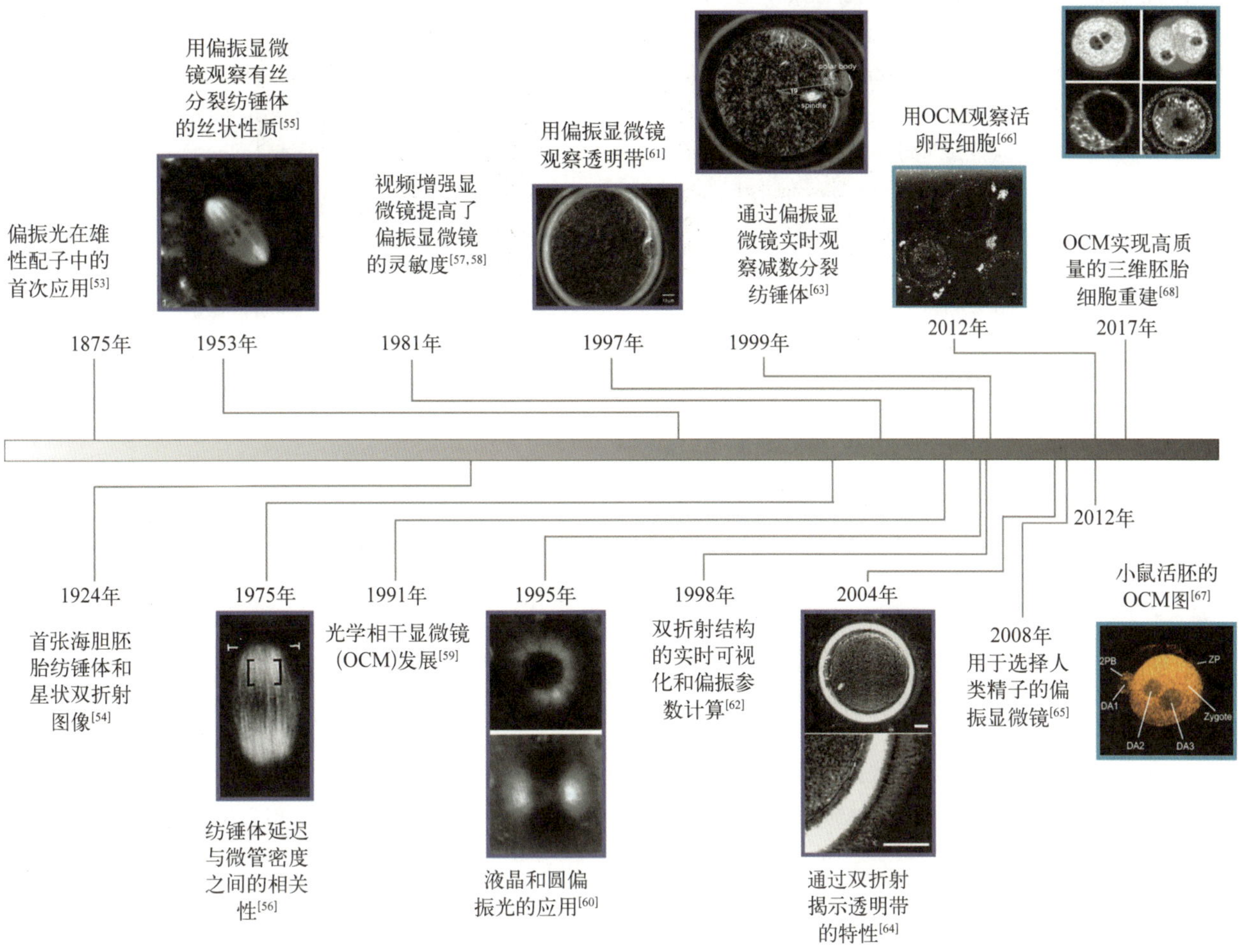

图 31-10 非侵入性无标记活体成像替代方法时间表[图片经授权转载自文献[55,56,60,61,63,64,66](© Optical Society)和文献[67,68]]

必须考虑到其重要的局限性。机器学习对数据质量非常敏感,大多数 AI 系统不能很好地适应不同成像系统获取的数据或成像参数的变化。事实上,胚胎评分已被证明会受到成像放大率和图像捕捉焦平面的影响[88]。当尝试使用 AI 处理不同诊所不同系统获取的数据时,就会出现问题。只有极少数诊所拥有同样昂贵的成像系统,用于产生训练数据集。一个潜在的解决方案是使用内部系统获取的低质量数据重新设计算法,这些系统可能包括廉价的便携式相机,甚至是基于智能手机的系统[89]。此外,训练数据集通常包含未能着床的胚胎图像。但是,我们无法知道胚胎着床失败是由于胚胎的问题还是母体的不利因素,因此数据的可靠性较低。

母体子宫环境在临床妊娠中起关键作用,AI 对着床的预测总是有限的。尽管如此,AI 对胚胎图像的分析可以提高胚胎选择的一致性。虽然离取代胚胎学家还有很长的路要走,但 AI 是训练有素的胚胎学家提高工作效率的有用工具[90]。

总 结

自 1914 年 Franklin P. Mall 首次对人类胚胎进行分期以来,静态图像为人类胚胎早期发育提供了大量信息。人类胚胎的体外培养和着床技术的最新进展,为指导早期胚胎发育的细胞和分子事件提供了前所未有的观点。将这些方法与新的成像技术和计算图像分析技术的进步相结合,将产生新的见解,进而改善人类胚胎培养和辅助生殖的选择。

(任一昕译,庄新杰、林胜利校)

参考文献

[1] Hertig AT, Rock J, Adams EC. A description of 34 human ova within the first 17 days of development. Am J Anat. 1956; 98(3):435-93.

[2] Weimar CH, Post Uiterweer ED, Teklenburg G, Heijnen CJ, Macklon NS. In-vitro model systems for the study of human embryo-endometrium interactions. Reprod Biomed Online. 2013; 27(5):461-76.

[3] Shahbazi MN, Jedrusik A, Vuoristo S, et al. Self-organization of the human embryo in the absence of maternal tissues. Nat Cell Biol. 2016; 18(6):700-8.

[4] Deglincerti A, Croft GF, Pietila LN, et al. Self-organization of the in vitro attached human embryo. Nature. 2016; 533(7602):251-4.

[5] Xiang L, Yin Y, Zheng Y, et al. A developmental landscape of 3D-cultured human pre-gastrulation embryos. Nature. 2020; 577(7791):537-42.

[6] Scott LA, Smith S. The successful use of pronuclear embryo transfers the day following oocyte retrieval. Hum Reprod. 1998; 13(4):1003-13.

[7] Scott L, Alvero R, Leondires M, Miller B. The morphology of human pronuclear embryos is positively related to blastocyst development and implantation. Hum Reprod. 2000; 15(11):2394-403.

[8] Tesarik J, Greco E. The probability of abnormal preimplantation development can be predicted by a single static observation on pronuclear stage morphology. Hum Reprod. 1999; 14(5):1318-23.

[9] Tesarik J, Junca AM, Hazout A, et al. Embryos with high implantation potential after intracytoplasmic sperm injection can be recognized by a simple, non-invasive examination of pronuclear morphology. Hum Reprod. 2000; 15(6):1396-9.

[10] James AN, Hennessy S, Reggio B, et al. The limited importance of pronuclear scoring of human zygotes. Hum Reprod. 2006; 21(6):1599-604.

[11] Nicoli A, Valli B, Di Girolamo R, et al. Limited importance of preembryo pronuclear morphology (zygote score) in assisted reproduction outcome in the absence of embryo cryopreservation. Fertil Steril. 2007; 88(Suppl 4):1167-73.

[12] Weitzman VN, Schnee-Riesz J, Benadiva C, et al. Predictive value of embryo grading for embryos with known outcomes. Fertil Steril. 2010; 93(2):658-62.

[13] Berger DS, Zapantis A, Merhi Z, et al. Embryo quality but not pronuclear score is associated with clinical pregnancy following IVF. J Assist Reprod Genet. 2014; 31(3):279-83.

[14] Vanneste E, Voet T, Le Caignec C, et al. Chromosome instability is common in human cleavage-stage embryos. Nat Med. 2009; 15(5):577-83.

[15] Kort DH, Chia G, Treff NR, et al. Human embryos commonly form abnormal nuclei during development: A mechanism of DNA damage, embryonic aneuploidy, and developmental arrest. Hum Reprod. 2016; 31(2):312-23.

[16] Jacobs K, Van de Velde H, De Paepe C, Sermon K, Spits C. Mitotic spindle disruption in human preimplantation embryos activates the spindle assembly checkpoint but not apoptosis until day 5 of development. Mol Hum Reprod. 2017; 23(5):321-29.

[17] Cauffman G, Verheyen G, Tournaye H, Van de Velde H. Developmental capacity and pregnancy rate of tetrahedral-versus non-tetrahedral-shaped 4-cell stage human embryos. J Assist Reprod Genet. 2014; 31(4):427-34.

[18] Antczak M, Van Blerkom J. Oocyte influences on early development: The regulatory proteins leptin and STAT3 are polarized in mouse and human oocytes and differentially distributed within the cells of the preimplantation stage embryo. Mol Hum Reprod. 1997; 3(12):1067-86.

[19] Desai N, Gill P. Blastomere cleavage plane orientation and the tetrahedral formation are associated with increased probability of a good-quality blastocyst for cryopreservation or transfer: A timelapse study. Fertil Steril. 2019; 111(6):1159-68. e1.

[20] Nikas G, Ao A, Winston RM, Handyside AH. Compaction and surface polarity in the human embryo in vitro. Biol Reprod. 1996; 55(1):32-7.

[21] Iwata K, Yumoto K, Sugishima M, et al. Analysis of compaction initiation in human embryos by using time-lapse cinematography. J Assist Reprod Genet. 2014; 31(4):421-6.

[22] Mizobe Y, Ezono Y, Tokunaga M, et al. Selection of human blastocysts with a high implantation potential based on timely compaction. J Assist Reprod Genet. 2017; 34(8):991-7.

[23] Alikani M. Epithelial cadherin distribution in abnormal human pre-implantation embryos. Hum Reprod. 2005; 20(12):3369-75.

[24] Zhu M, Shahbazi M, Martin A, et al. Human embryo polarization requires PLC signaling to mediate trophectoderm specification. Elife. 2021; 10:e65068.

[25] Gerri C, McCarthy A, Alanis-Lobato G, et al. Initiation of a conserved trophectoderm program in human, cow and mouse embryos. Nature. 2020; 587(7834):443-7.

[26] Koot YE, Teklenburg G, Salker MS, Brosens JJ, Macklon NS. Molecular aspects of implantation failure. Biochim Biophys Acta. 2012; 1822(12):1943-50.

[27] Franasiak JM, Alecsandru D, Forman EJ, et al. A review of the pathophysiology of recurrent implantation failure. Fertil Steril. 2021; 116(6); 1436-48.

[28] Aberkane A, Essahib W, Spits C, et al. Expression of adhe-

sion and extracellular matrix genes in human blastocysts upon attachment in a 2D co-culture system. Mol Hum Reprod. 2018; 24(7):375-387.

[29] Lindenberg S. Ultrastructure in human implantation: Transmission and scanning electron microscopy. Baillieres Clin Obstet Gynaecol. 1991; 5(1):1-14.

[30] Grewal S, Carver JG, Ridley AJ, Mardon HJ. Implantation of the human embryo requires Rac1-dependent endometrial stromal cell migration. Proc Natl Acad Sci U S A. 2008; 105(42):16189-94.

[31] Kang YJ, Forbes K, Carver J, Aplin JD. The role of the osteopontin-integrin alphavbeta3 interaction at implantation: Functional analysis using three different in vitro models. Hum Reprod. 2014; 29(4):739-49.

[32] Bontekoe S, Mantikou E, van Wely M, et al. Low oxygen concentrations for embryo culture in assisted reproductive technologies. Cochrane Database Syst Rev. 2012; (7): CD008950. doi: 10.1002/14651858.CD008950.pub2.

[33] Meintjes M, Chantilis SJ, Douglas JD, et al. A controlled randomized trial evaluating the effect of lowered incubator oxygen tension on live births in a predominantly blastocyst transfer program. Hum Reprod. 2009; 24(2):300-7.

[34] Mole MA, Weberling A, Fassler R, et al. Integrin beta1 coordinates survival and morphogenesis of the embryonic lineage upon implantation and pluripotency transition. Cell Rep. 2021; 34(10):108834.

[35] Shahbazi MN, Scialdone A, Skorupska N, et al. Pluripotent state transitions coordinate morphogenesis in mouse and human embryos. Nature. 2017; 552(7684):239-43.

[36] Mole MA, Coorens THH, Shahbazi MN, et al. A single cell characterisation of human embryogenesis identifies pluripotency transitions and putative anterior hypoblast centre. Nat Commun. 2021; 12(1):3679.

[37] Schumacher A, Zenclussen AC. Human chorionic gonadotropinmediated immune responses that facilitate embryo implantation and placentation. Front Immunol. 2019; 10:2896.

[38] Poikkeus P, Hiilesmaa V, Tiitinen A. Serum HCG 12 days after embryo transfer in predicting pregnancy outcome. Hum Reprod. 2002; 17(7):1901-5.

[39] Rull K, Laan M. Expression of beta-subunit of HCG genes during normal and failed pregnancy. Hum Reprod. 2005; 20(12):3360-8.

[40] Bentin-Ley U, Horn T, Sjogren A, et al. Ultrastructure of human blastocyst-endometrial interactions in vitro. J Reprod Fertil. 2000; 120(2):337-50.

[41] Shahbazi MN, Wang T, Tao X, et al. Developmental potential of aneuploid human embryos cultured beyond implantation. Nat Commun. 2020; 11(1):3987.

[42] Ruane PT, Garner T, Parsons L, et al. Trophectoderm differentiation to invasive syncytiotrophoblast is promoted by endometrial epithelial cells during human embryo implantation. Hum Reprod. 2022; 37(4):777-92.

[43] Weberling A, Zernicka-Goetz M. Trophectoderm mechanics direct epiblast shape upon embryo implantation. Cell Rep. 2021; 34(3):108655.

[44] Enders AC. Trophoblast differentiation during the transition from trophoblastic plate to lacunar stage of implantation in the rhesus monkey and human. Am J Anat. 1989; 186(1): 85-98.

[45] National Research Council (US) and Institute of Medicine (US) Human Embryonic Stem Cell Research Advisory Committee. Final Report of the National Academies' Human Embryonic Stem Cell Research Advisory Committee and 2010 Amendments to the National Academies' Guidelines for Human Embryonic Stem Cell Research. Washington (DC): National Academies Press (US), 2010.

[46] Vilska S, Tiitinen A, Hyden-Granskog C, Hovatta O. Elective transfer of one embryo results in an acceptable pregnancy rate and eliminates the risk of multiple birth. Hum Reprod. 1999; 14(9):2392-5.

[47] Neubourg DD, Gerris J. Single embryo transfer-state of the art. Reprod Biomed Online. 2003; 7(6):615-22.

[48] Grady R, Alavi N, Vale R, Khandwala M, McDonald SD. Elective single embryo transfer and perinatal outcomes: A systematic review and meta-analysis. Fertil Steril. 2012; 97(2):324-31.

[49] Edwards RG, Fishel SB, Cohen J, et al. Factors influencing the success of in vitro fertilization for alleviating human infertility. J In Vitro Fert Embryo Transf. 1984; 1(1):3-23.

[50] M Alpha Scientists in Reproductive, ESIGo Embryology. The Istanbul consensus workshop on embryo assessment: Proceedings of an expert meeting. Hum Reprod. 2011; 26(6):1270-83.

[51] Basile N, Elkhatib I, Meseguer M. A strength, weaknesses, opportunities and threats analysis on time lapse. Curr Opin Obstet Gynecol. 2019; 31(3):148-55.

[52] Armstrong S, Bhide P, Jordan V, et al. Time-lapse systems for embryo incubation and assessment in assisted reproduction. Cochrane Database Syst Rev. 2019; 5:CD011320.

[53] Engelmann TW. Contractilität und Doppelbrechung. Archiv für die gesamte Physiologie des Menschen und der Tiere. 1875; 11(1):432-64.

[54] Schmidt WJ. Die bausteine des tierkörpers in polarisiertem lichte. Bonn, Germany: Friedrich Cohen, 1924.

[55] Inoue S. Polarization optical studies of the mitotic spindle. I. The demonstration of spindle fibers in living cells. Chromosoma. 1953; 5(5):487-500.

[56] Sato H, Ellis GW, Inoue S. Microtubular origin of mitotic spindle form birefringence. Demonstration of the applicability of Wiener's equation. J Cell Biol. 1975; 67(3):501-17.

[57] Allen RD, Travis JL, Allen NS, Yilmaz H. Video-enhanced contrast polarization (AVEC-POL) microscopy: A new method applied to the detection of birefringence in the motile reticulopodial network of Allogromia laticollaris. Cell Motil. 1981; 1(3):275-89.

[58] Inoue S. Video image processing greatly enhances contrast, quality, and speed in polarization-based microscopy. J Cell Biol. 1981; 89(2):346-56.

[59] Huang D, Swanson EA, Lin CP, et al. Optical coherence tomography. Science. 1991; 254(5035):1178-81.

[60] Oldenbourg R, Mei G. New polarized light microscope with precision universal compensator. J Microsc. 1995; 180(Pt 2):140-7.

[61] Keefe D, Tran P, Pellegrini C, Oldenbourg R. Polarized light microscopy and digital image processing identify a multilaminar structure of the hamster zona pellucida. Hum Reprod. 1997; 12(6):1250-2.

[62] Oldenbourg R, Salmon ED, Tran PT. Birefringence of single and bundled microtubules. Biophys J. 1998; 74(1):645-54.

[63] Silva CP, Kommineni K, Oldenbourg R, Keefe DL. The first polar body does not predict accurately the location of the meta-phase Ⅱ meiotic spindle in mammalian oocytes. Fertil Steril. 1999; 71(4):719-21.

[64] Pelletier C, Keefe DL, Trimarchi JR. Noninvasive polarized light microscopy quantitatively distinguishes the multilaminar structure of the zona pellucida of living human eggs and embryos. Fertil Steril. 2004; 81(Suppl 1):850-6.

[65] Gianaroli L, Magli MC, Collodel G, et al. Sperm head's bire-fringence: A new criterion for sperm selection. Fertil Steril. 2008; 90(1):104-12.

[66] Xiao J, Wang B, Lu G, Zhu Z, Huang Y. Imaging of oocyte development using ultrahigh-resolution full-field optical coherence tomography. Appl Opt. 2012; 51(16):3650-4.

[67] Zheng JG, Lu D, Chen T, et al. Label-free subcellular 3D live imaging of preimplantation mouse embryos with full-field optical coherence tomography. J Biomed Opt. 2012; 17(7):070503.

[68] Karnowski K, Ajduk A, Wieloch B, et al. Optical coherence microscopy as a novel, non-invasive method for the 4D live imaging of early mammalian embryos. Sci Rep. 2017; 7(1):4165.

[69] Kuhn JR, Wu Z, Poenie M. Modulated polarization microscopy: A promising new approach to visualizing cytoskeletal dynamics in living cells. Biophys J. 2001; 80(2):972-85.

[70] Rienzi L, Martinez F, Ubaldi F, et al. Polscope analysis of meiotic spindle changes in living metaphase Ⅱ human oocytes during the freezing and thawing procedures. Hum Reprod. 2004; 19(3):655-9.

[71] De Santis L, Cino I, Rabellotti E, et al. Polar body morphology and spindle imaging as predictors of oocyte quality. Reprod Biomed Online. 2005; 11(1):36-42.

[72] Montag M, Schimming T, van der Ven H. Spindle imaging in human oocytes: The impact of the meiotic cell cycle. Reprod Biomed Online. 2006; 12(4):442-6.

[73] Shen Y, Betzendahl I, Tinneberg HR, Eichenlaub-Ritter U. Enhanced polarizing microscopy as a new tool in aneuploidy research in oocytes. Mutat Res. 2008; 651(1-2):131-40.

[74] Omidi M, Faramarzi A, Agharahimi A, Khalili MA. Noninvasive imaging systems for gametes and embryo selection in IVF programs: A review. J Microsc. 2017; 267(3):253-64.

[75] Petersen CG, Oliveira JB, Mauri AL, et al. Relationship between visualization of meiotic spindle in human oocytes and ICSI outcomes: A meta-analysis. Reprod Biomed Online. 2009; 18(2):235-43.

[76] Shen Y, Stalf T, Mehnert C, Eichenlaub-Ritter U, Tinneberg HR. High magnitude of light retardation by the zona pellucida is associated with conception cycles. Hum Reprod. 2005; 20(6):1596-606.

[77] Raju GAR, Prakash GJ, Krishna KM, Madan K. Meiotic spindle and zona pellucida characteristics as predictors of embryonic development: A preliminary study using PolScope imaging. Reprod Biomed Online. 2007; 14(2):166-74.

[78] Montag M, Schimming T, Koster M, et al. Oocyte zona birefringence intensity is associated with embryonic implantation potential in ICSI cycles. Reprod Biomed Online. 2008; 16(2):239-44.

[79] Ebner T, Balaban B, Moser M, et al. Automatic user-independent zona pellucida imaging at the oocyte stage allows for the prediction of preimplantation development. Fertil Steril. 2010; 94(3):913-20.

[80] Boppart SA, Brezinski ME, Bouma BE, Tearney GJ, Fujimoto JG. Investigation of developing embryonic morphology using optical coherence tomography. Dev Biol. 1996; 177(1):54-63.

[81] Boppart SA, Bouma BE, Brezinski ME, Tearney GJ, Fujimoto JG. Imaging developing neural morphology using optical

coherence tomography. J Neurosci Methods. 1996; 70(1): 65-72.

[82] Khosravi P, Kazemi E, Zhan Q, et al. Deep learning enables robust assessment and selection of human blastocysts after in vitro fertilization. NPJ Digit Med. 2019; 2:21.

[83] Dimitriadis I, Bormann C, Thirumalaraju P, et al. Artificial intelligence-enabled system for embryo classification and selection based on image analysis. Fertil Steril. 2019; 111(4):e21.

[84] Bormann CL, Kanakasabapathy MK, Thirumalaraju P, et al. Performance of a deep learning based neural network in the selection of human blastocysts for implantation. Elife. 2020; 9: e55301.

[85] Bormann CL, Thirumalaraju P, Kanakasabapathy MK, et al. Consistency and objectivity of automated embryo assessments using deep neural networks. Fertil Steril. 2020; 113(4): 781-7. e1.

[86] Chavez-Badiola A, Flores-Saiffe-Farias A, Mendizabal-Ruiz G, Drakeley AJ, Cohen J. Embryo ranking intelligent classification algorithm (ERICA): Artificial intelligence clinical assistant predicting embryo ploidy and implantation. Reprod Biomed Online. 2020; 41(4):585-93.

[87] Dimitriadis I, Zaninovic N, Badiola AC, Bormann CL. Artificial intelligence in the embryology laboratory: A review. Reprod Biomed Online. 2022; 44(3):435-48.

[88] Loewke K, Cho JH, Brumar CD, et al. Characterization of an artificial intelligence model for ranking static images of blastocyst stage embryos. Fertil Steril. 2022; 117(3): 528-35.

[89] Kanakasabapathy MK, Thirumalaraju P, Bormann CL, et al. Development and evaluation of inexpensive automated deep learning-based imaging systems for embryology. Lab Chip. 2019; 19(24):4139-45.

[90] Fitz VW, Kanakasabapathy MK, Thirumalaraju P, et al. Should there be an "AI" in TEAM? Embryologists selection of high implantation potential embryos improves with the aid of an artificial intelligence algorithm. J Assist Reprod Genet. 2021; 38(10):2663-70.